B.O. Böhm · K.-D. Palitzsch · C. Rosak
G.A. Spinas (Hrsg.)

Klinische Diabetologie

Mit 107 Abbildungen in 139 Teildarstellungen und 76 Tabellen

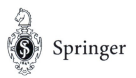

Springer

Prof. Dr. med. Bernhard O. Böhm
Abteilung Innere Medizin I, Sektion Endokrinologie
Universitätsklinikum Ulm
Robert-Koch-Straße 8, 89081 Ulm

Prof. Dr. med. Klaus-Dieter Palitzsch
III. Medizinische Klinik
Oskar-Maria-Graf-Ring 51, 81737 München-Neuperlach

Prof. Dr. med. Christoph Rosak
Krankenhaus Sachsenhausen, Stoffwechselabteilung
Schulstraße 1, 60594 Frankfurt am Main

Prof. Dr. med. Giatgen A. Spinas
Dept. Innere Medizin, Abteilung Endokrinologie und Diabetologie
Universitätsspital Zürich
Rämistraße 100, CH-8091 Zürich

Die Deutsche Bibliothek – CIP-Einheitsaufnahme
Klinische Diabetiologie / Bernhard O. Böhm ... (Hrsg.). – Berlin ; Heidelberg ; New York ;
Barcelona ; Hongkong ; London ; Mailand ; Paris ; Singapur ; Tokio : Springer, 2001
ISBN 978-3-642-64016-2   ISBN 978-3-642-59539-4 (eBook)
DOI 10.1007/978-3-642-59539-4

Dieses Werk ist urheberrechtlich geschützt. Die dadurch begründeten Rechte, insbesondere
die der Übersetzung, des Nachdrucks, des Vortrags, der Entnahme von Abbildungen und Tabellen, der Funksendung, der Mikroverfilmung oder der Vervielfältigung auf anderen Wegen
und der Speicherung in Datenverarbeitungsanlagen, bleiben, auch bei nur auszugsweiser Verwertung, vorbehalten. Eine Vervielfältigung dieses Werkes oder von Teilen dieses Werkes ist
auch im Einzelfall nur in den Grenzen der gesetzlichen Bestimmungen des Urheberrechtsgesetzes der Bundesrepublik Deutschland vom 9. September 1965 in der jeweils geltenden Fas-
sung zulässig. Sie ist grundsätzlich vergütungspflichtig. Zuwiderhandlungen unterliegen den
Strafbestimmungen des Urheberrechtsgesetzes.

© Springer-Verlag Berlin Heidelberg 2001
Originally published by Springer-Verlag Berlin Heidelberg New York in 2001
Softcover reprint of the hardcover 1st edition 2001

Die Wiedergabe von Gebrauchsnamen, Handelsnamen, Warenbezeichnungen usw. in diesem
Werk berechtigt auch ohne besondere Kennzeichnung nicht zu der Annahme, daß solche Namen im Sinne der Warenzeichen- und Markenschutz-Gesetzgebung als frei zu betrachten wären und daher von jedermann benutzt werden dürften.

Produkthaftung: Für Angaben über Dosierungsanweisungen und Applikationsformen kann
vom Verlag keine Gewähr übernommen werden. Derartige Angaben müssen vom jeweiligen
Anwender im Einzelfall anhand anderer Literaturstellen auf ihre Richtigkeit überprüft werden.

Umschlaggestaltung: De' blik, 10435 Berlin
Satz: FotoSatz Pfeifer GmbH, 82166 Gräfelfing

Gedruckt auf säurefreiem Papier – SPIN: 10676942   22/3130 – 5 4 3 2 1 0

B. O. Böhm · K.-D. Palitzsch · C. Rosak · G. A. Spinas (Hrsg.)
Klinische Diabetologie

Springer-Verlag Berlin Heidelberg GmbH

Vorwort

In den Industrienationen nimmt die Häufigkeit von Stoffwechselerkrankungen stetig zu. Der Diabetes mellitus hat dabei als chronische, durch eine Vielzahl von Folgeerkrankungen komplizierte Stoffwechselstörung eine herausragende Stellung. Es gibt deshalb kein Teilgebiet der Medizin, das nicht im besonderen Maße in der Betreuung zuckerkranker Menschen gefordert wird.

Für den Diabetes mellitus gilt, dass der Grad und die Dauer der Blutzuckererhöhung das entscheidende pathogenetische Prinzip darstellen. Großangelegte Studien an Typ 1- und Typ 2-Diabetikern konnten die entscheidende Rolle der „Glukosetoxizität" aufzeigen und weisen damit für die Diabetestherapie die Richtung. Die „normnahe" Blutzuckereinstellung stellt somit das entscheidende Therapieziel der modernen Diabetestherapie dar. Weitere wichtige Ziele sind aber auch die Kontrolle des Blutdruckniveaus und des Lipidstoffwechsels. Die Minimierung der immer noch erschreckend hohen Morbidität und Mortalität der Diabetiker wird nur dann gelingen, wenn ein interdisziplinäres, wissenbasiertes und therapiezielorientiertes Handeln erfolgt.

Wir haben versucht, im Buch „Klinische Diabetologie" die moderne Diabetologie zu vermitteln. Das Buch richtet sich an Studierende, Ärzte/innen sowie an der Diabetes-Betreuung beteiligte Diabetesberater/innen und Pflegekräfte. Es war unser Ziel, das Wissen um den Diabetes und damit das Verständnis für die Betreuung des Diabetikers zu fördern.

Alle Autoren behandeln seit vielen Jahren Diabetiker. Für uns ist es schon lange eine besondere Erfahrung, dass die Diabetiker-Betreuung nur dann gelingen kann, wenn verantwortliche Teamarbeit geleistet wird. Es ist dabei selbstverständlich, dass die Betroffenen als unmittelbar Handelnde (nicht nur als *Be*-Handelte) verstanden und mit in die Therapieentscheidungen einbezogen werden. So verdanken wir zahlreiche Neuerungen den Anregungen „unserer" Patienten. Aus dieser Erfahrung heraus verstehen wir auch die besondere Verantwortung für alle an der Diabetiker-Betreuung Beteiligten, sich immer wieder neuem Wissen zu erschließen, um erfolgreich als Partner zur besseren Bewältigung der lebenslangen Stoffwechselstörung Diabetes mellitus beizutragen.

August 2000

B. Böhm, Ulm
K.-D. Palitsch, München
Ch. Rosak, Frankfurt
G. Spinas, Zürich

Inhaltsverzeichnis

I	**Grundlagen**	1
1	**Diagnose und Klassifikation des Diabetes mellitus**	
	B. O. Böhm	3
1.1	Klinik des Diabetes mellitus	4
1.2	Diagnose und Klassifikation des Diabetes mellitus	5
1.3	Methodik und Indikationen der Glukosemessung	7
1.4	Empfohlenes Vorgehen zum Screening und zur Klassifikation des Diabetes mellitus	10
	Literatur	10
2	**Pathogenese des Diabetes mellitus Typ 1**	
	G. A. Spinas	13
2.1	Einleitung	14
2.2	Epidemiologie	15
2.3	Assoziation mit dem HLA-System	15
2.4	Umweltfaktoren	17
2.5	Das Immunsystem	18
2.6	Prädiktion/Prävention des Typ 1-Diabetes	21
	Literatur	22
3	**Diabetes mellitus und Erkrankungen anderer endokriner Organe**	
	B. O. Böhm	25
3.1	Einleitung	26
3.2	Einfluss der chronischen Hyperglykämie auf endokrine Systeme	26
3.3	Akromegalie	26
3.4	Schilddrüse	26
3.5	Nebennierenrinde	27
3.6	Phäochromozytom	28
3.7	Diabetes mellitus Typ 1 und andere Immunendokrinopathien	28
3.8	Polyglanduläre Autoimmunsyndrome	29
	Literatur	30
4	**Pathophysiologie des Diabetes mellitus Typ 2**	
	K.-D. Palitzsch, C. Bollheimer	31
4.1	Einleitung	32
4.2	Periphere Insulin-Insensitivität	33
4.3	Insulin und Glukoseproduktion – die Leberzelle	36
4.4	Insulin und Fettstoffwechsel – der Adipozyt als ätiopathogenetisches Zentrum des Diabetes mellitus Typ 2	36
4.5	Die Langerhans-β-Zelle beim Diabetes mellitus Typ 2	39
4.6	Physiologie der Insulinsekretion, -produktion und der β-zellulären Signaltransduktionskaskaden	40

4.7	Veränderungen der Insulinsekretion und -produktion beim Diabetes mellitus Typ 2	44
4.8	Molekulare Pathophysiologie des Diabetes mellitus Typ 2	45
	Literatur	47

II Therapie des Diabetes mellitus ... 49

5 Ernährung des Diabetikers
B. O. Böhm, G. Jütting, G. Servay-Hiergeist ... 51

5.1	Einleitung	52
5.2	Bedarfsgerechte Energie- und Nährstoffversorgung	52
5.3	Einteilung der Lebensmittel hinsichtlich der Blutzuckererhöhung	53
5.4	Süßungsmittel als Zuckeraustauschstoff	57
5.5	Fett	58
5.6	Eiweiß	59
5.7	Übergewicht	59
	Literatur	61

6 Schulung bei Diabetes mellitus
J. Haisch, D. Stock ... 63

6.1	Einleitung	64
6.2	Compliance versus Adherence	64
6.3	Schulung und Schulungsinhalte	64
6.4	Evaluation	67
6.5	Diskussion	69
	Literatur	71

7 Stundenbilder eines patientenzentrierten Schulungsprogramms
S. Braun, J. Haisch ... 73

7.1	Ziele eines patientenzentrierten Schulungsprogramms	74
7.2	Methoden und unterstützende Materialien im patientenzentrierten Schulungsprogramm	74
7.3	Aufbau des Schulungsprogramms	74
7.4	Organisation und Durchführung	76
7.5	Schulungspersonal	77
7.6	Ausstattung des Schulungsraumes	77
7.7	Angewandte Methoden	77
7.8	Stundenablauf	78
	Literatur	80

8 Behandlung des Diabetes mellitus Typ 1 beim Kind und Adoleszenten
E. Heinze, B. O. Böhm ... 81

8.1	Diagnose	82
8.2	Ziele der Behandlung	82
8.3	Schulung	82
8.4	Ernährung	82
8.5	Insulinbehandlung	85
8.6	Ketoazidose	86
8.7	Operationen	87
8.8	Insulintherapie nach Initialbehandlung	87
8.9	Sport	88
8.10	Phasen des Diabetes	88
8.11	Konsequenzen der Therapie	90

8.12	Größe und Gewicht	91
8.13	Folgeerkrankungen	91
8.14	Sonderformen des Diabetes	93
8.15	Immunologische Begleiterkrankungen	95
8.16	Zusammenfassung	96
	Literatur	97

9 Insulintherapie
B. O. Böhm, E. Heinze 99

9.1	Einleitung	100
9.2	Insulin	100
9.3	Prinzipien der intensivierten, konventionellen Insulintherapie (ICT)	110
9.4	Vergleich ICT mit CT	112
9.5	Insulinpumpentherapie (CSII)	113
9.6	Kontinuierliche intraperitoneale Insulininfusion (CIPII)	114
9.7	Alternative Insulinapplikationsformen	114
9.8	Therapieziele	115
9.9	Stoffwechselselbstkontrollen und Befunddokumentation	116
9.10	Nebenwirkungen der Insulintherapie	118
9.11	Verhalten in besonderen Situationen	119
	Literatur	121

10 Pharmakotherapie des Diabetes mellitus Typ 2
C. Rosak 123

10.1	Einleitung	124
10.2	Nicht insulinotrope Antidiabetika	124
10.3	Insulinotrope Antidiabetika	132
10.4	Insulintherapie des Typ 2-Diabetikers	144
10.5	Differentialtherapie des Typ 2-Diabetes	146
	Literatur	147

11 Besonderheiten der Therapie des älteren Diabetikers unter Berücksichtigung der allgemein-internistischen Situation
J. Brückel 153

11.1	Epidemiologie	155
11.2	Pathophysiologie der gestörten Glukosetoleranz im Alter	155
11.3	Prävention	156
11.4	Symptomatik	157
11.5	Diagnose	157
11.6	Folgeproblem des Diabetes mellitus	158
11.7	Spezielle Therapieprobleme bei Diabetes mellitus im Alter	160
11.8	Therapieziele	160
11.9	Therapie	161
11.10	Hilfsmittel	165
11.11	Monitoring	165
11.12	Andere Risikofaktoren	165
	Literatur	166

III Folgeerkrankungen des Diabetes mellitus 169

12 Diabetische Nephropathie
F. Thaiss, U. O. Wenzel, R. A. K. Stahl 171

| 12.1 | Epidemiologie | 172 |
| 12.2 | Klinischer Verlauf der diabetischen Nephropathie | 172 |

12.3	Morphologie der diabetischen Nephropathie	173
12.4	Diagnostik und Differentialdiagnose der diabetischen Nephropathie	175
12.5	Pathogenese der diabetischen Nephropathie	177
12.6	Therapie der diabetischen Nephropathie	183
12.7	Grundzüge der Betreuung von Patienten mit terminaler Niereninsuffizienz bei diabetischer Nephropathie	185
	Literatur	187

13 Antihypertensive Therapie bei Diabetes mellitus
U. O. Wenzel, F. Thaiss, R. A. K. Stahl 191

13.1	Arterielle Hypertonie bei Diabetes mellitus	192
13.2	Diabetische Nephropathie	192
13.3	Diagnostik	192
13.4	Antihypertensive Therapie	193
13.5	Ziel der antihypertensiven Therapie	193
13.6	Medikamente beim Diabetes mellitus	194
13.7	Schwangerschaft	201
13.8	Kinder	201
13.9	Retinopathie	202
13.10	Hypertensive Krise	202
13.11	Nebenwirkungen	202
	Literatur	202

14 Diabetische Retinopathie
G. E. Lang 207

14.1	Epidemiologie	208
14.2	Pathogenese und Pathophysiologie	208
14.3	Diagnostik	212
14.4	Betreuung und Therapie	213
14.5	Probleme der Therapie	216
14.6	Verlaufskontrollen	217
14.7	Bestehende Probleme	217
	Literatur	218

15 Diabetische Neuropathie
B. Zietz, K.-D. Palitzsch 219

15.1	Epidemiologie und Pathogenese	220
15.2	Diagnostik	221
15.3	Therapie	223
15.4	Probleme der Therapie	227
15.5	Verlaufskontrollen	227
15.6	Aktuelle Problematik	227
	Literatur	228

16 Der diabetische Fuß
I. Brunner, B. O. Böhm, B. Born 231

16.1	Epidemiologie und volkswirtschaftliche Bedeutung	232
16.2	Ätiologie und Pathogenese	232
16.3	Klinik der Komplikationen und Folgeerscheinungen	234
16.4	Diagnostik	234
16.5	Therapie des diabetischen Fußes	237
16.6	Prophylaxe	240
16.7	Neurogene Arthropathie – Charcot-Neuroarthropathie	240
	Literatur	241

17	**Adipositas**	
	A. Schäffler, K.-D. Palitzsch	243
17.1	Definition und Epidemiologie	244
17.2	Anatomie, Einteilung und Physiologie des Fettgewebes	246
17.3	Pathophysiologie der Adipositas	248
17.4	Einteilung der Adipositasformen	253
17.5	Komplikationen der Adipositas	258
17.6	Diagnose der Adipositas	261
17.7	Therapie der Adipositas	262
17.8	Ausblick	266
	Literatur	266

18	**Lipidstoffwechsel und Diabetes**	
	K. J. Lackner	271
18.1	Einleitung	272
18.2	Lipoproteinstoffwechsel	272
18.3	Pathophysiologie	275
18.4	Diagnostik der Fettstoffwechselstörung bei Diabetikern	278
18.5	Therapie der Fettstoffwechselstörung bei Diabetikern	279
	Literatur	284

IV	**Der Diabetiker in besonderen Situationen**	287

19	**Diabetes und Schwangerschaft**	
	F. Stoz	289
19.1	Typ 1-Diabetes und Schwangerschaft	290
19.2	Typ 2-Diabetes	295
19.3	Gestationsdiabetes	295
	Literatur	298

20	**Kutane Symptome bei Diabetes mellitus und anderen Endokrinopathien**	
	W.-H. Boehncke	301
20.1	Hormonelle Wirkungen auf die Haut	303
20.2	Diabetes mellitus	303
20.3	Glukagonom-Syndrom	308
20.4	Schilddrüse	308
20.5	Nebenschilddrüse	310
20.6	ACTH und Glukokortikoide	311
20.7	Sexualhormone	312
20.8	Hypophyse	314
20.9	Leitsymptom „Flushing"	314
20.10	Karzinoid-Syndrom	315
20.11	Dermatosen in der Schwangerschaft	316
20.12	Vitamin- und Eisenmangel	317
	Literatur	319

21	**Diabetes mellitus und Zahnprobleme**	
	M. Christgau	321
21.1	Diabetes mellitus und parodontale Erkrankungen (Gingivitis, Parodontitis marginalis)	322
21.2	Diabetes mellitus und Karies	328
21.3	Diabetes mellitus und andere dentale Probleme	330
21.4	Zusammenfassung	330
	Literatur	331

22 Hypoglykämie
J. Brückel 335

22.1 Definition 336
22.2 Epidemiologie 337
22.3 Physiologische Mechanismen der Glukose-Gegenregulation 340
22.4 Hypoglykämiesymptome 343
22.5 Hypoglykämiefolgen 343
22.6 Hypoglykämieursachen 344
22.7 Verschobene Plasmaglukoseschwellen der Hypoglykämie-Gegenregulation und gestörte Hypoglykämiewahrnehmung 344
22.8 Verbesserung von Hypoglykämiewahrnehmung und Gegenregulationsfähigkeit 347
Literatur 348

23 Diabetische Ketoazidose – akute hyperglykämische Komplikationen
P.-H. Althoff 351

23.1 Diabetische Ketoazidose („Coma diabeticum") 353
23.2 Therapie der diabetischen Ketoazidose und des nichtketoazidotischen, hyperglykämischen, hyperosmolaren Dehydratationssyndroms ... 359
23.3 Nichtketoazidotisches, hyperglykämisches, hyperosmolares Dehydratationssyndrom („hyperosmolares Koma") 366
23.4 Laktatazidosen 370
23.5 Alkoholische Ketoazidose 376
Literatur 378

24 Die perioperative Betreuung des Diabetikers
E. Schifferdecker, P.-H. Althoff 381

24.1 Stressreaktion durch operative Eingriffe 382
24.2 Präoperative Planung und Diagnostik 383
24.3 Perioperative Stoffwechselkontrolle 384
Literatur 386

25 Psychosoziale Probleme
G. Petersen-Ostroga 387

25.1 Einleitung 389
25.2 Krankheitsbewältigung 389
25.3 Die diabetische Persönlichkeit 390
25.4 Entwicklungsspezifische Belastungen 390
25.5 Anforderungen an eine altersgerechte Schulung 393
25.6 Spezielle Probleme 393
25.7 Psychische Erkrankungen 394
25.8 Therapie 395
25.9 Problemfelder des Typ 2-Diabetes 396
25.10 Risikogruppen 397
Literatur 398

V Perspektiven 401

26 Prädiktion des Diabetes mellitus Typ 1
B. O. Böhm 403

26.1 Marker der Inselzellzerstörung 404
26.2 Diabetesvoraussage in Familien 404
26.3 Diabetesvoraussage – Populationen 404

26.4	Interventionsmöglichkeiten in der prä-diabetischen Phase	405
26.5	Anwendung der Prä-Typ 1-Diagnostik	406
	Literatur	407
27	**Therapieoptionen der Transplantationsmedizin** *D. Abendroth, R. Landgraf*	409
27.1	Allgemeine Vorbedingungen, Indikation und Kontraindikation zur Pankreastransplantation	410
27.2	Inselzelltransplantation	410
27.3	Pankreasorgantransplantation	411
27.4	Indikation, Kontraindikation, Empfängerselektion	411
27.5	Operation	412
27.6	Postoperative Behandlung	413
27.7	Ergebnisse (Beeinflussung der diabetischen Folgekomplikationen)	414
27.8	Zusammenfassung	416
	Literatur	417
28	**Neue Messverfahren der Blutglukose** *A. Seibold*	419
28.1	„Alte" Messverfahren der Blutglukose	421
28.2	Neue Messverfahren	421
28.3	Fazit	424
	Literatur	424
29	**Qualitätsmanagement in der Diabetologie** *J. Brückel*	427
	St.-Vincent-Deklaration („die Vision")	428
	Literatur	429

Anhang

A	Endokrine, Ernährungs- und Stoffwechselkrankheiten in Auswahl	432
B	Auswahl wichtiger Adressen	
	B.1: Postanschrift-Adressen	435
	B.2: Internet-Adressen	436

Sachverzeichnis 437

Mitarbeiterverzeichnis

Prof. Dr. med. Dietmar Abendroth
Abteilung Thorax- und Gefäßchirurgie, Universitätsklinikum
Steinhövelstraße 9, 89075 Ulm

Prof. Dr. med. Peter-Henning Althoff
Chefarzt der Medizinischen Klinik, Bürgerhospital Frankfurt
Nibelungenallee 37–41, 60318 Frankfurt / Main

Prof. Dr. med. Bernhard O. Böhm
Leiter der Sektion Endokrinologie, Abteilung Innere Medizin I
Universitätsklinikum Ulm, Robert-Koch-Straße 8, 89081 Ulm

Prof. Dr. med. Wolf-Henning Boehncke
Zentrum für Dermatologie und Venerologie, Klinikum der Johann Wolfgang
Goethe-Universität, Theodor-Stern-Kai 7, 60590 Frankfurt / Main

Dr. med. Cornelius Bollheimer
Klinik und Poliklinik für Innere Medizin I, Klinikum der Universität
Regensburg, Franz-Josef-Strauß-Allee 11, 93052 Regensburg

Dr. med. Bettina Born
Medizinische Klinik, Kreiskrankenhaus
Steinenbergstraße 23, 72764 Reutlingen

Dr. med. Joachim Brückel
Sektion Endokrinologie, Abteilung Innere Medizin I
Universitätsklinikum Ulm, Robert-Koch-Straße 8, 89081 Ulm

Dr. med. Ingrid Brunner
Endokrinologische Gemeinschaftspraxis
Düsseldorfer Str. 1–7, 60329 Frankfurt am Main

Priv.-Doz. Dr. med. dent. Michael Christgau
Poliklinik für Zahnerhaltung und Parodontologie, Klinikum der Universität
Regensburg, Franz-Josef-Strauß-Allee 11, 93053 Regensburg

Prof. Dr. phil Jochen Haisch
Abteilung Allgemeinmedizin, Universität Ulm
Helmholtzstraße 20, 89081 Ulm

Prof. Dr. med. Eberhard Heinze
Abteilung Kinderheilkunde, Universitätsklinikum
Prittwitzstraße 43, 89075 Ulm

Gudrun Jütting, dipl. oecotroph.
Ernährungsberatung, Abteilung Innere Medizin I
Universitätsklinikum Ulm, Robert-Koch-Straße 8, 89081 Ulm

Priv.-Doz. Dr. Karl J. Lackner
Institut für Klinische Chemie und Laboratoriumsmedizin
Klinikum der Universität Regensburg, 93042 Regensburg

Prof. Dr. med. Rüdiger Landgraf
II. Medizinische Klinik, Universität München
Ziemssenstraße 1, 80336 München

Prof. Dr. med. Gabriele E. Lang
Augenklinik mit Poliklinik der Universität Ulm, Prittwitzstraße 43, 89075 Ulm

Prof. Dr. med. Klaus-Dieter Palitzsch
Chefarzt der 3. Medizinischen Klinik, Krankenhaus München-Neuperlach
Akad. Lehrkrankenhaus der LMU, Oskar-Maria-Graf-Ring 51, 81737 München

Gabriele Petersen-Ostroga
Diplom-Psychologin, Am Märtelbrunnen 11, 89257 Illertissen

Prof. Dr. med. Christoph Rosak
Chefarzt der Stoffwechselabteilung am Krankenhaus Sachsenhausen
Schulstraße 1, 60594 Frankfurt am Main

Dr. med. Andreas Schäffler
Klinik und Poliklinik für Innere Medizin I, Klinikum der Universität Regensburg, Franz-Josef-Strauß-Allee 11, 93052 Regensburg

Prof. Dr. med. Ekkehard Schifferdecker
Chefarzt der Inneren Abteilung, Elisabeth-Krankenhaus gGmbH
Weinbergstraße 7, 34117 Kassel

Dr. med. Alexander Seibold
Fa. Disetronic Medical Systems GmbH
Otto-Volger-Straße 7c, 65483 Sulzbach i. Taunus

Gabriele Servay-Hiergeist
Ernährungsberatung, Abteilung Innere Medizin I
Universitätsklinikum Ulm, Robert-Koch-Straße 8, 89081 Ulm

Prof. Dr. med. Giatgen A. Spinas
Leiter der Abteilung Endokrinologie und Diabetologie
Universitätsspital Zürich, Rämistraße 100, CH-8091 Zürich

Prof. Dr. med. Rolf A.K. Stahl
Abteilung Nephrologie und Osteologie, Universitätskrankenhaus
Medizinische Klinik, Martinistraße 52, 20246 Hamburg

Dr. med. Dietmar Stock
Heilmeyersteige 158, 89075 Ulm

Dr. med. Stephanie Stock
Heilmeyersteige 158, 89075 Ulm

Prof. Dr.med. Fred Stoz
Chefarzt der Frauenklinik, St. Elisabethen-Krankenhaus, 88191 Ravensburg

Prof. Dr. med. Friedrich Thaiss
Abteilung Nephrologie und Osteologie, Universitätskrankenhaus
Medizinische Klinik, Martinistraße 52, 20246 Hamburg

Dr. med. Ulrich O. Wenzel
Abteilung Nephrologie und Osteologie, Universitätskrankenhaus
Medizinische Klinik, Martinistraße 52, 20246 Hamburg

Dr. med. Bettina Zietz
Klinik und Poliklinik für Innere Medizin I, Klinikum der Universität
Regensburg, Franz-Josef-Strauß-Allee 11, 93052 Regensburg

I Grundlagen

1 Diagnose und Klassifikation des Diabetes mellitus
B. O. Böhm 3

2 Pathogenese des Diabetes mellitus Typ 1
G. A. Spinas 13

3 Diabetes mellitus und Erkrankungen anderer endokriner Organe
B. O. Böhm 25

4 Pathophysiologie des Diabetes mellitus Typ 2
K.-D. Palitzsch, C. Bollheimer 31

1 Diagnose und Klassifikation des Diabetes mellitus

B. O. Böhm

Inhaltsverzeichnis

1.1 Klinik des Diabetes mellitus 4
1.2 Diagnose und Klassifikation des Diabetes mellitus 5
1.2.1 Diabetes mellitus Typ 1 6
1.2.2 Diabetes mellitus Typ 2 6
1.2.3 Andere Diabetesformen 6
1.2.4 Gestationsdiabetes 7
1.3 Methodik und Indikationen der Glukosemessung 7
1.3.1 Uringlukose 7
1.3.2 Glykiertes Hämoglobin (HbA1c) 8
1.3.3 Oraler Glukosetoleranztest (oGTT) 8
1.3.4 Andere Provokationstests 9
1.3.5 Suchtest und oGTT in der Schwangerschaft 9
1.4 Empfohlenes Vorgehen zum Screening und zur Klassifikation des Diabetes mellitus 10
Literatur 10

Übersicht

Unter dem Diabetes mellitus wird eine chronische Hyperglykämie verstanden, die mit weiteren, nicht nur über die Hyperglykämie vermittelten Störungen des Intermediärstoffwechsels einhergeht. Das Syndrom Diabetes mellitus umfasst eine sehr heterogene Gruppe von Veränderungen, die sich sowohl in Ätiologie und Pathogenese, in ihrer Epidemiologie und klinischen Manifestation erheblich unterscheiden können (American Diabetes Association 1997b; Badenhoop et al. 1994; National Diabetes Data Group 1979; WHO Study Group 1985).

1.1 Klinik des Diabetes mellitus

Klassischerweise sind als Kardinalsymptome der Hyperglykämie Polydipsie, Polyurie und Adynamie verbunden mit ungewolltem Gewichtsverlust trotz gesteigerter Nahrungsaufnahme (Polyphagie) zu nennen. Diese Phänomene finden sich besonders in der Situation einer akuten Stoffwechseldekompensation. An klinischen Symptomen sind ein Pruritus (Pruritus genitalis, Pruritus vulvae, Balanitis und Vulvitis mit Pruritus) sowie eine allgemeine Abgeschlagenheit, Schwäche, Infektanfälligkeit (Candida-Infektionen, Furunkulose) und Sehstörungen zu nennen. Weitere Begleitsymptome, die letztlich nicht bei einer Differenzierung zwischen Diabetes mellitus Typ 1 und Typ 2 und den anderen Diabetesformen helfen, sind das gehäufte Auftreten von Muskelkrämpfen, Obstipation und Hauttrockenheit als Zeichen der Exsikkose. Eine allgemeine Inappetenz ist bei älteren Menschen häufiger zu beobachten. Zu den Zeichen der Ketoazidose gehören Übelkeit, Erbrechen, Schläfrigkeit, das Bild einer Pseudoperitonitis, Azetongeruch der Atemluft sowie die Kussmaul-Atmung (Tabelle 1.1 und 1.2).

Die klinische Beobachtung zeigt, dass mäßige Blutzuckererhöhungen bereits mit deutlichen klinischen Symptomen einhergehen, andererseits massive Hyperglykämien erst durch Laboruntersuchungen zufällig erfasst werden können. Mit Ausnahme der Manifestation in der ersten Lebensdekade, die sich häufig rasch mit entsprechender Klinik präsentiert, kann eine Hyperglykämie vor allem im höheren Lebensalter über Jahre unentdeckt bleiben. Dies wird insbesondere deutlich an der hohen Prävalenz von bereits zur Diagnosestellung eines Diabetes mellitus Typ 2 vorliegenden diabetes-assoziierten Folgeerkrankungen (mikro- und makrovaskuläre Komplikationen; s. Tabelle 1.2). Die (Verdachts-)Diagnose eines Diabetes wird somit häufig

Tabelle 1.1. Klinik des Diabetes mellitus Typ 1

Hauptsymptome	Begleitsymptome	Zeichen der Ketoazidose
Polyurie	Krämpfe	Übelkeit
Polydipsie	Obstipation	Erbrechen
Gewichtsverlust	Candida-Infektionen	Schläfrigkeit
Schwäche	Verschwommensehen	Pseudoperitonitis
	Hauttrockenheit	Kussmaul-Atmung
	Ausgetrocknete Schleimhäute	Azetongeruch der Atemluft
	Pruritus	

Tabelle 1.2. Klinik des Diabetes mellitus Typ 2

Hauptsymptome	Begleitsymptome	Weitere Charakteristika bei Diagnosestellung[a]
Polyurie	Krämpfe	Vorliegen der Hauptsymptome (53%)
Polydipsie	Obstipation	Hyperglykämie als Zufallsbefund (29%)
Gewichtsverlust	Verschwommensehen	Vorliegen von Infektionen (16%)
Schwäche	Hauttrockenheit	Diabetische Retinopathie (2%)
	Ausgetrocknete Schleimhäute	Übergewicht (66%; Verhältnis Männer:Frauen 3:2)
	Inappetenz	Positive Familienanamnese (40%)
	Pruritus	

[a] Nach UK Prospective Diabetes Study IV (1988).

bei Vorsorge- oder bei Verlaufsuntersuchungen im Rahmen von Fettstoffwechselstörungen, der Adipositas oder auch Herz-Kreislauf-Erkrankungen gestellt. In retrospektiven Analysen sind sowohl für den Typ 1-Diabetes als auch für den Typ 2-Diabetes erhebliche Latenzen vor Diagnosestellung beschrieben worden. In Eigenuntersuchungen an Patienten mit einem Typ 1-Diabetes betrug die Latenz bis zu 16 Monate. Daten liegen auch für den Typ 2-Diabetes vor, die eine prädiagnostische Vorphase von bis zu 10 Jahren vermuten lassen. Ähnliches wurde in der englischen UKPDS-Studie berichtet (Eastman u. Keen 1997; Harris 1993; Nathan et al. 1997; Turner et al. 1996).

Die Familienanamnese ist beim Typ 1-Diabetes in der Regel negativ. Nur etwa 5% der Betroffenen weisen zum Zeitpunkt der Erstdiagnosestellung ein weiteres erkranktes Familienmitglied mit einem Typ 1-Diabetes auf. Weitaus häufiger positiv ist die Familienanamnese beim Typ 2-Diabetes mellitus. Dies gilt in diesem Zusammenhang auch für eine positive Familienanamnese einer Adipositas als Risikomerkmal der chronischen Hyperglykämie.

Bei den sekundären Diabetesformen ist die Eigenanamnese häufig richtungsweisend, wenn endokrine Störungen (z. B. Akromegalie, Hyperthyreose, Hypothyreose, hormonaktive gastrointestinale Tumoren wie Glukagonom, Somatostatinom, Vipom) eine Pharmakotherapie mit Glukokortikoiden oder Pankreaserkrankungen als Diabetesursachen vermutet werden.

1.2 Diagnose und Klassifikation des Diabetes mellitus

Die Klassifikation des Diabetes mellitus erfolgt nach heute allgemein akzeptierter Konvention nach ätiopathogenetischen Prinzipien gemäß eines Vorschlages der Amerikanischen Diabetesgesellschaft von 1997 (Eastman u. Vinicor 1997, The Expert Committee on the Diagnosis and Classification of Diabetes mellitus 1997). Sie umfasst die nachfolgend aufgeführten Kriterien.

Klassifikation des Diabetes mellitus nach ADA Expert Committee 1997

I. Diabetes mellitus Typ 1 (β-Zellzerstörung mit in der Regel absolutem Insulinmangel)
   A. immunmediiert
   B. idiopathisch

II. Diabetes mellitus Typ 2 (Spektrum zwischen dominant Insulinresistenz mit relativem Insulinmangel bis dominant Insulinsekretionsdefizit mit Insulinresistenz)

III. Andere Diabetestypen
   A. Genetische Defekte der β-Zellfunktion
      1. Chromosom 12, Hepatozyten Nuklearfaktor-1α (MODY 3)
      2. Chromosom 7, Glukokinase (MODY 2)
      3. Chromosom 20, Hepatozyten Nuklearfaktor-4α (MODY 1)
      4. mitochondriale DNA (MIDD, maternally inherited diabetes and deafness)
      5. andere Formen
   B. Genetische Defekte der Insulinwirkung
      1. Typ-A-Insulinresistenz
      2. Leprechaunismus
      3. Rabson-Mendenhall-Syndrom
      4. lipatrophischer Diabetes
      5. andere Formen
   C. Erkrankungen des exokrinen Pankreas
      1. Pankreatitis
      2. Trauma/Pankreatektomie
      3. Pankreasneoplasma
      4. Zystische Fibrose
      5. Hämochromatose
      6. fibrokalzifizierende Pankreaserkrankungen
      7. andere Pankreaserkrankungen
   D. Endokrinopathien
      1. Akromegalie
      2. Cushing-Syndrom/endogener Hyperkortizismus
      3. Glukagonom
      4. Phäochromozytom
      5. Hyperthyreose
      6. Somatostatinom
      7. Aldosteronom
      8. andere Endokrinopathien
   E. Medikamenten- und Toxin-induzierter Diabetes
      1. Vacor (Rattengift)
      2. Pentamidin
      3. Nikotinsäure
      4. Glukokortikoide
      5. Schilddrüsenhormone
      6. Diazoxid
      7. β-adrenerge Agonisten
      8. Thiazide
      9. Phenytoin (Dilantin)
      10. α-Interferon
      11. andere Substanzen
   F. Infektionen
      1. Rötelnembryopathie
      2. Zytomegalievirus-Infektionen
      3. andere Infektionen
   G. Ungewöhnliche immunmediierte Diabetesformen
      1. „Stiff-man-Syndrom"
      2. anti-Insulinrezeptor-Antikörper
      3. andere
   H. Andere genetische Erkrankungen und Syndrome mit Assoziationen zum Diabetes
      1. Down-Syndrom (Trisomie 21)
      2. Klinefelter-Syndrom
      3. Turner-Syndrom
      4. Wolfram-Syndrom
      5. Friedreich-Ataxie
      6. Chorea Huntington
      7. Laurence-Moon-Biedl-Bardet-Syndrom
      8. Mytone Dystrophie
      9. Porphyrien
      10. Prader-Labhart-Willi-Fanconi-Syndrom
      11. andere

IV. Gestationsdiabetes (GDM)

Der klare Vorteil des Vorschlags der Arbeitsgruppe der Amerikanischen Diabetes-Gesellschaft von 1997 liegt in einer Klassifikation nach ätiopathogenetischen Prinzipien, so dass die aus den vorhergehenden Klassifikationsvorschlägen entstandenen Probleme weitestgehend korrigiert erscheinen (The Expert Committee on the Diagnosis and Classification of Diabetes mellitus 1997).

1.2.1
Diabetes mellitus Typ 1

Die an ätiopathogenetischen Prinzipien orientierte Klassifikation versteht den Diabetes mellitus Typ 1 als eine immunmediierte (Autoimmun-)Erkrankung, bei der gleichwohl in den unterschiedlichen Krankheitsphasen kein (Prä-Typ 1-Diabetes), ein relativer oder ein absoluter Insulinmangel vorliegen kann (Abb. 1.1; Turner et al. 1997). An diagnostischen Verfahren zur Zuordnung werden der Nachweis von zirkulierenden Antikörpern gegen Inselzellantigene (ICA und andere) genannt.

Die Bedeutung einer an der Immunpathogenese orientierten Diagnostik wird an Daten der UKPDS-Studie deutlich (Turner et al. 1997). In dieser populationsbasierten Studie zeigte sich, dass ab einem Alter von 45 Jahren bei Erstdiagnose eines Diabetes mellitus das Fehlen einer Ketonurie, Vorliegen einer Adipositas und das Fehlen einer primären Notwendigkeit zur Insulingabe nicht zwischen dem Vorliegen eines Autoimmundiabetes oder eines Typ 2-Diabetes zu diskriminieren hilft (Turner et al. 1997). Dem Vorliegen diabetesassoziierter Antikörper (Inselzellantikörper, Antikörper gegen Glutamatsäuredecarboxylase GAD65) kam in dieser Studie gleichwohl eine hohe prognostische Bedeutung zur späteren Notwendigkeit einer Insulintherapie zu.

Für diese Form des Diabetes mellitus hat sich auch der Begriff des lateonset autoimmune diabetes of the adult (LADA) eingebürgert. Gleichwohl handelt es sich um keine offene Klassifikation, denn diese Erkrankung ist formal als immunmediierter Diabetes mellitus Typ 1 zu verstehen.

1.2.2
Diabetes mellitus Typ 2

Der Typ 2-Diabetes erfährt in der neuen Klassifikation auch weiterhin eine unscharfe Beschreibung. Ein wesentlicher Punkt ist dabei das noch immer fehlende einheitliche pathophysiologische Konzept dieser Diabetesform. Zunehmend ist der Typ 2-Diabetes durch die Fortschritte in der Charakterisierung anderer Diabetesformen als eine Ausschlussdiagnose zu verstehen. Der Typ 2-Diabetes definiert sich als ein Spektrum mit dominanter Insulinresistenz und Insulinmangel bis hin zu einer Erkrankung mit dominantem Insulinmangel, begleitet von einer Insulinresistenz (s. Abb. 1.1; Finucane 1995; Finucane u. Sinclair 1995; Harris u. Eastman 1996). Auch hier wird insbesondere der phasenartige Verlauf der Erkrankung durch das Expertenkomitee betont, d. h. vom relativen bis zum absoluten Insulinmangel.

1.2.3
Andere Diabetesformen

Die Erkenntnisse zu den molekularen Grundlagen des Diabetes mellitus haben dazu geführt, dass neue Untergruppen gebildet wurden, die verschiedene genetische Defekte mit einem daraus folgendem Diabetes mellitus beschreiben (s. Klassifikation nach ADA Expert Committee 1997, III. Andere Dia-

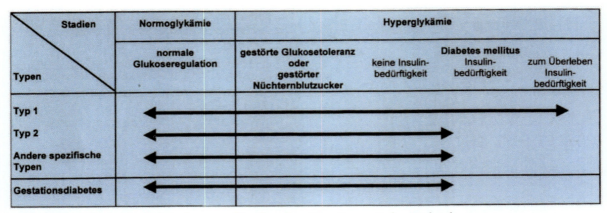

Abb. 1.1. Klassifikation der Diabetesformen auf der Grundlage ätiopathogenetischer Merkmale

betestypen: A, B). Hierzu gehören die genetischen Defekte der β-Zellfunktion (MODY-Familien) und die genetischen Defekte der Insulinwirkung. Eine Sonderstellung hat der Gestationsdiabetes.

1.2.4
Gestationsdiabetes

Beim Gestationsdiabetes handelt es sich um eine erstmalig während der Schwangerschaft entdeckte Blutzuckerstoffwechselstörung. Sie kann als Risiko für die spätere Entwicklung einer bleibenden chronischen Hyperglykämie angesehen werden (American Diabetes Association 1998c; Lee-Paritz u. Heffer 1995; National Diabetes Data Group 1979). (s. a. Kapitel 19).

1.3
Methodik und Indikationen der Glukosemessung

Die hohe Prävalenz sowie die hohe Inzidenz des Diabetes mellitus unterstreichen die Notwendigkeit einer generellen Screeningstrategie zur frühzeitigen Erkennung von Störungen des Glukosestoffwechsels (American Diabetes Association 1997a; Jarett J 1994; Köbberling et al. 1991; Köbberling et al. 1993; Thomas 1995). Dies gilt auch für besondere Erkrankungen, die häufig mit einem Diabetes vergesellschaftet sein können oder medikamentöser Intervention, die Glukosestoffwechselstörungen provozieren können (Böhm u. Rosak 1999; Colditz et al. 1995; Cronin u. Shanahan 1997; Javitt u. Aiello 1996; Lang et al. 1991; Pandit et al. 1993). Die Amerikanische Diabetes-Gesellschaft hat die nachfolgenden Empfehlungen für Screening-Untersuchungen ausgesprochen (nach Expert Committee on the Diagnosis and Classification of Diabetes mellitus 1997).

Empfehlungen für Screening-Untersuchungen asymptomatischer Individuen auf Vorliegen eines Diabetes mellitus

Generell ab einem Alter > 45; bei Normoglykämie Wiederholung in 3 Jahren;

Screening-Untersuchungen im jüngeren Alter bei Vorliegen folgender Risikomerkmale:
- Adipositas BMI ≥ 27 kg/m²
- erstgradig Verwandter mit Diabetes mellitus
- Geburt eines Kindes mit Makrosomie (> 4,5 kg)
- Gestationsdiabetes
- arterielle Hypertension (≥ 140/90 mmHg)
- HDL Cholesterin ≤ 35 mg/dl
- Triglyzeride ≥ 250 mg/dl
- bei zurückliegenden Untersuchungen gestörte Glukosetoleranz oder gestörte Nüchternglukose.

Für den Zweck der Primärdiagnostik sind alleinig die Blutzuckerbestimmungsmethoden geeignet, die einer regelmäßigen Qualitätssicherung nach den Richtlinien der jeweiligen Ärztekammern, Eichämtern oder gemäß den EU-Richtlinien unterliegen. Dies unterscheidet Glukosebestimmungen in der Primärdiagnostik grundsätzlich von der geübten Einstellungs-(Selbst-)Kontrolle der Betroffenen mittels visueller oder gerätegestützter Blutzuckermess-Systeme. Als Referenzmethode der Glukosemessung gilt nur die enzymatische Glukosebestimmung mit Hexokinase im Plasma (Thomas 1995). Zu beachten ist bei der Beurteilung der Glukosewerte der unterschiedliche Glukosegehalt im arteriellen und venösem Blut. Im Kapillarblut können im Nüchternzustand die Glukosewerte im Vergleich zum venösen Blut um ca. 10% höher liegen. Die Verhältnisse werden nach Glukosezufuhr wegen der fehlenden linearen Beziehung zwischen kapillärem und venösem Glukoseniveau nach Belastung weitaus unübersichtlicher. Es können Differenzen zwischen 20–60 mg/dl auftreten.

1.3.1
Uringlukose

Die Bestimmung der Uringlukose (Norm: < 15 mg/dl) ist kein etabliertes Testverfahren zur Diagnosestellung eines Diabetes mellitus, gleichwohl findet der Test häufige Anwendung bei dem allgemeinen Screening von Urinproben. Bei einer positiven Urinprobe kann nicht unmittelbar auf eine erhöhte Blutglukose geschlossen werden. Differentialdiagnostisch ist an nicht-diabetische Glukosurien zu denken, wie den renalen Diabetes, toxische Tubulopathien oder aber eine Herabsetzung der Nierenschwelle im Rahmen einer Schwangerschaft (Thomas 1995). Auch bei der Selbstkontrolle kommt der Uringlukosemessung nur noch untergeordnete Bedeutung zu. Die Messung der Uringlukose kann diagnostisch von Bedeutung sein, wenn im Rahmen einer oGTT im Testverlauf bei normalem Blutzuckerniveau eine Glukosurie als Ausdruck einer renalen Glukosurie nachzuweisen ist (Heinemann et al. 1995; Köbberling et al. 1993; Thomas 1995).

1.3.2
Glykiertes Hämoglobin (HbA1c)

Glykierte Hämoglobine, die eine Unterfraktion des Erwachsenenhämoglobins (HbA) bilden, stellen den Goldstandard der Verlaufskontrolle eines bekannten Diabetes mellitus dar. Der HbA1c-Wert gibt eine Information über den integralen Blutzucker der letzten 2–3 Monate. Das Verfahren ist gleichwohl nicht geeignet für die Diagnosestellung. Beachtet werden müssen methodische Probleme und verschiedene Einflussgrößen (Pharmaka, Erhöhung der Retentionswerte, unterschiedlich effiziente Hämatopoese im höheren Lebensalter). Bei einzelnen Patienten kann aufgrund einer Störung (Hämoglobinopathien) der HbA1c-Wert nicht zur Verlaufskontrolle eingesetzt werden. Hier empfiehlt sich alternativ die Bestimmung von glykiertem Albumin (Fruktosamin), das jedoch im Gegensatz zum HbA1c eine weitaus höhere interindividuelle Schwankungsbreite aufweisen kann (Köbberling et al. 1993; Thomas 1995).

1.3.3
Oraler Glukosetoleranztest (oGTT)

Der orale Glukosetoleranztest hat heute zur Diagnosestellung oder zur Einteilung des Grades einer Glukosestoffwechselstörung nur noch eine untergeordnete Bedeutung. Seine Bedeutung als Screeningtest ist lange Zeit überschätzt worden. Es besteht eine gute Korrelation zwischen dem Nüchternblutzucker und dem Blutzucker nach 2 h, insbesondere bei Patientin mit Adipositas, so dass hier die Indikation zur Durchführung der oralen Glukosetoleranztestung als sehr eingeschränkt zu sehen ist. Der oGTT hat jedoch weiterhin seine Bedeutung im Screening während der Schwangerschaft, insbesondere zur Definition des Gestationsdiabetes (DECODE Study Group 1998; Köbberling et al. 1993; National Diabetes Data Group 1979; Thomas 1995).

Der Test soll im Nüchternzustand mit 75 g Glukose durchgeführt werden. Zur Auswertung werden nur die Nüchternglukose und der 2-h-Wert herangezogen. Bestimmungen des Insulins, C-Peptid oder des Proinsulins im Testverlauf haben nur Bedeutung bei experimentellen Fragestellungen. Die Klassifikationen durch den Test sind entweder ein normaler oder ein sicher diabetischer Testverlauf. Zwischen diesen beiden „Extremen" kann auch eine sog. gestörte Glukosetoleranz vorliegen. Bei der gestörten Glukosetoleranz handelt es sich nicht um eine Diagnose, sondern lediglich um ein Laborergebnis im Sinne eines Risikoindikators für eine spätere Diabetesentwicklung. Das Risiko für eine Diabetesmanifestation liegt dabei für einen Beobachtungszeitraum von 5–11 Jahren zwischen 1,5 bis maximal 5,5%. Über die Bedeutung der gestörten Glukosetoleranz im Hinblick auf unmittelbare therapeutische Entscheidungen besteht keine abschließende Klarheit.

Die Voraussetzung für die Durchführung eines oGTT sind streng zu beachten. Hierzu gehört das Beibehalten der üblichen Essensgewohnheiten mit Zufuhr von mindestens 150 g bis maximal 250 g Kohlenhydraten pro Tag über einen Zeitraum von mehr drei Tagen, Absetzen jeder Medikation, die ggf. die Glukosetoleranz stören könnte (Saluretika, Kortikosteroide, andere hormonell wirksame Substanzen, auch orale Antidiabetika) und normale körperliche Aktivität. Bei Frauen sollte der Test nicht 3 Tage vor, während oder 3 Tage nach der Menstruation erfolgen. Die Nüchternperiode vor dem Test sollte mindestens 10 h, höchstens jedoch 14 h betragen. Rauchen, Kaffee und besondere körperliche Aktivität sollten am Vortage des Tests nicht erfolgen. Es ist bei Beachten der Einschlusskriterien für den Test kritisch anzumerken, dass diese Voraussetzungen bei stationären Patienten häufig nicht gegeben sind. Bei Bettlägrigkeit, verminderter körperlicher Aktivität oder im Postaggressionsstoffwechsel ist eine oGTT nicht indiziert. Für das klinische Handeln ist alleinig das aktuelle Blutzuckerniveau entscheidend. Auch bei korrekter Durchführung sollte die Wertung einer oralen Glukosetoleranztestung immer mit kritischer Distanz erfolgen, da die oGTT letztlich einen unphysiologischen Stimulus darstellt und mangelhaft reproduzierbar bleibt.

Es sei nochmals betont, dass eine gute Korrelation zwischen den Nüchternglukosewerten und dem Blutglukoseverlauf in der oGTT besteht, so dass das Expertenkomitee der ADA den hohen Aufwand dieses Tests in den meisten Fällen als nicht mehr gerechtfertigt angesehen hat (The Expert Committee on the Diagnosis and Classification of Diabetes mellitus 1997).

Mit einer oGTT wird der stimulierende Effekt eines großen Spektrums von Faktoren auf die β-Zelle und die Wirkung ihrer reaktiven Sekretionsprodukte auf Glukoseaufnahme und Produktion erfasst. Dies bedingt auch, dass ein Teil von Patienten mit gastrointestinalen Problemen, z. B. Patienten mit Zustand nach Magen-Darm-Operationen, mit einer oGTT aufgrund der vorliegenden anatomischen Gegebenheiten nicht adäquat kategorisiert werden können. Es bedeutet auch, dass man im klinischen

Tabelle 1.3. Empfehlungen der amerikanischen Diabetes-Gesellschaft (ADA) zur Diagnostik des Diabetes mellitus. Diese Empfehlungen entsprechen den neuen, noch nicht veröffentlichten Empfehlungen der WHO Diabetes Group

Glukose-Spiegel im Plasma			
Stadium	Nüchtern-Glukose[a] [mg/dl]	Zufällig bestimmter Glukose-Spiegel [mg/dl]	Oraler Glukose-Toleranz-Test [mg/dl]
Diabetes	≥126	≥200	2-h-Wert ≥200
Gestörte Glukose-Homöostase	110–126		2-h-Wert 140–200
Normal	<110		2-h-Wert <140

[a] Die Nüchternglukose ist der bevorzugte Test zur Sicherung der Diagnose, aber auch eines der beiden anderen Kriterien sichert die Diagnose: Bei Fehlen einer eindeutigen Hyperglykämie mit akuter metabolischer Entgleisung sollte einer von diesen drei Tests jeweils an einem unterschiedlichen Tag durchgeführt werden, um die Diagnose zu sichern.
Die der Diagnose eines Diabetes mellitus zugrundeliegende Glukosemessung muss mit einer qualitätskontrollierten Labormethode erfolgen. Geräte, die zur Selbstmessung durch die Patienten konzipiert sind, sind hierfür nicht geeignet. Die Bestimmung des Nüchtern-Glukose-Wertes setzt voraus, dass eine mindestens achtstündige Nahrungskarenz vorausging.
Zufällige Bestimmung: jede beliebige Tageszeit, unabhängig von der Nahrungsaufnahme, die klassischen Symptome sind die Polyurie, Polydipsie und ein unerklärlicher Gewichtsverlust.

Alltag immer wieder Patienten begegnen wird, bei denen gemäß den jetzigen Kriterien eine eindeutige Klassifikation nicht möglich ist.

Tabelle 1.3 fasst die Diagnosekriterien eines Diabetes mellitus unter Berücksichtigung der oGTT als Provokationstest nach den Empfehlungen der Kommission der ADA zusammen.

1.3.4
Andere Provokationstests

Weitere Provokationstests, wie z. B. der intravenöse Tolbutamidtest oder auch die intravenöse Glukosebelastung (ivGTT), haben im Rahmen einer klinischen Diagnostik keine Bedeutung. Für die ivGTT gibt es lediglich eine Bedeutung zur Erfassung der β-Zellmasse bei der Beurteilung der prädiabetischen Phase im Rahmen klinisch experimenteller Studien (Bingley et al. 1992). Hierbei wird weniger der Glukoseverlauf als vielmehr die frühe Insulinantwort beurteilt. Der Glukagon-Stimulationstest (1 mg Bolus) als maximaler Stimulus für die Insulin- und C-Peptidfreisetzung hat keine Bedeutung zur Klassifikation des Diabetes mellitus, kann jedoch Aussagen zur endogenen Sekretionsreserve ermöglichen (Faber u. Binder 1977; Heinemann et al. 1995).

1.3.5
Suchtest und oGTT in der Schwangerschaft

Ein internationaler Konsens über den Einsatz von Screeningverfahren während der Schwangerschaft existiert nicht. Die Arbeitsgemeinschaft „Diabetes und Schwangerschaft" der Deutschen Diabetes Gesellschaft hat Empfehlungen zur Diagnostik und Therapie des Gestationsdiabetes 1992 veröffentlicht (Heinemann et al. 1995; Köbberling et al. 1993; Lee-Paritz u. Heffer 1995). Suchteste werden bei jeder Schwangeren empfohlen, da ein Gestationsdiabetes

---

Durchführung. (Nach den Richtlinien der Deutschen Diabetes-Gesellschaft 1992)

Suchtest in der Schwangerschaft
- Ziel: Früherkennung eines Gestationsdiabetes.
- Zielgruppe: alle Schwangeren.
- Zeitpunkte: 24.–28. SSW; Risikoschwangere im 1. Trimenon, bei negativem Suchtest Wiederholung indiziert in 24.–28. SSW und 32.–34. SSW.
- Test: einmalige Bestimmung der Blutglukose 60 min nach oraler Gabe von 50 g Glukose unabhängig von der Tageszeit oder vorangegangenen Mahlzeiten.
- Beurteilung: Kapillarblut und venösem Vollblut >140 mg/dl (7,8 mmol/l) Verdacht auf Gestationsdiabetes ⇒ Indikation zum oralen Glukosetoleranztest.

oGTT in der Schwangerschaft
- Test: 75 g Glukose oder Oligosaccharid-Gemisch, langsam innerhalb von 10 min trinken.
- Beurteilung: die Diagnose Gestationsdiabetes wird gestellt, wenn 2 oder 3 Glukosewerte im Kapillarblut (venösem Vollblut) folgende Grenzen überschreiten:

nüchtern   90 mg/dl (105 mg/dl),
nach 60 min   190 mg/dl (190 mg/dl),
nach 120 min   160 mg/dl (160 mg/dl);

ist nur ein Wert überhöht, wird eine Testwiederholung nach spätestens zwei Wochen empfohlen.

in der Regel keine Beschwerden verursacht und der Gestationsdiabetes eine häufige Komplikation darstellt.

Der Suchtest wird in der 24. bis 28. Schwangerschaftswoche (SSW) empfohlen, bei gefährdeten Schwangeren (Alter über 30; Adipositas, diabetische Verwandte 1. Grades, geburtshilflich belastete Anamnese) im 1. Trimenon. Bei einer Risikoschwangeren mit negativem Befund sollte der Test in der 24.-28. SSW und in der 32.-34. SSW wiederholt werden. Bei einem positiven Screening sollte ein oraler Glukosetoleranztest mit 75 g Glukose oder einem Oligosaccharidgemisch durchgeführt werden. Die Bewertung erfolgt nach den in der obigen Übersicht allgemein dargestellten Kriterien.
(s. a. Kapitel 19)

1.4
Empfohlenes Vorgehen zum Screening und zur Klassifikation des Diabetes mellitus

Die Indikation zur Blutzuckerbestimmung ergibt sich nicht nur beim Vorliegen spezieller Symptome. Wegen der Häufigkeit der Erkrankung kann die Indikation zur Blutzuckerbestimmung mit qualitätsgesicherten Testen großzügig gestellt werden (s. Empfehlungen der WHO und des ADA Expert Committees; American Diabetes Association 1998a,b; Marks 1996; The Expert Committee on the Diagnosis and Classification of Diabetes mellitus 1997).

Einfachstes und oft ausreichendes diagnostisches Kriterium für einen Diabetes mellitus ist ein erhöhter Nüchternblutzucker (WHO 1985, 1994). Die Glukosebestimmung im Urin, die Blutglukosemessung mit nicht qualitätsgesicherten Testen hat in der Primärdiagnostik keine Bedeutung. Dies gilt auch für die Bestimmung des glykierten Hämoglobins (HbA1c). Ist der Nüchternblutzucker an 2 unabhängigen Tagen über die entsprechenden Grenzwerte erhöht (>126 mg/dl Plasmaglukose), ohne dass andere Ursachen vorliegen, so ist ein Diabetes mellitus gesichert. Gleiches gilt für Blutzuckerwerte >200 mg/dl verbunden mit Symptomen der chronischen Hyperglykämie. An alternativen Diagnoseverfahren kann eine orale Glukosebelastung (oGTT mit 75g) durchgeführt werden. Die orale Glukosebelastung kann dabei in begrenztem Umfang als Bestätigungstest bei Diabetesverdacht zum Einsatz kommen (s. Tabelle 1.3). Die Besonderheiten der Suchtests und Screeningverfahren in der Schwangerschaft zum Nachweis eines Gestationsdiabetes sind zu beachten.

Nicht alle Patienten mit chronischer Hyperglykämie werden sich einer bestimmten Diabetesklasse zuordnen lassen. Hier gilt die allgemeine Empfehlung: Unabhängig von einer allgemeinen Kategorisierung sind immer klare Therapieziele zur Behandlung der chronischen Hyperglykämie zu definieren.

Literatur

American Diabetes Association (1997a) Tests of glycemia in diabetes. Diabetes Care 20: 18-20

American Diabetes Association (1997b) Guide to diagnosis and classification of diabetes mellitus and other categories of glucose intolerance. Diabetes Care 20: 21

American Diabetes Association (1998a) Economic consequences of diabetes mellitus in the US in 1997. Diabetes Care 21: 296-309

American Diabetes Association (1998b) Screening for type 2 diabetes. Diabetes Care 22: 20-23

American Diabetes Association (1998c) Gestational diabetes mellitus. Diabetes Care 22: 74-76

Badenhoop K, Böhm BO, Häring HU, Usadel K-H (1994) Klassifikation, Ätiologie, Pathogenese, Epidemiologie, Verlauf und Prognose. In: Mehnert H, Schöffling K, Standl E, Usadel K-H (Hrsg.) Diabetologie in Klinik und Praxis. Georg Thieme Verlag, Stuttgart, pp 35-83

Böhm BO, Rosak CH (1999) Iatrogener Diabetes mellitus. In: Mehnert H, Schöffling K, Standl E, Usadel K-H (Hrsg.) Diabetologie in Klinik und Praxis. Georg Thieme Verlag, Stuttgart, pp 591-594

Bingley PJ, Colman P, Eisenbarth GS, Jackson RA, McCulloch DK, Riley WJ, Gale EAM (1992) Standardization of IVGTT to predict IDDM. Diabetes Care 15: 1313-1316

Colditz GA, Wilet WC, Rotnitzky A, Manson JE (1995) Weight gain as a risk factor for clinical diabetes mellitus in women. Ann Intern Med 122: 481-486

Cronin CC, Shanahan F (1997) Insulin-dependent diabetes mellitus and coeliac disease. Lancet 349: 1096-1097

DECODE study group on behalf of the European diabetes epidemiology group (1998) Will new diagnostic criteria for diabetes mellitus change phenotype of patients with diabetes? Reanalysis of European epidemiological data. BMJ 317: 371-375

Eastman RC, Keen H (1997) The impact of cardiovascular disease on people with diabetes: the potential for prevention. Lancet 350 Suppl 1: 29-32

Eastman RC, Vinicor F (1997) Science: moving us in the right direction. Diabetes Care 20: 1057-1058

Faber OK, Binder C (1977) C-Peptide response to glucagon: a test for the residual β-cell function in diabetes mellitus. Diabetes 26: 605-610

Finucane P (1995) Abnormal glucose tolerance in old age: the scale of the problem. In: Finucane P, Sinclair AJ (eds) Diabetes in old age. Wiley & Sons, Chichester, pp 1-19

Finucane P, Sinclair AJ (1995) Diabetes in old age. Wiley & Sons, Chichester

Harris M (1993) Undiagnosed NIDDM: clinical and public health issues. Diabetes Care 16: 642-652

Harris M, Eastman RC (1996) Early detection of undiagnosed non-insulin dependent diabetes mellitus. JAMA 276: 1261-1262

Heinemann L, Sawicki PT, Withold W, Starke AAR (1995) Klinische Chemie. In: Berger M (Hrsg.) Diabetes mellitus. Urban & Schwarzenberg, München, pp 39–60

Jarett J (1994) Diagnostic criteria and classification of diabetes. In: William R, Papoz L, Fuller J (eds) Diabetes in Europe. Libbey, London, pp 5–10

Javitt JC, Aiello LP (1996) Cost-effectiveness of detecting and treating diabetic retinopathy. Ann Intern Med 124: 164–169

Köbberling J, Richter K, Trampisch HJ, Windeler J (1991) Methologie der medizinischen Diagnostik. Springer, Berlin Heidelberg

Köbberling J, Fehm HL, Grüters-Kießlich A, Usadel KH (1993) Endokrines Pankreas: Diabetes mellitus. In: Ziegler R, Pikkardt CR, Willig KP (Hrsg.) Rationelle Diagnostik in der Endokrinologie, Georg Thieme, Stuttgart, pp 104–114

Langg S, Thorsteinsson B, Erichsen G, Nerup J, Koch C (1991) Glucose tolerance in cystic fibrosis. Arch Dis Child 66: 612–616

Lee-Paritz A, Heffer LJ (1995) Gestational diabetes. In: Brown FM, Hare JW (eds) Diabetes complicating pregnancy – the Joslin Clinic method. Wiley-Liss, New York, pp 15–40

Marks L (1996) Counting the cost: the real impact of non-insulin-dependent diabetes. British Diabetic Association, London

Nathan DM, Meigs J, Singer DE (1997) The epidemiology of cardiovascular disease in type 2 diabetes mellitus: how sweet it is... or is it ? Lancet 350 Suppl 1: 4–9

National Diabetes Data Group (1979) Classification and diagnosis of diabetes mellitus and other categories of glucose intolerance. Diabetes 28: 1039–1057

Pandit MK, Burke J, Gustafson AB, Minocha A, Peiris AN (1993) Drug-induced disorders of glucose tolerance. Ann Intern Med 118: 529–539

Richtlinien der Deutschen Diabetes-Gesellschaft (1992) Diagnostik und Therapie des Gestationsdiabetes. Diab Stoffw 1: 245–246

The Expert Committee on the Diagnosis and Classification of Diabetes mellitus (1997) Report of the Expert Committee on the diagnosis and classification of diabetes mellitus. Diabetes Care 20: 1183–1197

Thomas L (1995) Labor und Diagnose. Medizinische Verlagsgesellschaft, Marburg

Turner R, Cull C, Holman R (1996) United Kingdom Prospective Diabetes Study 17: a 9-year update of a randomized, controlled trial on the effect of improved metablic control on complications in non-insulin-dependent diabetes mellitus. Ann Intern Med 124: 136–145

Turner R, Stratton I, Horton V, Manley S, Zimmet P, Mackay IR, Shattock M, Bottazzo GF, Holman R (1997) UKPDS 25: autoantibodies to islet-cell cytoplasm and glutamic acid decarboxylase for prediction of insulin requirement in type 2 diabetes. UK Prospective Diabetes Study Group (published erratum appears in Lancet 1998; 351: 376). Lancet 350: 1288–1293

UK Prospektive Diabetes Study IV (1988) Multicentre study: Characteristics of newly presenting type 2 diabetic patients: male preponderance and obesity at different ages. Diabet Med 5: 154–9

WHO Study Group (1985) Diabetes mellitus. World Health Organization, Geneva

WHO Study Group (1994) Prevention of Diabetes mellitus. World Health Organization, Geneva.

2 Pathogenese des Diabetes mellitus Typ 1

G. A. Spinas

Inhaltsverzeichnis

2.1 Einleitung 14
2.2 Epidemiologie 15
2.3 Assoziation mit dem HLA-System 15
2.4 Umweltfaktoren 17
2.5 Das Immunsystem 18
2.5.1 Autoantigene/Autoantikörper 19
2.6 Prädiktion/Prävention des Typ 1-Diabetes 21
Literatur 22

Übersicht

Der Diabetes mellitus Typ 1 (insulinpflichtiger Diabetes) wird durch eine immunvermittelte Zerstörung der β-Zellen in den Pankreasinseln verursacht. Bei klinischer Manifestation der Hyperglykämie sind bereits 80% der β-Zellen zerstört.

2.1 Einleitung

Die autoimmune β-Zell-Zerstörung beginnt schon Jahre vor der Diabetesmanifestation (Abb. 2.1). Während dieser fortschreitenden Zerstörungsphase können bereits immunologische Veränderungen wie z. B. Autoantikörper und aktivierte Lymphozyten im peripheren Blut beobachtet werden. Mit zunehmendem Verlust der β-Zellmasse treten auch metabolische Störungen, d. h. ein Verlust der Frühphasen-Insulinsekretion nach intravenöser Glukosegabe und später eine verminderte orale Glukosetoleranz auf. Diese prodromale Phase zwischen beginnender β-Zell-Destruktion und der klinischen Manifestation des Insulinmangels wird als Prädiabetes (Prä-Typ 1-Diabetes) bezeichnet.

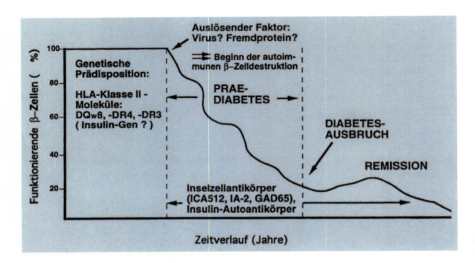

Abb. 2.1. Natürlicher Verlauf des Typ 1-Diabetes

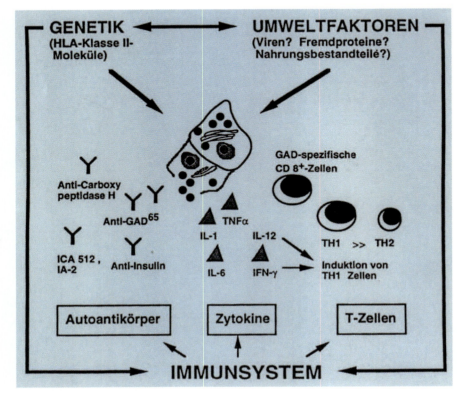

Abb. 2.2. Wechselwirkung zwischen Genetik, Umweltfaktoren und Immunsystem bei der autoimmunen β-Zell-Destruktion

Für die Entstehung eines Typ 1-Diabetes braucht es:

1. eine immungenetische Prädisposition, d. h. bestimmte HLA-Merkmale;
2. auslösende Faktoren (Umweltfaktor?);
3. und eine gegen die β-Zelle gerichtete Autoimmunreaktion, an der autoreaktive zytotoxische T-Lymphozyten, Zytokine und Autoantikörper beteiligt sind (Abb. 2.2).

Tabelle 2.1. Empirisches (lebenslanges) Typ 1-Diabetes-Risiko

	Risiko [%]
Familienangehörige	
• Monozygote Zwillinge	30–50
• Geschwister: durchschnittl. Risiko	6–10
– HLA-identisch	10–15
– HLA-haploidentisch	2–9
– HLA-nicht identisch	0–1
Allgemeinbevölkerung	
Allgemeines Risiko	0,4
DR3-/4-positiv	2–4
Suszeptible DR-/DQ-Allele	6–8

2.2 Epidemiologie

Die Inzidenz des Typ 1-Diabetes ist am höchsten bei Jugendlichen unter 15 Jahren und zeigt große geographische Unterschiede. So beträgt die Inzidenz-Rate in Finnland 35/100.000, in Griechenland 4,6/100.000 und in Korea 0,6/100.000 (Karvonen et al. 1993). In gewissen Ländern, insbesondere in Skandinavien, hat man in den letzten 20–30 Jahren eine Verdoppelung der Inzidenzrate beobachtet. Bei etwa 50% der Typ 1-Diabetiker bricht die Krankheit nach dem 20. Lebensjahr aus. Die kumulative Inzidenz bis zum 80. Lebensjahr beträgt etwa 1% (Moelbak et al. 1998). Für die Entstehung des Diabetes spielen, wie aus Migrations- und Zwillings-Studien bekannt, neben dem immungenetischen Hintergrund auch nicht genetisch determinierte Faktoren eine wichtige Rolle. Die Diabetesinzidenz nimmt zu, wenn eine Population aus einer Region mit einer niedrigen in eine solche mit einer hohen Inzidenz auswandert. Beispielsweise betrug die Typ 1-Diabetesinzidenz bei französischen Kindern in Kanada 7,4/100.000 im Vergleich zu 4,7 bei Kindern, die zur gleichen Zeit in Frankreich lebten (Colle et al. 1981).

Die Bedeutung genetischer Faktoren für die Entstehung des Typ 1-DiabetesDiabetes mellitus Typ 1 wird aus zahlreichen Zwillings-Studien ersichtlich. Monozygote Zwillinge haben eine höhere Konkordanzrate als dizygote, aber letztendlich erkranken nur 30–50% der monozygoten Zwillinge (Olmos et al. 1988; Kumar et al. 1993). Das durchschnittliche Diabetesrisiko für Geschwister eines Typ 1-Diabetikers beträgt 6–10% und hängt vom HLA-Status ab. HLA-identische Geschwister haben ein Risiko von 15%, während bei fehlender HLA-Identität das Diabetesrisiko kaum erhöht ist (Tabelle 2.1). Aus diesen Zahlen wird ersichtlich, dass dem HLA-System eine wichtige Rolle für die Diabetes-Suszeptibilität zukommt, dass aber auch andere genetische und nicht genetische Faktoren involviert sein müssen (s. unten).

2.3 Assoziation mit dem HLA-System

Bei Menschen wie auch bei den bisher bekannten Tiermodellen für Autoimmun-Diabetes (BB-Ratte, NOD-Maus) wird die Suszeptibilität für die Krankheit von Genen innerhalb des HLA-Systems determiniert. Beim Menschen sind dies vor allem HLA-Klasse II-Merkmale der DR- und DQ-Subregion (Abb. 2.3). So besitzen über 90% der Typ 1-Diabetiker die Merkmale DR3 und/oder DR4 (Segall 1988). Molekulargenetische Untersuchungen haben ergeben, dass DR4-positive Diabetiker gleichzeitig auch das DQ-Allel DQw8 (DQB1*0302) tragen, während bei den DR4-positiven Nichtdiabetikern dieses häufig mit DQw7 (DQB1*0301) assoziiert ist (s. Abb. 2.3). DQw7 und DQw8 unterscheiden sich nur in einer einzigen Aminosäure an Stelle 57 der DQβ-Kette des HLA-Moleküls. Das DQw7-Molekül besitzt an dieser Stelle die positiv geladene Aminosäure Aspartat, beim DQw8 ist es die ungeladene Aminosäure Alanin. Es wurde in der Folge postuliert, dass HLA-DQ-Moleküle mit einem Aspartat (Asp) an Stelle 57 der β-Kette vor Diabetes „schützen", während das Fehlen eines Aspartats in dieser Position (non-Asp) zu Diabetes prädisponiert. In der Tat wurde in einer Studie gefunden, dass 96% der Typ 1-Diabetiker eine homozygote Konstellation mit zwei „non-Asp" an Position 57 der DQβ-Kette aufwiesen, was nur bei 19% der Nichtdiabetiker der Fall war (Nepom 1990). Die „diabetogenen" DQ-Merkmale, die mit DR4 (DQw8 bzw. DQB1*0302) oder DR3 (DQw2 bzw. DQB1*0202) assoziiert sind, haben eine neutrale Aminosäure an der Stelle 57 der β-Kette, so dass man von den genetischen Risikomerkmalen DR4-DQB1*0302 und DR3-DQB1*0201 spricht. Neben den Suszeptibilitäts-fördernden HLA-Haplotypen gibt es auch HLA-Konstellationen, die vor Diabetes

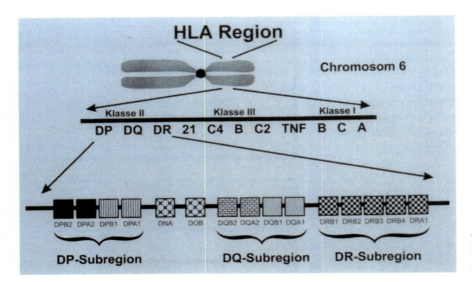

Abb. 2.3. Das menschliche HLA (MHC)-System mit den Klasse II-Subregionen DP, DQ, DR

schützen. So entwickeln DR2-DQB1*0602-positive Individuen sehr selten einen Typ 1-Diabetes.

Man glaubt, dass der Zusammenhang zwischen Diabetes-Suszeptibilität und Struktureigenschaften der DQ-Moleküle mit der Bindungsaffinität der Peptide, die von den HLA-Molekülen dem Immunsystem präsentiert werden, zusammenhängt. Die HLA-Moleküle dienen unter anderem dazu, Fremdproteine (Antigene) dem Immunsystem zu präsentieren. Das an den HLA-Komplex der Antigen-präsentierenden Zelle gebundene Antigen wird vom T-Zell-Rezeptor erkannt, wobei eine spezifische Immunreaktion initiiert wird (Abb. 2.4). Die relative Affinität, mit der ein spezifisches Peptid („Antigen") an den HLA-Komplex bindet, scheint eine wichtige Rolle für die Auslösung der nachfolgenden Immunreaktion zu spielen (Nepom 1990). Neben der Bedeutung der HLA-Klasse II-Moleküle für die Diabetes-Suszeptibilität (der HLA-Suszeptibilitätslocus wird auch als IDDM 1 [IDDM = insulin-dependent diabetes mellitus] bezeichnet) spielen auch andere genetisch determinierte Faktoren in- und außerhalb des HLA-Komplexes eine Rolle. So scheinen gewisse Polymorphismen im Bereich des Insulingens (VNTR-Locus = variable number of tandem repeats am 5' Ende des Insulingens) auf Chromosom 11p15 (IDDM 2) sowie im Interleukin 1- und Interleukin 1-Rezeptor-Gen die genetische Prädisposition für Typ 1-Diabetes zu beeinflussen (Pociot et al. 1992, 1994; Davies et al. 1994). Mittels Mikrosatelliten-Markern und automatisierten Typisierungstechniken wurde das menschliche Genom nach Suszeptibilitätsloci für Typ 1-Diabetes abgesucht. Dabei hat sich in allen großen Familienstudien gezeigt, dass „IDDM 1" und „IDDM 2" zusammen etwa 50% des genetischen Risikos erklären und mindestens 15 weitere Loci die Prädisposition für die Krankheit geringgradig beeinflussen können. Die genetische

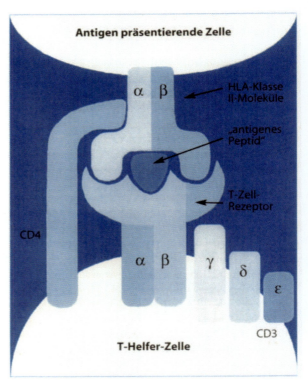

Abb. 2.4. Erkennung des HLA-Molekül-/Antigen-Komplexes auf der Antigen-präsentierenden Zelle durch den T-Zellrezeptor einer T-Helferzelle

Heterogenität dürfte demnach nicht nur die Wahrscheinlichkeit einen Diabetes zu entwickeln, sondern auch das Ausmaß der β-Zell-Destruktion und die Manifestation der Krankheit determinieren.

2.4 Umweltfaktoren

Die geographische Variation bezüglich Inzidenz und die hohe Diskordanzrate bei eineiigen Zwillingen zeigen, dass Umweltfaktoren die autoimmune β-Zell-Destruktion und Diabetesentwicklung bei prädisponierten Personen triggern. In der Tat sind die meisten bisher identifizierten „Suszeptibilitäts-Gene" für Typ 1-Diabetes Immunantwortgene und als solche mit äußeren („Umwelt"-) Faktoren interagierende Gene (HLA-System, Zytokin-Gene etc.).

Als mögliche Auslöser des gegen die β-Zellen gerichteten Autoimmunprozesses werden vor allem Viren und gewisse Nahrungsbestandteile postuliert. Ein immer wieder diskutierter diätetischer Faktor ist die Kuhmilch. Vorwiegend in Skandinavien wurde beobachtet, dass Säuglinge, die weniger als 3 Monate lang gestillt wurden und deshalb sehr früh mit Kuhmilch-Präparaten ernährt wurden, in späteren Jahren häufiger an Diabetes erkrankten, und dass neu diagnostizierte diabetische Kinder gehäuft Autoantikörper gegen verschiedene Kuhmilch-Proteine (β-Laktoglobulin, bovines Serumalbumin) aufweisen (Borch-Johnsen et al. 1984; Verge et al. 1994; Virtanen et al. 1994; Dalquist et al. 1992; Saukkonen et al. 1994). Es wird postuliert, dass ein im bovinen Albumin enthaltenes Peptid (ABBOS), welches eine Sequenzhomologie zu einem Protein auf der Inselzelloberfläche (ICA-69) aufweist, eine Immunreaktion gegen die Inselzellen triggern könnte (Karjalainen et al. 1992; Pietropaolo et al. 1993). Diese Hypothese konnte allerdings bisher nicht bestätigt werden, so dass eine kausale Diabetes auslösende Rolle für die Kuhmilch bzw. für darin enthaltene Proteine nicht nachgewiesen ist. Andere diätetische Faktoren, die immer wieder als potentiell diabetogen diskutiert werden, sind Nahrungsmittel mit einem hohen Protein- und Nitrosamin-Gehalt (Dahlquist et al. 1990).

Viren, insbesondere Retroviren, Mumps, Rubella, Zytomegalie-Virus, EBV-Virus und vor allem Coxsackie B4 wurden lange Zeit als mögliche Auslöser von Typ 1-Diabetes angesehen. Man vermutete, dass ein während der Schwangerschaft erworbener Virusinfekt beim Fötus mit entsprechender genetischer Prädisposition die autoimmune β-Zell-Destruktion triggern und zu späterer Diabetesentwicklung führen könnte (Szopa et al. 1998; Yoon JW 1995; Dahlquist et al. 1995). Der eindeutigste Hinweis, dass ein intrauteriner viraler Infekt einen Typ 1-Diabetes triggern kann, war die hohe Diabetesprävalenz bei Kindern, die wegen kongenitaler Röteln-Infektion nachuntersucht wurden (Menser et al. 1978). Dieses Syndrom ist heute weitgehend ausgerottet.

Als möglicher Mechanismus für eine Viruspathogenese wird angenommen, dass aufgrund einer „molekularen Mimikry" (wie im Fall der Kuhmilchproteine) zwischen Virusproteinen und Oberflächenstrukturen auf der β-Zelle die autoimmune Reaktion gegen die β-Zelle in Gang gesetzt werden könnte. Es gibt beispielsweise Sequenzhomologien zwischen Coxsackie B4-Viren (Protein 2c) und dem von β-Zellen stark exprimierten Enzym Glutamatsäure-decarboxylase (GAD), so dass theoretisch gegen Coxsackie B4 gerichtete Immunzellen auch die β-Zellen angreifen könnten (Hou et al. 1994; Tian et al. 1994; Vreugdenhil et al. 1998; Atkinson et al. 1994; Schloot et al. 1997). In der Tat konnte experimentell gezeigt werden, dass entsprechende Virusepitope an HLA-Klasse II (DR3)-Moleküle binden und zur Bildung von T-Lymphozyten führen, die gegen GAD-homologe Peptide gerichtet sind. Der mögliche Zusammenhang zwischen Virusinfektion und Typ 1-Diabetes wurde auch mittels transgener Mäuse, welche auf ihren β-Zellen spezifische Viruspartikel exprimieren, studiert (Ohashi et al. 1991; Oldstone et al. 1991). Solche Mäuse entwickeln zytotoxische T-Lymphozyten gegen diese „Selbstantigene" auf den β-Zellen, wenn sie später der gleichen Virusinfektion ausgesetzt werden. Entsprechend diesem Szenario wird die β-Zelle mit einem β-Zell-tropischen Virus infiziert; spätere Infektionen mit Viren mit ähnlichen kreuzreagierenden Determinanten führen zu einer chronischen, gegen die β-Zelle gerichteten Autoimmunantwort, bis alle β-Zellen zerstört sind und der Diabetes manifest wird. Für solche experimentellen Modelle, welche eine Virusinfektion in utero oder frühpostpartal implizieren, gibt es aber bisher beim Menschen keinen Beweis.

Es ist auch denkbar, dass postnatale Virusinfekte bei der Entstehung eines Diabetes eine Rolle spielen könnten. So fand man in epidemiologischen Untersuchungen bei frisch manifestierten Typ 1-Diabetikern gehäuft Virusantikörper (Hyoty et al. 1995). Es gibt einzelne Fallberichte, bei denen aus dem Pankreas von Patienten, die bei Diabetesausbruch verstorben sind, Viruspartikel isoliert werden konnten (Yoon et al. 1979). Die Viruspathogenese bleibt aber trotz überzeugender experimenteller Tiermodelle – außer im Falle der kongenitalen Röteln-Infektion – beim menschlichen autoimmunen Diabetes unbewiesen.

2.5 Das Immunsystem

Das histopathologische Bild beim Typ 1-Diabetes ist heterogen und zeigt, je nach Stadium der Krankheit, mononukleäre Infiltrate in den Inseln („Insulitis"), pseudo-atrophische Inseln ohne β-Zellen oder teilweise hypertrophe β-Zellen ohne Infiltrate (Gepts W 1984; Abb. 2.5). Befunde bei Patienten, die kurz nach Diabetesausbruch verstarben (Bottazzo et al. 1985; Hanninen et al. 1992) oder von Pankreasbiopsien frisch manifestierter Typ 1-Diabetiker und von syngenen Pankreastransplantaten (Itoh et al. 1993; Sibley et al. 1985) zeigten, dass die Infiltrate vorwiegend aus T-Lymphozyten bestehen. Typischerweise findet man bei Diabetesausbruch mononukleäre Zellen, welche vorwiegend an der Inselperipherie lokalisiert sind und zu 90% aus Lymphozyten und 10% aus Makrophagen bestehen (Foulis et al. 1991; Itoh et al. 1993). Bei den Lymphozyten handelt es sich vorwiegend um $CD8^+$ T-Lymphozyten (zytotoxische T-Lymphozyten) und wenigen $CD4^+$ Helfer-T-Lymphozyten (Bottazzo et al. 1985; Hanninen et al. 1992; Itoh et al. 1993). Die T-Zellen sind aktiviert, exprimieren HLA Klasse II- und Klasse I-Moleküle und produzieren verschiedene Zytokine. Aus Studien bei Tiermodellen für Autoimmundiabetes ist bekannt, dass T-Helfer 1-Lymphozyten (TH1)-enthaltende Infiltrate, die vor allem γ-Interferon und Interleukin 2 (proinflammatorische Zytokine) sezernieren, eher zur β-Zell-Destruktion führen. Infiltrate, die vor allem aus T-Helfer 2-Zellen (TH2) bestehen, welche Interleukin 4 und Interleukin 10 exprimieren, sind hingegen β-Zell-protektiv, weil sie die TH1-Zellen antagonisieren können. Daraus wird die Hypothese abgeleitet, dass der Insulitis-Prozess je nach vorherrschender T-Zell-Population „destruktiv" oder „protektiv" sein kann. Experimentell wurde verschiedentlich gezeigt, dass durch das Verschieben einer vor allem TH2-dominanten, nicht destruktiven Insulitis in eine TH1-dominante Form die β-Zell-Zerstörung und somit der Diabetes induziert werden kann. Aus vielen in-vitro-Experimenten ist bekannt, dass gewisse Zytokine, insbesondere IL-1, TNFα und γ-Interferon, per se β-zelltoxisch sind. Dies hat zur Hypothese geführt, dass jeder unspezifische Infekt, der zur Zytokin(Interleukin 1)-Freisetzung in den Pankreasinseln führt, bei prädisponierten Individuen einen β-Zellschaden verursachen kann. In der Folge werden β-Zell-spezifische Antigene freigesetzt und dem Immunsystem präsentiert (Mandrup-Poulsen et al. 1990). Die Bedeutung der TH1-/TH2-Hypothese ist beim menschlichen Typ 1-Diabetes nicht erwiesen, obwohl auch hier die Analyse der Zytokinprofile von peripheren Blutzellen gewisse Hinweise auf eine Aktivierung der IL-2-, γ-Interferon- und IL-1-sezernierenden TH1-Population liefert (Hussain et al. 1996).

Bei Diabetesausbruch findet man in der Zirkulation häufig eine verminderte Anzahl von $CD8^+$ Lymphozyten und vermehrt aktivierte ($HLA-DR^+$)

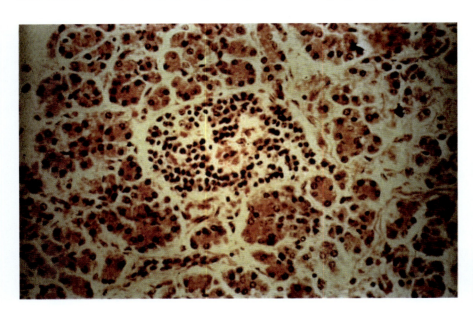

Abb. 2.5. Insulitis. Vorwiegend aus mononukleären Zellen bestehendes Infiltrat. (HE-Färbung)

Lymphozyten. Letztere konnten auch bei monozygoten Zwillingen von Typ 1-Diabetikern, die später diabetisch wurden, vor Krankheitsausbruch in der Zirkulation nachgewiesen werden (Tun et al. 1994). Die Analyse zirkulierender Lymphozyten erlaubt aber grundsätzlich keinen Rückschluss auf das Lymphozyten-Muster im Insulitisinfiltrat. Zudem wird die Zusammensetzung der zirkulierenden Lymphozyten durch die metabolische Entgleisung beim Diabetes beeinflusst.

Bei Typ 1-Diabetikern oder Verwandten von Typ 1-Diabetikern mit positiven Inselzell-Antikörpern können aus dem Blut T-Lymphozyten gewonnen werden, die gegen verschiedene Inselzell-Antigene gerichtet sind, insbesondere gegen das Enzym GAD (Harrison et al. 1991, 1992; Panina-Bordignon et al. 1995), gegen ein 38 kD-Autoantigen und gegen IA-2 (s. Abschn. 2.5.1; Roep et al. 1990; Honeyman et al. 1993).

Die Frage, warum $CD4^+$ und $CD8^+$ T-Lymphozyten bei prädisponierten Individuen die Toleranz gegen Selbstantigene in den Insel-β-Zellen durchbrechen und autoreaktiv werden, ist noch ungeklärt. Eine Möglichkeit zur Durchbrechung der peripheren Toleranz ist die weiter oben bereits postulierte molekulare Mimikry. In einem solchen Szenario wird postuliert, dass β-Zell-Antigene und ein Fremdagens (z.B. Virushüllen-Proteine, bakterielle Proteine etc.) Sequenzhomologien aufweisen, welche durch das MHC-Molekül erkannt und den T-Lymphozyten präsentiert werden (vgl. Abschn. 2.3).

T-Lymphozyten spielen somit eine zentrale Rolle in der Pathogenese des Typ 1-Diabetes. Die Mechanismen, welche zur Durchbrechung der Selbsttoleranz führen und den autodestruktiven Prozess einleiten, sind jedoch noch weitgehend unklar. Wenn dieser initiale Schritt einmal stattgefunden hat, entwickelt das Immunsystem Antikörper gegen eine Vielzahl von Insel- und β-Zell-spezifischen Autoantigenen.

2.5.1
Autoantigene/Autoantikörper

Im Serum von Patienten mit Typ 1-Diabetes können eine Reihe von Autoantikörpern gegen Insel- bzw. β-Zell-spezifische Antigene nachgewiesen werden. Diese Autoantikörper können bereits vor der klinischen Manifestation im Stadium des Prädiabetes vorhanden sein und zeigen somit die gegen die Inselzellen gerichtete Autoimmunreaktion an. Das Vorliegen von Autoantikörpern gegen mehrere definierte Inselzellantigene bei Geschwistern von Typ 1-Diabetikern deutet an, dass sie ein hohes Risiko haben, an Diabetes zu erkranken (s. unten).

Für die Diagnose eines Typ 1-Diabetes ist die Bestimmung von Antikörpern nicht notwendig, da die klinischen Symptome und Befunde in der Regel eindeutig sind. In klinisch unklaren Fällen, wie z.B. bei schlanken Typ 2-Diabetikern, die mit oralen Antidiabetika nicht einstellbar sind, oder bei jungen Patienten mit mildem Diabetesverlauf kann eine Antikörperbestimmung von diagnostischer Bedeutung sein. Der Nachweis von Inselzell-Antikörpern sichert bei solchen Patienten die Diagnose eines Typ 1-Diabetes, womit die Indikation zur Insulin-

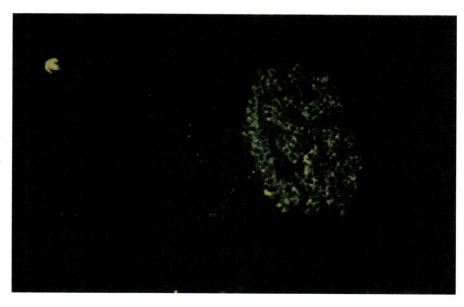

Abb. 2.6. Nachweis von zytoplasmatischen Inselzell-Antikörpern (ICA) mittels indirekter Immunfluoreszenz. Kryostatschnitt durch humanes Pankreasgewebe, welches mit dem Serum eines Patienten mit Typ 1-Diabetes und danach mit einem Fluoreszein-markierten anti-humanen IgG-Serum inkubiert wurde. (×25; Quelle Frau P. Saremaslani, Institut für Pathologie, Universitätsspital Zürich)

Tabelle 2.2. Autoantigene und Autoantikörper beim Typ 1-Diabetes

Autoantigene	Autoantikörper
Ganglioside (Gm 2-1) und andere Strukturen (GAD, IA-2)	Zytoplasmatische Inselzell-Antikörper (ICA)
Glutamatsäure-decarboxylase (GAD65, 64 kD-Antigen)	Anti-GAD-Antikörper (GADA)
Tyrosinphosphatase (34 kD-, 40 kD-Antigen)	Anti-IA-2-Antikörper (IA-2-A), ICA-512
Insulin, Proinsulin	Insulin-Autoantikörper (IAA)
Insulinrezeptor	IR-Antikörper
Carboxypeptidase-H	
Heat Shock Protein 65	
Peripherin	

therapie gegeben ist. In der United Kingdom Prospective Diabetes Study (UKPDS), in der über 4.000 Patienten mit Typ 2-Diabetes während 10–15 Jahren behandelt wurden, stellte sich heraus, dass unter den jüngeren Patienten (<55 Jahre) bis zu 20% inselspezifische Autoantikörper hatten und mit Sulfonylharnstoffen nicht behandelbar waren (Turner et al. 1997). Es ist wichtig, diese initial als Typ 2-Diabetes-imponierenden Typ 1-Diabetiker frühzeitig zu diagnostizieren, weil mit einer frühen Insulintherapie die noch vorhandene β-Zell-Reserve länger erhalten und die Prognose bezüglich Folgeerkrankungen (The Diabetes Control and Complications Trial Research Group 1998) verbessert werden kann.

Bei Verwandten von Typ 1-Diabetikern sollten Autoantikörper nicht routinemäßig, sondern nur im Rahmen von kontrollierten Immunpräventionsstudien bestimmt werden (s. unten).

Zur Zeit sind etwa 20 Insel- bzw. β-Zell-spezifische Autoantigene identifiziert worden (Tabelle 2.2). Häufig können diese aber nur mit sehr spezialisierten Methoden im Rahmen von Forschungsuntersuchungen bestimmt werden. Für klinische Fragestellungen werden heute routinemässig zytoplasmatische Inselzell-Antikörper (ICA), GAD-Antikörper, IA-2-Antikörper und Insulin-Autoantikörper (IAA) bestimmt.

2.5.1.1
Zytoplasmatische Inselzell-Antikörper

Zytoplasmatische Inselzell-Antikörper (ICA) wurden erstmals 1974 bei Patienten mit Typ 1-Diabetes und anderen Autoimmunkrankheiten beschrieben (Bottazzo et al. 1974). ICA können bei etwa 80% der Typ 1-Diabetiker bei Diagnosestellung nachgewiesen werden und verschwinden im Verlauf der Krankheit. ICA werden mittels Immunfluoreszenz nachgewiesen (Abb. 2.6) und in JDF(Juvenile Diabetes Foundation)-Einheiten quantifiziert. Bei den zytoplasmatischen ICA handelt es sich einerseits um Immunglobuline, die sich gegen unterschiedliche Strukturen (z. B. Ganglioside) aller endokrinen Zellen der Inseln richten, also nicht β-Zell-spezifisch sind (Tiberti et al. 1995), andererseits um GAD- und IA-2-Antikörper (s. unten; Atkinson et al. 1993; Hallberg et al. 1995; Richter W et al. 1993).

2.5.1.2
GAD-Autoantikörper

Schon seit 1982 war bekannt, dass im Serum von Typ 1-Diabetikern Jahre vor Ausbruch der Krankheit Antikörper gegen ein β-Zell-spezifisches Autoantigen von 64 kD nachweisbar war (Baekkeskov et al. 1982). Dieses 64 kD-Antigen wurde als Glutamatsäure-decarboxylase (GAD) identifiziert (Baekkeskov et al. 1990). GAD katalysiert die Konversion von Glutamatsäure zu γ-Aminobuttersäure, einem wichtigen Neurotransmitter des ZNS. GAD kommt in zwei Isoformen, GAD65 und GAD67; vor, die von separaten Genen kodiert werden. Während im Gehirn beide Isoformen vorkommen, exprimieren humane β-Zellen vorwiegend GAD65. Die im Serum von Typ 1-Diabetikern nachweisbaren GAD-Autoantikörper reagieren demzufolge vorwiegend mit GAD65 (Hagopian et al. 1993; Velloso et al. 1993). Der Nachweis von GAD-Autoantikörpern erfolgt mittels Radio-Immunassays. Die neuen standardisierten Bestimmungsmethoden für GAD sind im Gegensatz zur aufwendigen ICA-Bestimmung technisch einfach durchzuführen und werden mittlerweile routinemässig für die Diagnose unklarer Fälle von autoimmunem Diabetes und für die Identifikation von Risikoindividuen in Familien mit Typ 1-Diabetes im Rahmen von Immunpräventionsstudien eingesetzt. Zusammen mit den nachfolgend erwähnten IA-2- und Insulin-Autoantikörpern haben GAD-Antikörper einen hohen prädiktiven Wert für die spätere Entwicklung eines Typ 1-Diabetes bei Individuen aus Risikofamilien.

2.5.1.3
IA-2-Autoantikörper

In den letzten Jahren wurde bei Typ 1-Diabetikern ein neuer Autoantikörper gegen eine Oberflächenstruktur von Inselzellen, ICA-512; beschrieben. Die Sequenzierung von ICA-512 hat Homologien zum Enzym Protein-tyrosinphosphatase (PTT) ergeben (Rabin et al. 1994). Das komplette Molekül wurde durch das Screening einer Insulinom-Subtraktions-cDNA-Bibliothek identifiziert und wird dementsprechend auch Insulinom-Antigen-2 (IA-2) genannt (Lan et al. 1994). IA-2-Antikörper werden mittels Immunassays bestimmt und kommen bei etwa 40% der Typ 1-Diabetiker bei Diagnosestellung vor.

2.5.1.4
Insulin-Autoantikörper

Bei Diagnosestellung, also vor einer exogenen Insulintherapie, haben 20–100% der Typ 1-Diabetiker Insulin-Antikörper (Palmer 1987; Palmer et al. 1983). Das Vorkommen von IAA ist altersabhängig. So haben nahezu 100% der diabetischen Kinder unter 5 Jahren, aber nur etwa 20% der erwachsenen Typ 1-Diabetiker IAA bei Diabetesmanifestation. Deshalb spielen IAA vor allem im Kindesalter eine bedeutende Rolle für die Diabetesdiagnostik (Vardi et al. 1988). IAA reagieren mit den Aminosäuren B1–B3 und A8–A10 des Insulinmoleküls. Gelegentlich werden bei Patienten mit IAA auch Autoantikörper gegen das Proinsulin gefunden (Kuglin et al. 1990). Der Nachweis von IAA erfolgt klassischerweise mittels Radio-Immunassay (Keilacker et al. 1995).

2.5.1.5
Andere Autoantikörper

Im Gefolge der β-Zell-Destruktion werden verschiedene Insel- und β-Zell-spezifische Autoantigene freigesetzt, gegen die das Immunsystem Antikörper bildet. So wurden im Serum von Typ 1-Diabetikern Autoantikörper gegen das Enzym Carboxypeptidase-H (katalysiert die Konversion von Proinsulin zu Insulin), den Glukosetransporter, den Insulinrezeptor, Peripherin sowie gegen α- und δ-Zellen beschrieben (Castano et al. 1991; Johnson et al. 1990; Baekkeskov et al. 1982; Bottazzo u. Lendrum 1976; Song et al. 1996). Neben diesen gewebespezifischen Autoantikörpern sind bei Typ 1-Diabetikern auch andere gegen ubiquitäre Strukturen wie das Heat Shock Protein (HSP-65; Child et al. 1995), bovines Serumalbumin (Karjalainen et al. 1992) etc. gehäuft nachweisbar. Da der Typ 1-Diabetes im Rahmen des polyendokrinen Autoimmunsyndroms vorkommt, ist auch die Prävalenz von Antikörpern gegen andere endokrine Organe wie Schilddrüse, Nebennierenrinde, Ovar etc. erhöht (Drell u. Notkins 1987). Etwa 25% der Typ 1-Diabetikerinnen weisen nach einer Schwangerschaft Schilddrüsen-Antikörper auf. Bei 40% dieser Patientinnen entwickelt sich schließlich eine behandlungsbedürftige Hypothyreose (Alvarez-Marfany et al. 1994).

2.6
Prädiktion/Prävention des Typ 1-Diabetes

Da sich die Autoantikörper während der über Jahre fortschreitenden Destruktion der β-Zellen, also lange bevor der Diabetes klinisch manifest wird, nachweisen lassen, können sie als Marker zur Risikoabschätzung für eine spätere Diabetesentwicklung verwendet werden. Aus Familienstudien weiß man, dass ICA-positive erstgradige Verwandte von Typ 1-Diabetikern ein erhöhtes Diabetesrisiko haben. So entwickeln 22% der ICA-positiven Verwandten innerhalb der nächsten 5 Jahre einen Diabetes im Vergleich zu <0,1% derjenigen, die ICA-negativ sind. Das Risiko ist abhängig von der Höhe des Antikörpertiters: Bei einem Titer bis 20 JDF-Einheiten beträgt das Erkrankungsrisiko ca. 5%, bei Titern von 20–80 Einheiten erkranken 35% innerhalb von 5 und 70% innerhalb von 10 Jahren und bei einem Antikörper-Titer über 80 Einheiten beträgt das Diabetesrisiko nahezu 100% (Bingley et al. 1993). Diese Zahlen gelten aber nur für Risikopersonen aus Familien mit einem erkrankten Individuum. In 80% der Fälle tritt der Typ 1-Diabetes jedoch sporadisch auf, ist also die Familienanamnese negativ.

Das Diabetesrisiko in der allgemeinen Bevölkerung ist 10-mal niedriger als in Familien mit einer erkrankten Person. Die Prävalenz von Inselzell-Antikörpern bei Schulkindern beträgt in Deutschland ~1% (Boehm BO 1991), in Finnland, wo die Typ 1-Diabetesinzidenz sehr hoch ist, dagegen 4% (Karjalainen 1990). Man hat berechnet, dass ein ICA-positiver Titer über 20 JDF-Einheiten bei negativer Familienanamnese ein Erkrankungsrisiko von <10% innerhalb von 5 Jahren bedeutet. Die aufwendige ICA-Bestimmungsmethode (Immunfluoreszenz) und der wegen der niedrigen Inzidenz der Krankheit tiefe prädiktive Wert eines positiven Titers rechtfertigen deshalb ein generelles ICA-Screening in der Allgemeinbevölkerung nicht.

Wenn bei *ICA-positiven* Risiko-Individuen zusätzlich IAA- und/oder GAD-Antikörper vorhanden sind, steigt das Erkrankungsrisiko, d. h. je mehr Antikörper vorhanden sind, desto höher ist das Diabetesrisiko. Wenn IAA oder GAD allein ohne ICA vorkommen, haben sie jedoch einen schlechten prädiktiven Wert als Risikoindikatoren (Yu et al. 1994; Zimmet et al. 1994).

Anders als GAD-Antikörper und IAA- scheinen IA-2-Antikörper (37 kD und 40 kD) das Diabetesrisiko spezifischer anzuzeigen. In 2 neueren Studien bei Schulkindern konnte gezeigt werden, dass alle ICA-positiven Kinder, bei welchen zusätzlich IA-2-

Antikörper gefunden wurden, einen Diabetes entwickelten (Genovese et al. 1994; Ongagna u. Levy-Marchal 1995). Neue, einfach durchzuführende, kombinierte Immunassays für GAD, IA-2 und IAA werden es erlauben, mit genügender Sensitivität und Spezifität Risiko-Individuen für Typ 1-Diabetes zu identifizieren und zukünftig die aufwendige Immunfluoreszenz-Methode für den Nachweis von ICA wahrscheinlich ersetzen (Kulmala et al. 1998; Pastore et al. 1998).

Literatur

Alvarez-Marfany M, Roman SH, Drexler AJ, Robertson C, Stagnaro-Green A (1994) Long-term prospective study of postpartum thyroid dysfunction in women with insulin-dependent diabetes mellitus. J Clin Endocrinol Metab 79: 10–16

Atkinson MA, Kaufman DL, Newman D, Tobin AJ, Maclaren NK (1993) Islet cell cytoplasmic autoantibody reactivity to glutamate acid decarboxylase in insulin-dependent diabetes. J Clin Invest 91: 350–356

Atkinson MA, Bowman MA, Campbell L, Darrow BL, Kaufman DL, Maclaren NK (1994) Cellular immunity to a determinant common to glutamate acid decarboxylase and coxsackie virus in insulin-dependent diabetes. J Clin Invest 94: 2125–2129

Baekkeskov S, Nielsen JH, Marner B, Bilde T, Ludvigsson J, Lernmark A (1982) Autoantibodies in newly diagnosed diabetic children immunoprecipitate human pancreatic islet cell proteins. Nature 298: 167–169

Baekkeskov S, Aanstoot HJ, Christgau S, Reetz A, Solimena M, Cascalho M, Folli F, Richter-Olesen H, DeCamilli P (1990) Identification of the 64 K autoantigen in insulin-dependent diabetes as the GABA-synthesizing enzyme glutamic acid decarboxylase. Nature 347: 151–156

Bingley PJ, Bonifacio E, Gale EA (1993) Can we really predict IDDM? Diabetes 42: 213–220

Boehm BO, Manfras B, Seissler J, Schoffling K, Gluck M, Holzberger G, Seidl S, Kuehnl P, Trucco M, Scherbaum WA (1991) Epidemiology and immunogenetic background of islet cell antibody-positive nondiabetic schoolchildren. Diabetes 40: 1435–1439

Borch-Johnsen K, Joner G, Mandrup-Poulsen T, et al., (1984) Relation between breast-feeding and incidence rates of insulin-dependent diabetes mellitus. A hypothesis. Lancet 2: 1083–1086

Bottazzo GF, Lendrum R (1976) Separate autoantibodies to human pancreatic glucagon and somatostatin cells. Lancet 2: 873–876

Bottazzo GF, Florin-Christensen A, Doniach D (1974) Islet-cell antibodies in diabetes mellitus with autoimmune polyendocrine deficiencies. Lancet 2: 1279–1283

Bottazzo GF, Dean BM, McNally JM, MacKay EH, Swift PG, Gamble DR (1985) In situ characterization of autoimmune phenomena and expression of HLA molecules in the pancreas in diabetic insulitis. N Engl J Med 313: 353–360

Castano L, Russo E, Zhou L, Lipes MA, Eisenbarth GS (1991) Identification and cloning of a granule autoantigen (carboxypeptidase-H) associated with type I diabetes. J Clin Endocrinol Metab 73: 1197–1201

Child DF, Williams CP, Jones RP, Hudson PR, Jones M, Smith CJ (1995) Heat shock protein studies in type 1 and type 2 diabetes and human islet cell culture. Diabet Med 12: 595–599

Colle E, Siemiatycki J, West R, Belmonte MM, Crepeau MP, Poirier R, Wilkins J (1981) Incidence of juvenile onset diabetes in Montreal – demonstration of ethnic differences and socio-economic class differences. J Chronic Dis 34: 611–616

Dahlquist GG, Blom LG, Persson LA, Sandstrom AI, Wall SG (1990) Dietary factors and the risk of developing insulin dependent diabetes in childhood. BMJ 300: 1302–1306

Dahlquist G, Savilahti E, Landin-Olsson M (1992) An increased level of antibodies to beta-lactoglobulin is a risk determinant for early-onset type 1 (insulin-dependent) diabetes mellitus independent of islet cell antibodies and early introduction of cow's milk. Diabetologia 35: 980–984

Dahlquist GG, Ivarsson S, Lindberg B, Forsgren M (1995) Maternal enteroviral infection during pregnancy as a risk factor for childhood IDDM. A population-based case-control study. Diabetes 44: 408–413

Davies JL, Kawaguchi Y, Bennett ST, et al., (1994) A genome-wide search for human type diabetes susceptibility genes. Nature 371: 130–136

Drell DW, Notkins AL (1987) Multiple immunological abnormalities in patients with type 1 insulin-dependent) diabetes mellitus. Diabetologia 30: 132–143

Foulis AK, McGill M, Farquharson MA (1991) Insulitis in type 1 insulin-dependent) diabetes mellitus in man – macrophages, lymphocytes, and interferon-gamma containing cells. J Pathol 165: 97–103

Genovese S, Bingley PJ, Bonifacio E, Christie MR, Shattock M, Bonfanti R, Foxon R, Gale EA, Bottazzo, GF (1994) Combined analysis of IDDM-related autoantibodies in healthy schoolchildren [letter]. Lancet 344: 756

Gepts W (1984) The pathology of the pancreas in human diabetes. In: Andreani D, Di Mario U, Federlin KF, Heding LG (eds) Immunology in diabetes. Kimpton Medical, London, pp 21–34

Hagopian WA, Michelsen B, Karlsen AE, Larsen F, Moody A, Grubin CE, Rowe R, Petersen J, McEvoy R, Lernmark A (1993) Autoantibodies in IDDM primarily recognize the 65,000-M(r) rather than the 67,000-M(r) isoform of glutamic acid decarboxylase. Diabetes 42: 631–636

Hallberg A, Juhlin C, Berne C, Kampe O, Karlsson FA (1995) Islet cell antibodies: variable immunostaining of pancreatic islet cells and carcinoid tissue. J Intern Med 238: 207–213

Hanninen A, Jalkanen S, Salmi M, Toikkanen S, Nikolakaros G, Simell O (1992) Macrophages, T cell receptor usage, and endothelial cell activation in the pancreas at the onset of insulin-dependent diabetes mellitus. J Clin Invest 90: 1901–1910

Harrison LC, De-Aizpurua H, Loudovaris T, Campbell IL, Cebon JS, Tait BD, Colman PG (1991) Reactivity to human islets and fetal pig proislets by peripheral blood mononuclear cells from subjects with preclinical and clinical insulin-dependent diabetes. Diabetes 40: 1128–1133

Harrison LC, Chu SX, DeAizpurua HJ, Graham M, Honeyman MC, Colman PG (1992) Islet-reactive T cells are a marker of preclinical insulin-dependent diabetes. J Clin Invest 89: 1161–1165

Honeyman MC, Cram DS, Harrison LC (1993) Transcription factor jun-B is target of autoreactive T-cells in IDDM. Diabetes 42: 626–630

Hou J, Said C, Franchi D, Dockstader P, Chatterjee NK (1994) Antibodies to glutamic acid decarboxylase and P2-C peptides in sera from coxsackie virus B4-infected mice and IDDM patients. Diabetes 43: 1260–1266

Hussain MJ, Peakman M, Gallati H, Lo SS, Hawa M, Viberti GC, Watkins PJ, Leslie RD, Vergani D (1996) Elevated serum levels of macrophage-derived cytokines precede and accompany the onset of IDDM. Diabetologia 39: 60–69

Hyoty H, Hiltunen M, Knip M, et al., (1995) A prospective study of the role of coxsackie B and other enterovirus infections in the pathogenesis of IDDM. Childhood Diabetes in Finland (DiMe) Study Group. Diabetes 44: 652–657

Itoh N, Hanafusa T, Miyazaki A, et al., (1993) Mononuclear cell infiltration and its relation to the expression of major histocompatibility complex antigens and adhesion molecules in pancreas biopsy specimens from newly diagnosed insulin-dependent diabetes mellitus patients. J Clin Invest 92: 2313–2322

Johnson JH, Crider BP, McCorkle K, Alford M, Unger RH (1990) Inhibition of glucose transport into rat islet cells by immunoglobulins from patients with new-onset insulin-dependent diabetes mellitus. N Engl J Med 322: 653–659

Karjalainen J (1990) Islet cell antibodies as predictive markers for IDDM in children with high background incidence of disease. Diabetes 39: M44–50

Karjalainen J, Martin JM, Knip M, Ilonen J, Robinson BH, Savilahti E, Akerblom HK, Dosch HM (1992) A bovine albumin peptide as a possible trigger of insulin-dependent diabetes mellitus. N Engl J Med 327: 302–307

Karvonen M, Tuomilehto J, Libman I, LaPorte R (1993) A review of the recent epidemiological data on the worldwide incidence of type 1 (insulin-dependent) diabetes mellitus. Diabetologia 36: 883–892

Keilacker H, Rjasanowski I, Besch W, Kohnert KD (1995) Autoantibodies to insulin and to proinsulin in type 1 diabetic patients and in at-risk probands differentiate only little between both antigens. Horm Metab Res 27: 90–94

Kuglin B, Rjasanowski I, Bertrams J, Gries FA, Kolb H, Michaelis D (1990) Antibodies to proinsulin and insulin as predictive markers of type 1 diabetes. Diabet Med 7: 310–314

Kulmala P, Savola K, Petersen JS, Vahasalo P, Karjalainen J, Lopponen T, Dyrberg T, Akerblom HK, Knip M (1998) Prediction of insulin-dependent diabetes mellitus in siblings of children with diabetes – a population-based study. J Clin Invest 101: 327–336

Kumar D, Gemayel NS, Deapen D, Kapadia D, Yamashita PH, Lee M, Dwyer JH, Roy-Burman P, Bray GA, Mack TM (1993) North-American twins with IDDM. Genetic, etiological, and clinical significance of disease concordance according to age, zygosity, and the interval after diagnosis in first twin. Diabetes 42: 1351–1363

Lan MS, Lu J, Goto Y, Notkins AL (1994) Molecular cloning and identification of a receptor-type protein tyrosine phosphatase, IA-2; from human insulinoma. DNA Cell Biol 13: 505–514

Mandrup-Poulsen T, Helqvist S, Wogensen LD, et al., (1990) Cytokine and free radicals as effector molecules in the destruction of pancreatic beta cells. Curr Top Microbiol Immunol 164: 169–193

Menser MA, Forrest JM, Bransby RD (1978) Rubella infection and diabetes mellitus. Lancet 1: 57–60

Moelbak AG, Christau B, Marner B, Borch-Johnsen K, Nerup J (1998) Incidence of insulin-dependent diabetes mellitus in age groups over 30 years in Denmark. Diabet Med 11: 650–655

Nepom GT (1990) A unified hypothesis for the complex genetics of HLA associations with IDDM. Diabetes 39: 1153–1157

Ohashi PS, Oehen S, Buerki K, Pircher H, Ohashi CT, Odermatt B, Malissen B, Zinkernagel RM, Hengartner H (1991) Ablation of „tolerance" and induction of diabetes by virus infection in viral antigen transgenic mice. Cell 65: 305–317

Oldstone MB, Nerenberg M, Southern P, Price J, Lewicki H (1991) Virus infection triggers insulin-dependent diabetes mellitus in a transgenic model: role of anti-self (virus) immune response. Cell 65: 319–331

Olmos P, A'Hern R, Heaton DA, Millward BA, Risley D, Pyke DA, Leslie RD (1988) The significance of the concordance rate for type 1 (insulin-dependent) diabetes in identical twins. Diabetologia 31: 747–750

Ongagna JC, Levy-Marchal C (1995) Anti-37 kDa antibodies are associated with the development of IDDM in individuals with islet cell antibodies. Diabetologia 38: 370–375

Palmer JP (1987) Insulin autoantibodies: their role in the pathogenesis of IDDM. Diabetes Metab Rev 3: 1005–1015

Palmer JP, Asplin CM, Clemons P, Lyen K, Tatpati O, Raghu PK, Paquette TL (1983) Insulin antibodies in insulin-dependent diabetics before insulin treatment. Science 222: 1337–1339

Panina-Bordignon P, Lang R, van-Endert PM, et al., (1995) Cytotoxic T cells specific for glutamic acid decarboxylase in autoimmune diabetes. J Exp Med 181: 1923–1927

Pastore MR, Bazzigaluppi E, Bonfanti R, Dozio N, Sergi A, Balini A, Belloni C, Meschi F, Bonifacio E, Bosi E (1998) Two-step islet autoantibody screening for risk assessment of type 1 diabetes in relatives. Diabetes Care 21: 1445–1450

Pietropaolo M, Castano L, Babu S, et al., (1993) Islet cell autoantigen 69 kD (ICA69). Molecular cloning and characterization of a novel diabetes-associated autoantigen. J Clin Invest 92: 359–371

Pociot F, Molvig J, Wogensen L, Worsaae H, Nerup J (1992) A TaqI polymorphism in the human interleukin-1 beta (IL-1 beta) gene correlates with IL-1 beta secretion in vitro. Eur J Clin Invest 22: 396–402

Pociot F, Ronningen KS, Bergholdt R, Lorenzen T, Johannesen J, Ye K, Dinarello CA, Nerup J (1994) Genetic susceptibility markers in Danish patients with type 1 (insulin-dependent) diabetes – evidence for polygenicity in man. Danish Study Group of Diabetes in Childhood. Autoimmunity 19: 169–178

Rabin DU, Pleasic SM, Shapiro JA, Yoo-Warren H, Oles J, Hicks JM, Goldstein DE, Rae PM (1994) Islet cell antigen 512 is a diabetes-specific islet autoantigen related to protein tyrosine phosphatases. J Immunol 152: 3183–3188

Richter W, Eiermann TH, Endl J, Seissler J, Wolfahrt S, Brandt M, Jungfer H, Scherbaum WA (1993) Human monoclonal islet specific autoantibodies share features of islet cell and 64 kDa antibodies. Diabetologia 36: 785–790

Roep BO, Arden SD, de-Vries RR, Hutton JC (1990) T-cell clones from a type-1-diabetes patient respond to insulin secretory granule proteins. Nature 345: 632–634

Saukkonen T, Savilahti E, Vaarala O, Virtala ET, Tuomilehto J, Akerblom HK (1994) Children with newly diagnosed IDDM have increased levels of antibodies to bovine serum albumin but not to ovalbumin. Childhood Diabetes in Finland Study Group. Diabetes Care 17: 970–976

Schloot NC, Roep BO, Wegmann DR, Yu L, Wang TB, Eisenbarth GS (1997) T-cell reactivity to GAD65 peptide sequences shared with coxsackie virus protein in recent-onset IDDM, post-onset IDDM patients and control subjects. Diabetologia 40: 332–338

Segall M (1988) HLA and genetics of IDDM. Holism vs. reductionism? Diabetes 37: 1005–1008

Sibley RK, Sutherland DE, Goetz F, Michael AF (1985) Recurrent diabetes mellitus in the pancreas iso- and allograft. A

light and electron microscopic and immunohistochemical analysis of four cases. Lab Invest 53: 132–144
Song YH, Li Y, Maclaren NK (1996) The nature of autoantigens targeted in autoimmune endocrine diseases. Immunol. Today 17: 232–238
Szopa T, Titchener P, Portwood N, Tayler K (1998) Diabetes mellitus due to viruses: Some recent developments. Diabetologia 36: 687–695
The Diabetes Control and Complications Trial Research Group (1998) Effect of intensive therapy on residual β-cell function in patients with type 1 diabetes in the diabetes control and complications trial. Ann Intern Med 128: 517–523
Tian J, Lehmann PV, Kaufman DL (1994) T cell cross-reactivity between coxsackie virus and glutamate decarboxylase is associated with a murine diabetes susceptibility allele. J Exp Med 180: 1979–1984
Tiberti C, Dotta F, Anastasi E, Torresi P, Multari G, Vecci E, Andreani D, Di-Mario U (1995) Anti-ganglioside antibodies in new onset type 1 diabetic patients and high risk subjects. Autoimmunity 22: 43–48
Tun RY, Peakman M, Alviggi L, Hussain MJ, Lo SS, Shattock M, Pyke DA, Bottazzo GF, Vergani D, Leslie RD (1994) Importance of persistent cellular and humoral immune changes before diabetes develops: prospective study of identical twins. BMJ 308: 1063–1068
Turner R, Stratton I, Horton V, Manley S, Zimmet P, Mackay IR, Shattock M, Bottazzo GF, Holman R (1997) UKPDS 25: autoantibodies to islet-cell cytoplasm and glutamic acid decarboxylase for prediction of insulin requirement in type 2 diabetes. Lancet 350: 1288–1293
Vardi P, Ziegler AG, Mathews JH, et al., (1988) Concentration of insulin autoantibodies at onset of type I diabetes. Inverse log-linear correlation with age. Diabetes Care 11: 736–739
Velloso LA, Kampe O, Hallberg A, Christmanson L, Betsholtz C, Karlsson FA (1993) Demonstration of GAD-65 as the main immunogenic isoform of glutamate decarboxylase in type 1 diabetes and determination of autoantibodies using a radioligand produced by eukaryotic expression. J Clin Invest 91: 2084–2090
Verge CF, Howard NJ, Irwig L, Simpson JM, Mackerras D, Silink M (1994) Environmental factors in childhood IDDM. A population-based, case-control study. Diabetes Care 17: 1381–1389
Virtanen SM, Saukkonen T, Savilahti E, Ylonen K, Rasanen L, Aro A, Knip M, Tuomilehto J, Akerblom HK (1994) Diet, cow's milk protein antibodies and the risk of IDDM in Finnish children. Childhood Diabetes in Finland Study Group. Diabetologia 37: 381–387
Vreugdenhil GR, Geluk A, Ottenhoff THM, Melchers WJG, Roep BO, Galama JMD (1998) Molecular mimicry in diabetes mellitus: the homologous domain in coxsackie B virus protein 2C and islet autoantigen GAD(65) is highly conserved in the coxsackie B-like enteroviruses and binds to the diabetes associated HLA-DR3 molecule. Diabetologia 41: 40–46
Yoon JW (1995) A new look at viruses in type 1 diabetes. Diabetes Metab Rev 11: 83–107
Yoon JW, Austin M, Onodera T, Notkins AL (1979) Isolation of a virus from the pancreas of a child with diabetic ketoacidosis. N Engl J Med 300: 1173–1179
Yu L, Gianani R, Eisenbarth GS (1994) Quantitation of glutamic acid decarboxylase autoantibody levels in prospectively evaluated relatives of patients with type I diabetes. Diabetes 43: 1229–1233
Zimmet PZ, Elliott RB, Mackay IR, Tuomi T, Rowley MJ, Pilcher CC, Knowles WJ (1994) Autoantibodies to glutamic acid decarboxylase and insulin in islet cell antibody positive presymptomatic type 1 diabetes mellitus: frequency and segregation by age and gender. Diabet Med 11: 866–871

3 Diabetes mellitus und Erkrankungen anderer endokriner Organe

B. O. Böhm

Inhaltsverzeichnis

3.1 Einleitung 26
3.2 Einfluss der chronischen Hyperglykämie auf endokrine Systeme 26
3.3 Akromegalie 26
3.4 Schilddrüse 26
3.4.1 Hyperthyreose 27
3.4.2 Hypothyreose 27
3.5 Nebennierenrinde 27
3.5.1 Hyperkortizismus 27
3.5.2 Primärer Hyperaldosteronismus 27
3.5.3 Nebennierenmark 28
3.6 Phäochromozytom 28
3.7 Diabetes mellitus Typ 1 und andere Immunendokrinopathien 28
3.8 Polyglanduläre Autoimmunsyndrome 29
Literatur 30

Übersicht

Die chronische Hyperglykämie ist häufig mit Veränderungen des endokrinen Systems assoziiert. Diese Veränderungen sind in der Regel die unmittelbare Folge der Stoffwechselstörung und bilden eine Gruppe von klinischen Folgen der Glukosetoxizität. Zusätzlich werden Störungen der autonomen Regulation oder mikrovaskuläre Komplikationen als Ko-Faktoren bei Veränderungen des endokrinen Systems diskutiert. Eine Vielzahl von Störungen des endokrinen Systems ist mit der Situation eines „kritisch kranken" Menschen vergleichbar, so dass die beobachteten Veränderungen keine weitere Krankheitsspezifität aufweisen. Eine Ausnahme bildet gleichwohl die Veränderung in der Dynamik der Wachstumshormonfreisetzung sowie die Sekretionsdynamik des kontrainsulinären Glukagons (MacFarlane 1997; Schumm-Dräger 1999).

3.1
Einleitung

Umgekehrt kann bei primär endokrinen Erkrankungen der Glukosestoffwechsel als Folge des Hormonexzesses im Sinne einer gestörten Glukosetoleranz oder eines sekundären Diabetes mellitus gestört werden. Typ 1- und Typ 2-Diabetes können wiederum zusätzlich in ihrer Stoffwechselstabilität durch Veränderungen im endokrinen System im Sinne einer klinisch relevanten Ko-Morbidität erheblich verändert werden.

Für den Diabetes mellitus Typ 1, der als Prototyp einer organspezifischen Autoimmunerkrankung anzusehen ist, gibt es Assoziationen zu anderen organspezifischen Autoimmunerkrankungen, so dass die Wahrscheinlichkeit des Ausfalles mehrerer endokriner Drüsen bei diesen Patienten deutlich erhöht ist. An erster Stelle sind dabei Funktionsstörungen der Schilddrüse zu nennen (s. Kap. 2; Baker 1992; Muir u. Maclaren 1991).

3.2
Einfluss der chronischen Hyperglykämie auf endokrine Systeme

Chronische Hyperglykämie führt zu vermehrter Ausscheidung von Wachstumshormon (STH), welches wiederum mitverantwortlich ist für die morgendliche Blutzuckererhöhung (Dawn-Phänomen oder Aufwachphänomen). Diese typischen Veränderungen in der STH-Sekretionsdynamik finden sich bei Typ 1- und auch bei Typ 2-Diabetikern. STH-Spitzen sind jedoch betont bei Typ 1-Diabetikern zu beobachten (Schumm-Dräger 1999). Nach Stoffwechselnormalisierung sind die Veränderungen rückläufig. Auch seitens des Insulin-like Growth Faktors 1 (IGF 1) sind bei Stoffwechselentgleisung häufig erhöhte Werte beschrieben worden, gleichwohl zeigen neuere Untersuchungen, dass offenbar die biologische Wirksamkeit von IGF 1 in der Situation einer schlechten Stoffwechseleinstellung vermindert ist. Es konnte gezeigt werden, dass trotz erhöhtem Gesamt-IGF 1 das freie IGF 1 sich vermindert findet. Zusätzlich zeigt sich ein vermindertes hypophysäres Ansprechen auf Somatostatin bei Diabetikern. Somit zeichnen sich die somatotrophen Regelkreise durch eine Resistenz der STH-Wirkung aus, mit konsekutivem STH-Exzess und ebenfalls vermindertem negativen Feedback durch Somatostatin.

Bei schweren Störungen im Glukosestoffwechsel kommt es somit sekundär zu einer Störung im STH-IGF-Stoffwechsel, der sich bei Heranwachsenden als Entwicklungsstörung mit Minderwuchs äußern kann. Nach Beseitigung der Glukosestoffwechselentgleisung kann das Wachstum noch nachgeholt werden. In Einzelfällen kann sich das von Mauriac 1930 beschriebene Syndrom bestehend aus Minderwuchs, Stammfettsucht, „Puppengesicht", Hepatomegalie auf dem Boden einer langanhaltenden schlechten Stoffwechseleinstellung entwickeln (Mauriac 1930).

3.3
Akromegalie

Bei der Akromegalie handelt es sich um einen chronischen Wachstumshormonüberschuss meist auf dem Boden eines Hypophysenadenoms. Zwischen 15–30% der Patienten weisen einen Diabetes mellitus auf, eine etwa gleiche Anzahl eine gestörte Glukosetoleranz. Je länger der chronische Wachstumshormonüberschuss existiert, desto wahrscheinlicher wird das Auftreten eines gestörten Glukosestoffwechsels (MacFarlane 1997).

Im Rahmen eines entgleisten Diabetes mellitus kann der klassische zur Diagnostik eingesetzte STH-Suppressionstest (oraler Glukosetoleranztest mit Bestimmung von Wachstumshormon) pathologisch ausfallen, d. h. es kommt nicht zu einer ausreichenden Suppression von Wachstumshormon nach Gabe von Glukose. Im Gegensatz zur Akromegalie ist jedoch bei dieser Konstellation der IGF 1-Spiegel nicht übermäßig erhöht und hilft somit zur Klärung der Differentialdiagnose.

Als Therapie der ersten Wahl ist der Einsatz von Somatostatin-Analoga zu nennen, die bereits präoperativ eingesetzt werden können. Operative Verfahren mit transphenoidalem Zugang zum Hypophysentumor und medikamentöse Interventionen durch Somatostatin-Analoga, die inzwischen auch als Depotpräparationen zur i.m.-Applikation zur Verfügung stehen (z. B. Sandostatin LAR®), lassen in der Regel den Wachstumshormonexzess und seine sekundären Stoffwechselstörungen gut kontrollieren.

3.4
Schilddrüse

Die chronische Hyperglykämie kann zu einer Verminderung des Gesamt-T3 führen, einer diskreten Erhöhung von *reverse*T3 bei meist unverändertem

Niveau für T4. Das sog. „Niedrig-T3-Syndrom" mit einer vermehrten Konversion von T4 nach rT3 hat als Ursache eine gestörte Aktivität der 5-Monodejodination. Bei chronischer Hyperglykämie kann es zusätzlich auch zu einem verminderten TSH-Anstieg nach TRH-Stimulation kommen. Die beobachteten Veränderungen entsprechen im Wesentlichen der Situation bei kritisch kranken Patienten, d.h. sie sind reversibel bei Verbesserung des Glukosestoffwechsels und bedürfen keiner gezielten schilddrüsenspezifischen medikamentösen Intervention (Schumm-Dräger 1999).

3.4.1
Hyperthyreose

Bei Hyperthyreose weisen bis zu 60% der Patienten eine gestörte Glukosetoleranz auf, ein geringer Prozentsatz (2–3%) einen manifesten Diabetes. Ursache der gestörten Glukosetoleranz sind die vermehrte Glukoseaufnahme intestinal, ein erhöhter Sympathikotonus, eine verminderte Insulinsekretion, eine vermehrte hepatische Glukoseproduktion sowie eine fehlende Suppression der Glukagonsekretion durch Glukose. Tritt die Hyperthyreose im Sinne einer Ko-Morbidität bei Diabetes mellitus auf, sollte bereits bei latenten Funktionsstörungen eine konsequente Therapie durchgeführt werden (MacFarlane 1997).

3.4.2
Hypothyreose

Bei Insulinbehandlung ist häufig auffällig, dass der tägliche Insulinbedarf sich als Ausdruck einer gesteigerten Insulinsensitivität im Rahmen einer latenten oder sogar klinisch manifesten Hypothyreose absenkt. Bei der klinisch manifesten Hypothyreose sind Begleitsymptome wie Müdigkeit, Kälteintoleranz, Bradykardie und Gewichtszunahme zu beachten. Im höheren Alter sind findet sich häufiger ein oligosymptomatischer Verlauf. Bis zu 4% der Typ 1-Diabetiker weisen eine allein klinisch nicht diagnostizierte hypothyreote Stoffwechsellage auf, noch häufiger (bis 40%) weisen Patienten mit einem Typ 1-Diabetes serologisch Zeichen der Autoimmunthyreopathie auf (Antikörperpositivität gegenüber der antigenen schilddrüsenspezifischen Peroxidase TPO).
Die Wahrscheinlichkeit einer postpartalen Schilddrüsenfunktionsstörung ist bei Typ 1-Diabetikerinnen deutlich erhöht, so dass regelmäßige Stoffwechselkontrollen bis zu einem Jahr nach Entbindung angezeigt sind. Zum Höchstrisikokollektiv gehören Frauen, die bereits vor der Schwangerschaft bei normaler Schilddrüsenfunktion hochtitrig Antikörper gegen das SD-Antigen (TPO) aufweisen.

3.5
Nebennierenrinde

Kortisol stellt ein wichtiges gegenregulatorisches Hormon dar. Sein Mangel kann zu einer höheren Insulinsensitivität führen und damit zu einer höheren Wahrscheinlichkeit für hypoglykäme Ereignisse. Die häufigste Ursache eines Hypokortizismus beim Diabetiker ist ein Morbus Addison (Betterle et al. 1988; Böhm BO 1996a,b,c; Weetman 1995; Winqvist et al. 1996).

3.5.1
Hyperkortizismus

Bei einem Hyperkortizismus weisen bis zu 25% der Betroffenen eine gestörte Glukosetoleranz oder einen manifesten Diabetes mellitus auf. Nach Zuordnung zu einem ACTH-abhängigen (häufig Hypophysenadenom, selten ektope Produktion) oder einem ACTH-unabhängigen Geschehen (häufig NNR-Adenom, selten NNR-Karzinom) ist die operative Entfernung des Tumors/Adenoms Therapie der Wahl. In selten Fällen kann auch der Einsatz von Steroidhormon-Synthesehemmern (z.B. Ketokonazol, opDDD) erwogen werden.

3.5.2
Primärer Hyperaldosteronismus

Der primäre Hyperaldosteronismus ist gekennzeichnet durch einen inappropriat hohen Aldosteronspiegel in Relation zum Reninplasmaspiegel als Ausdruck der autonomen Aldosteronfreisetzung. Der Reninplasmaspiegel ist in der Regel supprimiert, der Kaliumspiegel im unteren Normbereich oder subnormal. Zusätzlich besteht häufig eine arterielle Hypertonie. Auf dem Boden einer Hypokaliämie, insbesondere einer intrazellulären Kaliumverarmung, kommt es durch eine verminderte Insulinausschüttung zur Störung der Glukosetoleranz. Ursachen für einen primären Hyperaldosteronismus sind entweder ein einseitiges Nebennierenrindenadenom oder aber auch eine bilaterale Hyperplasie der Nebennieren. Neben operativen Verfahren kann an Medikation der Einsatz von Aldosteronantagonisten (Spironolacton) zur Normalisierung der Hypokaliämie und zum Teil auch als Dauertherapie bei den bilateralen Veränderungen erwogen werden.

3.5.3
Nebennierenmark

Katecholamine (Adrenalin, Noradrenalin) sind wichtige gegenregulatorische Hormone, die insbesondere bei lange bestehendem Diabetes mellitus mit Verlust der Glukagonsekretion wichtige Reservemechanismen bei Hypoglykämien zur Verfügung stellen.

3.6
Phäochromozytom

Bei 75% der Patienten mit einem Phäochromozytom findet sich eine gestörte Glukosetoleranz. Als Ursache ist eine vermehrte hepatische Glukosefreisetzung anzusprechen sowie eine gestörte Insulinsekretion durch die α2-adrenerge Rezeptorstimulation. Der Beleg der Überproduktion von Katecholaminen erfolgt durch die Bestimmung der freien Katecholamine im 24-h-Urin, dem Nachweis von Metanephrinen sowie der fehlenden Suppression der Plasmakatecholamine nach Gabe des α-Adrenorezeptor-Agonisten Clonidin. Therapie der Wahl ist die operative Entfernung des Tumors.

3.7
Diabetes mellitus Typ 1 und andere Immunendokrinopathien

Der Diabetes mellitus Typ 1 gilt als Prototyp einer organspezifischen Autoimmunerkrankung. Typisch für diese Erkrankungen ist pathologisch-anatomisch eine mononukleäre Infiltration des Organs, bestehend aus CD4-, CD8-positiven T-Lymphozyten, zusätzlich geprägt durch das Auftreten von zirkulierenden organspezifischen Antikörpern gegen zahlreiche, meist gewebsspezifische Zielantigene (Tabelle 3.1; Böhm BO 1996a,b,c; Muir et al. 1995). (s. a. Kapitel 2)

Die praktischen Konsequenzen sind bei Vorliegen eines Diabetes mellitus Typ 1 mit der deutlich erhöhten Wahrscheinlichkeit für ein weiteres endokrines Insuffizienzsyndrom das Durchführen regelmäßiger Screening-Untersuchungen mit Bestimmung der Hormonspiegel und/oder dem Nachweis der humoralen Marker für eine ablaufende Autoimmunreaktion (s. Tabelle 3.1). Die Screening-Untersuchungen sind deshalb zu empfehlen, weil die mit einem weiteren Insuffizienzsyndrom verbundene Klinik häufig nicht charakteristisch ist. So erhöht sich z. B. beim M. Addison und bei einer Hypothyreose die Wahrscheinlichkeit für Hypoglykämien, die wiederum bei Insulintherapie direkt mit dieser in Verbindung gebracht werden (Boehm et al. 1991). Die Screeninguntersuchungen sollten risikostratifiziert durch Bestimmung von Autoantikörper einmal jährlich in folgenden Kollektiven erfolgen:

1. Patient ist erstgradig Verwandter einer Familie mit pluriglandulärer Insuffizienz.
2. Indexpatient ist erstgradig Verwandter eines Patienten mit einer anderen Autoimmunerkrankung als dem Typ 1-Diabetes mellitus.
3. Der Diabetes mellitus Typ 1 tritt gehäuft bei gonosomaler oder autosomaler Aberration auf (Turner-Syndrom bzw. Trisomie 21).
4. Es dokumentiert sich eine Persistenz organspezifischer Autoantikörper, so dass auch Hormonspiegel (Schilddrüsenwerte, Kortisolspiegel) bestimmt werden sollten.
5. Vor und nach Schwangerschaft einer Typ 1-Diabetikerin ist bei der deutlich höheren Prävalenz mit einer postpartalen Thyreoiditis zu rechnen,

Tabelle 3.1. Zuordnung organspezifischer Antikörper bei Autoimmunerkrankungen

Erkrankungen	Autoantikörper und Zielantigene/Zellen
Morbus Addison	Nebennierenrindenantikörper, 21-Hydroxylase
Hypoparathyreoidismus	Kalzium-Sensing-Rezeptor
Primäre Gonadendysfunktion/ Primäre Ovarialinsuffizienz Morbus Addison	Steroidzellautoantikörper, 17α-Hydroxylase und/oder P450scc
Autoimmune Gastritis	Parietalzellautoantikörper, H,K-ATPase
Chronische akute Hepatitis	LKM1, P4502D6
Vitiligo	Tyrosinase
Diabetes mellitus Typ 1	ICA, IAA, GAD65, Insulin, IA2 und IA-2β, (Tyrosinphosphatase)
Hashimoto-Thyreoiditis	TPO, Thyreoglobulin, TSH-Rezeptor
Morbus Basedow	TSH-Rezeptor

P450scc P450 side cleaving chain, *ICA* Inselzellautoantikörper, *IAA* Insulinautoantikörper, *GAD* Glutamatsäure-decarboxylase, *TPO* schilddrüsenspezifische Peroxydase.

die Wahrscheinlichkeit liegt gegenüber einem „Normalkollektiv" etwa fünf- bis sechsmal höher. Auch hier sollte eine entsprechende Screening-Untersuchung bezüglich der Schilddrüsenfunktion bis zu einem Jahr nach Entbindung durchgeführt werden (Gerstein 1993; Hall 1995).
6. Diabetes mellitus Typ 1 und Vorliegen einer autoimmunen Schilddrüsenerkrankung. Hier verzehnfacht sich die Wahrscheinlichkeit des Auftretens einer weiteren organspezifischen Autoimmunopathie.

3.8 Polyglanduläre Autoimmunsyndrome

Treten mehre endokrine Insuffizienzsyndrome auf, werden diese nach einem Vorschlag von Neufeld et al. als autoimmune polyglanduläre Syndrome, die sog. APS-I und APS-II Syndrome eingeteilt. Tabelle 3.2 fasst die klinischen Charakteristika dieser beiden Entitäten zusammen (Böhm 1996b,c; Boehm et al. 1991; Neufeld et al. 1980, 1981; Tabelle 3.2 und 3.3).

Tabelle 3.2. Polyendokrine Autoimmunerkrankungen

	Hauptkriterien	Häufigkeit [%]
APS-I	Primärer Hpyoparathyreoidismus	75–80
	Mukokutane Candidiasis	73–100
	Morbus-Addison-assoziierte Endokrinopathien	72–100
	Ovarialinsuffizienz	20–60
	Autoimmune Schilddrüsenerkrankungen	5–10
	Typ 1-Diabetes	4–12
	Begleiterkrankungen	
	Vitiligo	10–35
	Alopezie	30
	Malabsorption	20
	Perniziöse Anämie	13
	Autoimmunhepatitis	12
APS-II	Morbus Addison	100
	Autoimmune Schilddrüsenerkrankungen	70
	Typ 1-Diabetes	30–50
	Assoziierte Endokrinopathien	
	Ovarialinsuffizienz	5–10
	Hypophysenvorderlappeninsuffizienz	<1
	Begleiterkrankungen	
	Vitiligo	5
	Alopezie	<1
	Perniziöse Anämie	<1

Tabelle 3.3. Spektrum der Autoimmunerkrankungen

Krankheit	Autoantigene
Hashimoto-Thyreoiditis	TPO, Tg
Morbus Basedow	TSH-Rezeptor, TPO, Tg
Typ 1-Diabetes	GAD, IA-2, Insulin u. a.
Morbus Addison	P450 C21-Hydroxylase, P450 C17α-Hydroxylase, AADC
Perniziöse Anämie	H^+/K^+ ATPase
Myasthenia gravis	Azetylcholinrezeptor
Autoimmunhepatitis	LKM1
Primäre biliäre Zirrhose	Mitochondriale Antigene

Beim autoimmunen polyglandulären Syndrom Typ I findet sich bereits in den ersten Lebensjahren eine Störung der zellulären Abwehr, die sich durch das obligate Auftreten einer mukokutanen Candidiasis ausdrückt (Abb. 3.1). Obligat gehören als weitere Hauptsymptome ein primärer Hypoparathyreoidismus und der Morbus Addison zum Krankheitskomplex (Perheentupa 1996). Die Erkrankung weist keine Assoziation mit dem HLA-Komplex auf, sondern hat als genetische Grundlage einen Defekt eines Transkriptionsfaktors, der insbesondere eine hohe Aktivität im Thymus aufweist (Aaltonen et al. 1994; Ahonen et al. 1990; Nagamine et al. 1997; The Finnish-German APECED Consortium 1997).

Das autoimmune polyglanduläre Syndrom Typ II weist eine HLA-Assoziation auf und zeichnet sich durch ein zelluläres Infiltrat der betroffene Organe aus (Skordis u. Maclaren 1988). Die Kombination

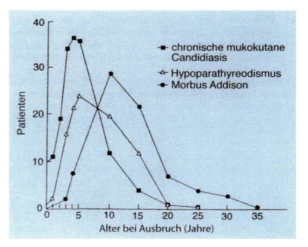

Abb. 3.1. Lebensalter der Patienten bei Ausbruch der mukokutanen Candidiasis, des Hypoparathyreodismus und Morbus Addison. Das Patientenalter bei Ausbruch dieser Hauptsymptome des polyglandulären Autoimmunsyndroms Typ I wird verglichen ($n=72$; nach Neufeld et al. 1981)

aus primärer Nebennierenrindeninsuffizienz und Autoimmunthyreopathie wurde bereits vom Göttinger Pathologen Schmidt 1926 beschrieben und ist als Schmidt-Syndrom bekannt (Böhm 1996a; Schmidt 1926). Die organspezifischen Veränderungen können jedoch weitaus mehr Organsysteme betreffen und sind in ihrer Komplexizität in Tabelle 3.2 zusammenfassend dargestellt.

Literatur

Aaltonen J, Bjorses P, Sandkuijl L, Perheentupa J, Peltonen L (1994) An autosomal locus causing autoimmune disease: autoimmune polyglandular disease type I assigned to chromosome 21. Nat Genet 8: 83–87

Ahonen P, Myllärniemi S, Sipilä I, Perheentupa J (1990) Clinical variation of autoimmune polyendocrinopathy-candidiasis-ectodermal dystrophy (APECED) in a series of 68 patients. N Engl J Med 322: 1829–1836

Baker JR (1992) Immunologic aspects of endocrine diseases. JAMA 268: 2899–2903

Betterle C, Scalici C, Presotto F, Pedini B, Moro L, Rigon F, Mantero F (1988) The natural history of adrenal function in autoimmune patients with adrenal autoantibodies. J Endocrinol 117: 467–475

Böhm BO (1996a) Addison-Krankheit. In: Adler G, Burg G, Kunze J, Pongratz D, Schinzel A, Spranger J (Hrsg) Leiber – Die klinischen Symptome. Urban & Schwarzenberg, München, pp 9–10

Böhm BO (1996b) Polyglanduläres Autoimmun-(PGA-)Syndrom, Typ I. In: Adler G, Burg G, Kunze J, Pongratz D, Schinzel A, Spranger J (Hrsg) Leiber – Die klinischen Symptome. Urban & Schwarzenberg, München, pp 686

Böhm BO (1996c) Polyglanduläres Autoimmun-(PGA-)Syndrom, Typ II. In: Adler G, Burg G, Kunze J, Pongratz D, Schinzel A, Spranger J (Hrsg) Leiber – Die klinischen Symptome. Urban & Schwarzenberg, München, pp 687

Boehm BO, Manfras B, Seidl S, Holzberger G, Kuehnl P, Rosak C, Schoeffling K, Trucco M (1991) The HLA-DQβ non-ASP-57 allele: a predictor of future in insulin-dependent diabetes mellitus in patients with autoimmune Addison's disease. Tissue Antigens 37: 130–132

Gerstein HC (1993) Incidence of postpartum thyreoid dysfunction in patients with type I diabetes mellitus. Ann Intern Med 118: 419–423

Hall R (1995) Pregnancy and autoimmune endocrine disease. Baillieres Clin Endocrinol Metab 9: 137–155

MacFarlane IA (1997) Endocrine diseases and diabetes mellitus. In: Pickup JC, Williams G (eds) Textbook of diabetes, Vol 2, 2nd edn, Blackwell Science, pp 64.1–64.20

Mauriac P (1930) Gros ventre, hépatomégalie, trouble de la croissance chez les enfants diabétiques traités depuis pleusieurs années par l'insuline. Gaz Hebd Sci Méd Bordeaux 52: 402

Muir A, Maclaren NK (1991) Autoimmune diseases of the adrenal glands, parathyroid glands, gonads and hypothalamic-pituitary axis. Endocrinol Metab Clin of North Am 20: 619–644

Muir A, Schatz DA, Maclaren NK (1995) Polyglandular failure syndromes. In: Endocrinology, 3rd edn, W. B. Saunders, Philadelphia, pp 3013–3024

Nagamine K, Peterson P, Scott HS, Kudoh J, Minoshima S, Heino M, Krohn KJE, Lalioti MD, Mullis PE, Antonarakis SE, Kawasaki K, Asakawa S, Shimizu FI, Shimizu N (1997) Positional cloning of the APECED gene. Nat Genet 17: 393

Neufeld M, Maclaren NK, Blizzard RM (1980) Autoimmune polyglandular syndromes. Pediatr Ann 9: 154–162

Neufeld M, Maclaren NK, Blizzard RM (1981) Two types of autoimmune Addison's disease associated with different polyglandular autoimmune (PGA) syndromes. Medicine 60: 355–362

Perheentupa J (1996) Autoimmune polyendocrinopathy-candidiasis-ectodermal dystrophy (APECED). Horm Metab Res 28: 353–356

Schmidt MB (1926) Eine biglanduläre Erkrankung (Nebennieren und Schilddrüse). Verh Dtsch Ges Pathol 21: 212

Schumm-Dräger P (1999) Diabetes mellitus bei anderen endokrinen Erkrankungen. In: Mehnert H, Standl E, Usadel KH (Hrsg) Diabetologie in Klinik und Praxis, 4. Auflage, Thieme, Stuttgart, pp 577–590

Skordis N, Maclaren N (1988) Immunogenetics of autoimmune polyglandular syndromes. In: Farid NR (ed) Immunogenetics of endocrine disorders, Alan R Liss, New York, pp 373–399

The Finnish-German APECED Consortium (1997) An autoimmune disease, APECED, caused by mutations in a novel gene featuring two PHD-type zinc-finger domains. Nat Genet 17: 399

Weetman AP (1995) Autoimmunity to steroid-producing cells and familial polyendocrine autoimmunity. Baillieres Clin Endocrinol Metab 9: 157–171

Winqvist O, Söderberg A, Kämpe O (1996) The autoimmune basis of adrenocortical destruction in Addison's disease. Mol Med Today 2: 282–289

4 Pathophysiologie des Diabetes mellitus Typ 2

K.-D. Palitzsch, C. Bollheimer

Inhaltsverzeichnis

4.1   Einleitung   32
4.1.1   Insulin-Insensitivität   32
4.1.2   β-zelluläre Sekretionsanomalie   32
4.1.3   Genetik   32
4.2   Periphere Insulin-Insensitivität   33
4.2.1   Insulin und Glukoseverwertung – die Muskelzelle   33
4.2.2   GLUT4-Translokation   33
4.2.3   Glykogensynthase   35
4.3   Insulin und Glukoseproduktion – die Leberzelle   36
4.3.1   Hepatische Glukoseproduktion und Diabetes mellitus Typ 2   36
4.3.2   Pathobiochemie der gesteigerten Glukoneogenese bei Diabetes mellitus Typ 2   36
4.4   Insulin und Fettstoffwechsel – der Adipozyt als ätiopathogenetisches Zentrum des Diabetes mellitus Typ 2   36
4.4.1   Das lipozentrische Krankheitsmodell   37
4.4.2   Insulin-Insensitivität am Adipozyten   39
4.4.3   Die Fettzelle als endokrines Organ   39
4.5   Die Langerhans-β-Zelle beim Diabetes mellitus Typ 2   39
4.6   Physiologie der Insulinsekretion, -produktion und der β-zellulären Signaltransduktionskaskaden   40
4.6.1   Insulinsekretion   40
4.6.2   Insulinbiosynthese   40
4.6.3   Glukose-vermittelte, β-zelluläre Signaltransduktionskaskade   41
4.6.4   Insulin-Signaltransduktionskaskade in der β-Zelle   42
4.7   Veränderungen der Insulinsekretion und -produktion beim Diabetes mellitus Typ 2   44
4.7.1   Quantitative Veränderungen der Insulinsekretion   44
4.7.2   Qualitative Veränderungen in der Zusammensetzung des β-zellulären Sekrets   44
4.7.3   Veränderungen in der Sekretionsdynamik   45
4.7.4   Sekretionsversagen aufgrund verminderter β-Zellmasse   45
4.8   Molekulare Pathophysiologie des Diabetes mellitus Typ 2   45
4.8.1   Ausgewählte Mutationen innerhalb der Insulin-Signaltransduktionskaskade   46
4.8.2   Ausgewählte Mutationen innerhalb des „metabolic stimulus response couplings" und der Insulinbiosynthese   46
Literatur   47

Übersicht

Der Diabetes mellitus Typ 2 wird als ein heterogenes, nicht autoimmunbedingtes, multigenetisches Krankheitsbild definiert, das keine exogenen Insulingaben erfordert, um eine Ketoazidose zu vermeiden (National Diabetes Data Group 1979). In dieser Ausschlussdefinition spiegelt sich die Tatsache wider, dass es bis heute – ungeachtet einer Vielzahl von Einzelfakten – kein zusammenhängendes allgemeingültiges Krankheitskonzept für den Diabetes mellitus Typ 2 gibt.

4.1 Einleitung

4.1.1 Insulin-Insensitivität

Pathogenetisch wird der Diabetes mellitus Typ 2 mit Insulinresistenz bzw. Insulin-Insensitivität in Zusammenhang gebracht. So beschrieb bereits 1936 Himsworth eine mangelhafte Blutzuckersenkung bei übergewichtigen diabetischen Patienten und nannte dieses Phänomen Insulin-Insensitivität (Himsworth 1936).

Zu Beginn der 60er Jahre wurde es erstmals mit Hilfe der neuentwickelten Radio-Immunassays möglich, auch Plasmainsulin zu quantifizieren und mit dem Blutzucker zu korrelieren (Yalow u. Berson 1960a). In Abgrenzung zum Diabetes mellitus Typ 1 wurde der Typ 2-Diabetes als Krankheitsentität mit bestehender Hyperinsulinämie trotz Hyperglykämie charakterisiert (Yalow u. Berson 1960b).

4.1.2 β-zelluläre Sekretionsanomalie

In den 70er Jahren wurde deutlich, dass neben der Insulin-Insensitivität des peripheren Insulinzielgewebes für den Diabetes mellitus Typ 2 auch Defekte innerhalb der insulinproduzierenden β-Zelle – und zwar nicht nur im Sinne einer reaktiven Hyperinsulinämie – eine wesentliche Rolle spielen. Meilenstein hierfür war eine vergleichende Untersuchung zwischen Typ 2-Diabetikern und Normalpersonen mittels oralem Glukosetoleranztest: Individuen mit Diabetes mellitus Typ 2 bzw. gestörter Glukosetoleranz wiesen hierbei nicht nur höhere Glukosewerte, sondern auch eine veränderte Sekretionsdynamik von Insulin auf (Reaven u. Olefsky 1977; Abb. 4.1).

Insulin-Insensitivität und β-zelluläre Sekretionsanomalie werden zwischenzeitlich als gleichberechtigte pathogenetische Prinzipien erachtet, die evtl. beide nur Folge eines übergeordneten Primärdefekts sind (DeFronzo 1997; Kahn 1998).

4.1.3 Genetik

Der Genetik kommt für den Diabetes mellitus Typ 2 ebenfalls eine wesentliche Bedeutung zu. Konkordanzraten bei monozygoten Zwillingen erreichen beim Diabetes mellitus Typ 2 bis zu 90% (Barnett et al. 1981). Dementsprechend haben Zwillinge aufgrund ihrer identischen genetischen Prädisposition nahezu das gleiche Risiko, an einem Diabetes mellitus Typ 2 zu erkranken und zwar ungeachtet der Tatsache, dass sie sich möglicherweise in ihren Lebensumständen wie Ernährung, Bewegungsverhalten oder Gesundheitsbewusstsein grundsätzlich unterscheiden. Die Suche nach einem singulären genetischen Defekt, der in Folge zu einem Diabetes mellitus Typ 2 führt, war bislang wenig erfolgreich.

Man geht davon aus, dass sich der Diabetes mellitus Typ 2 auf dem Boden von mehreren zusammentreffenden Gendefekten entwickelt (Polygenie) und diese krankheitsdisponierenden Gendefekte von Diabetes mellitus Typ 2 zu Diabetes mellitus Typ 2 verschieden sein können (Kahn et al. 1996). Darüber hinaus ist es gut vorstellbar, dass eine vorhandene genetische Prädisposition erst durch Umweltfaktoren (z. B. Essverhalten) getriggert wird und so-

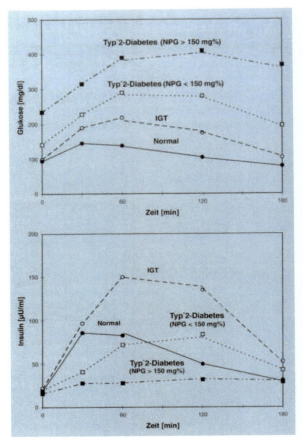

Abb. 4.1. Oraler Glukosetoleranztest (oGTT) bei Patienten mit eingeschränkter Glukosetoleranz und Typ 2-Diabetes. Der oGTT wurde in vier Gruppen durchgeführt: gesunde Probanden (●), Patienten mit eingeschränkter Glukosetoleranz (○), Patienten mit Typ 2-Diabetes und einer Plasmaglukose von <150 mg/dl (□) bzw. >150 mg/dl (■). (Nach Reaven und Olefsky 1977)

mit letztlich zu einem Diabetes mellitus Typ 2 führt. Zusammengefasst kann die Pathophysiologie des Diabetes mellitus Typ 2 derzeit noch nicht auf ein einheitliches Konzept zurückführt werden, sondern stellt ein noch nicht fertig gestelltes Mosaik verschiedener Erkenntnisse aus klinischer Forschung, Physiologie, physiologischer Chemie und vor allem Molekularbiologie dar.

4.2 Periphere Insulin-Insensitivität

Abbildung 4.2 gibt die herkömmliche Auffassung für die Entwicklung des Diabetes mellitus Typ 2; ausgehend von einer gestörten Glukoseaufnahme am kohlenhydratverwertenden Insulinzielgewebe, wieder. Aufgrund einer herabgesetzten Insulinempfindlichkeit kommt es dabei zu einer verringerten intrazellulären Glukoseaufnahme mit der Folge eines Glukoserückstaus im Blut. Als Reaktion auf den steigenden Blutzucker wird vermehrt Insulin ausgeschüttet. Dies kann letztlich als ein frustaner Kompensationsmechanismus der β-Zelle verstanden werden, die periphere Insulin-Insensitivität zu durchbrechen (Abb. 4.2).

Dieses simplifizierte pathophysiologische Modell zur Entstehung des Diabetes mellitus Typ 2 reicht auf dem Boden des heutigen Kenntnisstandes nicht mehr aus. Neben einer notwendigerweise differenzierteren Betrachtung der β-Zelle (vgl. Abschn. 4.5) muss für den Diabetes mellitus Typ 2 auch der Begriff der Insulin-Insensitivität eine Erweiterung erfahren und darf keinesfalls ausschließlich auf die insuffiziente Glukoseaufnahme beschränkt bleiben.

Nach der noch immer gültigen Definition von Berson und Yalow aus dem Jahre 1970 liegt eine Insulin-Insensitivität (Insulinresistenz) dann vor, wenn eine normale Insulinkonzentration zu einer subnormalen biologischen Antwort führt (Berson u. Yalow 1970; Kahn 1978). Insulin ist ein metabolisch pleiotropes Hormon und wirkt im Kohlenhydrat-, Protein- und Lipidstoffwechsel. Es ruft dementsprechend eine Vielfalt biologischer Antworten im Organismus hervor. Hinsichtlich des Kohlenhydratstoffwechsels bewirkt eine Insulin-Insensitivität deswegen nicht nur mangelnde Glukoseverwertung im Muskel (und Fettgewebe), sondern auch eine gesteigerte endogene Glukoseproduktion in der Leber (und Niere). Was den Protein- und Fettstoffwechsel anbelangt, so sind die Folgen einer Insulin-Insensitivität beispielsweise eine verringerte intrazelluläre Aufnahme von Aminosäuren bzw. ein gesteigerter Fettabbau mit Erhöhung der zirkulierenden Fettsäuren und konsekutiver Hyperlipidämie.

4.2.1 Insulin und Glukoseverwertung – die Muskelzelle

Die periphere Muskulatur gehört neben dem Gehirn und dem Splanchnikuseinzugsgebiet zu den quantitativ bedeutendsten Glukoseverwertern und nimmt insulinabhängig etwa 25% der Blutglukose auf (DeFronzo 1997). Unter physiologischen Verhältnissen erreicht die muskuläre Glukoseutilisation unter einer Plasmainsulinkonzentration von 600–700 μU/ml ihr Maximum (Reaven 1988).

4.2.2 GLUT4-Translokation

Die Muskelzelle nimmt Glukose via erleichterter Diffusion über Glukosetransporter (GLUT) auf. Das hierfür hauptverantwortliche Transportermolekül

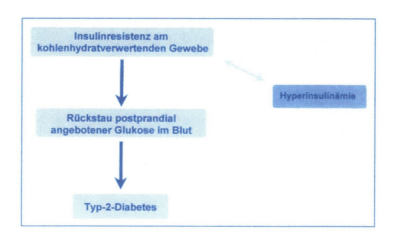

Abb. 4.2. Veraltete Vorstellung zur Entstehung des Diabetes mellitus Typ 2. (Nach Yalow u. Berson 1960)

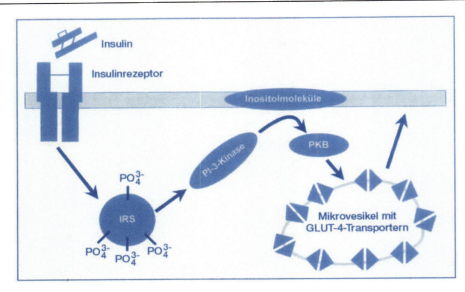

Abb. 4.3. Insulin-vermittelte Glukoseaufnahme an Muskel (und Adipozyt)

ist die insulinabhängige Isoform GLUT4. GLUT4-Moleküle sind im Ruhezustand in intrazelluläre Mikrovesikel eingebettet und werden erst auf ein Insulinsignal hin an die Zelloberfläche gebracht. Dieser Biomechanismus der GLUT4-Translokation ist beim Diabetes mellitus Typ 2 gestört und wesentliche Ursache der gestörten Glukoseutilisation (Hunter u. Garvey 1998).

Abbildung 4.3 fasst die Erkenntnisse über den efferenten Schenkel der insulinvermittelten GLUT4-Translokation zusammen. So kommt es nach Bindung von Insulin an die extrazelluläre α-Untereinheit des Insulinrezeptors auf Seiten des Insulinrezeptors zur Ausbildung eines aktiven Heterotetramer-Komplexes mit zwei extrazellulären α-Untereinheiten und zwei transmembranös-intrazellulären β-Untereinheiten (αα/ββ). Durch eine konsekutive Konformationsänderung an den β-Untereinheiten wird eine rezeptoreigene Tyrosinkinase aktiviert, die zunächst zu einer Phosphorylierung von Tyrosylresten im Rezeptormolekül selbst führt. Diese Autophosphorylierung erscheint als eine Art Verstärkung des Insulinsignals. In der Folge phosphoryliert die rezeptoreigene Tyrosinkinase weitere Proteine, allen voran die Familie der Insulinrezeptorsubstrate (IRSs) mit ihren beiden wichtigen Isoformen IRS-1, IRS-2. Die Aminosäurensequenzen mit den phosphorylierten Tyrosylresten können von weiteren Signalproteinen erkannt werden, die hierfür durch eine bestimmte Strukturdomäne, der sog. SH2-Domäne (=Src-Homologie-2-Domäne, die wegen der Strukturähnlichkeit mit dem sarc-Onkogen-Produkt so benannt wurde, bei dem erstmals Interaktionen zu Phosphotyrosylestern nachgewiesen wurden) ausgestattet sind. So bindet auch das Heterodimer Phosphatidylinositol-3'-Kinase (PI3-K) über eine SH2-Domäne seiner 85-Kilodalton-schweren regulativen Untereinheit an tyrosinphosphorylierte Stellen des IRS-Moleküls, worauf es zur Aktivierung seiner 110-Kilodalton-schweren enzymatischen Untereinheit kommt. Die Enzymwirkung der PI3-K bewirkt eine zusätzliche Phosphorylierung des membranständigen Phosphatidylinositol-4,6-bisphosphats (PI-4,5-P_2), wodurch die aktiven Botenstoffe Phosphatidylinositol-3,4,5-trisphosphat (PI-3,4,5-P_3) bzw. Phosphatidylinositol-3,4-bisphosphat (PI-3,4-P_2) nach zusätzlicher Wirkung einer 5-Phosphatase entstehen. PI-3,4,5-P_3 bzw. PI-3,4-P_2 ist notwendiges Koenzym für eine Threoninkinase, die *3-phosphoinositide-dependent protein kinase 1*; kurz PDK1. Über PDK1-vermittelte Phosphorylierung wird schließlich Proteinkinase B (PKB, synonym Akt) aktiviert, die dann die GLUT4-Translokation vom Zellinnern an die Plasmamembran initiieren soll (White u. Kahn 1994; Saltiel 1996; Cohen 1999).

Sofern der afferente und efferente Schenkel der Signaltransduktionskaskade für die Insulin-vermittelte GLUT4-Translokation intakt ist, werden nach einem postprandialen Blutglukoseanstieg über einen Plasmainsulinanstieg die Tore der Muskelzelle für Glukose selektiv geöffnet und extrazelluläre Glukosemoleküle können entlang des abfallenden Diffusionsgradienten nach intrazellulär aufgenommen werden. Der antreibende Diffusionsgradient wird durch die schnelle Verarbeitung von Glukose zu Glukose-6-phosphat und einem anschließenden ungehinderten Eintritt in die Gly-

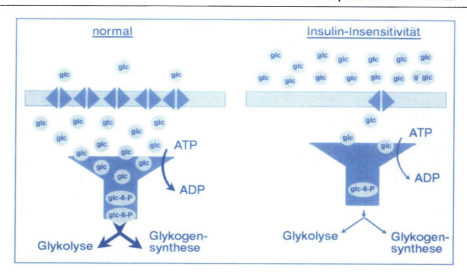

Abb. 4.4. Erleichterte Diffusion von Glukose nach Translokation von GLUT4

kolyse oder Glykogenbiosynthese aufrechterhalten (Abb. 4.4).

Bei einer wie auch immer gearteten Störung innerhalb der Signaltransduktionskaskade werden die GLUT4-Transporter auf einen Insulinreiz hin nicht adäquat an die Zelloberfläche geschafft und die Muskelzelle bleibt unfähig, auf eine Blutzuckererhöhung adäquat zu reagieren (Zisman et al. 2000). Eine solche Störung muss für den Diabetes mellitus Typ 2 mit bestehender Insulin-Insensitivität angenommen werden; molekular lokalisiert werden konnte sie jedoch bislang noch nicht (Hunter u. Garvey 1998).

4.2.3
Glykogensynthase

Die mangelhafte GLUT4-Translokation – wenngleich allgemein als vorrangig erachtet – stellt nur eine von vielen Facetten der gestörten muskulären Glukoseverwertung dar.

So ist eine weitere metabolische Option des Insulins die mittelbare Aktivierung (= Dephosphorylierung) der Glykogensynthase (Dent et al. 1990). Nach aktueller Lehrmeinung stimmt dabei der afferente Schenkel mit dem afferenten Schenkel der Insulin-vermittelten GLUT4-Translokation überein und trennt sich erst auf der Ebene der aktivierten Proteinkinase B (Cohen 1999). Eine PKB-vermittelte Serinphosphorylierung an einem Enzym namens Glykogensynthase-Proteinkinase 3 (GSK-3) führt zur Inhibierung des Letzteren. Infolgedessen wird das Substrat von GSK-3; die Glykogensynthase, nur in geringerem Maße phosphoryliert, was funktionell einer Steigerung seiner Aktivität gleichkommt (Cross et al. 1995).

Zusammenfassend wirkt Insulin pleiotrop-anabol auf den Kohlenhydratstoffwechsel der Muskelzelle und die wesentliche – beim Diabetes mellitus Typ 2 evtl. gestörte – Signaltransduktionskaskade verläuft über

1. die Insulinrezeptormoleküle (IRSs),
2. die Phosphatidylinositol-3'-Kinase (PI3-K),
3. die D-3-Phosphoinositide (PI-3,4,5-P_3 und PI-3,4-P_2),
4. die *3-phosphoinositide-dependent proteinkinase 1* (PDK1) und
5. die Proteinkinase B (PKB).

Anzumerken bleibt dabei, dass Insulin nicht nur pleiotrop-metabolisch, sondern auch pleiotrop-mitogen wirkt, d. h. auch Zellwachstum und differentielle Genexpression steuert. Dieses immer komplexer werdende Wirkspektrum spiegelt sich in zahlreichen Aufzweigungen des Postrezeptor-Signaltransduktionspfades wider. So gibt es zusätzlich zu den IRS-Isoformen alternative Insulinrezeptorsubstrate, wie z. B. Shc, welche direkt mit dem Insulinrezeptor interagieren können. Des Weiteren gibt es neben PI3-K auch andere SH-2-Domäne-tragende Proteine, wie beispielsweise SHPTP2 oder GRB2; die über die sog. MAP-Kinase-Kaskade mitogene Wirkungen entfalten. Eine detaillierte Beschreibung auch dieser Signaltransduktionskaskaden würde den Rahmen dieses Kapitels jedoch übersteigen.

4.3
Insulin und Glukoseproduktion – die Leberzelle

4.3.1
Hepatische Glukoseproduktion und Diabetes mellitus Typ 2

Während der Postresorptionsphase (Fastenzustand) versorgt die Leber den Organismus mit Glukose. Hierzu mobilisiert sie zunächst ihre Glykogenreserven (Glykogenolyse) und wiederverwertet danach Laktat, Alanin und Glycerol zu Glukose (Glukoneogenese). Hepatische Glykogenolyse und Glukoneogenese werden als hepatische Glukoseproduktion (HGP) zusammengefasst und stehen beide unter der inhibitorischen Wirkung von Insulin. Beim Diabetes mellitus Typ 2 mit Hyperinsulinämie ist die HGP vor allem aufgrund einer gesteigerten Glukoneogenese erhöht (Consoli et al. 1989; Shulman 1999). Beginnend mit einem Nüchternblutzuckerwert von 140 mg/dl besteht eine enge Korrelation zwischen (steigender) HGP-Rate und (steigendem) Nüchternblutzucker. Somit muss eine gesteigerte hepatische Glukoseproduktion (HGP) neben der verminderten Glukoseutilisation als wesentliche Ursache für die Hyperglykämie beim Diabetes mellitus Typ 2 erachtet werden (Seely u. Olefsky 1993).

4.3.2
Pathobiochemie der gesteigerten Glukoneogenese bei Diabetes mellitus Typ 2

Die Nicht-Supprimierbarkeit der hepatischen Glukoseproduktion durch Insulin entspricht der klassischen Definition von Insulin-Insensitivität nach Berson und Yalow (Berson u. Yalow 1970; s. Abschn. 4.1.1). Die hepatische Insulin-Insensitivität ist dabei Summationseffekt:

a) Aus einer gehemmten direkten Insulinaktion an der Leber.
Die direkten Insulinwirkungen betreffen dabei unter physiologischen Verhältnissen die genomische Reprimierung des glukoneogenetischen Schrittmacherenzyms Phosphoenolpyruvat-carboxykinase sowie der glukoneogenetischen Enzyme Fruktose-1,6-Bisphosphatase und Glukose-6-Phosphatase (Hall u. Granner 1999). Diese genomischen Effekte des Insulins werden via Insulinrezeptor, den Insulinrezeptorsubstraten (IRSs) und Phosphatidylinositol-3'-kinase (PI3-K) vermittelt; weitergehende Analogieschlüsse zur Signaltransduktionskaskade am Muskel sind allerdings nach jüngsten Arbeiten kritisch zu bewerten (Anai et al. 1999).

b) Aus einem relativen und absoluten Aktionsvorteil für das beim Diabetes mellitus Typ 2 ohnehin erhöhte, proglukoneogenetisch wirkende Glukagon.
Dabei wirkt unter pysiologischen Verhältnissen Glukagon als Gegenspieler von Insulin, indem es die Glukoneogenese über verstärkte Expression beteiligter Enzyme (Phosphoenolpyruvat-carboxykinase, Fruktose-1,6-Bisphosphatase, Glukose-6-Phosphatase) fördert. Gleichzeitig hemmt das über cAMP wirkende Hormon den glykolytischen Abbau durch die Reprimierung der entsprechenden Enzyme Hexokinase, Phosphofruktokinase (PFK1, PFK2) und Pyruvatkinase (Granner u. Pilkis 1990). Durch die Glukagon-induzierte Förderung der Glukoneogenese bei gleichzeitiger Hemmung der Glykolyse wird der Nettoumsatz der hepatischen Glukoseproduktion deutlich erhöht.

c) Aus einer veränderten metabolischen Interaktion zwischen der Leber und anderen insulinsensitiven Geweben (Abb. 4.5a, b).
Der glukoneogenetische Umsatz richtet sich dabei auch nach dem Angebot an glukogenen Präkursoren, die der Leber über den Cori-Zyklus (Laktat), den Alanin-Zyklus (Alanin) und der Lipolyse (Glycerol) zukommen. Zugleich ist die Glukoneogenese abhängig von einem ausreichenden Angebot an Reduktionsäquivalenten ($NAD(P)H/H^+$) und chemisch gespeicherter Energie (ATP). Infolge eines vermehrten Anfalls an glukogenen Präkursoren (vor allem Laktat infolge vermehrter anaerober Glykolyse) und eines verstärkten intrazellulären Angebots von $NADH/H^+$ und ATP (β-Oxidation der durch gesteigerte Lipolyse vermehrt anfallenden freien Fettsäuren) kommt es beim Diabetes mellitus Typ 2 zur unphysiologisch hohen hepatischen Glukoseproduktion (Waldhausl et al. 1982; Consoli et al. 1989).

4.4
Insulin und Fettstoffwechsel – der Adipozyt als ätiopathogenetisches Zentrum des Diabetes mellitus Typ 2

Bis Anfang der 90er Jahre bildeten Muskel, Leber und endokrines Pankreas das „pathogenetische Triumvirat" des Diabetes mellitus Typ 2 (DeFronzo 1988). Dem Adipozyten als „viertem Musketier"

4.4 Insulin und Fettstoffwechsel

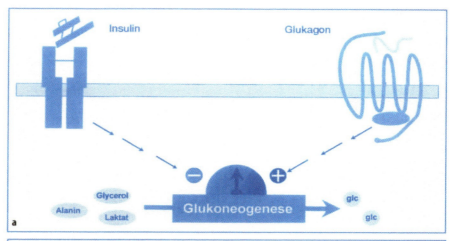

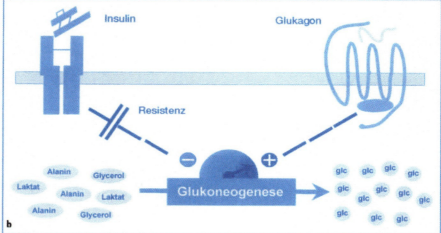

Abb. 4.5.a Glukoneogenese in der Leber unter normalen Verhältnissen; **b** gesteigerte Glukoneogenese bei Diabetes mellitus Typ 2

(Reaven 1995) wurde erst danach gesonderte Aufmerksamkeit zuteil (Abb. 4.6): Die Fettzelle spielt im Zusammenhang mit dem Diabetes mellitus Typ 2 ebenso die Rolle eines quantitativ nachgeordneten Glukoseverwerters und ist mit einem Anteil von 5–20% an der Insulin-vermittelten Glukoseaufnahme beteiligt (Hunter u. Garvey 1998).

4.4.1
Das lipozentrische Krankheitsmodell

Das Fettgewebe wird beim sog. „lipozentrischen Krankheitsmodell" (McGarry 1992) als ein Epizentrum des Diabetes mellitus Typ 2 erachtet, von dem sich durch das vermehrte Bereitstellen sog. freier Fettsäuren (FFA) die muskuläre Glukoseaufnahme, die hepatische Glukoseproduktion und die β-zelluläre Insulinsekretion gleichermaßen in Richtung einer diabetischen Stoffwechsellage verschieben (Randle 1998; Boden 1999).

Das zunehmende Interesse an diesem lipozentrischen Krankheitsmodell (Abb. 4.7) geht mit der Entwicklung neuer pharmakotherapeutischer Strategien zur Behandlung des Diabetes mellitus Typ 2 ein-

Abb. 4.6. Die zentrale Rolle des Adipozyten in der Ätiopathogenese des Typ 2-Diabetes (Reaven 1994)

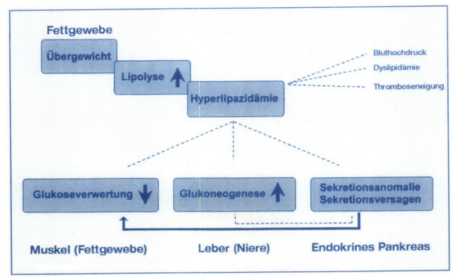

Abb. 4.7. Lipozentrisches Krankheitsmodell des Diabetes mellitus Typ 2

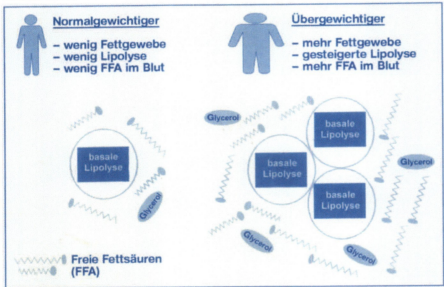

Abb. 4.8. Hyperlipazidämie als Folge gesteigerter Lipolyse bei Adipositas

her. Mit der Erprobung der sog. Glitazone kommen Substanzen zur Anwendung, die kraft ihrer Wirkungsentfaltung über Transkriptionsfaktoren *(peroxisome proliferator activated receptors,* PPAR) enge Berührungspunkte zu den freien Fettsäuren besitzen (DeFronzo 1999).

Ausgangspunkt für das lipozentrische Krankheitsmodell ist die Adipositas mit ihrer unverhältnismäßigen Zunahme des Fettgewebes. Unter physiologischen Verhältnissen hydrolysiert das Fettgewebe kontinuierlich einen Teil seiner Speichertriglyzeride zu freien Fettsäuren und Glycerol, die dann ins Blut abgegeben werden. Bei Übergewicht steigt aufgrund der unverhältnismäßigen Fettgewebezunahme diese lipolytische Basalrate an und es kommt zur überproportionalen Abgabe von freien Fettsäuren ins Blut (Unger 1995; Abb. 4.8). Folge dieser chronischen Hyperlipazidämie ist eine passive Mehraufnahme sowie die intrazelluläre Akkumulation von Fettsäurederivaten in den Körperzellen (Prentki u. Corkey 1996).

Im Muskel behindern nun pleiotrope Folgeeffekte dieser akkumulierten Fettsäurederivate die katabole und anabole Verstoffwechslung der Kohlenhydrate und schränken die Glukoseverwertung ein (Randle 1998). Diese Effekte spielen sich sowohl auf Protein- als auch auf Genomebene ab und gehen weit über die als klassischer Randle-Zyklus bezeichnete metabolische Hemmung der Glykolyse bei vermehrter β-Oxidation (Randle et al. 1963) hinaus.

In der Leberzelle führen verschiedene Effekte der Fettsäurederivate zur Steigerung der Glukoneogenese, wobei auch die durch die Lipolyse vermehrt anfallende Glycerolmoleküle wieder vermehrt zu Glukose aufgebaut werden (Rebrin et al. 1995).

Schließlich führen die Fettsäurederivate an der β-Zelle unter anderem zu einer Derangierung der Insulinproduktion und -sekretion (vgl. Abschn. 4.5).

Von der Fettzelle kommende freie Fettsäuren als Auslöser für Insulin-Insensitivität an Muskel und Leber erscheinen als Alternativtheorie, die sich mit den detaillierten Erkenntnissen über die Insulin-Signaltransduktionskaskade und deren pathophysiologische Implikationen (noch) wenig überschneiden. Vereinheitlichende Forschungsarbeiten über die mögliche Interaktion zwischen Fettsäuren und den Proteinen der Insulin-Signaltransduktionskaskade stehen jedoch bis jetzt noch aus.

4.4.2
Insulin-Insensitivität am Adipozyten

Die Lipolyse selbst, d. h. die durch die hormonsensitive Lipase (HSL) vermittelte Verseifung von Triglyzeriden zu freien Fettsäuren und Glycerol, steht unter der inhibitorischen Kontrolle von Insulin (sog. antilipolytische Wirkung des Insulins; Abb. 4.9). Die Signaltransduktionskaskade für die Insulin-vermittelte Dephosphorylierung der hormonsensitiven Lipase, die zu einer Inhibierung des Enzyms führt, ist dabei wenig charakterisiert.

4.4.3
Die Fettzelle als endokrines Organ

Das lipozentrische Krankheitsmodell stellt nur einen Grund dar, weswegen die Fettzelle seit Mitte der 90er Jahre im Brennpunkt der molekularen Typ-2-Diabetologie steht. Mit der Entdeckung des fettgewebespezifischen Hormons Leptin und der Bedeutung von TNFα werden neben den metabolischen zunehmend auch den endokrinen Eigenschaften der Fettzelle besondere Aufmerksamkeit zuteil (vgl. Kap. 17).

4.5
Die Langerhans-β-Zelle beim Diabetes mellitus Typ 2

Der Diabetes mellitus Typ 2 ist nicht nur eine Krankheit gestörter peripherer Insulin-Sensitivität, sondern in gleichem Maße auch eine Krankheit der gestörten Langerhans-β-Zelle (Cerasi 1995; Polonsky 1995).

Die moderne Pathophysiologie der β-Zelle beim Diabetes mellitus Typ 2 basiert dementsprechend nicht mehr auf der veralteten Vorstellung von Hyperinsulinämie als einem passiven Kompensationsversuch. Die Betonung liegt vielmehr auf β-zelleigenen – intrinsischen – Defekten, welche die Insulinsekretion und -produktion von vornherein derart verändern, dass eine dauerhafte Insulin(mehr)sekretion nicht aufrechterhalten werden kann (Homo-Delarche 1997; Kahn 1998). Es kommt letztlich

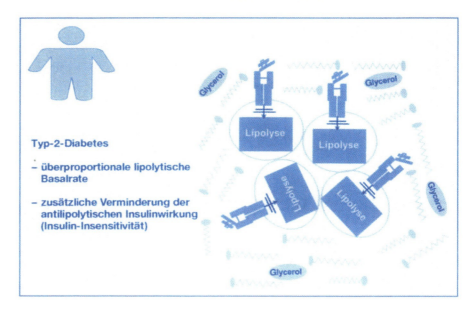

Abb. 4.9. Steigerung der Lipolyse durch Insulinresistenz?

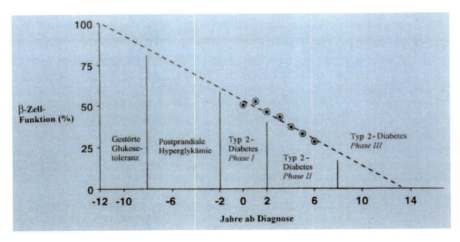

Abb. 4.10. Unterschiedliche Stadien des Diabetes mellitus Typ 2 in Beziehung zur β-Zellfunktion. Die Daten 0–6 Jahre nach Diagnosestellung wurden gemäß der UKPDS-Population ermittelt. (Nach Lebovitz 1999)

zum Versagen der β-Zellreserve mit einem progressivem β-Zellverlust (Abb. 4.10). Ätiologisch interessiert des Weiteren die Direktionalität der Kausalverknüpfung zwischen Insulin-Insensitivität und Hyperinsulinämie. Einerseits kann die Hyperinsulinämie eine Reaktion auf eine präexistente Insulin-Insensitivität (herkömmliches Verständnis) darstellen, andererseits kann auch umgekehrt Insulin-Insensitivität eine Reaktion auf eine präexistente Hyperinsulinämie bedeuten (Taylor et al. 1994).

4.6
Physiologie der Insulinsekretion, -produktion und der β-zellulären Signaltransduktionskaskaden

4.6.1
Insulinsekretion

Insulin wird von der pankreatischen β-Zelle als Antwort auf einen Glukosereiz konzentrationsabhängig ausgeschüttet. Dabei sezerniert die β-Zelle jedoch nicht nur Insulin, sondern in äquimolaren Mengen C-Peptid, des Weiteren unprozessiertes Proinsulin, teilprozessierte Insulinvorläufer (des-31,32 Split-Proinsulin, des-64,65 Split-Proinsulin) sowie etwa 30 weitere Proteine (Amylin, Chromogranin A, Prozessierungsenzyme etc.).

Die Insulinsekretion verläuft unter physiologischen Bedingungen zweiphasig:
Während der ersten 5- bis 10-minütigen Phase kommt es zu einer exzessiven Insulinausschüttung. Daraufhin fällt die Sekretion zunächst schlagartig ab, um dann im Zuge der sich anschließenden zweiten Phase graduell anzusteigen und je nach Blutglukosespiegel über Stunden hinweg pulsatil in etwa zehnminütigen Abständen Insulin auszuschütten (Grodsky 1989). Funktionell soll durch die „Insulinüberschüttung" der ersten Sekretionsphase das periphere Insulinzielgewebe auf seine anstehenden längerfristigen Aufgaben zur Aufrechterhaltung der Glukosehomöostase vorbereitet werden (DeFronzo 1997).

4.6.2
Insulinbiosynthese

Nach einem Glukosestimulus kommt es neben der spontanen Ausschüttung von Insulin parallel zu einem Anstieg der Insulinproduktion (Ashcroft 1980). Diese enge Kopplung von Insulinsekretion und -produktion verhindert die Entleerung der β-zellulären Insulinspeicher und garantiert jederzeit ausreichende Insulinreserven.

Das humane Insulingen liegt auf dem kurzen Arm des Chromosoms 11 (11p15.5) und setzt sich aus drei Exons und zwei Introns zusammen (Owerbach et al. 1980). Im Zuge von Transkription und RNA-Splicing wird hiervon eine 446 Basenpaare umfassende RNA-Kopie angefertigt, die für ein 110 Aminosäuren langes Insulinvorläuferprotein, das Präproinsulin, kodiert. Nach Abspalten der Signalfrequenz wird das Proinsulin in spezifische Sekretionsvesikel, die sog. β-Granula, verpackt. Innerhalb dieser β-Granula finden sich auch die beiden Prozessierungsenzyme PC3 (synonym PC1), PC2 und Carboxypeptidase-H, die unter physiologischen Bedingungen eine über 90%ige Umwandlung von Proinsulin zu Insulin und C-Peptid veranlassen. Die beiden Endopeptidasen PC3 und PC2 schneiden aus dem Proinsulinmolekül das über je ein basisches Aminosäurenpaar (Arg^{31}-Arg^{32} bzw. Lys^{64}-

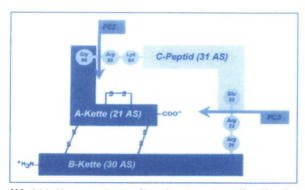

Abb. 4.11. Humanes Proinsulin mit seinen Angriffsstellen für die Endopeptidasen PC3 und PC2

Arg[65]) dazwischengeschaltete 31 Aminosäuren lange C-Peptid aus (Abb. 4.11). Das nach dieser endoproteolytischen Spaltung noch carboxyterminal an der B-Kette anhängige basische Aminsäurenpaar (Arg-Arg) wird dann mittels Carboxypeptidase-H abgespalten und es entsteht das reife, etwa 5,5 Kilodalton schwere Heterodimer Insulin mit seiner 21 Aminosäuren langen A-Kette und einer 30 Aminosäuren langen B-Kette, die über 2 Disulfidbrücken (A-Cys[7]/B-Cys[7]; A-Cys[20]/B-Cys[19]) miteinander kovalent verbunden sind.

In den β-Granula des regulierten Sekretionspfades verharrt das reife Insulin, bis es auf einen sekretorischen Reiz hin (deswegen regulierter Sekretionspfad im Gegensatz zum ebenfalls bestehenden konstitutionellen Sekretionspfad) freigesetzt werden kann (Halban u. Irminger 1994; Rhodes u. Alarcón 1994).

4.6.3
Glukose-vermittelte, β-zelluläre Signaltransduktionskaskade

Wie kommt es überhaupt zur physiologischen Insulinausschüttung und -neuproduktion nach einem Glukosereiz? Gelöst wird diese Aufgabe in der β-Zelle durch das sog. „metabolic stimulus response coupling". Dabei schlägt sich eine Zunahme des Blutglukosespiegels zunächst intrazellulär in einem vermehrten glykolytischen Flux nieder. Durch diese vermehrte katabole Verstoffwechslung des Reizmoleküls selbst entstehen Metaboliten, die mittelbar die Insulinsekretion (und -neusynthese) steigern (Newgard u. McGarry 1995).

Das Reizmolekül Glukose gelangt in die β-Zelle via erleichterter Diffusion durch den zellmembranständigen Glukosetransporter GLUT2. Im Gegensatz zu der GLUT4-vermittelten Glukoseaufnahme am Muskel (s. Abschn. 4.2.2) ist es jedoch für Glukose gar nicht so einfach, von der β-Zelle aufgenommen zu werden und als sekretionstriggerndes Signalmolekül zu wirken. Eine im Vergleich zum GLUT4-Transporter hohe Michealis-Menten-Konstante des GLUT2-Transporters von 15–20 mM bewirkt, dass die β-Zelle erst bei vergleichsweise hohen Blutglukosespiegeln effektiv Glukose aufnimmt und damit Sekretionssignale generiert werden. Ähnliches gilt übrigens auch für die direkt nachgeschaltete β-zelluläre Hexokinase (Hexokinase IV, synonym Glukokinase). Auch die Glukokinase wird aufgrund ihrer enzymkinetischen Parameter erst bei vermehrtem Substratangebot (wegen hoher K_M) aktiv, schleust dann allerdings massiv (wegen hoher V_{Max}) Glukose-6-phosphat in die Glykolyse ein (Liang u. Matschinsky 1994).

Das enzymkinetische „Nachhinken" von GLUT2 und Hexokinase IV macht biologisch Sinn. Eine vermehrte Insulinausschüttung als zwangsläufige Folge einer gesteigerten Aufnahme von Glukose in die β-Zelle ist erst dann erwünscht, wenn die Gesamtheit der Glukose-verwertenden Körperzellen ohne Insulin nicht mehr zurechtkommen und eine hyperglykämische Stoffwechsellage entstanden ist.

Nach der Glukoseaufnahme in die β-Zelle mit nachfolgender Phosphorylierung setzt sich die Signaltransduktion in Form einer gesteigerten Glykolyserate mit einem konsekutiven Anstieg des ATP/ADP-Verhältnisses fort (Abb. 4.12). Durch den ATP-Anstieg kommt es zu einem Verschluss zellmembranständiger, ATP-abhängiger Kaliumkanäle (K_{ATP}) und zu einer Depolarisierung der β-Zelle. In Folge der Depolarisation öffnen sich membranständige, spannungsabhängige Kalziumkanäle (VDCC) und führen zu einem steilen Anstieg des zytosolischen Kalziums, das dann über bislang wenig definierte Mechanismen die Exozytose von Insulin vermittelt (Aizawa et al. 1998).

Die Vorgänge der Glukose-stimulierten Insulinsekretion können durch die „klassische" elektrophysiologische K_{ATP}-Kanal-Ca^{2+}-Hypothese nicht erschöpfend erklärt werden. Deshalb kann man die zusätzliche Aktivierung anderer sekretionsregulierender Faktoren postulieren (Gembal et al. 1993). Experimentelle Hinweise deuten dabei besonders auf Proteinkinas C (PKC) und endogene Fettsäurederivate (langkettige Azyl-CoA-Moleküle), die im Gefolge einer vermehrten Glykolyse intrazellulär akkumulieren (Abb. 4.13; Prentki u. Corkey 1996; Newgard u. McGarry 1995; Sjöholm 1998).

Weitere Wege des „metabolic stimulus response couplings" sind beschrieben. Solche Glukoseeffekte

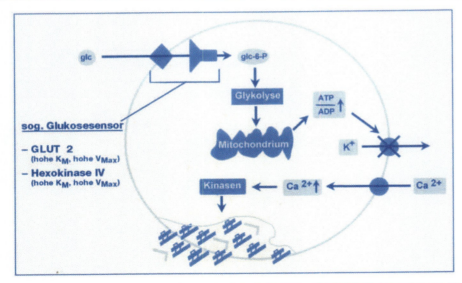

Abb. 4.12. Insulinsekretion als Reizantwort auf einen Glukosestimulus (1)

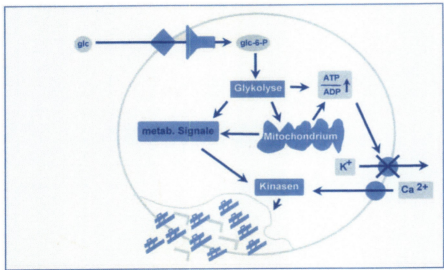

Abb. 4.13. Insulinsekretion als Reizantwort auf einen Glukosestimulus (2)

tangieren klassische G-Protein-vermittelte Signaltransduktionspfade, wie z. B. den Anstieg von 3',5'-zyklo-Adenosinmonophosphat (cAMP) oder die gesteigerte Generation von Inositol-1,4,5-trisphosphat (InsP$_3$) und Diacylglycerol (DAG) durch vermehrte Spaltung membranständiger Phospholipide mittels Phospholipase C (Sjöholm 1998).

Die funktionelle Zuordnung („metabolic stimulus response coupling"), dass der klassische K_{ATP}-Kanal-Ca^{2+}-Signaltransduktionsweg für die erste Phase der Insulinsekretion und die anderen „nicht-ionischen" Glukoseeffekte eher für die zweite Sekretionsphase zuständig sind, bedarf noch weiterer Beweise (Aizawa et al. 1998; Newgard u. McGarry 1995; Skelly et al. 1998).

4.6.4
Insulin-Signaltransduktionskaskade in der β-Zelle

Auch die pankreatische β-Zelle besitzt membranständige Rezeptoren für Insulin (Verspohl u. Ammon 1980; Harbeck et al. 1996) und Insulin-like growth factor (Swenne 1992). Die dadurch induzierbare Signaltransduktionskaskade über IRSs und Phosphatidylinositol-3'-kinase wird dabei hauptsächlich in Zusammenhang mit der Proliferation der pankreatischen β-Zelle gebracht (Hügl et al. 1998; Withers et al. 1998). Es gibt jedoch auch erste Arbeiten, die der β-zellulären Insulin-Signaltransduktionskaskade wichtige Sekretions-modulierende Aufgaben zuschreiben (Kulkarni et al. 1999).

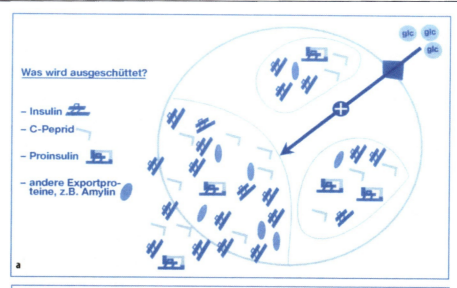
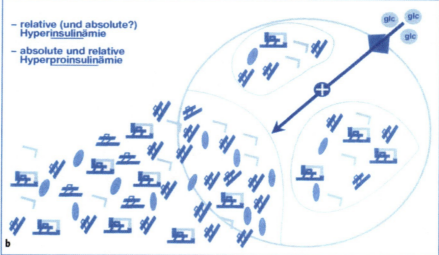
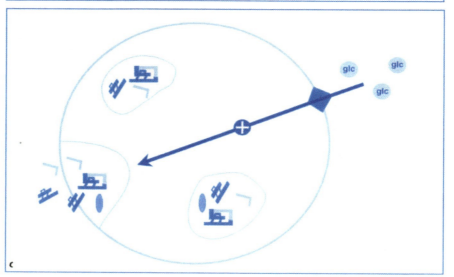

Abb. 4.14. a Physiologische Sekretionsantwort der β-Zelle auf Glukosereiz, **b** Sekretionsantwort bei Adipositas und initialem Diabetes mellitus Typ 2 (Stadium der Hyperinsulinämie), **c** Endstadium des Typ 2-Diabetes – Insulinopenie

4.7
Veränderungen der Insulinsekretion und -produktion beim Diabetes mellitus Typ 2

4.7.1
Quantitative Veränderungen der Insulinsekretion

Der zentrale Pathomechanismus der pankreatischen β-Zelle beim Diabetes mellitus Typ 2 beschreibt die Entwicklung von anfänglicher Hypersekretion zur sekretorischen Dekompensation mit Insulinmangel (Insulinopenie; Abb. 4.14a–c).

Ätiologisch ist es unklar, ob die anfängliche Hyperinsulinämie reaktiv auf dem Boden einer bereits vorbestehenden Insulin-Insensitivität entsteht (absolute, jedoch keine relative Hyperinsulinämie) oder ob am Anfang des Diabetes mellitus Typ 2 die Dosiswirkungskurve für Glukose und Insulin eine Linksverschiebung aufweist (Lillioja et al. 1990).

Pathogenetisch werden im weiteren Verlauf des Diabetes mellitus Typ 2 Insulinsekretion und/oder Insulinproduktion gehemmt, weswegen es der pankreatischen β-Zelle auf Dauer nicht möglich ist, genügend Insulin zu sezernieren (graduelle Rechtsverschiebung der Dosiswirkungskurve für Glukose und Insulin).

Die Abnahme der Insulinsekretion und -produktion im Verlauf des Diabetes mellitus Typ 2 ist nicht zwangsläufig Folge einer steigenden peripheren Insulin-Insensitivität, zumal es auch Individuen mit einer vergleichbar hohen peripheren Insulin-Insensitivität allerdings ohne Diabetes mellitus Typ 2 und ohne Insulinopenie gibt (DeFronzo 1997). Folgerichtig müssen genetische oder erworbene Defekte in der β-Zelle selbst als notwendige Voraussetzung für die Entwicklung eines Diabetes mellitus Typ 2 postuliert werden.

Der im Zusammenhang mit einer Rechtsverschiebung bestcharakterisierte Zelldefekt betrifft nicht den Diabetes mellitus Typ 2; sondern den „maturity onset diabetes of the young" (MODY), bei dem etwa die Hälfte der Betroffenen heterozygot für eine funktionell relevante Mutation im Glukokinasegen ist (Stoffel u. Bell 1993). Als Folge dieser Mutation kommt es zu einer gestörten Glukosephosphorylierung und dementsprechend zu einer gehemmten Glykolyse. Diese Dejustierung des metabolic stimulus response couplings bewirkt eine Rechtsverschiebung der Dosis-Wirkungskurve für Glukose und Insulinsekretion und führt dementsprechend bei einem Glukosereiz nicht mehr zu einer adäquathohen Insulinsekretion (Froguel et al. 1993).

In Analogie zum MODY wurden auch für den „klassischen" Typ 2-Diabetes Mutationen innerhalb der Gene für Glukokinase bzw. dem funktionell davorgeschalteten GLUT2 vermutet, jedoch scheinen solche Defekte für das Gros des Diabetes mellitus Typ 2 von untergeordneter Bedeutung zu sein (Kahn et al. 1996).

Interessanter sind im Zusammenhang mit Diabetes mellitus Typ 2 und quantitativer Insulinsekretionsstörung eher erworbene Defekte und zwar im Sinne der Lipotoxizitätstheorie (s. Abschn. 4.4.1). So ruft eine Exposition der β-Zelle mit hohen Konzentrationen an Fettsäuren (Hyperlipazidämie) typischerweise zunächst eine Insulin-Mehrsekretion hervor (Felber u. Vanotti 1964), bringt jedoch auf die Dauer das Gleichgewicht von Insulinsekretion (gesteigert) und -nachproduktion (unverändert bis erniedrigt) aus dem Lot (Bollheimer et al. 1998).

Die Hyperinsulinämie bei Hyperlipazidämie wird als Folge einer vermehrten Diffusion von freien Fettsäuren nach intrazellulär mit konsekutiver zytosolischer Akkumulation von Azyl-CoA-Molekülen erklärt. In Analogie zum temporären Azyl-CoA-Anstau beim metabolic stimulus response coupling (s. Abschn. 4.6.3) kommt es dann z. B. über die vermehrte Bildung von Diacylglycerol (DAG) oder die Aktivierung von Proteinkinase C (PKC) zu einer anhaltenden vermehrten Ausschüttung von Insulin (Prentki u. Corkey 1996). Da freie Fettsäuren jedoch keine simultane stimulatorische Wirkung auf die Insulinnachproduktion besitzen, ist der Nachschub gehemmt und die β-zellulären Insulinspeicherreserven nehmen bei Hyperlipazidämie sukzessive ab (Zhou u. Grill 1994). Eine weitere Langzeitwirkung chronischer Hyperlipazidämie betrifft die Abnahme der GLUT2-Expression, was ebenfalls nach zeitlicher Verzögerung eine verminderte Inulinausschüttung bewirken könnte (Milburn et al. 1995).

4.7.2
Qualitative Veränderungen in der Zusammensetzung des β-zellulären Sekrets

Im Zuge des Diabetes mellitus Typ 2 kommt es zu einer inadäquaten Ausschüttung von Insulinvorläufermolekülen. So steigt beim Diabetes mellitus Typ 2 der relative Anteil an unprozessiertem Proinsulin im β-zellulären Sekret von physiologischen 10% auf bis zu 25% (Yoshioka et al. 1988). Da die Bioaktivität des Proinsulins am Insulinrezeptor nur rund ein Zehntel von der des Insulins beträgt, trägt auch diese Proporzveränderung funktionell zu einer Insulinopenie bei. Als mögliche Ursachen für die überproportionale Ausschüttung unprozessierter Insulinvorläufer kommen genetische (Yoshida et al. 1995) und erworbene (Furukawa et al. 1999) Defekte innerhalb der Insulinprozessierung in Frage. Alternativ hierzu könnte es sich bei der Hyperproinsulinämie jedoch auch um ein dynamisches Problem handeln: Im Zuge des „sekretorischen Stresses" beim Diabetes mellitus Typ 2 (s. Abschn. 4.6.2) kommt es zwangsläufig zu einer frühzeitigeren Sekretion von neusynthetisiertem (Pro)insulin, weswegen für eine vollständige Prozessierung nicht genügend Zeit verbleibt (Rhodes u. Alarcón 1994).

4.7.3
Veränderungen in der Sekretionsdynamik

Eine frühe Störung innerhalb der β-Zelle beim Diabetes mellitus Typ 2 ist der Verlust der ersten Insulinsekretionsphase nach Glukosereiz mit ihrer kurzfristigen Abgabe von hohen Insulinmengen (DeFronzo 1997). Die molekularen Ursachen für den Verlust der ersten Sekretionsphase sind unklar, neueste Arbeiten bringen sie jedoch in Zusammenhang mit Störungen innerhalb der β-zellulären Insulinsignaltransduktionskaskade (Kulkarni et al. 1999).

4.7.4
Sekretionsversagen aufgrund verminderter β-Zellmasse

Auch beim Diabetes mellitus Typ 2 ist die β-Zellmasse des Pankreas vermindert (Clark et al. 1988). Dieser Sachverhalt dient als Ausgangspunkt einer neuen Hypothese, wonach eine Hemmung innerhalb der β-zellulären Insulin-Signaltransduktionskaskade (experimentell durch IRS-2-Knock-out) zu einem verringerten β-Wachstum führt und von daher die kompensatorischen Reserven für eine gesteigerte Insulinsekretion beschränkt sind (Withers et al. 1998).

Experimentelle Hinweise, nach denen Störungen innerhalb der Insulin-Signaltransduktionskaskade auch maßgeblich für das β-Zellversagen beim Diabetes mellitus Typ 2 verantwortlich sind, relativieren die leidige Frage nach der Ursache-Folge-Beziehung zwischen Insulin-Insensitivität und β-zellulärer Sekretionsanomalie. Insulin-Insensitivität und β-zelluläre Sekretionsanomalie könnten gleichrangige Sekundärdefekte eines übergeordneten initialen Primärdefektes sein.

4.8
Molekulare Pathophysiologie des Diabetes mellitus Typ 2

Auch wenn die Vererbung des Diabetes mellitus Typ 2 nicht den klassischen Mendel-Erbgängen folgt, deuten die Konkordanzraten bei monozygoten Zwillingen mit bis zu 90% (Barnett et al. 1981) auf eine starke genetische Prädisposition für die Erkrankung hin. Auch die Häufung des Diabetes mellitus innerhalb bestimmter ethnischer Gruppen, wie z. B. der so oft zitierten Pima-Indianer, die keine charakteristische Lebensart aufweisen, spricht für eine ausgeprägte genetische Prädisposition (Lillioja et al. 1990).

Die Aufklärung der molekularen Mechanismen für Insulinaktion und Insulinsekretion geht mit der Identifikation der vielen direkt und indirekt beteiligten Vermittlerproteine einher. Innerhalb dieses komplexen intermolekularen Netzwerkes kann der Ausfall eines oder mehrerer solcher Vermittlerproteine eine gehemmte periphere Insulinaktion (Insulin-Insensitivität) und/oder Veränderungen der β-Zelle nach sich ziehen.

Bei der selektiven Untersuchung sog. Kandidatengene macht man sich dieses Wissen aus der Grundlagenforschung zunutze. In den Genen von Vermittlerproteinen wird nach Mutationen gesucht, die häufiger beim Typ 2-Diabetiker als beim Gesunden vorkommen. Findet sich eine solche Mutation, so wird ihre klinische Bedeutung anhand der Prävalenz und des ihr innewohnenden relativen Erkrankungsrisikos epidemiologisch eingeschätzt. Supportiv erfolgen in-vitro-Untersuchungen, die etwaigen funktionellen Konsequenzen für das verändert kodierte Protein nachgehen.

Diese Suche nach Schlüsselmutationen für den Typ 2-Diabetes (sog. diabetogenes) gestaltete sich bislang recht aufwendig und leider wenig erfolgreich. Immer wieder werden neue Mutationen beschrieben, denen jedoch aufgrund ihrer niedrigen Prävalenz und/oder ihres geringen relativen Erkrankungsrisikos für die Mehrzahl der Typ 2-Diabetiker eine nur marginale Bedeutung zukommen kann.

Diese letztlich frustranen Ergebnisse aus der molekularen Genetik spiegeln eine zentrale Eigenheit des Syndroms Diabetes mellitus Typ 2 – die genetische Poly- und Heterogenie – wider (Abb. 4.15). Polygenie bedeutet, dass ein signifikantes Erkrankungsrisiko für den Diabetes mellitus Typ 2 erst beim Zusammentreffen von mehreren Gendefekten entsteht. Gemäß des Begriffs Heterogenie kann die-

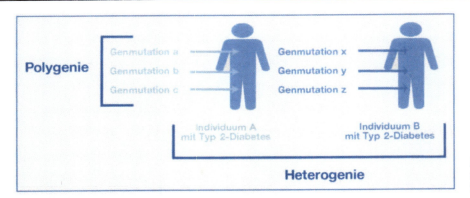

Abb. 4.15. Polygenie und Heterogenie beim Typ 2-Diabetes

se krankheitsdisponierende Kombination von Gendefekten allerdings von Diabetes mellitus Typ 2 zu Diabetes mellitus Typ 2 verschieden sein (Sacks u. McDonald 1995).

4.8.1
Ausgewählte Mutationen innerhalb der Insulin-Signaltransduktionskaskade

Der Insulinrezeptor als erstes Protein in der Insulin-Signaltransduktionskaskade wurde einer besonders genauen genetischen Analyse unterzogen. In diesem Zusammenhang wurden mehr als 50 mutierte Allele des Insulinrezeptorgens beschrieben. Allerdings betrifft ihre klinische Relevanz nicht den herkömmlichen Diabetes mellitus Typ 2; sondern seltene Krankheitsentitäten aus dem Formenkreis der schweren Insulinresistenz wie das Rabson-Mendenhall-Syndrom, den Leprechaunismus oder die sog. Typ A-Insulinresistenz (Taylor 1992; Kahn et al. 1996).

Für das Insulinrezeptorsubstrat-1 (IRS-1) sind bislang 5 Mutationen beschrieben worden, welche beim Typ 2-Diabetiker im Vergleich zum Gesunden häufiger auftreten sollen. Eine Mutation davon bewirkt im IRS-Protein die Substitution von Glyzin zu Arginin an Position 972. Dieser Gly972Arg-Polymorphismus äußert sich funktionell in einer geringeren Bindungsfähigkeit mit der Phosphatidylinositol-3'-kinase. Da heterozygote Polymorphismusträger mit einem Body Mass Index von mehr als $25\,kg \times m^{-2}$ eine signifikant höhere Insulin-Insensitivät aufweisen als vergleichbare übergewichtige Wildtypträger, wird die Gly972Arg-Mutation als möglicherweise relevantes „diabetogene" diskutiert. Jedoch erscheint auf dem Boden mehrerer epidemiologischer Studien das Erkrankungsrisiko bei heterozygoten Merkmalsträgern nicht erhöht (Pedersen 1999).

Weitere Polymorphismen innerhalb der Gene von Proteinen der Insulin-Signaltransduktionskaskade betreffen das Insulinrezeptorsubstrat-2 (IRS-2), die Phosphatidylinositol-3'-kinase (PI3-K), das sog. SH2-enthaltende Protein (Shc), die Proteinkinase B, Glykogensynthase-Proteinkinase 3 (GSK-3), den Glukosetransporter 4 (GLUT4) und die Glykogensynthase. Die klinische Relevanz der entsprechenden mutierten Allele für den Diabetes mellitus Typ 2 ist fragwürdig.

4.8.2
Ausgewählte Mutationen innerhalb des „metabolic stimulus response couplings" und der Insulinbiosynthese

Im Zusammenhang mit dem metabolic stimulus response coupling ist vor allem nach Mutationen innerhalb der Gene für den Glukosetransporter (GLUT2), Glukokinase- und ATP-abhängigen Kaliumkanal gesucht worden (Alcolado et al. 1991; Patel et al. 1991; Froguel et al. 1993; Janssen et al. 1994; Shimada et al. 1995; Zhang et al. 1995). Auch hier ist die klinische Relevanz für den Diabetes mellitus Typ 2 generell marginal. Das gleiche betrifft auch eine jüngst in der japanischen Bevölkerung gefundene Mutation im Gen des Prozessierungshormons PC2 (Yoshida et al. 1995).

Zusammenfassend konnte durch die selektive Untersuchung von Kandidatengenen bisher nur wenig zur Charakterisierung der genetisch-ätiologischen Komponenten des Diabetes mellitus Typ 2 beigetragen werden. Erfolge sind möglicherweise zu erwarten, wenn es gelingt, mittels metabolischer Untersuchungen homogene Gruppen bzw. Subgruppen zu bilden, bei denen dann mittels klassischer Kopplungsanalysen Kandidatenregionen im Genom identifiziert werden könnten.

Literatur

Aizawa T, Komatsu M, Asanuma N, Sato Y, Sharp GW (1998) Glucose action „beyond ionic events" in the pancreatic beta cell. Trends Pharmacol Sci 19: 496–499

Alcolado JC, Baroni MG, Li SR (1991) Association between a restriction fragment length polymorphism at the liver/islet cell (GluT 2) glucose transporter and familial type 2 (non-insulin-dependent) diabetes mellitus. Diabetologia 34: 734–736

Anai M, Fonaki M, Ogihara T, Kanda A, Onishi Y, Sakoda H, Inukai K, Nawano M, Fukushima Y, Yazaki Y, Kikuchi M, Oka Y, Asano T (1999) Enhanced insulin-stimulated activation of phosphatidylinositol-3'-kinase in the liver of high-fat-feed rats. Diabetes 48: 158–169

Ashcroft SJ (1980) Glucoreceptor mechanisms and the control of insulin release and biosynthesis. Diabetologia 18: 5–15

Barnett AH, Eff C, Leslie RD, Pyke DA (1981) Diabetes in identical twins. A study of 200 pairs. Diabetologia 20: 87–93

Berson SA, Yalow RS (1970) Insulin antagonists and insulin resistance. In: Ellenberg M, Rifkin H (eds) Diabetes mellitus: theory and practice. McGraw-Hill, New York, pp 388–423

Boden G (1999) Free fatty acids, insulin resistance, and type 2 diabetes. Proc Assoc Am Physicians 111: 241–248

Bollheimer LC, Skelly RH, Chester MW, McGarry JD, Rhodes CJ (1998) Chronic exposure to free fatty acid reduces pancreatic beta cell insulin content by increasing basal insulin secretion that is not compensated for by a corresponding increase in proinsulin biosynthesis translation. J Clin Invest 101: 1094–1101

Cerasi E (1995) Insulin deficiency and insulin resistance in the pathogenesis of NIDDM: is a divorce possible? Diabetologia 38: 992–997

Clark A, Wells CA, Buley ID, Cruickshank JK, Vanhegan RI, Matthews DR, Cooper GJ, Holman RR, Turner RC (1988) Islet amyloid, increased A-cells, reduced B-cells and exocrine fibrosis: quantitative changes in the pancreas in type 2 diabetes. Diabetes Res 9: 151–159

Cohen P (1999) The Croonian Lecture 1998. Identification of a protein kinase cascade of major importance in insulin signal transduction. Philos Trans R Soc Lond B Biol Sci 354: 485–495

Consoli A, Nurjhan N, Capani F, Gerich J (1989) Predominant role of gluconeogenesis in increased hepatic glucose production in NIDDM. Diabetes 38: 550–557

Cross DA, Alessi DR, Cohen P, Andjelkovich M, Hemmings BA (1995) Inhibition of glycogen synthase kinase-3 by insulin mediated by protein kinase B. Nature 378: 785–789

DeFronzo RA (1988) Lilly lecture 1987. The triumvirate: beta-cell, muscle, liver. A collusion responsible for NIDDM. Diabetes 37: 667–687

DeFronzo RA (1997) Pathogenesis of type 2 diabetes: metabolic and molecular implications for identifying diabetes genes. Diabetes Rev 5: 877–894

DeFronzo RA (1999) Pharmacologic therapy for type 2 diabetes mellitus. Ann Intern Med 131: 281–303

Dent P Lavoinne A, Nakielny S, Caudwell FB, Watt P, Cohen P (1990) The molecular mechanism by which insulin stimulates glycogen synthesis in mammalian skeletal muscle. Nature 348: 302–308

Felber JP, Vanotti A (1964) Effects of fat infusions on glucose tolerance and insulin plasma levels. Med Exp 10: 153–156

Froguel P, Zouali H, Vionnet N, Velho G, Vaxillaire M, Sun F, Lesage S, Stoffel M, Takeda J, Passa P, Permutt MA, Beckmann JS, Bell GI, Cohen D (1993) Familial hyperglycemia due to mutations in glucokinase. Definition of a subtype of diabetes mellitus. N Engl J Med 328: 697–702

Furukawa H, Carroll RJ, Swift HH, Steiner DF (1999) Long-term elevation of free fatty acids leads to delayed processing for proinsulin and prohormon convertases 2 and 3 pancreatic beta-cell line MIN6. Diabetes 48: 1395–1401

Gembal M, Detimary P, Gilon P, Gao ZY, Henquin JC (1993) Mechanisms by which glucose can control insulin release independently from its action on adenosine triphosphate-sensitive K^+ channels in mouse B cells. J Clin Invest 91: 871–880

Granner D, Pilkis S (1990) The genes of hepatic glucose metabolism. J Biol Chem 265: 10173–10176

Grodsky GM (1989) A new phase of insulin secretion. How will it contribute to our understanding of beta-cell function? Diabetes 38: 673–678

Halban PA, Irminger JC (1994) Sorting and processing of secretory proteins. Biochem J 299: 1–18

Hall RK, Granner DK (1999) Insulin regulates expression of metabolic genes through divergent signaling pathways. J Basic Clin Physiol Pharmacol 10: 119–133

Harbeck MC, Louie DC, Howland J, Wolf BA, Rothenberg PL (1996) Expression of insulin receptor mRNA and insulin receptor substrate 1 in pancreatic islet beta-cells. Diabetes 45: 711–717

Himsworth HP (1936) Diabetes mellitus: Its differentiation into insulin sensitive and insulin insensitive types. Lancet 1: 127–130

Homo-Delarche F (1997) Beta-cell behavior during the prediabetic stage. Part I. Beta-cell pathophysiology. Diabetes Metab 23: 473–505

Hügl RS, White MF, Rhodes CJ (1998) Insuline-like growth factor I (IGF-I)-stimulated pancreatic beta-cell growth is glucose-dependent. Synergistic activation of insulin receptor substrate-mediated signal transduction pathways by glucose and IGF-I in INS-1 cells. J Biol Chem 28: 17771–17779

Hunter SJ, Garvey WT (1998) Insulin action and insulin resistance: diseases involving defects in insulin receptors, signal transduction, and the glucose transport effector system. Am J Med 105: 331–345

Janssen RC, Bogardus C, Takeda J, Knowler WC, Thompson DB (1994) Linkage analysis of acute insulin secretion with GLUT2 and glucokinase in Pima Indians and the identification of a missense mutation in GLUT2. Diabetes 43: 558–563

Kahn BB (1998) Type 2 diabetes: when insulin secretion fails to compensate for insulin resistance. Cell 92: 593–596

Kahn CR (1978) Insulin resistance, insulin insensitivity, and insulin unresponsiveness: a necessary distinction. Metabolism 27 Suppl 2: 1893–1902

Kahn CR, Vicenct D, Doria A (1996) Genetics of non-insulin-dependent (type-II) diabetes mellitus. Annu Rev Med 47: 509–531

Kulkarni RN, Bruning JC, Winnay JN, Postic C, Magnuson MA, Kahn CR (1999) Tissue-specific knockout of the insulin receptor in pancreatic beta cells creates an insulin secretory defect similar to that in type 2 diabetes. Cell 96: 329–339

Lebovitz HE (1999) Insulin scretagogues: old and new. Diabetes Reviews 7: 139

Liang Y, Matschinsky FM (1994) Mechanisms of action of nonglucose insulin secretagogues. Annu Rev Nutr 14: 59–81

Lillioja S, Nyomba BL, Saad MF, Ferraro R, Castillo C, Bennett PH, Bogardus C (1990) Exaggerated early insulin release and insulin resistance resistance in a diabetic-prone population: a metabolic comparison of Pima Indians and Caucasians. J Clin Endocrinol Metab 73: 866–876

McGarry MC (1992) What if Minkowsky had been ageusic? An alternative angle to diabetes? Science 258: 766–774

Milburn JL, Hirose H, Lee YH, Nagasawa Y, Ogawa A, Ohneda M, BeltandelRio H, Newgard CB, Johnson JH, Unger RH (1995) Pancreatic beta-cells in obesity: evidence for induction of functional, morphologic, and metabolic abnormalities by increased long chain fatty acids. J Biol Chem 270: 1295–1299.

National Diabetes Data Group (1979) Classification and diagnosis of diabetes mellitus and other categories of glucose intolerance. Diabetes 28: 1039–1057

Newgard CB, McGarry JD (1995) Metabolic coupling factors in pancreatic beta-cell signal transduction. Annu Rev Biochem 64: 689–719

Owerbach D, Bell GI, Rutter WJ, Shows TB (1980) The insulin gene is located on chromosome 11 in humans. Nature 186: 82–84

Patel P, Bell GI, Cook JT, Turner RC, Wainscoat JS (1991) Multiple restriction fragment length polymorphisms at the GLUT2 locus: GLUT2 haplotypes for genetic analysis of type 2 (non-insulin-dependent) diabetes mellitus. Diabetologia 34: 817–821

Pedersen O (1999) Genetics of insulin resistance. Exp Clin Endocrinol Diabetes 107: 113–118

Polonsky WH (1995) Lilly lecture 1994. The beta-cell in diabetes: from molecular genetics to clinical research. Diabetes 44: 705–717

Prentki M, Corkey BE (1996) Are the beta-cell signaling molecules malonyl-CoA and cystolic long-chain acyl-CoA implicated in multiple tissue defects of obesity and NIDDM? Diabetes 45: 273–283

Randle PJ (1998) Regulatory interactions between the lipids and carbohydrates: the glucose fatty acid cycle after 35 years. Diabetes Metab Rev 14: 263–283

Randle PJ, Garland PB, Hales CN, Newsholme EA (1963) The glucose fatty acid cycle: its role in insulin sensitivity an the metabolic disturbances of diabetes mellitus. Lancet 1: 785–789

Reaven GM (1988) Banting lecture 1988. Role of insulin resistance in human disease. Diabetes 37: 1595–1607

Reaven GM (1995) The forth musketeer – from Alexandre Dumas to Claude Bernard. Diabetologia 38: 3–13

Reaven GM, Olefsky JM (1977) Relationship between heterogeneity of insulin responses and insulin resistance in normal subjects and patients with chemical diabetes. Diabetologia 13: 201–206

Rebrin K, Steil GM, Getty L, Bergman RN (1995) Free fatty acid as a link in the regulation of hepatic glucose output by peripheral insulin. Diabetes 44: 1038–1045

Rhodes CJ, Alarcón C (1994) What beta-cell defect could lead to hyperproinsulinemia in NIDDM? Some clues from recent advances made in understanding the proinsulin-processing mechanism. Diabetes 43: 511–517

Sacks D, McDonald JM (1995) The pathogenesis of type II diabetes mellitus. A polygenic disease. Am J Clin Pathol 105: 149–156

Saltiel AR (1996) Diverse signaling pathways in the cellular actions of insulin. Am J Physiol 270: E375-E385

Seely BL, Olefsky JM (1993) Potential cellular and genetic mechanisms for insulin resistance in the common disorders of diabetes and obesity. Baillieres Endocrinol Metabol Vol: 187–245

Shimada F, Makino H, Iwaoka H, Miyamoto S, Hashimoto N, Kanatsuka A, Bell GI, Yoshida S (1995) Identification of two novel amino acid polymorphisms in beta-cell/liver (GLUT2) glucose transporter in Japanese subjects. Diabetologia 38: 211–215

Shulman GI (1999) Cellular mechanisms of insulin resistance in humans. Am J Cardiol 84: 3J-10J

Sjöholm A (1998) Aspects of novel sites of regulation of the insulin stimulus-secretion coupling in normal and diabetic pancreatic islets. Endocrine 9: 1–13

Skelly RH, Bollheimer LC, Wicksteed BL, Corkey B, Rhodes CJ (1998) A distinct difference in the better body stimulus-response coupling pathways for regulating proinsulin biosynthesis and insulin secretion that lies at the level of requirement for fatty acyl moieties. Biochem J 331: 553–561

Stoffel M, Bell GI (1993) Characterization of a third simple tandem repeat polymorphism in the human glucokinase gene. Diabetologia 36: 170–171

Swenne I (1992) Pancreatic beta-cell growth and diabetes mellitus. Diabetologia 35: 193–201

Taylor SI (1992) Lilly Lecture. Molecular mechanisms of insulin resistance. Lessons from patients with mutations in the insulin-receptor gene. Diabetes 41: 1473–1490

Taylor SI, Accili D, Imai Y (1994) Insulin resistance or insulin deficiency. Which is the primary cause of NIDDM? Diabetes 43: 735–740

Unger RH (1995) Lipotoxicity in the pathogenesis of obesity-dependent NIDDM. Genetic and clinical implications. Diabetes 44: 863–870

Verspohl EJ, Ammon HP (1980) Evidence for presence of insulin receptors in red islets of Langerhans. J Clin Invest 65: 1230–1237

Waldhäusl W, Bratusch-Marrain P, Gasic S, Korn A, Nowotny P (1982) Insulin production rate, hepatic insulin retention and splanchnic carbohydrate metabolism after oral glucose ingestion in hyperinsulinaemic type 2 (non-insulin-dependent) diabetes mellitus. Diabetologia 23: 6–15

White MF, Kahn CR (1994) The insulin signaling system. J Biol Chem 269: 1–4

Withers DJ, Gutierrez JS, Towery H, Burks DJ, Ren JM, Previs S, Zhang Y, Bernal D, Pons S, Shulman GI, Bonner-Weir S, White MF (1998) Disruption of IRS-2 causes type 2 diabetes in mice. Nature 391: 900–904

Yalow RS, Berson SA (1960a) Immunoassay of plasma insulin in man. J Clin Invest 39: 1157

Yalow RS, Berson SA (1960b) Plasma insulin concentrations in nondiabetic and early diabetic subjects. Diabetes 9: 254

Yoshida H, Ohagi S, Sanke T, Furuta H, Furuta M, Nanjo K (1995) Association of the prohormone convertase 2 gene (PCSK2) and chromosome 20 with NIDDM in Japanese subjects. Diabetes 44: 389–393

Yoshioka N, Kuzuya T, Matsuda A, Taniguchi M, Iwamoto Y (1988) Serum proinsulin levels at fasting and after oral glucose load in patients with type 2 (non-insulin-dependent) diabetes mellitus. Diabetologia 31: 355–360

Zhang Y, Warren-Perry M, Sakura H, Adelman J, Stoffel M, Bell GI, Ashcroft FM, Turner RC (1995) No evidence for mutations in a putative beta-cell ATP-sensitive K+ channel subunit in MODY, NIDDM, or GDM. Diabetes 44: 597–600

Zisman A, Peroni OD, Abel ED, Michael MD, Mauvais-Jarvis F, Lowell BB, Wojtaszewski JFP, Hishman MF, Virkamaki A, Goodyear LJ, Kahn CR, Kahn BB (2000) Targeted disruption of the glucose transporter 4 selectively in muscle causes insulin resistance and glucose intolerance. Nature Med 6: 924–928

Zhou YP, Grill VE (1994) Long-term exposure of rat pancreatic islets to fatty acids inhibits glucose-induced insulin secretion and biosynthesis through a glucose fatty acid cycle. J Clin Invest 93: 870–876.

II Therapie des Diabetes mellitus

5 **Ernährung des Diabetikers**
   B. O. Böhm, G. Jütting, G. Servay-Hiergeist 51

6 **Schulung bei Diabetes mellitus**
   J. Haisch, D. Stock 63

7 **Stundenbilder eines patientenzentrierten Schulungsprogramms**
   S. Braun, J. Haisch 73

8 **Behandlung des Diabetes mellitus Typ 1 beim Kind und Adoleszenten**
   E. Heinze, B. O. Böhm 81

9 **Insulintherapie**
   B. O. Böhm, E. Heinze 99

10 **Pharmakotherapie des Diabetes mellitus Typ 2**
   C. Rosak 123

11 **Besonderheiten der Therapie des älteren Diabetikers unter Berücksichtigung der allgemein-internistischen Situation**
   J. Brückel 153

5 Ernährung des Diabetikers

B. O. Böhm, G. Jütting, G. Servay-Hiergeist

Inhaltsverzeichnis

5.1 Einleitung 52
5.2 Bedarfsgerechte Energie- und Nährstoffversorgung 52
5.3 Einteilung der Lebensmittel hinsichtlich der Blutzuckererhöhung 53
5.4 Süßungsmittel als Zuckeraustauschstoff 57
5.5 Fett 58
5.6 Eiweiß 59
5.7 Übergewicht 59
Literatur 61

Übersicht

Die Ernährung stellt ein wichtiges therapeutisches Prinzip bei der Behandlung aller Diabetiker dar. Die Diabeteskost orientiert sich an den allgemeinen Ernährungsempfehlungen für Gesunde. Der Anteil der jeweiligen Nährwerte sollte nach anerkannten Empfehlungen 10–15% Protein betragen, maximal 30–35% Fett, mindestens 50–60% Kohlenhydrate, wobei der Anteil der niedermolekularen Kohlenhydrate wiederum maximal 10% betragen sollte (Biesalski u. Grimm 1999; Ziegler et al. 1997).

5.1 Einleitung

Der Ist-Zustand der gewählten Kost nach entsprechenden Erhebungen ist jedoch aktuell ein wesentlich anderer; es wird berichtet, dass bis zu 4% der Kalorienmengen über Alkohol aufgenommen werden, 14% über Proteine, 41% an Fett, 41% an Kohlenhydraten mit einem Anteil von bis zu 20% an Mono- und auch Disacchariden (Deutsche Gesellschaft für Ernährung 1996). Diese Differenzen zwischen Ist-Situation der Nährwertrelation und den Soll-Empfehlungen müssen besonders in der Beratung von Diabetikern beachtet werden. Nur wenn im Umfeld weitestgehend Empfehlungen wie eine vielseitige Auswahl verschiedener Lebensmittel ausgeführt werden, weniger Fett bzw. fettreiche Lebensmittel benutzt werden, mehr Vollkornprodukte, reichlich Gemüse, weniger tierisches Eiweiß, eine schmackhafte und schonende Zubereitung der Speisen beachtet wird und dabei gleichzeitig der Alkoholkonsum sich in Maßen hält, haben Ernährungsempfehlungen für die Betroffenen und ihre Familien die Chance einer konsequenten und dauerhaften Umsetzung (Grundy 1999; Report of WHO Expert Committee on Physical Status 1995; Reichard et al. 1991).

Im Wesentlichen gelten sowohl für Typ 1- als auch für Typ 2-Diabetiker oder auch in der Situation eines Gestationsdiabetes folgende Empfehlungen:

Eine bedarfsgerechte Energiezufuhr, die kohlenhydratbetont und ballaststoffreich sein sollte und sich an die allgemeinen Ernährungsempfehlungen für Gesunde anlehnt, die wie folgt zusammengefasst werden können:

Gesunde Ernährung

Vollwertige und bedarfsdeckende Kost

- \> 40% komplexe Kohlenhydrate
- < 10% einfacher Zucker
- 30 g Ballaststoffe
- Eiweiß: 10–20% an Energie %
- Fett: 30–35% an Energie %
- Anteil gesättigter Fettsäuren: < 15%
- Salzkonsum: < 6 g / Tag
- Alkohol: Frauen < 15 g/Tag, Männer < 25 g/Tag

Ausgestaltung der Kost

Gesunde Ernährung gelingt durch lakto-vegetabile Kost, Fleischverzehr zwei mal pro Woche, Austausch schnell resorbierbarer Zucker durch Süßstoffe.

Für insulinbehandelte Patienten bedarf es einer besonderen Anpassung der Mahlzeitenmenge und -verteilung an die jeweilige Insulintherapie. Dies ist jedoch nicht so zu verstehen, dass die Ernährungsbehandlung einer fehlerhaften Insulintherapie durch Vermeiden von Hypoglykämien zum Erfolg verhelfen sollte. Ziel ist vielmehr, die Elemente Insulinmengen, körperliche Aktivität und die bewusste Auswahl von Mahlzeitenmengen und -verteilung zu einer erfolgreich intensivierten konventionellen Insulintherapie zusammenzuführen. Vor dem Hintergrund häufiger kardiovaskulärer Erkrankungen des Diabetikers und einer deutlichen Hyperalimentation in den westlichen Ländern ist die Voraussetzung für eine gesunde Ernährung des Diabetikers, aber auch seiner Familienmitglieder, der Einsatz von frischem Gemüse bzw. Rohkost, Verwenden von Getreideprodukten, und wenn immer möglich, von Vollkornprodukten, täglicher Einsatz von frischem Obst, Milch oder auch Milchprodukte, um die Kalziumzufuhr in ausreichender Menge zu gewährleisten, das Essen von kleineren Portionen Fleisch, Geflügel und Wurst, geringer Fettanteil und eine ausreichende Trinkmenge von mindestens 1,5 l pro Tag notwendig. Im Einzelfall können die Ernährungsempfehlungen von diesen Regeln abweichen. In unterschiedlichen Lebensphasen kann das Ziel eine isokalorische Ernährung sein, zum Teil eine hypokalorische Ernährung hier mit dem Ziel der Gewichtsabnahme oder auch eine hyperkalorische Ernährung.

5.2 Bedarfsgerechte Energie- und Nährstoffversorgung

Eines der wichtigsten Behandlungsziele ist eine bedarfsgerechte Energie- und Nährstoffversorgung. Die Energiezufuhr errechnet sich bei leichter körperlicher Belastung mit ca. 30 kcal/kg Sollgewicht, bei mittelschwerer körperlicher Belastung bei ca. 35–40 kcal/kg Sollgewicht. Dies bedeutet z. B. bei einer 1,70 m großen, 70 kg schweren Person, die Bürotätigkeit ausführt, einen Energiebedarf von 70 kg × 30 kcal = 2.100 kcal pro Tag.

Als Energielieferanten dienen Kohlenhydrate (1 g = 4 kcal = 17 kJ), Eiweiß (1 g = 4 kcal = 17 kJ), Fett (1 g = 9 kcal = 38 kJ) und Alkohol (1 g = 7 kcal = 30 kJ).

Zu unterscheiden sind kohlenhydrathaltige Lebensmittel, die den Blutzucker erhöhen wie Getreide und Getreideprodukte, z. B. Brot, Mehl, Stärke, Gries, Flocken, Reis, Nudeln, Mais, Kartoffeln und Kartoffelprodukte, Obst, Milch, Joghurt, Zucker, Haushaltszucker, Honig und kohlenhydrathaltige Lebensmittel, die den Blutzucker nicht oder so gut wie nicht erhöhen wie Gemüse (außer Mais), Salate, Pilze, Hülsenfrüchte, Nüsse. Kohlenhydratreiche Lebensmittel, die den Blutzucker sehr schnell erhöhen sind Traubenzucker, Malzbier, Cola, Getränke, Limonaden. Diese Lebensmittel sind nur zur Therapie bei niedrigen Blutzuckerwerten gedacht und nicht Gegenstand allgemeiner Ernährungsempfehlungen.

Entscheidend für die Blutzuckerwirksamkeit ist letztlich die Zusammensetzung und Zubereitung der einzelnen Lebensmittel. Mit einem langsamen Blutzuckeranstieg ist zu rechnen bei ballaststoffreichen und/oder fettreichen Mahlzeiten wie Müsli mit Sahne, Vollkornbrot mit Butter, Räucherfisch mit Sahneanteil und Kartoffelsalat mit Würstchen. Mit einer mittleren Blutzuckerwirksamkeit ist zu rechnen bei einer gemischten Mahlzeit, z. B. Kartoffeln, Fleisch mit Soße, Gemüse, Nachtisch oder Käsebrot, Wurstbrot, Schokolade oder Eis mit Sahne. Da sehr große intra- und individuelle Schwankungen bestehen, sollten insulinpflichtige Diabetiker durch Blutzuckerselbstkontrollen die eigene Blutzuckerwirksamkeit ermitteln.

Regeln bei der Verschreibung eines Ernährungsplans

1. Eine gründliche Ernährungsanamnese ist Vorbedingung für die Entwicklung eines Ernährungsplanes.
2. Ausgangspunkt des Ernährungsplanes ist immer die vom Patienten bisher gegessene Kost unter besonderer Beachtung, was er gerne isst.
3. Ein angemessener Teil an Kohlenhydraten sollte möglichst aus Gemüse und Früchten (450 g/Tag) bezogen werden.
4. Fett soll möglichst sparsam verwendet werden.
5. Mehrfach ungesättigte und einfach ungesättigte Fettsäuren sollten bevorzugt werden (mediterrane Kostform).
6. Ein adipöser Diabetiker (Typ 2-Diabetiker, aber auch Typ 1-Diabetiker) sollte langfristig an Gewicht abnehmen.
7. Beim Essen und Trinken pflegt der Mensch wichtige soziale Kontakte; dieses interaktive Element muss bei der Auswahl der Kostform beachtet werden.
8. Der Ernährungsplan stimmt, wenn der Patient idealgewichtig ist und eine gute Blutzuckereinstellung aufweist.
9. Alkohol vor dem Essen fördert den Appetit und ist deshalb besonders problematisch für übergewichtige Typ 2-Diabetiker.
10. Alkohol muss stets zur Gesamtkalorienzahl dazugezählt werden.

5.3
Einteilung der Lebensmittel hinsichtlich der Blutzuckererhöhung

Kohlenhydrate stellen das wesentliche Element der Nährstoffe dar, die unmittelbar den Blutzucker ansteigen lassen. Kohlenhydratreiche Lebensmittel wie z. B. Getreide, Kartoffeln, Hülsenfrüchte, Reis sind aber zusätzlich Quellen für Vitamine, Mineralstoffe und gleichzeitig auch Ballaststoffe. Gemüse sind bezogen auf das jeweilige Gesamtgewicht wegen ihres Wassergehalts als relativ energiearm anzusehen. Für Diabetiker kommt es nicht darauf an, Kohlenhydrate zu sparen, sondern diese im Rahmen der Kost hinsichtlich ihrer Blutzuckerwirksamkeit richtig einzusetzen. Entgegen dem allgemeinen Trend sollte der Kohlenhydratanteil zwischen 45–60% des Tagesenergiebedarfs betragen. Wichtig ist die Beachtung der Lebensmittelqualitäten in Bezug auf die Geschwindigkeit der Blutzuckererhöhung. Diese Eigenschaft von Kohlenhydraten wird durch den glykämischen Index beschrieben. Der glykämische Index eines Lebensmittels gibt für einen definierten Zeitraum die Blutzuckerwirksamkeit im Vergleich zur gleichen Menge an Glukose an. Allgemein sind Lebensmittel zu bevorzugen mit einem niedrigen glykämischen Index wie Hülsenfrüchte, Vollkornprodukte, teilweise Milchprodukte, Teigwaren und verschiedene Obstsorten, z. B. Apfel, Birne, Pfirsich. Bezüglich der ernährungsphysiologischen Qualität eines Lebensmittels besagt ein niedriger glykämischer Index aber nicht zwangsläufig, dass es sich um ein empfehlenswertes Produkt handelt. Dies trifft z. B. auf besonders fetthaltige Lebensmittel wie Schokolade, Sahnetorte, Pommes frites mit Mayonnaise etc. zu. Zu schnellen Blutzuckeranstiegen führen z. B. Cornflakes, Toast, Brötchen oder auch Zwieback. Sehr schnelle Blutzuckerwirkungen sind z. T. Therapie bei niedrigen Blutzuckerwerten (Traubenzucker, Haushaltszucker, Honig, Malzbier, zuckerhaltige Getränke).

Bei der Bewertung des Kohlenhydratanteils in der Nahrung hat sich eine Schätzeinheit, die sogenannte Berechnungseinheit (BE, früher Broteinheit) bewährt. Eine BE entspricht der Nahrungsmittelmenge, die 10–12 g Kohlenhydrate enthält. Nach Empfehlung der Deutschen Diabetes-Gesellschaft wurde 1993 der Begriff der Schätzeinheit entsprechend 10–12 g Kohlenhydraten entwickelt, um im Wesentlichen eine Vereinheitlichung der Begriffe wie Broteinheit, Kohlenhydrateinheit usw. erreichen zu können. In der klinisch-praktischen Phase ist es wichtig, dass Patienten sich an *eine* Tabelle mit den Angaben des jeweiligen Kohlenhydratgehaltes halten und nicht zwischen verschiedenen Tabellen wechseln, denn z. T. können die Schätzeinheiten in älteren und neueren Kohlenhydrataustauschtabellen erhebliche Differenzen aufweisen (Tabelle 5.1).

Tabelle 5.1. Nahrungsmittel, die Zucker enthalten (Aus: „Kalorien mundgerecht", 10., völlig neu überarbeitete und erweiterte Auflage, 1996/97; Nachdruck mit freundlicher Genehmigung)

	Gewicht	BE	kcal
Kuchen und Torten:			
Apfelkuchen (Rührteig)	100 g	3,0	270
Apfelstrudel (Strudelteig)	150 g	3,5	235
Apfeltorte gedeckt (Mürbt.)	100 g	3,0	220
Baumkuchen	70 g	3,0	300
Bienenstich	75 g	2,5	220
Biskuitrolle m. Erdbeersahne	60 g	1,5	130
Buttercremetorte im Durchschnitt	120 g	4,0	410
Butterkuchen	60 g	3,0	230
Englischer Kuchen, Früchtekuchen	50 g	3,0	175
Frankfurter Kranz	55 g	1,5	200
Holländer-Kirsch-Schnitte	140 g	3,0	370
Kirschkuchen (Rührteig)	100 g	4,0	245
Käsekuchen (Hefeteig vom Blech)	100 g	3,0	320
Käsekuchen im Durchschnitt	100 g	2,5	250
Käse-Sahne-Torte	120 g	3,5	315
Königskuchen	70 g	3,5	250
Linzer Torte	70 g	3,0	315
Marmorkuchen	70 g	3,0	265
Mocca-Sahne-Torte	120 g	3,0	375
Mohnkuchen	100 g	3,5	330
Mohnstreuselkuchen (Hefeteig vom Blech)	100 g	4,0	320
Napfkuchen (Rührteig)	75 g	3,5	275
Nusstorte	100 g	4,0	420
Nusskuchen mit Schokolade	50 g	2,0	225
Obstkuchen (Hefeteig v. Blech)	100 g	3,0	170
Obsttorte (Biskuitboden)	130 g	4,5	290
Obsttörtchen (Tortelett + Belag)	100 g	3,5	225
Quarktorte (Mürbeteig)	100 g	3,5	300
Rübli-Torte (Möhrenkuchen)	100 g	4,5	340
Rührkuchen	70 g	3,0	225
Sachertorte	100 g	5,0	345
Sahnetorte	100 g	3,0	365
Sandkuchen	70 g	3,5	270

Tabelle 5.1. (Fortsetzung)

	Gewicht	BE	kcal
Schokoladen-Sahnetorte	120 g	3,0	470
Schwarzwälder-Kirschtorte	140 g	5,5	440
Streuselkuchen (Hefeteig v. Blech)	70 g	3,5	275
Zuckerkuchen	70 g	3,5	255
Zwiebelkuchen (Hefeteig v. Blech)	100 g	2,0	210
Gebäck, Kaffeestückchen:			
Amerikaner	100 g	3,0	220
Berliner Pfannkuchen, Krapfen	60 g	2,5	190
Blätterteigstückchen	70 g	2,0	230
Dampfnudel	100 g	5,0	335
Hefestückchen m. Zuckerguss	75 g	4,0	235
Plunderstück mit Marzipanfüllung	90 g	3,5	365
Nussecke	50 g	2,5	245
Rosinenschnecke	65 g	3,0	180
Schillerlocke m. Schlagsahne	75 g	1,5	270
Schweinsöhrchen	50 g	2,0	235
Windbeutel mit Schlagsahne	100 g	1,5	255
Weihnachtsgebäck, Kekse:			
Aachener Printen	20 g	1,0	90
Anisplätzchen	10 g	0,5	45
Basler Leckerli	25 g	1,5	95
Bethmännchen	20 g	0,5	95
Buttergebäck	10 g	0,5	45
Dominostein	12 g	0,5	55
Elisenlebkuchen	40 g	2,5	165
Früchtebrot, 1 Scheibe	50 g	2,5	165
Heidesand, 4 St. à 6 g	24 g	1,0	120
Honigkuchen	70 g	4,5	235
Makronen	10 g	0,5	45
Nürnberger Lebkuchen	40 g	2,5	165
Pfefferkuchenherzen ungefüllt, 5 St. à 4 g	20 g	1,0	75
Pfeffernüsse	6 g	0,5	20
Christstollen 1 Scheibe	50 g	2,5	200
Quarkstollen, 1 Scheibe	50 g	2,5	180
Schwarz-weiß-Gebäck, 2 St. à 10 g	20 g	1,0	90
Spekulatius	10 g	0,5	45
Spitzbuben (Terrassenbrötchen)	20 g	1,0	85
Nasch- und Knabberartikel:			
After Eight, 2 Stck.		1,5	90
Biskuitkeks, Löffelbiskuit, Eiswaffel, 3 Stck. à 5 g	15 g	1,0	60
Butterkeks, 3 Stck. à 5 g	15 g	1,0	60
Choclait Chip, Nestle, 10 Stck. à 2 g	20 g	1,0	100
Choco Crossies, 3 Stck. à 5 g	15 g	1,0	75
Doppelkeks mit Kakaocremefüllung	25 g	1,5	120
Müslikeks, 3 Stck. à 5 g	15 g	1,0	60
Vollkornkeks, 3 Stck. à 5 g	15 g	1,0	75
Russisch Brot, 3 Stck. à 5 g	15 g	1,0	45
Waffelmischung mit Cremefüllung, 2 Stck. à 5 g	10 g	0,5	50
Erdnussflip	25 g	1,0	140
Käsegebäck	25 g	1,0	140
Kartoffelchips	25 g	1,0	135
Salzstangen, 10 Stck. à 1,5 g	15 g	1,0	50
Süßwaren:			
pro Kleinpackung*			
Balisto (Corn, Honig, Müsli, Waldbeere)	20 g	1,0	100
Banjo	40 g	2,0	220

Tabelle 5.1. (Fortsetzung)

	Gewicht	BE	kcal
Bounty	30 g	1,5	140
Duplo	20 g	1,0	100
Hanuta	22 g	1,0	120
Kitkat	45 g	2,5	235
Lion-Riegel	45 g	3,0	220
Mars	60 g	4,0	280
Milky Way	30 g	2,0	135
M+M mit Milchschokolade	15 g	1,0	70
M+M mit Erdnüssen	18 g	1,0	75
Nuts	55 g	3,5	260
Rolo Toffee, 3 Stck.	15 g	1,0	75
Smarties, 10 Stck.		1,0	50
Snickers	60 g	3,0	300
Twix	60 g	3,5	300
Yes Torty (Cacao-, Nuss-, Caramel-, Erdbeerkuchen)	38 g	2,0	170
Süßwaren:			
Bonbon, 2 Stck. ca.	10 g	1,0	40
Geleewürfel, 1 Würfel	12 g	1,0	50
Gummibärchen, 10 Stck.	25 g	1,0	50
Kaugummi, 5 Streifen	16 g	1,0	50
Marzipan	100 g	6,0	500
Mokkabohnen, 10 Stck.	15 g	1,0	100
Negerkuss, 1 Stck.	20 g	1,5	90
Nougat	20 g	1,0	120
Osterei (Knickebein/Nougat)	20 g	1,0	100
Popcorn, süß, 1 Beutel	40 g	2,5	150
Salmiak-Pastillen	15 g	1,0	45
Schoko-Linsen, 10 Stck.	15 g	1,0	60
Ferrero-Artikel*:			
Kinder-Schokolade, 1 Riegel klein	12 g	0,5	70
Kinder-Schokolade, 1 Riegel groß	25 g	1,0	140
Kinder-Country, 2erRiegel	50 g	2,5	270
Kinder-Hippo Snack, 1 Stck.	25 g	1,0	140
Kinder-Pinguin	30 g	1,0	135
Kinder-Schoko-Bons, 4 Stck.	24 g	1,0	140
Milchschnitte	35 g	1,0	120
Mon Cheri, 1 Stck.	10 g	0,5	50
Raffaelo, 1 Stck.	10 g	0,5	60
Yogurette, 1 Riegel	12 g	0,5	60
Ferrero Küsschen, 1 Stck.	9 g	0,5	55
Ferrero Rocher, 1 Stck.	12 g	0,5	70
Giotto, 10 Stck.	50 g	1,5	310
Milka-Artikel*:			
Schokolade durchschnittl.	20 g	1,0	110
1 Tafel Schokolade	100 g	5,0	550
Lila Pause, 1 Riegel	38 g	2,0	200
Pralinen, durchschnittl. 1 Stck.	10 g	0,5	60
Rumkugel, 1 Stck.	20 g	1,5	80
Weinbrandbohnen, 5 Stck.	40 g	1,0	150
Haribo-Artikel*:			
pro 100 g			
Fruchtgummi:			
Goldbären, Weinland, Happy-Cherries, Happy-Cola, Frucht-Flip, Weichbären, Phantasia, Schlümpfe, ICE-TEA; Power Gums	100 g	8	340

Tabelle 5.1. (Fortsetzung)

	Gewicht	BE	kcal
Fruchtgummi:			
Pfirsiche, Tropi Frutti, Apfelringe, Saure Bohnen, saure Pommes, saure Dinosaurier	100 g	8	350
Schaumzucker mit Fruchtgummi:			
Fröschli, Schildkröten, Krokodile, Erdbeer mit Sahne	100 g	8	350
Schaumzucker:			
Erdbeeren, Bananas, Traumküsse, Chamellows, Biba-Softbär	100 g	8	350
Dragierter Schaumzucker:			
Baiser-Ostereier, Herzen	100 g	9	390
Gelees:			
Berries, Perleier	100 g	8	350
Lakritze			
Haribo-Konfekt	100 g	7,5	350
Schnecken-Lakritz Allerlei	100 g	7,0	300
Katinchen, Parade, Salino, Sali, Veilchen-Pastillen, Negertaler, Piratos, Sprotten	100 g	8,0	320
Color-Rado	100 g	7,5	340
Eis: pro Portion			
Eiscreme 2 Kugeln	75 g	1,5	155
Milcheis 2 Kugeln	75 g	1,5	95
Fruchteis 2 Kugeln	75 g	2,0	105
Softeis, Frucht	50 g	0,5	50
Softeis, Milch	50 g	0,5	70
Eis: Langnese*, Iglo*			
Kleinpackungen, pro Stück			
Magnum Double		3,5	390
Magnum Mandel		2,5	320
Magnum Classic		2,5	290
Magnum Weiß		2,5	310
Magnum Orange Chocolat		2,5	290
Cornetto Schokolade		3,0	250
Cornetto Erdbeer		3,0	190
Cornetto Haselnuss		3,0	240
Cornetto Bottermelk-Zitrone		3,0	190
Solero Citrus		2,0	135
Solero Exotic		2,0	160
Solero Waldfrucht		2,0	125
Nogger Original		2,0	235
Nogger Choc		2,0	290
Calippo Blizz Cola		2,0	90
Calippo Blizz Pink Grapefruit		2,5	100
Calippo Limette		2,5	100
Calippo Orange		2,5	100
Langnese Konfekt		3,0	400
Cuja Mara Split		1,5	95
Domino		1,0	135
Happen		1,5	90
Ed von Schleck		1,5	115
Capri		1,5	55
Mister Long		2,0	80
Mister Long Choc		3,0	350
Ranieri Gran Cono			
Vanille/Walnuss		4,5	365
Schokolade/Vanille		4,0	325

Tabelle 5.1. (Fortsetzung)

	Gewicht	BE	kcal
Ranieri / Cestelli			
Schokolade/Vanille		3,5	260
Sahne /Waldfrucht		3,5	235
Speiseeis: Langnese*, Iglo*, Haushaltspackungen pro 100 ml:			
Vienetta Vanille		1,0	140
Schokolade		1,5	145
Orange Chocolate		1,5	150
Cappucino		1,0	140
Waldbeere		1,5	150
Zitrone		1,5	140
Haselnuss		1,5	150
Apfel-Zimt		1,5	150
Royal Advokaat		1,5	110
Jamaica		1,5	125
Birne Helene		1,5	120
Walnuss-Trüffel		1,5	120
Schwarzwald		1,5	110
Zarter Schmelz Fürst Pückler		1,0	90
Vanille		1,0	90
Ranieri / Castelli			
Schokolade/Vanille		2,0	165
Sahne/Schokolade		2,0	170
Solero Waldfrucht-Dessert		1,5	100
Exotik-Dessert		1,5	105
Königsrolle		1,5	105
Speiseeis: Schöller, pro 100 ml			
Manhattan		2,5	215
Double Chocolate		2,5	215
French Vanilla		2,0	200
Mövenpick:			
Chocolate Chips		3	250
Creme Himbeer		3	180
Maple Walnuts		2,5	280
Schlemmerbombe:			
Fürst Pückler Art		2,0	190
Himbeer		2,5	200
Nougat		2,5	240
Eisspezialitäten Dr. Oetker* pro 100 ml			
Das Feine:			
Mandel-Caramel, Pistazie, Chocolat-Praliné, Bourbon-Vanille, Irish-Coffee, Rumtopf		2,5	240
Walnuss		2,5	270
Zitronen-Sorbet		3,0	135
Eiscafe Venetia:			
Vanille, Schokolade, Stracciatella, Zabaione, Amarena		2,5	210
Eis Ristorante:			
Tiramisu		3,0	250
Vanille		2,5	230
Stracciatella		2,5	245
Kleinpackungen: Dr. Oetker			
Zabaione-Kirsch		3,0	230
Cappuccino		2,5	250
Mandel-Amaretto-Schoko		2,5	245
Schokolade		2,5	250
Haselnuss		2,5	260

Tabelle 5.1. (Fortsetzung)

	Gewicht	BE	kcal
Goldhorn		2,0	260
Silberhorn		3,0	200
Malibu		1,5	80
Negerlein		2,0	300
Nussknacker		2,5	310
Bambini:			
Vanille		2,0	200
Erdbeer		2,5	140
Düsenjäger		2,5	100
Leckerbissen		2,5	270
Big Schoko		3,0	320
Brotaufstrich: 20 g, 2 Kaffeelöffel			
Konfitüre, Marmelade	20 g	1,0	50
Honig	20 g	1,5	60
Erdnusscreme	20 g	0,5	120
Nutella	20 g	1,0	105
Apfelkraut	20 g	1,5	50
Schokoladen-Pulver, Nesquik 1 geh. TL	5 g	0,5	20
Müsli Dr. Oetker: 40 g, pro Portion			
Müsli Plus		2,0	125
Früchte Müsli		2,5	135
Schoko Müsli		2,5	160
Pinats Müsli		2,5	160
Honig Müsli		2,5	170
Knusper Müsli		2,5	175
Schoko-Knusper Müsli		2,0	170
Knusper Honey		2,5	185
Mc Donald-Produkte:			
Hamburger, 1 Stck.		2,5	260
Cheeseburger, 1 Stck		3,0	320
Hamburger Royal m. Käse, 1 Stck.		3,0	510
Big Mac, 1 Stck.		3,5	530
Mc Rib mit Westernsoße, 1 Stck.		5,0	530
Fischmac, 1 Stck.		3,0	410
Chicken Mc Nuggets (kl. Portion)	100 g	1,0	260
Pommes frites, kl. Portion	64 g	2,5	196
Pommes frites, mittl. Portion	86 g	3,5	263
Mc Sundae Eis		3,0	205
Apfeltasche, 1 Stck.		2,5	245
Milchshake, Erdbeer	300 ml	6,0	380
Milchshake, Vanille	300 ml	6,0	370
Milchshake, Schokolade	300 ml	5,0	350
Essen im Restaurant:			
Kartoffelknödel	115 g	3,0	135
Semmelknödel	100 g	2,5	120
Kroketten, ca. 4 Stck.	100 g	3,0	210
Pommes frites	150 g	4,5	320
Bratkartoffeln	250 g	4,0	325
Spätzle	150 g	3,5	250
Teigwaren	150 g	3,5	175
Kartoffelpuffer	50 g	1,0	100
Schweizer Rösti	200 g	3,5	245
Schnitzel, paniert ca.		1,0	
Soße, 1 Portion ca.		0,5	
Suppe gebunden, 1 Teller		1,0–1,5	100
Königinpastete (Blätterteig, ungefüllt), 1 Stck.		1,0	340

5.4 Süßungsmittel als Zuckeraustauschstoff

Tabelle 5.1. (Fortsetzung)

	Gewicht	BE	kcal
Fertiggerichte Dr. Oetker*:			
Ristorante			
Cannelloni	400 g	6,0	570
Lasagne al forno	400 g	5,5	490
Tortellini mit Sahne-Sauce	250 g	7,5	700
Spaghetti Carbonara	270 g	7,0	790
Rustica			
Käse-Spätzle	400 g	8,0	680
Chinatown			
Bami Goreng	365 g	2,5	450
Chop Suey	240 g	2,5	310
Nasi Goreng	365 g	4,0	470
Frühlingsrolle, 1 Stck.	150 g	3,0	170
China-Suppe Tunhang	250 g	1,0	135
Peking-Suppe sauer-scharf	250 g	1,0	145
Bihun-Suppe indonesisch	250 g	1,0	170
Pizza Dr. Oetker*:			
Rustica			
Pizza Salami	335 g	7,0	760
Pizza Mare	350 g	6,5	655
Pizza Speciale	335 g	7,0	690
Pizza Cipolle	325 g	7,5	575
Pizza Peperoni	340 g	9,0	810
Quiche Lorraine	150 g	2,5	330
Tiefkühlprodukte Iglo*, Langnese:			
Bistro Baguette Salami	125 g	4,0	300
Bistro Baguette Champignon	125 g	4,0	290
Bistro Baguette Bolognese	125 g	3,5	270
Bistro Baguette Tomate-Käse	125 g	3,5	290
Ciabattino Carbonara, Rustica, Classica, Fungi	175 g	5,0	430
Fisch:			
Fischstäbchen	100 g	1,5	180
Fisch Nuggets	100 g	1,5	260
Schlemmerfilet à la Bordelaise, Champignon, Gemüsegarten	100 g	0,5	170
Fisch-Frikadellen	100 g	1,5	145
Goldbackfilets	100 g	2,0	185
Fertiggerichte:			
Hühnerfrikassee	250 g	2,0	470
Jägerklößchen	300 g	3,5	745
Königsberger Klopse	250 g	3,0	680
Boeuf Stroganoff	250 g	3,5	415
Rahmgeschnetzeltes	250 g	3,0	550
Makkaroniauflauf	400 g	7,5	570
Kartoffelauflauf „Schweizer Art"	400 g	4,0	480
Bratkartoffel-Gemüsepfanne	375 g	3,0	335
Steaklets-Pfanne	375 g	5,5	520
Steaklets pro Stück	75 g	0,5	160
Tomaten-Mozzarella-Plätzli, pro Stck.	50 g	1,0	100
Champignon-Plätzli, pro Stck.	50 g	1,5	90
Käse-Schinken-Plätzli, pro Stck.	50 g	1,0	100
Knusperburger, pro Stck.	62,5 g	1,0	160
Geflügel-Steaklets, pro Stck.	75 g	0,5	120
Geflügel-Sticks, 10 Stck.	100 g	1,5	220
Geflügel-Dippers in Backteig	250 g	2,0	550

* Produktanalysen von der Firma: Mars, Langnese, Iglo, Mc Donald's, Conditorei Coppenrath & Wiese, Haribo GmbH + Co KG, Dr. Oetker

5.4 Süßungsmittel als Zuckeraustauschstoff

Die Geschmackspräferenz für süß spielt bei der heutigen Ernährung eine besondere Rolle in der Auswahl der Nahrungsmittel (Birch 1999; Drewnowski 1997). Zu unterscheiden sind blutzuckererhöhende Süßungsmittel wie Haushaltszucker, Traubenzucker, Malzzucker, Honig oder Glukosesirup. Die Gruppe der sogenannten Zuckeralkohole, die z. T. als Zuckeraustauschstoffe eingesetzt werden und einen etwas geringeren blutzuckererhöhenden Effekt aufweisen, ohne jedoch einen kalorischen Vorteil zu bieten sowie die nicht blutzuckererhöhenden Süßungsmittel (Süßstoffe). Untersuchungen an Typ 1-Diabetikern konnten nachweisen, dass unter intensivierter konventioneller Insulintherapie oder auch Insulinpumpentherapie eine tägliche Menge an Haushaltszucker von 30–50 g keinerlei negativen Einfluss auf den Blutzuckerverlauf ausübt (Mühlhauser et al. 1995). Dies bedeutet, dass in dieser Situation unter Beachtung der Gesamtkohlenhydratmenge nichts gegen ein „normales" Stück Kuchen, Schokolade oder gar Eis sprechen muss. Prinzipiell aber werden nicht-blutzuckererhöhende und damit in der Regel auch nicht-kalirogene Süßstoffe empfohlen. Zu den Zuckeraustauschstoffen oder Zuckeralkoholen zählen Fruchtzucker (Fruktose), Sorbit, Malit, Isomalt, Laktitol, Laktit und Xylit. Der Nachteil dieser Zuckeraustauschstoffe ist, dass sie wegen ihrer teilweise nur unvollständigen Aufnahme im Dünndarm mit intestinalen Nebenwirkungen verbunden sein können. Sie können je nach Menge zu krampfartigen Oberbauchbeschwerden, Flatulenz und Diarrhoe führen. Der Vorteil der Zuckeralkohole Sorbit, Mannit, Maltit, Isomalt, Laktitol und Laktit ist, dass sie nicht kariogen wirken, wobei Xylit sogar die Kariesentstehung verhindern kann.

An Süßstoffen sind Saccharin und Cyclamat anzuführen, die in den meisten „Diät-Produkten" anzutreffen sind. Bei zu hoher Konzentration erzeugen diese Süßstoffarten einen bitteren metallischen Geschmack. Aspartam weist diesen unangenehmen Bei- oder Nachgeschmack nicht auf, ist jedoch nicht hitzestabil und kann somit nicht zum Kochen oder Backen verwendet werden. Da Aspartan Phenylalanin enthält, ist dieser Süßstoff für Patienten mit einer Phenylketonurie nicht geeignet. AC-Sulfam-K ist hitzestabil, schmeckt in höheren Konzentrationen leicht bitter. Weitere Süßungsmittel wären Thaumatin, das einen leicht lakritzartigen Nachgeschmack hinterlässt oder Neohesperidin-Dehydrochalcon. Dieser letztgenannte Süßstoff hinterlässt einen Nachgeschmack, der an Lakritz oder Menthol erinnert, ist hitzestabil und kann in Kombination mit anderen Süßungsmitteln eingesetzt werden. Die täglichen Höchstmengen liegen für Saccharin bei 5 mg pro kg Körpergewicht, für Cyclamat bei 11 mg pro kg Körpergewicht, bei Aspartan bei 40 mg und AC-Sulfam-K bei 15 mg pro kg Körpergewicht (Deutsche Forschungsgemeinschaft 1998; Ziegler et al. 1997).

5.5 Fett

Fett dient dem Körper als Energielieferant, hat zusätzlich wichtige Funktionen für den Transport fettlöslicher Vitamine, ist Träger von Aroma- und Geschmacksstoffen und trägt letztlich zur Sättigung bei. Insgesamt ist der Fettverzehr der Bevölkerung im Allgemeinen und speziell von Diabetikern höher im Vergleich zur Ernährungsempfehlung mit einem erwünschten Anteil von maximal 35% (Deutsche Gesellschaft für Ernährung 1996). Bei der Einschätzung durch die Patienten wird in der Regel das versteckte Fett, das sich in Fleisch- und Wurstwaren, in Käse und Milch befindet, wesentlich unterschätzt. Tierische Fette bestehen im Wesentlichen aus gesättigten Fettsäuren und sind direkt mit dem Ansteigen der Cholesterinspiegel assoziiert. Im Gegensatz dazu ist in einer mediterranen Ernährungsform der Anteil gesättigter Fettsäuren, insbesondere durch die vermehrte Anwendung von ungesättigten Fettsäuren (Olivenöl, auch Rapsöl) geringer; damit verbunden ist eine Risikoreduktion für kardiovaskuläre Ereignisse (Tabelle 5.2; Grundy 1999).

Tabelle 5.2. Fettgehalt der Nahrungsmittel

Lebensmittel	Fettgehalt
Fettgehalt in 100 g verzehrsfertigem Fleisch/Geflügel	
Schweinebug (Schulter)	23 g Fett
Keule (Schwein)	23 g Fett
Hackfleisch, gemischt (halb Rind, halb Schwein)	20 g Fett
Gans	31 g Fett
Hackfleisch (Rind)	14 g Fett
Tartar	3 g Fett
Schweineschnitzel (Oberschale)	2 g Fett
Muskelfleisch (Schwein)	2 g Fett
Muskelfleisch (Kalb)	1 g Fett
Roastbeef (Lende, Rind)	5 g Fett
Putenbrust ohne Haut	1 g Fett
Fettgehalt in 100 g Wurst	
Mortadella	33 g Fett
Bockwurst	25 g Fett
Bratwurst	29 g Fett
Weißwurst	27 g Fett
Wiener Würstchen	28 g Fett
Leberkäse	28 g Fett
Cervelatwurst	35 g Fett
Gelbwurst	27 g Fett
Salami	33 g Fett
Bierschinken	11 g Fett
Geflügelwurst	5 g Fett
Gekochter Schinken (ohne Fettrand)	3 g Fett
Corned beef	6 g Fett
Fettgehalt in 100 g Fisch	
Hering	18 g Fett
Makrele	19 g Fett
Thunfisch	15 g Fett
Aal	25 g Fett
Lachs	14 g Fett
Forelle	3 g Fett
Zander	1 g Fett
Felchen	3 g Fett
Scholle	2 g Fett
Kabeljau	1 g Fett
Rotbarsch	3 g Fett
Fettgehalt in 100 g Milchprodukten	
Trinkmilch/Joghurt, 3,5% Fett	4 g Fett
Sahne/Crème fraîche, 30% Fett	32 g Fett
Quark 40% F. i. Tr.	11 g Fett
Fettarme Mich/Joghurt, 1,5% Fett	2 g Fett
Magerquark	0 g Fett
Fettgehalt in 100 g Käse	
Camembert, 60% F. i. Tr.	33 g Fett
Butterkäse, 60% F. i. Tr.	35 g Fett
Edamer, 45% F. i. Tr.	28 g Fett
Limburger, 40% F. i. Tr.	20 g Fett
Camembert, 30% F. i. Tr.	13 g Fett
Butterkäse, 30% F. i. Tr.	15 g Fett
Edamer, 30% F. i. Tr.	16 g Fett
Limburger, 20% F. i. Tr.	9 g Fett
Harzer	1 g Fett
Fettgehalt sonstiger Lebensmittel	
250 g Kartoffelchips	100 g Fett
1 Tafel Schokolade	30 g Fett
55 g Zucker	
100 g Erdnüsse	50 g Fett
200 g Fleischsalat	90 g Fett
1 Balisto (20 g)	6 g Fett
1 Snickers (60 g)	17 g Fett
1 Bounty (30 g)	8 g Fett
1 Duplo (18 g)	6 g Fett
100 g Obstkuchen (Hefeteig)	4 g Fett
75 g Napfkuchen (Rührteig)	12 g Fett
120 g Sahnetorte	25 g Fett

Durch Austausch der fettreichen Produkte durch fettarme Lebensmittel kann viel verstecktes Fett eingespart werden.
Beispiele:

Menge	Fettreiches Produkt	Fett	Fettarmes Produkt	Fett
1/4 l	Vollmilch	9 g	fettarme Milch	4 g
50 g	Käse 45% F. i. Tr.	13 g	Käse 30% F. i. Tr.	8 g
50 g	Fleischwurst	14 g	Geflügelwurst	5 g
100 g	Bratwurst	30 g	Schweineschnitzel	8 g
Insgesamt:		**66 g**		**25 g**

5.6 Eiweiß

Eiweiß dient als Bausubstanz. Die Eiweißzufuhr sollte beim Erwachsenen ca. 15–20% der Gesamtenergiemenge ausmachen. In besonderen Situationen ist eine Erhöhung wie z. B. für Stillende oder Schwangere zu empfehlen. Insgesamt wird eine Zufuhr von 0,8 g/kg Körpergewicht pro Tag empfohlen. Eine Aufnahme von 0,45 g/kg Körpergewicht wird als minimaler Proteinbedarf pro Tag bezeichnet (Biesalski u. Grimm 1999; Deutsche Gesellschaft für Ernährung 1991).

Eine ausgewogene Diabeteskost wird in den Tabellen 5.3 und 5.4 dargestellt.

5.7 Übergewicht

Bei einem Großteil der Diabetiker liegt eine Vermehrung der Fettmasse vor. Man spricht von einer Fettsucht, wenn bei Frauen der Anteil der Fettmasse am Körpergewicht 25–30%, bei Männern etwa 20% übersteigt (Lean et al. 1995; Noack u. Johsen 1993). Als orientierendes Maß wird die Bestimmung des

Tabelle 5.3. Diabeteskost 1200 kcal/5040 kJ[a]

	E [g]	F [g]	KH [g]	BE	kJ	kcal
1. Frühstück						
75 g Vollkornbrot/Mischbrot	5	1	34	2,5	683	165
10 g Halbfettmargarine	–	4	–	–	154	37
25 g Diabetiker-Marmelade, energiereduziert	–	–	6	0,5	110	26
40 g Quark 20% F.i.Tr.	6	3	1	–	204	48
oder 30 g magere Wurst						
oder 30 g Käse 30% F.i.Tr.						
Kaffee oder Tee (Süßstoff)						
Zwischenmahlzeit						
150 g Diabetiker-Fruchtjoghurt 1,5%	7	2	12	1	395	93
Mittagessen						
80 g mageres Fleisch/100 g Fisch	15	5	–	–	460	110
240 g Kartoffeln	6	1	36	3	762	183
oder 45 g Reis/Teigwaren (roh)						
oder 135 g Reis/Teigwaren (gekocht)						
200–300 g Gemüse/Salat	4	–	(10)	–	250	60
5 g Öl (1 TL)	–	5	–	–	188	45
Zwischenmahlzeit						
100 g Obst	1	–	12	1	230	55
Abendessen						
90 g Vollkornbrot/Mischbrot	6	1	41	3	819	198
10 g Halbfettmargarine	4	–	–	154		37
30 g magere Wurst/Käse	6	3	1	–	204	48
150 g Gemüse/Salat	2	–	(5)	–	125	30
5 g Öl (1 TL)	–	5	–	–	188	45
Tee (Süßstoff)						
Spätmahlzeit						
30 g Vollkornbrot						
20 g magere Wurst/Käse	6	4	12	1	676	161
oder 100 g Obst						
Insgesamt:	**64**	**38**	**170**	**12**	**5602**	**1341**

[a] Kohlenhydrate 50% = 150 g = 12 BE
Fett 30% = 40 g
Eiweiß 20% = 60 g

Tabelle 5.4. Diabeteskost 2000 kcal/8400 kJ[a]

	E [g]	F [g]	KH [g]	BE	kJ	kcal
1. Frühstück						
105 g Vollkornbrot/Mischbrot	7	1	47	3,5	956	231
10 g Diätmargarine	–	8	–	–	308	74
25 g Diabetiker-Marmelade, energiered.	–	–	6	0,5	110	26
40 g Quark 20% F.i.Tr.	6	3	1	–	204	48
oder 30 g magere Wurst						
oder 30 g Käse 30% F.i.Tr.						
Kaffee oder Tee (Süßstoff)						
Zwischenmahlzeit						
150 g Diabetiker-Fruchtjoghurt 1,5%	7	2	12	1	395	93
100 g Obst	1	–	12	1	230	55
Mittagessen						
100 g mageres Fleisch/150 g Fisch	20	6	–	–	568	136
400 g Kartoffeln	10	1	60	5	1270	305
oder 75 g Reis/Teigwaren (roh)						
oder 225 g Reis/Teigwaren (gekocht)						
200–300 g Gemüse/Salat	4	–	(10)	–	250	60
10 g Öl (2 TL)	–	10	–	–	376	90
100 g Obst	1	–	12	1	230	55
Zwischenmahlzeit						
50 g Brötchen/Brezel						
30 g magerer Käse/Quark	6	4	26	2	676	161
oder 5 g Butter						
oder 30 g Kekse						
oder 200 g Obst						
Abendessen						
120 g Vollkornbrot/Mischbrot	8	1	52	4	1092	262
10 g Diätmargarine	–	8	–	–	308	74
60 g magere Wurst/Käse	11	5	1	–	408	96
150 g Gemüse/Salat	2	–	(5)	–	125	30
10 g Öl (2 TL)	–	10	–	–	376	90
Tee (Süßstoff)						
Spätmahlzeit						
30 g Vollkornbrot						
20 g magere Wurst/Käse	6	4	12	1	676	161
100 g Obst	1	–	12	1	230	55
Insgesamt:	90	63	268	20	8788	2102

[a] Kohlenhydrate 50% = 250 g = 20 BE
Fett 30–35% = 67–78 g
Eiweiß 15–20% = 75–100 g

Tabelle 5.5. Einschätzung des Gesundheitsrisikos bei Adipositas

Adipositasgrad	Body Mass Index (BMI) [kg/m²]	w/h-Quotient („waist to hip ratio")	Gesundheitsrisiko[a]
0	<25	♂ </>1,00 ♀ </>0,85	0
1	25–29,9	♂ <1,00 ♀ <0,85	1
		♂ >1,00 ♀ >0,85	1–2
2	30–39,9	♂ <1,00 ♀ <0,85	1–2
		♂ >1,00 ♀ >0,85	2–3
3	≥40	♂ </>1,00 ♀ </>0,85	3

Ein BMI <19 wird als Untergewicht klassifiziert.
[a] *0* kein Risiko, *3* sehr großes Risiko

Beispiele:
1,75 m großer Patient, 70 kg schwer

$$\text{BMI} = \frac{70}{1{,}75^2} = 22{,}8 = \text{Adipositasgrad 0} = \text{Normalgewicht}$$

1,68 m großer Patient, 105 kg schwer

$$\text{BMI} = \frac{105}{1{,}68^2} = 37{,}2 = \text{Adipositasgrad 2} = \text{Adipositas}$$

Body Mass Index (BMI) und die Erfassung des Fettverteilungstyps bewertet (Tabelle 5.5; Report of WHO Expert Committee on Physical Status 1995). Beachtenswert ist, dass nicht nur Typ 2-Diabetiker, sondern auch Typ 1-Diabetiker einem Risiko ausgesetzt sind, übergewichtig zu werden. Untersuchungen an pädiatrischen Kollektiven (Holl et al. 1998) konnten für diabetische Kinder und Jugendliche einen höheren BMI im Vergleich zu gesunden Kindern entsprechender Altersjahrgänge nachweisen. Insbesondere ab der Pubertätsperiode kommen Gewichtsveränderungen deutlich zum Tragen, z. T. auch verbunden mit einer höheren Wahrscheinlichkeit von Essstörungen bei Diabetikern (Herpetz-Dahlmann u. Remscheidt 1994; Kalker 1991). Dies bedeutet, dass Gewichtskontrolle und darauf angepasste Ernährungsberatung essentielle Bestandteile in der Verlaufsbeobachtung von Diabetikern darstellen müssen und neben der Beachtung von Blutzuckerwerten zentrale Elemente im ärztlichen Gespräch darstellen sollten (DCCT Research Group 1988). Nebenstehende Aufzählung fasst die Ernährungsrichtlinien für Diabetiker zusammen und beschreibt die jeweils situationsadaptierten Empfehlungen für Typ 1-Diabetiker, Jugendliche mit einem Typ 1-Diabetes, normalgewichtige oder auch übergewichtige Typ 2-Diabetiker bzw. Patientinnen mit einem Gestationsdiabetes.

Literatur

Biesalski HK, Grimm P (1999) Taschenatlas der Ernährung. Georg Thieme, Stuttgart
Birch LL (1999) Development of food preferences. Annu Rev Nutr 19: 41–62
DCCT Research Group (1988) Weight gain associated with intensive therapy in the diabetes control and complications trail. Diabetes Care 11: 567–573
Deutsche Forschungsgemeinschaft (1998) Lebensmittel und Gesundheit – Senatskommission zur Beurteilung der gesundheitlichen Unbedenklichkeit von Lebensmitteln. Mitteilung 3. Wiley, Weinheim
Deutsche Gesellschaft für Ernährung (1991) Empfehlungen für die Nährstoffzufuhr. 5. Überarbeitung. Umschau, Frankfurt
Deutsche Gesellschaft für Ernährung (1996) Ernährungsbericht 1996. Druckerei Henrich GmbH, Frankfurt
Drewnowski A (1997) Taste preferences and food intake. Annu Rev Nutr 17: 237–253
Grundy SM (1999) The optimal ratio of fat-to-carbohydrate in the diet. Annu Rev Nutr 19: 325–341
Herpetz-Dahlmann B, Remscheidt H (1994) Anorexie und Bulimie im Jugendalter. Dtsch Ärztebl 91: B906-B911
Holl RW, Grabert M, Heinze E, Sorgo W, Debatin KM (1998) Contributions of age, gender and insulin administration to weight gain in subjects with IDDM. Diabetologia 41: 542–547
Kalker U (1991) Eßstörungen im Kindes- und Jugendalter. Ernährungsumschau 39: 442–447
Lean ME, Han TS, Morrison CE (1995) Waist circumference as a measure for indicating need for weight management. BMJ 311: 158–161
Mühlhauser I, Bott U, Overmann A, Wagener W, Bender R, Jörgens V, Berger M (1995) Liberalized diet in patients with type 1 diabetes. J Intern Med 237: 591–597
Noack R, Johsen D (1993) Epidemiologie der Adipositas in den westlichen Industrienationen. Diab Stoffw 2: 391–395
WHO Expert Committee on Physical status(1995) The use and interpretation of anthropometry. Tech Rep Ser World Health Organisation 854: 1–452
Reichard P, Berglund B, Cars I, Nilsson BY, Rosenqvist U (1991) Intensified conventional insulin treatment retards the microvascular complications of insulin-dependent diabetes mellitus (IDDM): The Stockholm Diabetes Intervention Study (SDIS) after 5 years. J Intern Med 230: 101–108
Ziegler R, Landgraf R, Müller OA, von zur Mühlen A (1997) Rationelle Therapie in der Endokrinologie. Georg Thieme Verlag, Stuttgart

---

Ernährungsrichtlinien für Diabetiker

Typ 1-Diabetiker
- gesunde, ausgewogene Ernährung
- Abstimmung zwischen Insulinmengen, Ernährung und körperlicher Aktivität
- spezielle Diätprodukte sind überflüssig

Jugendlicher Typ 1-Diabetiker
- besondere Beachtung von Essensgewohnheiten, Geschmacksrichtungen
- Beachten des altersentsprechenden Energiebedarfs
- Übermäßige Restriktion/Tabuisierung von Süßigkeiten
- Gefahr von Essstörungen

Typ 2-Diabetiker, normalgewichtig
- energiegerechte gesunde Ernährung, in der Regel 25–30 kcal/kg/Tag

Typ 2-Diabetiker, übergewichtig
- Reduktionskost – 500 kcal unter dem berechneten Energiebedarf

Gestationsdiabetes
- ballaststoffreiche Kost
- Eiweißgehalt 1,5–2 g/kg/Tag
- Kalorienmenge 30–40 kcal/kg/Tag
- bei Blutdruckerhöhung Natriumrestriktion
- Einsatz von Süßstoffen und Zuckeralkoholen in reduzierten Mengen möglich

6 Schulung bei Diabetes mellitus

J. Haisch, D. Stock

Inhaltsverzeichnis

6.1 Einleitung 64
6.2 Compliance versus Adherence 64
6.3 Schulung und Schulungsinhalte 64
6.3.1 Wie erreicht man die soziale Informationsvermittlung bei Diabetikerschulungen? 65
6.4 Evaluation 67
6.5 Diskussion 69
Literatur 71

Übersicht

Eine Schulung von Erwachsenen, in der dem Patienten die Rolle des „Schülers" zugewiesen wird und der Arzt als „Lehrer" fungiert, ist von vorneherein problematisch. Selbst jugendliche Patienten können eine Schulung, sowie den Kontakt mit einer „Autoritätsperson" überhaupt, aufgrund prinzipieller Überlegungen ablehnen (Seiffge-Krenke 1997). Derartige Probleme der Patienten mit einer „Schulung" münden in einer beeinträchtigten Akzeptanz von Schulungen, insbesondere einer zu geringen Bereitschaft zur Teilnahme, aber auch einer zu geringen Mitarbeit bei einer Schulung und einer zu geringen Bereitschaft zur Umsetzung der Schulungsinhalte im Alltag. Die Noncompliance ist daher mit teilweise über 90% bei den Teilnehmern von Diabetikerschulungen besonders hoch. Sofern es sich, wie im Falle der Diabetikerschulung, um eine Gruppenschulung handelt, können sich auch auf Seiten des schulenden Arztes Probleme ergeben, denn der Umgang mit der Gruppe will erlernt sein (vgl. Basler 1989).

6.1
Einleitung

Bei dem Versuch, die Probleme der Patienten mit einer „Schulung" zu lösen, gerät man in die Schwierigkeit zu bestimmen, wie erwünschte Verhaltensänderungen bei Patienten mit Erfolg zu erzielen sind. Ausführliche Information, furchterzeugende Appelle, wie etwa die Warnung vor Folgeerkrankungen, oder der Leidensdruck des Patienten, gehören jedenfalls nicht zu den Garanten des Erfolgs (Barth u. Bengel 1997; Meichenbaum u. Turk 1994).

6.2
Compliance versus Adherence

Turk und Meichenbaum (1991) stellen dem Compliance-Begriff den Begriff „Adherence" gegenüber. Während mit Compliance das passive Befolgen ärztlicher Anweisungen gemeint ist, umfasst Adherence die aktive und bewusste Entscheidung des Patienten für die ärztlicherseits vorgeschlagene Maßnahme. Insoweit geht es bei der Diabetikerschulung auch viel mehr um Fragen der Adherence, denn das große Ziel der Diabetikerschulung ist ja gerade das aktive Management der chronischen Krankheit durch den Patienten selbst, weshalb wir im Folgenden nur noch diesen Begriff verwenden werden. Wenn es um diese aktive Mitwirkung des Patienten geht, dann ist auch die Frage von Meichenbaum und Turk entscheidend, was Adherence des Diabetikers denn bedeutet: Sich gerade *nicht* für eine Schulung oder gerade *nicht* für eine Schulungsvorgabe zu entscheiden, kann das Bemühen des Patienten widerspiegeln, die eigene chronische Krankheit von sich aus mehr unter Kontrolle zu bekommen und weniger von ihr (und dem behandelnden Arzt) abhängig zu sein. Aus der Sicht des Patienten handelt es sich in diesem Fall eindeutig um adherentes Verhalten, aus der Sicht des Arztes um Non-Adherence. Adherence hat also durchaus kritische, aber auch positive Konnotationen, indem beispielsweise nur eine freiwillige und einsichtige Entscheidung des Patienten für ein gesundheitsförderliches Verhalten als Adherence gilt. Abgesehen von dieser Interpretation mangelnder Adherence ist ihre Diagnostik gerade bei chronisch kranken Diabetikern besonders dadurch erschwert, dass es eine Vielzahl unterschiedlicher Verhaltensweisen gibt, die vom Diabetiker in einer Schulung gefordert werden, und denen gegenüber er sich mehr oder weniger adherent zeigen kann – was ein globales Maß der Patientenadherence unsinnig erscheinen lässt und die klassifikatorische Einteilung der Patienten in adherent versus nicht adherent verbietet.

6.3
Schulung und Schulungsinhalte

Eine „autoritäre" Informationsvermittlung vom dozierenden Arzt zum rezipierenden Patienten hat sich als wenig erfolgreich erwiesen (Petermann u. Wendt 1997). Hier bleibt dem Patienten beispielsweise nur wenig Information überhaupt in Erinnerung, nur wenig Information bleibt richtig in Erinnerung, nur wenig Information wird handlungsrelevant (z. B. Ley 1982). Für die Diabetikerschulung zeigt sich, dass eine „autoritäre" Informationsvermittlung das Wissen der Diabetiker in einem Wissenstest nicht über die Zufallsleistung hinaus anzuheben vermag, auch wenn es sich um wiederholte Teilnehmer an der Schulung handelt (Haisch et al. 1995). Ganz unabhängig von den Schulungsinhalten hat sich deshalb für Diabetiker eine „soziale" Informationsvermittlung in der Schulung bewährt. Der Grund hierfür ist, dass Informationen von psychosozial Gleichgestellten und Gleichbetroffenen mehr Handlungsrelevanz und mehr Glaubwürdigkeit besitzen als Informationen vom sozial „entfernten" Arzt (Haisch u. Haisch 1990).

Für nicht insulinpflichtige Diabetiker schlägt Berger (Berger 1995a) vor, die Schulung mit emotionalen, kognitiven und sensomotorischen Inhalten des Lernens durchzuführen und die persönlichen Erfahrungen der Patienten in Gruppendiskussionen zu berücksichtigen. Die Themen der ambulant durchzuführenden Schulung sind (1) Was ist Diabetes, (2) Ernährung, (3) Fußpflege und körperliche Aktivität, und (4) Spätkomplikationen. Das Schulungsprogramm wird an vier Terminen mit einer Dauer von jeweils 1,5–2 h durchgeführt. Als wesentlich für die Durchführung des Schulungsprogrammes wird die Interaktion zwischen den Patienten angesehen. Für insulinbehandelte Typ 2-Diabetiker werden die Schulungsthemen im Wesentlichen um die Insulinwirkung, die Insulininjektion und die Anpassung der Insulindosis ergänzt (Berger 1995b). Die Schulung der Typ 1-Diabetiker findet meist im stationären Rahmen mit einer Aufenthaltsdauer von meistens 5–12 Tagen statt. Zentral sind neben den erwähnten Inhalten die Themen Insulin und Insulinwirkung, Dosisanpassung bei Sport, Hypoglykämie und Hyperglykämie (vgl. Scholz 1995). Alle Schulungen sollen in Gruppen mit 5–10 Patienten durchgeführt werden.

Wenngleich für alle Schulungen damit die soziale Informationsvermittlung gefordert wird, scheint sie doch in der Praxis immer wieder von einer herkömmlichen autoritären Informationsvermittlung verdrängt zu werden. Das liegt auch daran, dass trotz Weiterbildungslehrgang zum Diabetesberater (Scholz 1995) nicht ausreichend gelehrt wird, wie soziale Informationsvermittlung zu initiieren und durchzuhalten ist, so dass der „Moderator" einer Diabetikerschulung sehr schnell wieder zum „Lehrer" wird. Das zeigt sich bei vielen ambulanten Typ 2-Diabetikerschulungen schon gleich zu Beginn, wenn die Patienten nach ihren persönlichen Erfahrungen mit dem Diabetes gefragt werden – und keine Antworten kommen. Hier ist es zunächst wichtig, die geeigneten Rahmenbedingungen zu schaffen, dass die Patienten ohne Angst über ihre Erfahrungen sprechen können. Eine schriftliche Vereinbarung mit den Patienten, keine Informationen aus der Gruppenschulung nach „draußen" dringen zu lassen, kann hier hilfreich sein. Es muss aber auch gelernt werden, wie mit den (keinesfalls selten anzutreffenden) Patienten umzugehen ist, die ausschließlich positive Erfahrungen mit ihrem Diabetes berichten, also „alles im Griff haben", und sich so einer sozialen Informationsvermittlung entziehen. Insgesamt zeigen dann die Diabetikerschulungen mit ungenügender sozialer Informationsvermittlung unbefriedigende Langzeiteffekte (Hasselkus 1997).

6.3.1
Wie erreicht man die soziale Informationsvermittlung bei Diabetikerschulungen?

Zunächst ist es wichtig, dass das diabetesbezogene Wissen nicht ausschließlich vom Arzt, sondern auch aus der Gruppe kommt. Dies gilt um so mehr für die psychosozialen Zusammenhänge mit dem Diabetes. Dazu ist es günstig, die Diabetikergruppen so zusammenzustellen, dass die Teilnehmer möglichst viel voneinander lernen können. Das bedeutet vor allem, dass die Schulungsteilnehmer – bei gleichem oder ähnlichem psychosozialen Hintergrund – in ihrer individuellen Krankheitsbewältigung unterschiedlich weit fortgeschritten sein sollten. Dann ist es wichtig, alle Erfahrungen und alle Wissenselemente, von denen ein Patient berichtet, sofort zur Diskussion zu stellen, um ihre Akzeptanz und ihre Richtigkeit zu prüfen. Hierbei hat der schulende Arzt die Aufgabe, gezielt Fragen zu stellen und seine individuellen Erfahrungen und sein Wissen als Diskussionsbeitrag einzubringen. Die Fragen des Arztes zielen dabei immer darauf ab, dem Patienten Möglichkeiten einer (Verhaltens-)Veränderung zu zeigen, Möglichkeiten, an die der Patient zunächst oftmals nicht glaubt. Und diese Möglichkeiten zur Veränderung kommen von den Mitpatienten und deren Erfahrungen und Erlebnissen mit dem Diabetes. Nur wenn kein Mitpatient Erfahrungen der Veränderlichkeit eines Verhaltens gemacht hat, kann man die Patienten einen solchen „idealen" Patienten phantasieren lassen (vgl. Stock et al. 1997).

Um dem Arzt die Moderation einer Diabetikerschulung zu erleichtern und die Adherence der Patienten zu steigern, haben wir zehn Regeln für die psychosoziale Informationsvermittlung bei Diabetikerschulungen entwickelt:

> **1. Regel.** Stellen Sie hinsichtlich der Krankheitsbewältigung heterogene Schulungsgruppen zusammen. Nur so können die Patienten erfolgreich voneinander lernen. Homogene Gruppen entwickeln sich dagegen oft rasch zu „Therapeutenkillern", weil man sich einig ist, dass ein erwartetes neues Verhalten nicht möglich ist.
>
> **2. Regel.** Lernen Sie die Erfahrungen Ihrer Diabetiker kennen. Die Erfahrungen Ihrer Patienten sind entscheidend dafür, ob sie an einer Diabetikerschulung teilnehmen und diese auch beenden. Lassen Sie die Patienten daher die persönlichen Erfahrungen schriftlich notieren, sowohl die für die Bewältigung des Diabetes hinderlichen wie die förderlichen Erfahrungen.
>
> **3. Regel.** Stellen Sie alle persönlichen Erfahrungen zur Diskussion. Die persönlichen Erfahrungen jedes Diabetikers werden durch ihre Angabe auf einer Wandtafel (gruppen-)öffentlich gemacht. Alle Gruppenteilnehmer werden aufgefordert, zu den Erfahrungen des einzelnen Gruppenmitgliedes Stellung zu beziehen. Als besonders problematisch sind solche Erfahrungen von Schulungsteilnehmern anzusehen, die eine Veränderlichkeit im diabetesbezogenen Verhalten unmöglich erscheinen lassen (beispielsweise „mein Übergewicht ist vererbt", „ich bin süchtig").
>
> **4. Regel.** Erfragen Sie immer die einschlägigen Erfahrungen der anderen Schulungsteilnehmer (Konsensus). Information über das Verhalten und Erleben Anderer hat sich als eine der machtvollsten (psycho-)therapeutischen Informationen erwiesen (Valins u. Nisbett 1972). Erfragen Sie also immer vor allem diejenigen Erfahrungen der

Schulungsteilnehmer, die eine Veränderlichkeit des diabetesbezogenen Verhaltens und Erlebens signalisieren.

5. Regel. Erfragen Sie immer die einschlägigen Erfahrungen der Schulungsteilnehmer im Zusammenhang mit unterschiedlichen Anreizsituationen (Distinktheit). Auch noch so seltene Situationen, in denen die Patienten ein angemessenes diabetesbezogenes Verhalten zeigen, konnten demonstrieren, dass der Patient im Prinzip in der Lage ist, dieses erwünschte Verhalten zu zeigen. Es ist dann zu klären, was diese Situationen von solchen unterscheidet, in denen das erwünschte Verhalten nicht möglich war. Damit sind erstens Situationen bekannt, in denen das erwünschte Verhalten schwer fällt und wo deshalb die Orientierung an den Schulungsinhalten (z. B. die Einhaltung der Diabeteskost) von besonders herausragender Bedeutung ist, und es sind zweitens Bedingungen bekannt, die für eine optimale Bewältigung des Diabetes noch zu verwirklichen sind. Sollten die Schulungsteilnehmer keine Situationen kennen, in denen ihnen die Krankheitsbewältigung leichter fiel, dann sollen sie solche phantasieren: Wie würde die Idealsituation für ein angemessenes diabetesbezogenes Verhalten aussehen und was fehlt den einzelnen Patienten, um dieses Ideal zu verwirklichen?

6. Regel. Erfragen Sie immer die einschlägigen Erfahrungen der Schulungsteilnehmer im Zusammenhang mit unterschiedlichen Zeitpunkten (Konsistenz). Ist das diabetesbezogene Verhalten zu bestimmten Zeiten, z. B. winters oder sommers, leichter angemessen zu gestalten; fällt es zu anderen Zeiten schwerer? Wenn dies der Fall ist, dann ist das erwünschte Verhalten den Patienten prinzipiell möglich und es fragt sich nur, wie die Bedingungen der förderlichen Zeitpunkte vom Patienten realisiert werden können. Kennen die Schulungsteilnehmer keine hilfreichen Zeitpunkte, dann sollen sie diese phantasieren, damit geklärt werden kann, welche Voraussetzungen für adäquates Verhalten aktuell fehlen.

7. Regel. Erfassen Sie immer die persönlichen Stärken und Schwächen der Schulungsteilnehmer (Disposition). Persönliche Eigenschaften verhindern aus Patientensicht oftmals, dass eine Veränderung im Verhalten angestrebt oder verwirklicht wird. Stellen Sie daher zur Diskussion, ob für eine Veränderung hinderliche Persönlichkeitseigenschaften nicht doch verändert werden können. Sollten keine entsprechenden einschlägigen Erfahrungen bei den Schulungsteilnehmern vorliegen, dann kann ein „idealer Patient" phantasiert und damit geklärt werden, was einem konkreten Schulungsteilnehmer fehlt, um wie dieser Idealpatient zu sein. Stellen Sie darüber hinaus zur Diskussion, wie für eine erwünschte Verhaltensänderung förderliche Persönlichkeitseigenschaften von Schulungsteilnehmern aktiv zu nutzen sind.

8. Regel. Konkrete Tagesplanung. Alle Schulungsteilnehmer, die eine prinzipielle Veränderbarkeit ihres diabetesbezogenen Verhaltens in eine erwünschte Richtung erkannt haben, sollen diese Erfahrung in konkrete und detaillierte Tages-(Wochen-)Planungen umsetzen. Insbesondere problematische Situationen und Zeitpunkte, die ein erwünschtes Verhalten erschweren, sollen in die konkrete Planung aufgenommen und geklärt werden, wie die bisherigen Schwierigkeiten überwunden werden sollen.

9. Regel. Erfassen Sie die Erfahrungen der Teilnehmer im Schulungsverlauf. Auch motivierte Patienten können im Verlauf einer Schulung Misserfolge erleben, so gelingt beispielsweise die Einhaltung der Diabeteskost nicht oder man erfährt wenig Rücksichtnahme am Arbeitsplatz oder man erkennt durch die Schulung, wie sehr die Lebensqualität durch die Krankheit beeinträchtigt ist. Bei solchen Erfahrungen ist es typisch, dass die Patienten wieder neu zur Überzeugung gelangen, das erwünschte Verhalten sei von ihnen nicht erzielbar. Bei diesen Patienten handelt es sich um die typischen Schulungsabbrecher. Als Rückfallprophylaxe hat es sich daher bewährt, die Erfahrungen – insbesondere auch die schlechten Erfahrungen – der Patienten mit dem neuen Verhalten im Verlauf der Gesamtschulung auf der Wandtafel zu erfassen, um bei Misserfolgen sofort intervenieren, d. h. die schlechten Erfahrungen und ihre Bedeutung zur Diskussion (Regeln 3–7) stellen zu können.

10. Regel. Bestimmen Sie für jeden Gruppenteilnehmer eine individuelle „Zielattribution". Eine für alle Schulungsteilnehmer gleiche akzeptable Interpretation gesammelter Erfahrungen („ich bin ein Genußtyp"; „ich bin willensschwach") gibt es nicht. Im Zusammenhang mit Diabetikerschulungen hat es sich allerdings als hilfreich erwiesen, wenn die Schulungsteilnehmer ihr diabetesbezogenes Verhalten von ihrem persönlichen Bemühen um akzeptables Verhalten abhängig sehen. Zu dieser Zielattribution können weitere individuell verschiedene Attributionen hinzutreten, etwa insbesondere in der Situation „Feste" kommt es auf mein Bemühen an, insbesondere in „Gesellschaft" muss ich mich kontrollieren, etc. Zentral ist, dass mit den Patienten diese individuellen Zielattributionen auf der Grundlage der Erhebungen mit den Regeln 4 (Konsensus), 5 (Distinktheit), 6 (Konsistenz) und 7 (Disposition) erarbeitet werden.

Abbildung 6.1 macht die sozial vermittelte Diabetikerschulung noch einmal am Beispiel einer (ambulanten) Schulung von Typ 2-Diabetikern deutlich. Es macht die zentrale Bedeutung der Gleichbetroffenen bei der Informationsaufnahme, bei der Informationsverarbeitung und bei der (dauerhaften) Umsetzung in angemessenes Verhalten klar. Es betont darüber hinaus auch die besondere Bedeutung des jeweiligen Arzt-Patienten-Verhältnisses für die Informationsaufnahme (z. B. die Glaubwürdigkeit), die Bedeutung von rationalen und irrationalen Überzeugungen der Patienten für die Informationsverarbeitung (z. B. wird besonders betont, was dem eigenen Selbstwert nützt), sowie die Bedeutung der Familie, Freunde und Arbeitskollegen für angemessenes Patientenverhalten (soziale Unterstützung).

6.4 Evaluation

Mit der Einhaltung der zehn Regeln kann es gelingen, in standardisierten Diabetikerschulungen eine soziale Informationsvermittlung zu verwirklichen (für die stationäre Schulung von Typ 1-Diabetikern s. Haisch et al. 1996; für die ambulante Schulung von Typ 2-Diabetikern s. Haisch et al. 1998). Auch beim Vergleich einer autoritären und einer sozial vermittelten (stationären) Diabetikerschulung zeigen sich Vorteile für die sozial vermittelte Diabetikerschulung hinsichtlich der Adherence der Patienten – und zwar bei ganz unterschiedlichen subjektiven (z. B. „Lebensqualität") und objektiven (z. B. HbA1c; Körpergewicht; Wissen) Variablen. Tabelle 6.1 zeigt die Befunde aus der stationären Schulung von Typ 2-Diabetikern (Haisch et al. 1995); Tabelle 6.2 zeigt die Ergebnisse einer stationären Schulung von Typ 1-Diabetikern (Haisch et al. 1996).

Insgesamt zeigen die Tabellen 6.1 und 6.2 konsistente Vorteile einer sozial gegenüber einer autoritär vermittelten Diabetikerschulung.

Dennoch ist ein Wort der Warnung vor übergroßen Hoffnungen am Platz.

Dauerhafte Schulungserfolge sind auch mit der zusätzlichen Verwirklichung einer sozialen Informationsvermittlung allein nicht zu erzielen (vgl. Basler 1989; Petermann 1995; Kohlmann u. Kulzer 1995). Angesichts der Ausgangssituation einer immens hohen Rate nicht adherenter Diabetiker und

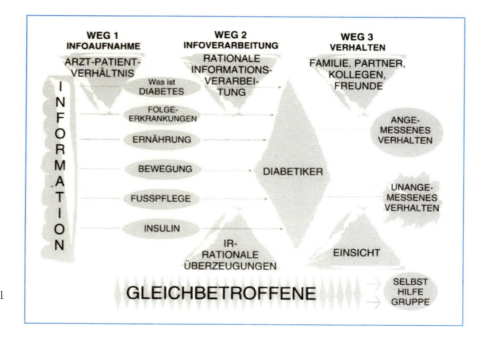

Abb. 6.1. Beispiel einer sozial vermittelten Schulung von Typ 2-Diabetikern

Tabelle 6.1. Subjektive und objektive Veränderungen im Zusammenhang mit einer Typ 2-Diabetikerschulung. Die subjektiven Meßwerte entstammen Angaben auf 10-stufigen Skalen. (*1* gar keine Beeinträchtigung bis *10* sehr starke Beeinträchtigung; n 64 Typ 2-Diabetiker)

		Meßwerte Objektive HbA1c	Gewicht	Subjektive Lebens-qualität	Partner-schaft	Stimmung	Freizeit
Autoritäre Informations-vermittlung	Vorher	8,13	76,15	2,46	1,62	2,00	2,15
	Nachher	8,30	76,69	2,54	1,77	2,77	2,46
Soziale Informations-vermittlung	Vorher	11,01	80,54	4,46	2,77	4,62	3,08
	Nachher	10,60	80,15	3,69	1,46	2,15	2,00
Keine Schulung	Vorher	9,43	76,25	2,75	1,56	2,25	3,19
	Nachher	10,45	75,38	2,56	2,38	3,44	3,94

Tabelle 6.2. Subjektive und objektive Veränderungen im Zusammenhang mit einer Typ 1-Diabetikerschulung. Die subjektiven Meßwerte entstammen Angaben auf 10-stufigen Skalen. (*1* gar keine Beeinträchtigung bis *10* sehr starke Beeinträchtigung; n 76 Typ 1-Diabetiker)

		Meßwerte Objektive HbA1c	Subjektive Lebens-qualität beein-trächtigt	Partner-schaft beein-trächtigt
Autoritäre Informations-vermittlung	Vorher	6,68	5,6	5,14
	Nachher	6,63	4,1	4,64
Soziale Informations-vermittlung	Vorher	7,48	5,0	5,96
	Nachher	7,10	3,2	2,24

Tabelle 6.3. Wirkung des Selbsthilfematerials 3 Monate und 6 Monate nach Abschluß einer Diabetikerschulung. Die subjektiven Meßwerte entstammen Angaben auf 10-stufigen Skalen. (*1* gar keine Beeinträchtigung bis *10* sehr starke Beeinträchtigung; n 20 Typ 2-Diabetiker)

		Selbsthilfematerial Erhalten bei t_2	Erhalten bei t_3
Wirkung bei t_3	HbA1c	6,36	6,40
	Kg	89,54	88,96
	Wichtigkeit BZ	9,50	9,22
	BZ-Kontrolle	7,50	7,78
	Furcht UZ	5,50	4,78
	Lebensqualität	3,02	4,19
	Abhängigkeit Arzt	3,40	3,61
Wirkung bei t_4	HbA$_{1c}$	6,55	6,54
	Kg	90,38	87,78
	Wichtigkeit BZ	9,11	8,85
	BZ-Kontrolle	7,39	8,11
	Furcht UZ	5,77	4,81
	Lebensqualität	3,19	3,78
	Abhängigkeit Arzt	3,44	2,91

t_2 Schulungsende; t_3 3 Monate nach Schulungsende; t_4 6 Monate nach Schulungsende. *Kg* Körpergewicht; *Wichtigkeit BZ* Wichtigkeitseinschätzung der Blutzuckerselbstkontrolle; *BZ-Kontrolle* Haben Sie Ihren Blutzucker unter Kontrolle? *Furcht UZ* Furcht vor Unterzuckerung; *Lebensqualität* Beeinträchtigung der Lebensqualität durch den Diabetes; *Abhängigkeit Arzt* Wie abhängig sind Sie von Ihrem Arzt?

angesichts der oftmals auf wenige Monate begrenzten Schulungserfolge bei Diabetikern, stellt die auf eine soziale Informationsvermittlung umgestellte Diabetikerschulung dennoch einen erheblichen Fortschritt dar. Um diesen Fortschritt allerdings weiter zu sichern, sind insbesondere „Auffrischungskurse" („booster sessions") erforderlich. Solche Auffrischungskurse können in wiederholten Schulungen oder auch in Selbsthilfematerialien bestehen, die die Kursinhalte jeweils wiederholen (z. B. Petermann 1996 für Typ 1-Diabetiker). Hilfreich ist es in jedem Fall, wenn es gelingt, aus einer Schulungsgruppe heraus eine Selbsthilfegruppe zu etablieren, da Selbsthilfegruppen sich immer wieder der Schulungsinhalte versichern und sich gegenseitig bei der Einhaltung erwünschten Verhaltens unterstützen können (Wanek et al. 1997).

Unser Selbsthilfeprogramm für Diabetiker (Stock et al. 1995) setzt die angesprochenen zehn Regeln in Verhaltensanleitungen für Diabetiker nach Schulungen um. Unsere Befunde zeigen deutlich, dass mit solchem Selbsthilfematerial eine Stabilisierung erzielter Schulungseffekte vor allem dann zu erreichen ist, wenn das Selbsthilfematerial als Auffrischung mit gewisser zeitlicher Distanz zur Schulung gegeben wird (Tabelle 6.3).

6.5 Diskussion

Unser Vorschlag zur sozialen Informationsvermittlung in Diabetikerschulungen kann irritieren, weil der Arzt die Kontrolle über die Schulung abzugeben scheint. Dem ist aber nicht so. Durch die gezielten Fragen im Anschluss an unsere zehn Regeln führt der Arzt die Schulungsgruppe, lediglich die Informationen selbst kommen im Wesentlichen nicht vom Arzt sondern von den Gruppenmitgliedern (vgl. Ebschner 1989). Die Garantie, dass die erwünschten Informationen auch in der Gruppenschulung vermittelt werden, ergibt sich aus der richtigen ärztlichen Fragetechnik. Hat ein Patient eine therapeutisch hinderliche Meinung geäußert, dann ist diese Meinung so in Frage zu stellen, dass dazu Alternativen deutlich werden und die Meinungsäußerung an Bedeutung verliert. Hat ein Patient dagegen eine therapeutisch förderliche Meinung geäußert, dann ist stets deren Bedeutung herauszustreichen, indem ihre konkrete Umsetzung im Alltag besprochen wird. Auf die Vermittlung von Fachwissen sollte der Arzt nur zurückgreifen, wenn dieses Wissen nicht von den (erfahreneren) Patienten kommen kann – aber das Patientenwissen ist häufig immens groß, wie man aus der Literatur zur ärztlichen Gesundheitsberatung weiß (vgl. Jork 1987). Eine ausgiebige Vermittlung von Fachwissen durch den Arzt würde die soziale Informationsvermittlung beenden und ein großes Erschwernis für die Neuinitiierung eines Erfahrungsaustauschs unter den Patienten darstellen.

Gelingt es aus der Diabetikerschulung heraus, eine Selbsthilfegruppe zu organisieren, kann der Arzt durchaus Bereitschaft zeigen, ab und zu an den Gruppentreffen der Selbsthilfegruppe teilzunehmen. Dies trägt sicherlich zur Stabilisierung der Selbsthilfegruppe bei, dient bei der wiederholten Anwendung der obengenannten Regeln zur Auffrischung der Schulungsinhalte, dient der Adherence der Patienten und damit letztendlich auch der Entlastung des Arztes.

Auffrischungen des Schulungsinhaltes können auch durch weit akzeptierte Selbsthilfematerialien erreicht werden (Hirsch 1992; Stock et al. 1995; Petermann et al. 1996). Dabei sollte darauf geachtet werden, dass diese Materialien dem Patienten vom Arzt überreicht werden, damit der Patient bei einem Rückfall keine zu hohe Schwelle für eine neuerliche Arztkonsultation hat. Wir haben vor allem im ambulanten Bereich immer wieder gefunden, dass die Diabetiker nach einer Schulung die Schulungsergebnisse viel zu positiv darstellten, weil „der Doktor sich so große Mühe gegeben hat". Erleidet man dann doch einen Rückfall, will man das enttäuschende Resultat dem Arzt nicht mitteilen und vermeidet so die erforderliche Konsultation. Durch die Überreichung des Selbsthilfematerials kann der Arzt dem Patienten signalisieren, wie schwierig die kommende Zeit für ihn wird und wie wichtig es ist, bei einem Rückfall sofort wieder Kontakt aufzunehmen. Die soziale Informationsvermittlung sollte dem Patienten dann wieder verdeutlichen, dass sein Rückfall in seiner Erfahrung begründet ist, dass es damit kein „Misserfolg" ist, sondern dass lediglich zu fragen ist, ob diese Erfahrung vom Patienten so interpretiert werden muss. Damit sind unsere zehn Regeln zur Diabetikerschulung auch auf Patienten mit Schwierigkeiten nach einer Diabetikerschulung anzuwenden – und das von uns entwickelte Selbsthilfeprogramm für Diabetiker erfüllt diese Aufgabe systematisch.

Eine andere, auch in populären Magazinen diskutierte Frage ist es (s. Stockinger in DER SPIEGEL Nr. 33 vom 11.8.1997), ob einer Unterversorgung vor allem der Typ 2-Diabetiker mit einer möglichst frühzeitigen Insulingabe zu begegnen ist. Wir wollen die positiven Resultate einer frühzeitigen Insulingabe hier gar nicht bestreiten, geben aber zu bedenken, dass man gleichzeitig schätzt, dass nur etwa 15% aller Diabetiker eine Schulung erhalten. Hier wäre es zu prüfen, ob mit einer modifizierten Schulung nicht nur die Akzeptanz der Schulung zu erhöhen, sondern auch Effektivität und Effizienz der Schulung, die Patienten-Adherence und eine erfolgreichere Auffrischung einmal durchgeführter Schulungen zu erzielen wären. Was die Schulungsakzeptanz betrifft, so könnte man beispielsweise vor der eigentlichen Schulung – wie bei verhaltenstherapeutischen Programmen zum Abbau von Risikoverhalten üblich – einen Informationsabend einschieben, in dem neben der Aufklärung über die Schulung die hinderlichen und förderlichen Gedanken der Patienten zu ihrem Diabetes im Vordergrund stehen. Wir konnten durch eine solche Maßnahme die Bereitschaft, an der Schulung teilzunehmen, erheblich steigern (Haisch u. Haisch 1987). Die sicherlich vorhandenen Schwächen, insbesondere der ambulant durchgeführten Diabetikerschulungen, lassen sich durch die Anwendung unserer Regeln ebenso aufheben wie die oft nur kurzzeitigen Schulungseffekte durch eine Auffrischung mit neuerlicher Umsetzung der Regeln.

Grundsätzlich ist zu bedenken, dass eine rein medikamentöse Therapie die Patienten bevormundet, ihnen die Kontrolle entzieht, die eigene Handlungsfreiheiten beschneidet und die Adherence mindert. Anstatt dem Hausarzt, der als Langzeitbetreuer der Typ 2-Diabetiker fungiert, eine frühzeitige Insulingabe nahe zu legen, sollte dieser besser in die Lage versetzt werden, erfolgreiche Schulungen und Nachschulungen für Diabetiker anzubieten, um eine gute Einstellung der Diabetiker zu garantieren.

Erfreulicherweise ist die Einsicht in die Notwendigkeit von Schulung verstärkt gewachsen. Der Wille, Schulung zu ermöglichen, wird auch durch eine Honorierung für den Arzt zum Ausdruck gebracht. Die neue Abrechnungsmöglichkeit der Schulung nicht insulinpflichtiger Typ 2-Diabetiker wurde durch eine Vereinbarung der Spitzenverbände der Ersatzkassen und der Kassenärztlichen Bundesvereinigung geschaffen.

Seit Juli 1997 kann unter der Gebührenordnungsnummer 8013 eine Patientengruppe nicht-insulinpflichtiger Typ 2-Diabetiker mit bis zu vier Teilnehmern abgerechnet werden. Je Patient gibt es für jede der vier Unterrichtseinheiten DM 50,- bei vier Teilnehmern DM 800,-. Zusätzlich können unter der Abrechnungsnummer 8015 DM 15,- an Verbrauchsmaterial für jeden Patienten pro Kurs abgerechnet werden. Für insulinpflichtige Typ 2-Diabetiker gilt die Abrechnungsnummer 8014 für die fünf Unterrichtseinheiten. Das entspricht DM 1000,- je Patient. Die Ziffer 8015 kann zusätzlich abgerechnet werden.

Die Vergütungsvorgaben haben Einfluss auf die Gruppengröße. So gab es Vereinbarungen der AOK Baden-Württemberg mit der KV Südwürttemberg über Schulungsgruppen von etwa 8-12 Teilnehmern, andere Empfehlungen gehen von Gruppengrößen mit 4 Patienten aus. Beschränkt man die Gruppengröße auf wenige Personen, reduziert sich das mögliche Potential an Problemlösungen aus den Reihen der Mitpatienten. Man vergibt sich damit ein erfolgreiches Strukturelement bei Patientenschulungen.

Die Kollegen in der Klinik oder der Praxis werden häufig ausschließlich von Vertretern aus der Pharmaindustrie über Schulungskonzepte informiert. Oft gelangen diese dann auch zum Einsatz für die Patienten. Neben verschiedenen Industrieprogrammen zählen die von Berger und Mehnert (z. B. Berger et al. 1987) entwickelten zu den bekannten. Diese Konzepte haben oft den Vorzug der Kassenabrechnungsfähigkeit.

Für jede Stunde sind Ziele festzulegen. Sie betreffen den zu vermittelnden und zu erarbeitenden Inhalt sowie eine Bewältigungsstrategie für Konfliktsituationen. Natürlich gibt es inhaltliche Unterschiede für unterschiedliche Krankheitsbilder. Typ 2-Diabetiker erfordern üblicherweise ein langsameres Vorgehen als Typ 1-Diabetiker. Zusätzlich erweitert sich für Typ 1-Diabetiker und insulinpflichtige Typ 2-Diabetiker der inhaltliche Umfang um den Umgang mit Insulin.

Im differenziert ausbildenden Bereich Allgemeinarzt – Diabetologe – Diabetesklinik – Diabetes-Rehabilitation sollten alle Beteiligten die gleichen Themen mit gleicher Methodik und Didaktik schulen. Man kann ambulant nicht weniger oder andere Inhalte „gut" schulen als stationär. Lediglich die Rahmenbedingungen einer Schulung können variieren. So werden die psychosozialen Bedingungen in der ambulanten Schulung wegen des besonderen Verhältnisses des Hausarztes zu seinen Patienten einen herausragenderen Stellenwert besitzen. In der stationären Schulung werden biomedizinische Zusammenhänge ein größeres Gewicht haben können.

Ein einheitliches Vorgehen vermittelt dem Patienten die wichtigen Anliegen aller Ärzte. Wenn alle Schulungen das Gleiche empfehlen, hat der Schulungsinhalt für den Patienten ein höheres Gewicht, als wenn er erfährt, dass die einen besonders diesen Aspekt betonen, die nächsten jenen. Sie können sogar die eigene Auseinandersetzung des Patienten negativ beeinflussen. „Wenn die Ärzte noch nicht einmal selbst einheitlich wissen, was wesentlich für mein Verhalten bezüglich meines Diabetes ist und jeder etwas anderes betont, dann warte ich mal ab. Dieser Aspekt kann nicht so eindeutig sein, wie es mir in der anderen Schulung zu vermitteln versucht wurde. Die haben aber gesagt, dass..." Dem Patienten können diese Unsicherheiten und Entscheidungsschwierigkeiten erspart bleiben. Im Extremfall werden sie als Möglichkeit der Ausrede gebraucht oder missbraucht, die Auseinandersetzung mit dem eigenen Diabetesverhalten selbstkritisch aufzunehmen.

Anstelle unterschiedlicher Schulungsinhalte können bei den verschiedenen Schulungsinstitutionen, die jeweiligen sozialen und psychologischen Vorteile und Besonderheiten für eine intensivere Auseinandersetzung mit den Verhaltensänderungsmöglichkeiten genutzt werden. Zu diesen Vor- und Nachteilen s. Tabelle 7.1 „Ambulante vs. stationäre Schulung" in Kap. 7. Thematisiert werden können – bezogen auf das immer gleiche Schulungsthema – die besonderen Erfahrungen, die der Patient als Hilfe oder Hemmnis erlebt.

Um sich ein konkretes Bild einer biopsychosozialen Schulung machen zu können, findet sich in

Kap. 7 ein Stundenbild mit Materialien, Formulierungshilfen und Interventionsinstrumenten. Die biopsychosoziale Diabetesschulung wird in stationärer und ambulanter Diabetesschulung seit einigen Jahren erfolgreich als Schulungsergänzung durchgeführt. Durch ihre Akzeptanz beim Patienten sorgt sie für einen therapieerwünschten Wandel von passiver Informationsaufnahme zur aktiven Auseinandersetzung mit dem eigenen Umgang mit Diabetes. Daraus resultiert die therapieerwünschte Freiheit zur Verhaltensänderung.

Literatur

Barth J, Bengel J (1997) Warnhinweise bei Alkohol und Zigaretten - Rezeption und Verarbeitung. Med Psychol 6: 5-14

Basler H-D (1989) Gruppenarbeit in der Allgemeinpraxis. Springer, Berlin Heidelberg New York, pp 1-95, 123-134

Berger M (1995a) Therapie- und Schulungs-Programm für nicht mit Insulin behandelte Diabetiker. In: Berger M (Hrsg) Diabetes mellitus. Urban & Schwarzenberg, München Wien Baltimore, pp 423-426

Berger M (1995b) Therapie- und Schulungs-Programm für Insulin-behandelte Typ-II-Diabetiker. In: Berger M (Hrsg) Diabetes mellitus. Urban & Schwarzenberg, München Wien Baltimore, pp 427-431

Berger M, Grüßer M, Jörgens V, Kronsbein P, Mühlhausen I, Scholz A, Venhaus A in Zusammenarbeit mit Standl E und Mehnert H sowie Boehringer Mannheim (1987): Diabetesbehandlung in unserer Praxis: Behandlungs- und Schulungsprogramm für Typ-II Diabetiker, die Insulin spritzen. Deutscher Ärzte-Verlag, Köln

Ebschner K-J (1989) Erweiterung des therapeutischen Spektrums in der allgemeinen ärztlichen Versorgung durch Gruppenarbeit mit körperlich Kranken. In: Basler H-D (Hrsg) Gruppenarbeit in der Allgemeinpraxis. Springer, Berlin Heidelberg New York, pp 21-25

Haisch J, Haisch I (1987) Anwendungen der Sozialpsychologie in der Klinischen Psychologie. In: Schultz-Gambard J (Hrsg) Angewandte Sozialpsychologie. München, Psychologie Verlags Union, Weinheim, pp 307-320

Haisch J, Haisch I (1990) Gesundheitspsychologie als Sozialpsychologie: Das Beispiel der Theorie sozialer Vergleichsprozesse. Psychol Rundschau 41: 25-36

Haisch J, Braun S, Böhm BO (1995) Optimierung der Blutzuckereinstellung von Typ-II-Diabetikern durch ein psychologisch fundiertes Motivationstraining - Ein neues Behandlungskonzept. Prax Klin Verhaltensmed Rehabil 8: 236-243

Haisch J, Lang-Hatzfeld A, Brückel J, Böhm BO (1996) Entwicklung und Ergebnis einer motivationalen Untzerstützung bei der stationären Schulung von insulinabhängigen Diabetikern - Ein Pilotprojekt. Wien MedWochenschr 146: 619-623

Haisch J, Schaden H, Bässe L, Bohlander J, Hess H, Honecker C, Spaniol K, Beckmann K (1998) Diabetikerschulung in der hausärztlichen Praxis. Allgemeinarzt 74: 485-488

Hasselkus W (1997) Langzeitbetreuung von Typ-2-Diabetikern. Wider die reine Lehre. Therapie Erfolg 1: 694-697

Hirsch A (1992) Mit Diabetes leben lernen. Wege zur seelischen Bewältigung des Diabetes. Pal, Mannheim

Jork K (1987) Gesundheitsberatung. Einführung. Springer, Berlin Heidelberg New York, pp 1-6

Kohlmann C-W, Kulzer B (1995) Diabetes und Psychologie. Huber, Bern Göttingen Toronto Seattle, pp 83-110

Ley P (1982) Satisfaction, compliance and communication. Br J Clin Psychol 21: 241-254

Meichenbaum D, Turk DC (1994) Therapiemotivation des Patienten. Huber, Bern Göttingen Toronto Seattle

Petermann F (1995) Diabetes Mellitus. Hogrefe, Göttingen, pp 67-204

Petermann F, Wendt A (1997) Selbstmanagement in der Sekundärprävention von Diabetes. In Weitkunat R, Haisch J, Kessler M (Hrsg) Public Health und Gesundheitspsychologie. Huber, Bern Göttingen Toronto Seattle, pp 295-302

Petermann F, Wendt A, Rölver K-M, Schidlmeier A, Hanke U (1996) Typ-I-Diabetiker in Beruf und Alltag. Quintessenz MMV Medizin Verlag, München

Scholz V (1995) Patientenschulung als Grundlage der Therapie. In: Berger M (Hrsg) Diabetes mellitus. Urban & Schwarzenberg, München Wien Baltimore, pp 295-308

Seiffge-Krenke I (1997) Gesundheitspsychologie der verschiedenen Lebensalter. In: Weitkunat R, Haisch J, Kessler M (Hrsg) Public Health und Gesundheitspsychologie. Huber, Bern Göttingen Toronto Seattle, pp 215-224

Stock D, Haisch J, Braun S (1995) Diabetes - neue Schritte zur Bewältigung. Praktische Alltagshilfen für Typ-I und Typ-II-Diabetiker. Asanger, Heidelberg

Stock D, Braun S, Haisch J (1997) Neugestaltung der Diabetikerschulung im ambulanten Bereich. Münch Med Wochenschr 139: 528-531

Stockinger G (1997) Hundsmäßig eingestellt. Der Spiegel Nr. 33: 11.8.1997

Turk DC, Meichenbaum D (1991) Adherence to self-care regimens: The patient's perspective. In: Sweet J, Rozensky R, Tovian SM (eds) Handbook of clinical psychology in medical settings. Plenum, New York, pp 249-266

Valins S, Nisbett RE (1972) Attribution processes in the development and treatment of emotional disorder. In: Jones EE, Kanouse DE, Kelley HH, Nisbett RE, Valins S, Weiner B (eds) Attribution: perceiving the causes of behavior. General Learning Press, Morristown, pp 137-150

Wanek V, Schwab H, Novak P (1997) Selbsthilfegruppen: Unterstützung im „sozialpolitischen Niemandsland". In: Weitkunat R, Haisch J, Kessler M (Hrsg) Public Health und Gesundheitspsychologie. Huber, Bern Göttingen Toronto Seattle, pp 179-190

7 Stundenbilder eines patientenzentrierten Schulungsprogramms

S. Braun, J. Haisch

Inhaltsverzeichnis

7.1 Ziele eines patientenzentrierten Schulungsprogramms 74
7.2 Methoden und unterstützende Materialien im patientenzentrierten Schulungsprogramm 74
7.2.1 Gruppenspiel 74
7.2.2 Gruppendiskussion 74
7.2.3 Wandzeitung 74
7.2.4 Arbeitsblätter 74
7.3 Aufbau des Schulungsprogramms 74
7.4 Organisation und Durchführung 76
7.5 Schulungspersonal 77
7.6 Ausstattung des Schulungsraumes 77
7.7 Angewandte Methoden 77
7.7.1 Wollknäuelspiel 77
7.7.2 Gruppendiskussion 77
7.7.3 Wandzeitung 77
7.8 Stundenablauf 78
Literatur 80

Übersicht

Schon 1875 forderte Bouchardat die Schulung von Diabetikern als therapeutisches Prinzip einzuführen (Bouchardat 1875). Mitte des 20. Jahrhunderts. wird Schulung als eine der drei Säulen der Diabetestherapie akzeptiert (Krall u. Barnett 1992). Dabei soll Schulung als Instrument der Wissensvermittlung eine Steigerung der Compliance bewirken und zu Therapieoptimierung und Kostendämpfung beitragen (Volmer u. Kielhorn 1998). Trotz ausgefeilter Schulungskonzepte und Einsatz moderner Medien bleiben die Complianceraten bei Diabetikern jedoch erschreckend niedrig (Hirsch 1995). Gute Vorsätze der Patienten scheitern an eingeschliffenen Alltagsroutinen, sozialem Druck, mangelnder Kooperativität in der familiären und beruflichen Umgebung oder an der so oft beschworenen „Willensschwäche".

7.1 Ziele eines patientenzentrierten Schulungsprogramms

Diese individuellen, psychosozialen Hemmnisse sind durch Wissensvermittlung allein nicht zu beeinflussen (Hirsch 1992, 1995; Hirsch et al. 1995; Petermann 1997). Der gezielte Abbau psychosozialer Hemmnisse kann im Rahmen einer jeden (erweiterten) Schulung erfolgen, die sich an den Inhalten bewährter Schulungsprogramme (Berger 1987a,b; Siebolds u. Weise 1993) orientiert, aber deren Methoden im Sinne einer sozialen Informationsvermittlung modifiziert sind.

Inhaltlich können alle in Klinik und Praxis eingesetzten Schulungsprogramme zugrunde gelegt werden.

Ziel des patientenzentrierten Schulungsprogramms ist der Aufbau patienteneigener Kompetenz und Selbständigkeit als Grundlage einer dauerhaften Verhaltensänderung (vgl. auch Alberti et al. 1994).

7.2 Methoden und unterstützende Materialien im patientenzentrierten Schulungsprogramm

Leidensdruck allein bewirkt keine dauerhafte Verhaltensänderung. Als Schlüssel zum Erfolg wird daher im patientenzentrierten Schulungsprogramm die Patientenmotivierung eingesetzt. Diese gerichtete Motivation wird in 5 konkreten Schritten anhand der 10 Regeln von Haisch u. Stock (s. Kap. 6) gezielt erarbeitet. Dazu werden Gruppenspiele in der „Aufwärmphase", Gruppendiskussion, das Arbeiten an einer Wandzeitung mit selbstbeschrifteten Kärtchen und Arbeitsblätter eingesetzt.

7.2.1 Gruppenspiel

Gruppenspiele erlauben als Instrument der Aufwärmphase eine spielerische Vor- und Nachbereitung aktueller und vorausgegangener Stundeninhalte. Sie leisten Hilfestellung beim Erarbeiten von Problemsituationen und erleichtern im Sinne einer Selbstreflexion den Zugang zu einem besseren Verständnis der eigenen Verhaltensweisen und Gewohnheiten.

Zudem dienen sie der Schaffung einer zwanglosen Atmosphäre, sowie der Formulierung von Ängsten und Erwartungen der Teilnehmer an den Gesprächskreis.

7.2.2 Gruppendiskussion

Die Gruppendiskussion wird immer wieder im Stundenablauf eingesetzt. Hierbei werden die einschlägigen Erfahrungen der Teilnehmer erfragt, zur Diskussion gestellt, mögliche Verhaltensänderungen phantasiert. Dem Gruppenleiter kommt dabei hauptsächlich die Rolle eines Moderators zu. So erfragt er beispielsweise, wie die Erfahrungen der anderen Teilnehmer sind und ob diese eine Verhaltensänderung möglich erscheinen lassen.

7.2.3 Wandzeitung

Die schriftliche Fixierung persönlicher Erfahrungen und Verhaltensursachen auf Kärtchen an der Wandzeitung dient als Diskussionsgrundlage. Durch die Einordnung der Kärtchen in die jeweiligen Spalten ermöglicht sie Gruppenleiter und Patienten eine Standortbestimmung und Verlaufskontrolle jedes einzelnen Teilnehmers sowie eine Einschätzung, ob hinderliche oder förderliche Erklärungen überwiegen.

7.2.4 Arbeitsblätter

Arbeitsblätter erlauben eine persönliche Verlaufskontrolle und dienen der Stabilisierung, indem sie die Stundeninhalte nachbereiten. Mit ihrer Hilfe kann jeder Patient seine persönlichen Stärken und Schwächen, seine Ziele, die konkrete Tagesplanung, Problemsituationen und problematische Zeitpunkte erfassen.

7.3 Aufbau des Schulungsprogramms

Das Programm besteht aus einzelnen Stundenbildern à 60–90 min, die entsprechende Themen der üblichen Schulungsprogramme thematisieren. Jedes Stundenbild baut sich aus 5 Bausteinen auf, denen die 10 Regeln aus dem Beitrag Haisch u. Stock (s. Kap. 6) zugrunde liegen (Abb. 7.1; Tabelle 7.1). Am Ende jeder Stunde werden die entsprechenden Arbeitsblätter zur Nachbereitung ausgeteilt.

Die Bausteine veranschaulichen den Zweck der einzelnen Schritte zur Herstellung einer Ursachenerklärung, die Verhaltensänderungen zulässt. Tabelle 7.1 zeigt die praktische Umsetzung im Stun-

7.3 Aufbau des Schulungsprogramms

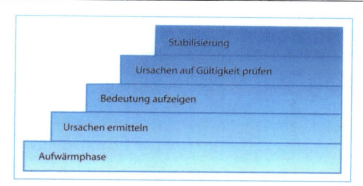

Abb. 7.1. Bausteine des patientenzentrierten Schulungsprogramms 1–5

denablauf unter Berücksichtigung des 10-Regel-Systems. Dadurch wird es einem Diabetiker, der beispielsweise der Überzeugung ist, sein Übergewicht sei vererbt, ermöglicht, diese Erklärung im Laufe der Gruppendiskussion zu verändern. Die „genetisch fixierte" Erklärung lässt dem Diabetiker keine Möglichkeit einer Verhaltensänderung oder Erfolgserwartung. Folglich kann er keine Motivation bezüglich einer Verhaltensänderung entwickeln.

Durch das schrittweise Vorgehen
1. Ermitteln der Ursache,
2. Erklären der Bedeutung dieser Ursache bzw. Erklärung für das eigene Verhalten und
3. die Überprüfung dieser Erklärung in der Gruppendiskussion

wird dem Einzelnen die Veränderung einer problematischen Erklärung ermöglicht. Beispielsweise könnte eine hilfreiche Erklärung am Ende der Gruppenstunde lauten: Es fällt mir zwar schwer, aber es ist durchaus möglich, dass ich etwas gegen mein Übergewicht unternehmen kann. Durch körperliche Bewegung und „gesunde" Ernährung kann ich mein Gewicht langsam reduzieren.

Das folgende Flussdiagramm (Abb. 7.2) zeigt den Stundenablauf im zeitlichen Verlauf, sowie die Beziehungen der einzelnen Bausteine untereinander.

Tabelle 7.1. Praktische Anwendung des 10-Regel-Systems im Stundenablauf

Baustein	Inhalte, Ziele und Vorgehensweise	Material	Regel
Aufwärmphase	Begrüßung Vorstellung von Gruppenmitgliedern und Gruppenleiter (5 min) Gruppenspiel: Wollknäuelspiel (5 min)	Namensschildchen Schreibgeräte Arbeitsmaterial 2a, Arbeitsmaterial 2b	Regel 1: Zusammenstellung einer heterogenen Schulungsgruppe durch den Gruppenleiter
Ursachen ermitteln	Materialsammlung (10 min) Sammeln von Erfahrungen und Ursachen Beschriften von Kärtchen	Overhead, Tafel, Flip-chart Arbeitsmaterial 2c	Regel 2–6: Kennenlernen der Erfahrungen der Patienten und Diskussion der Erfahrungen
Bedeutung aufzeigen	Einordnen der Kärtchen in die Wandzeitung (10 min)	Kärtchen, Wandzeitung, farbige Kreide	Regel 2–6: Kennenlernen der Erfahrungen der Patienten und Diskussion der Erfahrungen und deren Bedeutung für das eigene Verhalten
Ursachen auf Gültigkeit überprüfen	Gruppendiskussion (25 min) Neueinordnung der Kärtchen an der Wandzeitung (5 min)	Arbeitsmaterialien 2g–2i	Regel 2–7: Diskussion der Erfahrungen und der persönlichen Stärken und Schwächen
Stabilisierung	Arbeitsblätter	Arbeitsmaterialien 2j–2m	Regel 7–10: Persönliche Verlaufskontrolle Konkrete Planung Individuelle Zielattribution

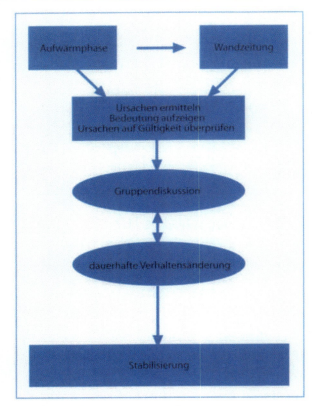

Abb. 7.2. Flussdiagramm zum Stundenablauf

Tabelle 7.2. Ambulante Schulung vs. stationäre Schulung. (Nach Fischer 1993)

Stationäre Schulung	Ambulante Schulung
Vertrauensverhältnis muss aufgebaut werden	Vertrauensverhältnis oft über Jahre hinweg gewachsen
Lebensumstände des Patienten dem Arzt meist vorher unbekannt	Lebensumstände des Patienten dem Arzt oft vorher bekannt
Erwartungen des Patienten richten sich auf ein eng begrenztes Problem	Erwartungen des Patienten richten sich auf Hilfe bei fast allen Problemen
Patienten sind aus ihrer gewohnten Umgebung herausgelöst	Patient befindet sich im gewohnten sozialen Umfeld
Für Pflege und Unterkunft sorgt die stationäre Einrichtung	Patient für Pflege und Unterkunft selbst verantwortlich
Weitgehende Kontrollmöglichkeit des Arztes	Arzt hat relativ wenig Kontrolle
Arzt wird eher direktiv sein	Arzt eher nicht direktiv
Team von geschulten Mitarbeitern verfügbar	Team kann von außen ergänzt werden
Episodische Datenerfassung	Kumulative Datenerfassung
Relativ kostenintensiv	Relativ preiswert
Oft hohe Personalfluktuation	Oft über Jahre hinweg dasselbe Personal
Oft schlechter Kommunikationsfluss unter Schulungsteammitgliedern	Schulungsteammitglieder sehen sich täglich, dadurch gute Kommunikation
Schulungszeiten meist tagsüber	Schulung auch abends möglich

7.4 Organisation und Durchführung

Die wichtigsten Unterschiede zwischen einer ambulanten und einer stationären Schulung fasst Tabelle 7.2 zusammen.

Grundsätzlich bietet die stationäre Schulung aufgrund des Herausgelöstseins der Patienten aus der Alltagsroutine den Vorteil, dass sich der Patient intensiv auf die Schulung konzentrieren und einstellen kann. In Rehabilitationseinrichtungen kommt entsprechend eine Atmosphäre der Ruhe und Entspannung und des Eingehens auf den eigenen Körper hinzu. Gleichzeitig ist dies aber auch der Schwachpunkt einer stationären Schulung. Die Anund Einbindung von Schulungsinhalten in den Alltag sowie der Wissenstransfer in die tägliche Routine sind erschwert. Die Kostenintensität der stationären Schulungsansätze führte zur Herausbildung neuer Modelle der Diabetikerschulung wie der „Gruppensprechstunde" (Metz 1997) oder dem „Rostocker-Modell" (Böhm 1997).

Vogel u. Kulzer (1997) fordern, für Diabetespatienten auf unterschiedlichen Entwicklungsstufen und für die aufgeführten unterschiedlichen Schulungssettings jeweils unterschiedliche Schulungskonzepte einzuführen. Wir empfehlen hingegen Konsistenz in der Themenauswahl und eine bewusst heterogene Zusammensetzung von Schulungsgruppen (s. Kap. 6).

Tabelle 7.3. Schulungsinhalte und schulender Personenkreis

Schulungsinhalt	Schulungspersonal
Was ist Diabetes?	Arzt, Diabetesberater/in
Selbstkontrolle	Krankenschwester, Arzthelferin, Diabetesberater/in
Ernährung	Diätassistentin, Diabetesberater/in
Fußpflege	Krankenschwester, Arzthelferin, Diabetesberater/in
Körperliche Bewegung und Sport	Arzt, Diabetesberater/in
Folgeerkrankungen	Arzt, Diabetesberater/in

7.5 Schulungspersonal

In der Praxis hat sich eine Aufteilung der Schulungsthemen zwischen Arzt, Diabetesberater/in, Arzthelferin bzw. Krankenschwester und Ernährungsberaterin herausgebildet. Eine unserer Meinung nach sinnvolle Aufteilung gibt Tabelle 7.3 wieder.

Die wichtigste Aufgabe der schulenden Personen ist es, die Funktion eines Moderators zu übernehmen. Wird ein Eingreifen von Seiten des Kursleiters der entsprechenden Stunde nötig, so sollte dies in nichtdirektiver Art und Weise vorzugsweise durch Fragen an die Teilnehmer geschehen. Je mehr gruppendynamische und kognitive Elemente in die Gruppenschulung übernommen werden, desto mehr empfiehlt es sich, auch einen Diplompsychologen in das Schulungsteam aufzunehmen (Petermann 1997).

Tabelle 7.4. Ausstattung des Schulungsraumes

Punkte, die bei der Ausstattung beachtet werden sollten	Wünschenswerte Ausstattung
Helligkeit	Möglichst Tageslicht
Sitzordnung	Kreis
Sauberkeit	Gepflegte Atmosphäre
Freundlichkeit	Blumenschmuck o. ä.
Ruhige Atmosphäre	Keine Störung durch Telefon o. Piepser
Overhead	Nur wenige und klare Folien
Wandtafel	Beschriftung mit farbiger Kreide
Flip-chart	Von jedem Platz einsehbar
Diaprojektor	Sparsamer Einsatz
Deutliche Beschriftung	Orientierungsmöglichkeit für Teilnehmer
Wandzeitung	Für die Gruppenarbeit aufhängen

7.6 Ausstattung des Schulungsraumes

Tabelle 7.4 gibt eine Übersicht über die wünschenswerte Ausstattung eines Schulungsraumes. Es ist anzumerken, dass Attribute wie ruhige Atmosphäre und Tageslicht als wichtiger einzustufen sind als technische Ausstattung. Denn Schulungsziele werden hauptsächlich über Gruppenarbeit und nicht über Darstellung von Wissen mittels Dias, Folien, etc. erarbeitet.

7.7 Angewandte Methoden

7.7.1 Wollknäuelspiel

Das Gruppenspiel bringt die Verbundenheit innerhalb der Gruppe symbolisch zum Ausdruck. Der Gruppenleiter wirft das Wollknäuel einem beliebigen Teilnehmer zu und behält dabei das Fadenende in der Hand. Der Teilnehmer wirft das Knäuel nach Beantwortung der Frage einem anderen Teilnehmer zu. In der zweiten Runde wird der Knäuel in umgekehrter Richtung zurückgeworfen.

7.7.2 Gruppendiskussion

Ziel ist es, die Gruppendynamik für eine soziale Informationsvermittlung zu nutzen. Dazu werden alle Erfahrungen und Ursachen in der Gruppe diskutiert. Aufgabe des Gruppenleiters ist es, die Diskussion durch geeignete Fragen so zu lenken, dass Erklärungen, die eine Verhaltensänderung zulassen, überwiegen.

7.7.3 Wandzeitung

Sie ist in die 2 Spalten „Gründe, die in meiner Person liegen", und „Gründe, die in meiner Umgebung liegen" eingeteilt. Die Zuordnung der Ursachen in diesen Spalten kann jeweils als „ab und zu" oder „immer" problematisch erfolgen. Eine Einordnung der Kärtchen in die Spalte „Gründe, die in meiner Person liegen und ab und zu ein Problem darstellen" lässt eine Kontrolle durch die eigene Person zu. Dies ist die therapeutisch erwünschte Ursachenzuschreibung. Die Klassifikation der Ursachen wird von den Patienten erarbeitet. Gründe, die innerhalb der Person liegen, lassen grundsätzlich eine Verhal-

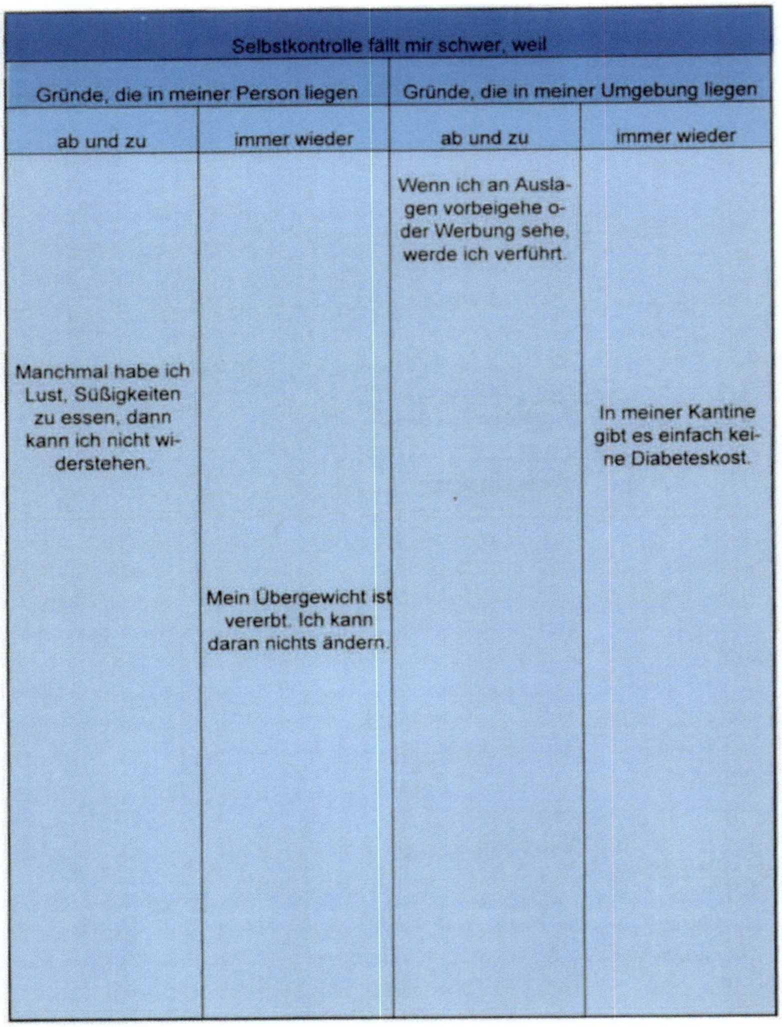

Selbstkontrolle fällt mir schwer, weil			
Gründe, die in meiner Person liegen		Gründe, die in meiner Umgebung liegen	
ab und zu	immer wieder	ab und zu	immer wieder
Manchmal habe ich Lust, Süßigkeiten zu essen, dann kann ich nicht widerstehen.	Mein Übergewicht ist vererbt. Ich kann daran nichts ändern.	Wenn ich an Auslagen vorbeigehe oder Werbung sehe, werde ich verführt.	In meiner Kantine gibt es einfach keine Diabeteskost.

Abb. 7.3. Wandzeitung

tensänderung zu, wenn sie unter der Kontrolle der Person stehen. Am Ende sollten möglichst viele Kärtchen in dieser Spalte hängen (Abb. 7.3).

7.8
Stundenablauf

Siehe dazu auch Tabelle 7.1.

Baustein Aufwärmphase. Vereinbaren Sie mit allen Teilnehmern, dass Verschwiegenheit über alle Vorgänge in der Gruppe gegenüber Nichtgruppenmitgliedern gewährt wird. Achten Sie auf eine persönliche Kontaktaufnahme mit den Schulungsteilnehmern durch Begrüßung mit Handschlag. Das hilft Distanz ab- und Vertrauen aufzubauen. Die anschließende kurze Vorstellung der einzelnen Teilnehmer soll das Gruppengefühl stärken. Das Wollknäuelspiel stärkt ebenfalls das Gruppenzugehörigkeitsgefühl und bereitet gleichzeitig den Boden für die folgende Gruppendiskussion.

In der ersten Stunde hat es sich bewährt, die Teilnehmer in der ersten Runde des Gruppenspiels ihre Erwartungen an die Schulung (Was soll mir die Schulung bringen? Welche Hilfestellungen erwarte ich? Welche Situationen möchte ich in den Griff bekommen?) und ihre persönlichen Ziele (Was will ich für mich persönlich erreichen?) formulieren zu lassen.

In der zweiten Runde des Gruppenspiels wird das Thema der Stunde aufgegriffen und vorbereitet.

Beispielsweise lautet die Aufgabe beim Zurückwerfen des Wollknäuels „Beschreibung des eigenen Essverhaltens mit 3 Eigenschaftswörtern".

Baustein Ursachen ermitteln. Ziel dieses Bausteins ist das Sammeln von Ursachen von Schwierigkeiten im eigenen Essverhalten. Brennpunkte und Problemsituationen sollen genannt und in Zusammenhang mit dem eigenen Verhalten gebracht werden. Beispielsweise hat ein Teilnehmer sein Essverhalten im Gruppenspiel als „zu viel, zu süß und zu oft" beschrieben. In der folgenden Gruppendiskussion präzisiert er, dass vor allen Dingen Einladungen und das „vor dem Fernseher-Sitzen" kritische Situationen darstellen, in denen er „willensschwach" sei. Hilfreich ist es, durch Adressenaustausch der Gruppenmitglieder untereinander den Teilnehmern die Möglichkeit zu geben, auch außerhalb der Gruppe Kontakt untereinander aufzunehmen.

Der Gruppenleiter sammelt alle Ursachen zunächst ungeordnet an der Tafel, ohne sie zunächst zur Diskussion zu stellen oder eine Bewertung durch die Teilnehmer zuzulassen, um weitere Diskussionsbeiträge nicht zu unterdrücken.

Baustein Bedeutung aufzeigen. Auf Anregung des Gruppenleiters werden die gesammelten Ursachen, Brennpunkte und Problemsituationen in zwei Gruppen eingeteilt. Erfahrungsgemäß erarbeitet die Gruppe die Einteilung in Gründe, die der Kontrolle der Person unterworfen sind (innerhalb der Person liegen) und solche, die es nicht sind (in der Umgebung der Person liegen), selbstständig. Durch geschicktes Fragen, z. B. ob dies immer der Fall sei oder nur manchmal, kann der Gruppenleiter die Unterteilung in Gründe, die ab und zu gegeben sind und solche, die immer gegeben sind, anregen.

Die gesammelten Ursachen werden in vorbereitete Kärtchen eingetragen und an der Wandzeitung in die entsprechende Spalte geheftet (vgl. Abb. 7.3). Dadurch muss sich jeder Teilnehmer überlegen, ob er die Gründe für sein (Fehl-)Verhalten in der eigenen Person oder in der Umgebung sieht. Ob er sie für unabänderlich oder für veränderlich hält. Dieser kognitive Prozess kann vom Gruppenleiter unterstützt werden, indem er jeden Teilnehmer auffordert, seine Einordnung zu begründen.

Baustein Ursachen auf Gültigkeit überprüfen. Die folgende Gruppendiskussion an der Wandzeitung ist der zentrale Punkt des patientenzentrierten Schulungsprogramms. Ziel ist es, die Gruppendynamik so zu steuern, dass es unter den Patienten zu einem Informationsaustausch kommt, der sie veranlasst, ihre bisherigen Erklärungen zu überdenken und ggf. dahingehend zu verändern, dass ihnen eine Verhaltensänderung möglich erscheint. Kommt die Diskussion nicht recht in Gang oder stellt die Gruppe fest, dass „eben nichts zu ändern sei", so kann der Gruppenleiter mit „Interventionsfragen" das Nachdenken der Teilnehmer unterstützen. Dies geschieht, indem er gezielt die Erfahrungen der Gruppenteilnehmer zu bestimmten Situationen, Zeitpunkten, Anreizsituationen und persönlichen Stärken und Schwächen erfragt. Interventionsfragen könnten beispielsweise lauten: „Gibt es kritische Situationen, die das Einhalten von Diabeteskost besonders schwer fallen lassen? Ist das bei anderen Teilnehmern auch der Fall? Welche persönlichen Stärken und Schwächen machen die Teilnehmer dafür verantwortlich? Sehen die anderen Teilnehmer das auch so?"

Ergibt die Diskussion dennoch, dass es keine Hoffnung auf Verhaltensänderung gibt, so werden den Patienten Extremsituationen vorgestellt, die eine Verhaltensänderung möglich erscheinen lassen (z. B. Wäre es Ihnen möglich, eine bestimmte Verhaltensänderung zwei Woche durchzuhalten, wenn Sie dafür eine Belohnung von DM 2000.- erhalten würden?). Wird eine Extremsituation von den Teilnehmern bejaht, so ist anschließend zu klären, welche Hemmnisse aktuell beseitigt werden müssen, um das gewünschte Verhalten zu ermöglichen. Am Ende der Diskussion wird den Teilnehmern die Möglichkeit gegeben, ihre Kärtchen in der Wandzeitung neu einzuordnen und dies ggf. zu begründen. Auch ein Hängenlassen der Kärtchen in derselben Spalte sollte begründet werden (Verlaufskontrolle).

Haben Teilnehmer ihre Kärtchen der therapeutisch wünschenswerten Erklärung zugeordnet, so kann ihnen Unterstützung beispielsweise in Form einer konkreten Tagesplanung gegeben werden. In den folgenden Stunden berichten die Teilnehmer dann von ihren Erfolgen und Misserfolgen, die entsprechend besprochen werden.

Baustein Stabilisierung. Die Arbeitsblätter werden am Ende jeder Stunde ausgeteilt und zu Hause bearbeitet. Jeder einzelne erhält so eine Verlaufskontrolle, die Möglichkeit Problemsituationen konkret zu planen und ggf. Lösungsmöglichkeiten zu phantasieren.

Die dargestellte Schulung wird in gleicher Weise (aber mit entsprechender Modifikation der Themen) im ambulanten, stationären und Rehabilitationsbereich für Typ 1- und Typ 2-Diabetiker durchgeführt. Das einheitliche Vorgehen bedeutet eine Vereinfachung für das Schulungspersonal. Bei subjektiven (z. B. Lebensqualität) und objektiven (z. B. HbA1c) Variablen ergibt sich eine Verbesserung gegenüber der herkömmlichen Schulung. Bergis et al. (1996) zeigen die Überlegenheit der Gruppen- und einer, wie der hier vorgestellten, verhaltensmedizinischen Schulung gegenüber einer herkömmlichen Schulung. Bei Gruppenschulungen bedarf es der gezielten Initiierung wie von uns entwickelt. Eine Beibehaltung der Kontakte der Gruppenmitglieder untereinander stabilisiert die Langzeiteffekte in der therapeutisch gewünschten Form.

Literatur

Alberti KG, Gries FA, Jervell J, Krans HMJ for the European NIDDM Policy Group (1994) A desktop guide for the management of Non-insulin-dependent Diabetes mellitus (NIDDM): an update. Diabet Med 11: 899–909

Berger M, Grüßer M, Jörgens V, Kronsbein P, Mühlhausen I, Scholz A, Venhaus A in Zusammenarbeit mit Standl E und Mehnert H sowie Boehringer Mannheim (1987a) Diabetesbehandlung in unserer Praxis: Behandlungs- und Schulungsprogramm für Typ-II Diabetiker, die nicht Insulin spritzen. Deutscher Ärzte-Verlag, Köln

Berger M, Grüßer M, Jörgens V, Kronsbein P, Mühlhausen I, Scholz A, Venhaus A in Zusammenarbeit mit Standl E und Mehnert H sowie Boehringer Mannheim (1987b): Diabetesbehandlung in unserer Praxis: Behandlungs- und Schulungsprogramm für Typ-II Diabetiker, die Insulin spritzen. Deutscher Ärzte-Verlag, Köln

Bergis KH, Kulzer B, Imhof P, Reinecker H (1996) MEDIAS II: Ergebnisse einer ambulanten Therapievergleichsstudie zur „Verhaltensmedizinischen Prävention und Therapie des Typ-II-Diabetes". Diab Stoffw 5: 63–64

Böhm S (1997) Ein Service-Zentrum für Diabetiker und Ärzte. Der Allgemeinarzt 16: 1496–1504

Bouchardat A (1875) De la glycosurie ou diabete sucré. Librairie Germer Bailliere, Paris

Fischer GC (1993) Standortbestimmung der Allgemeinmedizin. In: Fischer GC, Schug SH, Busse V, Krause F, Schlopsnies W (Hrsg) Allgemeinmedizin. Springer-Verlag, Berlin Heidelberg, pp 3–8

Haisch J (1996) Gesundheitserziehung. In: Hentschel H-D (Hrsg) Naturheilverfahren in der ärztlichen Praxis. Deutscher Ärzte Verlag, Köln, pp 318–331

Hirsch A (1992) Mit Diabetes leben lernen. Wege zur seelischen Bewältigung des Diabetes. Pal, Mannheim

Hirsch A (1995) Von der Compliance zum Empowerment: Entwicklungen in der Diabetesberatung. Z Med Psychol 3: 100–108

Hirsch A, Dreyer M, Fisch R, Jäckle R, Luhr M, Michels G (1992) Handlungsorientierte Diabetesschulung. Diabetes-Journal, Schulungsprofi 3: 21–24

Krall LP, Barnett PA (1992) The history of diabetes care: an overview. In: Mogensen CE, Standl E (eds) Concepts of the ideal diabetes clinic. De Gruyter, Berlin, pp 1–15

Metz A (1997) Jetzt weht ein frischer Wind in der Diabetikerschulung. Der Allgemeinarzt 17: 1642

Petermann F (Hrsg) (1997): Patientenschulung und Patientenberatung – Ziele, Grundlagen und Perspektiven. In: Patientenschulung und Patientenberatung: ein Lehrbuch. Hogrefe, Göttingen, pp 3–21

Siebolds M, Weise D (1993) Typ-II-Diabetikerschulung. Ein Arbeitsbuch für Ärzte, Schwestern und Diätassistentinnen im Krankenhaus. de Gruyter, Berlin New York

Vogel H, Kulzer B (1997) Patientenschulung bei Diabetes mellitus: Konzepte und empirische Befunde. In: Petermann F (Hrsg) Patientenschulung und Patientenberatung: ein Lehrbuch. Hogrefe, Göttingen, pp 233–262

Volmer T, Kielhorn A (1998) Compliance und Gesundheitsökonomie. In: Petermann F (Hrsg) Compliance und Selbstmanagement. Hogrefe, Göttingen, pp 45–72

8 Behandlung des Diabetes mellitus Typ 1 beim Kind und Adoleszenten

E. Heinze, B. O. Böhm

Inhaltsverzeichnis

8.1 Diagnose 82
8.2 Ziele der Behandlung 82
8.3 Schulung 82
8.4 Ernährung 82
8.4.1 Kalorien 83
8.4.2 Eiweiß 83
8.4.3 Fett 84
8.4.4 Kohlenhydrate 84
8.5 Insulinbehandlung 85
8.6 Ketoazidose 86
8.6.1 Flüssigkeit 86
8.6.2 Kalium 86
8.6.3 Nebenwirkungen 86
8.7 Operationen 87
8.8 Insulintherapie nach Initialbehandlung 87
8.8.1 Normalinsulin 87
8.8.2 Basalinsulin 87
8.9 Sport 88
8.10 Phasen des Diabetes 88
8.10.1 Remission 88
8.10.2 Pubertät 89
8.10.3 Antikonzeption 89
8.11 Konsequenzen der Therapie 90
8.11.1 Hypoglykämie 90
8.11.2 Dawn-Phänomen und Gegenregulation (Somogyi-Effekt) 91
8.12 Größe und Gewicht 91
8.13 Folgeerkrankungen 91
8.13.1 Neuropathie 91
8.13.2 Nephropathie 92
8.13.3 Retinopathie 92
8.13.4 Limited Joint Mobility (LJM = Steifheit der Gelenke) 93
8.13.5 Insulinödeme 93
8.14 Sonderformen des Diabetes 93
8.14.1 Typ 2 und Maturity Onset Diabetes of the Young (MODY) 93
8.14.2 Diabetes des Neugeborenen 94
8.15 Immunologische Begleiterkrankungen 95
8.15.1 Zöliakie 96
8.15.2 Hashimoto-Thyreoiditis 96
8.15.3 Perniziöse Anämie 96
8.15.4 Morbus Addison 96
8.16 Zusammenfassung 96
Literatur 97

Übersicht

In Deutschland beträgt die Inzidenz für den Typ 1-Diabetes bei Kindern <15 Jahren 11,6/10 000. Somit erkranken in Deutschland durchschnittlich 4 Kinder pro Tag an einem Typ 1-Diabetes. Entsprechend ist von ca. 20 000 erkrankten Kindern in der Bundesrepublik auszugehen (Neu et al. 1997).

8.1 Diagnose

Nach einer kurzen Anamnese von wenigen Wochen kann die Diagnose durch die auf die Krankheit hinweisenden typischen Symptome Polyurie, Polydipsie, Gewichtsabnahme und durch einen zu irgendeiner Tageszeit gemessenen Blutzucker von > 200 mg/dl (18 mg/dl = 1 mmol/l) gestellt werden. Es sei betont, dass weder die klinischen Symptome allein noch ein Blutzucker > 200 mg/dl die Diagnose begründen. Bei einem asymptomatischen Patienten, bei dem z. B. während einer Infusionsbehandlung mit Glukose stark erhöhte Blutzuckerwerte gemessen wurden, muss zur Sicherung oder zum Ausschluss eines Diabetes ein oraler Glukosetoleranztest durchgeführt werden.

Der Glukosetoleranztest wird bei Kindern und Jugendlichen mit einer Dosis von 1,75 g Glukose/kg Körpergewicht, maximale Dosis 75 g, durchgeführt. Die Beurteilung – normal, gestört, pathologisch – erfolgt nach den WHO-Kriterien wie sie bei Erwachsenen besprochen wurden (s. Kap. 1).

8.2 Ziele der Behandlung

Nach den Richtlinien zahlreicher nationaler und internationaler Gesellschaften lassen sich die Behandlungsziele für Kinder und Jugendliche mit Diabetes formulieren in:

- normales Wachstum,
- Normalgewicht (bezogen auf die Größe),
- Normoglykämie,
- Normolipidämie,
- Vermeidung von Hypoglykämien.

Gemäß der Deutschen Diabetes-Gesellschaft sollten die prä- und postprandialen (= 2 h nach der Mahlzeit) Blutzuckerwerte 70–160 mg/dl betragen, das HbA1c dem Normbereich angenähert sein. Nach der DCCT-Studie ist ein HbA1c von ≤ 7% anzustreben (Heinze u. Holl 1997).

8.3 Schulung

Die Erstbehandlung der Kinder und Jugendlichen mit Diabetes erfolgt in der Regel in Deutschland stationär. Von wenigen Ausnahmen abgesehen werden Information und Training der Patienten und deren Eltern bzw. Familie als Einzelschulung durchgeführt. Es ist zu beachten, dass Kinder und Jugendliche gewöhnlich über die gleichen Inhalte getrennt unterrichtet werden müssen. Für Eltern sind die Unterrichtsprogramme für Erwachsene zu empfehlen, für Kinder (Hürter et al. 1989) und Jugendliche (Lange et al. 1995) stehen evaluierte Schulungsprogramme zur Verfügung, die auch Kapitel bzw. Beihefte zur Information von Kindergarten, Schule, Sportverein bzw. für Schulende enthalten (Haller 1995).

Die Erstschulung ist entscheidend für die weitere Behandlung der Kinder und Jugendlichen mit Diabetes, da Folgeschulungen im Abstand von 2–3 Jahren zwar gefordert und uneingeschränkt sinnvoll sind, von den Patienten aber nicht regelmäßig wahrgenommen werden.

Bei der Schulung von Kindern und Jugendlichen ist die Beachtung von entwicklungsphysiologischen Tatsachen eine unabdingbare Voraussetzung für den Erfolg. Wenige Anhaltspunkte werden angegeben (Trautner zit. nach Haller 1995):

1. Auf die Denkstrukturen des Kindes ist einzugehen.
2. Aktives Handeln des Kindes und nicht verbale Unterrichtung sollten im Vordergrund stehen.
3. Jeder sollte nach seinem individuellen Tempo arbeiten.
4. Die geistige Entwicklung wird durch soziale Interaktion und Kommunikation gefördert. Frontalunterricht ist zu vermeiden.

Es ist zu bedenken, dass Eltern, wie in anderen Bereichen auch, ihren Kindern durch den täglichen Umgang Fähigkeiten und Verhaltensweisen vermitteln, die den Diabetes betreffen. Sie schulen ihre Kinder. So lernen z. B. 4-jährige Kinder gewöhnlich zu Hause und nicht während des kurzen Klinikaufenthaltes ihren Blutzucker selbst zu messen.

8.4 Ernährung

Nach den Richtlinien der Deutschen und der Europäischen Diabetes-Gesellschaft entspricht die Zusammensetzung der Diät des Diabetikers den Empfehlungen, die von den nationalen und internationalen Gesellschaften für Ernährung für gesunde Kinder und Jugendliche erstellt wurden. Für Kinder und Jugendliche mit Diabetes wird eine kohlenhydratreiche (> 50%), fettreduzierte (ca. 30%) Ernährung angestrebt.

Bei Erkrankungsbeginn ist es notwendig, eine detaillierte Ernährungsanamnese mit dem Ziel zu erheben, Angaben über Zusammensetzung, Menge der Nahrungsaufnahme und über die Essenszeiten vor der Erkrankung zu erhalten. Gesunde Kinder und Jugendliche essen in aller Regel: Frühstück, Zwischenmahlzeit im Kindergarten bzw. Schule, Mittagessen, Zwischenmahlzeit am Nachmittag, Abendessen.

Die ca. 2 h nach der Abendinjektion des Insulins notwendige Spätmahlzeit stellt somit eine vergleichsweise geringe Veränderung der Essgewohnheiten dar.

8.4.1
Kalorien

Bei den heute geltenden Behandlungszielen der guten metabolischen Kontrolle neigen Kinder und Jugendliche mit Diabetes entgegen einer weit verbreiteten Meinung zum Übergewicht, das besonders in der Pubertät zu einer gestörten Körperwahrnehmung („Body Image") und als Folge zur Verschlechterung der metabolischen Kontrolle führen kann. Die für den Erwachsenen mit Diabetes geltenden Vorstellungen zum Körpergewicht:

> „Das wünschenswerte Körpergewicht des Diabetikers ist das Gewicht, das Patient und medizinischer Berater für erreichbar und erhaltbar erachten. Es muß nicht der Definition des normalen Körpergewichtes entsprechen" (American Diab. Ass. 1995),

sind nicht zwanglos auf Kinder und Jugendliche übertragbar. Liegen Angaben zu Gewicht und Größe aus den Vorsorgeheften vor, lässt sich z. B. der Body Mass Index berechnen und anhand von Perzentilen dessen Verlauf vor Erkrankung beurteilen. Fehlen diese Angaben, so können Größe und Gewicht ca. 4 Wochen nach Diagnose, wenn der durch den Diabetes bedingte Gewichtsverlust ausgeglichen wurde, herangezogen werden, um einen „erreichbaren und erhaltbaren" BMI zu bestimmen. Zur verlässlichen Beratung der Kinder/Jugendlichen und deren Eltern über die Kalorienaufnahme dienen die Angaben der Deutschen Gesellschaft für Ernährung (DGE; Tabelle 8.1).

Eine andere einfache Regel zur Berechnung der täglichen Kalorien, die mit den Richtlinien der DGE in Einklang steht und bei Manifestation eines Diabetes leicht herangezogen werden kann, geht auf Priscilla White aus der Joslin-Clinic zurück:

> 1000 kcal + 100 kcal/Lebensjahr (z. B. für Fünfjährige: 1000 + 500 = 1500 kcal/Tag)

Tabelle 8.1. Kalorienaufnahme für Kinder und Jugendliche gemäß den Richtlinien der Deutschen Gesellschaft für Ernährung (DGE)

	kcal/Tag	kcal/kg
1 bis 4 Jahre	1300	102
4 bis 7 Jahre	1800	90
7 bis 10 Jahre	2000	73
10 bis 13 Jahre		
Jungen	2250	61
Mädchen	2150	54
13 bis 15 Jahre		
Jungen	2500	53
Mädchen	2300	46

Bei allen Beratungen zur Ernährung der Kinder und Jugendlichen mit Diabetes muss der einzelne Patient mit seinen Essgewohnheiten ganz im Vordergrund der Bemühungen stehen. Die angeführten Regeln stellen lediglich Anhaltspunkte dar. Die „maßgeschneiderte", den individuellen Lebensumständen angepasste Ernährung ist das Ziel jeder Diätberatung.

8.4.2
Eiweiß

Der Eiweißbedarf für Kinder und Jugendliche mit Diabetes entspricht dem von gesunden Kindern und Jugendlichen, wie er von der DGE veröffentlicht wurde:

Alter	Eiweiß [g/kg/Tag]
1–4 Jahre	1,2
4–7 Jahre	1,1
7–15 Jahre	1,0

Der wissenschaftliche Ernährungsausschuss der Europäischen Gemeinschaft empfiehlt vom 1.–14. Lebensjahr 1,0 g Eiweiß pro kg pro Tag.

Mit Ausnahme von extremen Ernährungsformen oder schwerwiegenden zusätzlichen Erkrankungen wird der Eiweißbedarf durch eine ausgewogene Mischkost voll gedeckt, so dass ein Eiweißmangel bei Kindern und Jugendlichen mit Diabetes keine Rolle spielt. Im Gegenteil wird in aller Regel zu viel Eiweiß gegessen.

Eine erhöhte Eiweißzufuhr könnte potentiell nierenschädigend wirken. Diese Annahme gründet sich auf die beiden Befunde, dass einmal eine Eiweißrestriktion bei niereninsuffizienten Patienten die Progression zum terminalen Nierenversagen zum Stillstand bringen oder verzögern kann. Zum anderen gelingt es, bei Patienten mit Mikroalbuminurie durch Eiweißrestriktion die vermehrte Albuminausscheidung entweder zu normalisieren oder einen Stillstand zu erreichen. Ob eine normale von der DGE empfohlene Eiweißaufnahme Kinder und Jugendliche mit Diabetes vor der diabetischen Nephropathie schützen kann, ist nicht gesichert, aber durchaus möglich, da die angegebenen Mengen geringfügig über den sog. reduzierten Werten liegen.

Die Frage, ob pflanzlichem oder tierischem Eiweiß in der Ernährung von Kindern und Jugendlichen mit Diabetes der Vorzug zu geben ist, lässt sich z. Z. nicht schlüssig beantworten, da keine Langzeitergebnisse zu dieser Fragestellung vorliegen.

8.4.3
Fett

Der Fettanteil in der Diabetesdiät sollte 30% der Gesamtkalorien nicht übersteigen. Diese Forderung stellt einen erheblichen Eingriff in die Essgewohnheiten einer mitteleuropäischen Familie dar, deren Fettkonsum ca. 40% beträgt. Entsprechend wird das Ziel, den Fettkonsum auf 30% zu begrenzen, selten erreicht. Um so wichtiger erscheint es, durch die Diätberatung die Qualität der zugeführten Fette bei Kindern und Jugendlichen zu beeinflussen.

Eine wichtige diätetische Maßnahme, um normale Cholesterinkonzentrationen im Serum bei Kindern und Jugendlichen mit Diabetes zu erreichen, ist die Begrenzung des Cholesterinkonsums auf < 300 mg/Tag. Bedeutsamer ist die Beeinflussung der Qualität der alimentären Fettsäurezufuhr, dem weitaus wichtigsten Einflussfaktor für den Cholesterinspiegel. Die quantitativ am häufigsten aufgenommene Fettsäure in Westeuropa, die Palmitinsäure, führt zu einem Anstieg von LDL- und Gesamtcholesterin. Noch deutlich stärker ist offenbar der cholesterinsteigernde Effekt der Myristinsäure, deren größter Anteil aus Kuhmilchfett stammt, aber auch mit den verbreitet verwandten tropischen Ölen (Kokosöl, Palmkernöl) aufgenommen wird.

Die einfach ungesättigte Ölsäure (Olivenöl, Rapsöl) senkt LDL-Cholesterin etwa gleich effektiv wie mehrfach ungesättigte Fettsäuren, aber im Gegensatz zu diesen ohne die Konzentration des HDL-Cholesterin zu vermindern.

Deshalb empfiehlt sich aus heutiger Sicht, Kinder und Jugendliche mit Diabetes nicht zu einem übermäßigen Milch- und Butterkonsum zu ermuntern und beim Kochen vorzugsweise, wenn nicht ausschließlich, Olivenöl zu verwenden.

Gemäß den Richtlinien der Nationalen Cholesterin-Initiative wird empfohlen, bei Patienten mit Diabetes regelmäßig im Serum Cholesterin und Triglyzeride zu bestimmen, mit dem Ziel bei Kindern und Jugendlichen folgende Konzentrationen zu erreichen (NIH 1991):

	Serumkonzentrationen
Triglyzeride	< 150 mg/dl (< 1,7 mmol/l)
Gesamtcholesterin	< 200 mg/dl (< 5,2 mmol/l)
LDL-Cholesterin	< 135 mg/dl (< 3,5 mmol/l)
HDL-Cholesterin	> 35 mg/dl (> 0,9 mmol/l)
Quotient Gesamt-/ HDL-Cholesterin	< 5

LDL- und HDL-Cholesterin müssen nur dann gemessen werden, wenn die Konzentration des Gesamtcholesterins über 200 mg/dl liegt. Zudem erscheint die Bestimmung des Cholesterins und der Triglyzeride im Hinblick auf z. B. diätetische Konsequenzen bei Patienten mit Diabetes nur dann gerechtfertigt, wenn das HbA1c weitgehend dem Normbereich entspricht.

8.4.4
Kohlenhydrate

Kinder und Jugendliche können leichter mit Broteinheiten = 1 BE = 12 g Kohlenhydraten ca. 50 kcal oder Berechnungseinheiten = 1 BE = 10 g Kohlenhydraten = ca. 40 kcal umgehen als mit „Gramm Kohlenhydraten". Nachdem das atherogene Risiko der Lipide bei Gesunden wie bei Patienten mit Diabetes erkannt, bestätigt und akzeptiert worden war, wurde zur Reduzierung des erhöhten kardiovaskulären Risikos der Fettanteil in der Diabetesdiät vermindert und der Kohlenhydratanteil erhöht. Auch Kindern und Jugendlichen mit Diabetes wird eine kohlenhydratreiche Ernährung (> 50% der Gesamtkalorien) empfohlen.

Die Unterscheidung in einfache (Disaccharide) und komplexe (Stärke) Kohlenhydrate bei der Zusammenstellung des Ernährungsplanes für Patienten mit Diabetes hat erheblich an Bedeutung verloren. Offenbar bestimmt die Zubereitung und Zusammensetzung (roh, püriert, gekocht sowie Fett, Eiweiß, Kohlenhydrate, Faseranteil) den Blutzuckeranstieg und nicht allein der Kohlenhydratanteil. In dieser Tatsache ist auch begründet, dass sich der „glykämische Index" nach Jenkins zur „Berechnung" der Kohlenhydrate nicht durchsetzen konnte. Dies widerspricht nicht der Empfehlung bei der Ernährungsberatung von Kindern und Jugendlichen mit Diabetes, Kohlenhydrate mit niedrigem glykämischen Index in den Vordergrund zustellen („Graubrot ist besser als Weißbrot, Müsli besser als Cornflakes").

8.4.4.1
Saccharose

Das Verbot von Zucker für Kinder und Jugendliche früherer Jahre ist in dieser ausschließlichen Form nicht mehr gerechtfertigt, da zumindest in Kurzzeituntersuchungen bei Kindern kein Unterschied in den Blutzuckertagesprofilen zwischen einer saccharosefreien (2%) und einer saccharosehaltigen (10%) Diät bestand. Es kann z. Z. bei der angestrebten gesunden Ernährung von Kindern und Jugendlichen mit Diabetes nur empfohlen, nicht aber verboten werden, auf zusätzlichen Zucker zu verzichten („Mineralwasser ist gesünder als Limonade"). Als Anhalt für den Zuckerkonsum in der Diabetesdiät kann die Angabe von 10 g Saccharose pro 1000 kcal pro Tag der Europäischen Diabetes-Gesellschaft dienen.

8.4.4.2
Zuckeraustauschstoffe: Fruktose und Polyole

Fruktose, Sorbit, Mannit und Xylit haben den gleichen Energiegehalt (1 g = ca. 4 kcal) wie Saccharose. Obwohl Fruktose und die Polyole im Vergleich zu Saccharose zu einem geringeren Anstieg des Blutzuckers führen, konnte ihr Beitrag für eine verbesserte metabolische Kontrolle nicht zweifelsfrei belegt werden, weswegen sie nicht empfohlen werden. Auf der anderen Seite soll man den Konsum von Fruktose oder von Polyolen nicht verbieten, sofern die Patienten bei guter metabolischer Kontrolle von ihrem Nutzen überzeugt sind. Auf mögliche gastrointestinale Nebenwirkungen der Fruktose wie Bauchschmerzen, Flatulenz und Durchfall sei hingewiesen.

8.4.4.3
Süßstoffe als Zuckerersatzstoffe

Die Zuckerersatzstoffe Saccharin, Aspartam, Cyclamat und Acesulfan enthalten keine Kalorien. Sie sind als Süßungsmittel für Kinder und Jugendliche geeignet. Nebenwirkungen der Süßstoffe wurden bisher nicht mitgeteilt, doch liegen keine Berichte über einen jahrzehntelangen Gebrauch vor. Es wird deshalb empfohlen, mehrere Süßstoffe gleichzeitig zu verwenden, um den übermäßigen Genuss eines Süßstoffes zu vermeiden.

8.4.4.4
Faserballaststoffe

Ballaststoffe in der Diät von Patienten mit Diabetes führen zu einer verzögerten Resorption der Kohlenhydrate und damit zu einem verminderten Anstieg des Blutzuckers. Die Empfehlungen der einzelnen Diabetes-Gesellschaften von ca. 20 g Ballaststoffen pro 1000 kcal stimmen praktisch überein (ADA, EASD, BDA). Nahrungsmittel mit einem niedrigen glykämischen Index sind ballaststoffreich. Die häufigsten Nebenwirkungen der Ballaststoffe bei Kindern bestehen in gastrointestinalen Beschwerden wie Durchfall, Flatulenz und Bauchschmerzen. Eine langsame Steigerung der Zufuhr von Ballaststoffen vermindert die Beschwerden (Heinze u. Holl 1993).

8.5
Insulinbehandlung

Zur Behandlung von Kindern und Jugendlichen mit Diabetes stehen die konventionelle und die intensivierte konventionelle Therapie zur Verfügung. In der praktischen Anwendung bestehen fließende Übergänge zwischen beiden Therapieprinzipien, eine tiefschürfende Untersuchung und Beschreibung der Unterschiede erscheint nicht hilfreich. Die konventionelle Therapie ist retrospektiv. Es werden der Einfluss der Kohlenhydrate und die Wirkung des Insulins auf die Blutzuckerwerte des vorangehenden Tages zur weiteren Therapieentscheidung herangezogen. Die intensivierte konventionelle Therapie ist prospektiv und flexibler.

Liegt bei Erstmanifestation keine Azidose vor und erbricht der Patient nicht, so kann die Therapie sofort mit einer Mischung aus Normal- und Basalinsulin begonnen werden. Scheidet der Patient Azeton aus, so erhält er unabhängig von der Höhe des Blutzuckers 1 E Insulin/kg Körpergewicht/Tag. Wird kein Azeton ausgeschieden, so beträgt die Anfangsdosis 0,5 E/kg Körpergewicht/Tag.

Bei Kindern vor der Pubertät (bis ca. 10 Jahre) kann versucht werden, mit 2 täglichen Insulindosen zu beginnen. Die Mischung besteht aus einem Drittel Normal- und zwei Dritteln Basalinsulin. Von der Tagesdosis werden morgens zwei Drittel und abends ein Drittel injiziert. Spätestens mit Beginn der Pubertät (ca. ab 10 Jahre) erhalten die Patienten 3 tägliche Injektionen, davon morgens 50% der Mischung aus einer Hälfte Normal- und einer Hälfte Basalinsulin, mittags 20% der Mischung aus einem

Drittel Normal- und zwei Dritteln Basalinsulin, abends 30% der Mischung aus einem Drittel Normal- und zwei Dritteln Basalinsulin.

Die Änderung der Insulindosen richtet sich nach den gemessenen Blutzuckerwerten, wobei das einzelne Insulin nach dessen Dynamik um ca. 10% verändert wird. Innerhalb von wenigen Tagen wird eine gute metabolische Kontrolle mit einer mittleren Blutglukose (MBG) von <150 mg/dl erreicht. Die Therapie ist risikoarm, ca. 5% der Glukosewerte liegen <50 mg/dl, die Hypoglykämien sind überwiegend asymptomatisch.

8.6
Ketoazidose

Die diabetische Ketoazidose ist definiert durch einen erhöhten Blutzucker, einen pH-Wert <7,25, einen Plasmabikarbonat-Wert <11 mmol/l und eine Azeton- und Glukosurie.

Eine schwere diabetische Ketoazidose liegt bei einem pH-Wert <7,0 und einem Plasmabikarbonat-Wert <5,5 mmol/l vor. Nach der klinischen und neurologischen Untersuchung mit Bestimmung von Blutdruck, Puls, Durchblutung, Atemtyp, Temperatur, Grad der Exsikkose, Abschätzen der Wachheit (ansprechbar, verlangsamt, bewusstlos) werden

- im Blut/Plasma gemessen: Kalium, Natrium, Harnstoff, Osmolarität, Säure-Basen-Status,
- im Urin: Status (Glukose, Azeton, Eiweiß, Zellen), Kultur.

Der Ausgleich der metabolischen Entgleisung bei der Ketoazidose sollte langsam erfolgen bei einer Osmolarität >320 mosmol/l innerhalb 36 h, bei einer Osmolarität >340 mosmol/l innerhalb 48 h, um unerwünschte Nebenwirkungen der Therapie, die auf ein beginnendes Hirnödem zurückgeführt werden können, zu vermeiden. Der Patient benötigt Flüssigkeit, Insulin und bei schwerer Ketoazidose vergleichsweise geringe Mengen Bikarbonat.

8.6.1
Flüssigkeit

Zur Flüssigkeitssubstitution wird heute physiologische Kochsalzlösung in einer Menge von <3000 ml/m² Körperoberfläche/24 h infundiert. Hypoosmolare Lösungen sind zu vermeiden, da durch den hohen Osmolarität-Gradienten zwischen Blut-Gehirn eine Verschlechterung des klinischen Zustandes eintreten kann.

8.6.2
Kalium

Ein Kaliumdefizit liegt häufig bei ketoazidotischen Patienten vor; der Ausgleich soll langsam erfolgen. Scheidet der Patient genügend Urin aus (50 ml/h) und ist das Serumkalium bekannt, so wird Kalium, vorzugsweise als KCl, in einer Dosis von ca. 20 mmol pro 1000 ml Infusionsflüssigkeit substituiert. Sollte es zu einer Hyperchlorämie kommen, so wird Kaliumphosphat infundiert. Auf eine mögliche durch die Phosphatsubstitution bedingte Hypokalzämie ist zu achten. Das Serumkalium ist am Anfang der Therapie in 2- bis 4-stündigem Abstand zu messen.

Bei einem Blutzucker von <250 mg/dl wird auf eine Infusion von 0,9% NaCl (1 Teil):5% Glukose (1 Teil) gewechselt, bei einem Blutzucker von 150 mg/dl und gleicher Infusionslösung die Insulindosis auf 0,05 E/kg KG/h reduziert. Insulin sollte stets gegeben werden. Erbricht der Patient nicht und ist er bewusstseinsklar, so kann mit der oralen Flüssigkeitszufuhr (Mineralwasser, Tee) ad libitum begonnen werden, um die Infusionsbehandlung rasch beenden zu können (Consensus guidelines 1995; Rosenbloom u. Hanas 1996; Heinze u. Holl 1997).

8.6.3
Nebenwirkungen

Innerhalb der ersten 24 h nach Beginn der Therapie kann sich der klinische Zustand des Patienten durch ein Hirnödem verschlechtern.

8.6.3.1
Zeichen des Hirnödems

- Eintrübung
- plötzliche starke Kopfschmerzen
- Inkontinenz
- Erbrechen
- Unruhe
- Schielen
- Pupillenreaktion: asymmetrisch – träge – starr
- Papillenödem
- Krämpfe

(Rosenbloom u. Hanas 1996).

Therapeutisch wird das Hirnödem mit Mannit 1 g/kg Körpergewicht innerhalb von 15 min i.v. behandelt; Wiederholung nach klinischem Zustand. Als schwerste Komplikation kann eine Herniation des Gehirns auftreten. Die Ursachen für diese seltene, aber gefürchtete Komplikation sind nicht restlos geklärt. Auf eine zurückhaltende Flüssigkeitszufuhr sei hingewiesen, da tödliche Verläufe bei einer Flüssigkeitssubstitution von < 4000 ml/m² pro 24 h nur selten mitgeteilt wurden. Kinder < 5 Jahren mit der Erstmanifestation des Diabetes in der Ketoazidose sind besonders gefährdet. In diesem Alter kann die Inzidenz eines Hirnödems mit tödlichem Ausgang bei Ketoazidose mit 1 : 400 angegeben werden (Duck u. Wyatt 1988; Sartor u. Dahlquist 1995).

8.7 Operationen

Am Morgen der Operation Beginn der Infusionsbehandlung mit: 1 Teil physiologische (0,9%) Kochsalzlösung + 1 Teil 5% Glukoselösung. Pro 1000 ml sollten 20 mmval KCl zugesetzt werden, Insulin im Nebenschluss 0,025–0,05 E/kg Körpergewicht und Stunde. Bei Notfalloperationen oder längeren Eingriffen wird der Infusionsflüssigkeit 1 E Normalinsulin pro 4 g Glukose zugesetzt. Häufige Blutzuckerkontrollen sind angezeigt. Da Operationen einen Stress darstellen, sind Hypoglykämien selten zu erwarten. Durch Freisetzung von gegenregulatorischen Hormonen muss auf unerwünschte Anstiege des Blutzuckers geachtet werden.

Muss das Kind oder der Jugendliche mit Diabetes für einen diagnostischen Eingriff nüchtern bleiben, so erhält er von der morgendlichen Dosis des Langzeitinsulins zwei Drittel.

8.8 Insulintherapie nach Initialbehandlung

Die intensivierte konventionelle Insulintherapie (ICT) bei Kindern und Jugendlichen folgt den Prinzipien erwachsener Patienten. Auf Abweichungen wird eingegangen.

Beim Erwachsenen senkt 1 E Insulin den Blutzucker um 30 mg/dl, es wird ein Körpergewicht von 70 kg angenommen. Bei Kindern kann zur Korrektur des Blutzuckers nach der Remission also im absoluten Insulinmangel von folgenden Zahlen ausgegangen werden:

> Körpergewicht 20–30 kg   1 E/100 mg/dl
> Körpergewicht 40–50 kg   1 E/50 mg/dL

Während der partiellen Remissionsphase benötigen Kinder und Jugendliche erheblich weniger Insulin, so dass mit der Hälfte der obigen Insulindosis begonnen werden sollte. Für das einzelne Kind sollte die Dosis empirisch ermittelt werden.

8.8.1 Normalinsulin

Die Dosis besteht aus dem Grundbedarf („Mahlzeitenanteil") und dem Korrekturbedarf (s. oben). Mit dem Grundbedarf des Normalinsulins bleibt bei gleichen Broteinheiten der Blutzucker vor und nach der Injektion gleich. Mit dem Korrekturanteil des Normalinsulins soll der aktuell gemessene Blutzucker normalisiert werden. Ein Blutzucker von ca. 100–120 mg/dl 2 h nach Injektion ist anzustreben.

8.8.2 Basalinsulin

Die Dosis des Basalinsulins wird anhand der Blutzuckerwerte des vorangegangenen Tages (dies ist ein konventionelles, retrospektives Therapieelement), die in Abhängigkeit von maximaler Wirkung und Wirkungsdauer des Präparates gemessen wurden, ermittelt. Zur Korrektur z. B. erhöhter Glukosewerte kann auf die oben genannten Korrekturfaktoren zurückgegriffen werden. Ob die Dosis des Basalinsulins unter Fastenbedingungen, die zur verlässlichen Beurteilung der Wirkung des Basalinsulins nicht über 12 h ausgedehnt werden sollten, oder unter einer festgelegten BE-Menge ermittelt wird, hängt von der Erfahrung des Arztes ab. Die Dosis z. B. der Spätinjektion wird stets unter Fastenbedingungen gemessen. Die Diät, d. h. der Kohlenhydratanteil, kann den täglichen Bedürfnissen der Kinder und Jugendlichen angepasst werden. Nach Bestimmung der Dosis des Basalinsulins und des Korrekturbedarfs lassen sich die Einheiten Insulin pro BE ermitteln, die benötigt werden, damit der Blutzucker vor und 2 h nach der Injektion des Normalinsulins gleich bleibt.

> Hilfreich sind folgende Regeln:
> Morgens werden ca. 2 E Insulin/BE, mittags ca. 1 E/BE und abends ca. 1,5 E/BE benötigt.

Es ist ratsam, für den einzelnen Patienten die individuellen Insulindosen zu ermitteln. Die angegebenen Regeln können am Beginn der Therapie und im absoluten Insulinmangel angewandt werden. Während der partiellen Remission, die bei den einzelnen Patienten sehr unterschiedlich ausgeprägt sein kann, muss der Insulinbedarf pro BE individuell bestimmt werden.

Die Anzahl der täglichen Insulindosen steigt mit der Dauer des Diabetes und dem Alter an, wobei vor dem 10. Lebensjahr gewöhnlich 2–3 und mit Beginn der Pubertät 3–4 Injektionen/Tag benötigt werden, um eine befriedigende metabolische Kontrolle zu erreichen. Die Akzeptanz durch die Kinder und Jugendlichen sowie deren Familien beeinflussen den Erfolg der aufwendigen Therapie (Heinze u. Holl 1997).

8.9
Sport

Seit Joslin gilt Sport als eine der Säulen der Diabetestherapie. Es ist deshalb geboten, bei der Anamnese Angaben über die sportlichen Aktivitäten von Kindern und Jugendlichen mit Diabetes zu erfragen und zu dokumentieren.

Erstes Ziel der Beratung kann nur sein, die Patienten zu motivieren, möglichst Mitglied in einem Sportverein zu werden, wobei Mannschaftssportarten (Fußball, Volleyball, Basketball u. a.) den Vorstellungen von Kindern und Jugendlichen entgegenkommen, eine Gewähr für anstrengenden Sport bieten und somit besonders zu empfehlen sind. Erst an zweiter Stelle der Beratung über den Sport stehen Insulinanpassung bzw. die Anpassung der Kohlenhydrate an die jeweilige körperliche Aktivität.

Ohne eine ausreichende Insulinkonzentration im Blut kann der Blutzucker durch Sport nicht absinken, sondern im Gegenteil kann eine Entgleisung des Stoffwechsels eintreten. Deshalb ist es geboten, vor dem Sport den Blutzucker und die Azetonausscheidung zu messen. Liegt der Blutzucker über 250 mg/ml und wird Azeton ausgeschieden, so muss eine kleine Menge Normalinsulin injiziert werden. Liegt der Blutzucker niedriger, so besteht keine Gefahr der Entgleisung durch Sport.

Wegen der unterschiedlichen Anstrengung während des Sports ist es nicht möglich, begründete und verbindliche Angaben über die Menge des Insulins bzw. der Kohlenhydrate zu machen. Es ist deshalb nötig, dass der Patient vor, während und nach dem Sport den Blutzucker misst, um verlässliche Auswirkungen des Sports auf seinen Blutzucker zu erhalten. Immerhin kann empfohlen werden, bei Schulsport in den ersten beiden Stunden die morgendliche Dosis des Insulins versuchsweise um ein Drittel zu vermindern und den Blutzucker wie angegeben zu messen. Findet der Sport am späten Vormittag statt, so sollte die morgendliche Dosis des Basalinsulins um ein Drittel vermindert werden und ebenfalls der Blutzucker vor, während und nach dem Sport gemessen werden. Bei nicht geplantem Sport sollen 1–2 BE gegessen werden.

Ein quantitativer Anhaltspunkt zum Blutzuckerabfall unter körperlicher Belastung sei erwähnt. Bei jungen Erwachsenen mit Typ 1-Diabetes sank unter experimentellen Bedingungen bei halbmaximaler Belastung von einer Stunde Dauer der Ausgangsblutzucker von 250 mg/dl um ca. 90 mg/dl ab, der Abfall betrug bei den einzelnen Versuchspersonen nie mehr als 4 mg/dl pro Minute. Bedenkt man die Dauer und die Belastung des Versuchs, so dürfte der Abfall des Blutzuckers während des Sports bei Kindern und Jugendlichen mit Diabetes nicht größer sein. Dass Stunden nach anstrengendem Sport (z. B. am späten Nachmittag) in der folgenden Nacht reproduzierbar nächtliche Hypoglykämien auftreten, wird von den Patienten immer wieder berichtet, ist aber nicht zweifelsfrei gesichert. Es empfiehlt sich wegen der möglichen nächtlichen Hypoglykämien die abendliche Dosis des Basalinsulins um ca. 25% zu reduzieren, nachts um 3.00 Uhr den Blutzucker zu messen, um entscheiden zu können, ob bei dem einzelnen Patienten nächtliche Unterzuckerungen nach Sport auftreten (Schmülling 1992).

8.10
Phasen des Diabetes
8.10.1
Remission

Zahlreiche Patienten mit Typ 1-Diabetes erreichen nach konsequenter Therapie eine partielle Remissionsphase (REM), die durch einen Insulinbedarf von < 0,5 E/kg/Tag definiert ist. Die partielle Remission setzt ca. 1–3 Wochen nach Therapiebeginn ein und erreicht nach ca. 3 Monaten mit dem niedrigsten Insulinbedarf den Höhepunkt. Die Konzentrationen und die Schwankungen des Blutzuckers während der partiellen Remission sind gering, sie nähern sich dem Normalbereich an, entsprechend werden niedrige oder auch normale HbA1c-Werte gemessen.

Eine konsequente Therapie zu Beginn des Diabetes wie auch in den folgenden Wochen und Monaten mit dem Ziel, weitgehend normale Blutzuckerwerte zu erreichen, scheint die Häufigkeit und die Dauer der partiellen Remission zu beeinflussen. Jüngere Kinder erleben eine kürzere Remission als ältere Jugendliche. Die Dauer der partiellen Remission beträgt bei einer großen Schwankungsbreite ca. 6–8 Monate. Ursache der Erholungsphase ist die erhaltene stimulierbare Restsekretion des Insulins bzw. des C-Peptids, die durch Arginin- oder Glukagontests nachgewiesen werden können. Glukose, z. B. mit

Hilfe des i.v.-Glukosetoleranztests, vermag weder die erste noch die zweite Phase der Insulin- bzw. C-Peptidsekretion zu stimulieren. Es ist unnötig, bei gesicherter Diagnose eines Typ 1-Diabetes Stimulationstests durchzuführen. In Ausnahmesituationen kann die fehlende, durch Glukose induzierte C-Peptidsekretion während der partiellen Remission differentialdiagnostisch herangezogen werden, um zu entscheiden, ob eine andere Form des Diabetes wie z. B. ein MODY vorliegt. Ob bei einem Patienten mit Typ 1 eine vollständige Remission, hier müsste definitionsgemäß ein normaler oraler Glukosetoleranztest vorliegen, nachgewiesen werden kann, ist zweifelhaft.

Während der Erholungsphase ist dringend zu empfehlen, ca. 2 tägliche Insulininjektionen beizubehalten, auch wenn dies aus metabolischen Gründen unnötig sein kann. Kinder erleben eine Beendigung der Insulininjektionen als Heilung ihres Diabetes. Trauer und Verzweiflung sind groß, wenn am Ende der partiellen Remission erneut und unwiderruflich Insulin gespritzt werden muss. Trotz vielfacher Anstrengungen ist es bisher nicht gelungen, Frequenz oder Dauer der partiellen Remission medikamentös zu verlängern.

8.10.2
Pubertät

In der Pubertät steigt bei gesunden Jugendlichen die Konzentration des Insulins im Plasma an und die Insulinresistenz nimmt zu. Auch Jugendliche mit Diabetes werden in der Pubertät resistenter gegenüber Insulin, der Insulinbedarf nimmt zu, die Stoffwechselkontrolle wird schlechter, das HbA1c liegt im Mittel um 1 % höher als vor oder nach der Pubertät. Psychologische und endokrinologische Veränderungen sind für die schlechtere metabolische Kontrolle verantwortlich.

Von Seiten der Psychologie erwerben die Jugendlichen in den Entwicklungsjahren Unabhängigkeit und werden selbständig. Es wird versucht, Grenzen des Machbaren durch Erfahrung zu finden. Entsprechend vernachlässigen Jugendliche mit Diabetes in der Pubertät die Regeln der Diät, sie spritzen nicht immer die vorgesehene und richtig erkannte Dosis Insulin, der Blutzucker wird eher sporadisch gemessen. Die Protokollhefte können durchaus ordnungsgemäß geführt werden, nur stimmen die Eintragungen nicht immer mit den Messwerten überein. In der englischsprachigen Literatur ist der Begriff „cheating" (betrügen) geläufig. Man erkennt cheating an der Diskrepanz von dokumentierten guten Blutzuckerwerten – oft zwischen 100 und 200 mg/dl – und einem inadäquaten hohen HbA1c. Therapeutisch muss versucht werden, die Jugendlichen davon zu überzeugen, nur tatsächlich gemessene Werte einzutragen, auch wenn sie unakzeptabel hoch sind.

Auf der endokrinologischen Seite steigt die pulsatile Sekretion des Wachstumshormons in der Pubertät stark an, bei Patienten mit Typ 1 liegen zudem die STH-Konzentrationen über denen von Gesunden. Da Wachstumshormon vorzugsweise nachts ausgeschüttet wird, ist es verständlich, dass in der Pubertät das Dawn-Phänomen mit den hohen Nüchternblutzuckern besonders ausgeprägt ist Um so wichtiger ist während der Pubertät die Injektion eines Verzögerungsinsulins um ca. 23.00 Uhr.

Der Ablauf der Pubertät wird durch den Diabetes nicht wesentlich beeinflusst. Gynäkologische Untersuchungen der Mädchen sind unangebracht, auch wenn die Menarche im Vergleich zu einer Schwester um einige Monate später auftreten sollte.

8.10.3
Antikonzeption

Die Beratung Jugendlicher in Fragen zur Antikonzeption ist eine ärztliche Aufgabe, die im Rahmen der regelmäßigen ärztlichen Konsultationen beachtet und angesprochen werden muss. Für die meist deutlich älteren Ärztinnen und Ärzte ist es oft schwierig, die vielschichtige Problematik von sexuell aktiven Jugendlichen zu erreichen. Für die Beratungspraxis ist es oberstes Ziel, Autonomie zu erhalten und den eigenverantwortlichen Umgang mit Sexualität zu fördern. Trotz vieler gegenteiliger Stimmen ist für Jugendliche die Anti-Babypille das Mittel der ersten Wahl. Ethinylestradiol (EE) ist für die Blutungsstabilität des Endometriums verantwortlich, während Progestagene in spezieller ovulationshemmender Dosierung für die kontrazeptive Sicherheit bedeutsam sind.

Durch die minimalen EE-Dosen von 20 µg sind die metabolischen Wirkungen der Antikonzeptiva gering, z. B. Eve 20, Miranova, Lejos u. a. Sie können auch bei Diabetes mellitus verwendet werden. Risiken bzw. Kontraindikationen bestehen bei existenten Gefäßschäden, bei familiären Thrombosen und Embolien, Fettstoffwechselstörungen und bei Raucherinnen. Die Minipille wird wegen der geringeren Sicherheit, den möglichen Zwischenblutungen und der exakten Einnahme heute bei jungen Mädchen seltener verordnet.

Intrauterinpessare sind bei jungen Mädchen als primäre Behandlung eher ungeeignet. Die Barriere-methoden wie Kondom und Diaphragma haben im Hinblick auf die Vermeidung sexuell übertragbarer Erkrankungen enorm gewonnen.

8.11 Konsequenzen der Therapie
8.11.1 Hypoglykämie

Wird bei Gesunden unter experimentellen Bedingungen der Blutzucker auf 65 mg/dl gesenkt, so steigen die gegenregulatorischen Hormone Glukagon und die Katecholamine an, bei einem Abfall des Blutzuckers auf 55 mg/dl treten die mit dem weiteren Adrenalinanstieg verbundenen autonomen Symptome Angst, Herzklopfen, Hunger, Schwitzen, Reizbarkeit, Zittern ebenso wie die neuroglukopenischen Symptome Schwindel, Prickeln, verschwommenes Sehen, Schwäche, eingeschränktes Denken auf. Bei Kindern und Jugendlichen steigen Glukagon und Adrenalin stärker als beim Erwachsenen an, zudem können junge Kinder mit Diabetes nicht zwischen autonomen und neuroglukopenischen Symptomen unterscheiden. Die häufigsten Symptome, die bei Kindern und Jugendlichen auf eine Hypoglykämie hinweisen, treten im Bereich des Verhaltens auf. Die wichtigsten Zeichen, die bei über der Hälfte der Kinder auftreten, seien in absteigender Reihenfolge genannt: Aggressivität, Konzentrationsschwäche, Streitlust, Verwirrtheit, Kopfschmerzen (McCrimmon et al. 1995). Eine Hypoglykämie liegt nach allgemeiner Übereinkunft bei einem Blutzucker von < 50 mg/dl vor. Eine Hypoglykämie kann mit oder ohne Symptomen ablaufen.

Da bei Patienten mit länger bestehendem Diabetes (nach 1–5 Jahren) der Anstieg des Glukagons und der Katecholamine nach Hypoglykämie vermindert sein kann, können die autonomen Symptome als Warnhinweis für eine Hypoglykämie ausbleiben und die Patienten sind durch unbemerkte („unawareness") Hypoglykämien gefährdet, zumal auch die neuroglukopenische Reaktion bei Patienten mit häufigen Hypoglykämien eingeschränkt sein kann. Dies wird damit erklärt, dass bei Patienten mit Diabetes und häufigen Hypoglykämien die Glukoseaufnahme in das Gehirn bei normalem und erniedrigtem Blutzucker unverändert ist, während beim Gesunden die zerebrale Glukoseaufnahme bei Absinken des Blutzuckers vermindert wird und die neuroglukopenischen Symptome ausgelöst werden. Dementsprechend treten zunächst bei Patienten mit Diabetes keine Neuroglukopenie und keine hypoglykämischen Symptome auf, ehe das System ohne Warnsymptome zusammenbricht und sich Bewusstlosigkeit und Krämpfe manifestieren (Bolli u. Fanelli 1995).

Um die zerebral bedingte Wahrnehmung der Hypoglykämien bei Patienten mit Diabetes zu verbessern und möglichst zu normalisieren, muss über Monate versucht werden, den Blutzucker nicht in den hypoglykämischen Bereich absinken zu lassen, die untere Zielgröße des Blutzuckers sollte ca. 80 mg/dl nicht unterschreiten (Bolli u. Fanelli 1995).

Das Risiko für das Auftreten einer Hypoglykämie hängt einmal von der Qualität der metabolischen Kontrolle ab und kann bei Patienten mit einem niedrigen HbA1c erhöht sein. Zum anderen sind Kinder und Jugendliche mit Diabetes besonders durch Hypoglykämien gefährdet, die wiederholt an Unterzuckerungen litten. Für den einzelnen Patienten hat die zweite Möglichkeit einen höheren prädiktiven Wert für das Wiederholungsrisiko.

Bei Kindern und Jugendlichen mit Diabetes treten ca. die Hälfte der Unterzuckerungen nachts zwischen 0.00 und 3.00 Uhr auf, wobei häufig am Nachmittag oder Abend des Vortages intensiv Sport betrieben wurde. Somit wird zur Vermeidung von nächtlichen Hypoglykämien nach Sport empfohlen, am gleichen Abend die Dosis des Langzeitinsulins zunächst um ca. 25% zu reduzieren, um ca. 3.00 Uhr den Blutzucker zu messen, um die geeignete Dosis des Insulins nach Sport zu ermitteln oder aber am Abend auf eine eiweißreiche Ernährung zu achten. Einen weiteren Hinweis auf mögliche nächtliche Hypoglykämien lässt sich anhand des Nüchternblutzuckers abschätzen: Ist die Konzentration des Nüchternblutzuckers niedrig, so ist die Wahrscheinlichkeit groß, dass nachts ein niedriger Blutzucker vorlag (s. Dawn-Phänomen).

Bei häufigen und unerklärlichen Hypoglykämien ist in der Pubertät an die Möglichkeit einer Hypoglycaemia factitia zu denken, die von den Jugendlichen selbst durch Insulininjektionen induziert wird. Auf das Zusammentreffen eines Diabetes Typ 1 und einer immunologisch bedingten Nebennierenrindeninsuffizienz sei hingewiesen.

> **Die manifeste Hypoglykämie wird in 3 Schweregrade eingeteilt** (Consensus guidelines 1995):
>
> - Grad 1: Milde Hypoglykämie mit den Symptomen Zittern Schwitzen, Hunger, Blässe, Tachykardie u. a. wird mit 1–2 BE Obstsaft oder süßer Limonade behandelt.

- Grad 2: Bei Kopfschmerzen, Bauchschmerzen, Agressivität, Doppelsehen, Verwirrtheit u. a. sind 15–20 g Glukose (= 3–4 Plättchen Traubenzucker) und 1–2 BE z. B. Brot oder Kekse zu empfehlen.
- Grad 3: Mit schwerer Neuroglukopenie ist durch Bewusstlosigkeit und Krämpfe charakterisiert. Die Therapie besteht in rascher Injektion von Glukagon s.c., i.m. (< 10 Jahre 0,5 mg, > 10 Jahre 1 mg) und/oder von ärztlicher Seite in der i.v.-Bolusinjektion von 20% Glukose (0,2 g/kg Körpergewicht).

Wegen der eindeutigen Beurteilbarkeit kommt dem Grad 3 die größte Bedeutung zu.

8.11.2
Dawn-Phänomen und Gegenregulation (Somogyi-Effekt)

Ein hoher Nüchternblutzucker kann als Folge einer nächtlichen Hypoglykämie mit anschließender Ausschüttung der gegenregulatorischen Hormone (Glukagon, Katecholamine, Kortisol, Wachstumshormon) auftreten oder es liegt ein relativer oder absoluter Insulinmangel vor. Die Gegenregulation, der Somogyi-Effekt, mit Hyperglykämien nach Hypoglykämie ist vergleichsweise selten. So folgten in 1500 Nachtprofilen nächtlicher Hypoglykämien (BZ 3.00 Uhr < 50 mg/dl) nur in 1% hohe Nüchternblutzucker, während bei den anderen morgendlichen Hyperglykämien auch nachts hohe Blutzucker gemessen worden waren, denen ein weiterer Anstieg in den frühen Morgenstunden folgte. Somit ist das Dawn-Phänomen häufig und der Somogyi-Effekt eher eine Rarität (Holl u. Heinze 1992).

Das Dawn-Phänomen wird auf einen relativen Insulinmangel in den frühen Morgenstunden sowie auf eine Insulinresistenz, die durch die hohe nächtliche Sekretion des Wachstumshormons bei Typ 1-Diabetes bedingt ist, zurückgeführt.

Die Therapie des hohen Nüchternblutzuckers besteht in einer späten (ca. 23.00 Uhr) Injektion eines Langzeitinsulins, wobei z.B. Semilente® gegenüber NPH-Insulin wegen seiner günstigen Dynamik gewöhnlich der Vorzug gegeben wird (Strasser et al. 1993; Holl et al. 1996). Um möglichst nächtliche Unterzuckerungen zu vermeiden, wird ein Nüchternblutzucker über 100 mg/dl angestrebt.

8.12
Größe und Gewicht

Bei Diagnose haben die Kinder und Jugendlichen eine normale Körpergröße; vereinzelt wurde am Beginn der Erkrankung über Körpergrößen berichtet, die über der 50. Perzentile lagen. Durch den Flüssigkeitsverlust und die häufige Appetitlosigkeit haben die Patienten Gewicht verloren. Innerhalb der ersten 4 Wochen gleichen die Kinder und Jugendlichen unter einer adäquaten Therapie ihr Gewicht wieder aus.

Während der folgenden Jahre neigen die Patienten gegenüber gesunden Kindern bei einem verminderten Längenwachstum zu einer stetigen Gewichtszunahme. Das Wachstumsdefizit holen die Patienten während der Pubertät auf, so dass sie eine normale Erwachsenengröße erreichen. Die unerwünschte Gewichtszunahme ist weitgehend als Nebenwirkung einer guten Stoffwechselkontrolle anzusehen, wie u. a. durch die DCCT-Studie belegt wurde (Thon et al. 1992; DCCT 1994)

Jugendliche leiden vorzugsweise in der Pubertät unter ihrem Übergewicht mit einem gestörten Body Image und ziehen sich zurück. Therapeutisch muss darauf geachtet werden, die mögliche Entwicklung eines Übergewichtes durch Information und ggf. durch wiederholte Diätberatungen zu vermeiden, da eine anhaltende Gewichtsreduktion vergleichbar Erwachsenen auch Jugendlichen selten gelingt. Die prophylaktischen Anstrengungen des Patienten und des Arztes müssen im Vordergrund stehen.

8.13
Folgeerkrankungen
8.13.1
Neuropathie

Die diabetische Neuropathie ist abhängig von der Dauer des Diabetes und der Qualität der metabolischen Kontrolle. In Studien ließen sich bei Kindern und Jugendlichen mit Diabetes in Ausnahmefällen Zeichen der autonomen kardialen Neuropathie wie erhöhte Ruheherzfrequenz oder eine Verminderung der RR-Variabilität nachweisen, die, wie zu erwarten, mit der Höhe des HbA1c und der Dauer des Diabetes korrelierten. Einen Krankheitswert hatten die mit erheblichem apparativen Aufwand nachgewiesenen Veränderungen für die Patienten nicht. Auch in der DCCT-Studie war die Anzahl der Patienten für eine statistische Auswertung zu gering. Immerhin waren die Nervenleitgeschwindigkeiten peripherer Nerven in der intensiviert behandelten Gruppe länger (DCCT 1994, Holder et al. 1997; Renner et al. 1998).

8.13.2
Nephropathie

Da unter körperlicher Belastung vermehrt Albumin im Urin ausgeschieden werden kann, ist bei Kindern und Jugendlichen mit ihrem erhöhten Bewegungsdrang zu empfehlen, die nächtliche Albuminausscheidungsrate (AER) zu messen, die als „Goldstandard" angesehen wird. Als weitere häufig angewandte Methode zur Beurteilung der Albuminausscheidung wird das Verhältnis der Urinkonzentration von Albumin/Kreatinin (mg/mmol) = A/C benutzt. Die Übereinstimmung von AER und A/C ist hoch ($r = 0{,}90$).

Für gesunde Kinder <13 Jahren betrug die obere Grenze (95. Perzentile) der AER 15 µg/min, für den Quotienten A/C 3,0 mg/mmol. Bei Probanden von 13–18 Jahren lag die 95. Perzentile der AER bei 20 µg/min und für A/C bei 3,7 mg/mmol (Bangstad et al. 1993).

Um nicht die Diagnose einer beginnenden diabetischen Nephropathie bei Kindern und Jugendlichen unnötig zu komplizieren, sei auf die Richtlinien der St. Vincent Deklaration und der Deutschen Diabetes-Gesellschaft hingewiesen: eine Mikroalbuminurie liegt bei einer AER von >20 µg/min und einem A/C Quotienten von >2,5 mg/mmol vor (Hasslacher et al. 1997).

Zur Diagnose einer beginnenden diabetischen Nephropathie, der Mikroalbuminurie, wird der Nachweis von mindestens 2 Albuminausscheidungsraten gefordert, die über dem angegebenen Grenzbereich liegen und die im Abstand von 2–4 Wochen bei einem sonst „gesunden" Kind bzw. Jugendlichen gemessen wurden. Körperliche Aktivität, Harnwegsinfekte, ein dekompensierter Diabetes, Operationen wie auch akute banale Infektionen können die Albuminausscheidung erhöhen und sind auszuschließen, ehe eine AER als pathologisch bewertet werden kann. Es ist anzuraten, mehr als die 2 geforderten pathologischen Ausscheidungsraten zu dokumentieren und den Beobachtungszeitraum auf 6 Monate auszudehnen, da bei Kindern und Jugendlichen eine pathologische AER spontan durchaus wieder unter die angegebenen Grenzen abfallen kann (Shield et al. 1995).

Die Untersuchung der Albuminausscheidung sollte vom 5. Jahr nach Diabetesbeginn, spätestens jedoch bei Kindern und Jugendlichen ab dem 11. Lebensjahr bei den regelmäßigen ärztlichen Untersuchungen erfolgen (Consensus guidelines 1995). Die Pubertät stellt offenbar neben der verschlechterten metabolischen Kontrolle während dieses Lebensabschnittes ein zusätzliches Risiko für die Nierenfunktion des Diabetikers dar. Bei vergleichbarer Diabetesdauer nahmen die Nierengröße und die AER in Abhängigkeit von der Dauer der Pubertät bei Kindern bzw. Jugendlichen mit Diabetes zu. Bei einem Nierenvolumen von >300 ml gegenüber <300 ml hatten die Patienten ein 8fach erhöhtes Risiko für eine Mikroalbuminurie (Lawson et al. 1996).

Da Zigarettenrauchen ein dokumentierter Risikofaktor für die diabetische Nephropathie ist, muss bei der Behandlung von Jugendlichen mit Diabetes immer wieder versucht werden, sie vom Rauchen abzuhalten. Hier stellt die späte Pubertät, in der sich Jugendliche erstmals ernsthaft mit der eigenen Zukunft auseinandersetzen, einen günstigen Zeitpunkt für Informationen über Spätkomplikationen dar. Die Jugendlichen fragen und hören zu.

Kinder und Jugendliche mit Mikroalbuminurie sind in der Regel normoton, so dass ein normaler Blutdruck keinesfalls gegen die Diagnose einer beginnenden Nephropathie angeführt werden kann.

Die Therapie der persistierenden Mikroalbuminurie bei Kindern und Jugendlichen folgt den Grundsätzen wie sie auch für Erwachsene mit Diabetes angegeben wird. Der Versuch einer möglichst guten metabolischen Kontrolle – in der DCCT-Studie wurde eine 55%ige Reduktion der Progression erreicht – ein höchstens dem Alter entsprechender Eiweißkonsum (s. Diät) sowie eine antihypertensive Therapie. Bei den Antihypertensiva liegen in dieser Altersgruppe die meisten Erfahrungen mit ACE-Hemmern vor. Wegen des Problems der Compliance in diesem Alter sind Präparate zu bevorzugen, die einmal pro Tag eingenommen werden müssen, wie z. B. Enalapril. Auf die Schädlichkeit des Rauchens wurde hingewiesen. Eine manifeste diabetische Nephropathie mit nachgewiesenem Funktionsverlust der Niere mit/ohne Retinopathie stellt bei Kindern und Jugendlichen eine Rarität dar, so dass auf die entsprechenden Kapitel verwiesen werden kann (s. Kap. 12, 13, 14).

8.13.3
Retinopathie

Die Qualität der Stoffwechselkontrolle von Diagnose an bestimmt den Zeitpunkt des Auftretens und den Verlauf der ersten Mikroaneurysmem bzw. Blutungen in der Retina, die in den kommenden Jahren stationär bleiben, sich zurückbilden oder fortschreiten können. Entsprechend können nach 5–12 Jahren erste Zeichen der beginnenden Retinopathie diagnostiziert werden. Es ist unrichtig, dass die Jahre vor gegenüber den Jahren in der Pubertät einen geringeren Insult für die Mikroangiopathie wie Retinopathie und Nephropathie darstellen (Holl et al. 1995).

Neben der Qualität der metabolischen Kontrolle beeinflussen die Dauer des Diabetes, die Höhe des Blutdrucks, eine Hyperlipidämie sowie das Rauchen das Auftreten und den Verlauf der Retinopathie. Liegt eine Retinopathie vor so kann eine intensivierte Therapie die Progression erheblich verzögern, in der DCCT-Studie (1994) um 70%.

Es ist ratsam und wird empfohlen, bei Diagnose sowie bei präpubertären Kindern nach 5 Jahren bzw. unabhängig von der Diabetesdauer mit Beginn der Pubertät jährliche Kontrollen des Augenhintergrundes bei dilatierter Pupille zu veranlassen. Eine mögliche ophthalmologische Therapie (Laser) richtet sich nach dem vorliegenden Befund.

8.13.4
Limited Joint Mobility (LJM = Steifheit der Gelenke)

Die eingeschränkte Beweglichkeit vorzugsweise der kleinen Gelenke wurde zuerst bei Kindern und Jugendlichen mit Diabetes beschrieben. Sie kann erstmals nach 5 Jahren Diabetesdauer bei schlecht eingestellten Patienten auftreten, beruht wahrscheinlich auf der Ablagerung von Proteoglykanen in der Haut und führt fast nie zu einer relevanten Behinderung. Die Diagnose beruht auf dem Tastbefund einer verdickten Haut und dem Zeichen der „betenden Hände": Zwischen den gefalteten Fingern bleibt eine Lücke. Es bestehen Assoziationen zwischen der LJM und der Mikroangiopathie wie Retinopathie und Nephropathie (Rosenbloom et al. 1981).

8.13.5
Insulinödeme

Die LJM hat keine Beziehung zu den Insulinödemen, die als Komplikation der Behandlung mit Insulin bei Mädchen häufiger als bei Jungen auftreten können. Die Ödeme mit einem relevanten Gewichtsanstieg können kurzfristig unter einer forcierten Insulinbehandlung mit rascher Normalisierung des Blutzuckers auftreten und haben eine gute Prognose. Die Diagnose der Insulinödeme kann nach Ausschluss von kardialen, renalen und hepatischen Ursachen gestellt werden Die Ödeme sind transitorisch und bedürfen keiner besonderen Therapie. Ihnen liegt wahrscheinlich eine Störung der Natriumhomöostase zu Grunde (Saule 1991).

8.14
Sonderformen des Diabetes
8.14.1
Typ 2 und Maturity Onset Diabetes of the Young (MODY)

Der Typ 2-Diabetes gilt als eine Erkrankung des Erwachsenen. Kürzlich wurde aus den USA ein 10facher Anstieg der Häufigkeit des Typ 2-Diabetes bei Kindern und Jugendlichen innerhalb von 10 Jahren berichtet. 1994 betrug die Inzidenz bei Jugendlichen 7,2/100.000. Bei Erkrankung waren die Kinder und Jugendlichen 13–14 Jahre alt, Bereich 9–17 Jahre. Der BMI betrug 35–37 kg/m^2, Bereich 20–74 kg/m^2. Es waren mehr Mädchen (1,6) als Jungen (1,0) betroffen. Bei der überwiegenden Anzahl der Patienten lag eine positive Familienanamnese für den Typ 2 vor. Sollte das Körpergewicht bei deutschen Jugendlichen vergleichbare Werte wie in den USA erreichen, so dürfte der Typ 2 erheblich zunehmen. Dort hatten bereits in einem Zentrum 33% der neuerkrankten Jugendlichen einen Typ 2-Diabetes (Pinhas-Hamiel et al. 1996; Scott et al. 1997).

Die Diagnose maturity onset diabetes of the young (MODY) beruht auf:

1. Diagnose < 25 Lebensjahr
2. Korrektur der Nüchternhyperglykämie während der ersten 1–2 Jahre ohne Insulin („milder Diabetes")
3. selten ketotisch
4. dominanter Vererbung

Somit ergibt sich bei Verdacht auf einen MODY, dass in der Familie weitere Patienten gefunden werden, deren Diabetes dem des Indexpatienten gleicht. Der Diabetes der Familienmitglieder kann diagnostiziert oder unbekannt sein. Es wird geschätzt, dass bei 2–5% der Patienten mit Typ 2 ein MODY vorliegt (Ledermann 1995). Zur Zeit werden mehrere Typen unterschieden (s. Kap. 4).

8.14.1.1
MODY 1

Bei MODY 1 liegt der Defekt im HNF-4α (hepatocyte nuclear factor-4α) Gen auf dem Chromosom 20q. Das Genprodukt ist ein Transkriptionsfaktor, der in zahlreichen Geweben, so auch in den Langerhans-Inseln, exprimiert wird. Die ursprüngliche Familie, die zur Entdeckung des MODY führte und seit 1958 verfolgt wird, hat einen MODY Typ 1; der gegenüber den beiden anderen Typen selten ist (Bulman et al. 1997; Fajans et al. 1994).

Die Diagnose des MODY 1 kann im Alter von 7–9 Jahren gestellt werden. Häufig (80%) ist der Nüchtern- ebenso wie der postprandiale Blutzucker erhöht, die Patienten sind bei Diagnose schlank und müssen in den folgenden Jahren in ca. 30% mit Insulin behandelt werden. Vaskuläre Komplikationen können auftreten. Der Diabetes beruht auf einem Defekt der Insulinsekretion, so fehlt der Primingeffekt für die Sekretion, und nicht auf einer Insulinresistenz. Die physiologische altersbedingte Abnahme der Insulinsekretion ist beschleunigt.

8.14.1.2
MODY 2

Der MODY 2, die häufigsten Form der Erkrankung, beruht auf unterschiedlichen Mutationen (z.Z. über 40) des Glukokinasegens auf dem Chromosom 7p. Die Glukokinase ist der Glukosensor der β-Zelle. Die Patienten haben meistens normale Nüchtern- und erhöhte postprandiale Blutzuckerwerte. In ca. 65% der Fälle beruhte die Diagnose nach WHO-Kriterien auf einem erhöhten 2-h-Wert. Wurden junge Mitglieder von Indexfamilien untersucht, so wurde die Diagnose Mody 2 bei 90% der Probanden vor dem 13. Lebensjahr gestellt, der jüngste Patient war 1 Jahr alt. Es handelt sich um einen milden Diabetes, zu dessen Therapie Insulin selten (ca. 2%) benötigt wird, entsprechend wurden Folgeerkrankungen nur ausnahmsweise beschrieben. Die Prävalenzen für Übergewicht, Hochdruck und Dyslipidämien waren niedrig.

Entsprechend dem pathologischen 2-h-Wert während des oralen Glukosetoleranztests war die erste Phase der Insulinsekretion normal und die zweite vermindert. Der Primingeffekt entsprach mit einem Anstieg von 45% den Kontrollen. Der Diabetes beruht auf einer gestörten Insulinsekretion und nicht auf einer Insulinresistenz.

8.14.1.3
MODY 3

MODY 3 beruht auf der Mutationen des HNF-1α (hepatocyte nuclear factor-1α) Gens auf dem Chromosom 7p. Die Analyse des HNF-1α-Locus erlaubte die Identifizierung des MODY 1-Gens. HNF-4α ist ein positiver Regulator für HNF-1α. Der MODY 3 ist offenbar häufiger (17%) als der MODY 2, dem er ähnlich ist (Glucksmann et al. 1997).

8.14.2
Diabetes des Neugeborenen

Ein Diabetes, der innerhalb des ersten Lebensmonats auftritt und länger als 14 Tage bestehen bleibt, wird als Neugeborenendiabetes bezeichnet. Die Erkrankung ist selten, die geschätzte Inzidenz beträgt 1/500.000. Der Diabetes kann permanent (ca. 45%) oder transient sein. Bei einer transienten Form (ca. 30%) bestand der Diabetes 2,5 Wochen bis 5 Jahre, die Nachbeobachtungszeit betrug bis 19 Jahre, ohne dass die Patienten einen Rückfall erlitten. Bei einer anderen transienten Form bestand der Diabetes im Mittel 120 Tage, die anschließende Remission betrug im Durchschnitt 13 Jahre, ehe wieder ein erneuter Diabetes diagnostiziert wurde. Familiäre Häufungen wurden beschrieben, die für einen Typ 1 charakteristischen HLA-Typen DR3/4, DR3 und DR4, soweit bestimmt, nachgewiesen. Die Patienten hatten in der überwiegenden Anzahl ein niedriges Geburtsgewicht. Die Blutzuckerschwankungen unter der Insulintherapie waren erheblich. Es wird empfohlen, die Patienten vorzugsweise mit einem Langzeitinsulin z. B. 1–2 Injektionen NPH-Insulin pro Tag zu behandeln. Oberstes Ziel der Therapie ist das Vermeiden von Hypoglykämien und ein altersgerechtes Gedeihen (Mühlendahl u. Herkenhoff 1995).

Das autosomal-rezessiv vererbte Wolcott-Rallison-Syndrom, hier tritt der Diabetes im Durchschnitt innerhalb der ersten 3 Lebensmonate (Median 44 Tage) auf, soll mit dem Neugeborenendiabetes besprochen werden. Die Kinder leiden zusätzlich an einer multiplen epiphysären- oder spondyloepiphysären Dysplasie, die später zu extremem Kleinwuchs führt. Die Patienten können in frühen Jahren eine rasch fortschreitende und lebensbegrenzende Nephropathie entwickeln, die nicht auf den Diabetes bezogen werden kann (Stöß et al. 1982).

Bei Neugeborenen oder älteren Patienten/innen können Syndrome mit extremer Insulinresistenz mit/ohne gestörter Glukosetoleranz diagnostiziert werden, die als Typ A oder Typ B bezeichnet werden.

Als gemeinsame klinische Zeichen des Typ A und B treten neben dem ausgeprägten endogenen Hyperinsulinismus eine Acanthosis nigricans und ein Hyperandrogenismus auf.

Bei Typ A, der auf einer großen Anzahl von Mutationen des Insulinrezeptors beruht, werden 5 Krankheitsbilder unterschieden. Die als klassisch bezeichnete Form tritt bei schlanken, muskulösen Mädchen nach der Pubertät auf. Der ovariell bedingte Hyperandrogenismus beruht auf einer Hyperplasie der Thekazellen und führt zu Hypertrichose bzw. Virilismus mit Zyklusstörungen. Es bestehen Ähnlichkeiten zum polyzystischen Ovarialsyndrom (PCO).

Das Rabson-Mendenhall-Syndrom ist durch einen Diabetes, Gesichtsdysmorphien, Dysplasien der Zähne sowie durch eine Hyperplasie der Glandula pinealis von den anderen Typen abgrenzbar.

Einige Patienten des Typ A fallen durch akromegale Züge bei normalen Konzentrationen von STH und IGF 1 auf Das Syndrom wird als Pseudoakromegalie bezeichnet.

Der Leprechaunismus ist eine seltene Erkrankung mit intrauteriner Wachstumsverzögerung, dysmorphem Gesicht (Elfengesicht), Acanthosis nigricans, Lipoatrophie und extremer Insulinresistenz. Vergleichbar dem klassischem Typ A können bei neugeborenen Mädchen zystische Ovarien, Hirsutismus und eine Vergrößerung der Klitoris vorliegen. Bei einigen Patientinnen ließen sich Mutationen des Insulinrezeptors nachweisen. Bei Patienten mit totaler angeborener (Berardinelli-Seip-Syndrom) oder partieller Lipodystrophie liegt eine Insulinresistenz mit vermutetem Rezeptordefekt vor. Die Patienten können weitere dem Typ A vergleichbare Symptome wie akromegale Züge, Dysmorphien, Genitalhypertrophien u. a. aufweisen. Auch bei der erworbenen Lipodystrophie besteht häufig eine Insulinresistenz.

Die Insulinresistenz des Typ B ist durch Antikörper gegen den Insulinrezeptor bedingt, die im Allgemeinen im Rahmen von immunologischen Erkrankungen wie Lupus erythematodes u. a. auftreten. Die Symptome entsprechen denen des Typ A wie Acanthosis nigricans, Hyperandrogenismus u. a. Der Diabetes ist schwer einstellbar, da die agonistisch oder antagonistisch wirkenden Insulinantikörper Hypo- oder Hyperglykämien induzieren können (Moller u. Flier 1991).

Von den genetisch bedingten Syndromen der Insulinresistenz lassen sich Patienten unterscheiden, bei denen nüchtern hohe Insulinkonzentrationen gemessen werden, aber eine normale Insulinempfindlichkeit nach exogenem Insulin vorliegt. Bei Familiarität könnte es sich um eine Mutation des Insulins handeln. Eine erniedrigtes molares Verhältnis von C-Peptid : Insulin (normal > 4) weist auf diese Sonderform des Diabetes hin, der manifest oder aber lediglich als gestörte Glukosetoleranz vorliegen kann (Haneda et al. 1984). Eine vergleichbare Variabilität des Diabetes besteht bei dem in wenigen Familien beschriebenen Konversionsdefekt des Proinsulins zu Insulin. Die hohen vermeintlichen Insulinkonzentrationen, die in üblichen Assays gemessen werden, stellen Proinsulin dar.

Patienten mit Wolfram- oder DIDMOAD-Syndrom erkranken an einem Diabetes mellitus (100%), einer Optikusatrophie (>95%), Taubheit (50%), einer Atonie der Harnwege (50%) mit Hydronephrose und Megaureter sowie einem Diabetes insipidus (35%).

Der Diabetes mellitus tritt als erste Erkrankung mit ca. 7 Jahren auf (Dreyer et al. 1982). Das Wolfram-Syndrom als neurodegenerative Erkrankung ist offenbar heterogen. Eine Lokalisation des Gens wurde auf Chromosom 4p beschrieben. Bei zentraleuropäischen vorwiegend deutschen Patienten mit DIDMOAD-Syndrom fand sich ein charakteristischer Haplotyp der mitochondrialen DNS (mtDNA; Hofmann et al 1997).

Der Diabetes Typ MIDD (maternally inherited diabetes and deafness) beruht meistens auf einer Punktmutation der mitochondrialen DNS in Position mtDNA 3243. Mitochondriale DNA wird ausschließlich mütterlicherseits vererbt, daher wird die Bezeichnung verständlich. Neben dem Diabetes bestehen Hörstörungen im oberen Frequenzbereich (>5 kHZ). Die Patienten sind schlank und zeigen zu Beginn der Erkrankung einen Verlauf, der dem Typ 2-Diabetes entspricht, jedoch mit schnellem Übergang zur Insulinbedürftigkeit. Es ist bisher nicht geklärt, warum die gleiche Punktmutation einmal zum Diabetes Typ MIDD oder aber zum MELAS-Syndrom (mitochondriale Myopathie, Enzephalopathie, Laktatazidose, schlaganfallähnliches Syndrom) führen kann. Patienten mit MELAS-Syndrom haben keinen Diabetes (Maassen u. Kadowaki 1996).

Bei der Therapie der einzelnen Syndrome erscheint es auch bei mildem Verlauf geboten, frühzeitig Insulin einzusetzen, um die Restfunktion der B-Zellen zu erhalten. Bei extremer Insulinresistenz vom Typ A gelang es, durch intravenöse Injektion von IGF 1 in einer Dosis von 100 μg/kg zu senken. Die blutzuckersenkende Wirkung wurde über den IGF 1-Rezeptor vermittelt (Schoenle et al. 1991).

8.15
Immunologische Begleiterkrankungen

Die immunologischen Begleiterkrankungen des Typ 1-Diabetes präsentieren sich am Beginn in aller Regel subklinisch; sie fallen nicht durch auf die Krankheit hinweisenden typischen Symptome auf. Kinder und Jugendliche mit Typ 1-Diabetes klagen bei Zöliakie nicht über Bauchschmerzen, es liegt kein Kleinwuchs vor, der auch bei der subklinischen

Hypothyreose fehlt. Adynamie und Müdigkeit fallen nicht im Frühstadium der Unterfunktion der Nebenniere auf, ebenso liegt keine auffallende Blässe bei der perniziösen Anämie vor. Zur Diagnose führen bei allen genannten Krankheiten die erhöhten jeweiligen Antikörper mit den anschließenden beweisenden Folgeuntersuchungen.

8.15.1
Zöliakie

Durch die Bestimmung von Antikörpern gegen Gliadin und Endomysium (Transglutaminase) hat die Diagnose einer Zöliakie bei Patienten mit Typ 1-Diabetes stark zugenommen. Bei Kindern und Jugendlichen mit Typ 1 wird die Häufigkeit der Zöliakie mit 1–4% angegeben. Die Erkrankung verläuft überwiegend subklinisch. Die Diagnose kann vermutet werden, wenn die erwähnten Antikörper positiv sind, wobei den IgG-Antikörpern eine hohe Sensitivität und den IgA-Antikörpern eine hohe Spezifität zukommt. Bei der ersten Untersuchung ist es unabdingbar, einen IgA-Mangel auszuschließen, da Patienten mit IgA-Mangel ein wesentlich (ca. 10fach) höheres Risiko haben, an einer Zöliakie zu erkranken. Da die genannten Antikörper zunächst negativ sein können, um dann zu einem späteren Zeitpunkt anzusteigen, wird empfohlen, alle 1–2 Jahre die Screening-Untersuchungen zu wiederholen. Die definitive Diagnose einer Zöliakie beruht auf dem Nachweis einer Zottenatrophie des Dünndarms.

Die Therapie besteht in einer glutenfreien Diät, da keine Hinweise vorliegen, dass Patienten mit Typ 1 nicht den gleichen Nutzen durch die Diät haben wie Gesunde. Unbehandelt kann die Zöliakie bei einigen Patienten zu einem „Brittle diabetes" beitragen. Ob die Restriktion des Glutens in der Nahrung die Rate und Progression der diabetischen Spätkomplikationen beeinflusst ist ungeklärt (Cronin u. Shanahan 1997).

8.15.2
Hashimoto-Thyreoiditis

Bei Patienten mit Diabetes nimmt die Prävalenz von Schilddrüsenantikörpern (TAK, TPO) von ca. 4% bei Kindern < 5 Jahren auf ca. 25% in der Adoleszens (Alter > 15 Jahre) dramatisch zu, wo bei vergleichbar Gesunden von der Pubertät an die Mädchen überwiegen (Holl 2000). Subklinische sowie in geringerer Anzahl manifeste Hypothyreosen und deutlich weniger Hyperthyreosen können sich in den folgenden Jahren entwickeln (Presotto u. Corrado 1997).

Es ist deshalb bei Kindern und Jugendlichen mit Diabetes notwendig, im Abstand von 1–2 Jahren mindestens TSH oder aber gleichzeitig TAK und TPO zu bestimmen, um nicht behandlungsbedürftige Hypo- bzw. Hyperthyreosen zu übersehen.

8.15.3
Perniziöse Anämie

Die Prävalenz der autoimmunologisch bedingten Gastritis bei Patienten mit Typ 1-Diabetes wird mit 2–4% angegeben, bei der Hälfte dieser Patienten kann sich in den folgenden Jahre eine perniziöse Anämie entwickeln. Die Bestimmung der Antikörper gegen Parietalzellen des Magens (GPCA) sowie gegen den intrinsischen Faktor (IFA) besitzen eine hohe Spezifität und Sensitivität bei der Diagnose der autoimmunologisch bedingten Gastritis, die gastroskopisch gesichert werden muss. Es ist empfehlenswert, von der Adoleszens an die genannten Antikörper regelmäßig zu bestimmen (Presotto u. Corrado 1997).

8.15.4
Morbus Addison

Bei ca. 0,4–0,6% der Patienten mit Typ 1-Diabetes besteht gleichzeitig ein Morbus Addison. Die Prävalenz der Erkrankung ist somit gegenüber der Normalbevölkerung (<0,01%) erheblich gesteigert. Unerklärliche Hypoglykämien können neben den typischen Zeichen des M. Addison auf die Diagnose hinweisen. Antikörper gegen die Nebennierenrinde (ACA = adrenal cortex antibodies) neben der Bestimmung von ACTH und Kortisol sind hilfreich bei der Diagnose (Boehm et al. 1991; Presotto u. Corrado 1997).

8.16
Zusammenfassung

Die Häufigkeit der auf die Krankheiten hinweisenden Antikörper bei Kindern und Jugendlichen mit Typ 1-Diabetes ist aus Tabelle 8.2 ersichtlich.

Tabelle 8.2. Immunologische Begleiterkankungen des Typ 1-Diabetes und auf sie hinweisende Antikörper

Krankheiten	Häufigkeit [%]	Antikörper
Zöliakie	1–4	Gliadin, Endomysium
Hashimoto	4–25	TAK, TPO
Perniziöse Anämie	2–4	GPCA, IFA
M. Addison	0,4–0,6	ACA

Literatur

Bangstad HJ, Dahl-Jorgensen K, Kjaersgaard et al.(1993) Urinary albumin excretion rate and puberty in non-diabetic children and adolescents. Acta Paediatr 82: 857–862

Boehm BO, Manfras B, Seidl S, Holzberger G, Kuehnl P, Rosak C, Schoeffling K, Trucco M (1991) The HLA-DQβ non-asp-57 allele: a predictor of future insulin-dependent diabetes mellitus in patients with autoimmune Addison's disease. Tissue Antigens 37: 130–132

Bolli GB, Fanelli CG (1995) Unawareness of hypoglycemia. New Engl J Med 333: 1771–1772

Bulman MP, Dronsfield MJ, Frayling T, et al., (1997) A missense mutation in the hepatocyte nuclear factor 4 alpha gene in a UK pedigree with maturity-onset diabetes of the young. Diabetologia 40: 859–862

Consensus guidelines for the management of insulin-dependent (type 1) diabetes mellitus in childhood and adolescence (1995) Freund Publishing House, London

Cronin CC, Shanahan F (1997) Insulin-dependent diabetes mellitus and coeliac disease. Lancet 349: 1096–1097

Duck SC, Wyatt DT (1988) Factors associated with brain hemiation in the treatment of ketoacidosis. J Pediatr 113: 10–16

Dreyer M, Rüdiger HW, Bujara K (1982) The syndrome of diabetes insipidus, diabetes mellitus, optic atrophy, deafness, and other abnormalities (DIDMOAD-Syndrome). Klin Wochenschr 60: 471–475

Fajans SS, Bell GI, Bowden DW (1994) Minireview. Maturity-onset diabetes of the young. Life Sci 55: 413–422

Glucksmann MA, Lehto M, Tayber O, et al., (1997) Novel mutations and a mutational hotspot in the MODY 3 gene. Diabetes 46: 1081–1086

Haller R (1995) Schulung von Kindern mit chronischen Erkrankungen. Quintessenz MMV, München

Haneda M, Polonsky KS, Bergenstal RM et al. (1984) Familial hyperinsulinemia due to a structurally abnormal insulin. N Engl J Med 310: 1288–1294

Hasslacher C, Danne T, Ganz M et al.(1997) Frühdiagnose der diabetischen Nephropathie. Diabetologische Informationen 19: 268–273

Heinze E, Holl RW (1993) Diät bei Kindern und Jugendlichen mit Diabetes mellitus. In: Koletzko B (Hrsg) Ernährung chronisch kranker Kinder und Jugendlicher. Springer, Berlin Heidelberg, pp 255–266

Heinze E, Holl RW (1997) Diabetes mellitus. In: Reinhardt D (Hrsg) Therapie der Krankheiten des Kindes- und Jugendalters. Springer, Berlin Heidelberg, pp 103–114

Hofmann S, Jaksch M, Bezold R, et al., (1997) A central European population can be characterized by certain mtDNA haplogroups: one is associated with syndromic diabetes (DIDMOAD). Diabetologia 40 Suppl 1: A170

Holder M, Holl RW, Bartz J et al.(1997) WM: Influence of long-term glycemic control on the development of cardiac autonomic neuropathy in pediatric patients with type 1 diabetes. Diabetes Care 20: 1042

Holl RW, Heinze E (1992) Dawn- oder Somogyi-Phänomen? Dtsch Med Wochenschr 117: 1503–1507

Holl RW, Lang GE, Grabert M, et al., (1995) Spätkomplikationen bei Diabetes mellitus. Monatsschr Kinderheilkd 143: 12–25

Holl RW, Teller WM, Heinze E (1996) Semilente-insulin at bedtime is superior to NPH-insulin for suppression of the dawn phenomenon in adolescents with type-I-diabetes. Exp Clin Endocrinol Diabetes 104: 360–364

Holl RW, Böhm B, Loos U, et al., (2000) Thyroid autoimmunity in children and adolescents with type-1 diabetes mellitus: effect of age, gender and HLA-type. Horm Res 52:113–118

Hürter P, Jastram HU, Regling B (1989) Diabetes-Buch für Kinder. Deutscher Ärzte-Verlag, Köln

Lange K, Burger W, Haller R, et al., (1995) Jugendliche mit Diabetes: Ein Schulungsprogramm. Verlag Kirchheim, Mainz

Lawson ML, Sochett EB, Chait PG, et al., (1996) Effect of puberty on markers of glomerular hypertrophy and hypertension in IDDM. Diabetes 45: 51–55

Ledermann HM (1995) Is maturity onset diabetes at young age (MODY) more common in Europe than previously assumed? Lancet 345: 648 (Letter)

Maassen JA, Kadowaki T (1996) Maternally inherited diabetes and deafness: a new diabetes subtype. Diabetologia 39: 375–382

McCrimmon RJ, Gold AE, Dears IJ, et al., (1995) Symptoms of hypoglycemia in children with IDDM. Diabetes Care 18: 858–861

Moller DE, Flier JS (1991) Insulin resistance – mechanisms, syndromes and implications. N Engl J Med 325: 938–948

Mühlendahl KE, Herkenhoff H (1995) Long-term course of neonatal diabetes. N Engl J Med 333: 704–708

Neu A, Kehrer M, Hub R, et al., (1997) Incidence of IDDM in german children aged 0–14 years. Diabetes Care 20: 530–533

NIH (1991) Report of the expert panel on blood cholesterol levels in children and adolescents. NIH Publication No. 91-2732, pp 5–20

Pinhas-Hamiel O, Dolan LM, Daniels SR, et al., (1996) Increased incidence of non-insulindependent diabetes mellitus among adolescents. J Pediatr 128: 608–615

Presotto F, Corrado B (1997) Insulin-dependent diabetes mellitus: a constellation of autoimmune diseases. J Pediatr Endocrinol Metab 10: 455–469

Renner C, Razeghi S, Überall MA et al.(1998) Autonome Neuropathiediagnostik bei diabetischen Kindern und Jugendlichen. Diabetes undStoffwechsel 7: 3–8.

Rollins MD, Jenkins JG, Carson D, et al.,(1992) Power spectral analysis of the electrocardiogram in diabetic children. Diabetologia 35: 452–455

Rosenbloom AL, Hanas R (1996) Diabetic ketoacidosis (DKA): treatment guidelines. Clinical Pediatr 35: 261–266

Rosenbloom AL, Silverstein JH, Lezotte DC, et al., (1981) Limited joint mobility in childhood diabetes mellitus indicates increased risk for microvascular disease. N Engl J Med 305: 191–194

Sartor G, Dahlquist G (1995) Short-term mortality in childhood onset insulin-dependent diabetes mellitus: a high frequency of unexpected deaths in bed. Diab Med 12: 607–611

Saule H (1991) Insulin-induzierte Ödeme bei Adoleszenten mit Diabetes mellitus Typ 1. Dtsch Med Wochenschr 116: 1191–1194

Schoenle EJ, Zenobi PD, Torresani T, et al., (1991) Recombinant human insulin-like growth factor 1 (rhIGF 1) reduces hyperglycaemia in patients with extreme insulin resistance. Diabetologia 34: 675–679

Scott CR, Smith JM, Cradock, et al., (1997) Characteristics of youth-onset noninsulindependent diabetes mellitus and insulin-dependent diabetes mellitus at diagnosis. Pediatrics 100: 84–91

Shield JPH, Hunt LP, Karavanaki K et al.(1995) Is microalbuminuria progressive? Arch Dis Child 73: 512–514

Schmülling RM (1992) Diabetes mellitus und Sport. Der Internist 33: 160–168

Stöß H, Pesch HJ, Pontz B et al.(1982) Wolcott-Rallison syndrome: diabetes mellitus and spondyloepiphyseal dysplasia. Eur J Pediatr 138: 120–29

Strasser D, Nützi E, Spinas GA, et al., (1993) Treatment of early-morning hyperglycemia in Type 1 diabetics with amorphous zinc insulin (Semilente) at Bedtime. Horm Res 39: 173–178

Thon A, Heinze E, Feilen KD et al.(1992) Development of height and weight in children with diabetes mellitus: report on two prospective multicentree studies, one cross-sectional, one longitudinal. Eur J Pediatr 151: 258–262

9 Insulintherapie

B. O. Böhm, E. Heinze

Inhaltsverzeichnis

9.1 Einleitung 100
9.2 Insulin 100
9.2.1 Insulin-Präparationen 100
9.2.2 Insulininjektionstechniken 101
9.3 Prinzipien der intensivierten, konventionellen Insulintherapie (ICT) 110
9.4 Vergleich ICT mit CT 112
9.5 Insulinpumpentherapie (CSII) 113
9.6 Kontinuierliche intraperitoneale Insulininfusion (CIPII) 114
9.7 Alternative Insulinapplikationsformen 114
9.8 Therapieziele 115
9.9 Stoffwechselselbstkontrollen und Befunddokumentation 116
9.10 Nebenwirkungen der Insulintherapie 118
9.11 Verhalten in besonderen Situationen 119
Literatur 121

Übersicht

Das Hormon Insulin steht der Medizin seit Anfang der 20er Jahre zur Verfügung. Insulin ist die Grundlage der Therapie für alle Typ 1-Diabetiker und in unterschiedlichem Maße auch für Typ 2-Diabetiker. Moderne Therapieschemata basieren dabei auf der Grundidee, die Insulinausschüttung des Gesunden nachzuahmen. Die sog. intensivierten Insulinregime (intensivierte konventionelle Insulintherapie [ICT], funktionelle Insulintherapie [FIT], kontinuierliche subkutane Insulininfusion [CSII]) haben durch zahlreiche kleinere und durch zwei große prospektive Untersuchungen ihre Überlegenheit im Vergleich zu konventionellen Therapieansätzen zeigen können. Sowohl in der Diabetes Control and Complications Trial (DCCT-Typ 1-Diabetiker-Studie), als auch in der United Kingdom Prospective Diabetes Study (UKPDS-Typ 2-Diabetes-Studie) konnte das Auftreten von Folgeerkrankungen des Diabetes mellitus durch die intensivierten Insulinregime vermindert oder deren Fortschreiten gebremst werden. In der DCCT-Studie wurde das Risiko von Retinopathie, Nephropathie und Neuropathie durch ICT oder CSII im Durchschnitt um 60% gemindert (Diabetes Control and Complications Trial Research Group 1993). In Nachuntersuchungen der Studiengruppe zeigte sich auch ein Trend zum verminderten Auftreten makrovaskulärer Ereignisse. Für die in der UKPDS-Studie beobachteten Typ 2-Diabetiker ergab sich in der intensivierten Behandlungsgruppe, die die Insulinbehandlung als Option miteinschloss, eine Risikoreduktion für Retinopathie und Nephropathie um 30% und ebenfalls ein Trend zur Reduktion makrovaskulärer Ereignisse. Beide Untersuchungen sind ein klarer Beleg für die zentrale Bedeutung des Grades der Glykämie (sog. Glukosetoxizität) bezüglich der Entwicklung von Folgeerkrankungen (American Diabetes Association 1999; Diabetes Control and Complications Trial Research Group 1993; Diabetes Control and Complications Trial Research Group 1995).

9.1 Einleitung

Es ist heute allgemein akzeptiert, dass nur die therapeutischen Konzepte eingesetzt werden sollten, die in prospektiven Untersuchungen evaluiert und bezüglich relevanter klinischer Endpunkte konzipiert wurden. Aus diesem Grunde haben in diesem Beitrag die intensivierten Schemata einen hohen Stellenwert, konventionelle Insulinschemata werden nur am Rande beschrieben. Die Realität in der Behandlung der Diabetiker ist z. Z. allerdings noch immer eine andere; bei der Insulinbehandlung spielen konventionelle Schemata noch immer eine dominante Rolle.

Entscheidendes Therapieziel der Insulintherapie ist das Erreichen eines möglichst normnahen Blutzuckerniveaus, verbunden mit einer hohen individuellen Flexibilität in der Lebensgestaltung der Betroffenen. Bei der Umsetzung dieses Ziels zeigt sich die Überlegenheit der ICT und der CSII gegenüber den konventionellen Therapieansätzen (Howorka 1990, 1997; Jörgens et al. 1996). Diese Ziele werden in der Regel nur dann erreicht werden können, wenn der Betroffene mehr Eigenverantwortung für die Therapie übernimmt und wenn diese Form der Insulintherapie im Rahmen evaluierter strukturierter Schulungsmaßnahmen implementiert wird. Die zu wählende Strategie sollte auf der Basis evaluierter Therapiekonzepte deshalb in besonderem Maße die Individualität des Patienten berücksichtigen, realistische und damit für die betroffenen chronisch kranken Menschen erreichbare Ziele formulieren. Von großer Wichtigkeit ist es dabei auch, die Betroffenen immer über die Möglichkeiten und die Grenzen der gewählten Therapiemodalitäten zu informieren.

9.2 Insulin

Insulin wird in den β-Zellen der Bauchspeicheldrüse über die gezielte Proteolyse der Präkursoren, Prä-Pro-Insulin, Proinsulin zum stoffwechselwirksamen Hormon Insulin synthetisiert. Humaninsulin besteht aus einer 21 Aminosäuren langen A-Kette, die über zwei Disulfidbrücken mit einer 30 Aminosäuren langen B-Kette verbunden ist. Die A-Kette selbst ist an den Positionen 6 und 11 durch eine weitere Disulfidbrücke verbunden. Das Insulin der unterschiedlichen Spezies unterscheidet sich an verschiedenen Positionen der A-Kette und an Position 30 der B-Kette (Tabelle 9.1).

Insulinanaloga sind mittels gentechnischer Verfahren neu konzipiert worden. Ziel der Veränderungen der Primärsequenz war es, bei gleicher biologischer Wirksamkeit und Bindekinetik an den Insulinrezeptor durch Reduktion der Dimer- und Hexamerbildung eine raschere Resorption aus dem subkutanen Depot zu erreichen (Kurtzhals et al. 2000). Hierzu wurden in der B-Kette in Analogie zum Insulin-like growth factor 1 (IGF 1) die Aminosäuren an Position B28 und B29 getauscht (Lys-Pro-Insulin) oder aber beim Analogon „X14" an Position B28 mit Aspartat substituiert. Eine verzögerte Resorption wurde beim Insulinanalogon HOE 901 durch Anfügen zweier Argininmoleküle an Position B31 und B32 erreicht und durch die Substitution an Position A21 mit Glycin (s. Tabelle 9.1).

9.2.1 Insulin-Präparationen

Zur Insulintherapie stehen unterschiedliche Gruppen an Insulinen zur Verfügung: schnellwirkende Insuline, Intermediärinsuline und langwirksame Insuline (Tabelle 9.2). Zusätzlich stehen Insulinanaloga zur Verfügung, die bereits jetzt in der klini-

Tabelle 9.1. Aminosäuresequenzen verschiedener Insulinspezies und Insulinanaloga

	A8	A9	A10	A21	B28	B29	B30	B31	B32
Humaninsulin	Thr	Ser	Ile	Asn	Pro	Lys	Thr	-	-
Schwein							Ala		
Rind	Ala		Val				Ala		
Humaninsulin	Thr	Ser	Ile	Asn	Pro	Lys	Thr	-	-
Lys-Pro					Lys	Pro			
X14					Asp				
HOE901				Gly				Arg	Arg

Dargestellt in der oberen Reihe Humaninsulin als Konsensussequenz mit seinen korrespondierenden Aminosäuren im Dreibuchstaben-Code sowie davon abweichende Sequenzen. *A* A-Kette des Insulinmoleküls, *B* B-Kette, – fehlende Aminosäure.

Tabelle 9.2. Wirkcharakteristika einzelner Insulinpräparationen

Insulinpräparation	Wirkungsbeginn [h]	Wirkmaximum [h]	Wirkungsdauer [h]
Insulinanalogon	1/4–1/2	1–2	3–5
Normalinsulin	1/2–1	2–4	4–6
Intermediärinsulin (NPH)	2–4	4–6 (8)	12–20
Intermediärinsulin (Zinksuspension)	2–4	8–12	12–20
Langwirksames Insulin (Zinksuspension)	3–5	10–16	18–24

Angaben basieren auf der Anwendung von 0,1–0,2 IU/kg an Humaninsulin, s.c. Injektion im Abdomen; Insulinanalogon: unmittelbare präprandiale oder auch postprandiale Injektionen möglich; Normalinsulin: bei Normoglykämie unmittelbar präprandiale Injektion möglich.

schen Anwendung insbesondere ihre Bedeutung als kurz- oder „ultrakurz"-wirksame Insuline haben. Weitere Insulinanaloga mit langsamer subkutaner Resorption oder entsprechender verzögerter Freisetzung aus dem intravaskulären Kompartiment an die Zielzellen sind inzwischen verfügbar oder in der klinischen Prüfung (Binder et al. 1984; Brange 1987; Brange et al. 1990; Burge et al. 1998; Bolli & Owens, 2000).

Schnellwirksame Insuline zeigen nach etwa 30 min einen Wirkungseintritt, die kurzwirksamen Analoga nach etwa 15 min. Wirkmaxima werden nach 2–4 h, für die Analoga nach 1–2 h erwartet. Die Kinetik der kurzwirksamen Insuline wird auch durch die subkutan applizierte Menge bestimmt. Bei Dosiseskalation resultiert daraus eine verlängerte Wirkung und keinesfalls nur eine alleinige Erhöhung des maximalen Wirkspiegels. Dieser Effekt ist unter Anwendung von schnellwirkenden Insulinanaloga deutlich geringer ausgeprägt. Hier dominiert die Erhöhung des maximalen Wirkspiegels.

An Intermediärinsulinen stehen protaminbasierte (Neutral Protamine Hagedorn = NPH) und zinkbasierte Verzögerungsprinzipien zur Verfügung. (Ultra)-Langwirksame Insuline, die wegen starker inter- und intraindividueller Schwankungen der erzielbaren Resorptionsraten nur noch eine eingeschränkte Bedeutung haben, sind in der Regel zinkbasierte Insuline. In der Entwicklung befinden sich Verzögerungsinsuline, deren Bindung an Albumin das Verzögerungsprinzip darstellt. Das Analogon HOE901 (21A-Gly-30Ba-L-Arg-30Bb-L-Arg-Insulin) zeigt einen iso-elektrischen Punkt im leicht sauren Milieu (pH 5,4–6,7) und ist daher weniger löslich im physiologischen Milieu. Es wird deshalb als Mikropräzipitat nach Injektion im Gewebe retardiert (Bolli & Owens, 2000).

Tabelle 9.3 fasst in Auswahl verfügbare Insuline sowie Neuentwicklungen zusammen.

9.2.2
Insulininjektionstechniken

Die Gabe von Insulin erfolgt in der Regel in das subkutane Gewebe. In Ausnahmesituationen kann Normalinsulin auch intramuskulär oder aber auch intravenös gegeben werden, um ein rasches Anfluten des Insulins zu erreichen. Verzögerungsinsuline sind für die intravenöse Gabe nicht geeignet. Die zur Verfügung stehenden Hilfsmittel sind Insulinspritzen mit eingeschweißter Kanüle („Einmalspritzen"), die gleichwohl mehrfach benutzt werden können sowie Insulinpens und Insulinpumpen. Untersuchungen an normalgewichtigen Frauen und Männern konnten nachweisen, dass eine Vielzahl (bis zu 30%) von Insulininjektionen nicht subkutan, sondern intramuskulär erfolgen. Deshalb sollte der jeweils angewandten Nadellänge eine besondere Bedeutung beigemessen werden: Erwachsene mit einem BMI > 27 können Nadeln bis 12,7 mm Länge verwenden (Hautfalten werden nicht benötigt); normalgewichtige Erwachsene 8–12,7 mm lange Nadeln, wenn sie beim Verwenden der längeren Nadel stets auf das Ausformen einer Hautfalte bei der Injektion achten; für Kinder sollten Nadeln möglichst nicht länger als 8 mm sein. In der Regel ist die Nadellänge bei Penbenutzung im Vergleich zur Einmalspritze kürzer (Thow u. Home 1990; Workshop Report on Insulin Injection Technique 1998). Für die Dosissicherheit bei Anwendung von „trüben Insulinen" (NPH-Insulin, zinkbasierte Insuline) ist das Erzeugen einer homogenen Suspension wichtig. Nur wenn eine homogene Suspension erzeugt wurde, wird die gewünschte Dosis injiziert. Besonders beim Einsatz von Insulinpens (Abb. 9.1a, b) gelingt die Suspensionsherstellung aufgrund des Fehlens von Luft in der Insulinflasche langsamer im Vergleich zu einer Insulinflasche, aus der mittels Insulinspritze das Insulin aufgezogen werden kann. Deshalb ist es notwendig, einen Insulinpen mindestens 20-mal zu wenden und dann sofort zu injizieren, um ein optimales Suspensionsverhältnis zu bekommen. Es konnte gezeigt werden, dass das nichtoptimale Erreichen einer Suspension zu erheblichen Stoffwechsel-schwankungen führen kann (Jehle et al. 1999).

Tabelle 9.3. Auswahl verfügbarer Insuline
Kurzwirksame Insuline, Normal-(Alt)-Insuline

Insulinpräparat	Spezies	Reinigungsverfahren	Lsg./Susp.	pH	Konservierungsmittel/ml	Spritz-Ess-Abstand [min]	(nach Angaben des Herstellers) Wirkungseintritt nach [min]	Wirkdauer [h]	Hersteller
Insulin Actrapid HM (ge)	geH	C+IAC	Lsg.	7,0	1 mg Solbrol	15–30	30	6–7	Novo Nordisk
H-Insulin Hoechst	SHI	HPCL	Lsg.	7,0	2,7 mg m-Kresol	15–30	30	5–8	Aventis
Huminsulin Normal 40/100	BHI	IAC	Lsg.	7,0	2,5 mg m-Kresol	15–30	30	6–8	Lilly
Insulin S Berlin Chemie	S	IAC	Lsg.	3,0–3,5	1,0 mg Methyl-4-hydroxybenzoat	30	innerhalb 30	5–7	Berlin Chemie AG
Insulin S.N.C. Berlin Chemie	S	IAC	Lsg.	7,0–7,8	2,7 mg m-Kresol	15–30	ca. 15	5–7	Berlin Chemie AG
Velasulin Human (ge)	SHI	IEC	Lsg.	7,3	3 mg m-Kresol	15–30	30	bis 8	Novo Nordisk
Berlinsulin H Normal U-40	BH	RPC SE	Lsg.	7,0–7,8	2,5 mg m-Kresol	15–30	10–15	6–8	Berlin-Chemie AG

Verzögerungsinsuline
Reine intermediär wirksame Insuline und Mischinsuline (NPH-Insuline)

Insulinpräparat	Spezies	Reinig.	Lsg./Susp.	pH	NI-Anteil [%]	Depotträger/ml	Konservierungsmittel/ml	Spritz-Ess-Abstand [min]	(nach Angaben des Herstellers) Wirkungseintritt nach [min]	Wirkdauer [h]	Hersteller
Insuman Basal	SHI	HPLC	Susp.	7,3	–	0,132 mg Protamin	0,6 mg Phenol 1,5 mg m-Kresol	30–60	60	11–20	Aventis
Insuman Comb 15	SHI	HPLC	Susp.	7,3	15	0,112 mg Protamin	1,5 mg m-Kresol 0,6 mg Phenol	30–45	30–45	11–20	Aventis
Insuman Comb 25	SHI	HPLC	Susp.	7,3	25	0,099 mg Protamin	0,6 mg Phenol 1,5 mg m-Kresol	30–45	30	12–18	Aventis
Insuman Comb 50	SHI	HPLC	Susp.	7,3	50	0,066 mg Protamin	0,6 mg Phenol 1,5 mg m-Kresol	20–30	30	10–16	Aventis
Huminsulin Basal 40/100	BHI	IAC	Susp.	7,0	–	0,144 mg Protamin	0,65 mg Phenol 1,6 mg m-Kresol	30–60	30–60	18–20	Lilly
Huminsulin Profil I 40/100	BHI	IAC	Susp.	7,0	10	0,130 mg Protamin	0,65 mg Phenol 1,6 mg m-Kresol	30	30	bis 18	Lilly

Zeichenerklärung s. S. 108

9.2 Insulin

Verzögerungsinsuline
Reine intermediär wirksame Insuline und Mischinsuline (NPH-Insuline)

Insulinpräparat	Species	Reinig.	Lsg./Susp.	pH	NI-Anteil [%]	Depotträger/ml	Konservierungsmittel/ml	Spritz-Ess-Abstand [min]	(nach Angaben des Herstellers) Wirkungseintritt nach [min]	Wirkdauer [h]	Hersteller
Huminsulin Profil II 40/100	BHI	IAC	Susp.	7,0	20	0,115 mg Protamin	0,7 mg Phenol 1,6 mg m-Kresol	45–60	90	bis 16	Lilly
Huminsulin Profil III 40/100	BHI	IAC	Susp.	7,0	30	0,101 mg Protamin	0,65 mg Phenol 1,6 mg m-Kresol	30–45	30	bis 15	Lilly
Huminsulin Profil IV 40/100	BHI	IAC	Susp.	7,0	40	0,086 mg Protamin	0,65 mg Phenol 1,6 mg m-Kresol	30–45	30	bis 15	Lilly
Insulin Insulatard Human (ge)	SHI	IAC	Susp.	7,3	–	0,130 mg Protamin	0,7 mg Phenol 1,5 mg m-Kresol	45–60	90	bis 24	Novo Nordisk
Insulin Mixtard 30/70 Human (ge)	SHI	IAC+HPLC	Susp.	7,3	30	0,10 mg Protamin	0,65 mg Phenol 1,5 mg m-Kresol	30–45	30	bis 24	Novo Nordisk
Insulin Protaphan HM (ge)	geH	C+IAC	Susp.	7,0	–	0,150 mg Protamin 0,006 mg ZnCl2	0,65 mg Phenol 1,5 mg m-Kresol	30–45	90	bis 24	Novo Nordisk
Insulin Actraphane HM 30/70 (ge)	geH	C+IAC	Susp.	7,0	30	0,100 mg Protamin 0,005 mg ZnCl2	0,65 mg Phenol 1,5 m-Kresol	30	30	bis 24	Novo Nordisk

Intermediär wirksame Insuline (Surfen-Insuline)

Insulinpräparat	Spezies	Reinig.	Lsg./Susp.	pH	NI-Anteil [%]	Depotträger/ml	Konservierungsmittel/ml	Spritz-Ess-Abstand [min]	(nach Angaben des Herstellers) Wirkungseintritt nach [min]	Wirkdauer [h]	Hersteller
Depot-Insulin	R	C	Lsg.	3,5	–	0,167 mg Surfen	1 mg Solbrol	30–45	60	10–16	Aventis
Depot-Insulin S	S	C	Lsg.	3,5	–	0,167 mg Surfen	1 mg Solbrol	30–45	60	10–16	Aventis
Komb.-Insulin	R	C	Lsg.	3,5	33	0,111 mg Surfen	1 mg Solbrol	20–30	60	9–14	Aventis
Komb.-Insulin S	S	C	Lsg.	3,5	33	0,111 mg Surfen	1 mg Solbrol	20–30	60	9–14	Aventis

Intermediär wirksame Insuline (Insulin-Zink-Suspensionen)

Insulinpräparat	Spezies	Reinig.	Lsg./Susp.	pH	amorph. [%]	Depotträger/ml	Konservierungsmittel/ml	Spritz-Ess-Abstand [min]	Wirkungseintritt nach [min] (nach Angaben des Herstellers)	Wirkdauer [h]	Hersteller
Insulin Semilente	S	C+IAC	Susp.	7,0	100	0,26 mg Zn-Acetat	1 mg Solbrol	45–60	60–90 min	bis 16	Novo Nordisk
Insulin Monotard HM (ge)	SHI	C+IAC	Susp.	7,0	30	0,11 mg $ZnCl_2$ 0,09 mg $ZnCl_2$	1 mg Solbrol	45–60	2–2 1/2 h	bis 22	Novo Nordisk

Langwirksame Insuline (Insulin-Zink-Suspensionen)

Insulinpräparat	Spezies	Reinig.	Lsg./Susp.	pH	amorph. [%]	Depotträger/ml	Konservierungsmittel/ml	Spritz-Ess-Abstand [min]	Wirkungseintritt nach [min] (nach Angaben des Herstellers)	Wirkdauer [h]	Hersteller
Insulin Ultratard HM (ge)	geH	HPLC+IAC	Susp.	7,0	–	0,17 mg $ZnCl_2$	1 mg Solbrol	a	3–4	bis 28	Novo Nordisk
Huminsulin Long 100	geH	IAC	Susp.		30		1 mg Methyl-4-hydroxybenzoat	a	nach 4	20–24	Lilly
Huminsulin Ultralong 100	geH	IAC	Susp.		30		1 mg Methyl-4-hydroxybenzoat	a	nach 6	22–30	Lilly

9.2 Insulin

Besondere Insulinpräparationen (U 40 und U 100) für Pumpen, Pens und andere Injektionshilfen

Insulinpräparat	Spezies	Reinig.	Lsg./Susp.	pH	NI-Anteil [%]	Depotträger/ml	Konservierungsmittel/ml	Spritz-Ess-Abstand [min]	Wirkungseintritt nach (nach Angaben des Herstellers) [min]	Wirkdauer [h]	Hersteller
H-Tronin 40	SHI	HPLC	Lsg.	7,2	100	–	2,7 mg Phenol 0,01 mg Genapol	15–30	30	bis 8	Aventis
H-Tronin 100	SHI	HPLC	Lsg.	7,2	100	–	2,7 mg Phenol 0,01 mg Genapol	15–0	30	bis 8	Aventis
H-Tronin 100 Patronen	SHI	HPLC	Lsg.	7,2	100	–	2,7 mg Phenol	15–30	30	bis 8	Aventis
Insuman Basal 100	SHI	HPLC	Susp.	7,2	–	0,132 mg Protamin	1,5 mg m-Kresol	45–60	60	11–20	Aventis
Insuman Comb 15 100	SHI	HPLC	Susp.	7,2	15	0,112 mg Protamin	0,6 mg Phenol 1,5 mg m-Kresol	30–45	30–45	11–20	Aventis
Insuman Comb 25 100	SHI	HPLC	Susp.	7,2	25	0,099 mg Protamin	0,6 mg Phenol 1,5 mg m-Kresol	30–45	30	12–18	Aventis
Insuman Comb 50 100	SHI	HPLC	Susp.	7,2	50	0,066 mg Protamin	0,6 mg Phenol 1,5 mg m-Kresol	20–30	30	10–16	Aventis
Huminsulin Normal 100	SHI	HPLC	Lsg.	7,2	100	–	0,6 mg Phenol 2,7 mg m-Kresol	15–20	30	5–8	Aventis
Insulin Actraphane (ge) HM 10/90 Penfill 1,5 u. 3,0 ml	geH	C+IAC	Susp.	7,0	10	0,32 mg Protamin	1,5 mg m-Kresol 0,65 mg Phenol	30	30	bis 24	Novo Nordisk
Insulin Actraphane (ge) HM 20/80 Penfill 1,5 u. 3,0 ml	geH	C+IAC	Susp.	7,0	20	0,28 mg Protamin	1,5 mg m-Kresol 0,65 mg Phenol	30	30	bis 24	Novo Nordisk
Insulin Actraphane (ge) HM 30/70 Penfill 1,5 u. 3,0 ml	geH	C+IAC	Susp.	7,0	30	0,25 mg Protamin	1,5 mg m-Kresol 0,65 mg Phenol	30	30	bis 24	Novo Nordisk
Insulin Actraphane (ge) HM 40/60 Penfill 1,5 u. 3,0 ml	geH	C+IAC	Susp.	7,0	40	0,21 mg Protamin	1,5 mg m-Kresol 0,65 mg Phenol	30	30	bis 24	Novo Nordisk
Insulin Actraphane (ge) HM 50/50 Penfill 1,5 u. 3,0 ml	geH	C+IAC	Susp.	7,0	50	0,18 mg Protamin	1,5 mg m-Kresol 0,65 mg Phenol	30	30	bis 24	Novo Nordisk

Insulinpräparat	Spezies	Reinig.	Lsg./Susp.	pH	NI-Anteil [%]	Depotträger/ml	Konservierungsmittel/ml	Spritz-Ess-Abstand [min]	Wirkungseintritt nach [min]	Wirkdauer [h]	Hersteller
Insulin Actrapid HM	geH	C+IAC	Lsg.	7,0	100	–	3 mg m-Kresol	15–30	30	bis 8	Novo Nordisk
Penfill (ge) 1,5 u. 3,0 ml Insulin Protaphan HM	geH	C+IAC	Susp.	7,0	–	0,35 mg Protamin	1,5 mg m-Kresol	30–45	90	bis 24	Novo Nordisk
Penfill (ge) 1,5 u. 3,0 ml Insulin Actrapid HM	geH	C+IAC	Lsg.	7,0	100	–	0,65 mg Phenol 3,0 mg m-Kresol	15–30	30	bis 8	Novo Nordisk/
Novolet (ge) 1,5 u. 3,0 ml Insulin Actraphane HM (ge) 30/70 Novolet 1,5 u. 3,0 ml	geH	C+IAC	Susp.	7,0	30	0,25 mg Protamin	1,5 mg m-Kresol 0,65 mg Phenol	30	30	bis 24	Novo Nordisk/
Insulin Protaphan HM (ge) Novolet 1,5 u. 3,0 ml	geH	C+IAC	Susp.	7,0	–	0,35 mg Protamin	1,5 mg m-Kresol 0,65 mg Phenol	30–45	30	bis 24	NovoNordisk/
Huminsulin Normal für Pen	BHI	IAC	Lsg.	7,2	100	–	2,5 mg m-Kresol	10–15	10–15	6–8	Lilly
Huminsulin Basal für Pen	BHI	IAC	Susp.	7,2	–	0,35 mg Protamin	1,6 mg m-Kresol 0,65 mg Phenol	30–45	30–60	18–20	Lilly
Huminsulin Profil I für Pen	BHI	IAC	Susp.	7,2	10	0,31 mg Protamin	1,6 mg m-Kresol 0,65 mg Phenol	30–45	30	bis 18	Lilly
Huminsulin Profil II für Pen	BHI	IAC	Susp.	7,2	20	0,28 mg Protamin	1,6 mg m-Kresol 0,65 mg Phenol	30–45	30	bis 16	Lilly
Huminsulin Profil III für Pen	BHI	IAC	Susp.	7,2	30	0,24 mg Protamin	1,6 mg m-Kresol 0,65 mg Phenol	30–45	30	bis 15	Lilly
Huminsulin Profil IV für Pen	BHI	IAC	Susp.	7,2	40	0,21 mg Protamin	1,6 mg m-Kresol 0,65 mg Phenol	30–45	30	bis 15	Lilly
Insulin Actraphane HM (ge) 10/90 Novolet 3,0 ml	geH	C+IAC	Susp.	7,0	10	0,32 mg Protamin	1,5 mg m-Kresol 0,65 mg Phenol	30	30	bis 24	Novo Nordisk
Insulin Actraphane HM (ge) 20/80 Novolet 3,0 ml	geH	C+IAC	Susp.	7,0	20	0,28 mg Protamin	1,5 mg m-Kresol 0,65 mg Phenol	30	30	bis 24	Novo Nordisk

9.2 Insulin

Insulinpräparat	Spezies	Reinig.	Lsg./ Susp.	pH	NI-Anteil [%]	Depotträger/ml	Konservierungsmittel/ml	Spritz-Ess-Abstand [min]	(nach Angaben des Herstellers) Wirkungseintritt nach [min]	Wirkdauer [h]	Hersteller
Insulin Actraphane HM (ge) 40/60 Novolet 3,0 ml	geH	C+IAC	Susp.	7,0	40	0,21 mg Protamin	1,5 mg m-Kresol 0,65 mg Phenol	30	30	bis 24	Novo Nordisk
Insulin Actraphane HM (ge) 50/50 Novolet 3,0 ml	geH	C+IAC	Susp.	7,0	50	0,18 mg Protamin	1,5 mg m-Kresol 0,65 mg Phenol	30	30	bis 24	Novo Nordisk
Normalinsulin H Normal Pen/ Berlinsulin H Normal 3 ml Pen	BH	IEC RPC SEC	Lsg.	7,0–7,8	100	–	2,5 mg m-Kresol	15–30	10–15	6–8h	Berlin Chemie AG
Berlinsulin H Basal Pen/ Berlinsulin H Basal 3 ml Pen	BH	IEC RPC SEC	Susp.	6,9–7,5	–	0,35 mg Protaminsulfat	1,6 mg m-Kresol 0,65 mg Phenol	30–45	30–60	18–20	Berlin Chemie AG
Berlinsulin H 10/90 Pen/ Berlinsulin H 10/90 3 ml Pen	BH	IEC RPC SEC	Susp.	6,9–7,5	10	0,31 mg Protaminsulfat	1,6 mg m-Kresol 0,65 mg Phenol	30–45	30–45	16–18	Berlin Chemie AG
Berlinsulin H 20/80 Pen/ Berlinsulin H 20/80 3 ml Pen	BH	IEC RPC SEC	Susp.	6,9–7,5	20	0,28 mg Protaminsulfat	1,6 mg m-Kresol 0,65 mg Phenol	30–45	30	14–16	Berlin Chemie AG
Berlinsulin H 30/70 Pen/ Berlinsulin H 30/70 3 ml Pen	BH	IEC RPC SEC	Susp.	6,9–7,5	30	0,24 mg Protaminsulfat	1,6 mg m-Kresol 0,65 mg Phenol	30–45	30	14–15	Berlin Chemie AG
Berlinsulin H 40/60 Pen/ Berlinsulin H 40/60 3 ml Pen	BH	IEC RPC SEC	Susp.	6,9–7,5	40	0,21 mg Protaminsulfat	1,6 mg m-Kresol 0,65 mg Phenol	30–45	30	14–15	Berlin Chemie AG

Insulinpräparat	Spezies	Reinig.	Lsg./Susp.	pH	NI-Anteil [%]	Depotträger/ml	Konservierungsmittel/ml	Spritz-Ess-Abstand [min]	Wirkungseintritt nach [min]	Wirkdauer [h]	Hersteller
Berlinsulin H 50/50 Pen/ Berlinsulin H 50/50 3 ml Pen	BH	IEC RPC SEC	Susp.	6,9–7,5	50	0,17 mg Protaminsulfat	1,6 mg m-Kresol 0,65 mg Phenol	30–45	15–30	13–14	Berlin Chemie AG
Insulinanaloga											
Humalog U 100	ge	IAC	Lsg.	7,4	100	–	3,15 mg m-Kresol	0–15	10–15	2–5	Lilly
Humalog U 100 für Pen	ge	IAC	Lsg.	7,4	100	–	3,15 mg m-Kresol	0–15	10–15	2–5	Lilly
NovoRapid 100	ge	IAC + HPLC	Lsg.	7,4–7,5	100	–	1,72 mg m-Kresol 1,5 mg Phenol			2–5	Novo Nordisk
Humalog Mix50	ge	IAC	Susp.	7,4–7,5	100	Protaminsulfat	3,15 mg m-Kresol			0–15	Lilly
Lantus	ge	HPLC	Lsg.	4,0	100	–	2,7 mg m-Kresol			22–24	Aventis

Zeichenerklärung:
NI: Normalinsulin
R: Rinderinsulin
S: Schweineinsulin
SHI: semisynthetisches Humaninsulin
BHI: biosynthetisches Humaninsulin
ge: gentechnisch hergestelltes Analoginsulin
geH: gentechnologisch hergestelltes Humaninsulin
C: chromatographisch gereinigt
IAC: Ionenaustausch-chromatographisch gereinigt
HPLC: High pressure liquid chromatography gereinigt
BH: Biosynthetisches-Humaninsulin
RPC: Reverse Phase Chromatography
SEC: Size Exclusion Chromatography
IEC: Ion Exchange Chromatography

[a] Ein Spritz-Ess-Abstand ist bei der langsamen Insulinfreisetzung der bis ca. 30 h wirksamen Präparate irrelevant. Ein solcher ist lediglich für das meist gleichzeitig injizierte Normalinsulin zu beachten.

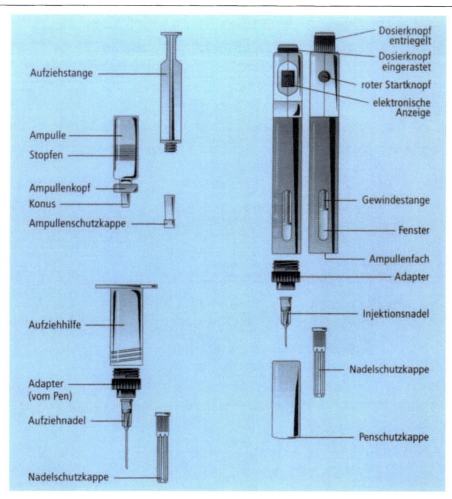

Abb. 9.1a. Aufbau eines Insulinpens (Mit freundlicher Genehmigung von Disetronic Medical Systems AG)

Tabelle 9.4. Insulinpräparation und bevorzugter Injektionsort

Insulinpräparation	Injektionsort	Prinzip
Intermediärinsulin	Oberschenkel/Hüfte	Langsame Freisetzung
Normalinsulin	Abdomen	Rasche Freisetzung
Insulinanalogon Freie Mischung von Verzögerungs- und Normalinsulin	Abdomen (morgens)	Rasche Freisetzung des kurzwirksamen Insulins bedeutsam
	Hüfte, Oberschenkel (abends)	Langsame Freisetzung des Verzögerungsinsulins mit gutem Nüchternniveau am Folgetag bedeutsam

Die unterschiedlichen Injektionsorte zeichnen sich durch verschiedenartige Resorptionskinetiken aus (Berger et al. 1982). Die Resorptionsrate am Abdomen ist schneller im Vergleich zum Oberarmfettgewebe, dieses wiederum rascher im Vergleich zum Fettgewebe der Hüften und Oberschenkel. Injektionen in das Oberarmfettgewebe sind nicht zu empfehlen, da an dieser Stelle am häufigsten ungewollt intramuskuläre Injektionen vorkommen können. In den volaren Vorderarm sind intramuskuläre Insulininjektionen vom Patienten möglich, gleichwohl hat diese Form der Korrektur eines deutlich erhöhten Blutzuckerniveaus durch die Verfügbarkeit von Insulinanaloga mit ihrer raschen Anflutungskinetik weitestgehend an Bedeutung verloren. Tabelle 9.4 fasst die Implikationen bezüglich der Applikation unterschiedlicher Insulinarten zusammen. Die oben beschriebene Variabilität der Re-

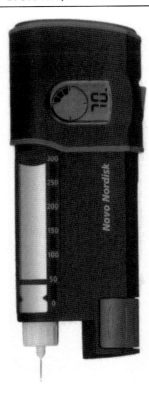

Abb. 9.1b. Pen der Firma Novo Nordisk (Mit freundlicher Genehmigung von Novo Nordisk)

sorption in Abhängigkeit vom Injektionsort ist für Insulinanaloga nicht zu beobachten, so dass nach heutigem Stand hier entsprechende Empfehlungen zur Auswahl des Injektionsortes entfallen können (Braak et al 1996).

Grundsätzlich sollten die Injektionsstellen regelmäßig in einem Rhythmus von oben nach unten, von links nach rechts gewechselt werden. Das regelmäßige Überwachen der Ausführung der Insulininjektion, Inspektion und Palpation der Injektionsstellen sind aufgrund der großen Bedeutung der Insulinresorption für die Therapie eine wesentliche Aufgabe in der Betreuung des insulinspritzenden Diabetikers. In besonderem Maße gilt dies auch für den Umgang mit einem subkutan implantierten Katheter bei kontinuierlicher subkutaner Insulininfusion.

9.3 Prinzipien der intensivierten, konventionellen Insulintherapie (ICT)

Grundprinzip der ICT ist die Auftrennung der applizierten Insulinmengen und Arten in unterschiedliche funktionelle Komponenten. Es werden die Substitution von basalem Insulin sowie prandialem (Bolus-) Insulin bzw. das Korrekturinsulin unterschieden.

Im Rahmen der intensivierten konventionellen Insulintherapie (auch als funktionelle Insulintherapie bezeichnet [ICT/FIT]) hat das Basal(Basis)-Insulin die Aufgabe, eine gute Stoffwechselkontrolle im Nüchtern-/Fastenzustand zu erreichen (American Diabetes Association 1999; Albisser u. Sperlich 1992; Howorka 1990, 1997; Jörgens et al. 1996).

Als basales Insulin finden Verzögerungsinsuline Anwendung, wobei bei nur einmaliger Gabe von Verzögerungsinsulin zur Nacht meist keine optimale Abdeckung des Basalinsulinbedarfs gelingt. Üblicherweise sollte das Basalinsulin am Morgen und am Abend appliziert werden. Bei Ausbilden einer Wirklücke am späten Nachmittag, die neben bereits präprandialer Hyperglykämie am Abend auch überproportional hohe Bolus- und Korrekturinsulingaben nach sich zieht, hat sich die Gabe eines geringen Anteils von Verzögerungsinsulin am Mittag bewährt. Je häufiger Verzögerungsinsulin appliziert wird, desto geringer werden insgesamt die Schwankungen des Basalinsulinspiegels ausfallen. Eine nahezu ideale Substitution des Basalinsulinbedarfs gelingt durch die Anwendung einer Insulinpumpe, mit der insbesondere der z. T. stark ansteigende morgendliche Insulinbedarf (Dawn-Phänomen) gedeckt werden kann. Die späte Injektion von Verzögerungsinsulin (zwischen 22.30–23.00 Uhr) bietet sich in der Regel an, um in den frühen Morgenstunden eine Restaktivität von Verzögerungsinsulin zur Verfügung zu haben. Als Alternative kann statt eines protaminbasierten Verzögerungsinsulins ein zinkbasiertes System benutzt werden. Einzelne Patienten profitieren von dem Einsatz dieser zinkbasierten Prinzipien, da bei diesen in den frühen Morgenstunden noch ausreichend Insulin zur Verfügung steht, um einen überproportionalen Blutzuckeranstieg vermeiden zu können (z. B. Semilente/Monotard).

Im Einzelfall kann dies bedeuten, dass für das Abdecken des Basalbedarfs bis zu 4 Injektionen an Verzögerungsinsulin pro Tag durchgeführt werden. Ein solches Konzept hat sich auch bei einer temporären Umstellung von der Insulinpumpentherapie auf eine ICT bewährt.

Zum Beginn der ICT hat sich der Einsatz zweier etwa gleichgroßer Insulinmengen morgens und abends (ca. um 22.00 Uhr) bewährt. Zur Dosiswahl kann als einfache Regel die Menge von etwa einem Drittel des Körpergewichtes pro 24 h eingesetzt werden. Gleichwohl sind bei einer solchen Kalkulation mögliche individuelle Faktoren einer variablen Insulinsensitivität zu beachten. In der Regel macht der Basalinsulinbedarf etwa 40–50% der Gesamtinsulindosis aus. Zur Überprüfung der richtigen Wahl der Basalrate, deren Funktion die Abdeckung des nahrungsunabhängigen Insulinbedarfs ist, können teilweise Basalraten oder Fastenteste durchgeführt werden. Hier ist jedoch lediglich das Auslassen einzelner Mahlzeiten zu empfehlen. Bei längerem Fasten kommt es zu deutlichen Veränderungen im Intermediärstoffwechsel (Ausbildung einer Insulinresistenz), so dass über die gewonnenen Blutzuckerprofile keine Information über die richtige Wahl der Basalrate gewonnen werden kann. Bei Anstieg des Insulinbedarfs, der temporär durch Infekte, fieberhafte Erkrankungen, verminderte körperliche Aktivität, Einsatz kontrainsulinärer Medikamente, aber auch zyklusabhängig erhöht sein kann (prämenstruelle Phase), sollte die Basalrate entsprechend adaptiert werden. Umgekehrt bei Verminderung des Insulinbedarfs durch vermehrte körperliche bzw. sportliche Aktivität muss die Basalrate vermindert werden.

Tabelle 9.5 fasst die notwendigen Blutzuckermesspunkte zusammen, um sowohl Basalrate als auch die im Anschluss dargestellten Bolusinsulingaben richtig abschätzen zu können.

Bei der ICT ist das Bolus(Essens)-Insulin die Insulindosis, die erforderlich ist, den durch die Nahrungsaufnahme erforderlichen Insulinbedarf abzudecken.

Die prandialen Insulingaben (Bolusinsulingaben) erfolgen mit Normalinsulin/Insulinanaloga jeweils vor jeder Mahlzeit. Die Mengen pro Berechnungseinheit (BE) zeigen eine gewisse tageszeitliche Variabilität, mit einem Maximum am Morgen, gefolgt von den Abendstunden und einer Zeitspanne höchster Sensitivität in den Mittagsstunden. Durch zusätzliches Basalinsulin morgens und Basalinsulinlücke nachmittags bzw. abends kann es zu einem höheren BE-Faktor nachmittags bzw. in den Abendstunden kommen. Umgekehrt kann es zur Mittagszeit durch eine Überlappung des Wirkprofils mit dem Basalinsulin zu einer deutlichen Reduktion des BE-Faktors kommen. Bei Beginn der Therapie kann eine Menge von ca. 1–1,2 IE pro BE gewählt werden. Die Bolusinsulinmenge wird so gewählt, dass im Idealfall keine Zwischenmahlzeiten notwendig werden. Die Notwendigkeit von Zwischenmahlzeiten ergibt sich immer nur dann, wenn es durch eine hohe Dosis des Bolusinsulins zur Verlängerung der Wirkzeit des Insulins oder aber durch Überlappung mit dem Basalinsulin zur Kumulation der Insulinspiegel kommt.

Korrekturinsulin wird bei der ICT dann eingesetzt, wenn der gewünschte therapeutische Blutzuckerbereich überschritten ist (Albisser u. Sperlich 1992; Howorka 1990). Die Korrektur erfolgt nur mit Normalinsulin, niemals mit Verzögerungsinsulin. Ein zu rasches Korrigieren erhöhter Blutzuckerwerte im zeitlichen Zusammenhang mit Mahlzeiten sollte nicht erfolgen. Bei der Verwendung von Normalinsulin sollte innerhalb von 3 h nach der letzten Injektion nur in Ausnahmefällen eine Korrektur er-

Tabelle 9.5. Empfehlungen für Blutzucker(selbst)kontrollen bei ICT und Pumpentherapie. (Nach Renner et al. 1998)

BZ-Kontrollen	In der Einstellungsphase	In der Routinebehandlung	Information durch Blutzuckermessung
Vor dem Frühstück	○	○	Menge des gewählten abendlichen Basalinsulins
2 h danach	○		Auswahl Verhältnis BE zu gewähltem Bolusinsulin
Vor dem Mittagessen	○	○	Menge des morgendlichen Basalinsulins; bei zeitiger Verschiebung des Mittagessens sollte keine Unterzuckerung eintreten
2 h danach	○		Auswahl Verhältnis BE zu gewähltem Bolusinsulin
Vor dem Abendessen	○	○	Menge des Basalinsulins (ggf. mittäglichen Basalinsulins) + Anteil von Bolusinsulin
2–4 h danach oder vor dem Schlafengehen	○	○	Auswahl Verhältnis BE zu gewähltem Bolusinsulin, anteilig auch des Basalinsulins
2.00–4.00 Uhr	○	(○)[a]	Menge des gewählten abendlichen Basalinsulins; bei spätem Einsatz von Korrekturinsulin (spätem Abendessen) auch Einfluß des Bolusinsulins beachten
BZ-Selbstkontrollen mindestens	7	4 (5)[a]	

[a] Regelmäßige Blutzucker-Messungen um 2.00 Uhr anfangs alle 2, später alle 4 Wochen.

folgen. Bei der Verwendung von Insulinanaloga kann die blutzuckersenkende Aktivität bereits früher nachlassen, verbunden mit einem Blutzuckeranstieg ca. 3–4 h postprandial. Mit einem Insulinanalogon kann somit im Vergleich zum Normalinsulin bereits früher eine Korrektur erhöhter Blutzuckerwerte durchgeführt werden, ohne die Gefahr einer Dosiskumulation mit verzögert eintretender Hypoglykämie. Innerhalb der unterschiedlichen Tagesabschnitte sollte eine Regel erarbeitet werden, mit welcher Insulinmenge um wie viel der Blutzucker sich senken lässt. Zum Therapiebeginn hat sich eine erwartete Blutzuckersenkung von 30 mg/dl pro applizierter IE Korrekturinsulin als sinnvolle Schätzgröße bewährt.

Tabelle 9.6 fasst mögliche Fehlerquellen und daraus abzuleitende Modifikationen der Insulintherapie bei der ICT zusammen.

Die Gesamtinsulinmengen pro Tag bei ICT liegen normalerweise bei 0,2–1,0 IE pro kg Körpergewicht. Das Verhältnis zwischen Basalinsulin und Bolusinsulinmengen beträgt ca. 50:50, oft aber auch mit einem leichten Übergewicht zu Gunsten des Normalinsulins (40:60). Idealerweise sorgt eine ausreichende Basalinsulinmenge unter Nüchternbedingungen für einen stabilen Blutzucker. Keinesfalls sollte sich aber ein „Basalratentest", der immer wieder im Zusammenhang mit der Insulinpumpentherapie propagiert wurde, auf das Auslassen einer Hauptmahlzeit beschränken und daraus folgender Fehlbeurteilung der benötigten Basalraten.

9.4
Vergleich ICT mit CT

Die konventionelle Insulintherapie, obwohl noch sehr häufig verbreitet, zeichnet sich durch ein starres Schema aus, das einen rigiden Tagesablauf mit den jeweiligen Injektionszeitpunkten, mit der Notwendigkeit mengen- und zeitmäßig klar festgelegter Mahlzeitenaufnahme impliziert (Tabelle 9.7). Von besonderer Bedeutung ist, dass sich die CT in prospektiven Untersuchungen als ungeeignetes Instrument gezeigt hat, das Auftreten diabetes-assoziierter Folgeerkrankungen zu verhindern (DCCT). Somit ist die CT nur noch als eine Reservetherapie anzusehen, wenn eine ICT nicht möglich ist. Keinesfalls stellt die CT, wie häufig angenommen, die Therapie der Wahl z. B. für Typ 2 dar.

Tabelle 9.6. Beispiele für Insulinanpassung bei ICT

Problem	Ursachen und Lösungsvorschläge
Hyperglykämie Hyperglykämie am Morgen	Basalinsulinmenge am Abend zu niedrig? Falsche Galenik: NPH vs. zinkbasiertem Insulin? Nächtliche Unterzuckerung – Blutzucker zw. 3–5.00 Uhr? Dosiserhöhung oder Reduktion des Basalinsulins, nächtliches Blutzuckermonitoring, Wechsel von NPH auf zinkbasiertes Basalinsulin
Hyperglykämie vor dem Mittagessen	KE Menge unterschätzt? Insulinempfindlichkeit reduziert? Normalinsulin erhöhen (2–3 h pp. Blutzucker?)
Hyperglykämie vor dem Abendessen	KE Menge unterschätzt? Insulinempfindlichkeit reduziert? Normalinsulin zum Mittag erhöhen, zusätzliche Basal-insulingabe zum Mittag.
Hyperglykämie vor dem Schlafengehen	KE-Menge unterschätzt? Insulinempfindlichkeit reduziert? Normalinsulinmenge erhöhen
Hypoglykämie Hypoglykämie vormittags	KE überschätzt? Mehr Bewegung? Insulinmenge falsch zu hoch? Oben angeführte Ursachen beheben; Reduzieren der Insulinart, die dominant für Blutzuckersenkung verantwortlich ist, hier das Normalinsulin.
Hypoglykämie nach dem Mittagessen	KE überschätzt? Insulinmenge falsch zu hoch? Oben angeführte Ursachen beheben, Basal- oder Normalinsulin reduzieren.
Hypoglykämie nach dem Abendessen	KE überschätzt? Mehr Bewegung? Insulinmenge falsch zu hoch? Oben angeführte Ursachen beheben, Normalinsulin reduzieren.
Hypoglykämie in der Nacht	KE überschätzt, Insulinempfindlichkeit gesteigert (Sport, Bewegung)? Alkoholkonsum ohne adäquate KE-Menge? Oben angeführte Ursachen beheben, Basalinsulin reduzieren oder bei großer Bolusmenge an Normalinsulin, die über Stunden den Blutzucker senken kann, diese reduzieren.

KE Kohlenhydrate; bei Dosisadapatation: 1 IE Insulin senkt in der Regel BZ um 30 mg/dl; eine KHE/BE (Kohlenhydrateinheit, Berechnungseinheit = 10 g Kohlenhydrate) steigert den Blutzucker um ca. 20–30 mg/dl (individuell im Rahmen der ICT auszutesten, da wichtigste Grundlage für die Korrektur des Blutzuckerniveaus).

Tabelle 9.7. Vergleich konventionelle Insulintherapie zu intensivierter/funktioneller Insulintherapie

Konventionelle Insulintherapie (CT)	Intensivierte/funktionelle Insulintherapie (ICT)
Fixierte Insulininjektion (1×, 2×)	Getrennter Einsatz von Basal-, prandialem und Korrektur-Insulin
Insulinarten starr	Blutzucker-angepasste Abgabe der Insulinmengen nach individuellen Regeln
Fixierte Diabeteskost zu festen Zeitpunkten nach Wirkprofil des Insulins	Blutzuckerselbstkontrolle >4× pro Tag Nahe normnahes Blutzuckerniveau
Zeitlich fixierter Tagesablauf	Flexibilität im Zeitablauf, der Anzahl der Mahlzeiten, der Kohlenhydratmengen
Bei Entgleisungen kein selbständiges Gegensteuern mit Insulin kurzfristig möglich	Adäquates Gegensteuern bei Entgleisungen selbständig möglich

9.5 Insulinpumpentherapie (CSII)

Mit Hilfe einer kontinuierlichen subkutanen Insulininfusion lässt sich am besten das benötigte Insulinprofil nachahmen (Schiffrin u. Belmonte 1982; Spraul et al. 1988; Abb. 9.2). Die Indikation für diese Therapieform ist insbesondere bei Patienten gegeben, bei denen ein ausgeprägtes Dawn-Phänomen vorliegt oder aber ein sehr variabler Bedarf des Basalinsulins besteht. In praxi bedeutet dies, dass die konventionelle intensivierte Insulintherapie nur zu einer unzureichenden Stoffwechselführung geführt hat. Die Auswirkung der CSII auf klinische Endpunkte ist in zahlreichen Untersuchungen, unter anderem in der DCCT-Studie, überprüft. Zusätzlich stellt die CSII ein temporär zu implementierendes Konzept in der Schwangerschaft oder bereits präkonzeptionell dar.

Indikationen, Kontraindikationen und Voraussetzungen zur Insulinpumpentherapie (CSII)

- Indikationen für Insulinpumpentherapie
  - Patienten mit ausgeprägtem erhöhtem Insulinbedarf in den frühen Morgenstunden (Dawn-Phänomen)
  - Patienten mit stark schwankendem Blutzuckerniveau unter ICT
  - Diabetikerinnen vor und während der Schwangerschaft
  - Patienten mit häufigen, insbesondere nächtlichen Hypoglykämien
  - Patienten mit verminderter Hypoglykämiewahrnehmung
  - Patienten mit ausgeprägter Insulinempfindlichkeit und geringem Tages- und Nachtinsulinbedarf
  - Patienten mit diabetischen Folgeerkrankungen

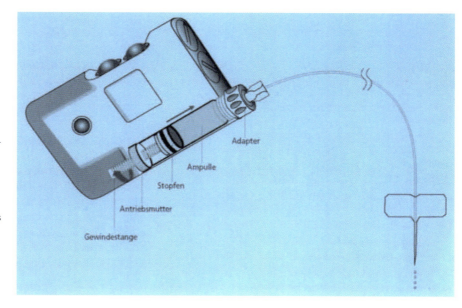

Abb. 9.2. Kontinuierliche subkutane Insulininfusion mit der Insulinpumpe. Prinzip der Pumpe: die Drehbewegung des Motors wird von der Gewindestange in eine Längsbewegung des Stopfens in der Ampulle umgewandelt; dabei wird Insulin in den Katheter abgegeben. (Mit freundlicher Genehmigung der Fa. Disetronic Medical Systems AG)

- Patienten mit stark wechselndem Tagesablauf, verbunden mit wechselnden Zeitpunkten für Hauptmahlzeiten, Schichtwechsel

- Kontraindikationen für Insulinpumpentherapie
  - Patienten mit eingeschränkten intellektuellen Fähigkeiten
  - unzuverlässige Blutzuckermessungen und Therapiedokumentation (unzuverlässige Patienten)
  - Patienten mit Mangel an Motivation
  - psychisch labile Patienten
  - Patienten mit Suizidgefahr
  - Alkohol- und drogenabhängige Patienten
  - alleinstehende Patienten mit fehlender Hypoglykämiewahrnehmung

- Voraussetzungen für die Insulinpumpentherapie
  - Beherrschung der intensivierten konventionellen Therapie
  - regelmäßige Durchführung der Blutzuckerkontrolle und deren Interpretation bezüglich therapeutischer Entscheidungen
  - konsequente Befunddokumentation
  - Durchführen einer strukturierten Schulung des Patienten zum sicheren und selbstständigen Umgang mit der Pumpe

- Verhaltenshinweise bei Stoffwechselentgleisungen insbesondere unter Pumpentherapie Katheter sollten erneuert werden, wenn
  - unerwartet hohe Blutzuckerwerte auftreten
  - die Einstichstelle juckt, brennt, schmerzt, sich eine Rötung zeigt
  - Insulin aus dem Katheter zurückläuft (Geruch)
  - sich Verhärtungen oder Knoten unter der Einstichstelle bilden
  - Blut oder Gewebsflüssigkeit in den Katheterschlauch zurückgelaufen ist
  - der Katheter Risse, Löcher aufweist
  - der Katheter verstopft ist (Druckalarm)!

- Bei hyperglykämen Entgleisungen sind pumpenabhängige Ursachen zu beachten
  - Pumpendefekt
  - Katheterkomplikation
  - Nadelveränderungen
  - Batterie der Pumpe leer
  - Reservoir in der Pumpe leer
  - Luft im Reservoir oder im Katheter
  - Pumpenunabhängige Ursachen
  - Erkrankung mit erhöhtem Insulinbedarf
  - ausreichende Insulinmengen wurden nicht abgerufen
  - zuviel Kohlenhydrate zugenommen
  - Basalrate zu niedrig
  - mangelnde Bewegung oder Bettruhe
  - Blutzuckermessung ist nicht korrekt durchgeführt worden mit daraus resultierendem falschem Blutzuckerwert
  - zuwenig Blutzuckermessungen
  - zuviele Kohlenhydrate nach einer Hypoglykämie
  - kontrainsulinäre Medikamente (z. B. Glukokortikoide)

9.6
Kontinuierliche intraperitoneale Insulininfusion (CIPII)

Durch die intraperitoneale Abgabe von Insulin wird die Gabe von Insulin in den Pfortaderkreislauf ermöglicht. Somit wird der physiologische primäre Wirkort des Insulins, d. h. die Leber, besser erreicht. Die Infusionssysteme müssen operativ platziert werden, das Reservoir der Pumpen wird unter sterilen Bedingungen perkutan gefüllt. Beim seltenen klinischen Bild einer subkutanen Insulinresistenz kann auf das CIPII-System zurückgegriffen werden. Das Verfahren bleibt hochspezialisierten Zentren vorbehalten. Zur Beschleunigung der Insulinresorption mit dem Primärziel, die Leber als Zielort zu erreichen, kann die Insulingabe auch über ein Applikationssystem in die Umbilikalvene erfolgen (kontinuierliche Insulinzufuhr in die Umbilikalvene; CUVII).

9.7
Alternative Insulinapplikationsformen

Neuentwicklungen zielen auf eine veränderte Resorptionskinetik von Insulin bei Applikation intranasal, pulmonal oder auch oral via den Gastrointestinaltrakt ab. Der Vorteil dürfte weniger in der Vermeidung der subkutanen Injektion, sondern vielmehr in einem verbesserten Erreichen der Zielzellen der Insulinwirkung liegen können.

9.8 Therapieziele

Die Ziele der Insulintherapie sind stets individuell festzulegen und sollten über die Zeit immer wieder kritisch hinterfragt werden. Sie haben sich nach den besonderen individuellen Gegebenheiten des Betroffenen zu richten. Oberste Maxime bei der gemeinsamen Auswahl des Therapieziels ist das Respektieren der Eigenverantwortlichkeit des Betroffenen, der – zunächst unter Anleitung eines Diabetes-Teams – Stoffwechselkontrollen und Therapieentscheidungen dann lebenslang selbständig durchführen muss (American Diabetes Association 1999; European Diabetes Policy Group 1998; Nathan et al. 1984).

Nur eine intensivierte Insulintherapie garantiert einen möglichst flexiblen Tagesablauf mit Variabilität für körperliche Aktivität sowie einer bewussten, zeitlich und mengenmäßig variablen Nahrungsaufnahme. Insbesondere ermöglicht die intensivierte Insulintherapie auch eine Anpassung an verschiedene Belastungen wie Reisen oder Schichtdienst im Vergleich zu einer konventionellen Therapieform wesentlich einfacher. Eine physiologische Insulinsubstitution entsprechend dem aktuellen Bedarf und den aktuellen Bedürfnissen sollte die oberste Maxime sein. Das Evaluieren und Optimieren der Therapie gelingt nur durch eine regelmäßige Blutzuckerselbstkontrolle (in der Regel > 4 Messungen/Tag) und deren Dokumentation, für die heute auch elektronische Medien (BZ-Messgerät mit Speicher, Übertragbarkeit auf PC) zur Verfügung stehen (vgl. Tabelle 9.5; Nathan et al. 1984; Schiffrin u. Belmonte 1982).

Die eingangs erwähnten prospektiven Studien (DCCT und UKPDS) haben die Bedeutung einer

Tabelle 9.8. Therapieziele der Insulintherapie am Beispiel Blutzuckerniveau

	Ideales BZ-Niveau [mg/dl]	Akzeptables BZ-Niveau [mg/dl]
Insulinbehandelter Diabetiker ohne Folgeerkrankungen, ohne verminderte Hypoglykämiewahrnehmung		
Nüchtern	100–120	80–140
Präprandial	70–105	70–130
2 h pp	80–120	80–150
Vor der Nacht	100–120	80–140
Zur Nacht 2–4 Uhr	70–100	70–120
Insulinbehandelte Diabetikerin in der Schwangerschaft, ohne Folgeerkrankungen, ohne verminderte Hypoglykämiewahrnehmung		
Präprandial	60–105	60–130
2 h pp	60–120	60–140
Zur Nacht 2–4 Uhr	über 60	

Tabelle 9.9. Beziehung zwischen HbA1c und mittlerem Blutzucker – Kriterien zur Stoffwechselgüte. (Nach Santiago 1993)

HbA1c und entsprechende Blutzuckerwerte	
HbA1c [%, DIAMAT HPLC]	Mittlerer Blutzucker der vergangenen 2 Monate [mg/dl]
6,0	120
6,1	123
6,2	126
6,3	129
6,4	132
6,5	135
6,6	138
6,7	141
6,8	144
6,9	147
7,0	150
7,2	156
7,4	162
7,6	168
7,8	174
8,0	180
8,2	186
8,4	192
8,6	198
8,8	204
9,0	210
9,2	216
9,4	222
9,6	228
9,8	234
10,0	240

Bei jeder Langzeiterhöhung des mittleren HbA1c um 1% auf > 6% steigt der mittlere Blutzuckerwert um ca. 30 mg/dl.

normnahen Blutzuckereinstellung nachgewiesen, also einer direkten Assoziation zwischen dem Auftreten diabetes-asoziierter Folgeerkrankungen und der Güte des Blutzuckerniveaus. Diese Erkenntnisse spiegeln sich auch in den Therapiezielen wider, die jedem Patienten klar formuliert, schriftlich fixiert in die Hand gegeben werden sollten. Anzustreben ist ein Nüchternniveau um 120 mg/dl verbunden mit dem Vermeiden von schweren hypoglykämischen Entgleisungen, insbesondere niedrigem Blutzuckerniveau zur Nacht. Tabelle 9.8 fasst Therapieziele für das Blutzuckerniveau zusammen. Zusätzlich bietet die Bestimmung des glykierten Hämoglobins (HbA1c) eine wichtige Information über das allgemeine Niveau des Blutzuckerniveaus (Tabelle 9.9). Gleichwohl darf dieser Parameter nicht überbewertet werden, denn der HbA1c-Wert erlaubt als integraler Parameter nur teilweise Rückschlüsse über die Güte der Blutzuckereinstellung und berücksichtigt gleichwohl nicht erhebliche Blutzuckerschwankungen (s. Tabelle 9.9). Die Bestimmung glykierter Serumproteine (Fruktosamine) kann formal Hinweise zur Stoffwechseleinstellung des Diabetikers der vorangegangenen 2–3 Wochen liefern, gleichwohl haben sich Testverfahren aufgrund großer individueller Schwankungen und damit Schwierigkeiten in der Festlegung eines Normbereiches in der Praxis nicht bewährt.

9.9 Stoffwechselselbstkontrollen und Befunddokumentation

In Verlaufsuntersuchungen konnte gezeigt werden, dass ein Mindestmaß an Blutzuckerselbstkontrollen zwingend erforderlich ist, um die gewünschten Therapieziele zu erreichen (Schiffrin u. Belmonte 1982). Mindestens 4 Messungen pro Tag sind geeignet, um eine gute Stoffwechselkontrolle zu gewährleisten. Hierzu gehört auch die nächtliche Blutzuckerkontrolle zwischen 2.00–4.00 Uhr, um den Zeitpunkt und die Menge des abendlichen Verzögerungsinsulins besser abschätzen zu können. Diese Messung sollte idealerweise mindestens einmal 14-tägig durchgeführt werden. In der Schwangerschaft oder während anderer Veränderungen der Lebensumstände (Infekte, medizinische Interventionen, Reise über Zeitzonen) sind weitere Blutzuckerselbstkontrollen anzuraten. Sinnvoll sind diese Kontrollen nur in Verbindung mit einer entsprechenden Dokumentation, die mindestens den jeweils bestimmten Blutzucker, die gespritzten Insulinmengen (getrennte Angaben für Basalinsulin, prandiales Insulin, Korrekturinsulin) und als weitere Größe die Zahl der aufgenommenen BE beinhalten sollte.

Die Bestimmung der Uringlukose ist heute bei Messung der Blutzuckerwerte irrelevant. Im Gegensatz dazu ist die Bestimmung von Ketonkörpern im Urin auch weiterhin von großer Bedeutung. Sie kann gelegentlich Hinweis auf eine nächtliche Hypoglykämie mit Gegenregulation sein, prinzipiell aber ist der Nachweis einer deutlichen Ketonurie Hinweis auf eine drohende ketoazidotische Entgleisung und bedarf einer sofortigen Korrektur mittels sicherer Insulinzufuhr. Dies bedeutet im Falle einer Insulinpumpentherapie den Einsatz konventioneller Spritzen, um Dosissicherheit für den Einsatz des Korrekturinsulins zu erhalten.

Im Rahmen der Insulintherapie werden eine Vielzahl an „Laborbefunden" wie Blutzucker, teilweise Ketonkörperausscheidung, vom Patienten selbst erhoben, teilweise ergänzt um Verlaufskontrollparameter wie HbA1c, Blutfettwerte, Albuminausscheidung. Die unmittelbare Verknüpfung der Blutzuckermessung mit den Therapieentscheidungen ist zwingend regelmäßig durch den Betroffenen zu dokumentieren, um zum einen ausreichende Grundlage für das Beratungsgespräch zur Verfügung zu haben und zum anderen dem Patienten selbst zu ermöglichen, die jeweilige Situationen selbst nachzuvollziehen und Fehler nicht zweimal zu begehen. Beispiele für Verlaufsbögen und Dokumentationssysteme finden sich in den Abbildungen 9.3–9.6. Selbstverständlich sollten die Patienten regelmäßig Arztberichte, Therapieanweisungen, Befunddokumentationen in schriftlicher Form erhalten, um stets bei Bedarf auf diese zurückgreifen zu können. Zusätzlich dokumentiert dieses Vorgehen von ärztlicher Seite oder seitens des betreuenden Diabetesteams unmittelbar die Anerkennung der Autonomie des Patienten. Ein Medium hierzu stellt auch der Diabetespass der Diabetesgesellschaften dar, der dem Patienten einen Vergleich seiner indi-

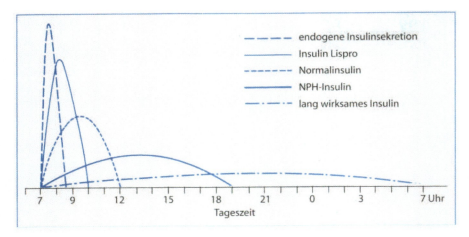

Abb. 9.3. Schematische Darstellung der Wirkprofile unterschiedlicher Insulinpräparationen im Vergleich zur physiologischen Sekretionskinetik. Das Wirkprofil von Insulin Lispro gilt ebenso für Insulin Aspart, da beide identisch sind

9.9 Stoffwechselselbstkontrollen und Befunddokumentation

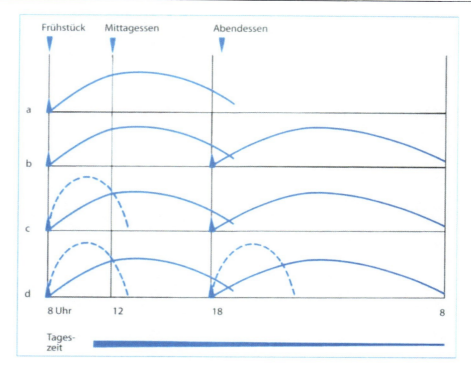

Abb. 9.4. Konventionelle Insulinschemata: **a** einmalige Gabe von NPH-Insulin, **b** 2-malige Gabe von Intermediärinsulin, **c** einmalige morgendliche Bolusinsulingabe kombiniert mit 2-maliger NPH-Gabe, **d** 2-malige NPH-Gabe mit zweimaligem Normalinsulinbonus
- - - Normalinsulin
—— Intermediärinsulin (NPH)

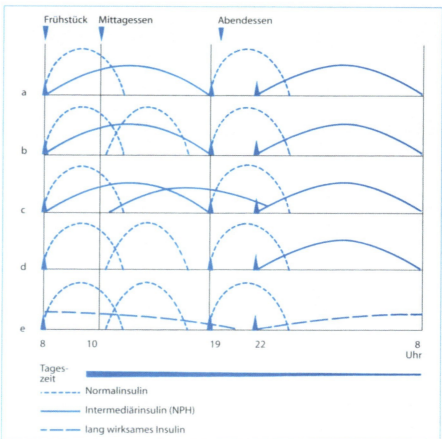

Abb. 9.5. Unterschiedliche Kombinationen von Intermediär-, Langzeit- und Bolusinsulingaben. **a** 2-malige NPH-Gabe mit 2-maliger Normalinsulingabe, **b** 3-malige Altinsulingabe mit 2-maliger NPH-Gabe, **c** 3-malige NPH-Gabe mit 2-maliger Normalinsulingabe. **d** 3-maliger präprandialer Bolus und abendliche NPH-Gabe. **e** 3-maliger präprandialer Bolus von Normalinsulin mit abendlichem Langzeitinsulin

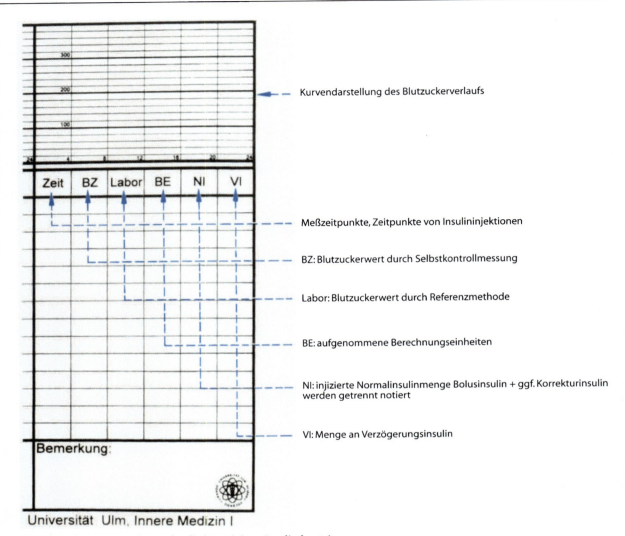

Abb. 9.6. Dokumentationsbogen für die intensivierte Insulintherapie

viduellen Behandlung zu den Empfehlungen der wissenschaftlichen Fachgesellschaften ermöglicht.

9.10
Nebenwirkungen der Insulintherapie

Insulininduzierte Hypoglykämien stellen häufige Komplikationen der Insulintherapie dar (vgl. auch Kap. 22). Die von der DCCT-Studie angegebenen hohen Raten dieser Nebenwirkungen sind von vielen anderen Gruppen jedoch nicht beobachtet worden. Hier gilt die Regel, dass das Auftreten schwerer Hypoglykämien nicht unmittelbar ein Argument für eine „Sicherheitshyperglykämie" als Therapieziel darstellt oder gegen eine ICT spricht. Dieses Vorgehen wäre nur bei den Patienten zu wählen, bei denen nachweislich die Gegenregulation irreversibel kompromittiert ist (Gerich et al. 1991).

Alle Insuline werden mit Zusätzen wie Zink, z. T. dem Verzögerungsstoff Protamin (stark basisch reagierendes Fremdeiweiß aus Fischen) und bakteriziden Substanzen wie m-Kresol, Phenol oder Methyl-Hydroxybenzoat angeboten. Kresol und Phenol verleihen dabei dem Arzneimittel einen stechenden Geruch. Reaktionen auf diese Begleitstoffe sind selten. Diese können durch insulinfreie Teststecke mit den entsprechenden Trägersubstanzen, die von den jeweiligen Insulinherstellern auf Nachfrage angeboten werden, nachgewiesen werden.

Lipatrophien sind unter Anwendung moderner Insuline nicht mehr zu beobachten. Im Gegenteil,

Hauptproblem sind heute Lipohypertrophien an den Injektionsstellen, die erheblich die Resorptionsraten der applizierten Insuline verändern können.

9.11 Verhalten in besonderen Situationen

Bei geplanten Reisen muss eine besondere Sorgfalt auf die Reisevorbereitung gelegt werden, damit der Diabetiker in einer fremden Umgebung auch weiterhin selbständig handeln kann. Auf Reisen gibt es häufig Veränderungen im Tagesablauf, Veränderungen im Nahrungsangebot, so dass auch im Urlaub regelmäßige Stoffwechselkontrollen zwingend erforderlich sind, um entsprechende Anpassungen vornehmen zu können. Der Betroffene als auch Begleitpersonen sollten instruiert sein über die Formen der Selbstkontrolle, über die Selbsttherapie sowohl in Bezug auf die Insulinbehandlung als auch die Therapieverfahren bei hyper- und hypoglykämen Entgleisungen. Zusätzlich ist es sinnvoll, sich über die Namen der benutzten Insuline im jeweiligen Gastland zu informieren.

Das gehört unbedingt ins Reisegepäck:

1. **Dokumente**
   - Diabetestagebuch
   - Insulinspritzplan
   - Attest über notwendigerweise mitzuführende Testmaterialien und Medikamente
   - Diabetikerausweis
   - Notfallkapsel

2. **Testgerätschaften**
   - Blutzuckermeßgerät, ggf. Zweitgerät
   - Ersatzbatterien
   - Blutzuckerteststreifen für visuelle Blutzuckerkontrolle
   - ausreichende Menge an Blutzuckerteststreifen
   - Urinketonteststreifen

3. **Insulin**
   - Insulinmenge in doppelter Menge in das Handgepäck, evtl. verpackt gegen extreme Temperaturbedingungen

4. **Weitere Utensilien**
   - Traubenzucker
   - Glukagonfertigspritzen

Bei Reisen über mehrere Zeitzonen gelingt die Umstellung bei Einsatz der intensivierten konventionellen Therapie oder auch der Insulinpumpentherapie im Vergleich zum konventionellen Therapieschemata einfacher. Bei Westreisen werden die Tage länger und es wird zusätzlich Verzögerungsinsulin benötigt. Ab 4 h Zeitverlängerung sollte die pro Stunde benötigte NPH-Insulinmenge zusätzlich appliziert werden.

Bei Ostreisen werden die Tage kürzer, entsprechend muss im Verhältnis die NPH-Menge oder die Verzögerungsinsulingabe reduziert werden. Häufigere Blutzuckerkontrollen während z. B. Flugreisen sind angebracht, insbesondere in den ersten Tagen nach Ankunft in der neuen Zeitzone besteht eine größere Gefahr der Entgleisung, so dass zusätzliche Blutzuckerselbstkontrollen gerade auch vor dem Schlafengehen nach einer längeren Reise zwingend erforderlich sind.

Fallbeispiele

Beispiel 1. Wiederholte Hypoglykämie nach dem Mittagessen – Bolusinsulinmenge zu BE-Anteil zum Mittagessen zu hoch. Ein zusätzlicher hypoglykämisierender Effekt der Basalinsulinmenge kann zusätzlich durch Weglassen der Mittagsmahlzeit überprüft werden (Abb. 9.7).

Beispiel 2. Erhöhte Blutzuckerwerte nach dem Abendessen – nicht erfolgte abendliche Korrektur bei erhöhtem Blutzucker, Mangel an Verzögerunsinsulin in den Abenstunden (Basisbedarf nicht gedeckt), Relation zwischen Bolusinsulinmenge und BE-Anteil zu niedrig (Abb. 9.8).

Beispiel 3. Morgendlich erhöhter Blutzucker – nächtlicher Blutzuckeranstieg – Basalinsulinmenge zu niedrig, verzögerter BZ-Anstieg durch eiweiß- und fettreiche Mahlzeit, Spätmahlzeit eingenommen, ohne dies im Plan zu notieren (Abb. 9.9).

Der Nüchtern-Zielblutzucker ist in allen Beispielen 80–120 mg/dl.

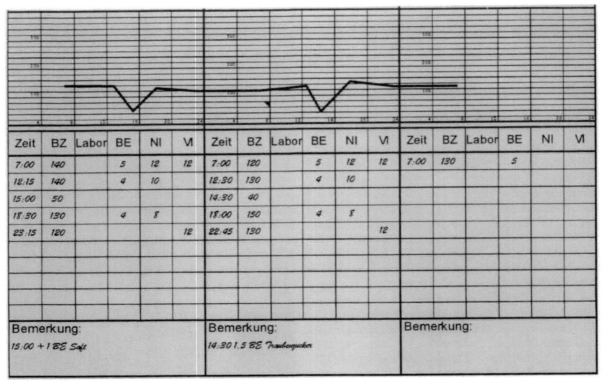

Abb. 9.7. Dokumentationsbogen für Beispiel 1 (S. 119)

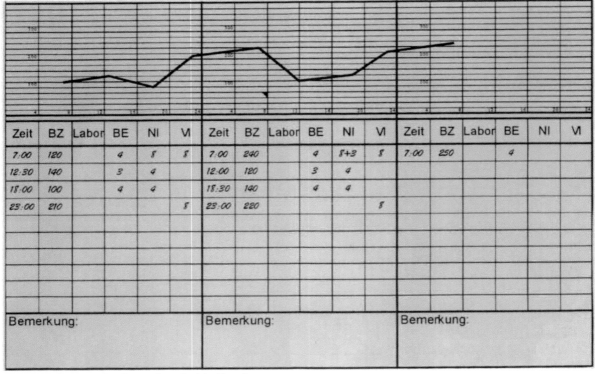

Abb. 9.8. Dokumentationsbogen für Beispiel 2 (S. 119)

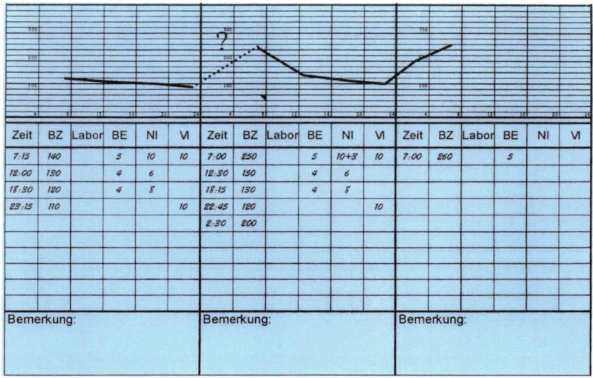

Abb. 9.9. Dokumentationsbogen für Beispiel 3 (S. 119)

Literatur

American Diabetes Association (1999) Clinical Practice Recommendations 1999. Diabetes Care Suppl 1: 1-114

Albisser AM, Sperlich M (1992) Adjusting insulins. Diabetes Educator 18: 211-222

Berger M, Cüppers HJ, Hegner H, Jörgens V, Berchtold P (1982) Absorption kinetics and biological effects of subcutaneous injected insulin preparations. Diabetes Care 5: 77-91

Binder C, Lauritzen T, Faber O, Pramming S (1984) Insulin pharmacokinetics. Diabetes Care 7: 188-199

Bolli GB, Owens DR (2000) Insulin glargine. Lancet 2356: 443-445

Braak EW, Woodworth JR, Bianchi R, et al., (1996) Injection site effects on the pharmacokinetics and glucodynamics of insulin Lispro and regular insulin. Diabetes Care 19: 1437-1440

Brange J (1987) Galenics of insulin. Springer, Berlin Heidelberg New York

Brange J, Owens DR, Kang S, Volund A (1990) Monomeric insulins and their experimental and clinical implications. Diabetes Care 13: 923-954

Burge MR, Rassam AG, Schade DS (1998) Lispro insulin: benefits and limitations. Trends Endocrinol Metab 9: 337-341

Diabetes Control and Complications Trial Research Group (1993) The effect of intensive treatment of diabetes on the development and progression of long-term complications in insulin-dependent diabetes mellitus. N Engl J Med 329: 683-689

Diabetes Control and Complications Trial Research Group (1995) Implementation of treatment protocols in the diabetes control and complications trial. Diabetes Care 18: 361-376

European Diabetes Policy Group (1998) A desktop guide to type (insulin-dependent) diabetes mellitus. International Diabetes Federation, Brüssel

Gerich J, Mokan M, Veneman T, Korytkowski M, Mitrakou M (1991) Hypoglycemic unawareness. Endocrinol Rev 12: 356-371

Howorka K (1990) Funktionelle, nahe-normoglykämische Insulinsubstitution. Springer, Berlin Heidelberg

Howorka K (1997) Insulinabhängig? Funktioneller Insulingebrauch: Der Weg zur Freiheit mit nahezu normalem Blutzucker. 6. Auflage, Kirchheim Verlag Mainz,

Jehle PM, Micheler C, Jehle DR, Breitig D, Boehm BO (1999) Inadequate suspension of neutral protamine Hagedorn (NPH) insulin in pens. Lancet 354: 1604-07

Jörgens V, Grüßer M, Berger M (1996) Mein Buch über den Diabetes mellitus. Kirchheim, Mainz

Kurtzhals P, Schäffer L, Sorensen A et al. (2000) Correlation of receptor binding and metabolic and mitogenic potencies of insulin analogs designed for clinical use. Diabetes 49: 999-1005

Nathan DM, Singer DE, Hurxthal K, Goodson JD (1984) The clinical information value of the glycosylated hemoglobin assay. N Engl J Med 310: 341-346

Renner R, Hubert G, Lüddecke H-J, Liebl A (1998) Informationen zur Insulinpumpentherapie (CSII). Disetronic Medical Systems

Santiago JV (1993) Lessons from the diabetes control and complications trial. Diabetes 42: 1549–1554

Schernthaner G, Wein W, Sandholzer K, Equiluz-Bruck S, Bates PC, Birkett MA (1998) Postprandial insulin Lispro: a new therapeutic option for type 1 diabetic patients. Diabetes Care 4: 570–573

Schiffrin A, Belmonte M (1982) Multiple daily self-glucose control in insulin-dependent diabetic patients treated with pump and multiple subcutaneous injections. Diabetes Care 5: 479–484

Spraul M, Chantelau E, Koumoulidou J, Berger M (1988) Subcutaneous or non-subcutaneous injection of insulin. Diabetes Care 11: 733–736

Thow JC, Home PD (1990) Insulin injection technique: depth of injection is important. BMJ 301: 3–4

Workshop Report on Insulin Injection Technique (1998) Insulin injection techniques. Pract Diabetes Int 15:181–184

KAPITEL 10

10 Pharmakotherapie des Diabetes mellitus Typ 2

C. Rosak

Inhaltsverzeichnis

10.1 Einleitung 124
10.2 Nicht insulinotrope Antidiabetika 124
10.2.1 α-Glukosidase-Inhibitoren 124
10.2.2 Biguanide 127
10.2.3 Thiazolidindione 130
10.3 Insulinotrope Antidiabetika 132
10.3.1 Benzoesäurederivate – Repaglinid 132
10.3.2 Sulfonylharnstoffe 134
10.4 Insulintherapie des Typ 2-Diabetikers 144
10.5 Differentialtherapie des Typ 2-Diabetes 146
Literatur 147

Übersicht Im Gegensatz zur Therapie des Typ 1-Diabetes, dessen Behandlung, die Insulinsubstitution, von Diagnosestellung an klar vorgegeben ist, gestaltet sich die Behandlung des Typ 2-Diabetikers komplizierter. Dafür sind sowohl die Heterogenität des Patientenkollektivs als auch die zum Typ 1-Diabetes unterschiedlichen pathogenetischen Mechanismen verantwortlich; die von Patient zu Patient unterschiedliche Relation von Insulinresistenz und Insulindefizit sowie das Ausmaß der metabolischen Dekompensation, aber auch Alter, Ausmaß bereits vorhandener Folge- und Begleiterkrankungen sowie die Prognose des Patienten sind Aspekte, die bei der Therapiewahl bedacht werden müssen.

10.1 Einleitung

Der größere Anteil der Typ 2-Diabetiker ist übergewichtig, der kleinere Anteil normgewichtig. Die schlanken „Typ 2-Diabetiker" sind in ihrer typologischen Klassifikation nicht immer klar der Klassengruppe der Typ 2-Diabetiker zuzuordnen. Hier kann es sich dabei unter anderem um spät manifestierte Typ 1-Diabetiker oder sog. LADA-Patienten (late autoimmun diabetes of the adult) handeln. Differentialdiagnostisch besteht auch die Möglichkeit, dass es sich um sog. MODY-Patienten (maturity onset of the young) handelt. Eine genaue Diagnose läßt sich bei dieser Gruppe nur mittels immunologischer und genetischer Parameter stellen. Die primäre Störung bei Typ 2-Diabetikern ist die genetisch determinierte Insulinresistenz. Die dann sich zusätzlich entwickelnde Störung der Insulinsekretion lässt sich bereits im Stadium der gestörten Glukosetoleranz nachweisen.

Zusätzlich komplizieren beim individuellen Patienten die Unklarheit über die Gesamtdiabetesdauer, d.h. die Laufzeit der Erkrankung vor der Diagnosestellung, die unterschiedliche Ausbildung bereits vorhandener diabetesbedingter Folgeerkrankungen, das Alter des Patienten, seine Gesamtprognose und seine Fähigkeit, mehr oder weniger aktiv in die Behandlung der Erkrankung mit einbezogen zu werden.

Aus den dominierenden pathophysiologischen Störungen, den klinischen Zielen und dem metabolischen Einstellungsziel ergibt sich die Wahl des erforderlichen Therapeutikums. Als Faustregel kann gesagt werden, dass der übergewichtige, vorwiegend insulinresistente Patient mit nichtinsulinotropen Antidiabetika behandelt werden sollte, während der schlanke Typ 2-Diabetiker, eher Insulinmangel unterstellt, frühzeitig auf Insulin bzw. insulinotrope orale Antidiabetika eingestellt werden sollte.

Diese Aussage kann selbstverständlich nur eine Faustregel sein, da beide Störungen, Insulinresistenz und Insulinsekretionsstörung, immer in unterschiedlicher Ausprägung miteinander kombiniert sind und nie isoliert auftreten. Weiterhin gibt es Störgrößen, wie z.B. eine zusätzlich vorhandene Adipositas oder Fettstoffwechselstörung mit erhöhten Triglyzeriden, welche die Insulinresistenz verstärken.

Als nichtinsulinotrope Pharmaka stehen zum gegenwärtigen Zeitpunkt das Biguanid Metformin, die α-Glukosidase-Inhibitoren Acarbose und Miglitol, von den Glitazonen Rosiglitazon und Pioglitazon zur Verfügung. Die insulinotropen Pharmaka setzen sich aus der Gruppe der Sulfonylharnstoffe und dem Benzoesäurederivat Repaglinid zusammen (Tabelle 10.1).

Aus dem Wirkmechanismus, den Wirkungen und Nebenwirkungen dieser Pharmaka sowie den pathophysiologischen Gegebenheiten der Erkrankung ergeben sich Indikation und Kontraindikation der einzelnen Substanzen am individuellen Patienten.

Tabelle 10.1. Nicht insulinotrope und insulinotrope orale Antidiabetika

Nicht insulinotrop	Insulinotrop
• α-Glukosidase-Inhibitoren Acarbose Miglitol Voglibose	• Sulfonylharnstoffe z.B. Tolbutamid (1. Generation) z.B. Glibenclamid (2. Generation) z.B. Glimepirid (3. Generation)
• Biguanid Metformin	• Benzoesäurederivate Repaglinid
• Glitazone (Troglitazon) Rosiglitazon Pioglitazon	

10.2 Nicht insulinotrope Antidiabetika

10.2.1 α-Glukosidase-Inhibitoren

Die Gruppe der α-Glukosidase-Inhibitoren beinhaltet gegenwärtig 2 Substanzen – Acarbose und Miglitol – zusammen, die vom Prinzip her ähnlich wirken (Abb. 10.1).

10.2.1.1 Acarbose

Acarbose ist ein Pseudotetrasaccharid mikrobiologischen Ursprungs (*Actino planes*), das strukturell ähnlich einem Oligosaccharid aus dem Stärkemolekül ist und als kompetitiver Inhibitor intestinaler Glukosidasen wirkt.

Glukosidasen sind Bürstensaumenzyme, die im oberen Teil des Dünndarms an den Mikrovilli der Dünndarmmukosazellen lokalisiert sind. Sie bewirken die Spaltung von Oligo- und Disacchariden in Monosaccharide. Dieser Vorgang ist wichtig, da nur Monosaccharide die Dünndarmschleimhaut passieren und somit in das Blut aufgenommen werden können. Im Unterschied zu den Oligosacchariden der Stärke enthält ein Maltosemolekül des Tetrasac-

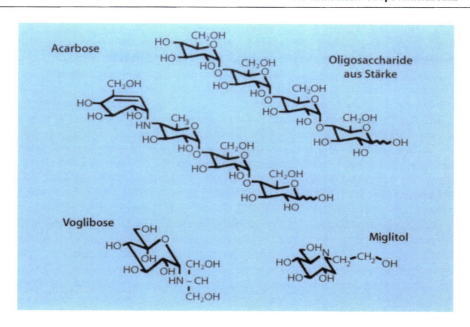

Abb. 10.1. Chemische Struktur der klinisch eingesetzten α-Glukosidase-Inhibitoren. (Aus Lebovitz 1998)

charids der Acarbose eine C-N-Bindung. Durch Anwesenheit des intramolekularen Stickstoffatoms kann die „Acarvioseeinheit" nicht gespalten werden. Sie bindet sich reversibel mit hoher Affinität kompetitiv an die α-Glukosidasen und blockiert bzw. verzögert dadurch die Anlagerung und Spaltung der aus der Nahrung stammenden Oligo- und Disaccharide in Monosaccharide. Dadurch wird die Glukoseaufnahme in das Blut verzögert und teilweise in tiefere Dünndarmabschnitte verlagert. Insgesamt verlängert sich der Zeitraum der Kohlenhydratabsorption, die Glukoseabsorption ist quantitativ reduziert und bedingt konsequenterweise im Blut nicht nur einen verminderten und verlängerten Blutglukose-, sondern auch einen verminderten Insulinanstieg. Weiterhin ist festzustellen, dass durch die Substanz auch eine geringe Hemmung der pankreatischen α-Amylase stattfindet (Bischoff 1995).

Nicht alle Glukosidasen im Bürstensaum werden gleich stark von Acarbose gehemmt. Am stärksten werden Glukoamylase, Saccharase und Maltase, weniger stark Isomaltase und gar nicht Laktase beeinflusst.

Weiterere Faktoren, die die biologische Wirkung von Acarbose determinieren, sind die Variation der jeweiligen Anzahl und die Aktivität der Glukosidasen beim individuellen Patienten. Dadurch entstehen unterschiedliche Wirkspektren und unterschiedlich starke Wirkeffekte (Puls 1982).

Aus der Tatsache, dass Kohlenhydrate in tiefere Abschnitte des Gastrointestinaltraktes gelangen, resultiert eine prolongierte und verstärkte Sekretion von GLP-1 nicht nur in der frühen, sondern auch in der späten postprandialen Phase der Kohlenhydrataufnahme. Die Sekretion von GIP ist vermindert (Qualmann et al. 1995).

Bei Langzeitanwendung mit Acarbose führt dies neben den erniedrigten postprandialen Blutzuckerwerten auch zu erniedrigten Nüchternblutzuckerkonzentrationen. Ergänzt wird dieser endogene hormonale Prozess durch die Senkung der Glukosetoxizität, die zusätzlich zu besserer endogener Insulinwirkung und Verminderung der Nüchternglukosekonzentrationen beiträgt.

Pharmakologische und pharmakodynamische Eigenschaften von Acarbose

Nach oraler Aufnahme wird Acarbose nur gering resorbiert (1–2%). Der Abbau erfolgt durch Darmbakterien, die entstehenden Abbauprodukte (u. a. 4-Methylpyrogallol) werden z. T. absorbiert, konjugiert und als Metaboliten über die Nieren ausgeschieden (Krause u. Ahr 1996).

Acarbose wirkt etwa 3–6 h in Kombination mit einer Nahrungsaufnahme. Wichtig für ein optimales Stoffwechselergebnis ist die Einnahme von Acarbose zu Beginn der Mahlzeit mit den ersten Bissen der Nahrung (Rosak et al. 1995).

Die intestinale Absorption reiner Glukose wird durch Acarbose nicht beeinträchtigt. Weiterhin kann Acarbose natürlich nur wirksam werden, wenn in den Mahlzeiten ein ausreichender Anteil verdaulicher, komplexer Kohlenhydrate enthalten ist (Toeller 1991). Bei kohlenhydratfreien oder sehr fettreichen Mahlzeiten und im Nüchternzustand kann keine Wirkung erwartet werden.

Gelangen unverdaute Kohlenhydrate in das Kolon, wie dies bei Beginn einer Acarbosebehandlung mit zu hoher Dosierung geschehen kann, werden diese dort durch bakterielle Fermentation zu kurzkettigen Fettsäuren, Kohlendioxyd, Methan und Wasserstoff abgebaut. Die Folgen sind Flatulenz, Diarrhoen und Meteorismus. Aus diesem Grunde ist es wichtig, dass zu Beginn der Behandlung die Dosierung von Acarbose niedrig ist und der Kohlenhydratmenge angepasst wird, damit der Übertritt von Kohlenhydraten in den Dickdarm vermieden wird. Nach Beginn der Acarbosetherapie kann eine Syntheseinduktion von α-Glukosidasen stattfinden, die zu Erhöhung der Anzahl der α-Glukosidasen führt. Mittelfristig wird dadurch die Wirkung der Substanz verbessert und die Nebenwirkungen werden reduziert.

Klinische Anwendung

Acarbose eignet sich besonders als Monotherapeutikum im Frühstadium des Typ 2-Diabetes, wenn primär die postprandialen Blutglukosewerte erhöht sind (Hanefeld et al. 1991; Holmann et al. 1996; Baron u. Neumann 1997).

In einer Metaanalyse von 13 Studien konnte gezeigt werden, dass die mittlere HbA1c-Absenkung 0,9 +/- 0,25%, die mittlere Senkung des Nüchternblutzuckers 24 +/- 7,2 mg/dl und die mittlere Senkung des postprandialen Blutzuckers 54 +/- 15,8 mg/dl betrug. Allerdings war die hier hauptsächlich angewendete Dosierung mit 300 mg/Tag relativ hoch (Lebovitz 1998).

Acarbose kann auch mit anderen oralen Antidiabetika und Insulin kombiniert werden, wobei sich in der Kombination mit Metformin, Sulfonylharnstoffen oder Insulin jeweils signifikant bessere Stoffwechselergebnisse als unter der entsprechenden Monotherapie ergaben (Chiasson et al. 1995). Die Zugabe von Acarbose zur Sulfonylharnstofftherapie ergibt eine mittlere Verminderung der HbA1c-Konzentration um 0,85%, zur Metformintherapie um 0,73% und zur Insulintherapie um 0,54%. Ähnliche Ergebnisse ergaben sich in der UKPDS-Studie. Sieben Jahre lang vortherapierte Patienten erhielten Acarbose sowohl als Monotherapeutikum als auch als Kombinationstherapeutikum. Dies ergab einen über 3 Jahre anhaltenden Effekt in Bezug auf die Senkung der HbA1c-Konzentration von ca. 0,5% (Lebovitz 1998).

Bei Patienten mit IGT (impaired glucose tolerance) wurde eine deutliche Verminderung der postprandialen Blutzuckerspiegel und Verbesserung der Insulinsensitivität gesehen. Eine mögliche Verhinderung der Progression von IGT zu Typ 2-Diabetes wird diskutiert (Chiasson et al. 1996).

Dieser Aspekt der Acarboseanwendung ist besonders interessant, da die Beeinflussung nur diskret erhöhter postprandialer Blutzuckerkonzentrationen, wie sie sich im Frühstadium der Erkrankung Typ 2-Diabetes finden, mit den gegenwärtig zur Verfügung stehenden Antidiabetika besonders schwierig ist. Die insulinotropen Substanzen wirken in der Regel zu stark und induzieren durch die verstärkte Insulinfreisetzung Hypoglykämien. Unter Acarbosebehandlung ist dies nicht der Fall.

Nebenwirkungen

Nebenwirkungen wie Flatulenz, Meteorismus oder Diarrhoen unter Acarbosetherapie treten in der Regel nur dann auf, wenn zu Beginn der Behandlung zu hoch dosiert und/oder keine entsprechend kohlenhydratreiche Diät eingehalten wird.

Bei niedrig dosiertem Einstieg in die Behandlung (1–3 × 25–50 mg) und langsamer Steigerung der Dosis bis auf höchstens 3 × 100 mg sowie einer entsprechenden Diät, die ausreichend Kohlenhydrate enthalten muss, bleibt die Nebenwirkungsrate niedrig (Santensanio et al. 1993; May 1995).

Außer den gastrointestinalen Nebenwirkungen wurden unter Acarbosetherapie praktisch keine Beeinträchtigungen gesehen (Ausnahme: Bei hoher Dosierung von 900 mg/Tag wurden in USA Lebertransaminasenanstiege beschrieben, welche sich nach Absetzen der Substanz als reversibel zeigten).

Aufgrund seines Wirkungsmechanismus als „Antihyperglykämikum" bewirkt Acarbose keine Hypoglykämien. Hypoglykämien treten dann auf, wenn Acarbose mit anderen insulinotropen Antidiabetika oder Insulin selbst kombiniert angewendet wird.

Wichtig ist es dann, dass der Patient reine Glukose im Rahmen einer solchen Hypoglykämie zu sich nimmt, die unabhängig vom Acarbose-Wirkungsmechanismus keiner Beeinflussung der Resorption unterliegt und sofort blutzuckersteigernd wirkt.

Aspekte und klinische Anwendung sowie Vor- und Nachteile der Acarbosetherapie

Aspekte der klinischen Anwendung sowie *Vorteile*
- Acarbose wirkt primär antihyperglykämisch, d. h. vorwiegend auf den postprandialen Blutzuckeranstieg nach einer Mahlzeit. Konsekutiv kommt es zu verminderter Insulinausschüttung aus der B-Zelle;
- bei niedriger Dosierung, 25 mg mit den ersten Bissen der Mahlzeit, vorzugsweise bei Beginn der Abendmahlzeit, zeigten sich weniger Nebenwirkungen. Wöchentliche Erweiterung der Therapie auf die Einnahme vor dem Frühstück und Mittagessen, insgesamt langsame Dosissteigerung bis auf 3 × 50 mg, maximal 3 × 100 mg/Tag sind sinnvoll;
- keine Hypoglykämien bei Monotherapie;
- keine Kontraindikationen durch Organeinschränkung oder Alter;
- sichere Therapie für Arzt und Patient in allen Typ 2-Diabetesphasen.

Nachteile der Acarbosetherapie
- Relativ hohe Rate an gastrointestinalen Nebenwirkungen bei nicht sachgerechter Anwendung, zu schneller Dosissteigerung und/oder falscher Diät;
- manchmal zu geringe metabolische Wirkung (besonders bei kohlenhydratarmer, ballaststoffarmer Diät);
- Hypoglykämiegefahr bei Kombination mit anderen oralen Antidiabetika (in diesem Fall ist reine Glukose zur Behandlung der Hypoglykämie erforderlich);
- relativ hohe Tagestherapiekosten im Vergleich zu anderen oralen Antidiabetika.

10.2.1.2
Miglitol

Miglitol ist ein Pseudo-Monosaccharid, das wie Acarbose eine C-N-Bindung aufweist und dadurch gleichermaßen wie Acarbose kompetitiv die Glukosidasen des oberen Dünndarms hemmt. Im Gegensatz zu Acarbose wird Miglitol resorbiert und über die Nieren ausgeschieden. Die Affinität zu Saccharase und Maltase in der Bürstensaummembran ist im Vergleich zu Acarbose sechsmal höher bei prinzipiell gleichem Wirkungsmechanismus und ähnlicher Nebenwirkungsrate (Federlin et al. 1987).

Die empfohlene Dosierung beträgt für Miglitol 3 × 50 mg (3 × 100 mg). Miglitol kann als Monotherapeutikum (Segal et al. 1997) und in Kombination mit Sulfonylharnstoffen angewendet werden (Johnston et al. 1994).

10.2.2
Biguanide
10.2.1.3
Metformin

Bereits im Mittelalter wurde die Pflanze Galega officinalis als Therapeutikum gegen erhöhte Blutzuckerwerte eingesetzt. Watanabe erkannte 1918 als Erster ihren hohen Anteil an Guanidin und entdeckte gleichzeitig ihre blutzuckersenkende Eigenschaft (Bailey 1992; Watanabe 1918). Aufgrund seiner Hepatotoxizität eignete sich Guanidin nicht zur Anwendung am Menschen. In der Folgezeit wurden weniger toxische Derivate synthetisiert, die in den zwanziger Jahren zur Anwendung kamen, aber auch wegen ihrer Nephro- und Hepatotoxizität bald wieder vom Markt genommen werden mussten.

Parallel zur Einführung der Sulfonylharnstoffe wurden die neueren Substanzen Phenformin (Ungar et al. 1957) und Metformin (Sterne 1957) sowie Buformin (Mehnert u. Seitz 1958) entwickelt und zur Behandlung des Diabetes mellitus Typ 2 eingesetzt (Abb. 10.2).

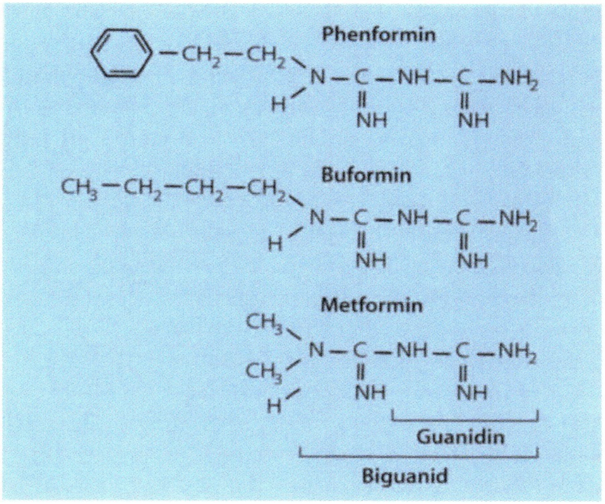

Abb. 10.2. Chemische Struktur der Biguanide. Buformin und Phenformin weisen im Vergleich zu Metformin längere Seitenketten auf und haben daher unterschiedliche pharmakokinetische und -dynamische Eigenschaften. Insbesondere sind Buformin und Phenformin stark lipophil und besitzen eine starke Affinität zu mitochondrialen Membranen. Dies führt zur Hemmung der Atmungskette, des Zitronensäure(Krebs-)-Zyklus und der Glukose-Oxidation. (Aus Cusi u. De Fronzo 1998)

Wegen der hohen Rate an Laktatazidosen, besonders unter Phenformin und Buformin, wurden 1978 sowohl in der Bundesrepublik Deutschland als auch in anderen europäischen Ländern diese beiden Substanzen aus dem Handel genommen. Metformin ist heute in Deutschland der einzige Vertreter der Biguanid-Substanzgruppe, der zur Therapie von Typ 2-Diabetikern zugelassen ist (Althoff et al. 1978; Berger u. Amrein 1978; Luft et al. 1978).

Pharmakologische Daten und Wirkmechanismus

Wie bereits erwähnt, leiten sich die Biguanide von Guanidin ab. Metformin enthält mit 2 CH3-Gruppen nur 2 kurze Substituenten. Phenformin und Buformin sind mit jeweils einer längeren Seitenkette substituiert. Alle Biguanide sind stark alkalisch, zusätzlich weisen Buformin und Phenformin eine hohe Bindungsaffinität an mitochondriale Membranstrukturen auf und sind im Gegensatz zu Metformin stark lipophil. Dies kann sowohl zur Hemmung der Atmungskette, des Krebszyklus und der Glukoseoxidation führen.

Mechanismen der Blutzuckersenkung unter Metformin

Suppression der hepatischen Glukoseproduktion und Verbesserung der peripheren Glukoseutilisation. Erhöhte hepatische Glukoneogenese und erhöhte hepatische Glukoseausschüttung sind wesentliche Charakteristika des gestörten Glukosestoffwechsels des Typ 2-Diabetikers. Unter Metformin zeigt sich eine Verminderung der hepatischen Glukoneogenese mit geringerer Umwandlung von Laktat zu Glukose, reduzierter Oxidation von freien Fettsäuren und insgesamt eine Verbesserung der Insulinempfindlichkeit (Haupt u. Panthen 1997). Daraus resultiert die Absenkung der Nüchternblutglukosekonzentrationen im Vergleich zu Plazebo im Mittel um ca. 30% (Schernthaner 1993).

Zusätzlich wird unter Metformin der transmembranöse Glukosetransport aktiviert. Dieser Effekt basiert auf der aktivierten Translokation der Glukosetransporter aus dem intrazellulären Pool an die Zytoplasmamembran und bedingt dadurch die verstärkte zelluläre Glukoseaufnahme (Matthaei et al. 1991).

Daneben findet auch eine Optimierung der intrazellulären nichtoxidativen Glukoseverwertung mit erhöhter Syntheserate von Glykogen statt.

Dieser Effekt lässt sich bereits bei normoglykämischen, insulinresistenten, erstgradigen Verwandten von Typ 2-Diabetikern nachweisen (Widen et al. 1992). Metformin besitzt somit die Eigenschaft, die primäre Stoffwechselstörung des Typ 2-Diabetikers, die Insulinresistenz zu vermindern.

Weitere Metformin-Effekte

Metformin erhöht den Glukosetransport in Gefäßendothelzellen sowie Kardiomyozyten (Dominguez et al. 1996; Fischer et al. 1995). Ein Einfluss auf weitere vermeintliche kardiovaskuläre Risikofaktoren, wie z. B. die erhöhte Fibrinolyserate und reduzierte Konzentration von Plasminogenaktivatorinhibitor-1, wurden beschrieben (Colwell 1993; Grant 1995).

Parallel zu der Senkung der nüchtern und postprandial gemessenen Blutzuckerkonzentrationen bzw. als Konsequenz daraus gehen eine Senkung der relativ erhöhten Insulin- und Proinsulinkonzentrationen einher. In wieweit es sich dabei um einen direkten Effekt oder um die Folge der Senkung der mittleren Blutglukosespiegel bzw. der Glukosetoxizität handelt, ist noch offen (De Fronzo et al. 1991).

Möglicherweise in Zusammenhang mit den niedrigeren Insulinspiegeln stehend lässt sich unter Metformintherapie eine Absenkung des Köpergewichts objektivieren (Bailey 1992). Diese Tatsache stellt im Vergleich zu den Sulfonylharnstoffen einen wesentlichen Vorteil dar, da es sowohl unter Sulfonylharnstofftherapie als auch unter Insulintherapie, wie jüngst in der UKPDS-Studie gezeigt, bereits nach einem Jahr zu einer deutlichen Erhöhung des Körpergewichts kommt.

Als weiterer Vorteil der Metformintherapie kann die bei einem großen Teil der Patienten zu beobachtende Senkung von erhöhten Triglyzerid- und Cholesterinkonzentrationen gesehen werden (Sirtori et al. 1985; Haupt et al. 1991).

Pharmakokinetik

Die Absorption von Metformin ist inkomplett. Die orale Bioverfügbarkeit therapeutischer Dosen beträgt 50–60% (Vidon et al. 1988). Metformin ist nicht an Proteine gebunden.

Im Gegensatz zu Buformin und Phenformin, welche in der Leber hydroxiliert werden, unterliegt das mehr hydrophile Metformin nahezu keiner Metabolisierung in der Leber und wird über die Nieren ausgeschieden. Eine Kumulation der Substanz findet somit bei eingeschränkter Nierenfunktion statt. Es konnte gezeigt werden, dass eine aktive proximale tubuläre Sekretion am Ausscheidungsmechanismus beteiligt ist. Die renale Clearance von Metformin korreliert mit der Kreatinin-Clearance (Tucker et al. 1981).

Die Plasma-Halbwertszeit beträgt 2,0–5,5 h.

Anwendung und Indikation für Metformin

Hauptindikation zur Behandlung mit Metformin sind übergewichtige Typ 2-Diabetiker, die mit Diät und körperlicher Aktivität keine ausreichend kompensierte Stoffwechsellage erreichen. Im Gegensatz zur Sulfonylharnstofftherapie werden neben der Senkung der erhöhten Nüchtern- und postprandialen Blutglukosekonzentrationen auch inadäquat erhöhte Insulinkonzentrationen gesenkt. Es treten keine Hypoglykämien auf, wie dies unter Insulin- und Sulfonylharnstoffbehandlung der Fall sein kann.

Ein weiterer Unterschied zur Sulfonylharnstoff- und Insulintherapie ist die Beeinflussung des Körpergewichts. Mit Metformin bleiben die Patienten gewichtsstabil bzw. sie nehmen eher an Gewicht ab.

Dies wurde auch in der UKPDS-Studie bestätigt (UKPDS 1998a,b,c). Nach 9 Jahren hatten die Sulfonylharnstoff-behandelten Patienten ca. 5 kg, die mit Insulin behandelten ca. 7 kg und die mit Metformin therapierten Patienten nur 1 kg an Körpergewicht zugenommen.

Die kürzlich veröffentlichte Monotherapiestudie Metformin vs. Plazebo (De Fronzo u. Goodman 1995) unterstreicht neben der bereits angesprochenen UKPDS-Studie die Effektivität dieses Pharmakons. Insgesamt 143 wenig übergewichtige Typ 2-Diabetiker erhielten über 29 Wochen täglich 1.700–2.550 mg Metformin. Unter dieser Therapie kam es zu einer Senkung der Nüchternblutzuckerwerte um 3,1 mmol/l und des HbA1c-Wertes um 1,5%. Ähnliche Ergebnisse im Vergleich zur Sulfonylharnstofftherapie wurden in einer Metaanalyse dargestellt (Campbell u. Howlett 1995).

In Deutschland sind Tabletten in der Dosierung 500 mg und 850 mg erhältlich. Metformin wird unmittelbar nach den Hauptmahlzeiten eingenommen. Die empfohlene Höchstdosis beträgt 3 × 850 mg, der therapeutische Effekt ist dosislinear. Zur Vermeidung von Nebenwirkungen hat es sich auch hier bewährt, niedrig dosiert in die Therapie mit Metformin einzusteigen und die Dosierung je nach klinischen Erfordernissen langsam zu steigern.

Metformin ist mit anderen oralen Antidiabetika und Insulin kombinierbar. Es existieren eine Reihe von Kombinationsstudien zwischen Metformin und Sulfonylharnstoffen, Metformin und Insulin, Metformin und Acarbose, Metformin und Repaglinid sowie Metformin und Thiazolidindionen. Aufgrund der unterschiedlichen Wirkungsmechanismen der jeweiligen Substanzen sind solche Kombinationen sinnvoll (De Fronzo u. Goodman 1995).

Die Kombination Glibenclamid/Metformin erwies sich der jeweiligen Monotherapie deutlich überlegen und führte nach 29 Wochen zu einer HbA1c-Reduktion von 1,7% (De Fronzo u. Goodman 1995).

Durch Zugabe von Metformin zu laufender Sulfonylharnstofftherapie kann eine Dosisreduktion des Sulfonylharnstoffs durchgeführt werden (Haupt et al. 1991).

Im Vergleich zur Insulinmonotherapie weist die Gabe von Metformin plus Insulin nach einem Jahr bei gleicher metabolischer Einstellung Vorteile wie eine geringere Gewichtszunahme, einen niedrigeren Insulintagesbedarf und eine stärkere Triglyzeridsenkung auf (Liebl et al. 1998). Neben der Verbesserung der metabolischen Einstellung konnte auch eine Verminderung des kardialen Risikoprofils unter Metformin/Insulin objektiviert werden (Gingliano et al. 1993).

Nebenwirkungen

Die Nebenwirkungsrate unter Metformineinnahme ist relativ hoch (bis zu 20%). Vorwiegend handelt es sich um Symptome aus dem gastrointestinalen Bereich wie metallischer Geschmack im Mund, Übelkeit, Schwindel, abdominelle Schmerzen und Diarrhoen (Hermann 1979, 1981). In der Regel sind die Symptome dosisabhängig. Hypoglykämien treten unter Metformin-Monotherapie nicht auf, nur in Kombination mit anderen blutzuckersenkenden Pharmaka.

Die Vitamin-B12-Absorption kann unter Metformin eingeschränkt sein (Tomkin et al. 1971).

Alkohol kann den blutzuckersenkenden Effekt und die Hyperlaktatämie verstärken.

Laktatazidose

Unter Metformintherapie kommt es zu leichtem Ansteigen der Laktatkonzentration im Blut, die sich in der Regel aber in den normalen Grenzbereichen halten. Dies ist ein deutlicher Unterschied zu Phenformin, von dem es sich strukturell und pharmakologisch unterscheidet. Metformin wird schnell über die Nieren eliminiert, selbst nicht metabolisiert, akkumuliert nicht, ist nicht lipophil, bindet sich nur minimal an die Mitochondrienmembran und vermindert nicht die Glukoseoxidation. Trotzdem kommt es in 0,084 Fällen pro 1.000 Patientenjahren zur Entwicklung einer Laktatazidose (Bailey 1992). Die Wahrscheinlichkeit, ein Sulfonylharnstoff-induziertes-hypoglykämisches Koma zu erleiden, ist jedoch vergleichsweise höher (Haupt et al. 1977).

Begünstigt wird die Entstehung einer Laktatazidose durch gestörte Nieren- und Leberfunktion, durch Zustände, welche mit Sauerstoffmangel einhergehen können, wie kardiale Dekompensation im Rahmen einer Herzinsuffizienz, eines kardiogenen Schocks oder eines Myokardinfarkts und durch schwere pulmonale Erkrankungen. Alkohol kann die Laktatbildung begünstigen. Auch heute noch ist die Laktatazidose ein schweres Krankheitsbild, welches in mehr als einem Drittel der Fälle tödlich verläuft.

Bei den kürzlich aus den USA veröffentlichten Daten über Laktatazidosen unter Metformin, welche der FDA (Food and Drug Administration) gemeldet waren, hatte sich gezeigt, dass bei über 90% der Fälle die Kontraindikationen nicht beachtet waren (Misbin et al. 1998).

Kontraindikationen

Aufgrund seiner Eliminationskinetik und seiner Fähigkeit besonders unter Zuständen von Sauerstoffmangel die Laktatbildung zu verstärken, ist die Einschränkung der Nierenfunktion (Serumkreatininspiegel $\geq 1{,}2$ mg/dl) eine absolute Kontraindikation. Das Gleiche gilt für Einschränkungen der Leberfunktion.

Auch andere Krankheiten, welche mit Sauerstoffmangel einhergehen können, wie Herzinsuffizienz, kardiogener Schock, Myokardinfarkt oder pulmonale Erkrankungen sind als Kontraindikation zu betrachten. Bei Kontrastmitteluntersuchungen sollte

---

Nachteile der Metforminanwendung
- relativ hohe gastrointestinale Nebenwirkungsrate,
- Kontraindikation: Funktionseinschränkung der Nieren (Kreatinin $> 1{,}2$ mg/dl),
- alle Zustände, die mit Sauerstoffmangel einhergehen können,
- potentielle Gefahr der Induktion von Laktatazidosen (besonders bei Nichtbeachtung der Kontraindikationen).

---

die Therapie unterbrochen werden. Ungeordnete soziale Umstände und hohes Alter stellen relative Kontraindikationen dar.

10.2.3
Thiazolidindione

Thiazolidindione sind Substanzen, die die Fähigkeit haben, Insulinresistenz zu reduzieren, indem Insulinwirkungen jenseits der Rezeptorebene verbessert werden. Neben der insulinabhängigen Glukosestoffwechselung in den peripheren Geweben kommt es zu einer Verbesserung des Lipidstoffwechsels und Reduktion der hepatischen Glukoseausschüttung.

Die am besten untersuchten Substanzen Troglitazon sowie Rosiglitazon und Pioglitazon sind in einigen Ländern bereits zur Therapie von Typ 2-Diabetikern zugelassen. Die Zulassung von Rosiglitazon in Europa ist bereits erfolgt; für Proglitazon ist die Zulassung für die 2. Hälfte des Jahres 2000 vorgesehen.

10.2.3.1
Pharmakologische Eigenschaften und Wirkungsmechanismus

Der Wirkmechanismus der Thiazolidindione ist noch nicht vollständig geklärt. Es wird davon ausgegangen, dass sich die Thiazolidindione an nukleäre Rezeptoren, die sog. Peroxisomen-Proliferator-Aktivierte-Rezeptoren (PPAR), im besonderen die Isoform PPAR$_\gamma$, binden. Das hat zur Voraussetzung, dass die Thiazolidindione durch das Zytoplasma der Zelle in den Zellkern eindringen und der Thiazolidindion/PPAR$_\gamma$-Komplex mit einem Retinoid-x-Rezeptor ein Dimerisat bildet. Dieses Dimerisat aktiviert die Transkription von Genen, deren Proteine in den verschiedenen Geweben Schlüsselenzyme und Transmittoren darstellen, die die insulinabhängigen Prozesse wie Glukosetransport, Glykolyse, Glykogensynthese, Glukoneogenese und Lipidsynthese regulieren (Lehmann et al. 1995; Stumvoll 1998; Bethge u. Häring 1998; Abb. 10.3).

Aspekte der klinischen Anwendungen sowie Vor- und Nachteile der Metformintherapie

Vorteile und Aspekte der klinischen Anwendung
- Blutzuckersenkender Effekt ohne Stimulation der Insulinsekretion,
- Senkung erhöhter Triglyzerid- und Cholesterinkonzentrationen,
- keine Gewichtszunahme, eher Gewichtsabnahme,
- bei Monotherapie keine Hypoglykämiegefahr,
- besonders empfehlenswert bei adipösen Patienten und bei dieser Patientengruppe besonders gut wirksam,
- kombinierbar mit anderen oralen Antidiabetika und Insulin.

10.2 Nicht insulinotrope Antidiabetika

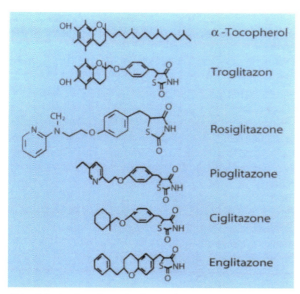

Abb. 10.3. Strukturformeln der wichtigsten Thiazolidindione und α-Tocopherol

Tabelle 10.2. Bindungsaffinität der Thiazolidindione an intakte humane Adipozyten

Thiazolidindione	Bindungsaffinität IC50 [nM]	Klinische Dosis [mg/Tag]
Rosiglitazon	10 ± 2	2–8
Pioglitazon	360 ± 180	30–45
Troglitazon	1.050 ± 220	200–800

Über diesen Mechanismus werden jedoch nicht nur Stoffwechselvorgänge beeinflusst, auch die Zelldifferenzierung, wie z. B. die Umwandlung von Präadipozyten in reife Adipozyten und die Beeinflussung der Differenzierung von Hepatozyten, Fibroplasten, Brust- und Kolonepithelien finden unter dem Einfluss von Thiazolidindionen statt. Auch die Umwandlung von Makrophagen in Schaumzellen kann durch Troglitazone beeinflusst werden (Tafuri 1996; Teboul et al. 1995). Die biologische Bedeutung dieser in-vitro-Effekte auf die Zellentwicklung ist bis dato noch unklar.

An der Fettzelle sind die Beeinflussung der Proteinkinase C, die Erhöhung der Anzahl und Translokation der Glukosetransporter GLUT1 und GLUT4; die Reduktion der Konzentration von Tumor-Nekrose-Faktor α sowie die Hemmung der Expression des Leptingens und Senkung der Konzentration der freien Fettsäure nachgewiesen. In wieweit Leber- und Muskelzellen direkt oder indirekt auch von diesem Wirkungsmechanismus erfasst sind, ist zum gegenwärtigen Zeitpunkt noch offen (Stumvoll 1998; Kroder et al. 1996; Bethge u. Häring 1998).

Die Thiazolidindione binden mit unterschiedlich hoher Affinität an die PPAR$_\gamma$-Rezeptoren von intakten humanen Adipozyten (Tabelle 10.2).

Daraus resultiert die unterschiedliche Substanzdosis zur Beeinflussung der Therapie bzw. Insulinresistenz. Rosiglitazon mit der höchsten Affinität erfordert die geringste Tagesdosierung.

Neben den PPAR$_\gamma$-Rezeptoren, welche in hoher Konzentration im Fettgewebe und geringerer Konzentration in Darm, Muskulatur und Leber lokalisiert sind, gibt es auch noch PPAR$_\alpha$ und PPAR$_\delta$-Rezeptoren, die u. a. bei der Regulation und therapeutischen Beeinflussung des Fettstoffwechsels von Bedeutung sind (s. Abb. 10.3).

Troglitazon wird nur einmal am Tag im Zusammenhang mit einer Mahlzeit eingenommen. Die Resorption erfolgt im oberen Dünndarm. Es kommt zu hoher Konzentrationsanreicherung in der Leber und nahezu vollständige Clearance in der Leber mit Ausscheidung über die Fäzes. Die Dosierung liegt zwischen 200-800 mg. Troglitazone weist eine Halbwertszeit von 20 h auf und kann deshalb einmal am Tag zum Frühstück eingenommen werden. Es erfolgt eine komplette Bindung an Albumin.

Auch Pioglitazon muss nur einmal am Tag mit einer Dosierung von 30-45 mg eingenommen werden. Rosiglitazon ist bereits in einem Milligrammbereich von 2-8 mg/Tag wirksam; noch bessere Ergebnisse werden hier jedoch bei zweimaliger Tablettengabe pro Tag erzielt.

Die klinischen Eigenschaften von Thiazolidindionen wurden bei Nichtdiabetikern, bei Patienten mit Insulinresistenz wie z. B. Adipositas, Hypertonie, gestörter Glukosetoleranz, dem Syndrom der polyzystischen Ovarien und bei Typ 2-Diabetikern untersucht. Bei übergewichtigen Patienten mit Insulinresistenz und pathologischer Glukosetoleranz konnte 3 Monate nach Therapie mit Troglitazon eine Normalisierung der Insulinsensitivität, eine Verbesserung der Glukosetoleranz sowie eine Senkung der Hyperinsulinämie erreicht werden. Gleichzeitig kam es zu einer Senkung des systolischen und diastolischen Blutdrucks (Nolan et al. 1994).

Eine Verbesserung der Glukosekonzentration, der Insulinspiegel, der Lipidparameter und des hepatischen Glukoseoutput konnte in mehreren Studien bei Typ 2-Diabetikern gezeigt werden (Iwamoto et al. 1991; Suter et al. 1992; Valiquett et al. 1996; Kumar et al. 1996). Bei der Untersuchung größerer Patientengruppen (Valiquett et al. 1996; Kumar et al. 1996) zeigte sich, dass es immer auch eine größere

Gruppe von Non-Respondern auf Troglitazon gab. Die genaue Charakterisierung dieser Patientengruppe hatte ergeben, dass diese ausnahmslos niedrige C-Peptid-Konzentrationen aufwiesen. Das bedeutet, dass an die Wirksamkeit der Substanz eine noch ausreichende Sekretionskapazität der B-Zelle gebunden ist, damit die Thiazolidindione wirksam werden können.

Neben Studien über die Monotherapie gibt es auch solche, die zeigen, dass Troglitazon als Kombinationspräparat zusätzlich metabolisch wirksam wird. In Kombination mit Glibenclamid ergab sich bei zusätzlicher Gabe von 600 mg Troglitazon eine Abnahme des HbA1c von 2,65% (Ghazzi et al. 1997). Bei Metformin behandelten Patienten ergab die zusätzliche Gabe von 400 mg Troglitazon eine Reduktion des HbA1c Wertes um 1,2%, wobei gezeigt wurde, dass Metformin vorwiegend die endogene Glukoseproduktionsrate und Troglitazon vorwiegend die periphere Glukoseverstoffwechselung beeinflusste (Inzucchi et al. 1998). Bei insulinbehandelten Typ 2-Diabetikern ergab die zusätzliche Gabe von 600 mg Troglitazon nach 26 Wochen nicht nur eine Senkung der HbA1c Konzentration um 1,4%, sondern auch eine Reduktion der exogenen Insulingabe um 29% (Schwarz 1997).

Bis zur Markteinführung in den USA und Japan galt Troglitazon als relativ nebenwirkungsarm. Bei der breiten Anwendung der Substanz nach der Markteinführung zeigten sich jedoch bei einigen Patienten erhebliche klinische Probleme an der Leber.

Die nach der Zulassung von Troglitazon veröffentlichten 35 Fälle von Leberschädigung zeigten, dass bei den Patienten die Transaminasenerhöhungen im allgemeinen 2–5 Monate nach Therapiebeginn auftraten und nach Absetzen der Substanz reversibel waren. Bei den 4 tödlich verlaufenden Fällen waren bei 3 Patienten die Leberwerte nicht vor Therapiebeginn gemessen worden. Bei diesen Patienten entwickelte sich 3–4 Monate nach Therapiebeginn ein Ikterus, wobei das Gesamtbilirubin bereits auf 8,3 und 15,2 mg/dl erhöht war. Der vierte Patient klagte nach 5 Monaten Therapie mit Troglitazon über allgemeines Unwohlsein, Übelkeit und Bauschmerzen. Trotz einer SGPT von 1,477 U/l und einem Gesamtbilirubin von 2,8 mg/dl wurde die Substanz nicht abgesetzt. Dies erfolgte erst 5 Wochen später, als das Gesamtbilirubin des Patienten bereits 11,2 mg/dl betrug.

Histologische Untersuchungen ergaben Hinweise auf eine hepatozelluläre Leberschädigung in Übereinstimmung mit einer idiosynkratischen Pharmakonreaktion.

Die Zahl der Todesfälle im Zusammenhang mit Troglitazon und Leberschädigung ist inzwischen auf über 50 angestiegen.

Wegen der oben beschriebenen Risiken wurde Troglitazon in Europa von den Zulassungsbehörden nicht zugelassen. In den USA wurde es mittlerweile von der Herstellerfirma vom Markt genommen.

Die klinischen Effekte von Rosiglitazon und Pioglitazon sind in Bezug auf die Senkung der Blutzuckerkonzentrationen bzw. die HbA1c-Spiegel (0,8–1,5%) ähnlich. Auch die Nebenwirkungsrate ist ähnlich, das Gewicht steigt nach 6–12 monatiger Therapie ca. 3–5 kg an, die Hämoglobinkonzentration fällt um 0,3–0,4% und bei 4–7% der Patienten treten Ödeme auf. In der Beeinflussung der Lebertransaminasen unterscheiden sich beide Substanzen in den Zulassungsstudien nicht von den Transaminasenanstiegen unter Plazebo. Die amerikanischen Zulassungsbehörden haben bei der Anwendung von Thiazolidindionen empfohlen, Patienten mit SGPT-Erhöhungen über das 2,5fache des oberen Normbereichs nicht mit Thiazolidindionen zu behandeln. Bei Patienten mit normalen Transaminasen sollten im ersten halben Jahr in zweimonatigen Abständen diese kontrolliert werden, im zweiten halben Jahr sollten weitere Kontrollen in längeren Abständen stattfinden. Wegen der Gewichtszunahme und der damit entstehenden Erhöhung des Extrazellulärvolumens sowie des cardialen preloads sollen Patienten mit Herzinsuffizienz Thiazolidindione nicht erhalten. Auf Grund der Studienlage ist von den europäischen Zulassungsbehörden zum gegenwärtigen Zeitpunkt die Anwendung von Thiazolidindionen nur in Kombination mit Metformin oder Sulfonylharnstoffgabe vorgesehen.

10.3
Insulinotrope Antidiabetika

10.3.1
Benzoesäurederivate – Repaglinid

Die Erfahrungen in der UKPDS-Studie mit den Sulfonylharnstoffen der ersten und zweiten Generation sowie exogener Insulingabezeigen eine relativ hohe Rate an Hypoglykämien und Gewichtszunahme. Deshalb ging man dazu über, nach neueren nebenwirkungsärmeren Substanzen zu suchen. Offensichtlich ist die Sulfonylharnstoffgruppe nicht unbedingt notwendig, um die ATP-abhängigen Kalium-Kanäle der B-Zelle zu inhibieren und somit die Insulinsekretion zu stimulieren (Zünkler et al. 1988).

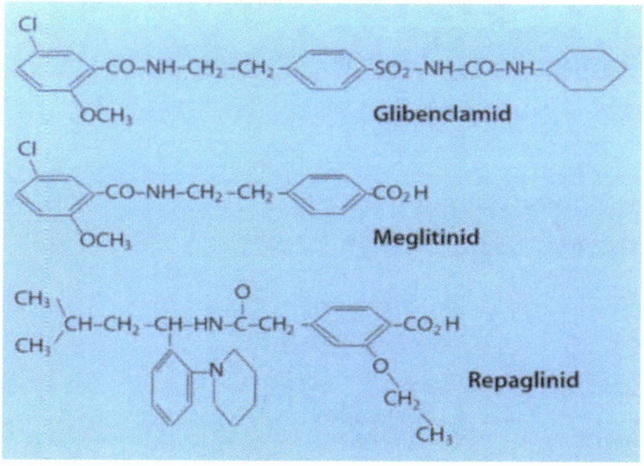

Abb. 10.4. Chemische Struktur von Glibenclamid, Meglitinid und Repaglinid

Der Nicht-Sulfonylharnstoffanteil des Glibenclamids erwies sich in Bezug auf die Induktion der Insulinsekretion als vielversprechend.

Die soweit am besten untersuchte Substanz aus dieser Gruppe, Repaglinid, ist in den USA und Europa als Antidiabetikum zugelassen (Abb. 10.4).

10.3.1.1
Pharmakologische Daten und Wirkungsmechanismus

Wie bei den Sulfonylharnstoffen läuft die Stimulation der Insulinsekretion unter Repaglinid auch über die Hemmung bzw. den Schluss der ATP-abhängigen Kaliumkanäle. Allerdings bindet es im Vergleich zu den Glibenclamidbindungsstellen 140 kD an andere Untereinheiten (36 kD) des Proteinkomplexes. Weitere Unterschiede zu den klassischen Sulfonylharnstoffen resultieren aus der Tatsache, dass Repaglinid in Bezug auf die Stimulation der Insulinsekretion sehr viel kürzer, aber stärker wirkt und zumindest in in-vitro-Versuchen die Anwesenheit von Glukose benötigt. Im Gegensatz dazu stimuliert Glibenclamid in vitro die Insulinsekretion sowohl im glukosefreien Medium als auch in Anwesenheit von hohen Glukosekonzentrationen. Auf die Situation des Patienten übertragen bedeutet das, dass in Tagesperioden, in denen keine Nahrungsaufnahme stattfindet, unter Glibenclamidbehandlung trotzdem eine gewisse Stimulation der Insulinsekretion abläuft. Diese Eigenschaft von Glibenclamid hängt wahrscheinlich mit dem Bestreben zusammen, durch lange und feste Haftung am Rezeptor die Insulinsekretion zu stimulieren (Fuhlendorff et al. 1998; Gromada et al. 1995; Malaisse 1995; Gylfe et al. 1984).

Die Halbwertszeit von Repaglinid liegt bei ca. 60 min. Mit der maximalen Wirkung muss bereits nach ca. 45 min gerechnet werden. Die Ausscheidung erfolgt zu ca. 90% über die Galle, was bei der häufig bestehenden Nierenfunktionseinschränkung der Typ 2-Diabetiker als Vorteil zu sehen ist.

10.3.1.2
Klinische Anwendung

Aufgrund der kurzen Halbwertszeit und seiner maximalen Wirkzeit eignet sich Repaglinid primär als prandialer Insulinstimulator. Somit ist auch das Auslassen einer Mahlzeit bei mit Repaglinid behandelten Patienten im Vergleich zu Patienten unter Glibenclamidtherapie eher möglich, ohne dass Hypoglykämien entstehen. Entsprechend dem Wirkungsmechanismus sind unter Repaglinid die postprandialen Blutzuckerkonzentrationen im Vergleich zu Glibenclamid-behandelten Patienten niedriger, während bei den Glibenclamid-therapierten Patienten die Nüchternblutzuckerspiegel niedriger ausfallen. In Bezug auf die HbA1c-Senkung sollen Glibenclamid und Repaglinid equipotent sein (Wolffenbuttel et al. 1993; Fox 1996; Landgraf u. Bilo 1997). Die Hypoglykämierate ist bei Repaglinid-therapierten Patienten geringer als bei Glibenclamid-Behandelten.

Repaglinid eignet sich zur Kombination mit Metformin (Moses et al. 1997) und auch mit NPH-Insulin.

Bei der gegenwärtigen Datenlage sind das Indikationsspektrum und der Anwendungsbereich von Repaglinid noch nicht ganz klar. Die Substanz bietet sicher in frühen Diabetesstadien Vorteile, wenn hohe postprandiale Blutzuckerkonzentrationen bei noch nicht zu stark dekompensierten Nüchternblutzuckerkonzentrationen im Vordergrund stehen.

Bei steigenden Nüchternglukosekonzentrationen wird man relativ schnell auf eine kombinierte Behandlung entweder mit Metformin oder nächtlichem Basalinsulin übergehen müssen, um die Glukoneogenese der Leber ausreichend zu supprimieren. Von Vorteil könnte die Anwendung der Substanz auch bei Patienten mit unregelmäßiger Mahlzeitenfolge oder bei pflegebedürftigen Patienten sein, deren Nahrungsaufnahme und -menge stark schwanken.

Inwieweit sich die notwendige mehrmalige tägliche Tabletteneinnahme auf die Compliance auswirkt, in wieweit das Prinzip der präprandialen Insulinausschüttung auch bei fortgeschrittenen Typ 2-Stadien noch ausreichend wirksam ist und ob sich neben der Blutglukosebeeinflussung langfristig, z. B. auch die kardiovaskuläre Mortalität durch die Anwendung von Repaglinid senken lässt, ist zum gegenwärtigen Zeitpunkt noch offen.

10.3.2
Sulfonylharnstoffe

Im Jahre 1930 wurde bei Untersuchungen von Sulfonamiden an Kaninchen auch die Substanz 4-,5-Methylthiomidazol untersucht und ihre blutzuckersenkende Eigenschaft beschrieben (Ruiz et al. 1930). 1942 wurde über die ersten Beobachtungen berichtet, dass Sulfonyharnstoffe beim Menschen den Blutzucker senken können (Janbon et al. 1942). Loubatiere (1946) erkannte den Angriffspunkt dieser Substanzgruppe an den B-Zellen des Pankreas und diskutierte ihre Anwendung beim Diabetiker.

Erst im Jahr 1955 jedoch erfolgte durch Franke u. Fuchs mit Carbutamid die Einführung eines Sulfonylharnstoffderivats in die Therapie von Diabetikern. Parallel dazu setzte die Gruppe um Bänder et al. (1956) Tolbutamid (D 860) bei Diabetikern ein.

In der Folgezeit wurden die Sulfonylharnstoffe als Stoffklasse weiterentwickelt und mehrere neue Substanzen synthetisiert. Indikation und Anwendung haben sich nicht nur aufgrund neuerer Erkenntnisse bezüglich ihres Wirkmechanismus verändert, sondern vor allem auch wegen der Fortschritte und dem Verständnis in Bezug auf Pathophysiologie und Verlauf des Typ 2-Diabetes. Auch die neuen therapeutischen Ziele, die heute für eine optimale Stoffwechseleinstellung gefordert werden, tragen zu einem differenzierten Einsatz der oralen Antidiabetika und Insulin bei.

10.3.2.1
Pharmakologie und Wirkungsmechanismus

In der Grundstruktur der Sulfonylharnstoffe sind sowohl das Strukturmerkmal der Sulfonamide als auch die Harnstoffstruktur enthalten (Abb. 10.5). Die Individualität der einzelnen Substanzen ergibt sich durch Änderung der Substituenten R1 und R2 (Schatz et al. 1986).

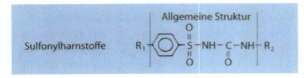

Abb. 10.5. Grundstruktur der Sulfonylharnstoffe

Die im Grammbereich wirksamen Substanzen (Hauptvertreter Tolbutamid) werden als Sulfonylharnstoffe der ersten Generation bezeichnet. Davon unterscheiden sich die im Milligrammbereich wirksamen Substanzen (Hauptvertreter Glibenclamid), welche als Sulfonylharnstoffe der zweiten Generation bezeichnet werden. Ursprünglich wurden dadurch die unterschiedlichen Insulinsekretions-Charakteristika von Tolbutamid und Glibenclamid charakterisiert.

Glimepirid wird als Sulfonylharnstoff der dritten Generation klassifiziert. Die klinische Wirksamkeit ist, verglichen mit Glibenclamid, in einem noch niedrigeren Konzentrationsbereich gegeben. Außerdem ist die Kinetik am Rezeptor im Vergleich zu Glibenclamid unterschiedlich.

Tabelle 10.3 zeigt die gegenwärtig zur Therapie zur Verfügung stehenden Substanzen und ihre wichtigsten pharmakologischen Daten.

Als Hauptwirkung verstärken Sulfonylharnstoffe die Insulinsekretion der B-Zellen. Sie erhöhen dadurch die Insulinkonzentration in der Leber sowie nachfolgend in der Peripherie und induzieren somit eine Senkung der Nüchtern- und postprandialen Blutglukosekonzentrationen.

10.3.2.2
Pankreatische Effekte und Wirkmechanismus der Sulfonylharnstoffe

Die ATP-abhängigen Kalium-Kanäle spielen eine entscheidende Rolle bei Induktion und Vermittlung des Signals zur Insulinsekretion. Im Falle der glukose- und nahrungsbedingten Insulinsekretion findet nach dem Übertritt des Glukosemoleküls in das Zytoplasma der B-Zelle zunächst die Phorsphorylierung durch das Enzym Glukokinase statt. Im Rahmen der intrazellulären Glukoseverstoffwechselung fällt ATP an und verändert den ATP-/ADP-Quotienten. Diese Veränderung bewirkt die Schließung der ATP-abhängigen Kaliumkanäle in der β-Zellmembran. Die Permeabilität für Kalium sinkt. Es kommt zur Depolarisation der Zellmembran. Als Ergebnis der Depolarisation öffnen sich die spannungsabhängigen Kalzium-Kanäle und bedingen einen verstärkten Kalziumeinstrom in das Zytoplasma der B-Zelle. Die daraus resultierende erhöhte intrazelluläre Kalziumkonzentration aktiviert die Translokation insulinhaltiger Granula an die Zelloberfläche und somit die Exozytose präformierten Insulins in den Blutstrom (Malaisse u. Lebrun 1990; Cook et al. 1988; Abb. 10.6).

Die Sulfonylharnstoffe imitieren diesen Vorgang. Auch unter ihrem Einfluss wird die Zellmembran der B-Zelle depolarisiert und elektrische Aktivität induziert. Der Zusammenhang zu verminderter K+-Permeabilität wurde hergestellt und als Ursache die Fähigkeit der Sulfonylharnstoffe identifiziert, als spezifische Blocker der ATP-spezifischen Kali-

Tabelle 10.3. Pharmakokinetische Daten von Sulfonylharnstoffen. (Nach Rosak et al. 1996)

	Bioverfügbarkeit	Tmax (h)	Plasmaproteinbindung [%]	Wirkungsdauer [h]	T1/2el [h]	Tbl.-Stärke	Dosierung	Metabolisierung Leber	Ausscheidung Niere	Leber/Fäzes
Tolbutamid	85–100%	2–5	93–99%	12–18	3–7	0,5 g/ 1 g	0,5– 3,0 mg	80%, auch aktiver Metabolit	>75%, davon <1% unverändert	9%
Glibenclamid	Vollständig	1–3	99%	15	2–5	1,75/ 3,5 mg	1,75– 10,5 mg	Vollständig zu inaktiven Metaboliten 100%	50% der Metaboliten	50%
Glibornurid	91–98%	3–4	95–97%		5–11	25 mg	12,5– 75 mg	6 Metaboliten, inaktiv	60–72% der Metaboliten	23–33%
Glisoxepid	Vollständig	1	93%	5–10	1,7	4 mg	2–12 mg	50% inaktive Metaboliten	70–80% der Metaboliten, 50% Unverändert	15–25%
Gliquidon	Vollständig	2–3	99%		4–6	30 mg	15– 120 mg	100% (inaktive) Metaboliten	5% als Metaboliten	95%
Glipizid	Vollständig	1–2	97–99%	8–10	2,7–4	5 mg	2,5– 15 mg	>90% inaktive Metaboliten	64–87%, 3–10% unverändert	15%
Gliclazid	Vollständig	4–8	85–97%	6		80 mg	40– 240 mg	99% inaktive Metaboliten	60–70% der Metaboliten	10–20%
Glimepirid	Vollständig	2–3	99%	24	5–8	1, 2, 3 mg	0,5–3 mg	100%	60%	40%

umkanäle zu fungieren. (Henquin 1980, 1987; Malaisse u. Lebrun 1990; Cook et al. 1988; Boyd 1988; Siconolfi-Baez et al. 1990).

Der ATP-abhängige Kaliumkanal der B-Zelle besteht aus zwei Teilen unterschiedlicher Größe, einem Proteinkomplex von 177 kD, der als SUR1 bezeichnet wird. Verbunden mit dem SUR1-Komplex ist eine weitere Proteinstruktur (Kir 6.2, 43 kD). Die Kir 6.2-Proteine bilden die porenformende Struktur des ATP-abhängigen Kalium-Kanals. Beide Strukturen SUR1 und Kir 6,2 zusammen ergeben den ATP-abhängigen Kalium-Kanal in der B-Zelle (Ashcroft 1996).

Der KATP-Kanal ist ein oktamerischer Komplex, bestehend aus jeweils 4 porenformenden Kir 6,2 und 4 SUR1-Proteinen (Ashfield et al. 1999).

Mittlerweile wurde der Sulfonylharnstoff-Rezeptor kloniert, es liegen neuere Untersuchungen bezüglich seines Wirkungsmechanismus vor (Aguilar-Bryan et al. 1995). Da auch andere Nicht-Sulfonylharnstoff-Substanzen an diesen Proteinkomplex binden und letztlich Insulin sezernieren (Panten et al. 1996), wurde der Begriff des Sulfonylharnstoffrezeptors inzwischen in Frage gestellt.

Die Wirkstärke eines Sulfonylharnstoffs in Bezug auf die Insulinsekretion hängt u. a. von seiner Fähigkeit ab, sich mit dem Sulfonylharnstoff-Rezeptor zu assoziieren (Panten et al. 1996). Es konnte gezeigt werden, dass die Glibenclamid-ähnlichen Sulfonylharnstoffe der zweiten Generation eine stärkere Affinität zu dem Rezeptor (SUR1) aufweisen als die tolbutamidähnlichen Sulfonylharnstoffe der ersten Generation und dieser stärkeren Bindung auch eine stärkere Hemmung des Kaliumkanals parallel läuft (Schmid-Antomarchi et al. 1987). In Bezug auf die Bindung ergibt sich, dass Glibenclamid die stärkste Bindung aufweist. In absteigender Linie folgen Glipizid, Gliquidon, Glisoxepid, Glibornurid, Glicla-

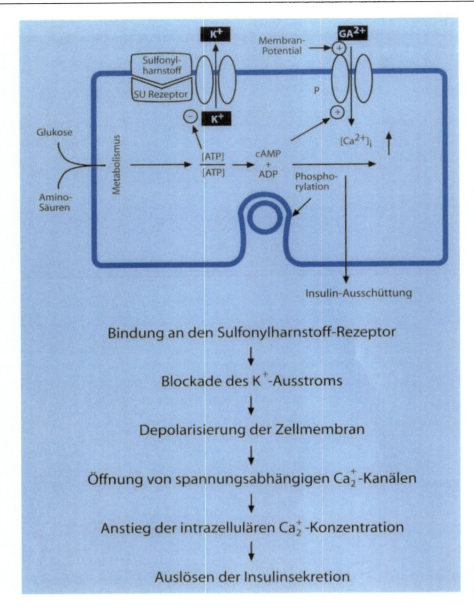

Abb. 10.6. Molekularer Wirkmechanismus von Sulfonylharnstoffen an γ-Zellen

zid, Chlorpropamid, Tolbutamid und Carbutamid (Schmidt-Automarchi et al. 1987).

Glimepirid, ein neuer Sulfonylharnstoff, unterscheidet sich insofern von den bis dato bekannten Substanzen, als es an eine 65 kD-Proteinuntereinheit des Sulfonylharnstoffrezeptors bindet. Im Vergleich zu Glibenclamid, das an eine 140 kD-Proteinuntereinheit bindet, ist die Assoziation mit dem Rezeptor kürzer bei gleichzeitig schnellerer Dissoziation. Die dabei induzierte Insulinsekretion ist geringer, obwohl die blutzuckersenkende Wirkung im Vergleich zu anderen Sulfonylharnstoffen, beson-

ders auch Glibenclamid, deutlich länger ist (Kramer et al. 1995; Draeger 1995; Schneider 1996). Zusätzliche extrapankreatische Mechanismen werden diskutiert.

Obwohl Glukose, Sulfonylharnstoffe und Aminosäuren am ATP-abhängigen Kaliumkanal wirksam werden, sind die Mechanismen, die zur Insulinsekretion führen unterschiedlich: Glukose führt über eine Erhöhung der ATP-Konzentration zum Schluss der ATP-sensitiven K^+-Kanäle, Sulfonylharnstoffe greifen direkt an dem Proteinkomplex des K^+-Kanals an. Ein weiterer Unterschied ist, dass Sulfonylharnstoffe, anders als Glukose, die Insulin-Biosynthese nicht stimulieren.

Obwohl Sulfonylharnstoffe die Proinsulinbiosynthese hemmen (Schatz et al. 1977, 1978), lassen sich unter Sulfonylharnstofftherapie erhöhte Proinsulinkonzentration im Blut nachweisen (Lindström et al. 1992).

Bei Typ 1-Diabetikern sind Sulfonylharnstoffe unwirksam, ihre Wirksamkeit ist an eine bestehende residuale B-Zellfunktion gekoppelt, was ihren Einsatz auf den Typ 2-Diabetiker begrenzt.

10.3.2.3
Extrapankreatische Effekte von Sulfonylharnstoffen

Extrapankreatische Effekte von Sulfonylharnstoffen wurden an isolierten Zellen der Leber, der Muskulatur und des Fettgewebes beschrieben. Daneben wurden zusätzliche Effekte in Verbindung mit Insulin diskutiert.

Ihre Bedeutung für die klinische Wirkung und Anwendung wird jedoch kontrovers gesehen. Eine abschließende Wertung ist deshalb nicht möglich (Groop 1997). Bei der Beurteilung klinischer Effekte in Zusammenhang mit der Einnahme von Pharmaka bei Typ 2-Diabetikern ist ein weiterer Aspekt zu beachten, dass die Senkung der mittleren Blutzuckerkonzentration im Blut per se und damit die Senkung der Glukosetoxizität sowohl die Ansprechbarkeit der B-Zellen auf Glukosestimuli als auch die periphere Glukoseverwertung positiv beeinflussen und somit die Differenzierung von Sulfonylharnstoff vs. Insulineffekt sowie Senkung der Glukosetoxizität erschwert (Yki-Jarvinen 1990).

10.3.2.4
Klinische Pharmakologie

Wie bereits ausgeführt ist das Grundgerüst aller Sulfonylharnstoffe gleich. Die Unterschiede ergeben sich aus den unterschiedlichen Substituenten R1 und R2. Ein weiterer Unterschied liegt in der Lipophilie der einzelnen Substanzen.

Sulfonylharnstoffe werden als Tabletten oral aufgenommen. Die Absorption und somit ihre Wirkung können durch verschiedene Faktoren wie das Alter des Patienten, das Ausmaß der Hyperglykämie, der Abstand zur Mahlzeiteneinnahme oder dem Vorliegen einer Magenentleerungsstörung beeinträchtigt sein. Auf die Bedeutung der verminderten Magenmotilität (Fraser et al. 1990) und verminderten Resorption von Sulfonylharnstoffen bei Hyperglykämie wurde kürzlich erneut hingewiesen (Groop 1997; Groop et al. 1989). Diese Faktoren haben zu unterschiedlichen Empfehlungen geführt; z. B. bei Glibenclamid und Glipizid sind die Tabletten jeweils 30 min vor Beginn der Mahlzeit einzunehmen.

Zu beachten ist, dass bei ausgeprägter Hyperglykämie Resorption und Wirksamkeit aller Sulfonylharnstoffderivate herabgesetzt sind und eine Dosissteigerung in dieser Situation wenig zusätzlichen Stoffwechseleffekt bringt.

Nach Aufnahme in das Blut findet eine über 95%ige Bindung an Albumin statt. Die Gefahr der Verdrängung aus dieser Eiweißbindung durch andere proteinbindende Pharmaka ist mehr bei den Sulfonylharnstoffen der ersten Generation mit ihrer ionischen Bindung gegeben, weniger bei denen der zweiten Generation, welche nichtionisch gebunden sind und insgesamt in wesentlich geringerer Konzentration im Blut vorliegen. Bei älteren Patienten, welche einen verminderten Eiweißgehalt im Blut aufweisen, ist bei der Dosierung Vorsicht geboten.

Unabhängig vom Alter des Patienten besteht heute ein Trend zu niedrigerer Gesamtdosierung. Für Glipizid konnte gezeigt werden, dass Dosislinearität nur in einem relativ niedrigen Bereich bis 10 mg besteht und eine Erhöhung der Dosis über 10 mg sogar einen negativen Effekt auf die Blutglukosekonzentration induzierte (Stenman et al. 1993).

Für Glibenclamid wird als maximale Dosierung 2 × 3,5 mg und für Glimipirid 1 × 3 mg als Tagesdosis angesehen.

Die Leber ist das primäre Organ der Substanzinaktivierung und mit der Niere gemeinsam Ort der Substanzausscheidung. Es ist klar, dass Funktionsstörungen beider Organe erhebliche Konsequenzen für eine verminderte bzw. gestörte Elimination der jeweiligen Substanz nach sich ziehen.

Bedacht werden muss weiterhin, dass es mit zunehmendem Alter der Patienten zu einer physiologischen Funktionsminderung sowohl der Leber-, als auch der Nierenleistung kommt. Auch aus diesen Gründen ist bei älteren Menschen bei der Verordnung von Sulfonylharnstoffen Vorsicht geboten.

Bei geringer Leberfunktionseinschränkung bieten sich Tolbutamid und Glimepirid als Substanzen mit geringerer Akkumulationsgefahr an, bei geringer Nierenfunktionsstörung bieten sich wegen seines hepatischen Eliminationswegs Glurenorm, aber auch Glimepirid als Alternativsubstanzen an. Im Prinzip ist jedoch bei Funktionsminderung eines oder beider Organe eine deutliche Reduktion der täglich verordneten Substanzmenge oder besser die Umstellung auf Insulin wegen der günstigeren Steuerbarkeit mit der besseren Stoffwechseleinstellung sowie der geringeren Hypoglykämiegefahr vorzuziehen.

10.3.2.5
Substanzcharakterisierung

Auf einige Unterschiede der in Deutschland am häufigsten angewendeten Substanzen wird im Folgenden eingegangen:

Glibenclamid

Glibenclamid zählt zu den in Deutschland und in den USA am häufigsten angewandten Sulfonylharnstoffen. Es ist stark lipophil, kann aus diesem Grunde die B-Zellmembran penetrieren und sich im Zytoplasma anreichern. Es wird in der Leber zu 3 Metaboliten abgebaut und zu ca. 50% über Faeces sowie ca. 50% über die Nieren ausgeschieden.

Glibenclamid bindet an eine 140 kD-Untereinheit des Sulfonylharnstoffrezeptors. Aufgrund seiner festen Bindung an den Sulfonylharnstoffrezeptor bedingt es, im Vergleich zu den anderen Sulfonylharnstoffen, eine stärkere und längere Beeinflussung der ATP-abhängigen Kaliumkanäle.

Die dadurch bedingte starke und lange Insulinsekretion bedingt ein hohes Hypoglykämie-Potential, besonders bei Patienten, die am Beginn ihrer Diabeteserkrankung stehen und noch eine ausgeprägte stimulierbare Insulinsekretionsreserve aufweisen, wie dies in der UKPDS-Studie der Fall war (UKPDS 16, 1995). Bei diesen Patienten lag zu Beginn der Erkrankung, bei Diagnosestellung noch eine gute Stimulierbarkeit der Insulinsekretion vor, so dass unter Glibenclamidgabe überschießend Insulin auch zwischen den Mahlzeiten sezerniert wird und sowohl zu erhöhter Nahrungsaufnahme als auch Hypoglykämien führen kann.

Auch bei niedrigen Tablettenkonzentrationen von Glibenclamid können Hypoglykämien auftreten (Asplund et al. 1983). In dieser Studie waren besonders Patienten mit eingeschränkter Leber- und Nierenfunktion gefährdet, weshalb die Indikation zur Glibenclamidgabe, wenn überhaupt bei dieser Patientengruppe, nur mit größter Zurückhaltung gestellt werden sollte und dann mit reduzierter Dosis. Weiterhin ist bei älteren Patienten, bei Alkoholikern sowie bei Patienten mit unregelmäßiger Nahrungsaufnahme und gastrointestinalen Infekten vorsichtige Handhabung bzw. zurückhaltende Anwendung dieses Pharmakons angebracht (Berger 1985; Bachmann et al. 1995).

Weltweit wird Glibenclamid in 2 Formulierungen angeboten: in einer mikronisierten Formulierung (in Deutschland und den meisten europäischen Ländern erhältlich) und in einer nicht mikronisierten Formulierung (in Amerika, Asien und Australien). Klinisch gesehen sind beide Formulierungen in den unterschiedlichen Dosierungen 3,5 bzw. 5 mg wirkäquivalent.

Derzeit werden als tägliche Höchstdosierung noch 3 Tbl. empfohlen, international geht die Tendenz zu der niedrigeren Maximaldosierung auf 2 Tbl. Glibenclamid 3,5 mg, wobei die Einnahme 30 min vor der jeweiligen Mahlzeit bessere Stoffwechselergebnisse ergibt.

In der Bundesrepublik Deutschland werden mehr als 20 verschiedene Glibenclamidpräparationen als Generika angeboten, welche sich z. T. erheblich in den pharmakologischen Eigenschaften, der klinischen Wirkung und dem Preis unterscheiden. Einige dieser Präparationen sind mit dem Präparat des Erstanbieters nicht äquivalent. Die Anwendung solcher Generika sollte nur bei Vorliegen entsprechender Vergleichsuntersuchungen vorgenommen werden.

Glimepirid

An der B-Zelle bindet Glimepirid an eine spezifische Untereinheit des Sulfonylharnstoffrezeptors, das 65 kD-Protein. Im Vergleich zu Glibenclamid hat es eine kürzere Assoziation mit dem Rezeptor und dissoziiert auch schneller von dem Rezeptor ab (Kramer et al. 1995). Im Tierversuch ist die Insulinausschüttung im Vergleich zu Glibenclamid, Glipizid und Gliclazid trotz einer deutlich länger anhaltenden Blutzuckersenkung geringer. Die lange Wirkdauer, d. h. stärkere Beeinflussung der Blutzuckerkonzentrationen, wird mit zusätzlichen extrapankreatischen Effekten diskutiert, wie u. a. der verstärkten Expression von GLUT4 in Verbindung mit einer stärkeren intrazellulären Redistribution und Translokation an die Zellmembran. Aufgrund seiner Halbwertszeit von 5–7 h und seiner biologischen Effekte muss Glimepirid nur einmal am Tag unmittelbar vor dem Frühstück eingenommen werden. Es stehen Tabletten von 1 mg, 2 mg und 3 mg zur Verfügung. Der maximale metabolische Effekt bildet sich nach Beginn der Behandlung, etwa nach 2–4 Wochen, aus. Aufgrund seiner Metabolisierung ist die Behandlung mit Glimepirid auch bei Patienten mit mäßig eingeschränkter Nierenfunktion und Leberinsuffizienz bei reduzierter Dosierung möglich (Rosenkranz 1996). Aufgrund der geringeren Insulinsekretion im Vergleich zu Glibenclamid und Glipizid ist die Hypoglykämierate geringer (Draeger 1995). Weitere Vorteile im Vergleich zur Glibenclamid sind die stärkere Suppression der endogenen Insulinsekretion bei sportlichen bzw. körperlichen Aktivitäten (Massi-Benedetti et al. 1996) sowie die geringere bzw. fehlende Assoziation der Substanz mit peripheren und myokardialen ATP-abhängigen K+-Kanälen (Smits u. Thien 1995; Klepzig et al. 1999).

Dadurch ist Glimepirid im Vergleich zu Glibenclamid zu einem früheren Zeitpunkt der Diabeteserkrankung einsetzbar. Es ergibt sich auch ein breiteres Indikationsspektrum.

Wahrscheinlich in Zusammenhang mit der geringeren Insulinsekretion und den niedrigeren Insulinspiegeln sind Hinweise auf eine geringere Gewichtszunahme bzw. -abnahme unter Langzeittherapie mit Glimepirid zu sehen. Offensichtlich kommt es bei Langzeitanwendungen von Glimepirid besonders bei übergewichtigen Patienten zur Gewichtsabnahme (Luger 1999).

Tolbutamid

Tolbutamid ist ein kürzer wirkender Sulfonylharnstoff mit im Vergleich zu Glibenclamid geringerem Hypoglykämiepotential. Als Sulfonylharnstoff der ersten Generation wirkt Tolbutamid im Grammbereich. Die Ausscheidung erfolgt zu ca. 75% über die Nieren; somit ist Tolbutamid bei Patienten mit eingeschränkter Leberfunktion einsetzbar, nicht jedoch bei Patienten mit eingeschränkter Nierenfunktion. – Dosierung 500–2.000 mg/Tag.

Gliquidon

Gliquidon wird vorwiegend über die Leber abgebaut bzw. eliminiert. Nur 5% werden renal ausgeschieden. Aus diesem Grund ist Gliquidon die Alternativsubstanz bei Patienten mit Nierenfunktionseinschränkung. – Dosierung: 15–120 mg/Tag.

Glisoxepid

Glisoxepid ist ein Sulfonylharnstoff mit schneller und kurzer Insulinfreisetzung und dadurch im Vergleich zu den Substanzen mit längerer Insulinfreisetzung deutlich geringeren Hypoglykämierate. – Dosierung: 2–16 mg/Tag.

Gliclazid

Gliclazid fällt auch unter die Sulfonylharnstoffe mit kürzerer Halbwertszeit. Eine positive Beeinflussung der Thrombozytenaggregation wurde beschrieben. Die Substanz ist in Frankreich und Großbritannien weit verbreitet. – Dosierung: 40–240 mg/Tag.

Glipizid

Glipizid wird in den USA und einigen europäischen Ländern häufig angewendet. Es fällt auch unter die schnell- und kurzwirkenden Sulfonylharnstoffe. Die Wirkung ist der von Glibenclamid vergleichbar, weist aber ein geringeres Hypoglykämiepotential auf. – Dosierung: 2,5–30 mg/Tag.

10.3.2.6
Klinische Anwendung der Sulfonylharnstoffe

Wie jedes orale Antidiabetikum sind auch die Sulfonylharnstoffe nur bei einem Segment von Typ 2-Diabetikern indiziert und zeitlich begrenzt als optimale Therapeutika anzusehen. Entsprechend ihrem Wirkmechanismus ist dies jene Patientengruppe, bei der die Insulinsekretionsstörung im Vordergrund steht. In der Regel sind diese Patienten eher norm- bis leicht übergewichtig. Weitere Aspekte, die bei der Indikationsstellung in Betracht gezogen werden müssen, sind Lebensalter und das Ausmaß der schon vorhandenen Begleit- bzw. Folgeerkrankungen.

Voraussetzung für jegliche pharmakotherapeutischen Maßnahmen ist das Ausschöpfen der nichtpharmakologischen Therapieformen. Erst wenn die Stoffwechseleinstellung nach einer Phase intensiver diätetischer Beratung und Umsetzung sowie dem Versuch der Nahrungsumstellung, ausreichender körperlicher Aktivität und entsprechender Schulung nicht zu dem gewünschten Ergebnis führt, wird man niedrig dosiert mit einem Sulfonylharnstoffpräparat beginnen.

Die aktuelle Situation in der Bundesrepublik Deutschland zeigt leider, dass immer noch bei dem größten Teil der Patienten unter Sulfonylharnstofftherapie eine entsprechende Schulung nicht stattgefunden hat und dass bei den meisten Patienten, die mit einem Sulfonylharnstoffpräparat behandelt werden, ein Glibenclamidpräparat eingesetzt wird. Die hohe Nebenwirkungsrate, auch in Bezug auf Hypoglykämien, ist somit verständlich, da der am stärksten wirksame Sulfonylharnstoff bei den Patienten, die am Beginn ihrer Erkrankung stehen, zu starken Blutzuckersenkungen und Hypoglykämien mit nachfolgender kompensatorisch erhöhter Nahrungsaufnahme führt.

Außerdem induziert Glibenclamid eine Leptinausschüttung, dem Hormon, das bei der Appetitregulation von Bedeutung ist.

Vorteilhafter in dieser Diabetes- und Therapiephase könnte, wenn man nicht nicht-insulinotrope Substanzen einsetzen kann, die neue Substanz Glimepirid sein, die neben der geringeren Insulinausschüttung im Vergleich zu Glibenclamid auch eine niedrigere Hypoglykämierate aufweist.

Die UKPDS-Studie hat gezeigt, dass initial mit dem Einsatz nichtpharmakologischer Maßnahmen zunächst eine gute Behandelbarkeit der Patienten gegeben ist. Die Absenkung der HbA1c-Konzentration betrug in diesen 3 Monaten ca. 3%. Unter dem nachfolgenden Einsatz von Chlorpropamid und Glibenclamid, 2 länger und stark wirksamen Sulfonylharnstoffen, musste jedoch eine erhebliche Anzahl an Hypoglykämien und eine Gewichtszunahme von 5–7 kg in Kauf genommen werden bei letztlich nur zusätzlich geringer HbA1c-Absenkung von ca. 0,9% (UKPDS 13, 1995).

Im Bezug auf die Hypoglykämierate ist, wie bereits ausgeführt, auch die Gesamtdosierung der Medikation von Bedeutung.

Die Anfangsdosis richtet sich natürlich nach den Blutzuckerausgangswerten bei Diagnosestellung und dem HbA1c-Wert. Zu bedenken ist, dass Dossisteigerungen nicht zu schnell erfolgen sollten, da Nahrungsumstellungen, körperliche Aktivität und ähnliches einen gewissen Zeitraum der Anpassung erfordern.

Nicht bei allen Patienten, die Sulfonylharnstoffe einnehmen, sind diese indiziert. Bei einer nichtgeschulten Gruppe von Typ 2-Diabetikern konnten nach strukturierter Schulung und Selbstkontrolle bei einem großen Teil der Patienten die Sulfonylharnstoffe bei verbessertem HbA1c-Wert ganz abgesetzt werden (Kronsbein et al. 1988). Die Verbesserung der Stoffwechseleinstellung kam offensichtlich durch Schulung und Selbstkontrolle und die dann modifizierte Nahrungsaufnahme zustande.

Gewichtsabnahme per se führt über Verminderung der postprandialen und Nüchternblutzuckerspiegel zur Verminderung der Insulinresistenz, verbesserter endogener Insulinwirkung und Senkung der Glukosetoxizität. Auch bei solchen Patienten kann häufig die Anzahl der Sulfonylharnstofftabletten reduziert oder abgesetzt werden. Diese Beispiele zeigen, dass während der Langzeitbehandlung von Typ 2-Diabetikern, besonders bei chronischer Sulfonylharnstoffgabe, die Therapie immer wieder auf Indikation und Wirksamkeit überprüft werden muss!

10.3.2.7
Progredientes B-Zell-Versagen

Die Typ 2-Diabetes-Erkrankung hat einen definierten progredienten Verlauf in Bezug auf die Verminderung der Insulinsekretion der B-Zelle, Änderung der Sekretionsdynamik sowie Zunahme der Insulinresistenz. Die Verminderung der B-Zell-Sekretionskapazität ist unabhängig von dem therapeutischen Regime und tritt in gleichem Maße bei rein diätetisch, mit Metformin oder mit Sulfonylharnstoff therapierten Patienten auf (UKPDS 16, 1995). Aus diesen Untersuchungen lässt sich kein negativer Effekt von Glibenclamid, der auf eine Beschleunigung des B-Zell-Versagens hinweisen würde, ableiten, wie es dieser Substanzgruppe in der Vergangenheit häufig unterstellt wurde.

Wenn somit bei Patienten unter Sulfonylharnstofftherapie die individuell gesetzten metabolischen Grenzen überschritten werden und die Blutzuckerkonzentrationen ansteigen, wurde in der Vergangenheit von dem sog. „Sulfonylharnstoffsekundärversagen" gesprochen. Sekundärversagen deshalb, da es ein Primärversagen, d. h. primäre Non-Responder auf den therapeutischen Einsatz von Sulfonylharnstoffen gibt. Insgesamt ist der Begriff Sulfonylharnstoffsekundärversagen heute überholt, da die Gründe für die steigenden Blutzuckerwerte vielfältig sein können, im Wesentlichen mit der nachlassenden B-Zell-Substitutionskapazität zusammenhängen und nur zu einem geringen Teil pharmakobedingt sind (Groop 1997). Besser sollte von progredientem B-Zell-Versagen gesprochen werden. Die folgenden Ursachen für steigende Blutzuckerkonzentrationen bei Patienten unter Sulfonylharnstoffgabe kommen in Betracht:

- **Patienten-bezogene Faktoren:**
  - Diätversagen,
  - Schulungsmangel,
  - Bewegungsmangel,

- **Krankheits-bezogene Faktoren:**
  - Insulindefizit,
  - Insulinresistenz (Leber, Muskel), (Adipositas, Hypertonie, Hyperlipidämie),

- **Therapie-bezogene Faktoren:**
  - zu hohe Tablettendosierung,
  - verminderte Absorption bei zu hohen Blutzuckerwerten,
  - diabetogene Arzneimittel.

Das Ereignis des Sulfonylharnstoffsekundärversagens wurde an Nüchternblutzuckerwerten von 200–250 mg/dl festgemacht. Die meisten Studien zu dieser Thematik orientieren sich auch heute noch an diesen Grenzwerten, welche aus medizinischer Sicht nicht mehr akzeptabel sind. Im Hinblick auf die

Einstellungskriterien sollte die Therapie heute schon bei Nüchternblutzuckerwerten ab 130–150 mg/dl bei maximaler Sulfonylharnstoffgabe neu überdacht und geordnet werden. Die Ergänzung durch ein weiteres oral wirksames Pharmakon, welches über einen alternativen Wirkungsmechanismus blutzuckersenkend wirkt, ist dann erforderlich. Hier stehen Metformin, Acarbose, Rosiglitazon oder Pioglitazon aber auch Insulin zur Verfügung. Auch eine Umstellung auf Insulinmonotherapie kann erforderlich sein.

Die Wahl des jeweiligen Präparates ergibt sich aus der Gesamtsituation. Bei hohen postprandialen Blutzuckerspiegeln kommt eher Acarbose in Frage, bei hohen Nüchternblutzuckerkonzentrationen und erhöhten Triglyzerid- und Cholesterinkonzentrationen sowie bei übergewichtigen Patienten eher Metformin.

Hilfreich vor der Ergänzung ist ein klinisches Staging des Patienten mit Erfassung von Körpergewicht, BMI, waist-to-hip-ration, postprandialen Blutzuckerwerten zur Erfassung der postprandialen Insulinwirksamkeit und Nachtwerten bzw. Nüchternblutzuckerwerten zur Erfassung des Ausmaßes der nächtlichen Glukoneogenese. Weitere klinische Parameter des Fett- (Lipidprofil) und Glukosestoffwechsels (HbA1c) sowie die Nierenfunktion, der Blutdruck und die Objektivierung von Folgeerkrankungen sind erforderlich. Die gewonnenen Ergebnisse können dann hilfreich für das weitere therapeutische Vorgehen sein. Das Staging inkludiert die folgenden diagnostischen Maßnahmen:

- **Körpergröße, Gewicht, Blutdruck**
  - Body Mass Index (BMI) = Körpergewicht [kg]/ Körpergröße [m²], Männer < 25, Frauen < 24;
  - Waist-to-hip-ratio (WHR) = Taillenumfang/ Hüftumfang), Männer < 1,0, Frauen < 0,8;
- **Blutzuckerprofil (Tag, Nacht);**
  - Nüchtern- und Nachtwerte (Glukoneogenese);
  - Post-prandiale Tageswerte (Insulinresistenz, periphere Insulinwirkung);
- **Blutzucker, HbA1c, Chol., TG., Hrs., HDL, LDL, Hst., Krea., Mikroalbumin;**
- **Augenarzt, Gefäßstatus, Fußuntersuchung, Belastungs-EKG.**

Die Gabe von Insulin zu laufender Sulfonylharnstofftherapie wird seit vielen Jahren praktiziert (Bachmann et al. 1981; Rosak et al. 1985) und hat den Vorteil, dass die endogene mahlzeitenbezogene Insulinsekretion mit hohen hepatischen Konzentrationen durch die Sulfonylharnstoffgabe erhalten bleibt. Im Vergleich zur Insulinmonotherapie sind bei gleicher Stoffwechseleinstellung häufig niedrigere Insulinmengen erforderlich, weiterhin fällt die Gewichtszunahme geringer aus. Bei Einmalgabe von Insulin kann mit dieser Therapieform die psychologische Schwelle zur Insulininjektion bei vielen Patienten eher überwunden werden.

Wichtig ist es, bei allen Kombinationstherapien die jeweiligen Therapeutika in submaximaler Dosierung zu kombinieren, so dass daraus auch eine Reduktion der Nebenwirkungen resultiert.

10.3.2.8
Nebenwirkungen der Sulfonylharnstofftherapie

Klassische Nebenwirkungen im Sinne von Hauterscheinungen, Blutbildbeeinflussungen (Agranulozytose, Thrombozytopenie), Übelkeit oder Transaminasenerhöhungen sind unter Sulfonylharnstofftherapie relativ selten.

Die Hauptnebenwirkung ist die Hypoglykämie, sie hängt mit der erwünschten Wirkung der Blutzuckersenkung zusammen, dann allerdings in übersteigendem Maße (Bachmann et al. 1995).

Die Prävalenz der Sulfonylharnstoff-assoziierten Hypoglykämien, welche eine Krankenhausbehandlung erforderlich machten, betrug in der Schweiz 0,38/1.000 Behandlungsjahre (Berger 1985) und 0,19/1.000 Behandlungsjahre in Schweden (Asplund et al. 1983). Von den stationär aufgenommen Patienten in der Schweiz wird die Mortalitätsrate mit 4,3% angegeben. In den USA ist die Mortalitätsrate mit 10% der Patienten, welche stationär wegen einer Hypoglykämie aufgenommen wurden, deutlich höher; 3% der Patienten erlitten einen permanenten neurologischen Defekt.

Prädisponierende Faktoren für eine Hypoglykämie sind verminderte oder vergessene Nahrungsaufnahme, Alter über 70 Jahre, eingeschränkte Nierenfunktion, eingeschränkte Leberfunktion, Herz-Kreislauferkrankungen und Arzneimittelinteraktionen. Glibenclamid und Chlorpropamid führen aufgrund ihrer langen Halbwertszeit häufiger zu protrahierten Hypoglykämien.

Die Möglichkeit der Substanzakkumulation in der B-Zelle selbst (Hellman et al. 1984; Carpentier et al. 1986) aber auch eine gewisse Speicherung der Substanz im Fettgewebe erfordern bei der Behandlung der Sulfonylharnstoff-induzierten Hypoglykämie in der Regel eine längere Beobachtungszeit im Vergleich zur Insulin-induzierten Hypoglykämie. Dies gilt besonders für Glibenclamid-induzierte

Hypoglykämien. Je nach Bewusstseinszustand des Patienten wird man mit kohlenhydratreicher Nahrung bzw. Glukose oral versuchen, die Blutzuckerspiegel anzuheben, beim bewusstseinseingeschränkten oder bewusstlosen Patienten ist die sofortige Gabe von intravenöser Glukose als Bolus und Infusion erforderlich, bis der Patient klar ansprechbar ist und wieder geordnet agieren kann.

Nach einer Sulfonylharnstoff-induzierten Hypoglykämie mit Bewusstlosigkeit ist eine 24-stündige low-dose-Glukoseinfusion mit klinischer Überwachung in einem Krankenhaus anzustreben, da bei Substanzakkumulation nach vorübergehender Besserung des Patienten Rezidiv-Hypoglykämien auftreten können.

Diabetiker unter Sulfonylharnstoffen sind in der Regel ein multimorbides Patientenkollektiv und der Notwendigkeit unterworfen, wegen Begleiterkrankungen zusätzliche Medikamente einnehmen zu müssen. Die Wirkung der Sulfonylharnstoffe kann dadurch alteriert werden. So muss mit „verstärkter" Wirkung bei zusätzlicher Einnahme von folgenden Substanzen bzw. Substanzgruppen gerechnet werden: ACE-Hemmer, Allopurinol, Alkohol, β-Rezeptorenblocker, Chloramphenicol, Clofibrat, Dikumarol, Metotrexat, Mono-Amino-Oxidasehemmer, Oxiphen, Butazon, Phenylbutazon, Probenizid, Salicylaten und Sulfonamiden. Mit „abgeschwächter" Wirkung muss bei zusätzlicher Einnahme von Diazoxid, Furosemid, Kortikosteroiden, Nikotinsäurepräparaten, Östrogenen, Phenytoin, Schilddrüsenhormonen und Thiaziden gerechnet werden.

10.3.2.9
Kontraindikationen

Absolute Kontraindikation sind Typ 1-Diabetes, auch in den Frühstadien, sowie Sulfonylharnstoffgabe während der Schwangerschaft und bei Gestationsdiabetes. Schwere Stoffwechselentgleisungen wie ketoazidotisches oder hyperosmolares Koma und deren Vorstufen sind gleichermaßen Kontraindikationen.

Jüngere schlanke Typ 2-Diabetiker mit Neigung zur Ketose, bei denen eine verminderte Insulinsekretion bzw. ein Insulinmangel im Vordergrund stehen und die noch viele Diabetesjahre vor sich haben, sollten primär mit Insulin behandelt werden.

Je nach Schweregrad bilden auch Leber- und Niereninsuffizienz relative bis absolute Kontraindikationen. Bei Operation ist die perioperative Stoffwechseleinstellung mit Insulin in der Regel besser steuerbar als unter fortlaufender Tablettentherapie.

Einiges deutet darauf hin, dass sich nach Myokardinfarkt wie auch anderen schweren internistischen oder neurologischen Erkrankungen eine möglichst normnahe Blutzuckereinstellung günstig auf die Überlebensrate bzw. Ausbreitung der Schädigung auswirkt. In der Regel erhöhen solche lebensbedrohlichen Situationen extrem die Konzentration der Stresshormone und somit auch die Insulinresistenz. Da es Hinweise gibt, dass z. B. bei Myokardinfarkt die Überlebensrate von Patienten, die auf Insulin umgestellt wurden, höher ist, sollte die Umstellung auf Insulin und die weitere Insulineinstellung differentialtherapeutisch angestrebt werden (Malmberg 1997).

10.3.2.10
Sulfonylharnstoffwirkung auf ATP-abhängige K^+-Kanäle außerhalb der B-Zelle des Pankreas und kardiovaskuläre Wirkungen

ATP-abhängige Kaliumkanäle sind ein allgemeines Funktions- und Organisationsprinzip der Zellmembranen des menschlichen Organismus. Sie finden sich nicht nur in der B-Zelle der Bauchspeicheldrüse, sondern u. a. auch in den glatten Muskelzellen der Gefäße, in den Kardiomyozyten und im Gehirn.

Am Herzen befinden sie sich unter physiologischen Bedingungen in geschlossenem, inaktiven Zustand. Bei Hypoxie und Ischämie fällt die ATP-Konzentration im Zytosol der Zelle, was zu einem direkten Öffnen der Kaliumkanäle und nachfolgend zur Verkürzung des Aktionspotentials und Verminderung der Kontraktionsamplitude führt. In den glatten Muskelzellen der Gefäße resultiert das Öffnen der Kaliumkanäle in einer Vasodilatation.

Unabhängig von der Verminderung der intrazellulären ATP-Konzentration führt eine Ischämie durch ATP-Verbrauch zum Anstieg des intrazellulären Adenosins. Adenosin bewirkt im Extrazellularraum über die Aktivierung eines speziellen Rezeptors an der Zellmembran das Öffnen der ATP-abhängigen Kaliumkanäle.

Weiterhin ist bekannt, dass kurze, wiederholte Ischämien das Myokard „resistent" gegenüber verlängerten Perioden von Sauerstoffunterversorgung machen. Im Falle eines Myokardinfarkts führt dies letztlich zur Begrenzung der Infarktgröße. Diesen Vorgang der Adaptation bezeichnet man als „ischemic preconditioning" (Smits u. Thien 1995; Schwarz et al. 1997).

Die Interaktion einiger Sulfonylharnstoffe, insbesondere des Glibenclamids, aber auch des blutzuckersenkenden Nicht-Sulfonylharnstoffs Repaglinid mit diesen kardialen ATP-abhängigen Kaliumkanälen konnte von verschiedenen Autoren an isolierten Zellen in in-vitro-Versuchen sowie im Tierversuch und beim Menschen gezeigt werden. Glimepirid zeigte im mit Diazoxit perfundierten Unterarmmodell am Menschen im Gegensatz zu Glibenclamid keine Beeinflussung der Durchblutung (Smits u. Thien 1995). Darüber hinaus zeigte es sich im Vergleich mit Glibenclamid und Repaglinid erst in signifikant höherer Konzentration auf die ATP-abhängigen Kaliumkanäle in isolierten Herzmuskelzellen wirksam (Diederen u. Kolb 1997; Meisheri et al. 1993; Duncker et al. 1993; Aversano et al. 1991; Belloni u. Hintze 1991; Deutsch et al. 1990; Leesar et al. 1997; Tomai et al. 1993, 1994).

Bei Untersuchungen zur Beeinflussung des ischemic preconditioning am Menschen zeigte sich ein deutlicher Unterschied zwischen Glimepirid und Glibenclamid, wobei Glimepirid das myokardiale Präconditioning aufrecht erhielt, während unter Glibenclamidgabe eine Beeinträchtigung zu objektivieren ist (Klepzig et al. 1999).

Diese Untersuchungen belegen, dass Sulfonylharnstoffe und blutzuckersenkende Nicht-Sulfonylharnstoffe substanzspezifisch unterschiedlich an peripheren und myokardialen ATP-abhängigen K^+-Kanälen wirksam sein können. Glimepirid weist bei diesen Untersuchungen deutliche Vorteile gegenüber Glibenclamid auf.

Vor diesem Hintergrund wurden die Ergebnisse der UGDP-Studie erneut zur Diskussion gestellt. In der UGDP-Studie hatte sich eine erhöhte kardiovaskuläre Mortalitätsrate bei Patienten, welche mit Tolbutamid behandelt wurden, ergeben. Dieses Ergebnis wurde wegen statistischer Mängel, Fehlern bei der Rekrutierung und anderen Problemen kontrovers diskutiert (Climt et al. 1970; Kolata 1979; Schor 1971; Seltzer 1972; Kilo et al. 1980).

Die Ergebnisse der DIGAMI-Studie (Malmberg 1997) entfachten erneut die Diskussion, ob Sulfonylharnstoffe beim Typ 2-Diabetiker mit koronarer Herzerkrankung schädlich seien (Leibowitz u. Cerasi 1995; Malmberg et al. 1999).

Insgesamt ist die Datenlage bezüglich einer kardiovaskulären Schädigung von Typ 2-Diabetikern durch Sulfonylharnstoffe nicht überzeugend.

Andere Untersucher konnten entsprechende Befunde auch nicht bestätigen (Persson 1977; Sartor et al. 1980; Knowler et al. 1987). Die Ergebnisse der UKPDS-Studie konnten ebenfalls keine Beweise einer erhöhten kardiovaskulären Mortalität unter Sulfonylharnstoffen erbringen, obwohl primär Patienten mit koronarer Herzerkrankung ausgeschlossen waren.

10.3.2.11
Zusammenfassung

Sulfonylharnstoffe sind eine in der oralen Diabetestherapie etablierte Stoffgruppe. Die Anwendung erfordert den wissenden Arzt, welcher entsprechend den individuellen klinischen Gegebenheiten in Bezug auf Alter, Insulinsekretionskapazität, Körpergewicht, Stoffwechseleinstellung, Behandlungsziel und Begleiterkrankungen das richtige Präparat wählt. Glibenclamid als stärkster Sulfonylharnstoff sollte nicht unkritisch eingesetzt werden, da es ein hohes Nebenwirkungspotential besitzt.

Neuere Substanzen wie Glimepirid weisen in Bezug auf Wirkprofil und Hypoglykämierate deutlich günstigere Daten auf. Die Einmalgabe erhöht die Compliance. Glimepirid ist mit den nichtinsulinotropen Antidiabetika, aber auch mit Insulin kombinierbar.

Der Sulfonylharnstoff-behandelte Patient muss in definierten Abständen untersucht werden, damit, falls erforderlich, Therapieergänzungen bzw. Therapieumstellungen rechtzeitig erfolgen können, insbesondere dann, wenn das individuelle Therapieziel des Patienten überschritten wird.

Kontraindiziert sind Sulfonylharnstoffe beim Typ 1-Diabetiker, bei allen schwangeren Diabetikerinnen inklusive des Gestationsdiabetes und beim dekompensierten Typ 2-Diabetiker.

Relative Kontraindikationen stellen ausgeprägte Adipositas, Leber- und Niereninsuffizienz sowie schlanke Typ 2-Diabetiker mit Ketoseneigung dar.

Eigenschaften sowie Vorteile und Nachteile der klinischen Anwendung von Sulfonylharnstoffen

Vorteile: Bei richtiger Indikation, nicht zu stark dekompensierten Patienten, nach etablierter Diät, ausreichender körperlicher Aktivität und Schulung zeichnen sich Sulfonylharnstoffe aus durch:

- breites Patienten- und Therapiespektrum mit schnellem Wirkeintritt mit guter Beeinflussung der nüchtern- und postprandialen Blutzuckerkonzentrationen,
- ein- bis dreimalige Einnahme pro Tag,
- einfache Handhabung durch Arzt und Patient. Trotzdem sind Stoffwechsel- und Organkontrollen in definierten Abständen bei den Patienten erforderlich, um den Zeitpunkt der Therapieergänzung bzw. Umstellung auf Insulin nicht zu verpassen.

> *Nachteile* der Sulfonylharnstoffanwendung sind:
> - bei falscher Indikation und falscher Präparatewahl sowie zu hoher Dosierung resultieren eine hohe Hypoglykämierate und Gewichtszunahme. Dies gilt besonders für erstdiagnostizierte Patienten sowie Typ 2-Diabetiker im fortgeschrittenen Lebensalter.

Bei schlechter Stoffwechseleinstellung ist die Weiterführung der Sulfonylharnstoff-Monotherapie nicht sinnvoll und muss durch andere orale Antidiabetika oder Insulin ergänzt bzw. auf eine Insulin-Monotherapie umgestellt werden.

10.4
Insulintherapie des Typ 2-Diabetikers

Die Ansichten über die Indikation für Insulin bei Typ 2-Diabetikern haben sich in den letzten Jahren erheblich gewandelt. Nicht zuletzt das bessere Verständnis der Pathophysiologie und die Erkenntnis, dass der Typ 2-Diabetes eine Erkrankung mit progredientem Charakter in Bezug auf die Verringerung der Insulinsekretion ist, haben dazu beigetragen, dass heute bei gegebener Indikation Insulin eher auch primär angewendet wird.

> **Aspekte der Insulintherapie bei Typ 2-Diabetikern**
>
> *Nachteile* der Insulintherapie bei Typ 2-Diabetikern
> - häufig keine Verbesserung der Stoffwechseleinstellung trotz hoher Insulindosierung, besonders bei konventioneller Insulingabe,
> - Gewichtszunahme.
>
> *Vorteile* der Insulintherapie bei Typ 2-Diabetikern
> - bessere Stoffwechseleinstellung,
> - Verbesserung des Wohlbefindens,
> - Prävention mikro- und makrovaskulärer Komplikationen.

Der fließende Übergang und das sich ständig verändernde Verhältnis zwischen Insulinsekretionsdefizit und Insulinresistenz erschweren die eindeutige Identifikation jener Patienten, die primär auf Insulin eingestellt werden sollten. Daneben spielen das metabolische Einstellungsziel, Gewicht, Alter und Ausbildung von Folgeerkrankungen eine entscheidende Rolle.

Ein weiterer Aspekt, der für eine frühe Insulinsubstitution spricht, liegt in der Tatsache, dass es sich bei dem Kollektiv der Typ 2-Diabetiker um eine heterogene Gruppe handelt. Den größten Anteil stellen die übergewichtigen Patienten mit metabolischem Syndrom dar. Daneben gibt es Patienten mit Insulinsekretionsdefizit und Autoimmunphänomenen, deren typologische Zuordnung nicht immer eindeutig geklärt werden kann.

> **Folgende Kriterien sollten bei der Frage der Insulineinstellung beachtet werden:**
> - Je jünger und schlanker der Typ 2-Diabetiker ist, umso eher sollte Insulin substituiert werden. Der klassische übergewichtige Typ 2-Patient fällt in der Regel nicht in diese Kategorie und sollte primär mit nichtinsulinotropen Antidiabetika therapiert werden.
> - Typ 2-Diabetiker mit primärem Sekretionsdefizit und Autoimmunphänomenen wie bei LADA oder Patienten, die gemeinsame HLA-Genotypen mit erstgradigen Verwandten von Typ 1-Diabetikern aufweisen und schlank sind, sollten ebenfalls primär mit Insulin behandelt werden (Groop et al. 1989).
> - Patienten mit unzureichender Stoffwechseleinstellung unter oraler Therapie aufgrund von zunehmendem endogenem Sekretionsdefizit sollten Insulin zur Elimination diabetestypischer Symptome wie Durst, Glukosurie, Müdigkeit und Infektanfälligkeit sowie zur Erlangung des individuellen Therapieziels erhalten.
> - Patienten mit hyperosmolarer- oder ketotischer Entgleisung sowie klinischer Dekompensation aufgrund von zusätzlichen Erkrankungen (z. B. Myokardinfarkt, zerebralem Insult, Infektion) oder zusätzlicher Medikation (Steroide) und
> - Patienten mit dekompensierter Nieren- und/oder Leberfunktion bedürfen der Insulingabe.

Die Insulintherapie steht also nicht mehr am Ende einer jahrelangen Behandlung mit oralen Antidiabetika, sondern ist nach klinischen Erfordernissen und pathophysiologischen Gegebenheiten zu jedem Zeitpunkt der Typ 2-Diabeteserkrankung möglich bzw. erforderlich.

Der Ersteinsatz von Insulin erfolgt häufig, wie bereits ausgeführt, im Rahmen einer Kombinationstherapie mit Sulfonylharnstoffen oder Metformin. Hier ist es wichtig, frühzeitig mit der Insulinsubstitution zu beginnen, d. h. bei Nüchternblutzuckerwerten von 130–150 mg/dl. Die Insulinsubstitution erfolgt nicht mehr nur mit Mischinsulin, sondern durchaus auch differenziert mit präprandialen Gaben von Normalinsulin oder einem Insulinanalogon oder einer bedtime-Basalinsulininjektion zur Nacht. Die Einstiegsdosis mit einem Mischinsulin oder einer bedtime-Gabe eines NPH-Insulins um 22.00 Uhr zur Erzielung eines niedrigen Nüchternblutzuckers sollte niedrig dosiert bei 4–8 E liegen. Langsame Dosissteigerung um 2–4 E sollte im Ablauf von 2–3 Tagen erfolgen.

Wichtig ist es, dass der Patient eine klare Handlungsanweisung zur Insulindosiserhöhung erhält, z. B. bei der Kombination von Sulfonylharnstoff bzw. Metformin mit Insulin. Die Dosis des nächtlichen NPH-Insulins sollte bei Nüchternblutzuckerwerten über 145 mg/dl an 3 aufeinander folgenden Tagen um 4 Einheiten und bei Nüchternblutzuckerwerten über 110 mg/dl an 3 aufeinander folgenden Tagen um 2 Einheiten erhöht werden (Yki-Järvinnen H 1997; Yki-Järvinnen 1999).

Besonders die Kombination Metformin und bedtime-NPH-Insulin hat sich in Bezug auf HbA1c-Senkung und im Vergleich zu anderen Kombinationen geringerer Gewichtszunahme und geringerer Hypoglykämierate als überlegen erwiesen (Yiki Järvinenet al. 1999; Abb. 10.7).

Bei einem Insulinbedarf von über 30–40 E/Tag unter Kombinationstherapie ist die Umstellung auf Insulin-Monotheraphie zu erwägen.

Insulin-Monotherapie ist bei Diagnosestellung jüngerer schlanker Typ 2-Diabetiker primär angebracht. Hier kommt durchaus eine intensivierte Insulintherapie mit präprandialen Normalinsulin- bzw. Analogongaben und separat erforderlicher NPH-Insulinsubstitution zur Nacht und/oder morgens in Frage (Tabelle 10.4).

Weiterhin ist bei schwerer klinischer Dekompensation, wie Myokardinfarkt, apoplektischem Insult, Neuropathie, diabetischem Fußsyndrom u. a. die Umstellung von oralen Antidiabetika auf eine Insulin-Monotherapie induziert, besonders dann, wenn die metabolischen Zielwerte überschritten werden.

Auch bei älteren und hochbetagten Patienten mit nicht regelmäßiger Nahrungsaufnahme ist die Umstellung von Tabletten auf Insulintherapie letztlich günstiger und bei richtiger Anwendung und Dosierung mit weniger Nebenwirkungen und Gefahren für den Patienten verbunden.

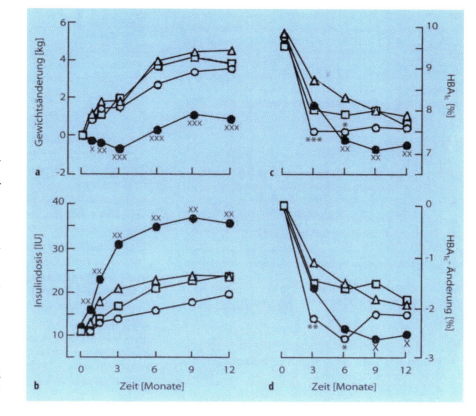

Abb. 10.7. Änderung des Körpergewichts (**a**), bedtime-Insulin-Gabe (**b**), HbA1c-Wert (**c**) und Senkung des HbA1c-Werts (**d**) während 12-monatiger Behandlung. ● Kombinationstherapie: Metformin und bedtime-Insulin-Gabe; □ Kombinationstherapie: Glimepirid und bedtime-Insulin-Gabe; ○ Kombinationstherapie: bedtime-Insulin-Gabe und Gabe beider oraler Präparate; △ Monotherapie: bedtime- und Morgen-Insulin-Gabe.
a, b. x $P<0{,}05$, xx $P<0{,}01$, xxx $P<0{,}01$ für die Kombinationstherapie Metformin und bedtime-Insulin-Gabe im Vergleich zur Monotherapie und der Kombinationstherapie Glimepirid und bedtime-Insulin-Gabe.
c, d. *$P<0{,}05$ und **$P<0{,}01$ für die Kombinationstherapie Glimepirid und bedtime-Insulin-Gabe und Metformin im Vergleich zur Monotherapie

Tabelle 10.4. Möglichkeiten der Insulinsubstitution bei Typ 2-Diabetikern (Kombinations[a]- oder Monotherapie)

	Morgens	Mittags	Abends	22.00 Uhr
I	Normal[b]	Normal	Normal	–
II	–	–	–	Basal
III	Normal[b]/Basal	–	–	–
IV	Normal[b]/Basal	–	Normal/Basal	–

[a] Bei Kombinationstherapie zusätzlich als Basis:
Glimepirid 2 mg   Troglitazon 1×400 mg
Metformin 2×850 mg   Repaglinid 3×1–2 mg.
[b] Anstelle von Normalinsulin kann auch ein kurzwirkendes Insulinanalogon verwendet werden.

Vorteile und Aspekte der klinischen Anwendung von Insulin bei Typ 2-Diabetikern

Vorteile bei kombinierter Anwendung von oralen Antidiabetika und Insulin
- Frühzeitig mit der Insulinsubstitution beginnen vorzugsweise Gabe eines Basalinsulins um 22.00 Uhr, bei Nüchternblutzuckerwerten zwischen 130 und 150 mg/dl unter maximaler oraler Therapie;
- langsame Dosissteigerung: 2–4 E bei Messung an 3 aufeinander folgenden Tagen von Nüchternblutzuckerwerten über 110 bzw. 145 mg/dl;
- in der Regel ist bei der kombinierten Anwendung eine niedrigere Insulingesamtdosis im Vergleich zur Insulin-Monotherpie erforderlich;
- geringere Gewichtszunahme bei kombinierter Anwendung im Vergleich zur Insulin-Monotherapie;
- Einstellung kann ambulant durchgeführt und überwacht werden.

Insulin-Monotherapie
- Kann von Beginn an bei Diagnosestellung erforderlich und wünschenswert sein, besonders bei jungen, schlanken Typ 2-Diabetikern;
- führt zu schneller Stoffwechselverbesserung und Verbesserung des Befindlichkeit.
- Blutzuckerselbstkontrollen sind je nach Therapieziel erforderlich, besonders bei intensivierteren Insulinsubstitutionsformen.

Mögliche Nachteile der Insulinsubstitution bei Typ 2-Diabetikern

- Starke Gewichtszunahme,
- Notwendigkeit relativ hoher Insulindosierungen,
- relativ hohes Hypoglykämierisiko,
- bei älteren Patienten besteht bei der Unfähigkeit der Selbstinjektion häufig eine Abhängigkeit von Drittpersonen.

10.5 Differentialtherapie des Typ 2-Diabetes

Die Indikation zur Gabe eines oralen Antidiabetikums und/oder Insulin muss vor den neueren pathophysiologischen Erkenntnissen einer stadiengerechten Therapie und den metabolischen Zielwerten für den Typ 2-Diabetiker gesehen werden (Tabelle 10.5).

a) Der Typ 2-Diabetes ist eine Erkrankung mit progredientem Charakter. Neben der genetisch bedingten primären Insulinresistenz steht die Insulinsekretionsstörung mit Verlust der Phase I und verlängerter und verstärkten Phase II sowie Einschränkung/Verlust der Pulsatilität der Insulinsekretion im Vordergrund. Eine Phase der Hyperinsulinämie kann zu Beginn der Erkrankung bestehen und wird durch Adipositas und Hypertonie begünstigt bzw. verstärkt.
Insgesamt kommt es im Verlauf der Erkrankung zu einer Verminderung der Insulinsekretion, welche letztlich die Insulinsubstitution erforderlich macht.

b) Wie beim Typ 1-Diabetiker besteht auch für den Typ 2-Diabetiker in Bezug auf die Blutzuckerstoffwechsellage die Forderung nach möglichst normnaher Stoffwechseleinstellung, um eine verminderte Entwicklung bzw. Verhinderung diabetesbedingter Folgeerkrankungen im Bereich der Mikro- und Makroangiopathie zu erzielen. Ein besonderes Augenmerk gilt der Reduktion der kardiovaskulären Mortalität.
Um diesem Ziel gerecht zu werden, ist es gleichermaßen erforderlich, Blutdruck, Lipide und Körpergewicht zu optimieren sowie den Patienten zu animieren, sich das Rauchen abzugewöhnen.
Da bei älteren Patienten nicht mehr das Therapieziel normnahe Einstellung zur Verhinderung von Folgeerkrankungen im Vordergrund steht, wird in der Regel eine schlechtere Stoffwechsellage in Kauf genommen werden müssen, auch um Hypoglykämien zu vermeiden.

c) Vor der Anwendung pharmakotherapeutischer Maßnahmen ist das Ausschöpfen nicht-pharmakologischer Maßnahmen wie Optimierung des Körpergewichts, Optimierung der Nahrungsaufnahme, Schulung und Selbstkontrolle sowie Op-

Tabelle 10.5. Differentialtherapeutische Entscheidungshilfen bei Typ 2-Diabetikern

Kriterien			Antidiabetika
Gewicht			
Patient schlank	(Hypoinsulinämie?)	⇒	Sulfonylharnstoff, Glinide, Insulin
Patient adipös	(Hyperinsulinämie?)	⇒	Metformin, Thiazolidindion, Acarbose, Sulfonylharnstoff, präpandiale Insulin-, Analogongaben
Alter			
Patient jünger	schlank	⇒	Insulin, (Sulfonylharnstoff)
	adipös	⇒	Metformin, Thiazolidindion, Acarbose, Sulfonylharnstoff, Insulin-, Analogongaben
Patient älter	schlank	⇒	Sulfonylharnstoff, Insulin
	adipös	⇒	Metformin, Thiazolidindion, Acarbose, Sulfonylharnstoff, Insulin-, Analogongaben
Diabetesdauer			
Begleit- und Folgeerkrankungen			
HbA1c und blutzuckerorientierte Stoffwechseleinstellung[a]			

[a] Bei Überschreiten des individuellen Therapieziels oder dem Auftreten von zusätzlichen Begleiterkrankungen, Therapieerweiterung bzw. Therapieumstellung erwägen.
Hypertonie und Hyperlipoproteinämie separat therapieren.

timierung der körperlichen Aktivität zu stellen. Ein großer Teil der tablettenbehandelten Patienten erfüllt diese Anforderungen heute noch nicht.

d) Der behandelnde Arzt muss Wissen und Erfahrung in der Behandlung von Diabetikern aufweisen und mit den oben angeführten Kriterien und Problemen vertraut sein, um die richtige Wahl des Therapeutikums treffen zu können.

e) Die Therapieentscheidung bei der Erstdiagnose eines Typ 2-Diabetes ist durch die neu zugelassenen bzw. im Zulassungsverfahren befindlichen Medikamente nicht einfacher geworden. Da jeder Patient individuell zu sehen ist und das Ausmaß der metabolischen Dekompensation sowie das Vorhandensein von Begleit- und Folgeerkrankungen unterschiedlich sind, sind allgemein gültige Richtlinien nicht zu geben.

f) Der junge, schlanke Typ 2-Diabetiker sollte primär Insulin erhalten bzw. falls orale Therapie, eher insulinotrope Substanzen vom Sulfonylharnstofftyp oder Glinide.
Bei übergewichtigen Patienten, endogene Hyperinsulinämie und ausgeprägte Insulinresistenz unterstellt, sind primär nichtinsulinotrope Substanzen wie Metformin, Acarbose und Glitazone Mittel der Wahl. Manchmal können auch hier niedrig dosierte präprandiale Gaben von Normalinsulin bzw. Insulinanaloga als Monotherapie oder in Kombination hilfreich sein.

g) Bei älteren Patienten kann die Therapieentscheidung wegen Begleiterkrankungen, eingeschränkten Organfunktionen, Kontraindikationen, Nebenwirkungen einzelner Stoffgruppen, Unklarheit bezüglich der Nahrungsaufnahme sowie die Abhängigkeit von Drittpersonen schwierig sein. Die Entscheidung wird in der Regel zwischen Sulfonylharnstoff-, Glinid- und Insulintherapie fallen. Neuere Sulfonylharnstoffe wie das Glimepirid weisen besonders hier Vorteile gegenüber Glibenclamid auf.

h) Nicht akzeptabel ist das Tolerieren erhöhter bzw. hoher Blutzuckerkonzentrationen unter Monotherapien. Der natürliche Verlauf des Typ 2-Diabetes bedingt nachlassende Insulinsekretion und zunehmende Insulinresistenz. Aus diesem Grund ist eine frühe Kombination von Pharmaka unterschiedlicher Wirkmechanismen angesagt. Die Überlegung zu Kombinationen hat bereits bei Nüchternblutzuckerwerten von 130–150 mg/dl zu erfolgen.

i) Insgesamt sollte heute beim Typ 2-Diabetiker, und das ist ein Ergebnis der UKPDS-Studie, früher und häufiger differenziert Insulin eingesetzt werden.

Literatur

Aguilar-Bryan L, Nichols CG, Wechsler SW, Clement IV JP, Boyd III AE, Gonzalez G, Herrera-Sosa H, Nguy K, Bryan J, Nelson DA (1995) Cloning of the B-cell high affinity sulfonylurea receptor: A regulator of insulin secretion. Science 268: 423

Althoff PH, Faßbinder W, Neubauer M, Koch KM, Schöffling K (1978) Hämodialyse bei der Behandlung der biguanid-induzierten Lactacidose. Dtsch Med Wochenschr 103: 61

Climt CR, Knatterud GL, Meinert CL: The University Group Diabetes Program (UGDP I) (1970) A study of the effects of hypoglycemic agents on vascular complications in patients with adult-onset diabetes. Diabetes 19 (Suppl 2): 474–830

Ashcroft FM (1996) Mechanisms of the glycaemic effects of sulfonylureas. Horm Metab Res 28: 456

Ashfield R, Gribble FM, Ashcroft SJ, Ashcroft FM (1999) Identification of the high-affinity tolbutamide site on the SUR1 subunit of the K(ATP) channel. Diabetes 48: 1341–1347

Asplund K, Wiholm B-E, Lithner F (1983) Glibenclamide-associated hypoglycaemia. A report on 57 cases. Diabetologia 24: 412–417

Aversano T, Ouyang P, Silverman H (1991) Blockade of the ATP-sensitive potassium channel modulates reactive hyperemia in the canine coronary circulation. Circ Res 69: 618–622

Bachmann W, Sieger C, Haslbeck M, Lotz N (1981) Combination of insulin and glibenclamide in the treatment of adult-onset-diabetes (type 2). Diabetologia 21: 245–249

Bachmann W, Löbe A, Lacher F (1995) Medikamentös bedingte Hypoglykämien bei Typ 2-Diabetes. Diabetes und Stoffwechsel 4: 83

Bänder A, Creutzfeld W, Dorfmüller TH, Erhart H, Marx R, Maske H, Meier W, Mohnike G, Pfeiffer EF, Schlaginweit ST, Schöffling K, Scholz J, Seidler J, Steigerwald H, Stich W, Ulrich H (1956) Über die orale Behandlung des Diabetes mellitus mit N-4-Methylbenzolsulfonyl-N-butyl-Harnstoff D 860. Klinische und experimentelle Untersuchungen. Dtsch Med Wochenschr 81: 823

Bailey CJ (1992) Biguanides and NIDDM. Diabetes Care 15: 755–772

Baron A, Neumann C (1997) PROTECT interim results: a large multicenter study of patients with type 2 diabetes. Clin Therapeutics 19: 282–295

Belloni FL, Hintze TH (1991) Glibenclamide attenuates adenosine-induced bradycardia and coronary vasodilation. Am J Physiol 261: H720-H727

Berger W (1985) Incidence of severe side effects during therapy with sulfonylureas and biguanides. Horm Metab Res 17 Suppl 15: 111–115

Berger W, Amrein R (1978) Laktatazidosen unter der Behandlung mit den drei Biguanidpräparaten Phenformin, Buformin und Metformin – Resultate einer Gesamtschweizerischen-Umfrage 1977. Schweiz Rundsch Med Prax 67: 661–667

Bethge H, Häring U (1998) Die Thiazolidindione – ein neues Therapieprinzip beim Typ 2-Diabetes. Arzneimittelforsch Drug Res 48: 97–119

Bischoff H (1995) Alpha-glucosidase inhibition, a new therapeutic principle in the management of diabetes mellitus. In: Schwartz CJ, Born GVR (eds) New horizons in diabetes mellitus and cardiovascular disease. Current Science, London, pp 207–215

Boyd AE III (1988) Sulfonylurea receptors, ion channels, and fruit flies. Diabetes 37: 847–850

Campbell IW, Howlett HCS (1995) Worldwide experience of Metformin as an effective glucose-lowering agent: a meta analysis. Diab Metab Rev 11: S57-S62

Carpentier J-L, Sawano F, Ravazzola M, Malaisse WJ (1986) Internalization of glibenclamide in pancreatic islet cells. Diabetologia 29: 259–261

Chiasson JL, Josse RG, Hunt JA, Palmason C, Rodger NW, Ross SA, Ryan EA, Tang MH, Wolever TMS (1995) The efficacy of acarbose in the treatment of patients with non-insulin-dependent diabetes mellitus. Diabetes und Stoffwechsel 4: 3–8

Chiasson JL, Josse RG, Leiter LA, Mihic M, Nathan DM, Palmason C, Cohen RM, Wolever TMS (1996) The affect of acarbose on insulin sensitivity in subjects with impaired glucose tolerance. Diabetes Care 19: 1190–1193

Colwell JA (1993) Is it time to introduce metformin in the US? Diabetes Care 16: 653-55

Cook DL, Satin LS, Ashford MLJ, Hales CN (1988) ATP-sensitive K+ channels in pancreatic B-cells. Spare channel hypothesis. Diabetes 37: 495–498

Cusi R, De Fronzo RA (1998) Metformin: a review of its metabolic effects. Diabetes Reviews 6: 89–131

De Fronzo RA, Goodman AM (1995) Multicenter metformin study-group: efficacy of metformin in patients with non-insulin dependent diabetes mellitus. N Engl J Med 333: 541–549

De Fronzo RA, Barzilai N, Simonson DC (1991) Mechanism of Metformin action in obese and lean non-insulin-dependent diabetic subjects. J Clin Endocrinol 73: 1294–1301

Deutsch E, Berger M, Kussmaul WG, Hirshfeld JW, Herrmann HC, Laskey WK (1990) Adaption to ischemia during percutaneous transluminal coronary angioplasty: clinical, hemodynamic and metabolic features. Circulation 82: 2044–2051

Diederen W, Kolb W (1997) Repaglinid, a new rapid and short-acting non-sulphonylurea insulin secretagogue inhibits ATP-sensitive potassium channels (IKATP) in isolated heart muscle cells. 16th International Diabetes Federation Congress, Helsinki, Finland, 20–25 July

Dominguez LJ, Davidoff AJ, Srinivas PR, Standley PR, Walsh MF, Sowers JR (1996) Effects of metformin on tyrosine kinase activity, glucose transport and intracellular calium in rat vascular smooth muscle. Endocrinology 137: 113–121

Draeger E (1995) Glimepiride-clinical profile of glimepiride. Diab Res Pract 28: 139

Duncker DJ, Zon NS van, Altmann JD, Pavek DJ, Bache RJ (1993) Role of K-ATP-channels in coronary vasodilation during exercise. Circulation 88: 1245–1253

Federlin KF, Mehlburger L, Hillebrand I, Laube H (1987) The effect of two new glucosidase inhibitors on blood glucose in healthy volunteers and in type 2 diabetics. Acta Diabetol Latinoam 24: 213–221

Fischer Y, Thoma J, Rosen P, Kammermeier H (1995): Action of metformin on glucose transport and glucose transporter GLUT1 and GLUT4 in heart muscles from healthy and diabetic rats. Endocrinology 136: 412–420

Fox C (1996) A 1 year multicentre, randomized and double blind comparison of repaglinide and glibenclamide for the treatment of type 2 diabetes mellitus. Novo Nordisk study AGEE/DCD/046/UK: Data on file

Franke H, Fuchs J (1955) Ein neues antidiabetisches Prinzip. Dtsch Med Wochenschr 80: 1449

Fraser RJ, Horowitz M, Maddox AF, Harding PE, Chatterton BE, Dent J (1990) Hyperglycemia slows gastric emptying in type 1 (insulin dependent) diabetes mellitus. Diabetologia 33: 675–680

Fuhlendorff J, Rorsman P, Kofod H, Brand CL, Rolin B, Mac Kay P, Shymko R, Carr RD (1998) Stimulation of insulin release by repaglinide and glibenclamide involves both common and distinct processes. Diabetes 47: 345–351

Ghazzi M, Radke-Mitchell L, Venable T, The Troglitazone Study group, Whitcomb R (1997) Troglitazone improves glycemic control in patients with type 2 diabetes who are not optimally controlled on sulfonylureas. Diabetes 46: 44A

Gingliano D, Quatrano A, Consoli G, Minei A, Ceriello A, De Ros N, D'Onofrio F (1993) Metformin for obese, insulin-treated diabetic patients: improvement in glycemic control and reduction of metabolic risk factors. Eur J Clin Pharmacol 44: 107–112

Grant PJ (1995) The effects of metformin on cardiovascular risk factors. Diabetes Metab Rev 11: S43-S50

Gromada J, Dissing S, Kofod H, Frokjaer-Jensen (1995) Effects of the hypoglycemic drugs repaglinide and glibenclamide on ATP-sensitive potassium-channels and cystosolic calcium levels in βTC3 cells and rat pancreatic beta cells. Diabetologia 38: 1025-1032

Groop LC (1997) Drug treatment of non-insulin dependent diabetes mellitus. In: Pickup JC, Williams G (eds) Textbook of diabetes. Blackwell Science, Oxford, pp 38.1-38.18

Groop LC, Luzi L, D Fronzo RA, Melander A (1989) Hyperglycemia and absorption of sulphonylurea drugs. Lancet 2: 129-130

Gylfe E, Hellman B, Sehlin J, Täljedal IB (1984) Interaction of sulfonylureas with the pancreatic β-cell. Experientia 40: 1126-1134

Hanefeld M, Fisher S, Schulze J, Spengler M, Wargenau M, Schollberg K, Fücker K (1991) Therapeutic potentials of acarbose as first-line drug in NIDDM insufficiently treated with diet alone. Diabetes Care 14: 732-737

Haupt E, Panten U (1997) Die Stellung der Biguanide in der Therapie des Diabetes mellitus. Med Klin 92: 472-479.

Haupt E, Petzoldt R, Schöffling K (1977) Attempted suicide using glibenclamide – also a contribution to the characterization of sulfonylurea effect. Dtsch Med Wochenschr 102: 1070-1072

Haupt E, Knick B, Koschinski, Liebermeister H, Schneider J, Hirche H (1991) Oral antidiabetic combination therapy with sulphonylureas and metformin. Diabete Metab 17: 224-231

Hellman B, Sehlin J, Täljedal I-B (1984) Glibenclamide is exceptional among hypoglycaemic sulphonylureas in accumulating progressively in B-cell rich pancreatic islets. Acta Endocrinol 150: 385-390

Henquin JC (1980) Tolbutamide stimulation and inhibition of insulin release: studies of the underlying ionic mechanisms in isolated rat islets. Diabetologia 18: 151-160

Henquin JC (1987) Regulation of insulin release by ionic and electrical events in B-cells. Horm Res 27: 168-178

Hermann LS (1979) Metformin: a review of its pharmacological properties and therapeutic use. Diabete Metab 5: 233-245

Hermann LS, Magnusson S, Möller B, Casey C, Tucker T, Woods HF (1981) Lactic/acidosis during Metformin treatment in all elderly diabetic patient with impaired renal function. Acta Med Scand 209: 519-520

Holmann RR, Cull CA, Turner RC (1996) Glycaemic improvement in a double blind trial with acarbose over one year in 1; 946 non-insulin dependent diabetic subjects. Diabetologia 39 Suppl 1: 156, A 44

Inzucchi SE, Maggs DG, Spollett GR, Page SL, Rife FS, Walton V, Shulman GI (1998) Efficacy and metabolic effects of metformin and troglitazone in type 2 diabetes mellitus. N Engl J Med 338: 867-672

Iwamoto Y, Kuzuya T, Matsuda A, Awata T, Kumakura S, Inooka G, Shiraishi I (1991) Effect of new oral antidiabetic agent CS-045 on glucose tolerance and insulin secretion in patients with NIDDM. Diabetes Care 14: 1083-1086

Janbon N, Chaptal J, Vedel A, Schaap J (1942) Accidents hypoglycemiques graves par un sulfamidothiodiazol. Montpellier Med 85: 441

Johnston PS, Coniff RF, Hoogwerf BJ, Santiago JV, PI-Sunyer FX, Krol A (1994) Effects of the carbohydrase inhibitor miglitol in sulfonylurea-treated NIDDM patients. Diabetes Care 17: 20-29

Kilo C, Miller L, Williamson J (1980) The crux of the UGDP: spurious results and biologically inappropriate data analysis. Diabetologica 18: 179-185

Klepzig, H, Kobert G, Matter C, Luus, H, Schneider H, Boedekert Kh, Kiowski W, Amann FW, Gruber D, Harris S, Burger W (1999) Sulfonylureas and ischaemic preconditioning. Eur Heart J 20: 429-446

Knowler WC, Sartor G, Schersten B (1987) Effects of glucose tolerance and treatment of abnormal tolerance on mortality in Malmohus County, Sweden. Abstract no. 280. Diabetologia 30: 541 A

Kolata G (1979) Controversy over study on diabetes drugs continues for nearly a decade. Science 203: 986-990

Kramer W, Müller G, Girbig F, Gutjahr U, Kowalewski, S, Hartz D, Summ HD (1995) The molecular interaction of sulfonylureas with β-cell ATP-sensitive K+-channels. Diabetes Res Clin Pract 28: S67-S80

Krause HP, Ahr HJ (1996): Pharmacokinetics and metabolism of glucosidase inhibitors. In: Kuhlmann J, Puls W (eds) Handbook of experimental pharmacology: oral antidiabetics, Vol. 119. Springer, Berlin, pp 541-555

Kroder G, Bossenmaier B, Kellerer M, Capp E, Stoyanov B, Muhlhofer A, Berti L, Horikoshi H, Ullrich A, Häring H (1996) Tumor necrosis factor-alpha- and hyperglycemia-induced insulin resistance. Evidence for different mechanisms and different effects on insulin signaling. J Clin Invest 97: 1471

Kronsbein P, Joergens V, Muehlhauser I, Scholz V, Venhaus A, Berger M (1988) Evaluation of a structured treatment and teaching programme on non-insulin-dependent diabetes. Lancet 2: 1407-1411

Kumar S, Boulton AJM, Beck-Nielson H, Berthezene F, Muggeo M, Persson B, Spinas GA, Donoghue S, Lettis S, Stewart-Long P (1996) Troglitazone, an insulin action enhancer, improves metabolic control in NIDDM patients. Diabetologia 39: 701-709

Landgraf R, Bilo HJG (1997) Repaglinide vs glibenclamide: a 14 week efficacy and safety comparison. Diabetologia 40: A 321

Lebovitz HE (1998) Alpha-glukosidase inhibitors as agents in the treatment of diabetes. Diabetes Rev 6: 132-145

Leesar MA, Stoddard M, Ahmed M, Broeadbent J, Bolli R (1997) Preconditioning of human myocardium with adenosine during coronary angioplasty. Circulation 95: 2500-2507

Lehmann JM, Moore LB, Smith OTA, Wilkison WO, Willson TM, Kliewer SA (1995) An antidiabetic thiazolidinedione is a high affinity ligand for peroxisome proliferator-activated receptor gamma (PPAR Gamma). J Biol Chem 270: 12953

Leibowitz G, Cerasi E (1995) Sulphonylurea treatment of NIDDM patients with cardiovascular disease – a mixed blessing? Diabetologia 39: 503-514

Liebl A, Renner R, Hepp D (1998) Metformin-Insulin-Kombinationstherapie und Insulin-Monotherapie bei Typ 2-Diabetes. Diabetes und Stoffwechsel 7 Suppl 1: 68-69

Lindström TH, Arnqvist HJ, von Schenck HH (1992) Effect of conventional and intensified insulin therapy on free-insulin profiles and glycemic control in NIDDM. Diabetes Care 15: 27-34

Loubatières A (1946) Etude physiologique et pharmacodynamique de certains dérivés sulfamidés hypoglycémiants. Arch Int Physiol 54: 174

Luft D, Schmülling RM, Eggstein M (1978) Lactic acidosis in biguanide-treated diabetics. Diabetologia 14: 75-87

Luger A (1999) Sulfonylharnstofftherapie ohne Gewichtszunahme, Jatros Diabetes Stoffwechsel 2: 2-7

Malaisse WJ (1995) Stimulation of insulin release by non-sulfonylurea hypoglycemic agents: the meglitinide family. Horm Metab Res 27: 263-266

Malaisse WJ, Lebrun P (1990) Mechanism of sulfonylurea-induced insulin release. Diabetes Care 13: 9–17

Malmberg K for the DIGAMI study group (1997) Prospective randomised study of intensive insulin treatment on long term survival after acute myocardial infarction in patients with diabetes mellitus. BMJ 314: 1512–1515

Malmberg K, Norhammar A, Wedel H, Ryden L (1999) Glycometabolic state at admission: important risk marker of mortality in conventionally treated patients with diabetes mellitus and acute myocardial infarction: long-term results from the Diabetes and Insulin-Glucose Infusion in Acute Myocardial Infarction (DIGAMI) study. Circulation 99: 2626–2632

Massi-Benedetti M, Herz M, Pfeiffer C (1996) The effects of acute exercise on metabolic control in type 2 diabetic patients treated with glimepiride or glibenclamide. Horm Metab Res 28: 451–455

Matthaei S, Hamann A, Klein HH, Benecke H, Kreymann G, Flier JS, Greten S (1991) Association of Metformin's effect to increase insulin-stimulated glucose transport with potentiation of insulin-induced translocation of glucose transporters from intracellular pool to plasma membrane in rat adipocytes. Diabetes 40: 850–857

May C (1995) Wirksamkeit und Verträglichkeit von einschleichend dosierter Acarbose bei Patienten mit nicht insulinpflichtigem Diabetes mellitus unter Sulfonylharnstofftherapie. Diabetes und Stoffwechsel 4: 3–8

Mehnert H, Seitz W (1958) Weitere Ergebnisse der Diabetesbehandlung mit blutzuckersenkenden Biguaniden. Münch Med Wochenschr 100: 1849–1851

Meisheri KD, Khan SA, Martin JL (1993) Vascular pharmacology of ATP-sensitive K-channels: interactions between glyburide and K-channel-openers. J Vasc Res 30: 2–12

Misbin RI, Green L, Stadel BV, Gueriguian JL, Gubbi A, Fleming GA (1998) Lactic acidosis in patients with diabetes treated with metformin. N Engl J Med 338: 265–266

Moses R, Slobodniuk R, Boyages S, Colagiuri S, Kidson W, Carter J, Donelly T, Moffitt P, Hopkins H (1997) Additional treatment with repaglinide provides significant improvement in glycemic control in NIDDM patients poorly controlled on metformin. 57th Scientific Sessions of the American Diabetes Association, Boston, Mass, USA. Diabetologia 40: A322

Nolan JJ, Ludvik B, Beerdsen P, Joyce M, Olefsky J (1994) Improvement in glucose tolerance and insulin resistance in obese subjects treated with troglitazone. N Engl J Med 331: 1188–1193

Panten U, Schwanstecher M, Schwanstecher C (1996) Sulfonylurea receptors and mechanism of sulfonylurea action. Exp Clin Endocrinol Diabetes 104: 1–9

Persson G (1977) Cardiovascular complications in diabetics and subjects with reduced glucose tolerance. Acta Med Scand 205: 239–245

Puls W (1982) Pharmakologie der Acarbose. Med Welt 33: 1647–1652

Qualmann C, Nauck MA, Holst JJ, Ørskov C, Creutzfeld W (1995) Glucagon like peptide 1 (7–36 amide) secretion in response to luminal sucrose from the upper and lower gut. Scand J Gastroenterol 30: 892

Rosak C, Schwarz O, Althoff PH, Schöffling K, Schmidt FH (1985) Kombinierte Behandlung von Typ 2-Diabetikern mit Insulin und Glibenclamid nach Tablettenversagen. Dtsch Med Wochenschr 110: 1975–1980

Rosak C, Nitzsche G, König P, Hofmann U (1995) The effect of timing and the administration of acarbose on postprandial hyperglycaemia. Diabet Med 12: 979–984

Rosak C, Dunzendorfer T, Hofmann U (1996) Diabetes mellitus. In: Rietbrock, Staib, Loew (Hrsg) Klinische Pharmakologie, 3. Auflage. Steinkopf, Darmstadt, pp 608–650

Rosenkranz B (1996) Pharmacokinetik basics for the safety of glimepiride in risk group of NIDDM patients. Horm Metab Res 28: 434–439

Ruiz CL, Silva LL, Libenson L (1930) Contribution al estudio sobre la compocision guimica de la insulina. Estudio de algunos cuerpos sinteticos sulurados con accion hipoglicemiante. Rev Soc Argent Biol 6: 134

Santensanio F, Ventura MM, Contandini S, Compagnucci P, Moriconi V, Zaccarini P (1993) Efficacy and safety of two different doses of acarbose in non-insulin-dependent diabetic patients treated by diet alone. Diabetes Nutr Metab 6: 147–154

Sartor G, Schersten B, Carlström S, Melander A, Norden A, et al., (1980) Ten-year-follow-up of subjects with impaired glucose tolerance: prevention of diabetes by tolbutamide and diet regulation. Diabetes 29: 41–49

Schatz H, Steinle D, Pfeiffer EF (1977) Long-term actions of sulfonylureas on (Pro-) insulin biosynthesis and secretion. 1. Lack of evidence for a compensatory increase in (pro-) insulin biosynthesis after exposure of isolated pancreatic rat islets to tolbutamide and glibenclamide in vitro. Horm Metab Res 9: 457–465

Schatz H, Laube H, Sieradzki J, Kamenisch W, Pfeiffer EF (1978) Long-term actions of sulfonylureas an (pro-) insulin biosynthesis and secretion. II. Studies after administration of tolbutamide and glibenclamide to rats in vivo. Horm Metab Res 10: 23–29

Schatz H, Mark M, Ammon HPT (1986) Antidiabetika: Diabetes mellitus und Pharmakotherapie. Medizinisch pharmakologisches Kompendium. Wissenschaftliche Verlagsgesellschaft, Stuttgart

Schernthaner G (1993) Kritische Analyse der antidiabetischen Therapie mit Metformin: Stoffwechselwirkungen, antiatherogene Effekte und Kontraindikationen. Acta Endokrinol Stoffwechsel 13: 44–50

Schmid-Antomarchi H, De Weille J, Fosset M, Lazdunski M (1987) The receptor for antidiabetic sulphonylureas controls the activity of the ATP-modulated K+ channel in insulin secreting cells. J Biol Chem 262: 15840–15844

Schneider J (1996) An overview of the safety and tolerance of glimepiride. Horm Metab Res 28: 413

Schor S (1971) The university group diabetes program: a statistician looks at the mortality results. J Am Med Assoc 217: 1673–1675

Schwarz ER, Whyte WS, Kloner RA (1997) Ischemic preconditioning. Curr Opin Cardiol 12: 475–481

Segal P, Feig PU, Schernthaner G, Ratzmann KP, Ryska J, Petzinna D, Berlin C (1997) The efficacy and safety of miglitol therapy compared with glibenclamide in patients with NIDDM inadequately controlled by diet alone. Diabetes Care 20: 687–691

Seltzer H (1972) A summary of criticisms of the findings and conclusions of the university group diabetes program (UGDP). Diabetes 21: 976–979

Siconolfi-Baez L, Banerji MA, Lebovitz HE (1990) Characterization and significance of sulfonylurea receptors. Diabetes Care 13: 2–8

Sirtori CR, Lovati MR, Franceschini G (1985) Management of lipid disorders and prevention of artherosclerosis with metformin. In: Krans HMJ (ed) Diabetes and metformin. A research and clinical update. RSM International congress and symposium series, 79; London: R Soc Med, pp 33–44

Smits P, Thien T (1995) Cardiovascular effects of sulphonylurea derivatives. Implications for the treatment of NIDDM? Diabetologia 38: 116-121

Stenman S, Melander A, Groop PH, Groop L (1993) What is the benefit of increasing the sulfonylurea dose? Ann Intern Med 118: 169-172

Sterne J (1957) Du noveau dans le antidiabetiques, la NN dimethylamino guanyl guanidine (NNDG). Maroc Med 36: 1295-1296

Stumvoll M (1998) Troglitazone. Diabetes und Stoffwechsel 7: 136-143

Suter SL, Nolan JJ, Wallace P, Gumbiner B, Olefsky JM (1992) Metabolic effects of new oral hypoglycemic agent CS 0-45 in NIDDM subjects. Diabetes Care 15: 193-203

Tafuri SR (1996) Troglitazone enhances differentiation, basal glucose uptake, and Glut 1 protein levels in 3T3-L1 adipocytes. Endocrinology 137: 4706

Teboul L, Gaillard D, Staccini L, Inadera H, Amri EZ, Grimaldi PA (1995) Thiazolidinediones and fatty acids convert myogenic cells into adipose-like cells. J Biol Chem 270: 28183

Toeller M (1991) Inhibitors of alpha-glucosidase. Journ Annu Diabetol Hotel Dieu 1991: 203-212

Tomai F, Crea F, Gaspardone A, Versaci F, Esposito C, Chiariello L, Gioffre PA (1993) Mechanisms of cardiac pain during coronary angioplasty. Am Coll Cardiol 22: 1892-1869

Tomai F, Crea F, Gaspardone A, Versaci F, DePaulis R, Penta de Peppo A, Chiariello L, Gioffre PA (1994) Ischemic preconditioning during coronary angioplasty is prevented by glibenclamide, a selective ATP-sensitive K+ channel blocker. Circulation 90: 700-705

Tomkin GH, Hadden DR, Weaver JA, Montgomery DAD (1971) Vitamin B12 status of patients on long term metformin therapy. BMJ 2: 685-687

Tucker GT, Casey C, Phillips PJ, Connor H, Ward JD, Woods HF (1981) Metformin kinetics in healthy subjects and in patients with diabetes mellitus. Br J Clin Pharmacol 12: 235-246

UKPDS 13 (1995) Relative efficacy of randomly allocated diet, sulphonylurea, insulin, or metformin in patients with newly diagnosed non-insulin dependent diabetes followed for three years. BMJ 310: 83-88

UKPDS 16 (1995) Overview of 6 years' therapy of type 2 diabetes: a progressive disease. Diabetes 44: 1249-1258

UKPDS 24 (1998a) A 6 year, randomized, controlled trial comparing sulfonylurea, insulin, and metformin therapy in patients with newly diagnosed type 2 diabetes that could not be controlled with diet therapy. Ann Intern Med 128: 3

UKPDS 28 (1998b) A randomized trial of efficacy of early addition of metformin in sulfonylurea-treated type 2 Diabetes. Diabetes Care 21: 1

UKPDS 34 (1998c) Effect of intensive blood glucose control with metformin on complications in overweight patients with type 2 diabetes. Lancet 352: 854-865

Ungar G, Freedman L, Shapiro S (1957) Pharmocological studies of a new oral hypoglycemic drug. Proc Soc Exp Biol Med 95: 190-192

Valiquett T, Balagtas C, Whitcomb R (1996) Troglitazone dose-response study in patients with NIDDM (Abstract). Diabetes 44: 109 A

Vidon N, Chaussade S, Noel M, Franchisseur C, Huchet B, Bernier JJ (1988) Metformin in the digestive tract. Diabetes Res Clin Pract 4: 223-229

Watanabe K (1918) Studies in the metabolic changes induced by administration of guanide bases. I. Influence of injected guanidine hydrochloride upon blood sugar content. J Biol Chem 33: 253-265

Widén EIM, Eriksson JG, Groop LC (1992) Metformin normalizes nonoxidative glucose metabolism in insulin-resistant normoglycemic first-degree relatives of patients with NIDDM. Diabetes 41: 54-358

Wolffenbuttel BHR, Nijst L, Sels JPJE, Menheere PPCA, Müller PG (1993) Effects of a new oral hypoglycemic agent, repaglinide, an metabolic control in sulphonylurea-treated patients with NIDDM. Eur J Clin Pharmacol 45: 113-116

Yki-Järvinen H (1990) Acute and chronic effects of hyperglycemia and glucose metabolism. Diabetologia 33: 579-585

Yki-Järvinen H, Nikkilä K, Ryysy I, Tulokas T, Vanamo R, Heikkilä M (1997) New thoughts of insulin therapy in type 2 diabetes. 16th international diabetes federation congress. Abstracts of the state of the art lectures and symposia. Helsinki, Finland. Springer, Berlin

Yki-Järvinnen H, Ryysy I, Nikkilä K, Tulokas T, Vanamo R, Heikkilä M (1999) Comparison of bedtime insulin regimens in patients with type 2 diabetes mellitus. Ann Intern Med130: 389-396

Zünkler BJ, Lenzen S, Männer K, Panten U, Trube G (1988) Concentration dependent effects of tolbutamide, meglitinide, glipizide, glibenclamide and diazoxide on ATP- regulated K+ currents in pencreatic B-cells. Naunyn Schmiedeberg's Arch Pharma 337: 225-230

11 Besonderheiten der Therapie des älteren Diabetikers unter Berücksichtigung der allgemein-internistischen Situation

J. Brückel

Inhaltsverzeichnis

11.1 Epidemiologie 155
11.2 Pathophysiologie der gestörten Glukosetoleranz im Alter 155
11.3 Prävention 156
11.4 Symptomatik 157
11.5 Diagnose 157
11.6 Folgeproblem des Diabetes mellitus 158
11.6.1 Sozio-ökonomischer Aspekt 158
11.6.2 Makrovaskuläre Erkrankungen 158
11.6.3 Mikrovaskuläre Erkrankungen 158
11.6.4 Diabetischer Fuß und Amputationen 158
11.6.5 Diabetes und kognitive Funktion 159
11.6.6 Akute Stoffwechselentgleisungen 159
11.7 Spezielle Therapieprobleme bei Diabetes mellitus im Alter 160
11.8 Therapieziele 160
11.8.1 Praktische Anhaltspunkte 161
11.9 Therapie 161
11.9.1 Schulung 162
11.9.2 Körperliche Aktivität 162
11.9.3 Diabeteskost 162
11.9.4 Medikamentöse Therapie 162
11.10 Hilfsmittel 165
11.11 Monitoring 165
11.12 Andere Risikofaktoren 165
Literatur 166

Übersicht

In Westeuropa sind Diabetiker zu mehr als der Hälfte in einem Altersbereich, der in aller Regel mit einer beendeten aktiven beruflichen Tätigkeit einhergeht. Angesichts der demographischen Entwicklung ist davon auszugehen, dass die gesundheitspolitische Bedeutung des Diabetes im Alter und die daraus folgenden wirtschaftlichen Konsequenzen für die Gesellschaft noch weiter zunehmen werden. Mit steigendem biologischen Alter ergeben sich eine Reihe von spezifischen Problemen, auf die im Folgenden hier eingegangen werden soll.

Ältere Diabetiker stellen ein inhomogenes Kollektiv mit einer teilweise sehr unterschiedlichen Ausgangsituation dar. Es kann ein Typ 1-Diabetes (früher insulin-dependent diabetes mellitus, IDDM) oder ein Typ 2-Diabetes (früher non-insulin-dependent diabetes mellitus, NIDDM) vorliegen. Der Anteil der Patienten mit Diabetes mellitus Typ 1 liegt in der Gruppe der über 65-Jährigen bei maximal 5% (Laakso u. Pyörälä 1985). Im Folgenden wird daher der Diabetes mellitus bei alten Menschen weitgehend mit einem Diabetes mellitus Typ 2 gleichgesetzt. Zum anderen sprechen wir von älteren Patienten, bei denen erstmalig ein Diabetes festgestellt wird, aber auch von Patienten, die schon seit einem unterschiedlich langen Zeitraum unter dieser Stoffwechselerkrankung und möglichen Folge- und Begleiterkrankungen leiden. Der Diabetes mellitus hat erheblichen Einfluss auf die Zunahme von Morbidität und Mortalität im höheren Lebensalter, und er kann sich sowohl bei bis dahin gesunden Menschen, aber auch bei bereits anderweitig chronisch Kranken entwickeln. Es sollen hier die wichtigsten Informationen zur Epidemiologie, den klinischen Spezifika und dem therapeutischen Umgang mit dem Problemkomplex Diabetes mellitus beim älteren Menschen aufgezeigt werden. Aber insbesondere die Festlegung der therapeutischen Ziele und die entsprechenden Schritte zu deren Verwirklichung sind gerade beim alten Menschen in hohem Maße individuell auszurichten.

11.1 Epidemiologie

Es liegen keine exakten Daten zur aktuellen Prävalenz und Inzidenz des Diabetes mellitus in Deutschland bzw. Westeuropa vor. Daten aus anderen Ländern zeigen eine ausgeprägte Variabilität sowohl aufgrund einer unterschiedlichen ethnischen Zusammensetzung der Populationen als auch aufgrund differierender Umweltfaktoren wie Lebensstandard, Lebensstil und Ernährung.

Die Häufigkeit der gestörten Glukosetoleranz (IGT) und des Diabetes mellitus nimmt mit dem Alter zu (Harris 1989, Harris et al. 1987), wobei in den einzelnen Altersgruppen die Prävalenz bei Männern in der Regel höher als bei Frauen ist. Die Gesamtprävalenz eines Diabetes ist in Gesellschaften mit einem hohem Anteil alter Menschen wie in den westlichen Industriestaaten besonders hoch. Gesellschaften mit der höchsten IGT-Prävalenz zeigen auch die stärksten Anstiege der Diabetes-Inzidenz mit zunehmendem Alter (King u. Rewers 1993; Abb. 11.1).

Die Häufigkeit eines Diabetes mellitus Typ 2 in den höheren Altersgruppen nimmt auch im zeitlichen Verlauf ständig zu, möglicherweise aufgrund der zunehmenden Prävalenz der Adipositas in der Bevölkerung. Dieser Trend ist in Westeuropa im Vergleich zu anderen Populationen allerdings weniger ausgeprägt. Neben der familiären Disposition und eingeschränkter körperlicher Aktivität ist die Adipositas wie in jüngeren Altersgruppen ein entscheidender Risikofaktor (Mykkanen et al. 1990; Gurwitz et al. 1994).

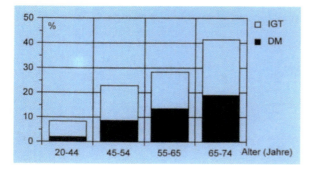

Abb. 11.1. Prävalenz von Diabetes mellitus (DM) und gestörter Glukosetoleranz (IGT) in Abhängigkeit vom Alter in der NHANES II-study (Second National Health and Nutrition Examination Survey) bei 15.000 US-Amerikanern. (Nach Harris et al. 1987)

Schätzungen für Deutschland

In Deutschland wird von ca. 4 Mio. Diabetikern ausgegangen (Bruns 1996), wobei dieser Schätzung keine exakten epidemiologischen Daten zugrunde liegen. Anhand von Krankenkassendaten ergab sich eine geschätzte Gesamtprävalenz des Diabetes mellitus in Deutschland von 4,8% (Hauner et al. 1992). Möglicherweise sind diese Zahlen deutlich zu niedrig. In einer neueren epidemiologischen Untersuchung wurde in der Altersgruppe von 18- bis 70-Jährigen eine Diabetesprävalenz von 8,2% ermittelt (Palitzsch et al. 1999). Die Diabeteshäufigkeit steigt nach dem 50. Lebensjahr deutlich an und ca. zwei Drittel der Diabetiker sind über 60 Jahre alt. Die maximale Diabetesprävalenz liegt etwa um das 70. Lebensjahr. In einer neuen Untersuchung fand sich in der Altersgruppe von 61–70 Jahren eine Prävalenz von 23,5% mit einem deutlichen Überwiegen in der männlichen Bevölkerung (28,7% vs. 18,3%; Palitzsch et al. 1999). In jedem Falle muss davon ausgegangen werden, dass in den Altersgruppen der 60- bis 70- bzw. 70- bis 80-Jährigen jeweils ein Bestand von über 1 Mio. und bei den über 80-Jährigen in Deutschland ein Bestand von 0,5–1,0 Mio. Diabetikern vorliegt. Es wird geschätzt, dass mehr als 200.000 Personen aus der Altersgruppe der über 60-Jährigen pro Jahr neu an einem Diabetes mellitus erkranken.

Aufgrund der epidemiologischen Daten müssen Personen >60 Jahre per se als Hochrisiko-Gruppe für die Entwicklung bzw. das Vorliegen eines Diabetes mellitus Typ 2 angesehen werden. Aus den meisten epidemiologischen Studien ist zu folgern, dass unabhängig von der Altersgruppe in ca. der Hälfte der Fälle die Diagnose zum Zeitpunkt des Screenings nicht bekannt war. So wird bei US-Bürgern über 50 Jahre von einer Prävalenz eines undiagnostizierten Typ 2-Diabetes von 10–20% ausgegangen (Harris 1993). Wenn dies auch in Westeuropa etwas geringer einzuschätzen ist, sollte in einem gegebenen Kollektiv pro diagnostiziertem Diabetiker mit einem weiteren Betroffenen gerechnet werden.

11.2 Pathophysiologie der gestörten Glukosetoleranz im Alter

Eine gestörte Glukosetoleranz (IGT) bedeutet ein erhöhtes Risiko für die Entwicklung eines Diabetes mellitus. Die IGT stellt eine Vorstufe in dem metabolischen Prozess dar, der zu einem Diabetes mellitus Typ 2 führt, wobei diese Weiterentwicklung nicht obligat ist. Hiervon abzugrenzen ist die Entwicklung einer gestörten Glukosetoleranz beim alten Menschen, die als ein häufiger physiologischer Prozess angesehen wird. Mit zunehmendem Alter ist ein langsames, aber signifikantes Ansteigen des Glykämieniveaus zu verzeichnen. Durchschnittlich steigt der Nüchternblutzuckerwert pro Dekade um 1 mg/dl und der 2-h-Wert in der 75 g-oGTT um 6–13 mg/dl (Davidson 1979). Physiologischerweise ergeben sich altersbedingte Veränderungen der Körperzusammensetzung mit Abnahme der fettfreien Körpermasse (lean body mass), Zunahme der Fettgewebemasse und Abnahme von Protein-/Muskelzellmasse und des Anteils des Gesamtkörperwassers. Abnahme des Energiebedarfs durch Sinken des Grundumsatzes einerseits und Abnahme der körperlichen Aktivität andererseits bilden die Basis für Depotfettbildung und Adipositasentwicklung bei einer nicht parallel in gleichem Maße eingeschränkten Energiezufuhr.

Die Mechanismen der IGT-Entwicklung im Alter sind vielschichtig. Vielfach wird eine zunehmende Einschränkung der ersten schnellen Phase der Insulinfreisetzung berichtet. Den relevantesten Faktor stellt hier aber wohl eine zunehmende Insulinresistenz dar, die vorrangig die muskuläre Glukoseaufnahme betrifft (Chen 1985; Jackson 1990).

Aus den zuvor aufgeführten Mechanismen wird verständlich, dass bei Vorliegen einer gestörten Glukosetoleranz des alten Menschen typischerweise zunächst ein nur gering erhöhtes Nüchternblutzuckerniveau vorliegt bei verstärkten und prolongierten postprandialen Blutzuckeranstiegen in Verbindung mit einer ebenfalls prolongierten reaktiven Hyperinsulinämie. Inwieweit diese Veränderungen bereits eine Erhöhung des Risikos makrovaskulärer Komplikationen, d. h. insbesondere von KHK und Schlaganfall bedeuten, ist noch nicht ausreichend geklärt (Fuller et al. 1983). In jedem Falle bedeutet das Vorliegen einer altersassoziierten IGT für die Betroffenen eine gesteigerte Empfindlichkeit gegenüber anderen diabetogenen Faktoren. Eine Vielzahl von Medikamenten hat diabetogene Effekte. Hier sind besonders Wirkstoffgruppen wie Diuretika, Antihypertensiva, Psychopharmaka und Antiarrhythmika zu nennen, die zu den bei älteren Menschen am häufigsten verschriebenen Medikamenten gehören.

Bei einem Teil der alten Menschen, insbesondere mit Vorliegen der oben genannten Risikofaktoren, manifestiert sich ein Diabetes mellitus. Auf der Basis einer IGT kann der β-Zell-Defekt dazu führen, dass die für die Überwindung der zunehmenden Insulinresistenz erforderliche Hyperinsulinämie nicht mehr aufrecht erhalten werden kann und eine Hyperglykämie resultiert (Pacini et al. 1990), die über die Glukosetoxizität zur weiteren Dekompensation des Stoffwechsels führt. Beim manifestem Diabetes mellitus des alten Menschen scheint diese zunehmende Defizienz der endogenen Insulinsekretion den relevantesten Faktor darzustellen.

11.3
Prävention

Grundsätzlich besteht ein großes Potential für die Primärprävention eines Typ 2-Diabetes. Daten großangelegter Interventionsstudien, die den Erfolg präventiver Strategien im Hinblick auf klinisch relevante Endpunkte belegen, liegen allerdings kaum vor. Bei familiärer Belastung mit einem Diabetes mellitus Typ 2, Vorliegen anderer Risikofaktoren oder bereits bestehender IGT sollte dennoch versucht werden, präventive Maßnahmen umzusetzen.

Empfohlen wird eine Kost mit ausreichendem Kohlenhydratgehalt und Fettbeschränkung. Der Energiegehalt der Kost sollte angemessen sein, d. h. die Entstehung von Übergewicht vermeiden oder bei bestehendem Übergewicht eine langsame Gewichtsreduktion ermöglichen. Ein positiver Zusammenhang zwischen Adipositas und niedriger körperlicher Aktivität mit der Entwicklung eines behandlungsbedürftigen Diabetes mellitus im Alter kann als belegt gelten (Gurwitz et al. 1994).

Ein weiterer Ansatzpunkt ist die körperliche Aktivität. Prospektive Studien, in denen der Effekt körperlicher/sportlicher Aktivität auf die Diabetes mellitus Typ 2-Inzidenz über mehrere Jahre verfolgt wurde, zeigen ein um ca. ein Drittel reduziertes relatives Risiko (Manson et al. 1991, 1992). Bereits im letzten Abschnitt wurde auf die diabetogene Wirkung von vielen Medikamenten hingewiesen. Dies gilt in besonderem Maße für Diuretika insbesondere bei diuretika-induzierter Hypokaliämie. Grundsätzlich sollte daher beim alten Menschen jegliche Medikation bezüglich der Indikationsstellung und möglicher diabetogener Effekte hinterfragt werden. Maßnahmen der Primärprävention werden im Folgenden zusammengefasst.

> **Primärprävention des Diabetes mellitus Typ 2**
> 1. diätetisch
>   - Gewichtskontrolle
>   - Kostzusammensetzung
> 2. körperliche Aktivität
> 3. Vermeidung diabetogener Medikationen

11.4 Symptomatik

Die klinische Symptomatik eines Diabetes mellitus Typ 2 ist häufig unspezifisch. Wie bereits in jüngeren Altersgruppen erfolgt die Diabetesdiagnose nicht selten mehr oder weniger zufällig oder auch erst anhand bei Diagnosestellung bereits vorhandener Folgeerkrankungen der chronischen Hyperglykämie wie z. B. diabetischen Augenhintergrundsveränderungen (United Kingdom Prospective Diabetes Study Group 1988). Der Beginn der Erkrankung ist zeitlich nicht festzulegen, und von einer prädiagnostischen Vorlaufzeit von mehreren Jahren ist auszugehen (Harris et al. 1992).

Bei älteren Menschen ist besondere ärztliche Aufmerksamkeit in Bezug auf die Möglichkeit einer Glukosestoffwechselstörung erforderlich. In dieser Altersgruppe sind oligosymptomatische und unspezifische Präsentationsformen besonders häufig und Krankheitssymptome können als zunehmende, altersbedingte Defizite fehlinterpretiert werden. Bei einer im Alter ansteigenden Nierenschwelle für die Glukosurie sind Polydipsie und Polyurie seltener.

In Kollektiven alter Menschen hatten Diabetiker zwar mehr Beschwerden und eine negativere Einschätzung der eigenen Gesundheit als die stoffwechselgesunden Kontrollpersonen (Stewart et al. 1989), aber es scheint nicht möglich zu sein, undiagnostizierte Diabetiker in einer Population älterer Menschen auf der Basis von Symptomen oder der subjektiven Gesundheitseinstufung zu erfassen (Hiltunen et al. 1996).

11.5 Diagnose

Die Diagnose eines Diabetes mellitus ist formal zu stellen, wenn bestimmte Grenzwerte der Glykämie überschritten werden – vgl. Kap. 1 (The Expert Committee on the Diagnosis and Classification of Diabetes Mellitus 1997). Diese Kriterien sind altersunabhängig definiert. Bei Verdacht auf einen Diabetes mellitus sollten vorwiegend Nüchternblutzucker-Messungen durchgeführt werden. Der 2-h-Wert in der oGTT ist sehr viel stärker altersabhängig als der Nüchternblutzucker (Wahl et al. 1998). Daher wird der orale Glukose-Toleranz-Test kaum noch eingesetzt und hat in der geriatrischen Medizin keinen Stellenwert.

Aus pragmatischen Gesichtspunkten sollten die diagnostischen Bemühungen vor allem darauf ausgelegt sein, unter alten Menschen die manifest diabetischen, therapiebedürftigen Patienten zu erfassen. Diese Behandlungsindikation der Glukosetoleranzstörung eines alten Menschen wird bei Nüchternblutzuckerwerten < 140 mg/dl (< 7,8 mmol/l) als nicht gesichert betrachtet (Porte u. Kahn 1990).

> **Übersicht über die Typ 2-Diabetes-Symptomatik**
> - Typische Symptome der chronischen Hyperglykämie
>   - Polyurie, Polydipsie, Gewichtsverlust
> - Unspezifische, oft fehlgedeutete Symptome der Hyperglykämie
>   - Schwäche, Müdigkeit, Schlafstörungen
>   - nachlassende Leistungsfähigkeit
>   - Depression, nachlassende kognitive Fähigkeiten
>   - Sehstörungen, Katarakt
>   - Infektionen (insbesondere Harnwegsinfekte)
>   - Inkontinenz
>   - Wundheilungsstörungen
> - Symptome von Folgeerkrankungen (mikro- und makrovaskulär)
>   - Neuropathie
>   - Retinopathie
>   - Nephropathie
>   - Nerven-Engpass-Syndrome
>   - diabetisches Fuß-Syndrom
>   - Hypertonie, KHK, Myokardinfarkt
>   - AVK, Perfusionsstörungen, Apoplex
> - Symptome der hyperglykämischen Stoffwechselentgleisung
>   - Verwirrtheitszustände, Bewusstseinstrübung
>   - diabetisches Koma (hyperosmolar)

11.6
Folgeproblem des Diabetes mellitus

11.6.1
Sozio-ökonomischer Aspekt

Ältere Patienten mit Diabetes werden durchschnittlich 2- bis 3-mal häufiger hospitalisiert als gleichaltrige Nicht-Diabetiker bei durchschnittlich längerer Krankenhausaufenthaltsdauer. Ein Großteil dieser Krankenhausaufenthalte ist nicht direkt diabetesbedingt und es wird geschätzt, dass diese Kosten die für die Behandlung diabetischer Folgeerkrankungen entstehenden Kosten nochmals um das Doppelte übersteigen (Ray et al. 1996).

11.6.2
Makrovaskuläre Erkrankungen

Makrovaskuläre arteriosklerotische Erkrankungen treten bei einem Diabetes mellitus Typ 2 früher, häufiger und ausgeprägter auf, werden aber bisher per definitionem nicht wie die mikrovaskulären Erkrankungen als klassische Folgekomplikationen des Diabetes angesehen. Viele Gewebeeffekte eines Diabetes mellitus, insbesondere im Bereich der Basalmembranen und Gefäße, können als diabetesassoziierte Akzeleration von Alternsprozessen betrachtet werden. Bei einem großen Teil der Patienten, insbesondere bei Erkrankungsbeginn im mittlerem Lebensalter, ist der Diabetes mellitus Typ 2 primär ein Syndrom verknüpft mit Adipositas, Hypertonie und Dyslipidämie (metabolisches Syndrom, deadly quartet, Syndrom X; Kaplan 1989). Der erhebliche Beitrag des Typ 2-Diabetes bzw. des metabolischen Syndroms zur kardiovaskulären Morbidität und Mortalität ist epidemiologisch klar belegt.

Die Gesamtmortalität alter Diabetespatienten in Relation zu einem nicht-diabetischen Vergleichskollektiv ist 2- bis 5fach erhöht (Croxson et al. 1994), wobei kardiovaskuläre Erkrankungen in 70% die führende Todesursache darstellen (Harris 1990). Mortalität an koronarer Herzerkrankung (Panzram 1987; Haffner et al. 1993; Meigs et al. 1997) und Schlaganfall (Biller u. Love 1993; Lehto et al. 1996; Tuomilehto et al. 1996) sind bei Typ 2-Diabetes um den Faktor 2- bis 5-mal häufiger. Frauen mit Typ 2-Diabetes zeigen hierbei jeweils ein höheres Risiko und postmenopausal ist der ansonsten vasoprotektive Effekt von Östrogenen durch den Diabetes aufgehoben. Diabetesdauer und Grad der Hyperglykämie zeigen hierbei keine klare Korrelation zur kardiovaskulären Mortalität. Bei Vorliegen eines Diabetes mellitus Typ 2 bei alten Menschen sind ein erhöhter HbA1c und die Diabetesdauer aber positive Prädiktoren für Infarktereignisse (Kuustisto et al. 1994a) und Schlaganfälle (Kuustisto et al. 1994b). Myokardinfarkte bei Diabetes mellitus sind häufiger stumm oder mit atypischer Präsentation, es liegt häufiger eine diffuse Mehrgefäßerkrankung vor und die Prognose ist im Vergleich zu einem nicht-diabetischen Kollektiv deutlich schlechter. Für Myokardinfarkt und Schlaganfall besteht bei Diabetes somit der doppelte Nachteil des erhöhten Risikos zusammen mit einer höheren Komplikationsrate und ungünstigerer Prognose. Die Prävalenz einer peripheren AVK ist bei Diabetes mellitus Typ 2 um den Faktor 5–10 erhöht. Mit zunehmendem Alter steigt die Wahrscheinlichkeit, dass bei Diagnose eines Diabetes mellitus bereits eine KHK oder arteriosklerotische Erkrankungen anderer Gefäßgebiete vorliegen.

11.6.3
Mikrovaskuläre Erkrankungen

Die klassischen Komplikationen einer diabetischen Mikroangiopathie (Retinopathie, Nephropathie und Neuropathie) mit ihren klinischen Folgen sind auch bei alten Menschen häufig. Das individuelle Risiko, das sich aus einer dieser Folgeerkrankungen eine manifeste Einschränkung der Lebensqualität ergibt – mit den Extremkonsequenzen Erblindung, Dialyse, Schmerzen und Amputation – ist sehr wahrscheinlich von Diabetesdauer und Stoffwechseleinstellung abhängig. Auch in Hinblick auf die meist unbekannte prädiagnostische Vorlaufzeit der Erkrankung lassen sich zumindest bei Diabetesdiagnose vor dem 70. Lebensjahr und einer nicht anderweitig stark limitierten Prognose hieraus gute Argumente für therapeutische Bemühungen um eine befriedigende Kontrolle des Glukosestoffwechsels ableiten. In der UKPDS, in der Patienten mit einem neu diagnostizierten Diabetes mellitus Typ 2 im Alter bis maximal 65 Jahren aufgenommen wurden, konnte ein Benefit durch ein aktives therapeutisches Vorgehen bezüglich mikrovaskulärer Endpunkte gezeigt werden (UKPDS 1998). Entsprechend dimensionierte Untersuchungen zu höheren Altersgruppen liegen nicht vor.

11.6.4
Diabetischer Fuß und Amputationen

Das diabetische Fußsyndrom (s. Kap. 16) nimmt pathogenetisch eine Zwischenstellung ein. Im Einzelfall kann eine schwere Neuropathie oder aber eine periphere AVK im Vordergrund stehen, häufig aber die Kombination beider Erkrankungen. Ungenügende oder falsche Fußpflege, inadäquate Schulung, vermeidbare Verletzungen und deren zu späte oder inadäquate Versorgung sowie mangelnde ärztliche Erfahrung im Umgang mit dem diabetische Fuß führen gehäuft zu Amputationen. Es wird angenommen, dass 75–80% der Amputationen an den unteren Extremitäten in Deutschland Diabetiker betreffen. Das absolute Amputationsrisiko steigt mit dem Alter. Bei einer Erhebung von Trautner et al. ergab sich für männliche Diabetiker im Vergleich zur nicht-diabetischen Bevölkerung eine Erhöhung des relativen Risikos für Amputationen an der unteren Extremität um den Faktor 16 (Altersgruppe 60–79 Jahre) bzw. 13 (> 80 Jahre; Trautner et al. 1996). Die Prognose ist hierbei insgesamt schlecht. Binnen 3 Jahren nach Majoramputation ist von einer Mortalität in der Größenordnung von 50% auszugehen (Reiber et al. 1992). Neben einer Aufklärung der Patienten in Verbindung mit einer Schulung über eine geeignete Fußpflege sollte die regelmäßige Inspektion der Füße eines Diabetikers insbesondere in höheren Altersgruppen eine Selbstverständlichkeit sein. Durch eine simple klinische Untersuchung mit Inspektion, Palpation der Fußpulse und Erhebung von Vibrations- und Berührungsempfindung mit einfachen Instrumenten wie Stimmgabel und Filament können Hochrisikopatienten erkannt und protektive Maßnahmen ergriffen werden.

11.6.5
Diabetes und kognitive Funktion

Insgesamt ist der Informationsstand diesbezüglich noch nicht eindeutig. Es bestehen Hinweise, dass ältere Patienten mit Diabetes mellitus, möglicherweise bereits bei gestörter Glukosetoleranz (Croxson u. Jagger 1995; Kalmijn et al. 1995; Helkala et al. 1995; Vanhanen et al. 1998), im Vergleich zu einem altersentsprechenden Kollektiv eine stärkere Einschränkung kognitiver Funktionen aufweisen bzw. häufiger unter depressiven Verstimmungen leiden (Amato et al. 1996; Gavard et al. 1993). Insbesondere bei vaskulären Formen der Demenz ist ein Zusammenhang zu einem Diabetes wahrscheinlich (Ott et al. 1996), aber auch eine Relation zwischen Glykämie und Klinik eines Morbus Alzheimer wird diskutiert (Ott et al. 1996; Messier u. Gagnon 1996). In neuropsychologischen Testverfahren konnte durch die Optimierung der Blutzuckereinstellung bei betagten Diabetes-Patienten auch eine Verbesserung kognitiver Funktionen erreicht werden (Meneilly et al. 1993; Gradman et al. 1993). Ein Zusammenhang zwischen Stoffwechseleinstellung bzw. HbA1c und kognitiver Funktion kann aber nicht regelhaft nachgewiesen werden (Worrall et al. 1996).

11.6.6
Akute Stoffwechselentgleisungen

Akute hyper- und hypoglykämische Stoffwechselentgleisungen sind mit Verschiebungen im Flüssigkeits-, Elektrolyt- und Säure-Basen-Haushalt sowie einer Störung von Kreislauf- und Blutdruckregulation verbunden. Demgegenüber steht eine altersassoziierte Verringerung der kardiovaskulären, pulmonalen, renalen, hepatischen und zerebralen Reservekapazität. Dies bedeutet, dass alte Menschen gegenüber akuten Stoffwechselentgleisungen eine geringere Toleranz haben, die sich in einer mit zunehmendem Alter deutlich ansteigenden Mortalität derartiger Situationen manifestiert.

11.6.6.1
Hyperglykämische Stoffwechselentgleisung

In aller Regel handelt es sich bei hyperglykämischen Stoffwechselentgleisungen alter Menschen um ein hyperosmolares diabetisches Koma. Ketoazidosen sind selten und treten vorwiegend nur bei Patienten mit Diabetes mellitus Typ 1 bzw. hochgradigem Insulinmangel auf. Die meisten Fälle hyperosmolarer diabetischer Komata treten in der Gruppe der älteren Diabetiker auf. Die Mortalität dieser Stoffwechseldekompensation ist hoch (20–40%) und durch die hohe Rate an Komplikationen und die Komorbidität insbesondere von seiten kardiovaskulärer Erkrankungen bedingt (Carroll u. Matz 1983; Lorber 1995). Bei einem Teil der Betroffenen handelt es sich um einen bisher nicht diagnostizierten Diabetes mellitus Typ 2. Im geriatrischen Krankengut kann dabei die typische Symptomatik mit Polyurie und Polydipsie weitgehend fehlen und die zunehmende Einschränkung zerebraler Funktionen klinisch im Vordergrund stehen (Cahill 1983). Angesichts des breiten differentialdiagnostischen Spektrums akuter Verwirrungszustände kommt der sofortigen Blutzuckerbestimmung in derartigen Situationen besondere Bedeutung zu. Häufig liegen präzipitierende Faktoren wie eine schwere Infektion, Glukokortikoidgaben oder kardio- bzw. zerbrovaskuläre Ereignisse vor, die zu der hohen Mortalität beitragen. Im Rahmen von Ischämieereignissen sollte insbesondere in Verbindung mit einer vorherigen Medikation mit Biguaniden auch an eine Laktatazidose gedacht werden. Die Behandlung unterscheidet sich zwar nicht grundlegend von der jüngerer Patienten, erfordert aber größere Vorsicht. Die Volumenzufuhr muss unter engmaschigem Monitoring des zentralvenösen Drucks bzw. der kardialen Situation erfolgen. Die ausgeprägten Elektrolytverschiebungen bergen eine erhebliche Gefahr der Induktion eines akuten hirnorganischen Psychosyndroms. Insgesamt sollte die Senkung der Blutzuckerwerte bzw. die Glykämienormalisierung daher langsamer durchgeführt werden als beim jüngeren Patienten.

11.6.6.2
Hypoglykämien

Alte Menschen sind durch Hypoglykämien grundsätzlich stärker gefährdet. Im Vergleich zu Jüngeren ist die Freisetzung der meisten gegenregulatorischen Hormone als Schutzmechanismus vor schweren Hypoglykämien eingeschränkt. Auch bei Nicht-Diabetikern ist im Alter die Wahrnehmung autonomer Symptome in Reaktion auf eine Hypoglykämie durch eine verringerte β-adrenerge Sensitivität eingeschränkt (Rowe u. Troen 1980; Ortiz-Alonso et al. 1994; Mattyka et al 1997). Die Herz-Kreislauf-Funktion und die zerebrale Situation sind durch Hypoglykämien in einem höheren Maße bedroht. Die Mortalität und Folgemorbidität von schweren Hypoglykämien, die zur Krankenhausaufnahme führen, ist daher beträchtlich (Marker et al. 1992).

11.7
Spezielle Therapieprobleme bei Diabetes mellitus im Alter

Bei der Betreuung eines alten Menschen mit Diabetes mellitus ergeben sich oft spezifische Probleme. Der alte Mensch kann durch den Diabetes und andere Erkrankungen in seinem Allgemeinzustand, seiner Mobilität, in der Sehkraft, aber auch in der kognitiven und psychischen Funktion eingeschränkt sein. Im Assessment müssen die individuell bestehenden mentalen und funktionellen Defizite erfasst werden. Häufiger als in anderen Altersgruppen besteht ein schlechter Ernährungszustand und eine regelmäßige, qualitativ und quantitativ adäquate Nahrungsaufnahme ist oft kaum sicherzustellen. In Verbindung mit einer unzuverlässigen Nahrungszufuhr besteht bei unsicherer Compliance bezüglich der Medikamenteneinnahme und unzureichender Stoffwechselüberwachung ein erheblich gesteigertes Risiko für hyper- und hypoglykämische Stoffwechselentgleisungen. Die Patienten dieser Altersgruppe befinden sich häufiger in einer materiell oder sozial problematischen Situation mit einer erhöhten Prävalenz depressiver Verstimmungen (Holvey 1986). Auch Einschränkungen anderer Organfunktionen (kardial, zerebral, renal, hepatisch,...) müssen ebenso wie die anderweitig erforderliche Medikation und deren Wechselwirkungen in die Überlegungen miteinbezogen werden. Bei einem labileren Volumenhaushalt des alten Menschen können vor allem im Sommer rascher Dehydratationszustände auftreten mit der Gefahr der akuten Verschlechterung von Stoffwechsel und von kognitiver und vor allem renaler Funktion, mit der entsprechenden Konsequenz der Veränderung der medikamentösen Effekte (z. B. Sulfonylharnstoffe).

Hierdurch ergeben sich mit zunehmender Multimorbidität praktische Probleme in der Umsetzung aller therapeutischer Maßnahmen und ein erhöhtes Hypoglykämierisiko.

11.8
Therapieziele

Ein sinnvoll definiertes, individuelles Therapieziel ist die Voraussetzung für eine adäquate Behandlung. Therapieziele können z. B. bestehen aus einer Kontrolle der Glykämie in einem festzulegenden Bereich, Symptomfreiheit, Beschwerdemilderung, Vermeidung von Folgeerkrankungen, Hospitalisierung, hyper- und hypoglykämischen Stoffwechselentgleisungen und einer Verbesserung der Lebensqualität bzw. psychosozialer Aspekte. Individuell wird es aber sehr unterschiedlich sein, welche dieser Ziele mit Aussicht auf Erfolg angestrebt werden können und nach welcher Hierarchie dies geschehen sollte.

Entscheidend für Mortalität und Morbidität sind vor allem die makrovaskulären Veränderungen (v. a. kardio- und zerebrovaskulär). Diese Veränderungen sind häufig präexistent und eine positive Beeinflussung durch eine intensivere Diabetesbehandlung ist bei Betagten nicht gesichert. Es muss davon ausgegangen werden, dass durch eine Verbesserung der Glukosestoffwechsellage bei Patienten über 70-75 Jahre keine signifikante Verbesserung der Lebenserwartung mehr zu erreichen ist (Panzram 1987). Die Verhinderung mikrovaskulärer Folgeerkrankungen durch eine nahe normoglykämische Blutzuckersteuerung ist ein Ansatz, dessen Übertragbarkeit auf den Typ 2-Diabetes älterer Menschen wahrscheinlich, aber nicht gesichert ist. Diabetische mikrovaskuläre Folgeerkrankungen können sich zwar durchaus in einem die Lebensqualität in relevanter Weise beeinträchtigendem Maße innerhalb von 5–10 Jahren ab Diagnose manifestieren. Bei einer Diabetesmanifestation in hohem Lebensalter (>75) ist aber aufgrund der eingeschränkten Lebenserwartung häufig davon auszugehen, dass dies nicht mehr zu einer manifesten Beeinträchtigung des Betroffenen führt. Andererseits ist ein konservatives Management mit Beschränkung auf die Minimalziele fragwürdig, wenn sich zeigt, dass durch eine gut umsetzbare Therapieintensivierung eine Optimierung der Blutzuckersteuerung unproblematisch möglich ist. Ein maximaler Therapieansatz im Sinne einer nahen normoglykämischen Blutzuckerkontrolle analog zum jungen Typ 1-Diabetiker ist demnach durch die Datenlage nicht gesichert, sollte aber bei einem biologisch jüngeren, aktiven alten Menschen erwogen werden, der bisher kaum Einschränkungen erfahren hat und bei dem keine Folgeerkrankungen vorliegen. Mit zunehmender Einschränkung der Prognose, Vorliegen von Folgeerkrankungen und Komorbidität müssen Abstriche gemacht werden bis hin zu Patienten, bei denen sich die Behandlung auf die Vermeidung schwerer, akuter Stoffwechselentgleisungen beschränken muss.

Eine straffe Blutzuckereinstellung ist bei durch Hypoglykämien gefährdeten Patienten kontraindiziert. Dies ist bei fehlender Hypoglykämiewahrnehmung und autonomer Neuropathie anzunehmen. Bei aktivem Alkoholabusus ist die Glukoneogenese eingeschränkt und keine regelmäßige Kohlenhydratzufuhr gewährleistet. Ebenso ungeeignet sind Patienten mit einem zirrhotischen Umbau der Leber oder Niereninsuffizienz. Hier sind ein gestörter Metabolismus antidiabetischer Medikationen, Einschränkungen der Glukoneogenese und eine Verlängerung der Halbwertszeit exogenen wie endogenen Insulins zu bedenken. Eine antidiabetische Medikation ist mit äußerster Vorsicht zu handhaben bei dementiellen Erkrankungen bzw. kognitiven Einschränkungen, die mit der Fähigkeit des Patienten interferieren, auf Hypoglykämieanzeichen in adäquater Weise zu reagieren.

11.8.1
Praktische Anhaltspunkte

Von klinischen Symptomen der Hyperglykämie ist bei Nüchternblutzuckerwerten über 180–235 mg/dl (10–13 mmol/l) auszugehen. Das heißt, das Behandlungsziel sollte minimal darin bestehen, Nüchternwerte unter 180–220 mg/dl zu erreichen. Eine darüber hinausgehende Blutzuckersenkung kann bei vielen Patienten über 80 Jahren nicht angezeigt sein. Wenn dieses Minimalziel ohne relevante Hypoglykämiegefährdung erreicht wird, kann bei den meisten Diabetikern versucht werden, das präprandiale Blutzuckerniveau unter 150 mg/dl abzusenken. Dieses Niveau sollte bei älteren Patienten mit instabilem Stoffwechselverhalten (Diabetes mellitus Typ 1 oder Diabetes mellitus Typ 2 mit minimaler Restsekretion) oder bei fehlender Hypoglykämiewahrnehmung nicht unterschritten werden. Bei allen anderen Patienten, die dies ohne relevante Hypoglykämiegefährdung erreichen, kann eine weitere Absenkung des Nüchternblutzuckerniveaus auf Werte um 100–120 mg/dl und eine Beschränkung der postprandialen BZ-Anstiege auf <200 mg/dl angestrebt werden. Bei einem erheblichen Teil der über 70-Jährigen ist dies allerdings nicht realistisch.

> **Festlegung des individuellen Therapieziels**
>
> Ein Therapieziel kann nur sinnvoll und erfolgreich sein und erreicht werden, wenn die folgenden Aspekte berücksichtigt werden:
> – die individuelle Gesamtsituation,
> – die Wünsche des Betroffenen,
> – die Möglichkeiten und Fähigkeiten des Betroffenen,
> – die Realisierbarkeit,
> – die Nutzen/Risiko-Relation,
> – die Auswirkungen auf die individuelle Lebensqualität.

11.9 Therapie

Das chronologische Alter allein ist ein ungeeignetes Kriterium zur Entscheidung über die geeignete Therapieform. Aufgrund der sehr variablen individuellen Alternsentwicklung (inter- wie intraindividuell) kann auch die Therapie nur ebenso individuell gestaltet werden und muss oft Veränderungen der Gesamtsituation rasch angepasst bzw. reevaluiert werden. Die Therapieoptionen bei Diabetes mellitus umfassen die folgenden Maßnahmen.

> **Therapieoptionen bei Diabetes mellitus**
>
> A. *Basismaßnahmen*
> 1. Aufklärung und Schulung
> 2. körperliche Aktivität
> 3. diabetesgeeignete Kost

> B. Pharmakotherapie
> 1. orale Antidiabetika
>   a) α-Glukosidase-Hemmer
>   b) Biguanide
>   c) Sulfonylharnstoffe
>   d) prandiale Glukoseregulatoren
>   e) Insulinsensitizer
> 2. orale Kombinationstherapie
> 3. Kombinationstherapie OAD-Insulin
> 4. Insulin-Monotherapie

11.9.1
Schulung

Ältere Patienten haben seltener Schulungsmaßnahmen erhalten und verfügen über einen geringeren krankheitsbezogenen Kenntnisstand. Wesentliche Schulungsinhalte sind diätetische Instruktionen, Vermeidung von Hypoglykämien und diabetischer Fußläsionen sowie Selbstkontrollmöglichkeiten. Es wurde gezeigt, dass mit einfachen, strukturierten Schulungsprogrammen eine Verbesserung von Compliance und Stoffwechsellage erreicht werden kann (Kronsbein et al. 1988; Gilden et al. 1992). Die Schulungsmaßnahmen sind den individuellen Fähigkeiten und Gegebenheiten anzupassen. Wenn immer möglich sollten die Angehörigen in diese Schulungsmaßnahmen miteinbezogen werden.

11.9.2
Körperliche Aktivität

Empfehlungen zur Steigerung der körperlichen Aktivität sind generell sinnvoll. Bereits regelmäßige Spaziergänge oder gymnastische Übungen können effektiv sein und verbessern zumindest das Allgemeinbefinden. Naturgemäß sind diese Möglichkeiten oft stark limitiert (Skarfors et al. 1987). Begleiterkrankungen und insbesondere kardiale Einschränkungen sind zu beachten. Unter der Voraussetzung einer ausreichenden Mobilität und Compliance sollte in Absprache mit dem behandelnden Arzt, ggf. nach einem Belastungs-EKG, ein individuelles Programm festgelegt werden. Bei Jüngeren kann z. B. eine Assoziation zu Koronarsportgruppen erfolgen.

11.9.3
Diabeteskost

Eine kalorisch adäquate, diabetes-geeignete Kost (s. Kap. 5) stellt bei einem Diabetes mellitus immer die Behandlungsgrundlage dar, ohne die auch eine zusätzliche antidiabetische Medikation bezüglich des Therapieerfolges limitiert ist. Eine ausreichende kalorische Versorgung des älteren Diabetikers ist sicherzustellen, eine kalorische Restriktion ist nur bei Vorliegen von Übergewicht sinnvoll. In der Geriatrie besteht auch bei Diabetikern häufiger eine Malnutrition als ein relevantes Übergewicht.

Ernährungsempfehlungen sollten realistisch und umsetzbar sein, Begleiterkrankungen miteinbeziehen und keine Einbusse an Lebensqualität bedeuten, die in einem ungünstigen Verhältnis zum erreichbaren Therapieeffekt steht. Realistisch bedeutet in diesem Falle neben der praktischen Umsetzbarkeit, dass bei alten Patienten die Gesamtsituation einschließlich der finanziellen und sozialen Gegebenheiten zu berücksichtigen ist. Gegebenenfalls können bezüglich der Ernährung auch Angebote sozialer Dienstleister in Anspruch genommen werden wie z. B. „Essen auf Rädern".

11.9.4
Medikamentöse Therapie

11.9.4.1
Orale Antidiabetika (s. Kap. 10)

α-Glukosidase-Inhibitoren

Dieses Wirkprinzip beeinflusst lediglich die postprandialen Blutzuckeranstiege und hat somit ein begrenztes Potential, das Glykämie-Niveau positiv zu beeinflussen. Der Einsatz von Acarbose kommt als Adjunkt zu einer antidiabetischen Medikation in Frage, wobei Überlegungen zur Kosteneffektivität angebracht sind. Inwieweit sich das Profil gastrointestinaler Nebenwirkungen bei älteren Menschen ausgeprägter darstellt, ist noch nicht hinreichend untersucht. Zurückhaltung bei Obstipationsneigung ist angebracht.

Biguanide

Alter per se ist kein Ausschlusskriterium für die Behandlung mit Biguaniden (Gregorio et al. 1996). Allerdings sind Kontraindikationen für den Einsatz von Metformin bei Kollektiven von Diabetikern aus den obersten Altersgruppen häufig präexistent bzw. es besteht ein erhöhtes Risiko für deren rasche und unerwartete Entwicklung (z. B. Niereninsuffizienz, Ischämien; Sulkin et al. 1997). Der Einsatz von Biguaniden sollte daher nur unter einem entsprechenden Monitoring und mit Zurückhaltung gehandhabt werden und wird von manchen Autoren bei einem Alter > 65 generell nicht empfohlen. Die Empfehlungen bei Vorliegen einer koronaren Herzerkrankung sind nicht klar definiert. Die potentiellen Vorteile einer Metformin-Therapie bei Übergewicht mit vorwiegender Insulinresistenz müssen bei Patienten mit einer KHK individuell gegen das geringe Risiko einer Laktatazidose abgewogen werden. Eine Assoziation von Metformineinnahme und Vitamin B12-Mangel wurde berichtet (Adams et al. 1983).

Sulfonylharnstoffe

Wenn eine diätetische Behandlung allein nicht mehr ausreicht, werden beim älteren Diabetiker am häufigsten Sulfonylharnstoffe (SHS) eingesetzt. Bei einem Großteil der Diabetespatienten aus der Gruppe der alten und sehr alten Menschen steht, nicht mehr wie in jüngeren Kollektiven Übergewicht und Insulinresistenz, sondern der Insulinsekretionsdefekt im Vordergrund. Solange noch keine Insulinpflichtigkeit besteht, bedeuten SHS ein entsprechendes insulinotropes Wirkprinzip. SHS können somit Hypoglykämien induzieren und man geht davon aus, dass ca. 70% aller Hypoglykämieereignisse bei Typ 2-Diabetikern mit Sulfonylharnstoff-Derivaten assoziiert sind (Seltzer 1989). SHS-induzierte, prolongierte Hypoglykämien sind eine potentiell lebensbedrohliche Nebenwirkung. Die meisten dieser schweren, SHS-assoziierten Hypoglykämien treten im Kollektiv der über 70-jährigen Diabetiker auf (UKPDS 1995). Prädisponierende Risikofaktoren sind vor allem hoher Alkoholkonsum, unregelmäßige oder geringe Kohlenhydratzufuhr, Nierenfunktionsstörungen und Arzneimittelinteraktionen. Unter Beachtung dieser Risikofaktoren sind SHS-induzierte Hypoglykämien auch beim betagten Patienten absolut gesehen selten und weniger häufig als unter Insulintherapie. Zu empfehlen ist ein langsamer Dosisaufbau, eine adäquate Überwachung und die Vermeidung von langwirksamen SHS (Glibenclamid). Bei alten Menschen sollten SHS mit kürzerer Halbwertszeit bzw. geringerer Abhängigkeit von der renalen Clearance bevorzugt werden (z. B. Glipizid, Gliclazid, Gliquidon). Das niedrig potente Tolbutamid kann bei guter Insulinsensitivität durchaus noch effektiv eingesetzt werden und birgt ein niedriges Hypoglykämierisiko (Schorr et al. 1996). Trotz der langen Halbwertszeit wird auch für Glimepirid ein geringeres Hypoglykämierisiko insbesondere bei älteren Patienten postuliert. Eine Bestätigung hierfür in ausreichend dimensionierten, kontrollierten Studien steht allerdings noch aus.

Zusammenfassend kann aus der Tatsache, dass SHS seit fast 40 Jahren erfolgreich eingesetzt werden, gefolgert werden, dass diese Substanzgruppe ein relativ sicheres und einfach zu handhabendes blutzuckersenkendes Wirkprinzip darstellt. Ebenso wie mit anderen oralen Antidiabetika wird meist keine Normalisierung der Blutzuckerspiegel erreicht. Probleme durch Einschränkungen von Nieren- und Leberfunktion, Wechselwirkungen mit anderen Medikamenten und die Gefahr SHS-induzierter Hypoglykämie sind zu beachten. Die Datenlage bezüglich der konkreten Vorteile bzw. Risiken in Kollektiven betagter und hochbetagter Diabetiker ist in Anbetracht ihres weit verbreiteten Einsatzes allerdings erstaunlich gering.

Sonstige

Unter Behandlung mit Insulinsensitizern (Thiazolidindione) sind potentiell gefährliche Nebenwirkungen aufgetreten, die in der Verlaufskontrolle besonders beachtet werden müssen (siehe auch Kap. 10).

Eine weitere neue Substanzgruppe sind die prandialen Glukoseregulatoren (Repaglinide). Ausreichende Erfahrungen in der Behandlung von geriatrischen Patienten liegen noch nicht vor.

11.9.4.2
Orale Kombinationstherapie

Die oben genannten oralen Antidiabetika werden häufig miteinander kombiniert. Auf die Kontraindikationen bzw. Einschränkungen vor allem von α-Glukosidase-Inhibitoren und Biguaniden bei älteren Menschen wurde hingewiesen (s. auch Kap. 10). Auch das steigende Risiko von Wechselwirkungen mit anderen Pharmakotherapeutika muss beachtet werden. Generell sollte eine Polypharmakotherapie in der Gruppe der Betagten und Hochbetagten wenn irgend möglich vermieden werden, so dass eine Kombination verschiedener oraler Antidiabetika auch in Hinblick auf die damit verbundenen Kosten zurückhaltend eingesetzt werden sollte.

11.9.4.3
Insulintherapie

Wenn unter Ausschöpfung der Basismaßnahmen und Monotherapie mit SHS das Therapieziel nicht bzw. keine ausreichende Stoffwechselkontrolle erreicht wird, ist meist der Einsatz von Insulin erforderlich. Erfahrungsgemäß ist es nicht sinnvoll, eine Behandlung mit SHS in der jeweiligen Maximaldosierung des Wirkstoffes auszureizen oder diese gar zu überschreiten. Für die hochpotenten SHS neuerer Generation gilt, dass bereits in einer submaximalen Dosierung (z. B. 7 mg Glibenclamid/Tag) 80–90% der therapeutischen Effektivität erreicht ist, und eine weitere Steigerung auf die empfohlene Maximaldosierung nur einen marginalen Effekt hat.

Der Übergang zur Insulingabe wird in der Praxis auch bei eindeutiger Indikation sehr häufig zu lange (oft um viele Jahre) hinausgezögert. Bezüglich einer Insulintherapie bestehen häufig erhebliche angstbeladene Vorbehalte der Patienten, zu deren Entstehung auch Ärzte beitragen können, wenn diese eine Insulintherapie als drohende Konsequenz für diätetisches Fehlverhalten darstellen. Bei entsprechender Indikation sollten mit „Insulin" und „Spritzen" verbundene Ängste aktiv angesprochen und diskutiert werden. Ängste vor Hypoglykämien sind prinzipiell sicher berechtigt, können aber versachlicht und auf ein realistisches Niveau reduziert werden. Eines der häufigsten Gegenargumente von Patientenseite lautet: „Wer einmal Insulin spritzt, kommt nicht mehr davon los". Bei korrekter Indikationsstellung zur Insulintherapie (s. unten) stimmt dies zwar meist, dennoch sollte der Weg zurück bei Patienten mit entsprechenden Ängsten unbedingt als Option in Kombination mit einem Therapieversuch mit Insulin angeboten werden. Bei adäquater Schulung, Versorgung mit geeigneten Hilfsmitteln, Injektionshilfen und persönlicher Betreuung führt der Behandlungsversuch mit Insulin meist zu einer positiven Bewertung der Therapieumstellung. Im Einzelfall kann eine Umstellung von oralen Antidiabetika auf Insulin auch aus sozialen Gründen indiziert sein. Bei zunehmend vereinsamten alten Menschen kann der 1- bis 2-mal tägliche Besuch durch einen Mitarbeiter der Sozialstation einen wertvollen Beitrag leisten.

> **Indikationen zur Insulintherapie**
> 1. Typ 1-Diabetes, Ketoseneigung
> 2. persistierend unzureichende Stoffwechselkontrolle unter Diät und Gabe oraler Antidiabetika; Katabolie-assoziierte Symptome
> 3. ausgeprägte Hyperglykämien, hyperosmolare Stoffwechselentgleisungen
> 4. prä- und perioperativ bei großen Eingriffen
> 5. schwere interkurrente Erkrankungen
> 6. diabetische Folgeerkrankungen wie z. B. schmerzhafte Polyneuropathien oder Ulzera bei einem diabetischen Fuß-Syndrom
> 7. Therapieziel bezüglich anderer Aspekte ohne Einsatz von Insulin nicht erreichbar
> 8. soziale Indikationsbereiche

Kombinationstherapie mit Insulin

Grundsätzlich ist die Kombination mehrerer oraler Antidiabetika mit Insulin denkbar. Im Kontext der geriatrischen Medizin ist hierunter eine Kombinationsbehandlung mit SHS und Insulin zu verstehen. Die Kombination mit Insulin ist ein oft jahrelang gangbarer Weg, mit dem eine akzeptable Stoffwechselkontrolle erzielt werden kann. Nach chronischer Hyperglykämie unter alleiniger oraler Medikation gelingt dies durch die zusätzliche Gabe von Insulin oft mit erstaunlich geringer Dosierung, da unter Blutzuckernormalisierung eine zuvor bestehende Glukosetoxizität aufgehoben und somit auch wieder eine effektive Stimulation der endogenen Insulinrestsekretion möglich werden kann. Die bei einer Kombinationstherapie mit Insulin und SHS benötigten Insulindosen sind in jedem Falle deutlich geringer als unter einer glykämisch isoeffektiven Insulinmonotherapie und die vorliegenden Vergleichsstudien zeigen, dass unter Kombinationsbehandlung mit einer weniger ausgeprägten Gewichtszunahme zu rechnen ist (Johnson et al. 1996). Besonders in der Gruppe der betagten Patienten stellt diese Therapieform eine Alternative für das Langzeitmanagement dar.

In der Kombination von SHS und Insulin können verschiedene Kombinationsvarianten eingesetzt werden. Vergleiche unterschiedlicher Regimes konnten bisher nicht zeigen, dass eine bestimmte Kombinationsform grundsätzlich anderen überlegen ist. Wir bevorzugen die Gabe des SHS in einer submaximalen Dosis (ca. zwei Drittel der maximalen Tagesdosis) am Morgen in Kombination mit einem Basalinsulin vor der Nacht (bedtime-insulin) oder alternativ mit der Gabe eines Mischinsulins vor dem Abendessen (Altanteil 10–30%). Diese Form der Kombinationsbehandlung hat eine gute Akzeptanz und bei Dosisanpassung an die Nüchternblutzuckerwerte ein niedriges Hypoglykämierisiko (Yki-Järvinen et al. 1992).

Monotherapie mit Insulin

Wird eine Intensivierung der Insulintherapie mit 2-mal täglicher Insulingabe erforderlich, kann eine zusätzliche orale antidiabetische Medikation meist beendet werden. Bei insulinbehandelten, alten Menschen sollte versucht werden, mit einem konventionellen, möglichst einfach gestalteten Insulinschema, d. h. der 2-maligen Gabe von NPH- oder Mischinsulinen, ein den individuellen Umständen angepasstes, befriedigendes Resultat zu erzielen.

Wenn das primäre Therapieziel in der weitgehenden Symptomfreiheit und Verhinderung von Stoffwechselentgleisungen besteht, wird die zweimalige Mischinsulingabe in der Regel die maximale Therapiestufe darstellen. Alter per se ist allerdings kein Grund, selektierten Patienten, die entsprechend motiviert und aktiv sind, eine weitere Intensivierung der Insulintherapie (Halter et al. 1993) z. B. im Sinne einer intensivierten konventionellen Insulintherapie mit getrennter Gabe von Alt- und Basalinsulin, multiplen präprandialen Injektionen und variabler Dosisanpassung zu verweigern. Dies wird in der Gruppe der betagten Patienten die seltene Ausnahme bleiben. Bei dem weitaus größten Teil dieser Patienten ist eine derartige Therapieform nicht realistisch umsetzbar und mit einer zu hohen Gefahr an Hypoglykämien verbunden.

11.10
Hilfsmittel

Die Insulinbehandlung alter Menschen ist häufig durch praktische Probleme wie Einschränkungen von Beweglichkeit und manuellen Fertigkeiten (z.B. Arthritiden, Paresen, Tremor), Einschränkungen des Visus, des Hörvermögens, der Compliance oder der kognitiven Fähigkeiten (z.B. Demenz) limitiert, die die selbstständige Insulininjektion erschweren oder unmöglich machen. Dies führt dazu, dass zur Durchführung der Insulintherapie und Blutzuckerkontrolle Drittpersonen wie pflegende Angehörige oder Sozialstationen in Anspruch genommen werden müssen. Bei anderweitig noch weitgehend selbstständigen oder/und allein lebenden alten Menschen sollte darauf geachtet werden, dass durch die Diabetesbehandlung nicht eine empfindliche Einschränkung der Lebensqualität erzeugt wird, indem durch die Diabetestherapie erstmalig eine Abhängigkeit von Drittpersonen entsteht. In derartigen Problemsituationen ist das therapeutische Ziel zu überdenken, ggf. kann es hier sinnvoller sein, eine weniger optimale Blutzuckereinstellung zu akzeptieren. Ein wesentlicher Faktor im Bestreben, Personen mit entsprechenden Voraussetzungen die Eigenkompetenz möglichst lange zu erhalten, ist die Nutzung der reichlich vorhandenen Hilfsmittel in Verbindung mit einer entsprechend intensiven und geduldigen Schulung.

Messgeräte. Zu beachten sind eine möglichst einfache Handhabung, die Fehlermöglichkeiten minimiert und gut ablesbare, große Digitalanzeigen. Bei sehr ausgeprägter Visusminderung können auch Geräte mit akustischer Bedienerführung und Messwertangabe eingesetzt werden.

Injektionshilfen. Für Insulinspritzen sind aufsetzbare Lupen erhältlich, die eine bessere Erkennung der Skalen ermöglichen. Die heutzutage bessere Alternative stellen Insulinpens dar. Bei noch guten manuellen und kognitiven Voraussetzungen können Pens mit austauschbaren Insulinpatronen zum Einsatz kommen. Hier hat sich in unserer Erfahrung ein ausreichend großer Pen mit einfacher Handhabung und digitaler Anzeige der eingestellten Insulindosis (z. B. Hoechst OptiPen®/-Starlet®) bewährt, der sich auch bei deutlich eingeschränktem Visus durch die Zahl der Klicks bei der Dosiseinstellung ausreichend sicher bedienen läßt. Noch deutlich geringere Anforderungen werden durch Einwegpens gestellt, bei denen die Notwendigkeit des Wechselns der Insulinpatronen entfällt (z. B. NovoLet®). Derartige Einwegpens stehen für Alt-, Basal- und insbesondere Kombinationsinsuline unterschiedlicher Zusammensetzung zur Verfügung. Bei Einsatz von Kombinations- und Verzögerungsinsulinen ist aber mit Problemen bei der korrekten Durchmischung vor Injektion zu rechnen.

11.11
Monitoring

Uringlukose-Teststreifen stellen die einfachste Messmethode dar, erlauben aber nur eine sehr grobe Kontrolle. Auch aufgrund der im Alter erhöhten Nierenschwelle werden hier nur ausgeprägte Hyperglykämien erfasst. Wann immer umsetzbar, ist die Blutzuckermessung vorzuziehen. Auch viele ältere Menschen können die Technik der Blutzuckerselbstkontrolle noch gut erlernen (Gilden et al. 1992) und sollten diese auch durchführen, wenn hierdurch eine relevante Verbesserung der Stoffwechselführung zu erreichen ist. Neben den Blutzuckermesswerten gibt die Messung des HbA1c den besten Überblick über das Gesamt-Glykämieniveau.

11.12
Andere Risikofaktoren

Die Behandlung eines Diabetes mellitus kann sich generell nicht auf die Verbesserung des Glykämieniveaus beschränken, sondern muss als eine multimodale Intervention zur Reduktion von Risikofaktoren für eine erhöhte Morbidität und Mortalität verstanden werden. Die Reduktion anderer kardiovaskulärer Risikofaktoren wie Rauchen, Bluthochdruck und Hyperlipidämie sollte daher auch beim alten Menschen einen integralen Bestandteil einer Diabetestherapie darstellen.

Aufgrund ihrer nephroprotektiven und kardialen Effekte bei Stoffwechselneutralität werden ACE-Hemmer derzeit unter den Antihypertensiva als erste Wahl betrachtet (Ravid u. Ravid 1996; Israili u. Hall 1995). Bei dem großen Stellenwert von β-Blockern in der Primär- und v. a. Sekundärprophylaxe von Infarktereignissen wird man auf dieses Wirkprinzip oft nicht verzichten können. β-Blocker und Diuretika werden seit langem erfolgreich eingesetzt und es existiert eine durch Studien belegte Evidenz, dass β-Blocker und Diuretika bei hypertensiven Diabetikern Mortalität und Morbidität senken (Thijs et al. 1992; Lowel et al. 2000). Ein derartiger Nachweis ist für neuere Substanzgruppen bisher nicht erbracht. Bei Einsatz von Diuretika muss auf die Aufrechterhaltung ausreichender Kaliumspiegel geachtet werden (Heldermann et al. 1983).

Therapeutisch wird eine Senkung der Cholesterin- bzw. LDL-Cholesterinspiegel angestrebt. In der medikamentösen Therapie sind hierfür Cholesterinsynthese-Hemmer/Statine die Substanzen der ersten Wahl. Für Diabetiker mit symptomatischer KHK wurde unter Behandlung mit Statinen eine Senkung des Mortalitätsrisikos und des relative Risiko für Tod an KHK bzw. nicht-tödlichen Infarkten um 42–55% gezeigt. Der Benefit für Diabetiker schien hierbei noch ausgeprägter als bei Nicht-Diabetikern (Pyörälä et al. 1997). Aufgrund der hohen Prävalenz der KHK bei Typ 2-Diabetes und der hohen KHK-Mortalität in diesem Kollektiv wird diskutiert, eine medikamentöse Cholesterinsenkung bei allen Typ 2-Diabetespatienten auch ohne vorherige Koronarereignisse anzustreben (Haffner 1997). Derart deutliche Mortalitätvorteile sind in Kollektiven hochbetagter Patient naturgemäß nicht zu erwarten. Valide Daten über einen möglichen präventiven Effekt einer langfristigen Verbesserung des Lipidprofils bei alten Menschen mit Diabetes liegen noch nicht vor (Gylling u. Miettinen 1997). Mangels adäquater Interventionsstudien in Kollektiven alter Menschen gilt dies bis auf die Hypertoniebehandlung (Amery et al. 1985) leider auch bezüglich anderer Risikofaktoren. Bei betagten Patienten wird allerdings auch bei fehlenden Kontraindikationen eine Sekundärprophylaxe nach kardio- oder zerebrovaskulären Ereignissen signifikant häufiger unterlassen.

Literatur

Adams JF, Clark JS, Ireland JT, et al., (1983) Malabsorption of vitamin B12 and intrinsic factor secretion during biguanide therapy. Diabetologia 24: 16–18

Amato L, Paolisso G, Cacciatore F, Ferrara N, Canonico S, Rengo F, Varricchio M (1996) Non-insulin-dependent diabetes mellitus is associated with a greater prevalence of depression in the elderly. Diabetes Metab Rev 22: 314–318

Amery A, Brixko P, Clement D, DeSchaepdryver A, Fagard R, Forte J, Henry JF, Leonetti G, O'Malley K, Strasser T, Birkenhäger W, Bulpitt C, Deruyttere M, Dollery Forfette C, Hamdy R, Joossens JV, Lund-Johansen P, Petrie J, Tuomilehto J, Williams B (1985) Mortality and morbidity results from the European working party on high blood pressure in the elderly trial. Lancet 1: 1349–1354

Biller J, Love BB (1993) Diabetes and stroke. Med Clin Noth Am 77: 95–110

Bruns W (1996) Häufigkeit, Einteilung und Diagnostik des Diabetes mellitus. In: Diabetes heute, pp 6–9

Cahill G Jr (1983) Hyperglycemic hyperosmolar coma: a syndrome almost unique to the elderly. J Am Geriatr Soc 31: 103–105

Carroll P, Matz R (1983) Uncontrolled diabetes in adults: experience in treating diabetic ketoacidosis and hyperosmolar nonketotic coma with low-dose insulin and a uniform treatment regimen. Diabetes Care 6: 579–585

Chen M, Bergman RN, Pacini G, Porte D Jr (1985) Pathogenesis of age-related glucose intolerance in man: insulin resistance and decreased beta-cell function. J Clin Endocrinol Metab 60: 13–20

Croxson SC, Jagger C (1995) Diabetes and cognitive impairment: a community-based study of elderly subjects. Age Ageing 24: 421–424

Croxson SC, Price DE, Burden M, Jagger C, Burden AC (1994) The mortality of elderly people with diabetes. Diabet Med 11: 250–252

Davidson MB (1979) The effect of aging on carbohydrate metabolism: a review of the English literature and a practical approach to the diagnosis of diabetes in the elderly. Metabolism 28: 688–705

Fuller JH, Shipley MJ, Rose G, Jarrett RJ, Keen H (1983) Mortality from coronary heart disease and stroke in relation to degree of glycaemia: the Whitehall study. BMJ 287: 867–870

Gavard JA, Lustman PJ, Clouse RE (1993) Prevalence of depression in adults with diabetes. Diabetes Care 16: 1167–1178

Gilden JL, Hendryx MS, Clar S, Casia C, Singh SP (1992) Diabetes support groups improve health care of older diabetic patients. J Am Geriatr Soc 40: 147–150

Gradman TJ, Laws A, Thompson LW, Reaven GM (1993) Verbal learning and/or memory improves with glycemic control in older subjects with non-insulin-dependent diabetes mellitus. J Am Geriatr Soc 41: 1305–1312

Gregorio F, Ambrosi F, Filipponi P, Manfrini S, Testa I (1996) Is metformin safe enough for ageing type 2 diabetic patients? Diabetes Metab 22: 43–50

Gurwitz JH, Fields TS, Glynn RJ, Manson JE, Avorn J, Taylor JO, Hennekens CH (1994) Risk factors for non-insulin-dependent diabetes mellitus requiring treatment in the elderly. Am Geriatr Soc 42: 1235–1240

Gylling H, Miettinen TA (1997) Treatment of lipid disorders in non-insulin-dependent diabetes mellitus. Curr Opin Lipidol 8: 342–47

Haffner SM (1997) The Scandinavian Simvastatin Survival Study (4S) Subgroup analysis of diabetic subjects: Implications for the prevention of coronary heart disease. Diabetes Care 20: 469-470

Haffner SM, Stern MP, Rewers M (1993) Diabetes and atherosclerosis: epidemiological considerations. In: Draznin B, Ekkel RH (eds) Diabetes and atherosclerosis: molecular basis and clinical aspects. Elsevier, New York, pp 229-254

Halter J, Anderson L, Herman W, et al., (1993) Intensive treatment safely improves glycemic control of elderly patients with diabetes mellitus. Diabetes 42: 146 A

Harris MI (1989) Impaired glucose tolerance in the US population. Diabetes Care 12: 464-474

Harris MI (1990) Epidemiology of diabetes mellitus among the elderly in the United States. Clin Geriatr Med 6: 703-719

Harris MI (1993) Undiagnosed NIDDM: Clinical and public health issues. Diabetes Care 16: 642-653

Harris MI, Hadden WC, Knowler WC, Bennett PH (1987) Prevalence of diabetes and impaired glucose tolerance and plasma glucose levels in US population aged 20-74 yr. Diabetes 36: 523-534

Harris MI, Klein R, Welborn TA, Knuiman MW (1992) Onset of NIDDM occurs at least 4-7 yr before clinical diagnosis. Diabetes Care 15: 815-819

Hauner H, von Ferber L, Köster I (1992) Schätzung der Diabeteshäufigkeit in der Bundesrepublik Deutschland anhand von Krankenkassendaten. Dtsch Med Wochenschr 117: 645-650

Heldermann JH, Elahi D, Andersen DK, Raizes GS, Tobin JD, Shocken D, Andres R (1983) Prevention of the glucose intolerance of thiazide diuretics by maintenance of body potassium. Diabetes 32: 106-111

Helkala EL, Niskanen L, Viinamaki H, Partanen J, Uusitupa M (1995) Short-term and long-term memory in elderly patients with NIDDM. Diabetes Care 18: 681-685

Hiltunen L, Keinänen-Kiukaanniemi S, Läärä E, Kivelä S-L (1996) Self-perceived health and symptoms of elderly persons with diabetes and impaired glucose tolerance. Age Ageing 25: 59-66

Holvey SM (1986) Psychosocial aspects in the care of elderly diabetic patients. Am J Med 80: 61-63

Israili ZH, Hall WD (1995) ACE inhibitors. Differential use in elderly patients with hypertension. Drugs Aging 7: 355-371

Jackson RA (1990) Mechanisms of age-related glucose intolerance. Diabetes Care 13: 9-19

Johnson JL, Wolf SL, Kabadi UM (1996) Efficacy of insulin and sulfonylurea combination therapy in type II diabetes. A meta-analysis of the randomized placebo-controlled trials. Arch Intern Med 156: 259-264

Kalmijn S, Feskens EJ, Launer LJ, Stijnen T, Kromhout D (1995) Glucose intolerance, hyperinsulinaemia and cognitive function in a general population of elderly men. Diabetologia 38: 1096-1102

Kaplan NM (1989) The deadly quartet. Upper-body obesity, glucose intolerance, hypertriglyceridemia and hypertension. Arch Intern Med 149: 1514-1520

King H, Rewers M (1993) Global estimates for prevalence of diabetes mellitus and impaired glucose tolerance in adults. Diabetes Care 16:157-177

Kronsbein P, Mühlhauser I, Venhaus A, Jörgens V, Scholz V, Berger M (1988) Evaluation of a structured treatment and teaching programme on non-insulin-dependent diabetes. Lancet 2: 1407-1411

Kuustisto J, Mykkanen L, Pyörälä K, Laakso M (1994a) NIDDM and its metabolic control predict coronary heart disease in elderly subjects. Diabetes 43: 960-967

Kuustisto J, Mykkanen L, Pyörälä K, Laakso M (1994b) Non-insulin-dependent diabetes and its metabolic control are important predictors of stroke in elderly subjects. Stroke 25: 1157-1164

Laakso M, Pyörälä K (1985) Age of onset and type of diabetes. Diabetes Care 8: 114-117

Lehto S, Ronnemaa T, Pyörälä K, Laakso M (1996) Predictors of stroke in middle-aged patients with non-insulin-dependent diabetes. Stroke 27: 63-68

Lorber D (1995) Nonketotic hypertonicity in diabetes mellitus. Med Clin North Am 79: 39-52

Lowel H, Koenig W, Engel S, Hormann A, Keil U (2000) The impact of diabetes mellitus on survival after myocardial infarction: can it be modified by drug treatment? Results of a population-based myocardial infarction register follow-up study. Diabetologia 43: 218-226

Manson JE, Rimm EB, Stampfer MJ, Colditz GA, Willett WC, Krolewski AS, Rosner B, Hennekens CH, Speizer FE (1991) Physical activity and incidence of non-insulin-dependent diabetes mellitus in women. Lancet 338: 774-778

Manson JE, D. Nathan M, Krolewski AS (1992) A prospective study of exercise. JAMA 268: 63-67

Marker JC, Cryer PE, Clutter WE (1992) Attenuated glucose recovery from hypoglycemia in the elderly. Diabetes 41: 671-678

Mattyka K, Evans M, Lomas J, Cranston I, Macdonald I, Amiel S (1997) Altered hierarchy of protective responses against severe hypoglycemia in normal aging in health men. Diabetes Care 20: 135-141

Meigs JB, Singer DE, Sullivan LM, Dukes KA, D'Agostino RB, Nathan DM, Wagner EH, Kaplan SH, Greenfield S (1997) Metabolic control and prevalent cardiovascular disease in non-insulin dependent diabetes mellitus (NIDDM): the NIDDM patient outcomes research group. Am J Med 102: 38-47

Meneilly GS, Cheung E, Tessier D, Yakura C, Tuokko H (1993) The effect of improved glycemic control on cognitive functions in elderly patient with diabetes. J Gerontol 48: M117-M121

Messier C, Gagnon M (1996) Glucose regulation and cognitive functions: relation to Alzheimer's disease and diabetes. Behav Brain Res 75: 1-11

Mykkanen L, Laakso M, Uusitupa M, Pyörälä K (1990) Prevalence of diabetes and impaired glucose tolerance in elderly subjects and their association with obesity and family history of diabetes. Diabetes Care 13: 1099-1105

Ortiz-Alonso FJ, Galecki A, Herman WH, Smith MJ, Jacquez JA, Halter JB (1994) Hypoglycemia counterregulation in elderly humans: relationship to glucose levels. Am J Physiol 30: E497-E506

Ott A, Stolk RP, Hofman A, VanHarskamp F, Grobbee D E, Breteler MM (1996) Association of diabetes mellitus and dementia: the Rotterdam Study. Diabetologia, 39:1392-1397

Pacini G, Beccaro F, Valerio A, Nosadini R, Crepaldi G (1990) Reduced beta-cell secretion and insulin hepatic extraction in healthy elderly subjects. J Am Geriatr Soc 38: 1283-1289

Palitzsch KD, Nusser J, Arndt H, Enger I, Zietz B, Hügl S, Cuk A, Schäffler A, Büttner R, Frick E, Rath H, Schölmerich J und die Diabetomobil-Studiengruppe (1999) Die Prävalenz des Diabetes mellitus wird in Deutschland deutlich unterschätzt – eine bundesweite epidemiologische Studie auf der Basis einer HbA_{1c}-Analyse. Diab Stoffw 8: 189-200

Panzram G (1987) Mortality and survival in Type 2 (non-insulin-dependent) diabetes mellitus. Diabetologia 30: 123–131

Porte D Jr, Kahn SE (1990) What geriatricians should know about diabetes mellitus. Diabetes Care 13: 47–54

Pyörälä K, Pedersen TR, Kjekshus J, Faegerman O, Olssen AG, Thorgeirsson G, the Scandinavian Simvastatin Survival Study (4S) Group (1997) Cholesterol lowering with simvastatin improves prognosis of diabetic patients with coronary heart disease. Diabetes Care 20: 614–620

Ravid M, Ravid D (1996) ACE inhibitors in elderly patients with hypertension. Special considerations. Drugs Aging 8: 29–37

Ray NF, Thamer M, Taylor T, Fehrenbach SN, Ratner R (1996) Hospitalization and expenditures for the treatment of general medical conditions among the U. S. diabetic population in 1991. J Clin Endocrinol Metab 81: 3671–3679

Reiber GE, Pecoraro RE, Koepsell TD (1992) Risk factors for amputation in patients with diabetes mellitus. Ann Intern Med 117: 97–105

Rowe J, Troen B (1980) Sympathetic nervous system and aging in man. Endocr Rev 1: 167–178

Schorr RI, Ray WA, Daugherty JR, Griffin MR (1996) Individual sulfonylureas and serious hypoglycemia in older people. J Am Geriatr Soc 44: 751–55

Seltzer H (1989) Drug induced hypoglycemia. A review of 1418 cases. Endocrinol Metab Clin North Am 18: 163–183

Skarfors ET, Wegener TA, Lithell H, Selinus I (1987) Physical training as treatment for type 2 (non-insulin-dependent) diabetes in elderly men. A feasibility study over 2 years. Diabetologia 30: 930–933

Stewart AL, Greenfield S, Hays RD, Wells K, Rogers WH, Berry SD, McGlynn EA, Ware JE Jr (1989) Functional status and well-being of patients with chronic conditions. JAMA 262: 907–913

Sulkin TV, Bosman D, Krentz AJ (1997) Contraindications to metformin therapy in patients with NIDDM. Diabetes Care 20: 925–928

The Expert Committee on the Diagnosis and Classification of Diabetes Mellitus (1997) Report of the expert committee on the diagnosis and classification of diabetes mellitus. Diabetes Care 20: 1183–1197

Thijs L, Fagard R, Lijnen P, Staessen J, Hoof RV, Amery A (1992) A meta-analysis of outcome trials in elderly hypertensives. J Hypertens 10: 1103–1109

Trautner C, Haastert B, Giani G, Berger M (1996) Incidence of lower limb amputations and diabetes. Diabetes Care 19: 1006–1009

Tuomilehto J, Rastenyte D, Jousilathi P, Sarti C, Vartiainen E (1996) Diabetes mellitus as a risk factor for death from stroke. Prospective study of the middle-aged Finish population. Stroke 27: 210–215; 1996

United Kingdom Prospective Diabetes Study Group, UKPDS IV (1988) Characteristics of newly presenting type 2 diabetic patients: male preponderance and obesity at different ages. Diabet Med 5: 154–159

United Kingdom Prospective Diabetes Study Group (1995) UKPDS 13 relative efficacy of randomly allocated diet, sulphonylurea, insulin, or metformin in patients with newly diagnosed non-insulin dependent diabetes followed for three years. BMJ 310: 83–88

United Kingdom Prospective Diabetes Study (UKPDS) Group (1998) Intensive blood-glucose control with sulphonylureas or insulin compared with conventional treatment and risk of complications in patients with type 2 diabetes (UKPDS 33). Lancet 352: 837–853

Vanhanen M, Koiviso K, Kuusisto J, Mykkänen L, Helkala E-L, Hänninen T, Riekkinen P, Soininen H, Laakso M (1998) Cognitive function in an elderly population with persistent impaired glucose tolerance. Diabetes Care 21: 398–402

Wahl PW, Savage PJ, Psaty BM, Orchard TJ, Robbins JA, Tracy RP (1998) Diabetes in older adults: comparisons of 1997 American Diabetes Associations classification of diabetes mellitus with 1985 WHO classification. Lancet 352: 1012–15

Worrall GJ, Chaulk PC, Moulton N (1996) Cognitive function and glycosylated hemoglobin in older patients with type II diabetes. J Diabetes Complications 10: 320–324

Yki-Järvinen H, Kauppila M, Kujansuu E, Lathi J, Marjanen T, Niskanen L, Rajala S, Ryysy L, Salo S, Seppälä P, Tulokas T, Viikari J, Karjalainen J, Taskinen MR (1992) Comparison of insulin regimens in patients with non-insulin-dependent diabetes mellitus. N Engl J Med 327: 1426–1433

III Folgeerkrankungen des Diabetes mellitus

12 Diabetische Nephropathie
F. Thaiss, U. O. Wenzel, R. A. K. Stahl 171

13 Antihypertensive Therapie bei Diabetes mellitus
U. O. Wenzel, F. Thaiss, R. A. K. Stahl 191

14 Diabetische Retinopathie
G. E. Lang 207

15 Diabetische Neuropathie
B. Zietz, K.-D. Palitzsch 219

16 Der diabetische Fuß
I. Brunner, B. O. Böhm, B. Born 231

17 Adipositas
A. Schäffler, K.-D. Palitzsch 243

18 Lipidstoffwechsel und Diabetes
K. J. Lackner 271

12 Diabetische Nephropathie

F. Thaiss, U. O. Wenzel, R. A. K. Stahl

Inhaltsverzeichnis

12.1 Epidemiologie 172
12.2 Klinischer Verlauf der diabetischen Nephropathie 172
12.3 Morphologie der diabetischen Nephropathie 173
12.4 Diagnostik und Differentialdiagnose der diabetischen Nephropathie 175
12.5 Pathogenese der diabetischen Nephropathie 177
12.5.1 Folgen der hohen extrazellulären Glukosekonzentration 177
12.5.2 Folgen der Aktivierung des Polyol-Stoffwechselwegs (osmotische Theorie) 178
12.5.3 Folgen der Aktivierung der Protein Kinase C 178
12.5.4 Zunahme des intrazellulären NADH/NAD-Gradienten (Redox-Theorie, Pseudohypoxie) 178
12.5.5 Folgen der gesteigerten Freisetzung von Wachstumsfaktoren, Zytokinen und vasoaktiven Substanzen 178
12.5.6 Hämodynamische Folgen hoher Glukosekonzentrationen 180
12.5.7 Glykierung von Aminosäuren 181
12.6 Therapie der diabetischen Nephropathie 183
12.6.1 Therapie der beginnenden diabetischen Nephropathie 183
12.6.2 Therapie der manifesten diabetischen Nephropathie 185
12.7 Grundzüge der Betreuung von Patienten mit terminaler Niereninsuffizienz bei diabetischer Nephropathie 185
12.7.1 Therapeutischer Ausblick 186
Literatur 187

Übersicht

Die diabetische Nephropathie ist eine der häufigsten Nierenerkrankungen und Ursache der terminalen Niereninsuffizienz bei bis zu 30–40% aller Patienten. Die diabetische Nephropathie ist somit von enormer Bedeutung für das Einzelschicksal des Patienten, aber auch von herausragendem ökonomischem Interesse für die Gesellschaft.

Die Kenntnisse zur Pathogenese der diabetischen Nephropathie haben sich in den vergangenen Jahren entscheidend weiterentwickelt. Die zunächst in zellphysiologischen und tierexperimentellen Untersuchungen erhobenen Befunde konnten bislang weitgehend für die Entwicklung dieser Erkrankung auch beim Patienten bestätigt werden.

Es konnte gezeigt werden, dass eine enge Stoffwechselführung und ein frühzeitiger Beginn der Therapie mit einem ACE-Hemmer die Progression der diabetischen Nephropathie deutlich verzögert. Ziel bei der Betreuung dieser Patienten ist es, das Auftreten einer terminalen Niereninsuffizienz zu verhindern. Dieses Ziel scheint anhand der sich abzeichnenden therapeutischen Perspektiven realistisch.

12.1
Epidemiologie

Die Nieren sind häufig Endorgan von Schäden bei Patienten mit insulinpflichtigem oder nicht-insulinpflichtigem Diabetes mellitus (Typ 1- und Typ 2-Diabetes). Durch die Erfolge, die bei der medizinischen Betreuung diabetischer Patienten erzielt werden, hat die Zahl der Patienten mit langer Überlebenszeit zugenommen und damit auch die Wahrscheinlichkeit möglicher Komplikationen. Im Durchschnitt 30–40% aller Diabetiker werden im Rahmen der Grunderkrankung nierenkrank, 30–45% dieser Diabetiker werden terminal niereninsuffizient. Das sind 30–50% aller Patienten mit einem Typ 1-Diabetes und 5–15% der Patienten mit einem Typ 2-Diabetes. Zwischen 25 und 30% aller Patienten, die wegen einer terminalen Niereninsuffizienz behandelt werden, haben einen Diabetes mellitus als Grunderkrankung. 1970 waren nur ca. 2% der Patienten mit terminaler Niereninsuffizienz Diabetiker. Heute liegt ihr Anteil bei 20–35% (Friedlander u. Hricik 1997; Rychlik et al. 1998).

Das Neuauftreten einer Nephropathie mit Proteinurie bei einem Diabetiker stellt nicht nur eine Organmanifestation der diabetischen Folgeerkrankungen dar, sondern ist ein prognostisch ungünstiger Faktor für das Überleben und das Auftreten kardiovaskulärer Komplikationen (Gall et al. 1995). Die Mortalität von Diabetikern mit einer Proteinurie ist 20- bis 40fach höher als die von Diabetikern ohne Nephropathie (Foley et al. 1997; Rodby 1997a,b). Um dieses Mortalitätsrisiko zu vermindern, ist es wichtig, eine Nierenbeteiligung beim Diabetes mellitus frühzeitig zu erkennen und adäquat zu behandeln. Die diabetische Nephropathie ist eine Komplikation sowohl des Typ 1- als auch des Typ 2-Diabetikers. Die zeitlichen Verläufe der diabetischen Nephropathie sind durch den meist bekannten Krankheitsbeginn bei Typ 1-Diabetes gut charakterisiert. Bei Typ 2-Diabetes ist durch den schleichenden Krankheitsbeginn, die nicht klar definierte prädiagnostische Phase und die häufigen Begleiterkrankungen (Syndrom X) der Beginn und der Verlauf der diabetischen Nephropathie weniger genau definiert. Deshalb sind die Stadien der diabetischen Nephropathie beim Typ 1-Diabetes weit besser bekannt als beim Typ 2-Diabetes. Nach den vorliegenden Zahlen der EDTA (European Dialysis and Transplantation Association) und der USRDS (United States Renal Data System) werden derzeit weltweit etwa 150.000 Patienten an der Dialyse oder nach Nierentransplantation betreut, deren Grunderkrankung ein Diabetes ist. Diese Zahl ist weiter steigend (Friedlander u. Hricik 1997; Rychlik et al. 1998).

12.2
Klinischer Verlauf der diabetischen Nephropathie

Eine diabetische Nephropathie entwickelt sich bei etwa der Hälfte der Patienten mit Typ 1-Diabetes mit Beginn der Erkrankung. Sie ist zunächst durch eine glomeruläre Hyperfiltration und Hyperperfusion gekennzeichnet. Diese ist klinisch als Zunahme der glomerulären Filtrationsrate (meist bestimmt als Kreatinin-Clearance) messbar (Abb. 12.1). Die Zunahme der Filtrationsleistung ist 5 Jahre nach Manifestation der Erkrankung am stärksten ausgeprägt. Zehn Jahre nach Krankheitsbeginn kommt es bei etwa 50–80% der Typ 1-Diabetes-Patienten zum Auftreten einer Mikroalbuminurie (s. Abschn. 12.4), die nach weiteren 5–10 Jahren in eine dann auch durch Urin-Stix fassbare Proteinurie übergeht. Die Proteinurie kann mehrere Gramm pro Tag erreichen (3–5 g/Tag) und ist klinisch durch das Vollbild eines nephrotischen Syndroms mit generalisierten Ödemen und Fettstoffwechselstörung gekennzeichnet. Das Auftreten der Proteinurie geht zeitlich mit der Erstmanifestation einer Hypertonie und der Reduktion der glomerulären Filtrationsrate einher (s. Abb. 12.1). Bei der Beurteilung der Hypertonie bei Diabetikern ist wichtig zu wissen, dass Patienten mit einem Typ 1-Diabetes einen niedrigeren Blutdruck haben als ein Vergleichskollektiv gesunder Kontrollpersonen. Der Beginn der Hypertonie bei Patienten mit einem Diabetes ist zunächst durch den Anstieg des Blutdrucks von niedrig-normalen Werten auf „Normalwerte" charakterisiert. Erst im späteren Verlauf kommt es auch bei Diabetikern zu eindeutig erhöhten Blutdruckwerten. Mit dem Auftreten der Hypertonie tritt eine Funktionsverschlechterung ein, die etwa 1 ml/min und Monat beträgt. Mit dem Auftreten der terminalen Niereninsuffizienz bei Typ 1-Diabetes ist etwa 20 Jahre nach Auftreten der ersten Zeichen der diabetischen Nephropathie zu rechnen.

Dieser typische Verlauf der diabetischen Nephropathie hat zu einer Einteilung in 5 Stadien geführt. Diese Einteilung und die damit beschriebenen Verläufe treffen nicht in jedem Einzelfall zu, sind aber zur Beurteilung dieser Verläufe der diabetischen Nephropathie und für Studienzwecke sehr hilfreich (Tabelle 12.1).

Beim Typ 2-Diabetes ist der Verlauf der diabetischen Nephropathie weniger gut charakterisiert.

Tabelle 12.1. Stadieneinteilung der diabetischen Nephropathie bei Patienten mit insulinpflichtigem Diabetes mellitus. (Nach Mogensen et al. 1988)

Stadien	Charakteristika der diabetischen Nephropathie
Stadium 1:	Glomeruläre Hyperfiltration Glomeruläre und tubuläre Hypertrophie Vergrößerung der Nieren
Stadium 2: 3,5–5 Jahre	Verbreiterung der glomerulären und tubulären Basalmembran Zunahme der mesangialen Matrix Mikroalbuminurie bei Streßfaktoren (exercise induced)
Stadium 3: 5–15 Jahre	Klinisch beginnende diabetische Nephropathie (*incipient diabetic nephropathy*) Persistierende Mikroalbuminurie (20–200 µg/min) „Normalisierung" der glomerulären Hyperfiltration
Stadium 4: 15–20 Jahre	Klinisch manifeste diabetische Nephropathie (*overt diabetic nephropathy*) Proteinurie (Urin-Stix positiv) Abnahme der glomerulären Filtrationsrate (ca. 1 ml/min/Monat) Arterielle Hypertonie Glomerulosklerose (diffus/nodulär) Tubulo-interstitielle Fibrose
Stadium 5: 20–30 Jahre	Terminale Niereninsuffizienz

Dies hängt damit zusammen, dass der Beginn der Erkrankung meist nicht genau bekannt ist und dass häufig zusätzlich vorliegende Begleiterkrankungen wie Hypertonie und Fettstoffwechselstörung eigenständige nephrologische Folgeprobleme hervorrufen können. Genaue Zahlen, wie häufig eine diabetische Nephropathie beim Typ 2-Diabetes mit einer anderen, eigenständigen Nierenerkrankung assoziiert ist, liegen nicht vor. Außerdem sind die Patienten mit Typ 2-Diabetes bei klinischer Manifestation der diabetischen Nephropathie meist über 60 Jahre alt, während der Erkrankungsgipfel bei Typ 1-Diabetes in der Regel bei etwa 40 Jahren liegt. Dies führt dazu, dass bei Typ 2-Diabetes der Beginn der diabetischen Nephropathie nicht immer durch das Auftreten einer glomerulären Hyperfiltration charakterisiert ist, sondern häufig bei Erstmanifestation der Erkrankung die glomeruläre Filtrationsrate im Normbereich liegt oder bereits reduziert ist.

12.3 Morphologie der diabetischen Nephropathie

Die diabetische Nephropathie bei Typ 1-Diabetes ist in der Frühphase charakterisiert durch das Auftreten einer glomerulären und tubulären Hypertrophie, einer Zunahme der mesangialen Matrix und Verbreiterung der glomerulären und tubulären Basalmembran (s. Abb. 12.1 und 12.2). Damit einhergehend kommt es zum Verlust an negativen Ladungsträgern an der glomerulären Basalmembran und einer Zunahme der Porengröße der Filtrationsbarriere. Aus tierexperimentellen Untersuchungen ist bekannt, dass es in der Frühphase zur Proliferation

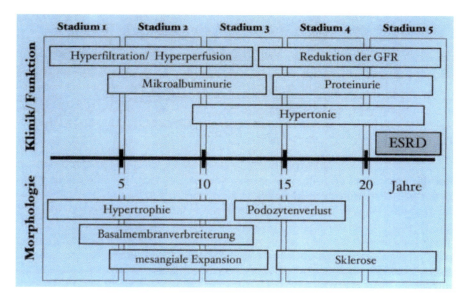

Abb. 12.1. Idealisierter Verlauf einer diabetischen Nephropathie bei einem Patienten mit einem insulinpflichtigen Diabetes mellitus in einem zeitlichen Verlauf von ca. 20–25 Jahren, wesentliche funktionelle und damit klinisch fassbare Veränderungen (*oben*); zeitlich damit in etwa parallel gehende morphologische Veränderungen (*unten*). Darüber sieht man die Stadieneinteilung nach Mogensen et al. 1998 (s. dazu auch Tabelle 12.1)

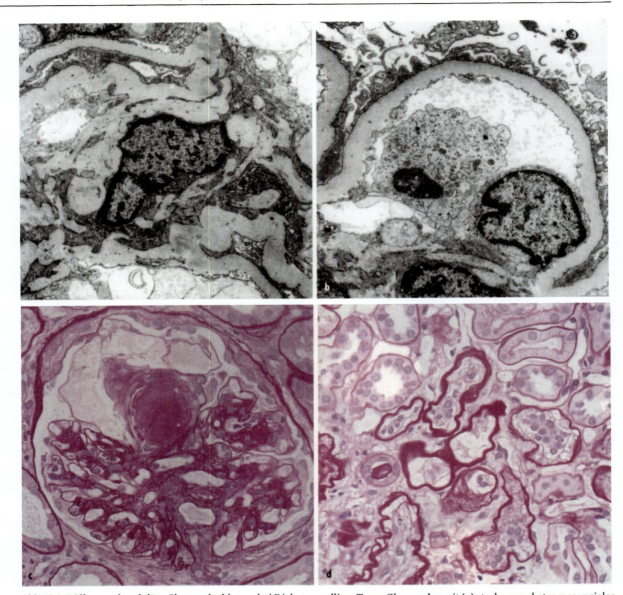

Abb. 12.2. Diffuse und noduläre Glomerulosklerose bei Diabetes mellitus Typ 2. Glomerulus mit (**a**) stark vermehrter mesangialer Matrix und (**b**) mit auf etwa das Doppelte der Norm verdickter peripherer Basalmembran (Transmissionselektronenmikroskopie, × 7200); (**c**) Glomeruls mit diffus und in einem Segment nodulär sklerosiertem Mesangium, sowie segmental aneurysmatischen Kapillaren (PAS; × 720); (**d**) herdförmige Tubulusatrophie und interstitielle Fibrose der Nierenrinde sowie verdickter Basalmembran auch in den nichtatrophierten Tubulusabschnitten (PAS; × 720). (Die Abbildungen wurden freundlicherweise von Herrn Prof. Dr. U. Helmchen zur Verfügung gestellt.)

von Mesangiumzellen und zur glomerulären Infiltration von Entzündungszellen, wie z. B. Monozyten, kommen kann. Diese proliferativen Veränderungen sind durch Wachstumsfaktoren wie PDGF (platelet derived growth factor) und FGF (fibroblast growth factor) vermittelt (s. Abschn. 12.5.5). Das Stadium der Hypertrophie wird gefolgt vom Auftreten einer glomerulären und tubulo-interstitiellen Fibrose, bei deren Entstehung TGF-β eine wesentliche Rolle spielt. Das typische Bild der glomerulären Sklerose ist das Endstadium der diabetischen Nephropathie (Kimmelstiel-Wilson-Syndrom), das mit dem Verlust glomerulärer Epithelzellen einhergehen kann (Abb. 12.2).

Morphologisch ist der Verlauf der diabetischen Nephropathie besonders beim Typ 2-Diabetes häufig durch hypertensive Folgeschäden (Atherosklerose, Hyalinose der präglomerulären Gefäße, ischämische glomeruläre Läsionen) und Folgen einer Fettstoffwechselstörung (Lipidspeicherungen, Cholesterinembolisation) kompliziert (Gambara et al.1993; Keller et al. 1996; Pagtalunan et al. 1997).

12.4
Diagnostik und Differentialdiagnose der diabetischen Nephropathie

Das klinische Vollbild der manifesten diabetischen Nephropathie ist gekennzeichnet durch eine Niereninsuffizienz, Proteinurie und die fast obligat vorliegende Hypertonie (s. Tabelle 12.1). Die Proteinurie kann mehrere Gramm pro Tag betragen und damit zum nephrotischen Syndrom führen. Tritt die Niereninsuffizienz bei einem Patienten mit einem Typ 1-Diabetes etwa 15–20 Jahre nach Primärmanifestation des Diabetes auf und ist sie mit einer diabetischen Retinopathie assoziiert, dann bereitet die Diagnose der diabetischen Nephropathie in der Regel keine Schwierigkeiten.

Im Gegensatz zur fortgeschrittenen Form der diabetischen Nephropathie ist es oft schwierig zu klären, wann sich im Laufe einer diabetischen Grunderkrankung eine diabetische Nephropathie entwickelt. Funktionell ist die Frühphase der diabetischen Nephropathie durch das Auftreten der glomerulären Hyperfiltration und Hyperperfusion gekennzeichnet, d. h. die Kreatinin-Werte im Serum sind normal bis niedrig und die Kreatinin-Clearance ist erhöht. Typischerweise zeigt auch die Urin-Stix- und -Sedimentuntersuchung in der Frühphase keine pathologischen Veränderungen. Auch die Blutdruckwerte liegen – zumindest bei Patienten mit Typ 1-Diabetes – in der Frühphase im Normbereich. Seit den Untersuchungen der Arbeitsgruppen um Mogensen, Parving und Viberti ist bekannt, dass die diabetische Nephropathie in der Frühphase am besten durch das Auftreten einer Mikroalbuminurie erfasst wird (Gall et al.1995; Mogensen 1984; Dinneen u. Gerstein 1997; Trevisan u. Viberti 1995; Parving et al. 1996; Fogarty u. Krolweski 1997). Die Mikroalbuminurie hat sich als wichtigster und bislang zuverlässigster Parameter zur Frühdiagnostik einer diabetischen Nephropathie herausgestellt. Es gilt deshalb die Empfehlung, den Urin von Diabetikern etwa halbjährlich mit speziellen Urinteststreifen, die zum Nachweis von Albumin geeignet sind, zu untersuchen. Bei Auftreten eines positiven Albuminbefundes im Urin sind zunächst interkurrente Erkrankungen wie fieberhafte Infekte, schwere körperliche Aktivität, schlecht eingestellte arterielle Hypertonie und fortgeschrittene Herzinsuffizienz auszuschließen. Nach Ausschluss dieser Erkrankungen ist ein positiver Albuminbefund zweimal zu kontrollieren, um als eindeutig positive Mikroalbuminurie gewertet zu werden. Die Mikroalbuminurie ist quantitativ definiert als die Albuminausscheidung im Urin in einer Größenordnung von 30–300 mg/24 h oder 20–200 µg/min.

Ist die Mikroalbuminurie persistent, dann kann davon ausgegangen werden, dass bei einem Patienten mit einem Diabetes mellitus typische diabetische glomeruläre Läsionen vorliegen. Zwischen 80 und 90% der Patienten mit einer Mikroalbuminurie entwickeln im Laufe der Jahre eine manifeste diabetische Nephropathie. Spricht man von Frühveränderungen der diabetischen Nephropathie, dann ist stets das Auftreten einer Mikroalbuminurie ohne begleitende Hypertonie und ohne Nierenfunktionseinschränkung gemeint (s. Tabelle 12.1). Die klinische Wertigkeit der Mikroalbuminurie ist augenblicklich nicht umstritten, auch wenn neuere Daten eindeutig belegen, dass die typischen morphologischen Veränderungen einer diabetischen Nephropathie dem Auftreten einer Mikroalbuminurie vorausgehen können. Bei Patienten mit Typ 2-Diabetes zeigt eine Mikroalbuminurie nicht zwingend den Beginn der diabetischen Nephropathie an, da vorliegende Begleiterkrankungen auch zum Auftreten einer Mikroalbuminurie führen können. Die Mikroalbuminurie ist insbesondere bei Patienten mit einem Typ 2-Diabetes Ausdruck einer generalisierten Endothelzelldysfunktion und klinisch ein starker Prädiktionsfaktor eines erhöhten Risikos einer kardiovaskulären oder allgemeinen Morbidität und Mortalität (Mogensen 1984; Dinneen u. Gerstein 1997).

Neben der Mikroalbuminurie sind weitere Marker beschrieben, die bei Patienten mit Diabetes das Auftreten einer diabetischen Nephropathie wahrscheinlich machen (Abb. 12.3; Mogensen 1984; Dinneen u. Gerstein 1997; Trevisan u. Viberti 1995; Parving 1996). Diese Marker haben bislang jedoch in die klinische Routine keinen Eingang gefunden und werden nur im Rahmen von Studien als Früherkennungskriterien eingesetzt. Diese Marker wurden aufgrund der Erfahrung ausgewählt, dass zum Auftreten einer diabetischen Nephropathie außer der bestehenden Grunderkrankung auch eine genetische Prädisposition zur Manifestation der Erkrankung notwendig ist. Die Wahrscheinlichkeit, dass ein Patient mit einem Diabetes mellitus eine Nephropathie entwickelt, ist dann mit 80–90% beson-

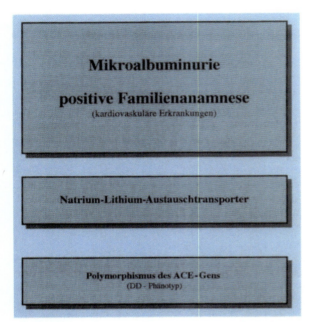

Abb. 12.3. Risikomarker zur Entwicklung einer diabetischen Nephropathie

ders groß, wenn eine positive Familienanamnese für kardiovaskuläre Erkrankungen vorliegt. Zu diesen zusätzlichen Früherkennungsmarkern zum Auftreten einer diabetischen Nephropathie zählen auch eine Aktivierung des Natrium-Lithium-Austauschtransports, dessen Nachweis meist in den Erythrozyten geführt wird. Außerdem dienen als Marker verschiedene Gene des Renin-Angiotensin-Systems. So hat in den vergangenen Jahren der Nachweis eines Polymorphismus des ACE-Gens besonderes Interesse gefunden. Das ACE-Gen wird als „II", „DD" oder „ID" Phänotyp exprimiert. Dabei wird das Vorhandensein (I: insertion) oder das Fehlen (D: deletion) eines 287 Basenpaar großen Chromosomenstückes im 16. Intron auf dem Chromosom 17 beschrieben. Der DD-Typ soll eine erhöhte Morbidität bei makrovaskulären Erkrankungen aufweisen. Bei mikrovaskulären Prozessen, wie auch der diabetischen Nephropathie, ist nicht eindeutig nachgewiesen, dass bei Diabetikern die Nephropathie bevorzugt mit dem DD-Typ des ACE-Gens vergesellschaftet ist. Ähnliches gilt auch für die kürzlich beschriebenen Polymorphismen des Renin-Gens und des Angiotensin-Rezeptor-Gens. Diabetiker mit einem DD-Phänotyp des ACE-Gens haben aber möglicherweise einen rascheren Funktionsverlust nach Auftreten der diabetischen Nephropathie und sprechen auf die therapeutische Intervention mit einem ACE-Hemmer weniger gut an

(Yoshida et al. 1996; Marre et al. 1997; Navis et al. 1997; Winegard 1986; Schmidt u. Ritz 1997).

Das Auftreten einer diabetischen Retinopathie ist bei Typ 1-Diabetes für die Diagnostik hilfreich, da bei 90% der Patienten mit diabetischer Nephropathie auch eine diabetische Retinopathie vorliegt. Bei Patienten mit Typ 2-Diabetes spricht das Fehlen einer diabetischen Retinopathie jedoch nicht gegen das Vorliegen einer diabetischen Nephropathie, da die Retinopathie nur bei 50% der Patienten mit Nephropathie und Typ 2-Diabetes nachgewiesen wird.

Bei typischem Verlauf der Nephropathie bei einem Patienten mit Diabetes mellitus bereitet die Diagnose keine Schwierigkeiten. Auftreten einer Mikrohämaturie, einer rascheren als zu erwartenden Funktionsverschlechterung oder das frühzeitige Auftreten einer großen Proteinurie oder gar eines nephritischen Urinsedimentes sollten jedoch immer Zweifel an der Korrektheit der Diagnose aufkommen lassen und durch Nierenbiopsie weiter abgeklärt werden, um nicht eine andere als die für die diabetische Nephropathie gültige therapeutische Option zu verpassen (Tabelle 12.2). Zu den häufigen Differentialdiagnosen der diabetischen Nephropathie zählen die IgA-Nephropathie und die benigne vaskuläre Glomerulosklerose. Bei Vorliegen eines

Tabelle 12.2. Die wichtigsten nephrologischen Differentialdiagnosen bei Patienten mit Diabetes mellitus

Symptomatik	Differentialdiagnose
Auftreten der Nephropathie zeitlich vor dem zu erwartenden Beginn der diabetischen Nephropathie	Jede andere Nierenerkrankung
Funktionsverschlechterung der Nephropathie rascher als erwartet	Jede andere Nierenerkrankung
Nephritisches Urinsediment	Jede (rapid-progressive) Glomerulonephritis
Große Proteinurie	Minimalläsion Membranöse Glomerulonephritis Nierenbeteiligung bei Amyloidose Nierenbeteiligung bei Lupus erythematodes
Hämaturie	IgA-Glomerulonephritis Urologische Komplikationen Papillennekrose Steine Urothelkarzinom Blasenkarzinome

nephrotischen Syndroms mit großer Proteinurie müssen natürlich u. U. alle glomerulären Erkrankungen in die Differentialdiagnose mit eingeschlossen werden, die zum nephrotischen Syndrom führen können. Dazu gehören die idiopathischen glomerulären Erkrankungen wie „minimal change disease" und membranöse Glomerulonephritis und das nephrotische Syndrom bei Systemerkrankungen, wie z. B. der Amyloidose.

12.5
Pathogenese der diabetischen Nephropathie

Die pathophysiologischen Vorstellungen zur Entstehung der diabetischen Nephropathie sind meist am Modell des Insulinmangel-Diabetes beim Tier oder in einer Reihe von in-vitro-Untersuchungen erhoben worden (Abb. 12.4). Diese Modelle sind zwar noch nicht in allen Punkten bei der Pathogenese der diabetischen Nephropathie des Menschen validiert, finden aber durch die Erfolge der neueren Therapieansätze weitere Unterstützung (Winegard 1986; Ruderman et al. 1992; Larkins u. Dunlop 1992; Wolf u. Thaiss 1995; Porte u. Schwartz 1996).

12.5.1
Folgen der hohen extrazellulären Glukosekonzentration

Durch Insulinmangel und/oder periphere Insulinresistenz kommt es zum Auftreten einer Hyperglykämie. Bei der Entstehung der Hyperglykämie spielen auch die Nieren eine entscheidende Rolle, da durch eine gesteigerte Glukoneogenese in den Nieren vermehrt Glukose synthetisiert wird (Stumvoll 1997).

Die Glukoseaufnahme in die Zelle erfolgt durch Glukosetransporter (GLUT; Gould u. Holman 1993; Klip et al. 1994). Die Glukosetransporter-Kanäle bestehen aus 12 transmembranösen Domänen und erleichtern energieunabhängig die Glukoseaufnahme in die Zelle. Von sieben bislang charakterisierten Glukosetransportern sind in der Niere vorwiegend zwei, der GLUT1 und GLUT3, nachgewiesen worden. Da mit Ausnahme des GLUT4 alle Glukosetransporter das Substrat Insulin-unabhängig aufnehmen, führt in den Zellen der Niere ein hoher extrazellulärer Glukosespiegel zu hohen intrazellulären Glukosekonzentrationen. Die Überexpression von GLUT1-Transportern in glomerulären Mesangiumzellen führt sogar bei normalem Glukosegehalt im Zellmedium zu denselben Stoffwechselver-

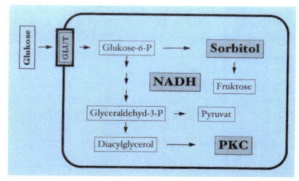

Abb. 12.4. Stoffwechselwege der Glukose in der Zelle. Glukose wird durch Glukosetransporter in die Zelle aufgenommen und weiter metabolisiert. Dabei entsteht durch Aktivierung des Enzyms Aldose-Reduktase Sorbitol, welches zu Fruktose verstoffwechselt wird. Metabolisierung der Glukose über den Embden-Meyerhof-Weg führt zum Endprodukt Pyruvat. Das Zwischenprodukt Glyceraldehyd-3-phosphat aktiviert nach sterischer Umlagerung die membranständige Form der Proteinkinase C. Bei zahlreichen Intermediärschritten der genannten Stoffwechselwege wird NADH freigesetzt und es kommt zu einer Verschiebung des Gleichgewichtes NADH/ NAD zugunsten von NADH

änderungen wie die Kultivierung dieser Zellen in hoher Glukosekonzentration, was die Bedeutung der Glukosetransporter für die Pathogenese der diabetischen Stoffwechselveränderungen an der Niere unterstreicht (Heilig et al. 1995).

Hohe intrazelluläre Glukosespiegel werden rasch metabolisiert (s.Abb.12.4). Zum einen erfolgt der Abbau der Glukose über den Embden-Meyerhof-Weg bis zum Pyruvat. Eine gesteigerte Aktivität eines die Geschwindigkeit bestimmenden Enzyms dieses Stoffwechselwegs, der Hexokinase, wurde in Glomeruli der Niere und in Mesangiumzellen beim Diabetes nachgewiesen. Durch die gesteigerte Metabolisierung entsteht vermehrt Glyceraldehyd-3-phosphat, aus welchem durch sterische Umlagerung Diacylglycerol entsteht. Hohe intrazelluläre Diacylglycerol-Konzentrationen führen zu einer Aktivierung der membrangebundenen Form der Proteinkinase C.

Ein weiterer Weg der gesteigerten Glukosemetabolisierung bei hoher intrazellulärer Glukosekonzentration in der Niere ist die Aktivierung des Polyol-Stoffwechselweges. Durch das geschwindigkeitsbestimmende Enzym, die Aldose-Reduktase, entsteht intrazellulär vermehrt Sorbitol. Sorbitol wird durch die Sorbitoldehydrogenase in Fruktose-6-phosphat metabolisiert.

Bei einer Reihe von Enzymschritten im Embden Meyerhof-Weg und bei der Aktivierung der Sorbitoldehydrogenase wird vermehrt NADH gebildet und

NAD verbraucht. Damit steigt intrazellulär der NADH/NAD-Gradient an, charakteristisch für die gesteigerte anaerobe Glykolyse. Hohe zytoplasmatische NADH-Konzentrationen führen zu einer gesteigerten mitochondrialen Synthese von Sauerstoffradikalen. Die Hemmung dieser Glukose-induzierten mitochondrialen Sauerstoffradikalen-Produktion reduziert die Aktivität der Proteinkinase C, die Sorbitol-Akkumulation und die Bildung von AGEs (s. Abschn. 12.5.2–12.5.7; Nishikawa et al. 2000).

12.5.2
Folgen der Aktivierung des Polyol-Stoffwechselwegs (osmotische Theorie)

Die intrazelluläre Zunahme von Sorbitol führt zu einer Erhöhung des osmotischen Drucks und damit zu einer osmotischen Schwellung der Zelle, wobei über Änderungen der Sorbitolkonzentrationen in einzelnen Kompartimenten der Niere (Glomerulus, Tubulus, Interstitium) im zeitlichen Verlauf noch keine exakten Untersuchungen vorliegen. Änderungen des osmotischen Drucks per se führen zu einer Aktivierung der Aldose-Reduktase (McManus et al. 1995; Ko et al. 1997; Burg u. Kador 1988). Die intrazelluläre Konzentrationssteigerung von Sorbitol hemmt die Aktivität einer Reihe von Ionenkanälen der Zelle (Abb. 12.5). Hohe intrazelluläre Sorbitol-Konzentrationen hemmen die Aufnahme von myo-Inositol in die Zelle, die Aktivität der Na-K-ATPase und die der Ca-ATPase. Hohe intrazelluläre Konzentrationen an Sorbitol führen zu einer Reduktion des membrangebundenen Anteils von Inositol. Daraus resultiert eine Abnahme der Aktivität der Na-K-ATPase. Hohe intrazelluläre Natrium-Konzentrationen hemmen den Na-Ca-Ionenaustauscher, was mit einer Steigerung der intrazellulären Kalziumkonzentration einhergeht. Damit kommt es zur Aktivierung weiterer Kalzium-abhängiger Stoffwechselprozesse und zur Änderung des Vasomotorentonus. Durch die osmotische Zellschwellung werden darüber hinaus auch eine Reihe osmotisch sensitiver Signaltransduktionsmechansimen wie MAP-Kinasen und Transkriptionsfaktoren wie NF-kB und c-fos/AP1; aktiviert (Burg u. Kador 1988; Trump u. Berezesky 1995; Levy et al. 1994).

12.5.3
Folgen der Aktivierung der Proteinkinase C

Durch die Aktivierung der membrangebundenen Form der Proteinkinase C kommt es zu einer Aktivierung membranständiger Enzyme, wie der Phospholipase A2 (s. Abb. 12.5). Die Aktivierung der Phospholipase A2 induziert die Freisetzung von Arachidonsäure-Metaboliten mit vermehrter Bildung von Prostaglandinen und Thromboxan. In der Frühphase des Diabetes wird vermehrt PGE synthetisiert. Im weiteren Verlauf kommt es zur Steigerung der Thromboxanproduktion. Neben der Regulation des Vasomotorentonus haben Arachidonsäure-Metabolite wesentliche wachstumsregulierende Eigenschaften. So hemmt PGE die Proliferation von Zellen, während Thromboxan die Synthese von extrazellulärer Matrix fördert (Feener u. King 1997; Koya et al. 1997; DeRubertis u. Craven 1993; Craven et al. 1994).

12.5.4
Zunahme des intrazellulären NADH/NAD-Gradienten (Redox-Theorie, Pseudohypoxie)

Da die intrazelluläre Anhäufung von NADH auch bei hypoxischen Zuständen gefunden wird, bezeichnet man die intrazelluläre Erhöhung von NADH beim Diabetes als Pseudohypoxie (s. Abb. 12.5). Durch die Verschiebung des Gleichgewichts NADH/NAD kommt es zur gesteigerten Bildung von intrazellulären Sauerstoffradikalen und Stickstoff-Monoxid, Mediatoren mit zytopathogenen Effekten (Williamson et al. 1993).

12.5.5
Folgen der gesteigerten Freisetzung von Wachstumsfaktoren, Zytokinen und vasoaktiven Substanzen

Durch die osmotische Schwellung, PKC-Aktivierung und Pseudohypoxie werden vermehrt Wachstumsfaktoren, Zytokine und vasoaktive Substanzen gebildet (s. Abb. 12.5).

Unter dieser Vielzahl bislang beschriebener Faktoren sind für die Pathogenese der diabetischen Nephropathie TGF-β und Angiotensin II von besonde-

---

Folgen der gesteigerten Metabolisierung der Glukose in glomerulären Mesangium- und Endothelzellen

- Freisetzung von Zytokinen und Wachstumsfaktoren
  - Interleukin 1 (IL-1)
  - Interleukin 6 (IL-6)
  - Tumor necrosis factor α (TNFα)
  - Insulin-like growth factor 1 (IGF1)
  - Platelet derived growth factor (PDGF)
  - Fibroblast growth factor (FGF)
  - Transforming growth factor β (TGF-β)

- Vascular endothelial growth factor (VEGF)
- Arachidonsäure-Metabolite
- AngiotensinII
- Endothelin
- Atrial natriuretisches Peptid (ANP)
- Stickstoff-Monoxid (NO)
- Änderung des Kontraktionsverhaltens
- Zunahme der Koagulabilität
  - Freisetzung von Plasminogen-Aktivatoren

rer Bedeutung (Arnqvist et al. 1988; Segev et al. 1997; Tilton et al. 1997; Wolf u. Ziyadeh 1999).

TGF-β kann in den Glomeruli diabetischer Tiere und auch im Biopsiematerial von Patienten mit einem Diabetes mellitus vermehrt nachgewiesen werden. Die gesteigerte Expression und Synthese von TGF-β führt zu einer Hemmung des Wachstums glomerulärer und tubulärer Zellen durch Arretierung des Zellwachstums in der G1-Phase. Diese Wachstumshemmung wird durch Cyklin-abhängige Kinase-Inhibitoren vermittelt und ist Ursache der zellulären Hypertrophie. Eine Überexpression der Kinase-Inhibitoren $p27^{Kip1}$ und $p21^{Cip1}$, hervorgerufen durch hohe Glukosekonzentrationen, konnte sowohl in in-vitro- als auch in in-vivo-Experimenten nachgewiesen werden (Peter u. Herskowitz 1994; Wolf et al. 1997, Wolf et al. 1998; Al-Douahji et al. 1999). TGF-β führt darüber hinaus zu einer Stimulation der Synthese extrazellulärer Matrixbestandteile wie Kollagen IV und Fibronektin (Ziyadeh 1993;

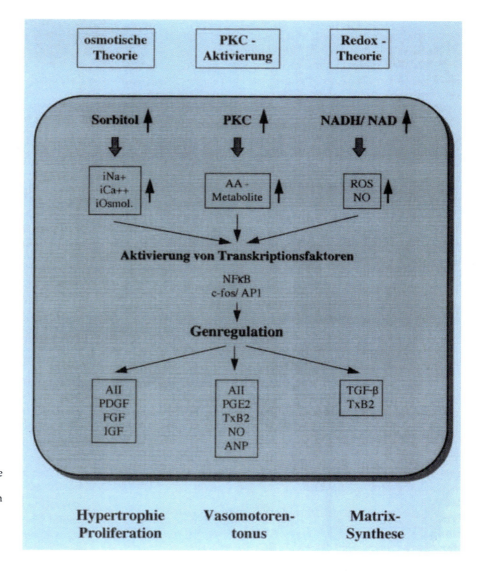

Abb. 12.5. Drei derzeit gültige Theorien, die den Glukosestoffwechsel mit den klinisch und morphologisch fassbaren Veränderungen bei der diabetischen Nephropathie verknüpfen

Sharma u. Ziyadeh 1995). Ob TGF-β ausschließlich negative Einflüsse auf die Entwicklung der diabetischen Nephropathie hat (dark side of TGF-β), kann augenblicklich nicht sicher beantwortet werden. Es gibt zahlreiche experimentelle Befunde, die zeigen, dass TGF-β auch immunmodulatorisch wirksam ist. TGF-β kann die Expression und Freisetzung von Zytokinen und Stickstoff-Monoxid supprimieren (bright side of TGF-β; Kitamura u. Sütö 1997). So zeigen Befunde bei Patienten mit fortgeschrittener Gefäßsklerose, dass die Serumspiegel für TGF-β niedriger sind als bei Kontrollpersonen und dass die Konzentration an aktiviertem TGF-β im Serum mit der Gabe von Aspirin, welches die Progression der Atheriosklerose verzögert, ansteigt (Greinger et al. 1995).

Ein weiterer wichtiger Faktor in der Pathogenese der diabetischen Nephropathie ist Angiotensin II. Angiotensin II hat außer seinen hämodynamischen Wirkungen auch Effekte auf Wachstum und Syntheseleistung von Zellen. So induziert Angiotensin II eine Zellhypertrophie in glomerulären Mesangiumzellen. Außerdem führt es zu einer gesteigerten Synthese von extrazellulären Matrixbestandteilen (Wolf u. Neilson 1993; Wolf u. Ziyadeh 1997, 1999). Die Rolle von Angiotensin II, vor allem beim nicht-insulinpflichtigen Diabetes mellitus, ist nur unzureichend untersucht. Es gibt jedoch erste Hinweise, dass sich die Wirkungen von Angiotensin II und Insulin auf die Zellen abschwächen oder potenzieren können (Abb. 12.6). So wird die Angiotensin II vermittelte, G-Protein abhängige Stimulation der Synthese von TGF-β durch die gleichzeitige Gabe von Insulin in glomerulären Mesangiumzellen verstärkt, was bedeutet, dass zwischen G-Protein abhängigen MAP-Kinasen und der Tyrosinkinase abhängigen Antwort des Insulinrezeptors sich gegenseitig verstärkende Interaktionen vorliegen. Angiotensin II hat aber offensichtlich keinen Einfluss auf die Insulinrezeptor-Expression und Rezeptordichte in der Niere diabetischer Tiere (Anderson et al. 1996; Velloso et al. 1996; Folli et al. 1997; Sechi et al. 1997).

Die Aufklärung der Interaktionen zwischen den Rezeptoren für Insulin und für Wachstumsfaktoren wie auch die Interaktionen zwischen Insulin- und TNFα-Rezeptoren wird wesentlich zu einem verbesserten Verständnis der Pathogenese des Typ 2-Diabetes beitragen (Hotamisligil u. Spiegelman 1994; Kroder et al. 1996). Hierher gehört auch die weitere Aufklärung der Bedeutung von Leptin in der Pathogenese der diabetischen Nephropathie des Typ 2-Diabetes. Leptin, in Fettzellen wohl unter dem Einfluss von TNFα synthetisiert, stimuliert die Proliferation glomerulärer Endothelzellen und könnte

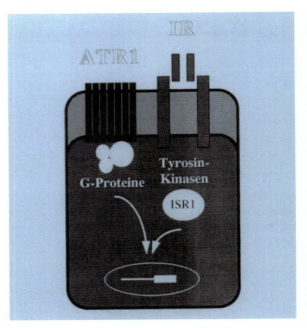

Abb. 12.6. Schema der Interaktionen auf Post-Rezeptor-Ebene zwischen dem G-Protein-gekoppelten Angiotensin II-Rezeptor und dem Tyrosinkinasen-gekoppelten Insulin-Rezeptor beim Diabetes mellitus. Ähnliche Interaktionen auf Post-Rezeptor-Ebene können auch zwischen dem Insulin-Rezeptor und den Rezeptoren für Wachstumsfaktoren oder den TNF-Rezeptoren vorliegen

damit für sehr frühe pathogenetische Veränderungen in der diabetischen Nephropathie mit verantwortlich sein (Flier 1997; Tritos u. Mantzoros 1997; Tartagkia 1997; Wolf et al. 1999).

12.5.6
Hämodynamische Folgen hoher Glukosekonzentrationen

Durch die Freisetzung einer Reihe von vasoaktiven Substanzen kommt es in der Frühphase der diabetischen Nephropathie zu einer glomerulären Hyperfiltration und Hyperperfusion mit erhöhter Wandspannung in den Glomeruli (Bank 1991; Ibrahim 1997). Diese Phase ist im Wesentlichen durch vasodilatatorisch wirksame Prostaglandine, eine Abnahme der Rezeptordichte für Angiotensin II, erhöhte ANP (atrial natriuretisches Peptid)-Serumspiegel und durch IGF 1 (Insulin-like growth factor 1) verursacht (Thaiss et al. 1996; Shin et al. 1997; Stockand u. Sansom 1997). Im weiteren Verlauf kommt es zu einer Reduktion der Filtrationsleistung der Niere. Dieser Filtrationsverlust wird durch vasoaktive Substanzen wie Thromboxan, An-

Abb. 12.7. Glomeruläre Hyperperfusion (Q_A) und Hyperfiltration (ΔP) beim Diabetes mellitus führen nach Jahren zum Auftreten einer Proteinurie. Glomerulär filtrierte Eiweiße werden z. T. von proximalen Tubulusepithelzellen wieder aufgenommen und durch Lysosomen abgebaut. Dabei kommt es zur Aktivierung der Tubuluszellen, die Adhäsionsmoleküle und MHC-Moleküle exprimieren und eine Vielzahl von Mediatoren, wie Zytokine, Proteasen, Sauerstoffradikale (*ROS*) und Stickstoff-Monoxid (*NO*) freisetzen. Diese wiederum aktivieren die tubulo-interstitiellen Fibroblasten, die

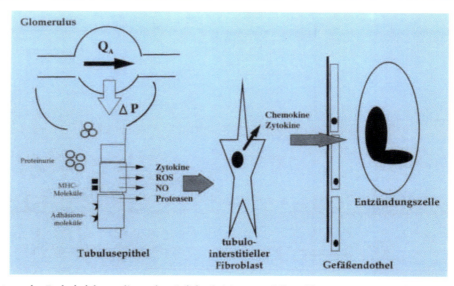

Chemokine und Zytokine freisetzen, das Endothel der umliegenden Gefäße aktivieren und die Infiltration von Entzündungszellen aus dem Blut bewirken. Die lang verlaufende entzündliche Gewebsreaktion führt zur gesteigerten Matrixsynthese und letztendlich zur Vernarbung des tubulo-interstitiellen Raumes

giotensin II und Endothelin vermittelt. Die Abnahme der glomerulären Perfusion führt kompensatorisch zu einer Zunahme des glomerulären Filtrationsdrucks, des transmembranösen Drucks, der zusammen mit der glomerulären Hypertrophie Stoffwechselvorgänge aktiviert, die zur gesteigerten Matrixsynthese führen und damit glomeruläre Sklerosen induzieren. Erhöhter transmembranöser Druck und Sklerosierung der Glomeruli führen zu einer gesteigerten Durchlässigkeit der Filtrationsbarriere und zur Proteinurie. Filtrierte und z. T. in den Tubuli rückresorbierte Proteine führen in den Tubuli zur vermehrten Bildung von Proteasen, Wachstumsfaktoren und zur gesteigerten Expression von Adhäsions- und MHC-Molekülen. Daraus resultiert die Aktivierung interstitieller Fibroblasten mit begleitender Einwanderung von Entzündungszellen. Diese lokal entzündlichen Prozesse führen zur tubulo-interstitiellen Sklerosierung mit Verlust von funktionstüchtigem Parenchym und Untergang der Nephrone (Ziyadeh u. Goldfarb 1991; Abb. 12.7).

12.5.7
Glykierung von Aminosäuren

Lange bestehende hohe Glukosekonzentrationen führen zur Glykierung von Eiweißen. Meist sind die Aminosäuren Lysin oder Valin betroffen. Dabei wird durch sterische Umlagerung in einem noch reversiblen ersten Schritt zunächst eine Schiff-Base gebildet (Abb. 12.8 und Tabelle 12.3). Aus der Schiff-Base entsteht bei Fortbestehen der Stoffwechselstörung ein Amadori-Produkt. Durch Aggregation mit anderen Amadori-Produkten kommt es zur Bildung von AGEs (advanced glycation end products). Dieser letztgenannte Schritt ist nicht reversibel, kann aber durch Aminoguanidine gehemmt werden. AGEs sind chemisch charakterisiert durch die Bildung von Imidazolringen, Furanringen oder von Pentosidinen (Vlassara et al. 1994; Fu et al. 1994; Bucala u. Vlassara 1995; Vlassara 1996).

Nicht nur die durch Hyperglykämie hervorgerufene Bildung von AGEs trägt zur Gesamtmenge an AGEs im Körper bei, sondern auch die orale Aufnahme präformierter AGEs mit der Nahrung erhöht deren Konzentration. Mit der Nahrung aufgenommene AGEs sind besonders dann relevant, wenn endogen bereits ein erhöhter Anteil an AGEs entsteht und wenn die Ausscheidung von AGEs über die Niere bei Auftreten einer Niereninsuffizienz reduziert ist (Koschinsky et al. 1997).

Rezeptoren für AGEs werden in der Niere auf glomerulären Endothel- und Mesangiumzellen exprimiert. Der humane AGE-Rezeptor ist kloniert und die Promoterregion charakterisiert. Die Besetzung der AGE-Rezeptoren führt zur gesteigerten Bildung von Sauerstoffradikalen und Freisetzung von Stickstoff-Monoxid und damit auch zu einer Aktivierung von Transkriptionsfaktoren wie NF-kB und zur gesteigerten Expression von TGF-β, VEGF, ICAM, TNFα (Abb. 12.9; Yan et al. 1994; Li u. Schmidt 1997; Salahudeen et al. 1997).

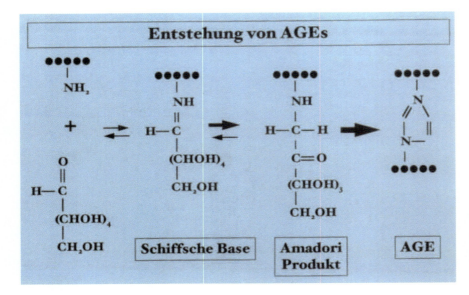

Abb. 12.8. Schema der Entstehung von AGEs (advanced glycation end products) aus Glukose und einem freien NH$_2$-Ende einer Aminosäure (meist Lysin oder Valin) in einem Protein

Tabelle 12.3. Advanced glycation end products (AGEs) beim Diabetes mellitus

Akkumulation von AGEs	Endogene Bildung Hyperglykämie Exogene Zufuhr Gebratene Nahrungsmittel Verminderte Ausscheidung Reduktion der renalen Elimination
Folgen der Akkumulation von AGEs	Änderung der Tertiärstruktur von DNA und Proteinen Mutationen von DNA Funktionsverlust von Proteinen Verminderung des Abbaus extrazellulärer Matrix Sterische Hemmung von aktivierten Proteasen Inaktivierung von Stickstoff-Monoxid
Interaktion von AGEs mit Rezeptoren auf Zellen	Siehe Abb. 12.8.

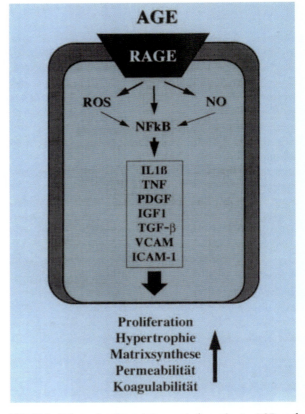

Abb. 12.9. Folgen der Interaktion zwischen einem AGE und dem Rezeptor auf der Zelle (RAGE): Freisetzung von Sauerstoffradikalen (*ROS*) und Stickstoff-Monoxid (*NO*), Aktivierung von Transkriptionsfaktoren (z. B. NF kB), Freisetzung von Zytokinen, Wachstumsfaktoren und Adhäsionsmolekülen, und damit bekannte Veränderungen bei der diabetischen Nephropathie

Die gesteigerte Glykierung von Proteinen führt durch sterische Hemmung der für den Abbau zuständigen Proteasen zu einer Reduktion des physiologischen Turnover und damit zu einem beschleunigten Alterungsprozess (s. Tabelle 12.3). Änderungen der Tertiärstruktur der DNA haben möglicherweise einen Lesefehler bei der Transkription und damit eine somatische Mutation zur Folge (Bucala u. Vlassara 1995; Vlassara 1996).

Die klinische Relevanz von AGEs liegt in der Verstärkung der charakteristischen morphologischen

Veränderungen in der Niere. So führt tierexperimentell die Gabe präformierter AGEs zu morphologischen Veränderungen an der Niere, wie man sie auch beim Diabetes mellitus findet. Zum anderen korreliert der Serumspiegel von AGEs bei Patienten mit einer diabetischen Nephropathie mit dem Ausmaß der Nierenfunktionseinschränkung und mit der Aktivierung des Transkriptionsfaktors NF-kB in peripheren mononukleären Zellen (Huttunen et al. 1999; Hofmann et al. 1999a,b, Yang et al. 1994; Bierhaus et al. 1997; Weiss et al. 1998).

12.6
Therapie der diabetischen Nephropathie

Trotz ständig wachsender Zahlen von Patienten mit durch den Diabetes mellitus verursachter Niereninsuffizienz und der damit verbundenen erheblichen volkswirtschaftlichen Bedeutung ist es überraschend, dass die medizinische Versorgung von Patienten mit einer diabetischen Nephropathie nur unzulänglich ist. Dabei ist besonders zu kritisieren, dass viele dieser Patienten sehr häufig zu spät in die nephrologische Betreuung kommen (Tabelle 12.4; Friedlander u. Hricik 1997; Rychlik et al. 1998; Pommer et al. 1997).

Die diabetische Nephropathie ist vor allem seit der Einführung der Mikroalbuminuriediagnostik eine gut therapierbare Nierenerkrankung. Wichtig ist, dass mit der Prävention der diabetischen Nephropathie begonnen wird, solange noch keine schwerwiegenden strukturellen Schäden an den Nieren entstanden sind. Durch die intensivierte Stoffwechselführung und den frühzeitigem Einsatz von ACE-Hemmern ist es gelungen, präventiv die Entstehung der diabetischen Nephropathie zu beeinflussen. Langfristig muss es durch Kombination mit den sich abzeichnenden neuen Therapieansätzen Ziel sein, die beginnende diabetische Nephropathie so effizient zu therapieren, dass Diabetiker das Stadium der terminalen Niereninsuffizienz nicht mehr erreichen.

12.6.1
Therapie der beginnenden diabetischen Nephropathie

Stadium 2 und 3

Intensivierte Stoffwechselführung
HbA1c ≤ 7,5–8,1%

ACE-Hemmer
Mikroalbuminurie (20–200 µg/min)
- unabhängig von der Höhe des systemischen Blutdruckes,
- auch bei Normotonie,
- Mikroalbuminurie (>5 µg/min)
- Bei Vorliegen einer Risikokonstellation.

Antihypertensiva
ACE-Hemmer in Kombination mit anderen Antihypertensiven (s. Abschn. 12.6.2)
- aus theoretischen Überlegungen bevorzugt Kombination mit Kalzium-Antagonisten vom Verapamil- und Diltiazem-Typ (in klinischen Studien jedoch noch nicht definitiv nachgewiesen)

Grundlage der Therapie der diabetischen Nephropathie ist die intensivierte Stoffwechselführung durch Diabeteskost, die körperliche Aktivität und die Gabe von Insulin oder/ und oralen Antidiabetika (s. obige Übersicht; Diabetes Control and Complication Research Group 1993). Die Intensität der Insulintherapie richtet sich nach dem Alter des Patienten und dem Ausmaß der bereits vorhandenen Folgeerkrankungen. Generell gilt, dass je älter der Patient und je ausgeprägter die diabetische Nephropathie ist, desto weniger profitiert er von einer sehr strengen Stoffwechselführung, sondern ist eher durch das Auftreten von Hypoglykämie und deren Komplikationen bedroht. Eine strenge Stoffwechselführung ist präventiv bzgl. des Auftretens einer diabetischen Nephropathie wirksam und verlangsamt bei bereits manifester diabetischer Nephropathie deren Progression. Dabei sollen HbA1c-Werte von <7,5–8,1% angestrebt werden (Diabetes Control and Complication Research Group 1995; Krolewski et al. 1995; Cooper 1998).

Tabelle 12.4. Stellenwert der Betreuung von Patienten mit diabetischer Nephropathie. (Nach Pommer et al. 1997)

Kriterien	Typ 1-Diabetes	Typ 2-Diabetes
Anzahl (n 66)	17,7%	82,3%
Dauer der Erkrankung	25,3 Jahre	17,0 Jahre
Kreatinin-Clearance < 30 ml/min		76,8%
Zeitintervall bis Dialyse < 6 Wochen		51,4%
Mangelhafte Stoffwechselführung	77,8%	50,0%
Mangelhafte Blutdruckeinstellung		97,5%
Keine ACE-Hemmer		75,8%

Diese Tabelle demonstriert, wie schlecht Patienten mit einer diabetischen Nephropathie betreut werden. Nahezu 98% der Patienten zeigten eine mangelhafte Blutdruckeinstellung, 75% wurden ohne ACE-Hemmer behandelt und bei der Hälfte der Patienten erfolgte die Zuweisung zum Nephrologen so spät, dass innerhalb von sechs Wochen mit der Dialysebehandlung begonnen werden musste.

Pharmakologisch wichtigste therapeutische Maßnahme zur Prävention der diabetischen Nephropathie ist der frühzeitige Einsatz von ACE-Hemmern. Mit einem ACE-Hemmer sollte begonnen werden, wenn Patienten eine Mikroalbuminurie haben, die durch eine intensivierte Stoffwechseltherapie allein nicht reversibel ist (Parving et al. 1995; Mogensen et al. 1995; Breyer 1995; Wang 1997; The Euclid Study Group 1997). Ein halbes Jahr einer intensivierten Stoffwechselführung sollte ausreichend sein, die Mikroalbuminurie wieder zum Verschwinden zu bringen. Eine trotz intensivierter Stoffwechseltherapie über diesen Zeitraum hinaus bestehende Mikrobalbuminurie muss zusätzlich durch die Gabe eines ACE-Hemmers behandelt werden. Der Beginn der Therapie mit dem ACE-Hemmer richtet sich nicht nach der Höhe des systemischen Blutdrucks, sondern nach dem Nachweis einer Mikroalbuminurie (20–200 µg/min; Abb. 12.10). Die Dosierung des ACE-Hemmers sollte so hoch wie möglich gewählt werden, wobei zu berücksichtigen ist, dass in diesem Stadium der Nierenerkrankung die Patienten mit einem Typ 1-Diabetes meist noch normotensiv sind. Der frühzeitige Einsatz von ACE-Hemmern verhindert das Fortschreiten der Nierenerkrankung nicht nur über die Regulation der glomerulären Hämodynamik und die Reduktion des glomerulären transmembranösen Drucks, sondern auch über seine nicht hämodynamisch wirksamen Effekte, wie der Reduktion der TGF-β-Freisetzung und damit Reduktion der Bildung der extrazellulären Matrix. Bei Patienten mit Hypertonie im frühen Stadium der diabetischen Nephropathie muss der ACE-Hemmer ggfs. mit weiteren Antihypertensiva kombiniert werden, damit Normotonie (120/80 mmHg) erreicht wird. Allgemein wird erwartet, dass sich die Therapie bei Typ 2-Diabetes nicht von der des Typ 1-Diabetes unterscheidet, dies muss jedoch noch in weiteren klinischen Studien eindeutig belegt werden (Rodby 1997a,b; Pontiroli u. Folli 1998; Nielsen et al. 1997; Ismail et al. 1999).

Augenblicklich gibt es Überlegungen, den Zeitpunkt des Therapiebeginns mit einem ACE-Hemmer zumindest bei Patienten mit einem Typ 1-Diabetes noch weiter nach vorne zu verlagern. Diskutiert wird, ob bei positiver Familienanamnese bzgl. kardiovaskulärer Erkrankungen oder bei Vorliegen anderer Risikomarker (s. Abschn. 12.4; wie z. B. pathologischer Befund des Na-Li-Austauschtransporters) mit der Therapie mit einem ACE-Hemmer bereits dann begonnen werden sollte, wenn die Mikroalbuminurie eine Größe von 5 µg/min überschreitet. Hier bleiben die Ergebnisse laufender klinischer Studien der nächsten Jahre abzuwarten.

Ungeklärt ist die Frage, ob die Therapie mit einem Angiotensin II-Rezeptorblocker Vorteile gegenüber der Behandlung mit einem ACE-Hemmer bringt. Wenn die Aktivierung des AT2-Rezeptors durch Angiotensin II bei der diabetischen Nephropathie von Vorteil sein sollte, dann wäre theoretisch der Einsatz von AT1-Rezeptorblockern sinnvoll (Einzelheiten s. Kap. 13; Matsuka et al. 1996; Ichikawa 1996; Nakajima et al. 1995; Stoll et al. 1997; Wolf et al. 1997).

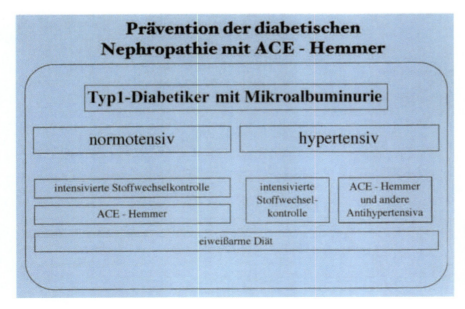

Abb. 12.10. Leitfaden zur Therapie von Patienten mit einem Diabetes mellitus Typ 1 und Mikroalbuminurie in Abhängigkeit vom Blutdruck. (Nach Wang 1997)

12.6.2 Therapie der manifesten diabetischen Nephropathie

> **Stadium 4**
>
> **Intensivierte Stoffwechselführung**
> - Gefahr Hypoglykämie insbesondere bei älteren Patienten
>
> **Antihypertensiva**
> - ACE-Hemmer
>   - Gefahr der Nierenfunktionsverschlechterung und Hyperkaliämie
> - Diuretika
> - β-Blocker
> - Kalzium-Antagonisten
> - Vasodilatatoren
>
> **Reduktion der Eiweißzufuhr**
> - 0.8–1.0 g/kg KG/ Tag
>   - Malnutrition beachten
>
> **Weitere Therapiemaßnahmen**
> - Therapie Hyperparathyreoidismus
>   - Gabe von Phosphatbindern
>   - Vitamin D-Substitution
> - Therapie Anämie
>   - Eisensubstitution
>   - Erythropoietin-Gaben
> - Therapie der Fettstoffwechselstörung
> - Planung und Vorbereitung der Nierenersatztherapie

Die Therapie der manifesten diabetischen Nephropathie ist supportiv und unterscheidet sich nicht von der Behandlung anderer Nephropathien (s. obige Übersicht). Prinzipiell wichtig sind die diätetische Stoffwechselführung mit Reduktion des Salz- und Eiweißkonsums, die Therapie der systemischen Hypertonie, das Vermeiden nephrotoxischer Medikamente (wie etwa nichtsteroidale Antiphlogistika, intravenöse Kontrastmittelapplikation ohne entsprechende Vorbereitung), die frühzeitige Behandlung des sekundären Hyperparathyreoidismus durch die Gabe von Phosphatbindern und Vitamin D-Substitution, die Eisen- und Erythropoietinsubstitution bei Entwicklung einer renalen Anämie zur Prophylaxe der kardialen Hypertrophie, sowie die Therapie einer begleitenden Fettstoffwechselstörung, vorzugsweise durch wasserlösliche nichttoxische CSE-Hemmer.

Wichtigster pathogenetischer Progressionsfaktor der manifesten diabetischen Nierenschädigung ist die arterielle Hypertonie (Ismail et al. 1999; Sowers u. Epstein 1995; Barkis et al. 1996; Nielsen et al. 1997). Bei der Beurteilung des Grades der Hypertonie ist zu berücksichtigen, dass Diabetiker in der Regel einen niedrigeren Blutdruck haben als Vergleichskollektive gesunder Personen. Durch die Therapie der Hypertonie sollten daher bei Diabetikern Blutdruckwerte von ≤120–130/80–85 mmHg erreicht werden. Die engmaschige Kontrolle der Blutdruckwerte ist deshalb eine der wichtigsten klinischen Maßnahmen. Methode der Wahl ist die ambulante 24-h-Blutdruckmessung. Einzelheiten zur Therapie der arteriellen Hypertonie sind in Kap. 13 nachzulesen.

Eine zusätzliche Möglichkeit, die Progression der manifesten diabetischen Nephropathie zu verlangsamen, ist die Reduktion der Eiweißzufuhr. Die Verlangsamung des Fortschreitens der Nierenerkrankung durch Eiweißrestriktion beruht auf der Reduktion des transmembranösen Drucks, der damit verbundenen Reduktion der glomerulären Eiweißfiltration und der daraus resultierenden Abnahme der Aktivierung des Tubulusepithels. Da eine strenge Eiweißrestriktion zusammen mit den bereits geltenden diätetischen Beschränkungen bei Diabetikern zur Malnutrition führen kann, ist nur eine moderate Reduktion der Eiweißzufuhr (1 g/kg Körpergewicht und Tag) sinnvoll.

12.7 Grundzüge der Betreuung von Patienten mit terminaler Niereninsuffizienz bei diabetischer Nephropathie

> **Stadium 5**
>
> **Frühzeitiger Therapiebeginn**
> - bei Clearance-Werten ≤15–24 ml/min)
>
> **Hämodialyse**
> - Hämodiafiltrationsbehandlung
> - lange Dialysedauer
>
> **Peritonealdialyse**
> - intermittierende, Cycler-gestützte Peritonealdialyse während der Nachtstunden
>
> **Vorbereitung zur Nierentransplantation oder Nieren- und Pankreastransplantation**
> - Koronarangiographie

Generell gilt, dass Patienten mit einer terminalen Niereninsuffizienz auf dem Boden einer diabetischen Nephropathie früher einer Nierenersatztherapie zugeführt werden sollten als Patienten mit ter-

Tabelle 12.5. Mögliche *Vor- und Nachteile* einer Hämodialyse- oder Peritonealdialyse-Behandlung bei Patienten mit terminaler Niereninsuffizienz auf dem Boden einer diabetischen Nephropathie

	Potentielle Vorteile	Mögliche Nachteile
Hämodialyse	Regelmäßige ärztliche Betreuung	Schwierige Fistelanlage
	Niedriger Insulinbedarf	Schwere Hypotonie während der Behandlung
	Arterielle Hypertonie bei fehlender Restfunktion gut einzustellen	Glaskörperblutungen
Peritonealdialyse	Eigenständige Behandlung	Völlegefühl bis pektanginöse Symptomatik
	Kontinuierliche Behandlung	Hoher Insulinbedarf
	Keine Antikoagulation	Eiweißverlust (>3–5g/Tag)
		Peritonitis

minaler Niereninsuffizienz, die nicht auf dem Boden eines Diabetes mellitus entstanden ist (Tabelle 12.5). In Zahlen ausgedrückt sind Diabetiker mit einer Kreatinin-Clearance ≤15–24 ml/min dialysepflichtig. Mit der Planung und ggf. Vorbereitung für das Dialyseverfahren, wie z. B. die nötige Anlage einer Cimino-Fistel, muss entsprechend rechtzeitig begonnen werden (Friedlander u. Hricik 1997; Rychlik et al. 1998; Ismail et al. 1999).

Die Wahl des Dialyseverfahrens muss individuell entschieden werden. Chronische Hämodialyse- und Peritonealdialyse-Verfahren haben ihre Vor- und Nachteile, die hier nicht im einzelnen abgehandelt werden können. Eine Orientierung der möglichen Vor- und Nachteile der beiden Verfahren ist in Tabelle 12.5 dargestellt. Augenblicklich werden 80% der terminal niereninsuffizienten Patienten mit der Hämodialyse und nur etwa 20% mit der Peritonealdialyse behandelt. Diabetiker mit terminaler Niereninsuffizienz müssen medizinisch intensiv betreut werden. Die Versorgung dieser Patienten ist deshalb so wichtig, weil mit dem Auftreten einer terminalen Niereninsuffizienz bei Diabetikern das Risiko für weitere diabetische Folgeerkrankungen um 20–25% steigt.

Patienten mit terminaler Niereninsuffizienz bei diabetischer Nephropathie sollten, soweit dies der Gesamtzustand zulässt, rasch für eine Nierentransplantation vorbereitet werden (Williams 1995). Als Vorbereitung zur Transplantation wird in aller Regel eine diagnostische Koronarangiographie gefordert, da klinische Parameter und nicht-invasive diagnostische Verfahren zur Beurteilung des koronaren Gefäßzustands nicht ausreichend sind. Die simultane Pankreas- und Nierentransplantation bleibt augenblicklich noch speziellen individuellen Bedürfnissen des Patienten und einzelnen Transplantationszentren vorbehalten. Gleiches gilt für die Nierentransplantation bei Patienten mit präterminaler Niereninsuffizienz schon vor Beginn der Dialysebehandlung bei Auftreten der ersten urämischen Symptome, was aufgrund der langen Wartezeiten für ein geeignetes Spenderorgan nur bei einer Lebendspende möglich ist.

12.7.1
Therapeutischer Ausblick

Alle möglichen Therapiemaßnahmen (Abb. 12.11), die sich aus den genannten pathophysiologischen Vorstellungen zur diabetischen Nephropathie ableiten lassen, werden in präklinischen Studien geprüft oder sind bislang nur tierexperimentell etabliert.

So führt die Gabe von Aldosereduktasehemmern zur Reduktion der Sorbit-Akkumulation, zur Verbesserung der glomerulären Hämodynamik und der Proteinurie und zur Abnahme der strukturellen Veränderungen (Bank et al. 1989; Tilton et al. 1989; Soulis-Liparota et al. 1995).

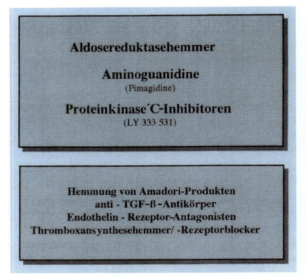

Abb. 12.11. Therapeutische Perspektiven für die Behandlung der diabetischen Nephropathie: Therapieformen zur Behandlung der diabetischen Nephropathie in der klinischen Erprobung (*oben*), bzw. mit deren klinischer Erprobung in den nächsten Jahren zu rechnen ist (*unten*)

Die Blockade der Thromboxanbildung (Hemmung der gesteigerten Synthese durch die Gabe von Thromboxan-Synthesehemmern oder -Rezeptorblockern) führt zu einer Verbesserung der glomerulären Hämodynamik und zu einer Reduktion der Proteinurie (DeRubertis u. Craven 1993). Ob damit langfristig auch eine Reduktion der glomerulären und tubulo-interstitiellen Sklerosierung einhergeht, ist noch unklar.

In ähnlicher Weise könnten Endothelin-Rezeptor-Antagonisten langfristig bei der diabetischen Nephropahtie strukturelle Läsionen verlangsamen und dadurch von therapeutischem Nutzen sein (Hendry u. James 1997; Hocher et al. 1998).

Die durch Glukose induzierte Aktivierung der Proteinkinase C führt zur Aktivierung insbesondere der βI- und βII-Isoenzyme. Diese Kenntnis hat man zur Herstellung spezifischer Inhibitoren genutzt, die im diabetischen Tiermodell die Ausbildung der diabetischen Nephropathie verzögern. Entsprechende klinische Untersuchungen mit einem PKCβ spezifischen Hemmer (LY333531) sind in Vorbereitung (Hofmann 1997; Ishii et al. 1996).

Die Hemmung von TGF-β durch die Gabe von TGF-β-Antikörpern, Decorin oder einer Decorin-Gen-Therapie hat experimentell bei verschiedenen Modellen glomerulärer Schädigung vielversprechende Erfolge gezeigt (Border u. Noble 1994, 1998; Isaka et al. 1996; Mogyorosi u. Ziyadeh 1999). Der Nachweis einer effizienten Therapie der diabetischen Nephropathie beim Menschen mit diesen Therapieansätzen steht jedoch aus.

Die Hemmung der Glykierung von Eiweißen durch die Gabe von Aminoguanidinen (Pimagidine) reduziert die Albuminurie und führt zur Verlangsamung der Reduktion der glomerulären Filtrationsrate. Die ersten Ergebnisse aus klinischen Studien werden in einigen Jahren erwartet. Durch die Gabe löslicher Rezeptoren für AGEs, die die Bindung von AGEs an den membranständigen Rezeptor der Zellen blockieren, konnte die vaskuläre Hyperpermeabilität in diabetischen Tieren reduziert werden. Auch die Gabe von Antikörpern gegen Amadori-Produkte reduziert die Manifestation der diabetischen Nephropathie im Tierexperiment (Wautier et al. 1996; Cohen et al. 1995; Tsuchida et al. 1999; Youssef et al. 1999).

Literatur

Al-Douahji M, Brugarolas J, Brown PAJ, Stehman-Breen CO, Alpers CE, Shankland SJ (1999) The cyclin kinase inhibitor p21WAF1/CIP1 is required for glomerular hypertrophy in experimental diabetic nephropathy. Kidney Int 56: 1691-1699

Anderson PW, Zhang XY, Tian J, Correale JD, Xi XP, Yang D, Graf K, Law RE, Hsueh WA (1996) Insulin and angiotensin II are additive in stimulating TGF-β1 and matrix mRNAs in mesangial cells. Kidney Int 50: 745-753

Arnqvist HJ, Ballermann BJ, King GL (1988) Receptors for and effect of insulin and IGF-1 in rat glomerular mesangial cells. Am J Physiol 254: C411-C416

Bank N (1991) Mechanisms of diabetic hyperfiltration. Kidney Int 40: 792-807

Bank N, Mower P, Aynedjian HS, Wilkes BM, Silverman S (1989) Sorbinil prevents glomerular hyperperfusion in diabetic rats. Am J Physiol 256: F1000-F1006

Barkis GL, Copley JB, Vicknair N, Sadler R, Leurgans S (1996) Calcium channel blockers versus other antihypertensive therapies on progression of NIDDM associated nephropathy. Kidney Int 50: 1641-1650

Bierhaus A, Chevion S, Chevion M, Hofmann M, Quehenberger P, Illmer T, Luther T, Berentshtein E, Tritschler H, Müller M, Wahl P, Ziegler R, Nawroth PP (1997) Advanced glycation end product-induced activation of NF-kB is suppressed by a-lipoic acid in cultured endothelial cells. Diabetes 46: 1481-1490

Border WA, Noble NA (1994) Transforming growth factor β in tissue fibrosis. N Engl J Med 331: 1286-1292

Border WA, Noble NA (1998) Evidence that TGF-β should be a therapeutic target in diabetic nephropathy. Kidney Int 54: 1390-1391

Breyer JA (1995) Medical management of nephropathy in type I diabetes mellitus: current recommendations. J Am Soc Nephrol 6: 1523-1529

Bucala R, Vlassara H (1995) Advanced glycosylation end products in diabetic renal and vascular disease. Am J Kidney Dis 26: 875-888

Burg MB, Kador PF (1988) Sorbitol, osmoregulation, and the complications of diabetes. J Clin Invest 81: 635-640

Cohen MP, Sharma K, Jin Y, Hud E, Wu VY, Tomaszewski J, Ziyadeh FN (1995) Prevention of diabetic nephropathy in db/db mice with glycated albumin antagonists. A novel treatment strategy. J Clin Invest 95: 2338-2345

Cooper ME (1998) Pathogenesis, prevention, and treatment of diabetic nephropathy. Lancet 352: 213-219

Craven PA, Studer RK, DeRubertis FR (1994) Impaired nitric oxide-dependent cyclic guanosine monophosphate generation in glomeruli from diabetic rats. J Clin Invest 93: 311-320

DeRubertis FR, Craven PA (1993) Eicosanoids in the pathogenesis of the functional and structural alterations of the kidney in diabetes. Am J Kidney Dis 22: 727-735

Diabetes Control and Complication (DCCT) Research Group (1993) The effect of intensive treatment of diabetes on the development and progression of long-term complications in insulin-dependent diabetes mellitus. N Engl J Med 329: 977-986

Diabetes Control and Complication (DCCT) Research Group (1995) Effect of intensive therapy on the development and progression of diabetic nephropathy in the diabetes control and complication trial. Kidney Int 47: 1703-1720

Dinneen SF, Gerstein HC (1997) The association of microalbuminuria and mortality in non-insulin dependent diabetes mellitus. A systemic overview of the litrature. Arch Intern Med 157: 1413-1418

Feener EP, King GL (1997) Vascular dysfunction in diabetes mellitus. Lancet 350 Suppl 1: 9–13

Flier JS (1997) Leptin expression and action: New experimental paradigms. Proc Natl Acad Sci USA 94: 4242–4245

Fogarty DG, Krolweski AS (1997) Genetic susceptibility and the role of hypertension in diabetic nephropahty. Curr Opin Nephrol Hypertens 6: 184–191

Foley RN, Culleton BF, Parfrey PS, Harnett JD, Kent GM, Murray DC, Barre PE (1997) Cardiac disease in diabetic end-stage renal disease. Diabetologia 40: 1307–1312

Folli F, Kahn CR, Hansen H, Bouchie JL, Feener EP (1997) Angiotensin II inhibits insulin signaling in aortic smooth muscle cells at multiple levels. A potential role for serine phosphorylation in insulin/angiotensin II crosstalk. J Clin Invest 100: 2158–2169

Friedlander MA, Hricik DE (1997) Optimizing end-stage renal disease therapy for the patient with diabetes mellitus. Semin Nephrol 17: 331–345

Fu MX, Wells-Knecht KJ, Blackledge JA, Lyons TJ, Thorpe SR, Baynes JW (1994) Glycation, glycoxidation, and cross-linking of collagen by glucose. Diabetes 43: 676–683

Gall MA, Borch-Johnsen K, Hougaard P, Niesen FS, Parving HH (1995) Albuminuria and poor glycemic control predict mortality in NIDDM. Diabetes 44: 1303–1309

Gambara V, Mecca G, Remuzzi G, Bertani T (1993) Heterogenous nature of renal lesions in type II diabetes. J Am Soc Nephrol 3: 1458–1466

Gould GW, Holman GD (1993) The glucose transporter family: structure, function and tissue-specific expression. Biochem J 295: 329–341

Greinger DJ, Kemp PR, Metcalfe JC, Liu AC, Lawn RM, Williams NR, Grace AA, Schofield PM, Chauhan A (1995) The serum concentration of active transforming growth factor-β is severely depressed in advanced atherosclerosis. Nature Med 1: 74–79

Heilig CW, Concepcion LA, Riser BL, Freytag SO, Zhu M, Cortes P (1995) Overexpression of glucose transporters in rat mesangial cell cultured in a normal glucose milieu mimics the diabetic phenotype. J Clin Invest 96: 1802–1814

Hendry BM, James AF (1997) Endothelin antagonists in renal disease. Lancet 350:381–382

Hocher B, Lun A, Priem F, Neumayer HH, Raschack M (1998) Renal endothelin system in diabetes: comparison of angiotensin-converting enzyme inhibition and endothelin-A antagonism. J Cardiovasc Pharmacol 31 Suppl 1: S492 – S495

Hofmann J (1997) The potential for isoenzyme-selective modulation of protein kinase C. FASEB J 11: 649–669

Hofmann MA, Drury S, Fu C, Qu W, Taguchi A, Lu Y, Avila C, Kambham N, Bierhaus A, Nawroth P, Neurath MF, Slattery T, Beach D, McClary J, Nagashima M, Morser J, Stern D, Schmidt AM (1999a) RAGE mediates a novel proinflammatory axis: a central cell surface receptor for S100/calgranulin polypeptides. Cell 97: 889–901

Hofmann MA, Schiefkofer S, Isermann B, Kanitz M, Henkels M, Joswig M, Treusch A, Morcos M, Weiss T, Borcea V, Abdel Khalek AKM, Amiral J, Tritschler H, Ritz E, Wahl P, Ziegler R, Bierhaus A, Nawroth PP (1999b) Peripheral blood mononuclear cells isolated from patients with diabetic nephropathy show increased activation of the oxidative-stress sensitive transcription factor NF-kB. Diabetologia 42: 222–232

Hotamisligil GS, Spiegelman BM (1994) Tumor necrosis factor α: a key component of the obesity-diabetes link. Diabetes 43: 1271–1278

Huttunen HJ, Fages C, Rauvala H (1999) Receptor for advanced glycation end products (RAGE)-mediated neurite outgrowth and activation of NF-kB require the cytoplasmic domain of the receptor but different downstream signaling pathways. J Biol Chem 274: 19919–19924

Ibrahim HN, Hostetter TH (1997) Diabetic nephropathy. J Am Soc Nephrol 8: 487–493

Ichikawa I (1996) Will angiotensin II receptor antagonists be renoprotective in humans? Kidney Int 50: 684–692

Isaka Y, Brees DK, Ikegaya K, Kaneda Y, Imai E, Noble NA, Border WA (1996) Gene therapy by skeletal muscle expression of decorin prevents fibrotic disease in rat kidney. Nat Med 2: 418–423

Ishii H, Jirousek MR, Koya D, Takagi C, Xia P, Clermont A, Bursell SE, Kern TS, Ballas LM, Heath WF, Stramm LE, Feener EP, King GL (1996) Amelioration of vascular dysfunction in diabetic rats by an oral PKC β inhibitor. Science 272: 728–731

Ismail N, Becker B, Strzelczyk P, Ritz E (1999) Renal disease and hypertension in non-insulin-dependent diabetes mellitus. Kidney Int 55: 1–28

Keller CK, Bergis KH, Filser D, Ritz E (1996) Renal findings in patients with short-term type 2 diabetes. J Am Soc Nephrol 7: 2627–2635

Kitamura M, Sütö TS (1997) TGF-β and glomerulonephritis: anti-inflammatory versus prosclerotic actions. Nephrol Dial Transplant 12: 669–679

Klip A, Tsakiridis T, Marette A, Ortiz PA (1994) Regulation of expression of glucose transporters by glucose: a review of studies in vivo and in cell cultures. FASEB J 8: 43–53

Ko BCB, Ruepp B, Bohrens KM, Gabbay KH, Chung SSM (1997) Identification and characterization of multiple osmotic response sequences in the human aldose reductase gene. J Biol Chem 272: 16431–16437

Koschinsky T, He CJ, Mitsuhashi T, Bucala R, Liu C, Bueting C, Heitmann K, Vlassara H (1997) Orally absorbed reactive glycation products (glycotoxins). an environmental risk factor in diabetic nephropathy. Proc Natl Acad Sci USA 94: 6474–6479

Koya D, Jirousek MR, Lin YW, Ishii H, Kuboki K, King GL (1997) Characterization of protein kinase C β isoform activation on the gene expression of transforming growth factor-β, extracellular matrix components, and prostanoids in the glomeruli of diabetic rats. J Clin Invest 100: 115–126

Kroder G, Bossenmaier B, Kellerer M, Capp E, Stoyanov B, Mühlhöfer A, Berti L, Horikoshi H, Ullrich A, Häring H (1996) Tumor necrosis factor-a and hyperglycemia-induced insulin resistance. Evidence for different mechanisms and different effects on insulin signaling. J Clin Invest 97: 1471–1477

Krolewski AS, Laffel LMB, Krolewski M, Quinn M, Warram JH (1995) Glycosylated hemoglobin and the risk of microalbuminuria in patients with insulin-dependent diabetes mellitus. N Engl J Med 332: 1251–1255

Larkins RG, Dunlop ME (1992) The link between hyperglycaemia and diabetic nephropathy. Diabetologia 35: 499–504

Levy J, Gavin JR, Sowers JR (1994) Diabetes mellitus: a disease of abnormal cellular calcium metabolism? Am J Med 96: 260–273

Li J, Schmidt AM (1997) Characterization and functional analysis of the promoter of RAGE, the receptor for advanced glycation end products. J Biol Chem 272: 16498–16506

Marre M, Jeunemaitre X, Gallois Y, Rodie M, Chatellier G, Sert C, Dusselier L, Kahal Z, Chaillous L, Halimi S, Muller A, Sackmann H, Bauduceau B, Bled F, Passa P, Alhenc-Gelas F (1997) Contribution of genetic polymorphism in the renin-angiotensin system to the development of renal complicati-

ons in insulin-dependent diabetes. J Clin Invest 99: 1585–1595
Matsuka T, Hymes J, Ichikawa I (1996) Angiotensin in progressive renal diseases: theory and practice. J Am Soc Nephrol 7: 2025–2043
McManus ML, Churchwell KB, Strange K (1995) Regulation of cell volume in health and disease. N Engl J Med 333: 1260–1266
Mogensen CE (1984) Microalbuminuria predicts clinical proteinuria and early mortality in maturity-onset diabetes. N Engl J Med 310: 356–360
Mogensen CE, Schmitz A, Christensen CK (1988) Comparative renal pathophysiology relevant to IDDM and NIDDM patients. Diabetes Metab Rev 4: 453–483
Mogensen CE, Keane WF, Bennett PH, Jerums G, Parvin HH, Passa P, Steffes MW, Striker GE, Viberti GC (1995) Prevention of diabetic renal disease with special reference to microalbuminuria. Lancet 346: 1080–1084
Mogyorosi A, Ziyadeh FN (1999) What is the role of decorin in diabetic kidney disease? Nephrol Dial Transplant 14: 1078–1081
Nakajima M, Hutchinson HG, Fujinaga M, Hayashida W, Morishita R, Zhang L, Horiuchi M, Pratt RE, Dzau VJ (1995) The angiotensin II type 2 (AT2) receptor antagonizes the growth effects of the AT1 receptor: gain-of-function study using gene transfer. Proc Natl Acad Sci USA 92: 10663–10667
Navis G, deJong PE, deZeeuw D (1997) I/D polymorphism of the angiotensin converting enzyme gene: a clue to the heterogeneity in the progression of renal disease and in the renal response to therapy? Nephrol Dial Transplant 12: 1097–1100
Nielsen FS, Rossing P, Gall MA, Skott P, Smidt UM, Parving HH (1997) Long-term effect of lisinopril and atenolol on kidney function in hypertensive NIDDM subjects with diabetic nephropathy. Diabetes 46: 1182–1188
Nishikawa T, Edelstein D, Du XL, Yamagishi S, Matsumura T, Kaneda Y, Yorek MA, Beebe D, Oates PJ, Hammes H-P, Giardino I, Brownlee M (2000) Normalizing mitochondrial superoxide production blocks three pathways of hyperglycaemic damage. Nature 404: 787–790
Pagtalunan ME, Miller PL, Jumping-Eagle S, Nelson RG, Myers BD, Rennke HG, Coplon NS, Sun L, Meyer TW (1997) Podocyte loss and progressive glomerular injury in type II diabetes. J Clin Invest 99: 342–348
Parving HH, Rossing P, Hommel E, Smidt UM (1995) Angiotensin-converting enzyme inhibition in diabetic nephropathy: ten years experience. Am J Kidney Dis 26: 99–107
Parving HH, Tarnow L, Rossing P (1996) Genetics of diabetic nephropathy. J Am Soc Nephrol 7: 2509–2517
Peter M, Herskowitz I (1994) Joining the complex: cyclin-dependent kinase inhibitory proteins and the cell cycle. Cell 78: 181–184
Pommer W, Bressel F, Chen F, Molzahn M (1997) There is room for improvement of preterminal care in diabetic patients with end-stage renal failure – The epidemiological evidence in Germany. Nephrol Dial Transplant 12: 1318–1320
Pontiroli AE, Folli F (1998) Is it worth treating diabetes? Lessons from the UKPDS. Acta Diabetol 35: 170–171
Porte D Jr, Schwartz MW (1996) Diabetes complications: why is glucose potentially toxic? Science 272: 699–700
Rodby RA (1997a) Antihypertensive treatment in nephropathy of type II diabetes: role of the pharmacological blockade of the renin-angiotensin system. Nephrol Dial Transplant 12: 1095–1096
Rodby RA (1997b) Type II diabetic nephropathy: its clinical course and therapeutic implications. Semin Nephrol 17: 132–147
Ruderman NB, Williamson JR, Brownlee M (1992) Glucose and diabetic vascular diasease. FASEB J 6: 2905–2914
Rychlik I, Miltenberger-Miltenyi G, Ritz E (1998) The drama of the continuous increase in end-stage renal failure in patients with type II diabetes mellitus. Nephrol Dial Transplant 13 Suppl 8: 6–10
Salahudeen AK, Kanji V, Reckelhoff JF, Schmidt AM (1997) Pathogenesis of diabetic nephropathy: a radical approach. Nephrol Dial Transplant 12: 664–668
Schmidt S, Ritz E (1997) Genetics of the renin-angiotensin system and renal disease: a progress report. Curr Opin Nephrol Hypertens 6: 146–151
Sechi LA, Griffin CA, Zingaro L, Valentin JP, Bartoli E, Schambelan M (1997) Effects of angiotensin II on insulin receptor binding and mRNA levels in normal and diabetic rats. Diabetologia 40: 770–777
Segev Y, Landau D, Marbach M, Shehadeh N, Flybjerg A, Phillip M (1997) Renal hypertrophy in hyperglycemic non-obese diabetic mice is associated with persistent renal accumulation of insulin-like growth factor I. J Am Soc Nephrol 8: 436–444
Sharma K, Ziyadeh FN (1995) Hyperglycemia and diabetic kidney disease. The case for transforming growth factor-β as a key mediator. Diabetes 44: 1139–1146
Shin SJ, Lee YJ, Tan MS, Hsieh TJ, Tsai JH (1997) Increased atrial natriuretic peptide mRNA expression in the kidney of diabetic rats. Kidney Int 51: 1100–1105
Soulis-Liparota T, Cooper ME, Dunlop M, Jerums G (1995) The relative roles of advanced glycation, oxidation and aldose reductase inhibition in the development of experimental diabetic nephropathy in the Sprague-Dawley rat. Diabetologia 38: 387–394
Sowers JR, Epstein M (1995) Diabetes mellitus and associated hypertension, vascular disease, and nephropathy. An update. Hypertension 26: 869–879
Stockand JD, Sansom SC (1997) Regulation of filtration rate by glomerular mesangial cells in health and diabetic renal disease. Am J Kidney Dis 29: 971–981
Stoll M, Steckelings UM, Paul M, Bottari SP, Metzger R, Unger T (1997) The angiotensin AT2-receptor mediates inhibition of cell proliferation in coronary endothelial cells. J Clin Invest 95: 651–657
Stumvoll M, Meyer C, Mitrakou A, Nadkarni V, Gerich JE (1997) Renal glucose production and utilization: new aspects in humans. Diabetologia 40: 749–757
Tartagkia LA (1997) The leptin receptor. J Biol Chem 272: 6093–6096
Thaiss F, Wolf G, Assad N, Zahner G, Stahl RAK (1996) Angiotensinase A mRNA expression and enzyme activity in glomeruli of streptozotozin diabetic rats. Diabetologia 39: 275–280
The EUCLID study group (1997) Randomised placebo-controlled trial of lisinopril on normotensive patients with insulin-dependent diabetes and normoalbuminuria or microalbuminuria. Lancet 349: 1787–1792
Tilton RG, Chang K, Pugliese G, Eades DM, Province MA, Sherman WR, Kilo C, Williamson JR (1989) Prevention of hemodynamic and vascular albumin filtration changes in diabetic rats by aldose reductase inhibitors. Diabetes 37: 1258–1270
Tilton RG, Kawamura T, Chang KC, Ido Y, Bjercke RJ, Stephan CC, Brock TA, Williamson JR (1997) Vascular dysfunction induced by elevated glucose levels in rats is mediated by vascular endothelial growth factor. J Clin Invest 99: 2192–2202
Trevisan R, Viberti G (1995) Genetic factors in the development of diabetic nephropathy. J Lab Clin Med 126: 342–349

Tritos NA, Mantzoros CS (1997) Leptin: its role in obesity and beyond. Diabetologia 40: 1371–1379

Trump BF, Berezesky IK (1995) Calcium-mediated cell injury and cell death. FASEB J 9: 219–228

Tsuchida K, Makita Z, Yamagishi S, Atsumi T, Miyoshi H, Obara S, Ishida M, Ishikawa S (1999) Suppression of transforming growth factor beta and vascular endothelial growth factor in diabetic nephropathy in rats by a novel advanced glycation end product inhibitor, OPB-9195. Diabetologia 42: 579–588

Velloso LA, Folli F, Sun XJ, White MF, Saad MJA, Kahn CR (1996) Cross-talk between the insulin and angiotensin signaling system. Proc Natl Acad Sci USA 93: 12490–12495

Vlassara H (1996) Protein glycation in the kidney: role in diabetes and aging. Kidney Int 49: 1795–1804

Vlassara H, Bucala R, Striker L (1994) Pathogenic effects of advanced glycosylation: biochemical, biologic, and clinical implications for diabetes and aging. Lab Invest 70: 138–151

Wang PH (1997) When should ACE inhibitors be given to normotensive patients with IDDM? Lancet 349: 1782–1783

Wautier JL, Zoukourian C, Chappey O, Wautier MP, Guillausseau PJ, Cao R, Hori O, Stern D, Schmidt AM (1996) Receptor-mediated endothelial cell dysfunction in diabetic vasculopathy. Soluble receptor for advanced glycation end products blocks hyperpermeability in diabetic rats. J Clin Invest 97: 238–243

Weiss MF, Rodby RA, Justice AC, Hricik DE and The Collaborative Study Group (1998) Free pentosidine and neopterin as markers of progression rate in diabetic nephropathy. Kidney Int 54: 193–202

Williams ME (1995) Management of the diabetic transplant recipient. Kidney Int 48: 1660–1674

Williamson JR, Chang K, Frangos M, Hasan KS, Ido Y, Kawamura T, Nyengaard JR, Enden M van den, Kilo C, Tilton RG (1993) Hyperglycemic pseudohypoxia and diabetic complications. Diabetes 42: 801–813

Winegard AI (1986) Does a common mechanism induce the diverse complications of diabetes? Diabetes 36: 396–406

Wolf G, Neilson EG (1993) Angiotensin II as a renal growth factor. J Am Soc Nephrol 3: 1531–1540

Wolf G, Thaiss F (1995) Hyperglycemia – pathophysiological aspects at the cellular level. Nephrol Dial Transplant 10: 1109–1112

Wolf G, Ziyadeh FN (1997) The role of angiotensin II in diabetic nephropathy: emphasis on nonhemodynamic mechanisms. Am J Kidney Dis 29: 153–163

Wolf G, Ziyadeh FN (1999) Molecular mechanisms of diabetic renal hypertrophy. Kidney Int 56: 393–405

Wolf G, Schröder R, Ziyadeh FN, Thaiss F, Zahner G, Stahl RAK (1997a) High glucose stimulates expression of p27Kip1 in cultured mouse mesangial cells: relationship to hypertrophy. Am J Physiol 273: F348-F356

Wolf G, Ziyadeh FN, Thaiss F, Tomaszewski J, Caron RJ, Wenzel U, Zahner G, Helmchen U, Stahl RAK (1997b) Angiotensin II stimulates expression of the chemokine RANTES in rat glomerular endothelial cells. Role of the angiotensin type 2 receptor. J Clin Invest 100: 1047–1058

Wolf G, Schröder R, Thaiss F, Ziyadeh FN, Helmchen U, Stahl RAK (1998) Glomerular expression of p27kip1 in diabetic db/db mouse: role of hyperglycemia. Kidney Int 53: 869–879

Wolf G, Hamann A, Han DC, Helmchen U, Thaiss F, Ziyadeh FN, Stahl RAK (1999) Leptin stimulates proliferation and TGF-β expression in renal glomerular endothelial cells: potential role in glomerulosclerosis. Kindey Int 56: 860–872

Yan SD, Schmidt AM, Anderson GM, Zhang J, Brett J, Zou YS, Pinsky D, Stern D (1994) Enhanced cellular oxidant stress by the interaction of advanced end products with their receptors/binding proteins. J Biol Chem 269: 9889–9897

Yang CW, Vlassara H, Peten EP, He CJ, Striker GE, Striker LJ (1994) Advanced glycation endproducts upregulate gene expression found in diabetic glomerular disease. Proc Natl Acad Sci USA 90: 9436–9440

Yoshida H, Kon V, Ichikawa I (1996) Polymorphisms of the renin-angiotensin system genes in progressive renal diseases. Kidney Int 50: 732–744

Youssef S, Nguyen DT, Soulis T, Panagiotopoulos S, Jerums G, Cooper ME (1999) Effect of diabetes and aminoguanidine therapy on renal advanced glycation end-product binding. Kidney Int 55: 907–916

Ziyadeh FN (1993) The extracellular matrix in diabetic nephropathy. Am J Kidney Dis 22: 736–744

Ziyadeh FN, Goldfarb S (1991) The renal tubulointerstitium in diabetes mellitus. Kidney Int 39: 464–475

13 Antihypertensive Therapie bei Diabetes mellitus

U. O. Wenzel, F. Thaiss, R. A. K. Stahl

Inhaltsverzeichnis

13.1 Arterielle Hypertonie bei Diabetes mellitus 192
13.2 Diabetische Nephropathie 192
13.3 Diagnostik 192
13.4 Antihypertensive Therapie 193
13.5 Ziel der antihypertensiven Therapie 193
13.6 Medikamente beim Diabetes mellitus 194
13.6.1 Metaanalysen beim Diabetes mellitus 195
13.6.2 Diuretika 195
13.6.3 β-Blocker 195
13.6.4 α-1-Blocker 196
13.6.5 Kalzium-Antagonisten 196
13.6.6 ACE-Hemmer 198
13.6.7 Angiotensin II-Antagonisten 200
13.6.8 Andere Antihypertensiva 200
13.6.9 Kombinationstherapie 200
13.6.10 Praktisches Vorgehen 201
13.7 Schwangerschaft 201
13.8 Kinder 201
13.9 Retinopathie 202
13.10 Hypertensive Krise 202
13.11 Nebenwirkungen 202
Literatur 202

Übersicht

Brenner und Mitarbeiter aus Boston haben Mitte der 80er Jahre im Tiermodell gezeigt, dass eine antihypertensive Therapie die Entwicklung der diabetischen Nephropathie hemmt und dass ACE-Hemmer konventionellen Antihypertensiva überlegen sind (Anderson et al. 1985, 1992, 1986, 1989; Zatz et al. 1986). Dass hoher Blutdruck das Fortschreiten der diabetischen Nephropathie beschleunigt, wurde von Berkmann aber schon vor mehr als 20 Jahren berichtet. Er fand bei einem Patienten mit einseitiger Nierenarterienstenose die typische noduläre diabetische Glomerulosklerose nur in der dem hohen Blutdruck ausgesetzten Niere, nicht aber in der durch die Nierenarterienstenose vor der Hypertonie geschützten ischämischen Niere (Berkmann u. Rifkin 1973). Fast 50 Jahre nach der Beschreibung der diabetischen Veränderungen an der menschlichen Niere durch Kimmelstiel und Wilson zeigten die ersten systematischen Untersuchungen an Patienten von Mogensen, dass eine antihypertensive Therapie bei Patienten mit Typ 1-Diabetes und Nephropathie die Albuminurie senkte und den Filtratverlust verlangsamte (Kimmelstiel u. Wilson 1936; Mogensen 1982). Parving und Mitarbeiter haben den Nutzen einer antihypertensiven Therapie dann in mehreren Arbeiten bei Patienten mit Typ 1-Diabetes und Nephropathie bestätigt (Parving 1991; Parving et al. 1983, 1991, 1996b). Die grundlegenden Arbeiten von Parving und Mitarbeitern über die antihypertensive Therapie bei Diabetes wurden zunächst mit Diuretika, β-Blockern, Vasodilatoren und zentral wirkenden Antihypertensiva durchgeführt (Parving et al. 1987). Diese Therapie reduzierte den monatlichen Verlust der glomerulären Filtrationsrate (GFR) von 1 ml/min auf 0,3 ml/min. Klinisch bedeutet das, dass die terminale Niereninsuffizienz damit nicht nach 7, sondern erst nach 15–20 Jahren erreicht wird.

13.1
Arterielle Hypertonie bei Diabetes mellitus

Korrigiert man die Inzidenz der Hypertonie auf das Alter, dann haben Patienten mit Typ 1-Diabetes häufiger arteriellen Hochdruck als Typ 2-Diabetiker. Beim Typ 1-Diabetes ist die Hypertonie meistens Folge der Nierenschädigung (Jungmann 1997; Schäfer et al. 1999). Dies bedeutet, dass zuerst die Nierenschädigung auftritt und dann die Hypertonie folgt. Beim Typ 2-Diabetes ist die Hypertonie häufig schon ein frühes Ereignis und liegt in Verbindung mit Adipositas und anderen Ursachen des metabolischen Syndroms vor (Jungmann 1997; Schäfer et al. 1999), die Diagnosestellung des Typ 2-Diabetes erfolgt in der Regel später. Mehr als zwei Drittel aller neu diagnostizierten Typ 2-Diabetiker haben zum Zeitpunkt der Diagnose bereits einen manifesten oder labilen Hypertonus (Rodby 1997a,b). Beim Typ 1-Diabetes spielen möglicherweise noch genetische Veranlagungen eine Rolle. Nierenarterienstenosen werden beim Typ 2-Diabetes häufiger angetroffen als bei essentieller Hypertonie. Insgesamt werden fast alle sekundären Hypertonieformen bei Diabetikern häufiger gefunden als in der Normalbevölkerung (National High Blood Pressure Education Program Working Group 1994). Bei 24-h-Blutdruckmessungen zeigen Patienten mit diabetischer Nephropathie keinen Blutdruckabfall in der Nacht, sind also sog. Nondipper. Diese gestörte Blutdruckregulation korreliert mit der diabetischen Neuropathie und Nephropathie (Hansen u. Poulsen 1997). Ältere Diabetiker haben häufig eine isolierte systolische Hypertonie.

13.2
Diabetische Nephropathie

Von den diabetischen Patienten mit terminaler Niereninsuffizienz haben 5–10% einen Typ 1-Diabetes und 90–95% einen Typ 2-Diabetes. Albuminurie und diabetische Nephropathie erhöhen bei Diabetikern die Morbidität und Mortalität um ein vielfaches (Alaveras et al. 1997; Jungmann 1997; Mogensen 1984). Bei Typ 1- und Typ 2-Diabetes erhöhen Hypertonie und Mikroalbuminurie die kardiovaskuläre Mortalität um das Zweifache, eine klinisch manifeste diabetische Nephropathie erhöht das Risiko um das 35fache (Weidmann et al. 1995). Patienten ohne Albuminurie und diabetische Nephropathie haben eine fast normale Lebenserwartung (Sawicki 1995). Während akute metabolische Komplikationen und Infektionen die häufigste Todesursache von Patienten mit kurzer Diabetesdauer sind, ist die diabetische Nephropathie zusammen mit kardiovaskulären Erkrankungen für 70–80% aller Todesfälle von Patienten mit langer Diabetesdauer verantwortlich (Sawicki 1995). Daher muss die Entwicklung einer diabetischen Nephropathie nicht nur verhindert werden, um dem Patienten die Symptome der Niereninsuffizienz zu ersparen, sondern um die damit verbundene enorme Übersterblichkeit zu reduzieren.

13.3
Diagnostik

Die Weltgesundheitsorganisation empfiehlt zur Diagnose einer arteriellen Hypertonie mindestens drei Blutdruckmessungen an wenigstens 2 verschiedenen Tagen. Standard und bevorzugt ist die Messung in sitzender Position. Eine standardisierte Blutdruckmessung bedeutet:

- Messung nach 3 min in entspannter Haltung
- Anlegen der Manschette 2,5 cm oberhalb der Ellenbeuge
- Ellenbeuge auf Herzhöhe
- Aufpumpen der Manschette 30 mmHg über den Punkt des Verschwindens des Radialispulses
- langsames Ablassen des Drucks, 2–3 mmHg/s
- systolischer Blutdruck = erstes hörbares Geräusch
- diastolischer Blutdruck = Geräusch ist völlig verschwunden

Manschettengröße Oberarmumfang	Gummiteil der Manschette Breite × Länge
Kinder	8 × 13 cm
bis 33 cm	12 × 24 cm
33–41 cm	15 × 30 cm
> 41 cm	18 × 36 cm

Die Größe der Blutdruckmanschette sollte dem Oberarmumfang angepasst werden (Deutsche Liga zur Bekämpfung des hohen Blutdruckes 1989). Selbstmessung und 24-h-Blutdruckmessung stellen eine sinnvolle Ergänzung zur Diagnostik und Überwachung des Therapieerfolges der Hypertonie dar (Deutsche Liga zur Bekämpfung des hohen Blutdruckes 1995). Nach internationaler Übereinkunft gilt ein Blutdruck ab 140/90 mmHg als mild hyperton. Dieser Grenzwert ist willkürlich festgelegt und reflektiert epidemiologische und klinische Daten

Tabelle 13.1. Schweregradeinteilung der Hypertonie gemäß der Weltgesundheitsorganisation von 1999 (Blutdruck in mmHg)

	Systolisch	Diastolisch
Optimal	<120	<80
Normal	<130	<85
Hoch-normal	130–139	85–89
Milde Hypertonie (Schweregrad 1)	140–159	90–99
Mittelschwere Hypertonie (Schweregrad 2)	160–179	100–109
Schwere Hypertonie (Schweregrad 3)	>180	>110
Isolierte systolische Hypertonie	≥140	und <90

des Ansteigens kardiovaskulärer Folgeerkrankungen bzw. Mortalität und Morbidität mit zunehmender Blutdruckhöhe (Scholze J 1997). Tabelle 13.1 zeigt die Einteilung der Hypertonie gemäß den Kriterien der Weltgesundheitsorganisation von 1999.

13.4 Antihypertensive Therapie

Auch wenn nichtmedikamentöse Therapiemaßnahmen bzw. Änderungen des Lebensstils in allen Empfehlungen immer an erster Stelle einer antihypertensiven Therapie stehen (Joint National Committee on Detection, Evaluation and Treatment of High Blood Pressure 1997), so sind sie in den meisten Fällen nicht sehr erfolgreich. Die aufgeführten Maßnahmen führen in kontrollierten Studien zu signifikanten Blutdrucksenkungen (Appel LJ 1997):

- Gewichtsreduktion
- Sport oder regelmäßige körperliche Betätigung
- Kochsalzreduktion (6 g/Tag)
- Einschränkung des Alkoholkonsums (<30 g täglich)
- Risikofaktoren vermindern: Lipide, Rauchen
- Blutzuckereinstellung
- Ballaststoffreiche Diät (Gemüse, Früchte und fettarm)

Außerhalb dieser Studien sind sie jedoch kaum durchführbar. Insbesondere eine dauerhafte Gewichtsabnahme gelingt selten. Darüber hinaus ist nicht bewiesen, dass Blutdrucksenkung durch nichtpharmakologische Maßnahmen Morbidität und Mortalität senken. Trotzdem sollten Änderungen des Lebensstils angestrebt werden, da sie in Kombination mit Medikamenten effektiv sind und die Anzahl und Dosis der Medikamente vermindern.

Schwerpunkt der antihypertensiven Therapie ist die medikamentöse Behandlung. Die Forderungen, die an ein modernes Antihypertensivum gestellt werden, sind:

- Blutdrucksenkung
- Senkung der Morbidität
- Senkung der Mortalität
- wenig Nebenwirkungen
- Einmalgabe
- Belastbarkeit des Patienten erhalten oder verbessern
- Sicherheit
- Stoffwechselneutralität
- Verbesserung der Lebensqualität
- preisgünstig

Die Medikamente sollten nicht nur den Blutdruck senken, sondern auch Morbidität und Mortalität vermindern (Moser u. Ross 1993). Die speziellen Probleme einer antihypertensiven Therapie bei Patienten mit Diabetes lassen sich wie folgt zusammenfassen:

- Orthostase bei diabetischer Neuropathie
- Hypoglykämie
- Verschlechterung der Stoffwechsellage (Zucker, Lipide)
- Störung der Sexualfunktion
- Claudicatio

13.5 Ziel der antihypertensiven Therapie

Wichtigstes Ziel einer antihypertensiven Therapie ist nicht die Senkung des Blutdrucks auf der Quecksilbersäule des Blutdruckgeräts, sondern die Senkung der mit arterieller Hypertonie verbundenen erhöhten Morbidität und Mortalität gemäß dem Risikoprofil des Hypertonikers (Joint National Committee on Detection, Evaluation and Treatment of High Blood Pressure 1997; Moser u. Ross 1993; WHO 1999). Je höher das Risiko ist, um so höher ist der Benefit einer aggressiven Blutdrucktherapie. Diabetes mellitus ist einer der wichtigsten Risikofaktoren für kardiovaskuläre Morbidität und Mortalität. Eine Blutdrucktherapie muss daher bei einem Diabetiker immer konsequenter durchgeführt werden als bei einem Nichtdiabetiker mit gleichem Blutdruck und Risikoprofil. Die Ziele der antihypertensiven Therapie sind beim Typ 1- und Typ 2-Diabetes unterschiedlich. Beim Typ 1-Diabetes ist es wichtig, die Entwicklung der diabetischen Nephropathie zu verhindern. Systolischer und diastolischer Blutdruck sind Risikofaktoren für die diabetische Nephropathie. Beim Typ 2-Diabetes muss das kardiovaskuläre Risiko vermindert werden. Bedingt durch das höhere Alter und die meistens vorhandenen zusätzlichen Risikofaktoren Hypertonie, Adipositas und Hypercholesterinämie, sterben Patienten mit Typ 2-Diabetes häufig an kardio- und zerebrovaskulären Ereignissen (Meigs et al. 1997). Daher sind bei der Auswahl der Antihypertensiva jene zu bevorzugen, die die kardiovaskuläre Morbidität und Mortalität verringern. Der Effekt auf die Niere sollte nicht einziger Grund für die Wahl des antihypertensiven Medikaments sein (Bauer 1995; Kasiske et al. 1993).

Welcher Zielblutdruck ist beim Diabetiker anzustreben? Die WHO, die International Diabetes Federation als auch die American Working Group on Hypertension in Diabetes halten einen Blutdruck, der über 135/85 mmHg liegt, für therapiebedürftig (American Diabetes Association 1993; Hochdruckliga 1999b; WHO 1999). Der Blutdruck sollte zuverlässig unter 135/85 mmHg gesenkt werden, wenn möglich noch niedriger (unter 130/80 mmHg). Das strenge Ziel einer Senkung unter 130/80 mmHg gilt insbesondere beim Vorliegen einer Mikroalbuminurie bzw. manifester Nephropathie. Liegt die Proteinurie über einem Gramm, kann sogar ein Blutdruck von 125/75 mmHg angestrebt werden.

Seit vielen Jahren diskutiert und inzwischen geklärt ist das Problem der sog. J-Kurve. Klar ist, dass eine Senkung hypertensiver Blutdruckwerte die Anzahl von kardiovaskulären Ereignissen vermindert. Kontrovers war, ob eine zu starke Blutdrucksenkung z. B. diastolisch unter 80 mmHg zum Wiederanstieg der Anzahl kardiovaskulärer Ereignisse, insbesondere von Herzinfarkten, führt (sogenannte J-Kurve; Alderman 1995). Die bei über 18.000 Nichtdiabetikern und Diabetikern durchgeführte HOT-Studie (Hypertension Optimal Treatment) zeigte, dass aggressive Blutdrucksenkung auf diastolische Blutdruckwerte um 80 mmHg nicht zum Wiederanstieg der kardiovaskulären Ereignisse führte (Hansson et al. 1998). Bei Diabetikern war die Anzahl der kardiovaskulären Ereignisse in der Gruppe mit der strengsten Blutdruckeinstellung am geringsten. Offenbar profitieren insbesondere Diabetiker von einer aggressiven Blutdrucktherapie. Unterstützt wird das auch durch die Daten der UKPDS 38, die zeigten, dass eine strenge Blutdruckkontrolle (Blutdruck 144/82 mmHg) bei Typ 2-Diabetikern zu signifikant weniger diabetischen Komplikationen führte als eine weniger gute Blutdruckkontrolle (154/87 mmHg; UK Prospective Diabetes Study Group 1998a). Dabei scheint die Blutdrucksenkung per se wichtiger zu sein als das benutzte Medikament, da β-Blocker und ACE-Hemmer sich nicht voneinander unterschieden (UK Prospective Diabetes Study Group 1998b). Es gibt also keinen „Erfordernishochdruck" beim Diabetiker (Hochdruckliga 1999b).

13.6
Medikamente beim Diabetes mellitus

Es gibt 5 bzw. 6 Gruppen, die gemäß der deutschen Hochdruckliga, aber auch vieler anderer Gesellschaften (USA, England, Kanada, Neuseeland) sowie der Weltgesundheitsorganisation (WHO 1999) Medikamente der ersten Wahl sind. Diese sind Diuretika, β-Blocker, α-1-Blocker, Kalzium-Antagonisten, ACE-Hemmer und mit Vorbehalt Angiotensin II-Antagonisten. Da bis vor kurzem nur für Diuretika und β-Blocker bewiesen war, dass sie in der Behandlung der essentiellen Hypertonie Morbidität und Mortalität senken, werden diese unter den 6 genannten Gruppen besonders hervorgehoben. Die Einteilung in „alte" Antihypertensiva (Diuretika, β-Blocker) und mit dem Unterton „schlechte" Antihypertensiva und „neue", bessere Antihypertensiva (Kalzium-Antagonisten, ACE-Hemmer) ist als historisch zu betrachten, da in großen Studien (Captopril Prevention Project, CAPPP; Swedish Trial in Old Patients, STOP-2; UKPDS 39) zur antihypertensiven Therapie, die bei Nichtdiabetikern und bei Diabetikern Diuretika/β-Blocker mit Kalzium-Antagonisten/ACE-Hemmern verglichen, überraschenderweise keine Vorteile für die modernen Antihypertensiva herauskamen (Hansson 1999a,b; UK Prospective Diabetes Study Group 1998b). Alle Antihypertensiva, die nicht zu diesen 6 Gruppen gehören, sind obsolet in der Behandlung der Hypertonie und sollten nur bei speziellen Problemfällen, z. B. in der Schwangerschaft oder bei therapieresistenter Hypertonie, eingesetzt werden. Zunehmend werden „Surrogatparameter", d.h. die Wirksamkeit von Antihypertensiva auf intermediäre Hochdruckfolgen (z. B. linksventrikuläre Hypertrophie, vaskuläre Hypertrophie bzw. sonografisch bestimmbare Intima-Media-Dicke der großen Arterien, Albuminurie), als Kriterium für ihren Einsatz herangezogen. Die Beziehung dieser Wirkungen zur Morbidität und Mortalität ist vielfach jedoch ungeklärt (Anlauf 1997).

13.6.1
Metaanalysen beim Diabetes mellitus

Metaanalysen zeigen, dass ACE-Hemmer allen anderen Antihypertensiva bei der Reduzierung der Albuminurie bei normotensiven und hypertensiven Typ 1- und Typ 2-Diabetikern überlegen sind (Kasiske et al. 1993; Weidmann et al. 1995). Je höher der initiale Blutdruck ist, um so schwächer ist die Überlegenheit der ACE-Hemmer. ACE-Hemmer sind dabei besonders effektiv, wenn initial eine Hyperfiltration vorliegt. Die positiven Effekte auf eine Proteinurie sind gleich gut, gleichgültig ob eine kurze oder lange antihypertensive Therapie durchgeführt wird. Die positiven Effekte der ACE-Hemmer treten auch bei der Therapie der meisten nichtdiabetischen Nierenerkrankungen auf (Giatras et al. 1997). Die Metaanalysen zeigen also, dass ACE-Hemmer die Proteinurie über ihren blutdrucksenkenden Effekt hinaus günstig beeinflussen können. Intrarenale Effekte wie Senkung des glomerulären Drucks und nichthämodynamische Effekte wie z. B. Veränderungen an der Basalmembran und Proliferationshemmung könnten Ursache für die positiven blutdruckunabhängigen Effekte der ACE-Hemmer sein. Das sollte jedoch nicht dazu verleiten, unter ACE-Hemmer-Therapie auf eine strikte Kontrolle des Blutdrucks zu verzichten. Auch wenn ein nephroprotektiver Effekt immer wieder für andere Antihypertensiva postuliert wird (Slataper et al. 1993; Tepel et al. 1997), ist dieser bisher nur für ACE-Hemmer bewiesen. Der antiproteinurische Effekt der ACE-Hemmer ist in Typ 1-Diabetes und Typ 2-Diabetes gleich gut (Weidmann et al. 1995).

13.6.2
Diuretika

Insbesondere beim Typ 2-Diabetes liegt eine Natrium- und Volumenretention vor, so dass sich eine Diuretikatherapie aus pathophysiologischen Gründen anbietet (O'Hare u. Ferris 1997). Thiaziddiuretika gehören seit ihrer Einführung vor über 40 Jahren (1957) zur ersten Wahl bei der Therapie der Hypertonie. Sie sind preisgünstig, werden einmal täglich verabreicht, haben selten schwere Nebenwirkungen und können gut in Kombination mit anderen Antihypertensiva eingesetzt werden. Alle großen Studien, die eine Reduktion der Morbidität und Mortalität bei hypertensiven Patienten mit und ohne Diabetes gezeigt haben, wurden mit Thiaziddiuretika als primäre Therapie durchgeführt. Es wird trotzdem weiterhin kritisch diskutiert, ob Thiaziddiuretika beim Diabetes wegen ihrer negativen Effekte auf die Stoffwechsellage vermieden werden sollten. Die schlechten Erfahrungen beruhen teilweise auf historischen Berichten aus nicht randomisierten Studien, als Diuretika noch hoch dosiert wurden (Klein et al. 1989; Warram et al. 1991). In neueren Untersuchungen sind negative Nebenwirkungen nicht mehr nachweisbar (Harper et al. 1994, 1995; Kribben et al. 1997; Philipp et al. 1997). Zwar können sowohl β-Blocker als auch hochdosierte Diuretika die Insulinsensitivität verschlechtern, aber HbA1c und Nüchternblutzucker sind nicht signifikant schlechter als unter Therapie mit ACE-Hemmern oder Kalzium-Antagonisten (Schneider et al. 1996). Niedrig dosierte Thiazide haben keinen negativen Effekt auf die Insulinsensitivität (Teuscher 1996). Die früher gezeigte kardiale Übersterblichkeit könnte auch auf der starken Kaliurese hochdosierter Thiazidtherapie beruhen und ist bei niedriger Dosierung oder in Kombination mit kaliumsparenden Diuretika nicht mehr nachweisbar. Niedrig dosiert bedeutet am Beispiel des Hydrochlorothiazids 12,5–25 mg oder 10 mg für Xipamid. Ob Schleifendiuretika wegen ihrer geringeren Nebenwirkungen auf den Stoffwechsel beim Diabetiker mit normaler Nierenfunktion besser geeignet sind als Thiazide ist umstritten (Smolar 1995), zumal der antihypertensive Effekt von Thiaziden ausgeprägter ist als von Schleifendiuretika (Araoye et al. 1978). Die Diskussion um den Einsatz von Diuretika beim Diabetes ist jedoch theoretisch, da Diuretika unverzichtbarer Bestandteil einer meist notwendigen Kombinationstherapie sind. Die meisten Diabetiker benötigen 2 oder sogar 3 Blutdruckmedikamente zur Einstellung des Blutdrucks. Insbesondere die Effektivität von ACE-Hemmern kann am besten durch Kombination mit Diuretika gesteigert werden (Björck 1997). Über das Diuretikum Indapamid liegen keine Langzeitstudien beim Diabetes vor (Teuscher 1996).

13.6.3
β-Blocker

Patienten mit Diabetes haben ein besonders hohes Risiko kardio- und zerebrovaskulärer Komplikationen. Für Diuretika und β-Blocker ist die Senkung der kardio- und zerebrovaskulären Morbidität und Mortalität bei hypertonen Patienten mit und ohne Diabetes belegt. Es gibt Hinweise, dass insbesondere unselektive β-Blocker die Wahrnehmung und Gegenregulation bei Hypoglykämie vermindern. Richtiger ist, dass β-Blocker das Muster der Symptome einer Unterzuckerung verändern, nicht aber die Anzahl der Symptome reduzieren (Sawicki 1995). Unter β-1-selektiven β-Blockern kommt es nicht zu vermehrten Hypoglykämien (Shorr et al. 1997). Die hohe kardiovaskuläre Sterblichkeit insbesondere beim Typ 2-Diabetes rechtfertigt eine Therapie mit β-Blockern. Der kardioprotektive Effekt von β-Blockern nach Herzinfarkt und bei der Therapie der Hypertonie ist bei Diabetikern sogar stärker als bei Nichtdiabetikern (Curb et al. 1996; Kjekshus et al.1990; Tse u. Kendall 1994). Eine wesentliche Rolle spielen dabei die Abnahme des arrhythmiebedingten plötzlichen Herztods und die verminderte Reinfarktrate. Bei Diabetikern mit Nephropathie und Neuropathie kommt es offenbar zu einer Abnahme der parasympathischen und Zunahme der sympathischen Aktivität am Herzen (Sawicki et al. 1996). Die bei Diabetikern häufig vorliegende Verlängerung der QT-Zeit und vermehrte QT-Dispersion im EKG sind dabei wichtige prognostische Faktoren, die das Auftreten des plötzlichen Tods und die Gesamtmortalität bestimmen (Sawicki et al. 1996; Wei et al. 1995). Eine dogmatische Ablehnung von β-Blockern bei Patienten mit Diabetes ist als historisch zu werten. Gemäß den 1999 herausgegebenen Empfehlungen der Deutschen Hochdruckliga und der Deutschen Diabetes-Gesellschaft sind daher β-1-selektive β-Blocker sowohl bei Typ 1- als auch bei Typ 2-Diabetes gut einsetzbar (Deutsche Hochdruckliga 1999b; Deutsche Diabetes-Gesellschaft 1999; Lowel et al. 2000). Ob β-1-selektive β-Blocker mit intrinsischer β-sympathomimetischer Aktivität oder die neueren β-Blocker mit α-antagonistischer Aktivität vom Carvediloltyp klinisch Vorteile gegenüber den reinen β-1-selektiven β-Blockern bieten, ist beim Diabetes nicht geklärt. In der Post-Infarkt-Behandlung haben sich β-Blocker mit intrinsischer Aktivität als nicht günstig erwiesen (Qualitätsmanagement Hypertonie 1996; Lowell et al. 2000).

13.6.4
α-1-Blocker

Es liegen wenige Studien zur antihypertensiven Therapie mit postsynaptischen α-1-Blockern bei Diabetes vor. Theoretisch hat diese Medikamentengruppe große Vorteile: Sie ist neutral auf den Blutzuckerstoffwechsel, hat positive Effekte auf die Insulinsensitivität und hat als einzige antihypertensive Medikamentengruppe positive Effekte auf den Lipidstoffwechsel. Es gibt keine klinischen Beweise, dass eine Verbesserung der Insulinsensitivität das kardio- und zerebrovaskuläre Risiko vermindert (Sawicki 1995). Sehr gut einsetzbar sind α-Blocker bei Patienten mit benigner Prostatahypertrophie, da sie signifikant die objektiven und subjektiven Symptome der Prostatahypertrophie vermindern. Dieses wird von den Patienten als sehr angenehm empfunden und erhöht die Compliance bei der Einnahme der antihypertensiven Medikation. Ein Nachteil und häufig limitierender Faktor bei der antihypertensiven Therapie mit α-Blockern ist die Verstärkung der Orthostase, die, bedingt durch die diabetische Neuropathie, bei vielen diabetischen Patienten ein großes Problem darstellt.

Die Deutsche Hochdruckliga empfiehlt α-1-Blocker sowohl in der Mono- als auch in der Kombinationstherapie nicht mehr als Antihypertensiva der ersten Wahl, nachdem es in der ALLHAT-Studie (the antihypertensive and and lipid lowering treatment to prevent heart attack trial) zur Zunahme der kardiovaskulären Ereignisse unter Therapie mit dem α-1-Blocker Doxazosin gekommen ist (Messerli 2000).

13.6.5
Kalzium-Antagonisten

Die z. Z. wohl umstrittenste Gruppe von Medikamenten bei der antihypertensiven Therapie sind die Kalzium-Antagonisten. Dabei reicht das Spektrum vom Medikament der ersten Wahl, gleichberechtigt mit ACE-Hemmern (Tepel et al. 1997), bis hin zur Ablehnung wegen negativer Effekte auf Herz und Niere (Arzneimittelkommission 1998). Die 1999 von der Deutschen Liga zur Bekämpfung des hohen Blutdrucks, der Deutschen Diabetes-Gesellschaft und der Gesellschaft für Nephrologie herausgegebenen Konsensus-Empfehlungen besagen, dass die Datenlage es zum jetzigen Zeitpunkt nicht erlaubt, Kalzium-Antagonisten als initiale Monotherapien für den Typ 1- oder Typ 2-Diabetiker zu empfehlen (Schäfer et al. 1999). In der Kombinationstherapie sind sie aber unverzichtbar. Ausgelöst durch die Arbeiten von Psaty und Fuhrberg wird z. Z. kontrovers diskutiert, ob die Therapie mit kurzwirksamen Kalzium-Antagonisten bei Patienten mit koronarer Herzerkrankung das Risiko eines Herzinfarktes erhöht (Arzneimittelkommission 1998; Fuhrberg et al. 1995; Lüscher et al. 1996; Psaty et al. 1995). Vermehrtes Blutungsrisiko, erhöhte Krebsinzidenz und vermehrte strukturelle zerebrale Schäden mit reduziertem kognitivem Verständnis werden mit der Kalzium-Antagonisten-Therapie assoziiert (Arzneimittelkommission 1998; Heckbert et al. 1997). Diese Daten stammen jedoch meistens aus Fall-Kontroll-

Studien und es ist nicht auszuschließen, dass gerade besonders kranke Patienten wegen der vermeintlich guten Verträglichkeit mit Kalzium-Antagonisten behandelt wurden. Es liegen wenig Langzeiterfahrungen über die Therapie mit Kalzium-Antagonisten beim Diabetes vor. Die Zahl der Studien, die einen Nutzen einer Kalzium-Antagonisten-Therapie beim Diabetes zeigen, ist sehr hoch (Bakris 1997; Bretzel 1994, Bretzel et al. 1993;). Auffallend ist jedoch, dass die meisten dieser Studien unkontrolliert und nicht doppelblind sind (Bakris et al. 1996; Mehler u. Schrier 1997). In einer prospektiven, randomisierten Studie kam es bei Typ 2-Diabetikern unter dem Kalzium-Antagonisten Nisoldipin zu mehr Herzinfarkten als unter dem ACE-Hemmer-Enalapril (Estacio et al. 1998). Neueste Daten zeigen, dass bei älteren Typ 2-Diabetikern mit isolierter systolischer Hypertonie die Gesamtletalität und kardiovaskuläre Letalität durch den Kalzium-Antagonisten Nitrendipin gesenkt wird (Tuomilehto et al. 1999). Der Einsatz von Kalzium-Antagonisten kann jedoch nicht pauschal beurteilt werden. Kalzium-Antagonisten werden in 4 Untergruppen eingeteilt.

Kalzium-Antagonisten

- Dihydropyridine
  - Nifedipin, Nitrendipin, Nisoldipin, Felodipin, Isradipin, Nicardipin, Amlodipin, Lacidipin u. a.
- Papaverinderivat oder Verapamil-Gruppe
  - Verapamil, Gallopamil
- Benzothiazepin oder Diltiazem-Gruppe
  - Diltiazem
- T-Kanal-Blocker
  - Mibefradil

Zum einen gibt es die Dihydropyridine mit Nifedipin als bekanntestem Kalzium-Antagonisten und zum anderen die sog. Nicht-Dihydropyridine wie Verapamil und Diltiazem. Seit kurzem noch dazugekommen sind die T-Kanal-Blocker, die wegen gravierender Nebenwirkungen wieder vom Markt genommen wurden.

Kontrollierte Studien und Metaanalysen zeigen, dass es bei Diabetes unter Dihydropyridinen wie Nifedipin zu einer Zunahme der Proteinurie und zu einer Abnahme der GFR kommen kann (Mimram et al. 1988; Weidmann et al. 1995). Kalziumantagonisten wie Diltiazem und Verapamil reduzieren bei gleichzeitiger Blutdrucksenkung die Proteinurie, sind aber nicht signifikant besser als andere Antihypertensiva (Böhlen et al. 1997; Maki et al. 1995). Kalzium-Antagonisten haben klinisch keine antiproteinurische Wirkung, die über den blutdrucksenkenden Effekt hinausgeht. Insgesamt sind aber die der Metaanalyse zu Grunde liegenden Fallzahlen sehr klein.

Wie könnte die Zunahme der Proteinurie unter Therapie mit Dihydropyridinen erklärt werden? Kalzium-Antagonisten führen zu einer Dilatation der präglomerulären Gefäße und vermindern die Autoregulation des renalen Blutflusses. Die Folge ist ein Anstieg des glomerulären Drucks, insbesondere wenn der systemische Blutdruck erhöht ist. Dihydropyridine können die Hyperfiltration verstärken (Reams u. Bauer 1990). Dadurch kann initial der progressive GFR Verlust bei diabetischer Nephropathie vermutlich aufgehalten werden. Ob das aber langfristig positiv ist, ist noch ungeklärt (Rossing et al. 1997). Dihydropyridine hemmen die tubuläre Rückresorption von Eiweiß aus dem Tubuluslumen. Da die tubuläre Eiweißrückresorption negative Effekte auf das Tubulointerstitium hat (Remuzzi et al. 1997), könnte diese Hemmung ein positiver Effekt sein, auch wenn die Eiweißausscheidung im Urin zunimmt (Rossing et al. 1997). Wenn Dihydropyridine eingesetzt werden, muss der systemische Blutdruck konsequent normotensiv eingestellt werden.

Positive, aber auch negative Erfahrungen liegen mit langwirksamen Kalzium-Antagonisten wie Amlodipin bei Diabetikern vor (Faglia et al. 1997; Tatti et al. 1998; Velussi et al. 1996).

Überraschend ist, dass in der Roten Liste unter den Nebenwirkungen der Kalzium-Antagonisten erhöhte Blutzuckerwerte aufgeführt werden. Langzeitverläufe zeigen aber, dass es unter Therapie mit Kalzium-Antagonisten zu keinem Anstieg der HbA1c-Werte kommt.

Kalzium-Antagonisten werden häufig bei Patienten mit koronarer Herzkrankheit zur antianginösen Therapie benutzt. Die positiven Effekte von β-Blokkern bezüglich Morbidität und Mortalität, insbesondere nach einem Myokardinfarkt, konnten aber für Kalzium-Antagonisten nicht gezeigt werden (ACC/AHA 1996). Die Arzneimittelkommission der Deutschen Ärzteschaft hat sich gegen die Benutzung von kurzwirksamen Dihydropyridinen bei instabiler Angina pectoris und in den ersten 4 Wochen nach Myokardinfarkt ausgesprochen (Arzneimittelkommission 1996). Zusammenfassend muss gesagt werden, dass die Diskussion um den Einsatz von Kalzium-Antagonisten bei Diabetikern teilweise akademisch ist, da ihr Einsatz in der Kombinationstherapie häufig unerlässlich ist, um eine aggressive Blutdrucksenkung zu erreichen.

13.6.6
ACE-Hemmer

ACE-Hemmer sind der Standard in der antihypertensiven Therapie beim Typ 1-Diabetes (Breyer 1995). Die wichtigste Arbeit ist die 1993 erschienene Studie von Lewis und Mitarbeitern: Sie zeigte, dass eine antihypertensive Therapie mit Captopril zu einer 50%igen Verminderung der Mortalität und des Auftretens einer terminalen Niereninsuffizienz führte (Lewis et al. 1993). Diese Arbeit ist einer der großen Erfolge in der klinischen Nephrologie. Das Wort „nephroprotektiv" wurde geprägt, und der ACE-Hemmer Captopril ist das erste Medikament, das als nephroprotektiv zugelassen worden ist (Rodby 1997a,b).

13.6.6.1
Gründe für eine Therapie mit ACE-Hemmern bei Diabetes mellitus

Das zirkulierende Renin ist bei Diabetikern normal oder eher niedrig. Bei der gleichzeitig aber bestehenden Volumenretention ist es zu hoch bzw. nicht adäquat supprimiert. Die Analyse der Gen-Polymorphismen des Angiotensin-Konversions-Enzyms haben gemischte Resultate ergeben. Es gibt aber Hinweise, dass der sog. „DD"-Polymorphismus, der mit höheren ACE-Spiegeln verbunden ist, ein Prädispositionsfaktor für die Entwicklung einer diabetischen Nephropathie sein könnte (Parving et al. 1996a). Es ist möglich, dass insbesondere Patienten mit dem DD-Polymorphismus gegenüber den positiven Effekten einer ACE-Hemmer-Therapie resistent sind (Schmidt u. Ritz 1997).

13.6.6.2
Wirksamkeit verschiedener ACE-Hemmer

Auch wenn nicht alle ACE-Hemmer in gleichem Ausmaß untersucht worden sind, gibt es keine Hinweise, dass nicht alle den gleichen positiven Effekt auf die diabetische Nephropathie haben.

13.6.6.3
Praktische Probleme der ACE-Hemmer-Therapie

Diabetiker haben häufig einen hyporeninämischen Hypoaldosteronismus. Dieser prädisponiert unter ACE-Hemmer-Therapie zur Hyperkaliämie. Auch die bei Diabetikern häufig vorhandene tubuläre Azidose vom Typ IV kann zur Hyperkaliämie unter ACE-Hemmer-Therapie führen. Insgesamt sind Hyperkaliämien auch bei fortgeschrittener Nephropathie jedoch selten. Ursache für Hyperkaliämien ist häufig der unsachgemäße Gebrauch von weiteren Medikamenten, wie z. B. kaliumsparenden Diuretika. Nach Einleitung einer ACE-Hemmer-Therapie kann es leicht, insbesondere bei Vorbehandlung mit Diuretika, zur Hypotonie kommen. Das größte Problem aber ist der initiale Abfall der GFR und der daraus folgende Kreatininanstieg unter ACE-Hemmer-Therapie. Die damit verbundene Unsicherheit erklärt vermutlich, warum nicht alle diabetischen Patienten, denen ein ACE-Hemmer nutzen würde, diesen auch erhalten. Das Abfallen der GFR ist meist Folge der Senkung des glomerulären Drucks durch den ACE-Hemmer (Morelli et al. 1990). Die Senkung des glomerulären Drucks ist erwünscht und vermutlich Teil der positiven Effekte von ACE-Hemmern auf die Progression der diabetischen Nephropathie. Es gibt Hinweise, dass ein initialer Abfall der GFR nach Einleitung einer antihypertensiven Therapie mit einer langfristig stabilen Nierenfunktion assoziiert ist (Apperloo et al. 1997). Bei 70% der diabetischen Patienten zeigt sich ein Kreatinin-Anstieg im ersten Monat nach Einleitung einer ACE-Hemmer-Therapie (Ritz 1995). Unklar ist, ob das initiale Abfallen der GFR funktionell ist oder ob strukturelle Schäden wie Verödung von Glomeruli durch Minderperfusion folgen. Die wichtigste klinische Frage ist: Wie häufig sollte man Laborkontrollen durchführen und welchen Kreatininanstieg kann man tolerieren? Die Bestimmung von Serumkreatinin und Kalium nach Neubeginn einer ACE-Hemmer-Therapie ist nach 3–5 Tagen, 2–3 Wochen sowie dann vierteljährlich zu empfehlen (Wicklmayr 1997). Kurzfristig sind Anstiege des Serumkreatinins um 30–40% vermutlich tolerierbar. Nach einigen Monaten ist das Ausgangskreatinin im Allgemeinen wieder erreicht, nach einem Jahr zeigt sich der positive Effekt der ACE-Hemmer-Therapie durch ein niedrigeres Kreatinin als ohne ACE-Hemmer. Eine Volumendepletion sollte zu Beginn einer ACE-Hemmer-Therapie vermieden werden. Bei persistierendem Kreatininanstieg muss man bedenken, dass Patienten mit Typ 2-Diabetes gehäuft mikro- und makrovaskuläre Komplikationen, insbesondere Nierenarterienstenosen, haben (Ibrahim u. Hostetter 1997). Hier ist die entsprechende Diagnostik einleiten.

Kommt es initial nach Einleitung der Therapie zu einem Abfall der Albuminurie, so ist das prognostisch ein gutes Zeichen für eine Verlangsamung der Progression der Nephropathie (Rossing et al. 1992). Diese wird als Hinweis gewertet, dass die Reduktion der Proteinurie kausal an der Verlangsamung der Progression der diabetischen Nephropathie beteiligt ist.

Es gibt einige Arbeiten, die unter ACE-Hemmer-Therapie eine Verbesserung der Insulinsensitivität gefunden haben (Tomiyama et al. 1994). In der

Langzeittherapie finden sich aber keine Effekte auf die HbA1c-Werte. In mehreren Fall-Kontroll-Studien fanden sich unter ACE-Hemmer-Therapie gehäuft Phasen von Hypoglykämie (Herings et al. 1995; Morris et al. 1997; Shorr et al. 1997). Ob die verbesserte Glukoseaufnahme Grund dafür ist, bleibt ungeklärt. Interessanterweise traten jedoch im Captropril Prevention Project (CAPPP) unter ACE-Hemmer-Therapie mit Captopril signifikant weniger neu diagnostizierte Fälle von Diabetes mellitus auf als unter Therapie mit β-Blocker oder Diuretikum (Hansson et al. 1999a).

Bezüglich der Nephropathie kann man Diabetiker in drei Gruppen einteilen: (1) ohne Albuminurie und normotensiv, (2) mit beginnender Nephropathie und (3) mit etablierter Nephropathie.

13.6.6.4
ACE-Therapie nach Nephropathiestadium

Einsatz von ACE-Hemmern bei normotensiven Diabetikern

Die Euclid-Studie (EURODIAB controlled trial of linsinopril in insulin-dependent diabetes) hat gezeigt, dass eine ACE-Hemmer-Therapie in normotensiven mikroalbuminurischen Patienten mit Typ 1-Diabetes die Progression der Albuminausscheidung verzögert. Bei normotensiven Patienten ohne Albuminurie hatte der ACE-Hemmer keinen signifikanten Effekt (The Euclid Study Group 1997). Es ist also sinnvoll, normotensive Patienten mit Typ 1-Diabetes, die mikroalbuminurisch sind, mit einem ACE-Hemmer zu behandeln (Mogensen et al. 1995). Experimentelle Arbeiten haben gezeigt, dass intrarenale Veränderungen beim Diabetes auch schon vorliegen, wenn noch keine Albuminurie vorhanden ist. Nach den vorliegenden klinischen Daten gibt es jedoch bisher keinen Grund, normotensive Typ 1-Diabetiker zu behandeln, wenn keine Albuminurie vorliegt. Sollten sie jedoch einen starken familiären Hintergrund von Hypertonie oder Nephropathie haben, könnte eine prophylaktische ACE-Hemmer-Therapie gerechtfertigt sein (Wang 1997). Es liegen keine Daten über den Nutzen einer ACE-Hemmer Therapie bei Kindern oder Jugendlichen mit Diabetes vor. Die HOPE-Studie (Heart Outcomes Prevention Evaluation Study) zeigt, dass auch normotensive Diabetiker mit kardiovaskulären Risikofaktoren einen Benefit bezüglich kardiovaskulärer Ereignisse von einer ACE-Hemmer-Therapie haben. Die Behandlung von 15 Risiko-Patienten mit oder ohne Diabetes mit Ramipril über 4 Jahre verhinderte bei nur geringer Blutdrucksenkung (3 mmHg systolisch, 2 mmHg diastolisch) 2 kardiovaskuläre Ereignisse (The Heart Outcomes Prevention Evaluation Study Investigators 2000).

ACE-Hemmer-Therapie bei beginnender Nephropathie und Mikroalbuminurie

Eine ACE-Hemmer-Therapie senkt die Albuminurie und verlangsamt oder verhindert sogar die Progression der diabetischen Nephropathie blutdruckunabhängig in normotensiven und hypertensiven Patienten mit Typ 1-Diabetes (Björck et al. 1986; Hallab et al. 1993; Marre et al. 1988, 1997; Mathiesen et al. 1991; Parving et al. 1989; Viberti et al. 1994). Eine ACE-Hemmer-Therapie wird bei normotensiven und hypertensiven Patienten mit Typ 1-Diabetes und beginnender Nephropathie empfohlen (Mogensen 1995). Es liegt dazu auch eine Studie bei Patienten mit Typ 2-Diabetes vor, die einen positiven Effekt einer ACE-Hemmer-Therapie über 5 Jahre Therapie zeigt (Ravid et al. 1993). Zu dieser Studie ist jedoch kritisch anzumerken, dass die Patienten sehr jung und nicht übergewichtig waren, so dass sie nicht repräsentativ für die meisten Patienten mit Typ 2-Diabetes waren. Es muss also festgehalten werden, dass nicht eindeutig gesichert ist, ob ein ACE-Hemmer bei Patienten mit Typ 2-Diabetes die gleichen Erfolge wie bei Patienten mit Typ 1-Diabetes erzielt (Cooper 1997).

ACE-Hemmer-Therapie bei etablierter Nephropathie

Im Stadium der etablierten Nephropathie verzögert bei hypertensiven Patienten mit Typ 1-Diabetes eine ACE-Hemmer-Therapie die Progression (Björck 1997). Die Mortalität wird gesenkt. Bei normotensiven Patienten mit Nephropathie wird die Albuminurie gesenkt. Ob der ACE-Hemmer einen positiven Effekt auf die Progression hat, ist nicht gesichert. Es liegen keine gesicherten Daten über Patienten mit Typ 2-Diabetes vor. Die vorliegenden Studien sind klein und teilweise nur von kurzer Dauer gewesen (Lebovitz et al. 1994; Nielsen et al. 1994).

Es konnte von Borch Johnson gezeigt werden, dass durch Screening und anschließende ACE-Hemmer-Therapie verbunden mit einer Progressionshemmung Kosten gespart werden (Borch Johnson et al. 1997). Ungeklärt bleibt die Frage, wie man sich verhalten soll, wenn der Patient nach Einleitung einer ACE-Hemmer-Therapie keinen Abfall der Albuminurie bekommt. Die Nichtansprechrate beträgt immerhin 30%. Beim praktischen Vorgehen darf nicht vergessen werden, dass in den meisten Studien sehr hohe ACE-Hemmer-Dosen benutzt wurden. Daher sollte nicht mit zu niedrigen Dosen therapiert werden, da nicht bewiesen ist, dass niedrige Dosen ebenfalls effektiv sind (Mathiesen et al. 1991). Eine genügende Blutdrucksenkung ist mit einer ACE-Hemmer-Monotherapie häufig nicht zu erreichen. Der blutdrucksenkende Effekte wird jedoch durch Dazugabe eines Diuretikums stark potenziert (Lewis et al. 1993).

Es liegen auch einige wenige Studien vor, die keinen Benefit einer ACE-Hemmer-Therapie gezeigt haben. Der initiale Fall der GFR mag dafür Ursache sein, insbesondere, wenn die Studien nur kurz dauerten (Bauer 1995; Chan et al. 1992). Trotzdem sollten diese Studien beachtet werden.

13.6.7
Angiotensin II-Antagonisten

Angiotensin II (AII)-Antagonisten sind zur Behandlung der Hypertonie zugelassen. Da das Angiotensin-Konversions-Enzym, das vom ACE-Hemmer gehemmt wird auch Bradykinin abbaut, kommt es unter ACE-Hemmer-Therapie zum Anstieg von Bradykinin. Es gibt Hinweise, dass einige Nebenwirkungen der ACE-Hemmer, wie etwa der trockene Reizhusten, Bradykinin-vermittelt sind. AII-Antagonisten haben wegen des fehlenden Bradykininanstiegs offenbar weniger Nebenwirkungen und sollen theoretisch eine komplettere Blockade des Renin-Angiotensin-Systems erzielen. Theoretisch könnten also AII-Antagonisten den ACE-Hemmern überlegen sein. Es liegen positive experimentelle Daten über die Therapie beim Diabetes mit AII-Antagonisten vor (Remuzzi et al. 1993). Es gibt ebenfalls experimentelle Hinweise, dass das initiale Abfallen der GFR unter ACE-Hemmer-Therapie bei AII-Antagonisten nicht auftritt (Ichikawa 1996). Klinisch ist die Datenlage noch schwach, auch wenn es vielversprechende vorläufige Ergebnisse gibt. Es laufen z. Z. mehrere Studien, die diesen Fragestellungen bei Diabetikern nachgehen. Die persönliche Erfahrung vieler Kollegen ist, dass AII-Antagonisten sehr gut vertragen werden. Der blutdrucksenkende Effekt ist jedoch häufig nicht sehr ausgeprägt. Es muss aber zum jetzigen Zeitpunkt festgestellt werden, dass AII-Antagonisten beim Diabetes klinisch besser, gleich gut oder schlechter sein könnten als ACE-Hemmer. Gute klinische Daten fehlen noch. Eine Indikation zur AII-Antagonisten-Therapie liegt z. Z. vor, wenn man einem Patienten eine Blockade des Renin-Angiotensin-Systems zukommen lassen möchte und ein ACE-Hemmer z. B. wegen Husten nicht vertragen wird (Schäfer et al. 1999; Deutsche Liga zur Bekämpfung des Bluthochdrucks 1999b). Alle anderen Indikationen sind klinisch noch nicht überprüft. In Anbetracht der hohen Kosten der AII-Antagonisten und der noch geringen Erfahrung im Vergleich zu ACE-Hemmern sollte diese Stoffgruppe noch mit Zurückhaltung benutzt werden.

13.6.8
Andere Antihypertensiva

Unter anderen Antihypertensiva sind die zentralen Sympatholytika wie Reserpin, Clonidin und Methyldopa sowie Vasodilatoren, wie Dihydralazin und Minoxidil, zu erwähnen. Diese Medikamente zeichnen sich aber durch ein hohes Nebenwirkungsprofil aus und sollten daher nicht mehr in der primären Therapie der Hypertonie verwendet werden. Seit einiger Zeit auf dem Markt ist Moxonidin, das ein weniger ausgeprägtes Nebenwirkunsprofil haben soll. Es bleibt abzuwarten, welchen Stellenwert Moxonidin in der Zukunft einnehmen wird. Erwähnenswert ist noch der Vasodilatator Minoxidil. Fast jeder Hochdruck ist damit einstellbar. Sein ausgeprägtes Nebenwirkungsprofil erlaubt allerdings nur den Einsatz als letzte Alternative. Es sollte mit einem Diuretikum und einem β-Blocker kombiniert werden. Wegen seines haarwachstumsstimulierenden Effekts kann es auf Dauer nur bei Männern eingesetzt werden.

13.6.9
Kombinationstherapie

Die Diskussion, ob man bei Patienten mit Diabetes und Hypertonie eine antihypertensive Monotherapie oder Kombinationstherapie durchführen sollte, ist theoretisch, da 75% aller Diabetiker mit Hypertonie mindestens zwei oder mehr Antihypertensiva bei Ziel-orientierter Blutdruckeinstellung benötigen (Bakris 1997).

Fixe Kombinationspräparate haben viele Vorteile, aber auch einige Nachteile, die in der folgenden Übersicht (S. 201) dargestellt sind (Holzgreve 1996):

Aspekte der Kombinationstherapie

- *Vorteile*
  - Gegenseitige Neutralisation von Gegenregulationsmechanismen oder Nebenwirkungen
  - synergistische oder additive blutdrucksenkende Effekte
  - erhöhte Compliance wegen reduzierter Tablettenzahl
  - höhere Responderrate
  - weniger Nebenwirkungen wegen geringerer Dosierung
- *Nachteile*
  - Fehlende Dosisflexibilität
  - unterschiedliche Halbwertszeit der kombinierten Inhaltsstoffe
  - Unklarheit, durch welchen Inhaltsstoff auftretende Nebenwirkungen verursacht werden

Nebenwirkungen oder Gegenregulationsmechanismen können neutralisiert werden. Insbesondere Diuretikum + ACE-Hemmer haben einen synergistischen Effekt auf den Blutdruck, d. h. der blutdrucksenkende Effekt der Kombinationstherapie ist stärker als die Addition der Einzeleffekte. Dass fixe Kombinationen durch die reduzierte Tablettenzahl die Compliance erhöhen, ist vermutlich der wichtigste Effekt. Kombinationen niedrig dosierter Antihypertensiva werden besser vertragen als hochdosierte Einzelkomponenten. Experimentelle Arbeiten und einige wenige klinische Studien suggerieren, dass die Kombination aus ACE-Hemmer und einem Kalzium-Antagonisten stärker nephroprotektiv ist als die Monosubstanzen (Bakris et al. 1992; Wenzel et al. 1994). Die Datenlage ist jedoch noch sehr unsicher (Bakris 1997) und die Frage, ob Kalzium-Antagonist + ACE-Hemmer einen supraadditiven Effekt bei der Behandlung von Diabetikern hat, bleibt offen (Fioretto et al. 1992; Lash u. Bakris 1995). Sicher ist jedoch die gute Verträglichkeit und Stoffwechselneutralität dieser Kombination bei Diabetes (Schneider et al. 1996).

13.6.10
Praktisches Vorgehen

Im Folgenden sind die Empfehlungen der Deutschen Liga zur Bekämpfung des hohen Blutdrucks und der Deutschen Diabetes-Gesellschaft sowie der Gesellschaft für Nephrologie zur antihypertensiven Therapie bei Diabetes mellitus aus dem Jahr 1999 zusammengefasst:

Empfehlungen zur Behandlung der arteriellen Hypertonie bei Diabetes mellitus

- Bei jüngeren Patienten mit Typ 1- oder Typ 2-Diabetes
  - ACE-Hemmer
  - ACE-Hemmer in Kombination mit Diuretika oder β-1-selektiven β-Blockern in niedriger Dosierung oder Kalzium-Antagonisten
- Bei älteren Patienten mit Typ 2-Diabetes
  - Orientierung der Therapie an Begleitkrankheiten
- Diabetische Nephropathie oder Mikroalbuminurie
  - ACE-Hemmer

13.7
Schwangerschaft

In der Schwangerschaft sollte eine medikamentöse antihypertensive Therapie spätestens neu begonnen werden, wenn der Blutdruck über 160/100 mmHg liegt. Je nach Risikoprofil auch schon viel früher. Methyldopa, Dihydralazin, β-1-selektive β-Blocker und evtl. Kalzium-Antagonisten (Verapamil, Nifedipin) können verwendet werden. ACE-Hemmer und Angiotension II-Antagonisten sind kontraindiziert (Combs u. Kitzmiller 1997; Deutsche Liga zur Bekämpfung des Bluthochdruckes 1999c; Lowe u. Rubin 1992; National High Blood Pressure Education Programm Working Group 1994). Wenn gleichzeitig auch eine Proteinurie vorliegt, sollte der Blutdruck aggressiver gesenkt werden (Lowe u. Rubin 1992; National High Blood Pressure Education Programm Working Group 1994).

13.8
Kinder

Die Task Force on Blood Pressure Control in Children definiert eine Hypertonie, wenn der Blutdruck über der 95. Perzentile liegt. Der Blutdruck sollte auf die 90. Perzentile gesenkt werden. Ein ACE-Hemmer kann gegeben werden, wenn eine Mikroalbuminurie (>15 µg/kg/h) oder sogar Proteinurie (>4 mg/kg/Tag) oder ein Kreatininanstieg vorliegt (Task Force on Blood Pressure Control in Children 1987).

13.9
Retinopathie

Beim Typ 1-Diabetes ist die diabetische Retinopathie häufig mit einer Nephropathie assoziiert. Bei den meisten Therapiestudien ist die diabetische Retinopathie nicht gut untersucht worden. Bis vor kurzem gab es nur Hinweise, aber keine kontrollierten Studien, ob eine antihypertensive Therapie die diabetische Retinopathie verzögert oder verhindert (Chaturvedi u. Fuller 1997). Ein positiver Effekt bei der Progression der diabetischen Retinopathie einer antihypertensiven Therapie wurde jedoch kürzlich in der UKPDS und der positive Effekt einer ACE-Hemmer-Therapie in der Euclid-Studie gefunden (Chaturvedi et al. 1998; UK Prospektive Diabetes Study Group 1998a).

13.10
Hypertensive Krise

Bei Nichtdiabetikern und Diabetikern gibt es überraschend wenig kontrollierte Studien zur Behandlung der hypertensiven Krise (Wenzel et al. 1998). Die Empfehlungen und Leitlinien beruhen auf unkontrollierten Studien und Erfahrungen. Das Vorgehen bei einer hypertensiven Krise bei Diabetikern unterscheidet sich nicht von dem bei Nichtdiabetikern und es wird auf die dementsprechenden Übersichtsarbeiten verwiesen (Calhoun u. Oparil 1990; Arzneimittelbrief 1994; Wenzel et al. 1998, 1999).

13.11
Nebenwirkungen

Die Nebenwirkungen von Antihypertensiva werden häufig falsch eingeschätzt und insbesondere bei der Verwendung von niedrig dosierten β-Blockern und Diuretika überschätzt (Philipp et al. 1997; Schneider et al. 1996). Dass niedrig dosierte Antihypertensiva die Sexualfunktion stören ist, vermutlich nicht korrekt. Relativ überraschend sind die Nebenwirkungsprofile, wenn Antihypertensiva doppelblind untersucht werden. So zeigte die zum größten Teil im niedergelassenen Bereich in Deutschland durchgeführte HANE-Studie, dass beim Vergleich Diuretikum, Kalzium-Antagonist, β-Blocker und ACE-Hemmer der Kalzium-Antagonist die signifikant höchste Nebenwirkungs- und Abbruchrate hatte (Kribben et al. 1997; Philipp et al. 1997). Bei der Wahl eines Antihypertensivums besteht häufig die Furcht, dass durch die Wahl eines Diuretikums oder β-Blockers die Stoffwechsellage dermaßen verschlechtert wird, dass eine Diabetestherapie eingeleitet werden muss. Wie bereits ausgeführt, sind die Effekte von niedrig dosierten Thiaziden und β-1-selektiven β-Blockern auf den Blutzuckerhaushalt minimal. Darüber hinaus konnte in Studien gezeigt werden, dass eine starke Assoziation zwischen dem Beginn einer Diabetestherapie und der Anzahl der benutzten Antihypertensiva, aber keine Assoziation mit bestimmten Medikamenten besteht. β-Blocker oder Thiaziddiuretika beschleunigen nicht den Beginn einer Therapie (Gurwitz et al. 1992; Sawicki 1995). Der ursprünglich vermutete diabetogene Effekt von β-Blockern und Diuretika ist mit einer Ausnahme nicht nachweisbar (Sawicki 1995). Zieht man die beeindruckenden Effekte der Diuretika und β-Blocker auf die kardio- und zerebrovaskuläre Morbidität und Mortalität auch beim Diabetes in Betracht, so sind die negativen Effekte von Diuretika und β-Blockern auf den Lipidstoffwechsel entweder nur kurzfristig und minimal oder von untergeordneter klinischer Relevanz (Sawicki 1995).

Literatur

ACC/AHA guidelines for the management of patients with acute myocardial infarction (1996) J Am Coll Cardiol 28: 1328–1428

Alaveras AEG, Thomas SM, Sagriotis A, Vibeti GC (1997) Promoters of progression of diabetic nephropathy: the relative roles of blood glucose and blood pressure control. Nephrol Dial Transplant 12 Suppl 2: 71–74

Alderman MH (1995) Blood pressure J-curve: is it cause or effect? Curr Opin Nephrol Hypertens 5: 209–213

American Diabetes Association (1993) Consensus statement on the treatment of hypertension in diabetes. Diabetes Care 16: 1394–1400

Anderson S, Meyer TW, Rennke HG, Brenner BM (1985) Control of glomerular hypertension limits glomerular injury in rats with reduced renal mass. J Clin Invest 76: 612–619

Anderson S, Rennke HG, Brenner BM (1986) Therapeutic advantage of converting enzyme inhibitors in arresting progressive renal disease associated with systemic hypertension in the rat. J Clin Invest 77: 1993–2000

Anderson S, Rennke HG, Garcia DL, Brenner BM (1989) Short and long term effects of antihypertensive therapy in the diabetic rat. Kidney Int 36: 526–536

Anderson S, Rennke HG, Brenner BM (1992) Nifedipine versus fosinopril in uninephrectomized diabetic rats. Kidney Int 41: 891–897

Anlauf M (1997) Antihypertonika. In: Schwabe U (Hrsg)Arzneiverordnungs-Report '97. Fischer, Stuttgart, pp 114–126

Appel LJ, Moore TJ, Obarzanek E, Vollmer WM, Svetkey LP, Sacks FM, Bray GA, Vogt,TM, Cutler JA, Windhauser MM, Lin PH, Karanja N (1997) A clinical trial of the effects of dietary patterns on blood pressure. N Engl J Med 336: 1117–1124

Apperloo AJ, Zeeuw DD, De Jong PE (1997) A short-term antihypertensive treatment-induced fall in glomerular filtration rate predicts long-term stability of renal function. Kidney Int 51: 793–797

Araoye MA, Chang MY, Khatri IM, Freis ED (1978) Furosemid compared with hydrochlorothiazide. Long term treatment of hypertension. JAMA 240: 1863–1866

Arzneimittelbrief (1994) Behandlung der hypertensiven Krise. Der Arzneimittelbrief 28: 41–44

Arzneimittelkommission der deutschen Ärzteschaft (1998) Aktueller Stand der Risiko-/Nutzenbewertung von Kalzium-Antagonisten. Dtsch Ärztebl 95: B-212

Bakris G (1997) Combination therapy for hypertension and renal disease in diabetics as compared to nondiabetics. In: Mogensen C (ed) The kidney and hypertension in diabetes mellitus. Kluwer Academic, Boston, pp 561–568

Bakris GL, Barnhill BW, Sadler R (1992) Treatment of arterial hypertension in diabetic humans: importance of therapeutic selection. Kidney Int 41: 912–919

Bakris GL, Copley JB, Vicknair N, Sadler R, Leugrans S (1996) calcium channel blockers versus other antihypertensive therapies on progression of NIDDM associated nephropathy. Kidney Int 50: 1641–1650

Bauer JH (1995) Are angiotensin converting enzyme inhibitors the renal protective antihypertensive drug of choice? Curr Opin Nephrol Hypertens 4: 427–431

Bauer JH, Reams GP, Hewett J, Klachko D (1992) A randomized, double-blind, placebo controlled trial to evaluate the effect of enalapril in patients with clinical diabetic nephropathy. Am J Kidney Dis 20: 443–457

Berkmann J, Rifkin H (1973) Unilateral nodular diabetic glomerulosclerosius (Kimmelstiel-Wilson). Report of a case. Metabolism 22: 715–72

Björck S (1997) Clinical trials in overt diabetic nephropathie. In: Mogensen C (ed) The kidney and hypertension in diabetes mellitus. Kluwer Academic, Boston, pp 375–383

Björck S, Nyberg G, Mulec H, Granerus S, Herlitz H, Aurell M (1986) Beneficial effects of angiotensin converting enzyme inhibition on renal function in patients with diabetic nephropathy. BMJ 293: 467–470

Böhlen L, Schneider M, De Courten M, Weidmann P (1997) Comparative study of the effect of ACE inhibitors and other antihypertensive agents on protein uria in diabetic patients. In: Mogensen C (ed) The kidney and hypertension in diabetes mellitus. Kluwer Academic, Boston, pp 361–373

Borch Johnson K, Wenzel H, Viberti GC, Mogensen CE (1993) Is screening and intervention for microalbuminuria worthwhile in patients with insulin dependent diabetes? BMJ 306: 1722–1725

Bretzel RG (1994) Hypertonie, Mikroalbuminurie und Insulinresistenz bei Diabetes mellitus. Wien Klin Wochenschr 106: 774–792

Bretzel RG, Bollen CC, Maeser E, Federlin KF (1993) Nephroprotective effects of nitrendipine in hypertensive type I and type II diabetic patients. Am J Kidney Dis 21 Suppl 3: 53–64

Breyer JA (1995) Medical management of nephropathy in type 1 diabetes mellitus: current recommendations. J Am Soc Nephrol 6: 1523–1529

Calhoun DA, Oparil S (1990) Treatment of hypertensive crisis. N Engl J Med 323: 1177–1183

Chan JCN, Cockram CS, Nicholls MG, Cheung CK, Swaminathan R (1992) Comparison of enalapril and nifedipin in treating non-insulin dependent diabetes associated with hypertension: one year analysis. BMJ 302: 981–985

Chaturvedi N, Fuller JH (1997) Retinopathy in relation to albuminuria and blod pressure in IDDM. In: Mogensen C (ed) The kidney and hypertension in diabetes mellitus. Kluwer Academic, Boston, pp 299–305

Chaturvedi N, Sjolie AK, Stephenson JM, Abrahamian H, Keipes M, Castellarin A, Rogulja-Pepeonik Z, Fuller JH (1998) Effect of lisinopril on progression of retinopathy in normotensive people with type 1 diabetes. Lancet 351: 28–31

Combs CA, Kitzmiller JL (1997) Diabetic nephropathy and pregnancy. In: Mogensen C (ed) The kidney and hypertension in diabetes mellitus. Kluwer Academic, Boston, pp 423–432

Cooper ME, McNally PG (1997) Antihypertensive treatment in NIDDM, with special reference to abnormal albuminuria. In: Mogensen C (ed) The kidney and hypertension in diabetes mellitus. Kluwer Academic, Boston, pp 385–395

Curb JD, Pressel SL, Cutler JA, Savage PJ, Applegate WB, Black H, Camel G, Davis BR, Frost PH, Gonzalez N, Guthrie G, Oberman A, Rutan GH, Stamler J (1996) Effect of diuretic-based antihypertensive treatment on cardiovascular disease risk in older diabetic patients with isolated systolic hypertension. JAMA 276: 1886–1892

Deutsche Liga zur Bekämpfung des hohen Blutdruckes (1989) Empfehlungen zur Blutdruckmessung. 3. Auflage, Heidelberg

Deutsche Liga zur Bekämpfung des hohen Blutdruckes (1995) Ambulante 24-h-Blutdruckmessung. Heidelberg

Deutsche Liga zur Bekämpfung des hohen Blutdruckes e. V. Deutsche Hypertonie-Gesellschaft in Zusammenarbeit mit der Deutschen Diabetes-Gesellschaft und der Gesellschaft für Nephrologie (1999a) Empfehlungen für die Behandlung der arteriellen Hypertonie bei Diabetes mellitus. 3. Auflage, Heidelberg

Deutsche Liga zu Bekämpfung des hohen Blutdrucks e. v. Deutsche Hypertonie-Gesellschaft (1999b) Empfehlungen zur Hochdruckbehandlung. 15. Auflage, Heidelberg

Deutsche Liga zur Bekämpfung des hohen Blutdruckes e. V. Deutsche Hypertonie-Gesellschaft (1999c) Hochdruck in der Schwangerschaft und während der Stillperiode. 4. Auflage, Heidelberg

Estacio RO, Jeffers BW, Hiatt WR, Biggerstaff SL, Gifford N, Schrier RW (1998) The effect of nisoldipine as compared with enalapril on cardiovacular outcomes in patients with non-insulin-dependent diabetes and hypertension. N Engl J Med 338: 645–652

Faglia E, Favales F, Quarantiello A, et al., (1997) Effect of amlodipine on insulin secretion, glucose, lipid profile and urinary albumin excretion in patients with mild hypertension and non-insulin-dependent diabetes. Clin Drug Invest 13 (Suppl 1): 56–66

Fioretto P, Frigato F, Velussi M, Riva F, Muollo B, Carraro A, Brocco E, et al., (1992) Effects of angiotensin converting enzyme inhibitors and calcium antagonists on atrial natriuretic peptide release and action on albumin excretion in hypertensive insulin-dependent diabetic patients. Am J Hypertens 5: 837–846

Furberg CD, Psaty BM, Meyer JV (1995) Nifedipine: Dose related increase in mortality in patients with coronary heart disease. Circulation 92: 1326–1331

Giatras I, Lau J, Levey AS (1997) Effekt of angiotensin converting enzyme inhibitors on the progression of nondiabetic renal disease: a metaanalysis of randomized trials. Ann Intern Med 127: 337–345

Gurwitz JH, Bohn RL, Glynn RJ et al.(1992) Antihypertensive

drug therapy and the initiation of treatment for diabetes mellitus. Ann Int Med 118: 273–278

Hallab M, Gallois Y, Chattelier G, Rohmer V, Fressinaud P, Marre M (1993) Comparison of reduction in microalbuminuria by enalapril and hydrochlorothiazide in normotensive diabetic patients with IDDM. BMJ 306: 175–182

Hansen KW, Poulsen PL (1997) Blood pressure elevation in diabetes: the results from 24-h ambulatory blood pressure recordings. In: Mogensen C (ed) The kidney and hypertension in diabetes mellitus. Kluwer Academic, Boston, pp 271–288

Hansson L, Zanchetti A, Carruthers SG (1998) Effects of intensive blood-pressure lowering and low-dose aspirin in patients with hypertension: principal results of the hypertension optimal treatment (HOT) randomised trial. Lancet 351: 1755–1762

Hansson L, Lindholm LH, Niskanen L (1999a) Effect of antiotensin-converting-enzyme inhibition compared with conventional therapy on cardiovascular morbidity and mortality in hypertension: the captopril prevention project (CAPPP) randomised trial. Lancet 353: 611–616

Hansson L, Lindholm LH, Ekbom T (1999b) Randomised trial of old and new antihypertensive patients: cardiovascular mortality and morbidity the Swedish trial in old patients with hypertension-2 study. Lancet 354: 1751–1756

Harper R, Ennis CN, Sheridan B, Atkinson AB, Johnston GD, Bell PM (1994) Effects of low dose versus conventional dose thiazide diuretic on insulin action in essential hypertension. BMJ 309: 226–230

Harper R, Ennis CN, Heaney AP, Sheridan B, Gormley M, Atkinson AB, Johnston GD, Bell PM (1995) A comparison of the effects of low- and conventional-dose thiazide diuretic on insulin action in hypertensive patients with NIDDM. Diabetologia 38: 853–859

Heckbert SR, Longstreth WT, Psaty BM, Murros KE, Smith NL, Newman AB, Williamson JD, Bernick C, Furberg CD (1997) The association of antihypertensive agents with MRI white matter findings and with modified mini-mental state examination in older adults. J Am Geriatr Soc 45: 1423–1433

Herings RM, de Boer A, Stricker BH, Leufkens HG, Porsius A (1995) Hypoglycaemia associated with use of inhibitors of angiotensin converting enzyme. Lancet 345: 1195–1198

Holzgreve H (1996) Antihypertensive Therapie mit fixen Kombinationen. Internist 37: 852–856

Ibrahim HN, Hostetter TH (1997) Diabetic nephropathy. J Am Soc Nephrol 8: 487–493

Ichikawa I (1996) Will angiotensin II antagonists be renoprotective in humans? Kidney Int 50: 684–692

Joint National Committee on Detection, Evaluation and Treatment of High Blood Pressure (1997) The sixth report of the Joint National Committe on detection, evaluation, and treatment of high blood pressure. Arch Intern Med 157: 2413–2446

Jungmann E (1997) Chemoprophylaxis of diabetic nephropathy in the elderly. Drugs Aging 9: 449–457

Kasiske BL, Kalil RSN, Ma JZ, Lia M, Keane WF (1993) Effect of antihypertensive therapy on the kidney in patients with diabetes: a meta regression analysis. Ann Intern Med 118: 129–138

Kimmelstiel P, Wilson C (1936) Intercapillary lesions in glomeruli of kidney. Am J Pathol 12: 83–97

Kjekshus J, Gilpin E, Cali E, Blackey AR, Henning H, Ross J (1990) Diabetic patinets and betablockers after myocardial infarction. Eur Heart J 11: 43–50

Klein R, Moss SE, Klein BEK, DeMets DL (1989) Relation of ocular and systemic factors to survival in diabetes. Arch Int Med 149: 266–272

Kribben A, Anlauf M, Distler A, Gartner H, Holzgreve H, Michaelis J, Rocker L, Schafers R, Philipp U, Wellek S, Philipp T (1997) Hydrochlorothiazid, atenolol, nitrendipine, and enalapril in antihypertensive treatment. Influence on LVH, proteinuria and metabolic parameters. Kidney Int 52 Suppl 61: 74–76

Lash JP, Bakris GL (1995) Effect of ACE inhibitors and calcium antagonists alone or combined on progression of diabetic nephropathy. Nephrol Dial Transplant 10 (suppl 9): 56–62

Lebovitz HE, Wiegman TB, Cnaan A, et al.(1994) Renal protective effects of enalapril in hypertensive NIDDM: role of baseline albuminuria. Kidney Int 45: 150–155

Lewis EJ, Hunsicker LG, Bain RP, Rhode RD (1993) The effect of angiotensin-converting enzyme inhibition on diabetic nephropathy: The collaborative Study group. N Engl J Med 329: 1456–1462

Lowe SA, Rubin PC (1992) The pharmacological management of hypertension in pregnancy. J Hypertens 10: 201–207

Lowel H, Koenig W, Engel S, Hormann A, Keil U (2000) The impact of diabetes mellitus on survival after myocardial infarction: can it be modified by drug treatment? Results of a population-based myocardial infarction follow-up study. Diabetologia 43: 218–226

Lüscher TF, Wenzel RR, Noll G (1996) Kalziumantagonisten in der Kontroverse: Gibt es eine rationale Differentialtherapie. Dtsch Med Wochenschr 121: 532–538

Maki DD, Ma JZ, Louis T, Kasiske BL (1995) Long-term effects of antihypertensive agents on proteinuria and renal function. Arch Inter Med 155: 1973–1080

Marre M, Chatellier G, Leblanc H, Guyenne TT, Menard J, Passa P (1988) Prevention of diabetic nephropathy with enalapril in normotensive diabetics with microalbuminuria. BMJ 297: 1092–1095

Marre M, Fabbri P, Berrut G, Bouhanick B (1997) The concept of incipient diabetic nephropathy and effect of early antihypertensive intervention. In: Mogensen C (ed) The kidney and hypertension in diabetes mellitus. Kluwer Academic, Boston, pp 351–360

Mathiesen ER, Hommel E, Giese J, Parving HH (1991) Efficacy of captopril in postponing nephropathy in normotensive insulin-dependent diabetic patients with microalbuminuria. BMJ 303: 81–87

Mehler PS, Schrier RW (1997) Antihypertensive therapy in patients with diabetic nephropathy. Kidney Blood Press Res 20: 74–81

Meigs JB, Singer DE, Sullivan LM, Dukes KA, D'Agostino RB, Nathan DM, Wagner EH, Kaplan SH, Greenfield S (1997) Metabolic control and prevalent cardiovascular disease in non-insulin-dependent diabetes mellitus (NIDDM): The NIDDM patient outcomes research team. Am J Med 102: 38–47

Messerli FH (2000) Implication of discontinuation of doxazosin arm of ALLHAT. Lancet 355: 863–864

Mimram A, Insua A, Ribstein J, et al., (1988) Contrasting effects of captopril and nifedipine in normotensive patients with incipient nephropathy. J Hypertension 6: 919–923

Mogensen CE (1982) Long-term antihypertensive treatment inhibiting progression of diabetic nephropathy. BMJ 285: 685

Mogensen CE (1984) Microalbuminuria predicts clinical proteinuria and early mortality in maturity-onset diabetes. N Engl J Med 310: 356–360

Mogensen CE, Keane WF, Bennett PH, Jerums G, Parving HH, Passa P, Steffes MW, Striker GE, Viberti GC (1995) Prevention of diabetic renal disease with special reference to microalbuminuria. Lancet 346: 1080–1084

Morelli E, Loon N, Meyer T, Peters W, Myers BD (1990) Effects of converting enzyme inhibition on barrier function in diabetic glomerulopathie. Diabetes 39: 76–82

Morris AD, Boyle DI, McMahon AD, Pearce H, Evans JM, Newton RW, Jung RT, MacDonald TM (1997) ACE inhibitors use is associated with hospitalization for severe hypoglycemia in patients with diabetes. Diabetes Care 20: 1363–1367

Moser M, Ross H (1993) The treatment of hypertension in diabetics. Diabetic Care 16: 542–547

National High Blood Pressure Education Program Working Group (1994) Report on hypertension in diabetes. Hypertension 23: 145–158

Nielsen FS, Rossing P, Gall MA, Skott P, Smidt UM, Parving HH (1994) Impact of lisinopril and atenolol on kidney function in hypertensive NIDDM subjects with diabetic nephropathy. Diabetes 143: 1108–1113

O'Hare JA, Ferriss JB (1997) Volume homeostasis and blood pressure in diabetic states. In: Mogensen C (ed) The kidney and hypertension in diabetes mellitus. Kluwer Academic, Boston, pp 245–251

Parving HH (1991) Impact of blood pressure and antihypertensive treatment on incipient and overt nephropathy, retinopathy, and endothelial permeability in diabetes mellitus. Diabetes Care 14: 260–269

Parving HH, Smidt UM, Andersen AR, Svendesen PA (1983) Early aggressive antihypertensive reduces rate of decline in kidney function in diabetic nephropathy. Lancet 1: 1175–1178

Parving HH, Andersen AR, Smidt UM, Hommel E, Mathiesen ER, Svendsen PA (1987) Effect of antihypertensive treatment on kidney function in diabetic nephropathy. BMJ 294: 1443–1447

Parving HH, Hommel E, Nielsen MD, Giese J (1989) Effect of captopril on blood pressure and kidney function in normotensive insulin dependent diabetics with diabetic nephropathy. BMJ 299: 533–536

Parving HH, Jacobsen P, Tarnow L, Rossing P, Lecerf L, Poirier O, Cambien F (1996a) Effect of deletion polymorphism of angiotensin converting enzyme gene on progression of diabetic nephropathy during inhibition of angiotensin converting enzyme: Observational follow up. BMJ 313: 591–594

Parving HH, Osterby R, Anderson PW, Hsueh WA (1996b) Diabetic Nephropathy. In: Brenner BM (ed) The Kidney. WB Saunders, Philadelphia, pp 1864–1892

Philipp T, Anlauf M, Distler A, Holzgreve H, Michaelis J, Wellek S (1997) On behalf of the HANE trial research group: Randomized, double blind, multicenter comparison of hydrochlorothiazide, atenolol, nitrendipine, and enalapril in antihypertensive treatment: results of the HANE study. BMJ 315: 154–159

Psaty BM, Heckbert SR, Koepsell TD, Siscovick DS, Raghunathan TE, Weiss NS, Rosendaal FR, Lemaitre RN, Smith NL, Wahl PW, et al, (1995) The risk of myocardial infarction associated with antihypertensive drug therapy. JAMA 274: 620–625

Qualitätsmanagement Hypertonie (1996) Medikamentöse Therapie. Kapitel VII, MSD, pmi Verlagsgruppe, Frankfurt/Main

Ravid M, Savin H, Jutrin I, Bental T, Katz R, Lishner M (1993) Long term stabilizing effect of angiotensin-converting enzyme inhibition on plasma creatinine and on proteinuria in normotensive type II diabetic patients. Ann Intern Med 118: 577–581

Reams GP, Bauer JH (1990) Effects of calcium antagonists on the hypertensive kidney. Cardiovasc Drugs Ther 4: 1331–1336

Remuzzi A, Perico N, Amuchastegui CS, Malanchini B, Mazerska M, Battaglia C, Bertani T, Remuzzi G (1993) Short- and long-term effect of angiotensin II receptor blockade in rats with experimental diabetes. J Am Soc Nephrol 4: 40–49

Remuzzi G, Ruggenenti P, Benigni A (1997) Understanding the nature of renal disease progression. Kidney Int 51: 2–16

Ritz E (1995) Panel diskussion. Nephrol Dial Transplant 10 Suppl 9: 63–65

Rodby RA (1997a) Antihypertensive treatment in nephropathy of typ II diabetes: role of the pharmacological blockade of the renin-angiotensin system. Nephrol Dial Transplant 12: 1095–1096

Rodby RA (1997b) Typ II diabetic nephropathy. its clinical course and therapeutic implications. Semin Nephrol 17: 132–147

Rossing P, Hommel E, Smidt UM, Parving HH (1992) Reduction in albuminuria predicts a beneficial effect on progression in diabetic nephropathy during antihypertensive treatment. J Am Soc Nephrol 3: 338 (Abstract)

Rossing P, Tarnow L, Boelskifte S, Jensen BR, Nielsen FS, Parving HH (1997) Difference between nisoldipine and lisinopril on glomerular filtration rates and albuminuria in hypertensive IDDM patients with diabetic nephropathy during the first year of treatment. Diabetes 46: 481–487

Sawicki PT (1995) Beta-Blocker und Diuretika: Therapeutika der ersten Wahl bei Diabetes mellitus und Hypertonie. Wien Klin Wochenschr 107: 629–639

Sawicki PT, Dahne R, Bender R, Berger M (1996) Prolonged QT interval as predictor of mortality in diabetic nephropathy. Diabetologia 39: 77–81

Schäfer RF, Lütkes P, Ritz E, Philipp T (1999) Leitlinie zur Behandlung der arteriellen Hypertonie bei Diabetes mellitus. Dtsch Med Wochenschr 124: 1356–1372

Schmidt SD, Ritz E (1997) Genetic determinants of diabetic renal disease and their impact on therapeutic interventions. Kidney Int 52 Suppl 63: 27–31

Schneider M, Lerch M, Papiri M, Buechel P, Boehlen L, Shaw S, Risen W, Weidmann P (1996) Metabolic neutrality of combined verapamil-trandolapril treatment in contrast to betablocker-low dose chlortalidon treatment in hypertensive type 2 diabetes. J Hypertens 14: 669–677

Scholze J (ed) (1997) Definition und Diagnosesicherung. In: Hypertonie, Risikokonstellationen und Begleiterkrankungen. Blackwell, Berlin, pp 3–8

Shorr R, Ray WA, Daugherty JR, Griffin MR (1997) Antihypertensives and the risk of serious hypoglycemia in older persons using insulin or sulfonylureas. JAMA 278: 40–43

Slataper R, Vicknair N, Sadler R, Bakris GL (1993) Comparative effects of different antihypertensive treatments on progression of diabetic renal disease. Arch Intern Med 153: 973–980

Smolar EN (1995) Diabetes and hypertension. Compr Ther 21: 597–601

Task Force on Blood Pressure Control in Children (1987) Report of the second task force on blood pressure control in children. Pediatrics 79: 1–25

Tatti P, Pahor M, Byington RP, Di-Mauro P, Guarisco R, Strollo G, Strollo F (1998) Outcome results of the fosinopril versus amlodipine cardiovascular events randomized trial (FACET) in patients with hypertension and NIDDM. Diabetes Care 21: 597–603

Tepel M, Giet M van der, Zidek W (1997) Praktische Therapie

der chronischen Niereinsuffiziznz durch Progressionshemmung. Dtsch Ärztebl 94: B2161–2165

Teuscher AU (1996) Diuretika und Diabetes mellitus. Wien Med Wochenschr 146: 439–442

The Euclid Study Group (1997) Randomised placebo-controlled trial of lisinopril in normotensive patients with insulin-dependent diabetes and normoalbuminuria or microalbuminuria. Lancet 349: 1787–1792

The Heart Outcomes Prevention Evaluation Study Investigators (2000) Effects of an angiotensin-converting-enzyme inhibitor, rampiril, on cardiovascular events in high-risk patients. N Engl J Med 342: 145–154

Tomiyama H, Kushiro T, Abeta H, Ishii T, Takahashi A, Fukukawa L, Asagami T, Hino T, Saito F, Otsuka Y, et al., (1994) Kinins contribute to the improvement of insulin sensitivity during treatment with angiotensin converting enzyme inhibitor. Hypertension 23: 450–455

Tse WY, Kendall M (1994) Is there a role for beta blockers in hypertensive diabetic patients? Diabet Med 11: 137–144

Tuomilehto J, Rastenyte D, Birkenhäger WH (1999) Effects of calcium-channel blockade in older patients with diabetes mellitus and systolic hypertension. N Engl J Med 340: 677–684

UK Prospektive Diabetes Study Group (1998a) Tight blood pressure control and risk of macrovascular and microvascular complications in type 2 diabetes: UKPDS 38: BMJ 317: 703–713

UK Prospective Diabetes Study Group (1998b) Efficacy of atenolol and captopril in reducing risk of macrovascular complications in type 2 diabetes: UKPDS 39. BMJ 317: 713–720

Velussi M, Brocco E, Frigato F, Zolli M, Muollo B, Maioli M, Carraro A, Tonolo G, Fresu P, Cernigoi AM, Fioretto P, Nosadini R (1996) Effects of cilazapril and amlodipine on kidney function in hypertensive NIDDM patients. Diabetes 45: 216–222

Viberti GC, Mogensen CE, Groop L, et al.(1994) Effect of captopril on progression to clinical proteinuria in patients with IDDM and microalbuminuria. JAMA 271: 275–279

Wang PH (1997) When should ACE inhibitors be given to normotensive patients with IDDM? Lancet 349: 1782–1783

Warram JH, Laffel LMB, Vasania P, Christlieb AR, Krolewski AS (1991) Excess mortality associated with diuretic therapy in diabetes mellitus. Arch Intern Med 151: 1350–1356

Wei K, Dorian P, Newman D, Langer A (1995) Association between QT dispersion and autonomic dysfunction in patients with diabetes mellitus. J Am Coll Cardiol 26: 859–863

Weidmann P, Schneider M, Böhlen L (1995) Therapeutic efficacy of different antihypertensive drugs in human diabetic nephropathy: an updated meta-analysis. Nephrol Dial Transplant 10 Suppl 9: 39–45

Wenzel UO, Helmchen U, Schoeppe W, Schwietzer G (1994) Combination treatment of enalapril with nitrendipine in rats with renovascular hypertension. Hypertension 23: 114–122

Wenzel UO, Stahl RAK, Grieshaber M, Schwietzer G (1998) Diagnostisches und therapeutisches Vorgehen von Ärzten bei Patienten mit hypertensiver Krise. Eine Umfrage an 56 Internistischen Kliniken. Dtsch Med Wochenschr 123: 443–447

Wenzel UO, Pfalzer B, Meinertz T, Stahl RAK (1999) Eine 73-jährige Patientin mit hypertensiver Krise – War der Einsatz des Kalziumantagonisten Nifedipin gerechtfertigt? Der Internist 40: 205–209

Wicklmayr M (1997) Hochdruck und Diabetes mellitus. In: Scholz J (ed) Hypertonie – Risikokonstellationen & Begleiterkrankunge. Blackwell Berlin, pp 381–410

World Health Organization (1999) International Society of Hypertension guidelines for the management of hypertension. J Hypertens 17: 151–183

Zatz R, Dunn BR, Meyer TW, Anderson S, Rennke HG, Brenner BM (1986) Prevention of diabetic glomerulopathy by pharmacological amelioration of glomerular capillary hypertension. J Clin Invest 77: 1925–1930

14 Diabetische Retinopathie

G. E. Lang

Inhaltsverzeichnis

14.1 Epidemiologie 208
14.2 Pathogenese und Pathophysiologie 208
14.2.1 Zusätzliche Risikofaktoren für eine Verschlechterung der diabetischen Retinopathie 211
14.3 Diagnostik 212
14.4 Betreuung und Therapie 213
14.4.1 Prävention 214
14.4.2 Vorsorgeuntersuchungen 215
14.4.3 Behandlung 215
14.5 Probleme der Therapie 216
14.6 Verlaufskontrollen 217
14.7 Bestehende Probleme 217
Literatur 218

Übersicht

In den letzten 30 Jahren wurden wesentliche Fortschritte im Hinblick auf die Abklärung der Zusammenhänge zwischen Diabetes mellitus und okulären Komplikationen sowie deren Prävention und Behandlungsmöglichkeiten erzielt. Trotzdem stellt die diabetische Retinopathie immer noch eine der häufigsten und teilweise unnötigen Ursachen für eine Erblindung dar.

Die Folgeerkrankung Retinopathie ist die häufigste Manifestation der diabetischen Mikroangiopathie und führt zu einer progredienten Schädigung der Netzhaut. In den Industrieländern ist die diabetische Retinopathie neben der altersbedingten Makuladegeneration und Grünem Star (Glaukom) eine der Hauptursachen für neu auftretende Fälle von Erblindung. In Deutschland liegt die Blindheitsprävalenz bei 138/100.200 Einwohnern (derzeit 15–20% altersbezogene Makuladegeneration, 15% Glaukome, 7% diabetische Retinopathie).

Die Verhütung von Blindheit und damit Erhaltung der Lebensqualität und Selbständigkeit der Diabetiker ist eine ständige Herausforderung für Augenärzte und Diabetologen. Die Prävalenz des Diabetes mellitus und damit der diabetischen Retinopathie nimmt in den Industrieländern weiter zu, d. h. die Zahl der Erkrankten steigt aufgrund der absoluten Zunahme der Diabetiker an. Da das Frühstadium für die Patienten symptomlos verläuft, ist eine regelmäßige ophthalmologische Vorsorgeuntersuchung nötig, um die rechtzeitige Diagnosestellung und Behandlung der diabetischen Retinopathie zu gewährleisten. Nur durch Früherkennung kann ein Visusverlust verhindert oder entscheidend hinausgezögert werden.

In Zukunft wird es wichtig sein, die einzelnen Schritte und die zeitliche Folge der Pathogenese der diabetischen Retinopathie weiter abzuklären, um neue und spezifischere Therapieansätze zu finden.

14.1 Epidemiologie

In Deutschland wird seit 1926 die diabetische Retinopathie als Erblindungsursache erfasst und gewinnt bis heute zunehmend an Bedeutung. Anfangs lag die Prävalenz bei 0,4%, 1986 bei 16% und heute ist die Tendenz mit 7% rückläufig. Die Inzidenz der diabetischen Retinopathie beträgt 13% (Krumpaszky u. Klauß 1996).

Im Alter von 30–60 Jahren liegt die diabetische Retinopathie als Erblindungsursache an erster Stelle. Etwa zwei Drittel der Diabetiker erblinden nach dem 60. Lebensjahr. Die Erblindung ist mit einer schlechten Prognose bezüglich der Lebenserwartung assoziiert, 50% der erblindeten Diabetiker sterben innerhalb von 5 Jahren nach der Erblindung. Frauen erblinden häufiger als Männer an einer diabetischen Retinopathie (56% der jüngeren und 87% der älteren erblindeten Diabetiker sind Frauen).

In Europa kommt schwere Visusbeeinträchtigung (Visus < 0,1) häufiger bei Typ 1-Diabetikern vor (Sjolie et al. 1997). Mäßiger Visusverlust (zwischen 0,1 und 0,5) tritt dagegen häufiger bei Typ 2-Diabetikern auf. Die Typ 1-Diabetiker neigen eher zur Erblindung durch proliferative diabetische Retinopathie, während bei Typ 2-Diabetikern häufiger erhebliche Visusreduktion durch ein klinisch signifikantes Makulaödem auftritt.

Etwa 16 Mio. Amerikaner haben einen Diabetes mellitus, aber nur etwa die Hälfte wissen von ihrer Erkrankung. Die diabetische Retinopathie ist in USA die Hauptursache von Neuerblindungen bei Patienten im Alter von 20–74 Jahren mit 5000 Neuerblindungen pro Jahr (American Diabetes Association 1998; Aiello et al. 1998). Nach 15 Jahren haben 80% der Typ 1-Diabetiker eine Retinopathie. Nach einer Studie in Wisconsin, USA, zeigte sich nach 15-jähriger Diabetesdauer bei 21% der Diabetiker eine Visusbeeinträchtigung und 6% waren nach den gesetzlichen Bestimmungen blind. Nach 14 Jahren Nachbeobachtung ergab sich eine Progredienz der Retinopathie bei 86%, eine Regression bei 17%, die Entwicklung einer proliferativen Retinopathie bei 37% und die Inzidenz des Makulaödems lag bei 26%. Inzidenz und Progredienz sind mit der Diabetesdauer, höheren HbA1c-Werten, erhöhtem systolischen und diastolischen Blutdruck und Proteinurie assoziiert (Klein et al. 1998).

Bei Typ 1-Diabetikern finden sich die ersten Anzeichen einer Retinopathie nach 3–5 Jahren und sind präpubertär sehr selten. Trotzdem spielt aber die Qualität der präpubertären Stoffwechseleinstellung für die Entwicklung der Retinopathie eine entscheidende Rolle (Holl et al. 1995, 1998). Nach 5-jähriger Diabetesdauer finden sich bei 20–25%, nach 20-jähriger Dauer bei 80–95% eine diabetische Retinopathie. Eine proliferative Retinopathie tritt bei 50% der Patienten nach 20 Jahren auf. Nach 15 Jahren liegt bei etwa 15% der Diabetiker eine diabetische Makulopathie vor.

In der EURODIAB Studie (The EURODIAB IDDM Complications Study Group 1994; Sjolie et al. 1997) zeigte sich bei 2991 Typ 1-Diabetikern in 25,8% der Fälle eine milde nicht proliferative, bei 9,8% eine mäßige und bei 10,6% eine proliferative diabetische Retinopathie. Ein Visus ≤ 0,1 lag bei 2,3% der Patienten vor. Bei Frauen mit Typ 1-Diabetes tritt eine diabetische Retinopathie früher auf als bei Männern, aber proliferative Veränderungen treten früher bei Männern mit Typ 1-Diabetes auf als bei Frauen.

Bei 15–21% der Typ 2-Diabetiker ohne Insulinbehandlung findet sich mit Diagnosestellung bereits eine Retinopathie. Nach 20 Jahren zeigt sich bei über 60% eine Retinopathie, bei 10% ein proliferatives Stadium. Bei Typ 2-Diabetikern mit Insulinbehandlung findet sich nach 20 Jahren bei 80% eine Retinopathie, bei 30% ein proliferatives Stadium. Nach 15 Jahren zeigt sich bei 25% eine diabetische Makulopathie.

14.2 Pathogenese und Pathophysiologie

Die Netzhaut ist ein metabolisch sehr aktives Gewebe. Das innere Drittel wird über das retinale Kapillarbett ernährt, die äußeren zwei Drittel werden über die Aderhaut versorgt. Bei der Entwicklung der diabetischen Retinopathie spielt eine Störung der Balance verschiedener Faktoren eine entscheidende Rolle, insbesondere kommt es zu biochemischen, endokrinen, parakrinen und hämodynamischen Veränderungen. Aber auch genetische Komponenten spielen eine Rolle.

Histopathologisch ist die Entwicklung der diabetischen Retinopathie gut untersucht (Ruprecht u. Naumann 1997; Heaven u. Boase 1996). Die frühesten Veränderungen finden sich im retinalen Kapillarbett. Die kapilläre Dysfunktion ist Folge einer Verdickung und abnormen Zusammensetzung der vaskulären Basalmembran, Endothelzellschädigung und Endothelzellproliferation sowie Verlust von Perizyten. Das Frühstadium der diabetischen

Retinopathie ist durch gesteigerte Gefäßpermeabilität und Hyperperfusion gekennzeichnet.

In der Frühphase der Entwicklung einer diabetischen Retinopathie steht die chronische Hyperglykämie mit der vermehrten Verstoffwechselung von Glukose in Form des Polyol- oder Sorbitolzyklus und die nicht enzymatische Glykierung eine wichtige Rolle. Zelluläre Signalwege durch glykolytische Intermediate werden aktiviert und das interzelluläre Redoxpotential verschoben (Pseudohypoxie).

Erste irreversible Veränderungen stellen die Folgeprodukte der nicht-enzymatischen Glykierung, die „advanced glycation endproducts" (AGE), dar. Die Entstehung der AGE hat mehrere pathogenetische Konsequenzen. Es entstehen verstärkte Quervernetzungen der Proteine untereinander und mit glykierten Plasmabestandteilen, die wegen der gestörten Blut-Netzhautschranke in extravasale Kompartimente gelangen. Die Wechselwirkung von AGE mit AGE-Rezeptor tragenden Zellen (Makrophagen, Monozyten, Endothelzellen) führt zur abnormen Sekretion von wachstumsmodulierenden Zytokinen. Durch DNA-Modifikation ändert sich das biologische Zellverhalten. Auch Veränderungen der intrazellulären Übertragungssysteme, insbesondere der Proteinkinase C und des Diacylglyzerins, spielen eine Rolle (Wiedemann 1993).

Die Glykierung führt zur frühzeitigen Verdickung und Veränderung der Zusammensetzung der vaskulären Basalmembran, durch die eine kapilläre Dysfunktion auftritt. Die Basalmembran der Netzhautgefäße dient als Filtrationsbarriere und Gerüst für Endothelzellen und Perizyten. Durch ovale Fenster der Basalmembran haben die Perizyten Kontakt mit den Endothelzellen. Typisch für die diabetische Retinopathie ist eine Verdickung der Basalmembran der retinalen Kapillaren. Die veränderte Zusammensetzung der Basalmembran führt zu Funktionsveränderungen von Zellen und Matrix. Die verminderte Fähigkeit zur Bindung von Wachstumsfaktoren wie z. B. Fibroblastenwachstumsfaktor (bFGF) führt zu einem Überschuss an freien, bioverfügbaren Wachstumsfaktoren.

Durch eine Zunahme von α-Globulin und die Abnahme von Albumin im Serum gesteuert durch Insulin erhöht sich die Blutviskosität. Auch die Erythrozytenflexibilität nimmt ab und es entstehen Thrombosen und mechanische Belastungen der Gefäßwände und Endothelzellen. Das mechanische Trauma ist eine der Ursachen für die Proliferationsneigung des Endothels. Als Folge der Veränderungen des Blutes und der kapillären Strombahn resultiert eine verstärkte Thromboseneigung und damit durch Minderperfusion der Netzhaut (Bresnick 1994).

Durch Endothelzellschädigung und Funktionsverlust der Desmosomen erhöht sich außerdem die Permeabilität der Gefäßwände und daraus resultiert eine Extravasation von seröser Flüssigkeit, Proteinen und Lipiden. Durch Fibrineinbau in die Gefäßwand erfolgt eine Aktivierung von Kollagenasen, wodurch die Gefäßwände ihre Elastizität verlieren. Rigide Gefäße können nicht mehr autoregulativ auf Blutdruckschwankungen und Bedürfnisse der Netzhaut reagieren. Daher nimmt bei erhöhtem Blutdruck insbesondere bei bestehender Störung der Blut-Netzhaut-Schranke die Exsudation in die Netzhaut zu.

Histologisch pathognomonisch für die diabetische Retinopathie ist ein früher Verlust der intramuralen Perizyten der Netzhautgefäße (Abb. 14.1). Der von den Perizyten produzierte Wachstumsfaktor transforming growth factor β (TGF-β) wird von den Endothelzellen aktiviert und hemmt die Proliferation der Endothelzellen und damit das Gefäßwachstum. In normalen, perfundierten Netzhautgefäßen findet unter physiologischen Bedingungen keine Endothelzellteilung statt. Bei fehlenden Perizyten und damit fehlender Kontrolle kommt es zur Endothelzellproliferation, die im Frühstadium an der Entwicklung von Mikroaneurysmen (s. Abb. 14.1) und im Spätstadium an der Entwicklung von Neovaskularisationen beteiligt ist (Davis 1994).

Nach anfänglichem Perizytenverlust kommt es später auch zum Verlust von Endothelzellen, so dass azelluläre Kapillaren entstehen, die sich sukzessive verschließen können.

Im Verlauf der Retinopathie entwickelt sich durch progressiven Kapillarverschluss ein weiterer entscheidender Faktor, die Hypoxie, die maßgeblich für den Verlauf im fortgeschrittenen Stadium der Retinopathie verantwortlich ist. Der bestimmende Faktor für die weitere Entwicklung der Retinopathie verschiebt sich also in dieser Phase von der Hyperglykämie zur Hypoxie. Die verursachte retinale Ischämie führt zur Synthese angiogenetischer Faktoren wie z. B. vascular endothelial growth factor (VEGF), insulin-like growth factor 1 (IGF 1), basic fibroblast growth factor (bFGF) und platelet-derived growth factor (PDGF), die in verschiedenen Kompartimenten und Zellen des Auges nachgewiesen wurden. Sie führen zur Migration und Proliferation von Endothelzellen aus den Gefäßen intra- und präretinal und zur Entwicklung von Neovaskularisationen (Abb. 14.2a), wodurch die nicht proliferative diabetische Retinopathie in ein proliferatives Stadium übergeht.

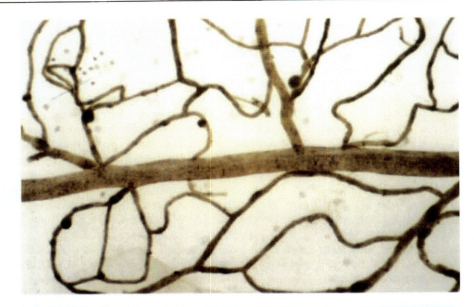

Abb. 14.1. Histologisches Präparat einer diabetischen Retinopathie (Faktor VIII, 25-fach) mit Perizytenverlust und Ausbildung von Mikroaneurysmen durch Endothelzellproliferation

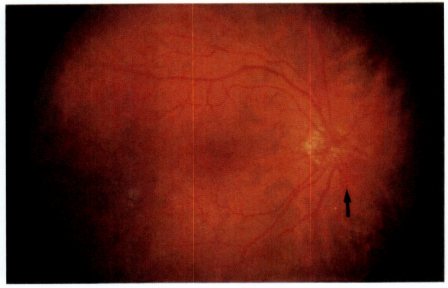

Abb. 14.2a Hochrisikoform einer proliferativen diabetischen Retinopathie mit papillärer Neovaskularisation (*Pfeil*)

Die proliferative Phase ist die vaskuläre Reaktion auf die hypoxische Umgebung. Dieser Übergang ist ein entscheidender, deletärer Schritt im Verlauf der Erkrankung. Die neu gebildeten Gefäße haben keine endothelialen „tight junctions" und neigen zu Blutungen. In diesem Stadium kann eine verbesserte metabolische Kontrolle keine wesentliche Verbesserung der Retinadurchblutung erreichen, weshalb trotz optimaler Stoffwechseleinstellung nach Manifestation des proliferativen Stadiums häufig die Progredienz der Retinopathie eine Eigendynamik entwickelt und Retinopathie und Visus sich weiter verschlechtern. Das Endstadium der proliferativen diabetischen Retinopathie ist das blinde, schmerzhafte Auge.

Der Glaskörper des Auges spielt in der Entwicklung der diabetischen Retinopathie ebenfalls eine Rolle. Beim Diabetiker kommt es zu einer vorzeitigen Verflüssigung und hinteren Abhebung des Glaskörpers. Der diabetische Glaskörper enthält deutlich mehr AGE-Proteine und Wachstumsfaktoren als der normale Glaskörper. Durch die Quervernetzung des Kollagens schrumpft der Glaskörper und übt dadurch traktive Kräfte auf die Netzhaut aus. Der Glaskörper stellt eine Gerüst dar, an dem entlang die Gefäße im proliferativen Stadium präretinal wachsen.

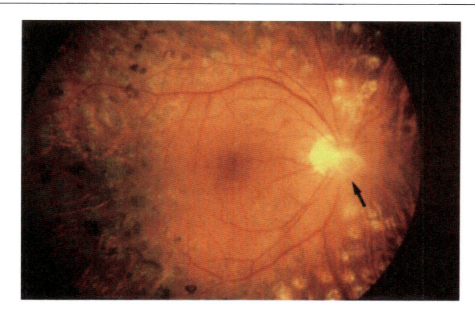

Abb. 14.2b 9 Monate nach panretinaler Laserbehandlung sind die Laserherde vernarbt und die papilläre Neovaskularisation obliteriert (*Pfeil*)

Okuläre Faktoren, die ebenfalls zu einer Verschlechterung der Retinopathie führen können, sind niedriger Augendruck und die Durchführung einer Kataraktextraktion.

14.2.1
Zusätzliche Risikofaktoren für eine Verschlechterung der diabetischen Retinopathie

14.2.1.1
Arterielle Hypertonie

Neben Diabetes mellitus stellt die arterielle Hypertonie einen der wesentlichen Risikofaktoren für die Entwicklung einer Mikroangiopathie des Auges dar. Häufig entwickelt sich bei Diabetikern zusätzlich ein Hypertonus. Ein negativer Einfluss einer gleichzeitig bestehenden Hypertonie auf den Verlauf der diabetischen Retinopathie, insbesondere bei Typ 1-Diabetikern und die Entwicklung eines Makulaödems bei Typ 2-Diabetikern durch hohen Blutdruck konnte nachgewiesen werden (UK Prospective Diabetes Study Group 1998a).

14.2.1.2
Hyperlipoproteinämie

Hyperlipoproteinämien sind ebenfalls mit Diabetes mellitus vergesellschaftet und stellen einen weiteren Risikofaktor für die Entwicklung mikrovaskulärer Komplikationen am Auge dar. Erhöhte Serumlipidspiegel sind mit der Entwicklung einer diabetischen Retinopathie, der Ablagerung von harten Exsudaten und Visusverlust assoziiert. Bei Typ 1-Diabetikern findet sich eine Assoziation der Retinopathie zu Plasma-Triglyzeriden und Fibrinogen.

14.2.1.3
Nephropathie

Bei der diabetischen Nephropathie handelt es sich ebenso wie bei der diabetischen Retinopathie um eine Mikroangiopathie. Die Manifestation an Niere und Auge verläuft jedoch nicht parallel, so dass sowohl eine Folgeerkrankung nur an den Augen, nur an den Nieren als auch an beiden Organen möglich ist.

Das Vorliegen einer diabetischen Nephropathie kann auch den Verlauf der diabetischen Retinopathie ungünstig beeinflussen. Sowohl ein diabetisches Makulaödem als auch die proliferative Retinopathie kann sich verschlechtern. Bei Nierentransplantation und Peritonealdialyse erleiden die Patienten mit Retinopathie weniger Visusverlust als bei Hämodialyse.

14.2.1.4
Hormone

Vor der Pubertät findet man nur extrem selten eine Retinopathie. Durch die hormonellen Veränderungen während der Pubertät und postpubertär steigt das Risiko der Entwicklung einer Retinopathie (Holl et al. 1998), so dass mit Beginn der Pubertät (also etwa ab dem 11. Lebensjahr) jährliche augenärztliche Kontrollen empfohlen werden.

Während der Schwangerschaft kann sich eine Retinopathie entwickeln oder eine bestehende Retinopathie verschlechtern. Eine Schwangerschaft sollte möglichst geplant sein und vorher der Stoffwechsel optimal eingestellt werden. Es sollte vor einer geplanten Schwangerschaft unbedingt auch eine augenärztliche Untersuchung zur Feststellung des Augenstatus erfolgen und bei fortgeschrittener Retinopathie möglichst vor der Schwangerschaft eine Lasertherapie durchgeführt werden. Während der Gravidität ist eine engmaschige ophthalmologische Überwachung in 3-monatigen Abständen erforderlich. Innerhalb von 3 Monaten nach der Entbindung sollte eine erneute augenärztliche Untersuchung stattfinden.

Es besteht eine Assoziation des Wachstumshormons mit der Pathogenese der diabetischen Retinopathie, dessen Wirkung über IGF 1 vermittelt wird. So ist bekannt, dass bei Diabetikern mit Retinopathie eine Hypersekretion von Wachstumshormon und erhöhte IGF 1-Serumspiegel vorliegen und die vitrealen IGF 1-Spiegel bei Patienten mit proliferativer diabetischer Retinopathie erhöht sind.

14.3 Diagnostik

Jeder Diabetiker trägt das Risiko der Entwicklung einer diabetischen Retinopathie. Die Hauptursachen für Sehminderung sind zum einen das klinisch signifikante Makulaödem und zum anderen die proliferative Retinopathie. Nach der modifizierten Airlie-House-Klassifikation (ETDRS, 1991) wird die diabetische Retinopathie in nicht proliferative und proliferative Stadien eingeteilt.

Bei der nicht proliferativen diabetischen Retinopathie findet man klinisch Mikroaneurysmen, Blutungen, Netzhautödem, Ablagerung von Lipoproteinen (harte Exsudate) und Nervenfaserinfarkte (Cotton-wool-Herde). Durch ein klinisch signifikantes Makulaödem (Abb. 14.3a) kann es zu einer erheblichen Visuseinbuße kommen insbesondere bei nichtinsulinabhängigen Typ 2-Diabetikern. Das Makulaödem kann diffus oder fokal auftreten. Bei länger bestehendem Makulaödem entwickeln sich zystoide Räume im Bereich der Makula, ein sog. zystoides Makulaödem. Eine Perfusionsstörung im Makulabereich führt zu einer ischämischen Makulopathie.

Im proliferativen Stadium entwickeln sich präretinale Neovaskularisationen, die zur Erblindung durch Glaskörperblutungen und Netzhautablösung führen können. Bei dem Vorliegen von papillären Neovaskularisationen kommt es unbehandelt bei 40% der Patienten innerhalb von 2 Jahren zum schweren Visusverlust (Diabetic Retinopathy Study Research Group 1981). Das Endstadium der proliferativen Retinopathie stellt die Entwicklung einer Neovaskularisation der Iris (Rubeosis iridis) dar, die mit dem Verlust des Auges gleichzusetzen ist, da es häufig zu einem Verschluss des Kammerwinkels mit der Entwicklung eines sekundären Winkelblockglaukoms kommt.

Da der Diabetes mellitus zu Veränderungen an allen Strukturen des Auges führt, kommt es neben der diabetischen Retinopathie als Folgeerkrankung häufig auch zu trockenen Augen, zu einer Antizipation der senilen Katarakt (Grauer Star) und doppelt so häufig wie in der Normalpopulation zu einem Offenwinkelglaukom (Abb. 14.4). Daher gehört zur ophthalmologischen Untersuchung die Bestimmung der Sehschärfe, des Augendrucks, die Untersuchung der vorderen und mittleren Augenabschnitte mit der Spaltlampe und die stereoskopische Untersuchung der Netzhaut und des Sehnerven nach diagnostischer Mydriasis durch binokulare Ophthalmoskopie. Bei Vorliegen einer diabetischen Retinopathie kann das Ausmaß des Netzhautschadens mit einer Fluoreszeinangiographie weiter abgeklärt werden. Nach Injektion von 5 ml 10% Fluoreszeinnatriumlösung in eine Kubitalvene werden Fotografien des Augenhintergrunds angefertigt. Störungen der Blut-Netzhaut-Schranke, intraretinale mikrovaskuläre Anomalien und Perfusionsstörungen des Kapillarbetts können damit identifiziert werden. Es kann abgegrenzt werden, ob eine Visusreduktion durch ein Makulaödem oder eine isch-

---

Stadieneinteilung der diabetischen Retinopathie

- nicht proliferative diabetische Retinopathie
  - mild: mindestens ein Mikroaneurysma
  - mäßig: Netzhautblutungen und/oder Mikroaneurysmen, venöse Kaliberschwankungen, Cotton-wool-Herde, intraretinale mikrovaskuläre Anomalien (IRMA)
  - schwer: venöse Kaliberschwankungen, Cotton-wool-Herde, IRMA

- proliferative diabetische Retinopathie
  - früh: Neovaskularisationen < 1/3 bis 1/4 Papillenfläche auf der Papille (NVD) oder sonstwo auf der Netzhaut (NVE)
    Hochrisiko: NVD > 1/3 bis 1/4 Papillenflächen oder NVE mit Glaskörperblutung

- klinisch signifikantes Makulaödem
  - Verdickung der Netzhaut mit oder ohne harte Exsudate innerhalb eines Papillendurchmessers vom Zentrum der Fovea entfernt

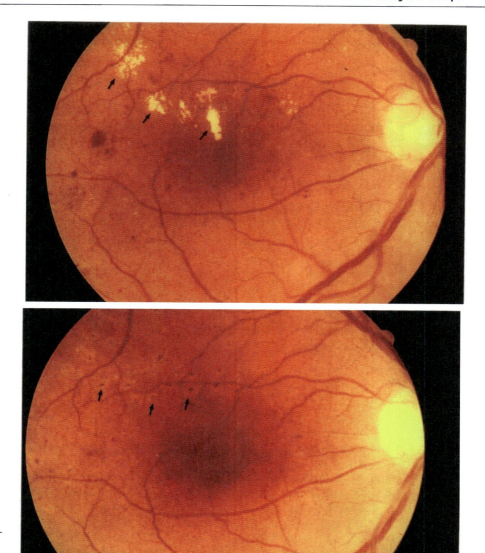

Abb. 14.3a Klinisch signifikantes Makulaödem mit seröser Abhebung der neurosensorischen Netzhaut und Ablagerung von harten Exsudaten (*Pfeile*). **b** sechs Monate nach gezielter Laserbehandlung sind die Laserherde pigmentiert (*Pfeile*) und das Makulaödem resorbiert

ämische Makulopathie bedingt ist. Präretinale Neovaskularisationen zeichnen sich durch Fluoreszeinextravasationen aus den neu gebildeten Gefäßen aus. Insbesondere vor Durchführung einer Laserbehandlung sollte als Basis für die Therapie eine Fluoreszeinangiographie durchgeführt werden.

Weitere Komplikationen am Auge im Rahmen eines Diabetes mellitus sind das Auftreten von retinalen Arterien- und Venenverschlüssen, anteriorer ischämischer Optikoneuropathie und zerebralen Insulten mit Gesichtsfeldausfällen durch Beteiligung des Hirnstammes oder visuellen Cortex. Auch Augenmuskelparesen durch eine Neuropathie des 3. und 6. Hirnnerven (Mononeuritis) können im Rahmen des Diabetes mellitus auftreten. Nicht selten kommt es innerhalb eines Jahres zur Spontanremission der Parese.

14.4
Betreuung und Therapie

Die therapeutischen Bemühungen können in Prävention, Vorsorgeuntersuchungen und Behandlung unterteilt werden. Die genaue Kenntnis der Manifestation und des Verlaufs der Folgeerkrankung dia-

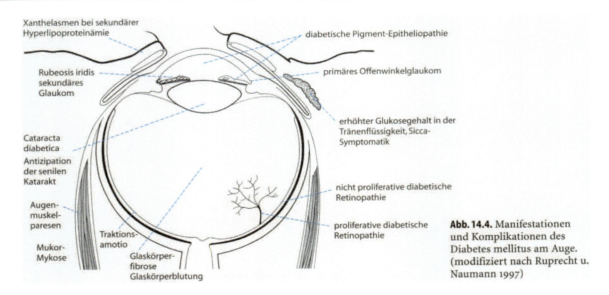

Abb. 14.4. Manifestationen und Komplikationen des Diabetes mellitus am Auge. (modifiziert nach Ruprecht u. Naumann 1997)

betische Retinopathie sind die Voraussetzung für eine stadiengerechte Therapie.

14.4.1
Prävention

Das primäre Ziel der Behandlung des Diabetes mellitus sollte sein, die Manifestation der diabetischen Retinopathie möglichst lange hinauszuzögern und eine Verschlechterung der bestehenden Retinopathie zu verhindern. Die beste Prophylaxe stellt die normnahe Blutzuckereinstellung dar. Als Parameter der Stoffwechseleinstellung dient der HbA1c-Wert. In der Diabetes Control and Complications Trial (DCCT 1993, 1995), einer randomisierten, prospektiven klinischen Studie, wurde der Effekt der intensivierten Insulintherapie bei 1441 Typ 1-Diabetikern (bei Studienbeginn 726 ohne Retinopathie und 715 mit milder Retinopathie) durchschnittlich 6,5 Jahre beobachtet. Es konnte nachgewiesen werden, dass durch intensivierte Insulintherapie bei Typ 1-Diabetikern die Manifestation der diabetischen Retinopathie hinausgezögert werden kann. Die Manifestation der Retinopathie wurde verglichen mit der Gruppe mit konventioneller Therapie um 76% reduziert (primäre Prävention). Auch bei schon bestehender Retinopathie konnte durch intensivierte Insulintherapie mit verbesserter Blutzuckereinstellung die Progredienz der Retinopathie verzögert werden. Die Progredienz der Retinopathie wurde um 54% reduziert (sekundäre Intervention).

Das glykierte Hämoglobin HbA1c als Parameter der Stoffwechseleinstellung wurde durch die intensivierte Therapie im Vergleich zur Kontrollgruppe, bei der das HbA1c bei 9% lag, auf 7% gesenkt.

Bei Patienten mit langjährig schlechter Einstellung kann jedoch eine rasche Optimierung der Stoffwechsellage zu einer Verschlechterung der Retinopathie führen. Statistisch wird jedoch durch die verbesserte Stoffwechsellage nach den Ergebnissen der DCCT nach einer Laufzeit von 2 Jahren schließlich doch ein positiver Effekt auf die Retinopathie erzielt und die intensivierte Therapie zahlt sich langfristig aus. Vorsicht ist aber geboten vor einer drastischen Therapieintensivierung bei bestehender Retinopathie und stark erhöhtem HbA1c (>12%). Bereits eine Senkung des HbA1c-Wertes um 1% innerhalb von 4–5 Monaten erhöht bei Typ 1-Diabetikern das Risiko der vorzeitigen Retinopathie-Verschlechterung signifikant. Von den Patienten der DCC-Studie mit bleibender Retinopathie-Verschlechterung entfallen 12% auf Patienten mit „konventioneller" Einstellung und 68% auf Patienten mit „intensiver" Einstellung (DCCT 1998). Bereits 4 Wochen nach IGF 1-Anstieg im Serum kann es bei Typ 1-Diabetikern zu einer vorzeitigen Retinopathie-Verschlechterung kommen (Chantelau 1999). Bei Typ 2-Diabetikern kann die Umstellung von oraler Therapie auf Insulin, insbesondere bei Senkung des HbA1c um >3%, zu einer raschen Verschlechterung der Retinopathie führen (Henricsson et al. 1995). Bei Patienten mit schlechter Stoffwechsellage sollte daher unbedingt vor Therapieintensivierung eine ophthalmologische Untersuchung mit Funduskontrolle in Mydriasis, sowie bei vorliegender Retinopathie eine engmaschige Kontrolle in 2-monatigen Abständen während der Phase der Therapieintensivierung über mindestens 2 Jahre durchgeführt werden. Liegt eine behandlungsbedürftige Retinopathie vor, so sollte diese vor der Verbesserung der Blutzuckereinstellung erfolgen.

In der United Kingdom Prospective Diabetes Study (UKPDS 1998b) wurde die Wirkung der intensivierten Therapie (Insulin und orale Antidiabetika) bei Typ 2-Diabetikern untersucht. Das Risiko der mikrovaskulären Komplikationen wurde um 25% reduziert.

Die intensivierte Blutglukosekontrolle führt sowohl bei Typ 1- als auch Typ 2-Diabetikern zu einer Reduzierung der Prävalenz als auch zu einer Reduzierung der Progredienz der Retinopathie und gilt als therapeutischer Goldstandard.

Da eine gleichzeitig bestehende arterielle Hypertonie zu einer Verschlechterung der Makulopathie und einer Progredienz bestehender Retinopathie führt, ist auch eine Einstellung des Blutdrucks auf Werte unter 140/85 mm Hg notwendig.

14.4.2
Vorsorgeuntersuchungen

Symptome für den Patienten treten im Verlauf der diabetischen Retinopathie sehr spät auf. Erst wenn ein Makulaödem oder eine Glaskörperblutung vorliegt, bemerkt der Patient eine Visusreduktion. Es sollten regelmäßige ophthalmologische Untersuchungen durchgeführt werden, da die rechtzeitige Diagnosestellung und adäquate Behandlung die Visusprognose signifikant verbessert (Rohan et al. 1998).

Ophthalmologische Vorsorgeuntersuchungen sollten in Abhängigkeit vom Lebensalter der Patienten, der Lebenssituation und der Krankheitsform nach dem folgenden Schema durchgeführt werden.

> **Ophthalmologische Vorsorgeuntersuchungen**
>
> - Typ 1-Diabetes mellitus
>   - bei Diagnosestellung, wenn keine Retinopathie dann
>   - ab fünftem Erkrankungsjahr einmal jährlich
>   - bei Kindern ab 11. Lebensjahr einmal jährlich
> - Typ 2-Diabetes mellitus
>   - bei Diagnosestellung sofort
>   - keine Retinopathie einmal jährlich
> - bei Schwangerschaft
>   - wenn möglich vor Konzeption oder nach Feststellung der Schwangerschaft alle 3 Monate präpartal.
>   - postpartal
> Verbesserung der Stoffwechseleinstellung alle 2–3 Monate.

Die Vorsorgeuntersuchungen sind für den Patienten wenig belastend. Zur Funduskontrolle sollte die Pupille erweitert und eine stereoskopische Ophthalmoskopie durchgeführt werden. Der Goldstandard ist eine Fotodokumentation des Fundus.

So kann durch lebenslange jährliche Vorsorgeuntersuchungen sehr effektiv die Entwicklung des frühen Stadiums der Retinopathie entdeckt und zuverlässig eine zeitgerechte Lasertherapie eingeleitet werden.

14.4.3
Behandlung

14.4.3.1
Medikamentöse Therapie

Die Forschung im Bereich der Tierexperimente befasst sich überwiegend mit dem Effekt der Aldose-Reduktase-Inhibitoren (ARI; Lightman 1993). Aldose-Reduktase ist ein Enzym, das über den Polyol-Stoffwechsel zu einer Konversion von Glukose und Galaktose in Sorbitol und Galaktitol führt. In Hunde- und Ratten-Modellen können diabetische Veränderungen durch ARI positiv beeinflusst werden. Studien an Patienten waren jedoch enttäuschend, da die Gabe von ARI mit schwerwiegenden Nebenwirkungen verbunden war und nach 30 Monaten kein sicherer therapeutischer Effekt nachgewiesen werden konnte. Ähnliches gilt für Kalziumdobesilat, Ticlopidine und Gingko-biloba.

Auch die prophylaktische Gabe von Azetylsalizylsäure über einen Zeitraum von 5 Jahren (ETDRS 1991) zeigte keinen positiven Effekt auf die diabetische Retinopathie. Jedoch konnte in dieser Studie nachgewiesen werden, dass die Einnahme von Azetylsalizylsäure bei diabetischer Retinopathie nicht mit einem erhöhten Risiko von intraretinalen oder Glaskörperblutungen verbunden war.

Die antihypertensive Behandlung von Diabetikern mit ACE-Hemmern führt zu einer Verbesserung von Permeabilitätsstörungen der Blut-Netzhaut-Schranke und hat einen positiven Effekt auf die Progression der diabetischen Retinopathie

(UKPDS 1998; Chaturvedi et al. 1998). Einen positiven Einfluss auf die Progression der diabetischen Retinopathie scheinen auch die Sartane sowohl bei hypertensiven als auch bei normotensiven Diabetikern mit Retinopathie zu haben.

Derzeit wird untersucht, ob Antioxidanzien (Vitamin E und C) die Entwicklung der Retinopathie günstig beeinflussen.

14.4.3.2
Lasertherapie

Die Laserbehandlung der diabetischen Retinopathie ist sehr effektiv (DRS 1981; ETDRS 1991; Favard et al. 1996; Lang u. Lang 1994; Lüttke et al. 1996). Bei bis zu 98% der Patienten kann durch Verlaufskontrolle und zeitgerechte Therapie ein erheblicher Visusverlust oder eine Erblindung verhindert werden. Bei Vorliegen einer diabetischen Retinopathie wird das Sehen durch 3 Befunde bedroht, die die Durchführung einer sofortigen Lasertherapie erforderlich machen:

> **Indikationen zur sofortigen Lasertherapie**
> 1. klinisch signifikantes Makulaödem,
> 2. Hochrisikoform der proliferativen diabetischen Retinopathie,
> 3. Rubeosis iridis.

Die Laserkoagulation ist der derzeitige Goldstandard der ophthalmologischen Behandlung der diabetischen Retinopathie. Am weitesten verbreitet ist der Argonlaser mit einer Wellenlänge von 514 nm, dessen Energie hauptsächlich im Melanin des retinalen Pigmentepithels und dem Hämoglobin absorbiert wird. Die Laserbehandlungen werden in der Regel ambulant und mit lokaler Tropfanästhesie durchgeführt.

Bei Vorliegen eines klinisch signifikanten Makulaödems ist das Ziel der Behandlung, die Makula trocken zu legen. Dazu werden fokal oder gitterförmig im gesamten Ödembereich 100 µm große Laserherde in einer Sitzung gesetzt (s. Abb. 14.3b). Eventuell muss die Behandlung nach 3 Monaten wiederholt werden. Zu mäßigem bis schwerem Visusverlust nach 5 Jahren kommt es bei 34–42% der unbehandelten und bei 23–32% der behandelten Patienten (ETDRS).

Bei proliferativer Retinopathie oder Rubeosis iridis wird eine panretinale Behandlung in 4 bis 6 Sitzungen vorgenommen (s. Abb. 14.2b). Eine panretinale Laserbehandlung bedeutet eine disseminierte flächige Koagulation der Netzhaut mit 600 bis 1600 Herden von 300–500 µm Größe mit dem Ziel, dass die Neovaskularisationen obliterieren und das Risiko der Glaskörperblutung reduziert wird. Führt die Behandlung nicht zum Erfolg, muss sie durch erneute Laserkoagulation ergänzt werden. Nach 4 Jahren kommt es unbehandelt bei 44% der Patienten zum schweren Visusverlust im Vergleich zu 20% nach Laserbehandlung.

Die Laserbehandlung kann nur in seltenen Fällen zu einer Visusverbesserung führen, vielmehr ist das Ziel der Behandlung, den bestehenden Visus zu erhalten und eine Erblindung zu verhindern.

14.4.3.3
Vitrektomie

Liegen Glaskörperblutung und Netzhautablösung als schwere Folgekomplikationen der proliferativen diabetischen Retinopathie vor, so ist eine operative Intervention mit Glaskörperaustausch (Vitrektomie) indiziert. Die Entwicklung der vitreoretinalen Chirurgie mit der Möglichkeit der intraokularen Tamponade wie Silikonöl ist ein etabliertes Verfahren. Es werden dabei die Glaskörperblutung und die Glaskörperstränge entfernt, die abgehobene Netzhaut wieder angelegt und eine Endolaserkoagulation durchgeführt. Eine Indikation zur Vitrektomie besteht bei schweren Glaskörperblutungen, die nach 3 (Typ 1-Diabetikern) bzw. 6 Monaten (Typ 2-Diabetiker) keine Resorptionstendenz zeigen und bei Netzhautablösung mit frischer Beteiligung der Makula. Durch eine Vitrektomie lässt sich die Funktion des Auges bei bis zu 70% der Patienten verbessern (Diabetic Retinopathy Vitrectomy Study 1990).

Bei Vorliegen eines sekundären Winkelblockglaukoms im Rahmen einer Rubeosis iridis treten heftige Schmerzen und Erbrechen auf. Es kann versucht werden, durch eine Kryokoagulation oder Photokoagulation des Ziliarkörpers mit Nd:YAG- oder Diodenlaser den Augendruck zu senken.

14.4.3.4
Pankreas- oder Inselzelltransplantation

Die Transplantationstherapie kann über eine verbesserte Stoffwechselkontrolle die diabetische Retinopathie günstig beeinflussen, wenn diese noch nicht zu weit fortgeschritten und der „point of return" noch nicht überschritten ist.

14.5
Probleme der Therapie

Ein ungelöstes Problem stellt die vorzeitige Retinopathie-Verschlechterung durch dauerhafte Stoffwechselverbesserung dar. Ein erhöhtes Risiko der

Retinopathie-Verschlechterung durch Senkung des Blutzuckers bzw. des HbA1c durch Intensivierung der Insulintherapie bei Typ 1-Diabetikern besteht bei Patienten mit längerer Diabetesdauer, bestehender Mikroangiopathie und starker Absenkung des HbA1c-Wertes. Bisher gibt es jedoch keine sicheren Kriterien, das Risiko abzuschätzen. Ob die Beobachtung des Serum-IGF 1-Anstiegs die Gefahr einer vorzeitigen Retinopathie-Verschlechterung erkennen lässt, bedarf weiterer Untersuchungen (Chantelau 1999). Ob eine absichtliche passagere Verschlechterung der Blutzuckereinstellung durch Senkung des IGF 1-Spiegels den Prozess der Retinopathieverschlechterung unterbrechen könnte, ist ungewiss. Ob eine noch langsamere Absenkung des HbA1c als in der DCCT, also um weniger als 0,3% pro Monat, eine erfolgreiche Prophylaxe der vorzeitigen Retinopathie-Verschlechterung darstellt, bedarf einer klinischen Prüfung. Medikamentöse Therapiestrategien mit Somatostatin-Analogen zur Supprimierung des Wachstumshormons und IGF 1 befinden sich in klinischer Prüfung (Lüttke et al. 1998). Meist muss bei Patienten mit vorzeitiger Retinopathie-Verschlechterung wegen klinisch signifikantem Makulaödem eine Laserbehandlung durchgeführt werden. Bei ausgedehnten nicht perfundierten Arealen muss die Durchführung einer panretinalen Laserbehandlung zur Reduzierung der Ischämie und damit der IGF 1-Rezeptoren erwogen werden.

Bezüglich der Lasertherapie ist anzumerken, dass trotz optimal ausgeführter Lasertherapie eine Zunahme von Blendungsstörungen, Verschlechterung des Dämmerungssehens, der Dunkeladaptation, des Farbensehens und die Entwicklung von Gesichtsfeldeinschränkungen nicht vermieden werden kann. Die Laserbehandlung kann manchmal bei Behandlung der peripheren Netzhaut etwas schmerzhaft sein (bei Laserbehandlung über den langen Ziliarnerven). Ohne die Behandlung trägt der Patient jedoch ein hohes Risiko der Erblindung (Davis et al. 1998).

14.6
Verlaufskontrollen

Folgende augenärztliche Kontrolluntersuchungen werden empfohlen:
Bei Typ 1-Diabetes sollten spätestens 5 Jahre nach Diagnosestellung in jährlichen Intervallen und bei Vorliegen einer Retinopathie nach Maßgabe des Augenarztes (3 bis 6 Monate) regelmäßige Kontrolluntersuchungen durchgeführt werden.

Bei Typ 2-Diabetes muss bei Diagnosestellung eine ophthalmologische Untersuchung erfolgen, da bereits zu diesem Zeitpunkt bei bis zu 21% der Diabetiker eine Retinopathie vorliegt, da der Manifestationszeitpunkt des Diabetes häufig vor dem Zeitpunkt der Diagnosestellung liegt (Tabelle 14.1 und s. auch Abschn. 14.4.2).

Tabelle 14.1. Diagnostik und Therapie der diabetischen Retinopathie

Retinopathiestadium	Kontrolle (Monate)	Fluoreszeinangiographie	Lasertherapie
Keine	12	Nein	Nein
Minimale NPDR	12	Nein	Nein
NPDR ohne MÖ	6	Nein	Nein
NPDR mit MÖ	4	Ja	Wenn klinisch signifikant
NPDR mit CMÖ	2–4	Ja	Ja
Schwere NPDR	3–4	Eventuell	Eventuell
PDR ohne Hochrisiko	2–3	Eventuell	Eventuell
PDR mit Hochrisiko	3	Ja	Ja

NPDR nicht proliferative diabetische Retinopathie, *MÖ* Makulaödem, *CMÖ* zystoides Makulaödem, *PDR* proliferative diabetische Retinopathie.

14.7
Bestehende Probleme

In den letzten 30 Jahren wurden erhebliche Fortschritte bezüglich der Diagnostik und Therapie der diabetischen Retinopathie erzielt. Trotzdem erblinden immer noch zahlreiche Diabetiker unnötig wegen mangelnder Aufklärung, Betreuung und Vorsorgeuntersuchung an der Folgeerkrankung diabetische Retinopathie. Auch heute noch werden bei bis zu 50% der Diabetiker keine regelmäßigen ophthalmologischen Vorsorgeuntersuchungen durchgeführt. Eine Hauptaufgabe der nächsten Jahre ist es daher, eine weitere Verbesserung der Betreuung und Aufklärung der Diabetiker und der behandelnden Ärzte zu erreichen, um unnötige Erblindung als Folge der diabetischen Retinopathie zu verhindern.

Literatur

Aiello LP, Gardner TW, King GL, et al., (1998) Diabetic Retinopathy. Diabetes Care 21: 143–156

American Diabetes Association (1998) Diabetic retinopathy. Diabetes Care 21: 157–159

Bresnick GH (1994) Nonproliferative diabetic retinopathy. In: Ryan S (ed) Retina, 2nd edn. Mosby-Year Book, pp 1277–1318

Chantelau E (1999) Verschlechterung der Retinopathie nach Blutzuckerbesserung – ein diabetologisches Paradox wird enträtselt. Diabetes und Stoffwechsel 8: 177–180

Chaturvedi N, Sjolie A-K, Stephenson JM, Abrahamian H, Keipes M, Castellarin A, Roguljy-Pepeonik Z, Fuller JH, and the EUCLID Study Group (1998) Effect of lisinopril on progression of retinopathy in normotensive people with type 1 diabetes. Lancet 351: 28–31

Davis MD (1994) Proliferative diabetic retinopathy. In: Ryan S (ed) Retina, 2nd edn. Mosby-Year Book, pp 1319–1359

Davis MD, Fisher MR, Gangnon RE et al.(1998) Risk factors for high-risk proliferative diabetic retinopathy and severe visual loss: early treatment diabetic retinopathy study report number 18. Invest Ophthalmol Vis Sci 39: 233–252

Diabetic Retinopathy Study Research Group (1981) Photocoagulation treatment of proliferative diabetic retinopathy; clinical application of DRS findings, DRS report number 8. Ophthalmology 88: 583–600

Diabetic Retinopathy Vitrectomy Study Research Group (1990) Early vitrectomy for severe vitreous hemorrhage in diabetic retinopathy: four-year results of a randomized trial. Diabetic retinopathy vitrectomy study report 5. Arch Ophthalmol 108: 958–964

Early Treatment Diabetic Retinopathy Study Group (1991) Results from the early treatment diabetic retinopathy study. Ophthalmology 98: 739–840

Favard C, Guyot-Argenton C, Assouline M, Marie-Lescure C, Pouliquen JM (1996) Full panretinal photocoagulation and early vitrectomy improve prognosis of florid diabetic retinopathy. Ophthalmology 103: 561–574

Heaven CJ, Boase DL (1996) Diabetic retinopathy. In: Shaw KM (ed) Diabetic Complications. Wiley & Sons, New York pp 1–25

Henricsson M, Janzon L, Groop L (1995) Progression of retinopathy after change of treatment from oral antihyperglycemic agents to insulin in patients with NIDDM. Diabetes Care 18: 1571–1576

Holl RW, Lang GE, Heinze H (1995) Spätkomplikationen bei Diabetes mellitus – Beginnt die Prävention schon in der Kindheit. Monatsschr Kinderheilkd 143: 12–25

Holl RW, Lang GE, Heinze E, Lang GK, Debatin KM (1998) Diabetic retinopathy in pediatric patients with type-1 diabetes: Effect of diabetes duration, prepubertal and pubertal onset of diabetes, and metabolic control. J Pediat 132: 760–762

Klein R, Klein BEK, Moss SE, Moss SE Cruickshanks KJ (1998) The Wisconsin epidemiologic study of diabetic retinopathy XVII. The 14-year incidence and progression of diabetic retinopathy and associated risk factors in type 1 diabetes. Ophthalmology 105: 1801–1815

Krumpaszky HG, Klauß V (1996) Epidemiology of blindness and eye disease. Ophthalmologica 210: 1–84

Lang GE, Lang GK (1994) Progress in Diabetes technology – Diabetes Ophthalmology. IDF Bulletin 39: 19–20

Lightman S (1993) Does aldose reductase have a role in the development of the ocular complications in diabetes? Eye 7: 238–241

Lüttke B, Lang GE, Böhm BO, Lang GK (1996) Ergebnisse nach panretinaler Argon-Laser-Koagulation bei proliferativer diabetischer Retinopathie. Ophthalmologe 93: 694–698

Lüttke B, Lang GE, Böhm BO, Lang GK (1998) Influence of a somatostatin analogue on the course of persisting proliferative diabetic retinopathy after laser therapy. Invest Ophthalmol Vis Sci 39 Suppl 674

Rohan TE, Frost CD, Wald NJ (1998) Prevention of blindness by screening for diabetic retinopathy: a quantitative assessment. BMJ 299: 1198–1201

Ruprecht KW, Naumann GOH (1997) Auge und Allgemeinerkrankungen. In: Naumann GOH (ed) Pathologie des Auges. Springer, Berlin, Heidelberg, pp 1455–1470

Sjolie AK, Stephenson J, Aldington S, Kohner E, Janka H, Stevens L, Fuller J, the EURODIAB IDDM Complications Study (1997) Retinopathy and vision loss in insulin-dependent diabetes in Europe. Ophthalmology 104: 252–260

The Diabetes Control and Complications Trial Research Group (1993) The effect of intensive treatment of diabetes on the development and progression of longterm complications in insulin-dependent diabetes mellitus. N Engl J Med 329: 977–986

The Diabetes Control and Complications Trial Research Group (1995) The effect of intensive diabetes treatment on the progression of diabetic retinopathy in insulin-dependent diabetes mellitus: the diabetes control and complications trial. Ophthalmology 113: 36–51

The Diabetes Control and Complications Trial Research Group (1998) Early worsening of diabetic retinopathy in the diabetes control and complications trial. Arch Ophthalmol 116: 874–886

The EURODIAB IDDM Complications Study Group (1994) Microvascular and acute complications in IDDM patients: the EURODIAB IDDM complications study. Diabetologica 37: 278–285

UK Prospective Diabetes Study Group (1998a) Tight blood pressure control and risk of macrovascular and microvascular complications in type 2 diabetes: UKPDS 38. BMJ 317: 703–713

UK Prospective Diabetes Study Group (1998b) Efficacy of atenolol and captopril in reducing risk of macrovascular and microvascular complications in type 2 diabetes: UKPDS 39. BMJ 317: 713–720

Wiedemann P (1993) Wie entsteht die diabetische Retinopathie. Ophthalmologe 90:426–433

15 Diabetische Neuropathie

B. Zietz, K.-D. Palitzsch

Inhaltsverzeichnis
15.1 Epidemiologie und Pathogenese 220
15.2 Diagnostik 221
15.2.1 Anamnese 221
15.2.2 Klinischer Befund 222
15.2.3 Histologische und neurophysiologische Untersuchungen 222
15.3 Therapie 223
15.3.1 Experimentelle Therapie 223
15.3.2 Pathogenetisch orientierte Therapie 224
15.3.3 Aldosereduktasehemmer 225
15.3.4 Symptomatische Therapie 225
15.3.5 Symptomatische Therapie der autonomen Neuropathie 226
15.4 Probleme der Therapie 227
15.5 Verlaufskontrollen 227
15.6 Aktuelle Problematik 227
Literatur 228

Übersicht
Mit dem Begriff „diabetische Neuropathie" werden klinisch manifeste oder subklinische diabetesassoziierte Störungen des peripheren Nervensystems nach Ausschluss anderer Ursachen bezeichnet. Die dabei auftretenden, pathomorphologisch nachweisbaren Veränderungen betreffen die somatischen und/oder autonomen Anteile des peripheren Nervensystems. Klinisch können sie in unterschiedlicher Lokalisation und unterschiedlichem, oft spontan wechselndem Verlauf auftreten. So lassen sich akute und reversible Neuropathieformen wie die diabetische Amyotrophie von chronischen Störungen wie der diffusen, sensomotorischen Neuropathie, häufiger auch symmetrische diabetische Polyneuropathie genannt, abgrenzen. Die symmetrische diabetische Neuropathie stellt gleichzeitig die häufigste Form der diabetischen Neuropathie dar und soll im Folgenden besonders berücksichtigt werden.

15.1 Epidemiologie und Pathogenese

Klassifikation der diabetischen Neuropathie.
(Nach Ward u. Tesfaye 1997)

- Progressiver, irreversibler Nervenschaden
  - diffuse symmetrische diabetische Polyneuropathie (sensomotorische Neuropathie)
  - selektive Neuropathie der schmalkalibrigen Nervenfasern
  - autonome Neuropathie
- Akute, reversible Neuropathie (sog. „Mononeuritis")
  - Neuropathie der Femoralnerven (diabetische Amyotrophie)
  - Lähmung der Hirnnerven (III. und IV. Hirnnerv)
  - thorakale und rumpfbetonte Neuropathie
- Druckbedingte Nervenläsion
  - Carpaltunnelsyndrom (N. medianus)
  - Schädigung des N. ulnaris
  - Schädigung des N. peroneus
- Behandlungs-assoziierter Nervenschaden
  - Insulinneuritis

Die diabetische Neuropathie ist die häufigste Folgeerkrankung des Diabetes mellitus. Je nach Definition und Umfang der durchgeführten Diagnostik wird die Wahrscheinlichkeit, im Laufe einer Diabeteserkrankung eine Neuropathie zu entwickeln, mit bis zu 90% angegeben. In den meisten klinischen Studien an nichtselektionierten Patienten liegt die Prävalenz bei 40–60%. Ca. 15% der Diabetiker leiden an behandlungsbedürftigen, polyneuropathischen Beschwerden, ca. 10% entwickeln im Laufe ihrer Erkrankung ein neuropathisches Ulkus und sind damit unmittelbar amputationsgefährdet, ca. 25% von ihnen werden tatsächlich amputiert (Mühlhauser et al. 1992; Müller et al. 1993; Nicolucci et al. 1997). Die geschätzte Anzahl der in Deutschland jährlich auf den Diabetes zurückzuführenden Amputationen wird mit 21.100 angegeben (Trautner et al. 1997).

Ursächlich dürften bei der diabetischen Neuropathie auch arteriosklerotische Veränderungen an den Fußarterien vorliegen. Eine vermehrte Häufigkeit einer peripheren arteriellen Verschlusskrankheit wurde bei Typ 2-Diabetikern mit Neuropathie gegenüber Patienten ohne Neuropathie gefunden (Gregory et al. 1994). Ein Zusammenhang mit dem Schweregrad der klinischen Symptomatik scheint jedoch nicht vorzuliegen (Benbow et al. 1994; s. Kap. 16).

Bei Typ 1-Diabetikern besteht eine Korrelation zwischen dem Schweregrad der diabetischen sensomotorischen Neuropathie und der Diabetesdauer. Bei Typ 2-Diabetikern lässt sich ein solcher Zusammenhang, möglicherweise aufgrund des nur ungenau anzugebenden Manifestationszeitpunktes der Erkrankung, nicht eindeutig herstellen. Das Auftreten einer autonomen Neuropathie scheint insbesondere bei der subklinischen Form unabhängig von der Diabetesdauer zu sein (Straub et al. 1996).

Die Pathogenese der diabetischen Neuropathie ist wahrscheinlich multifaktoriell und noch immer nicht in allen Einzelheiten erforscht. Im Vordergrund steht am ehesten eine hypoxisch-vaskuläre Genese durch die Obliteration endoneuraler Gefäße. Daneben spielt die permanente Hyperglykämie eine wesentliche Rolle. Hyperglykämie führt zu einer vermehrten Glukoseumwandlung in Sorbitol und Fruktose im Sorbitol-Pathway und nachfolgend

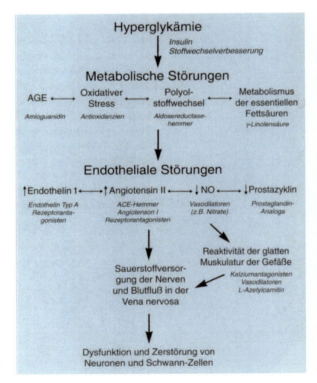

Abb. 15.1. Schematische Darstellung des kausalen Zusammenhangs zwischen Diabetes-induzierten Stoffwechselveränderungen, den peripheren Nerven, dem Blutfluss und daraus resultierenden Funktionsänderungen. Kursiv dargestellt ist ein Ausblick auf mögliche therapeutische Interventionen. *AGE* advanced glycation end products, *NO* Nitrate

zu einer hyperosmotisch bedingten Schädigung des Nervengewebes, weiterhin zu einer gesteigerten Glykierung von Proteinen. Umbauprozesse unter Bildung von AGE-Produkten (advanced glycation end products) bewirken Schäden an Struktur- und Funktionsproteinen. Daneben kommt es unter erhöhten Blutzuckerkonzentrationen zu einem Mangel an Nervenwachstumsfaktoren (NGF), verursacht durch Störungen ihrer Synthese und ihres Transports, aber auch ihrer Wirkung. Daneben werden Störungen im Lipid- und Membranstoffwechsel der Nerven und Gefäße, eine Zunahme von Sauerstoffradikalen sowie – vor allem bei der autonomen Neuropathie – immunologische Veränderungen diskutiert (Watkins 1992).

Wegen der nachweisbaren histologischen und funktionellen Veränderungen der Vasa nervorum wird die diabetische Neuropathie zu den mikroangiopathischen Diabeteskomplikationen gezählt. Abbildung 15.1 fasst die neuesten pathogenetischen Überlegungen zusammen (Abb. 15.1; Cameron u. Colter 1995).

15.2 Diagnostik

15.2.1 Anamnese

Leiden Diabetiker an neuropathischen Beschwerden, werden diese oft ohne differentialdiagnostische Überlegungen als diabetesassoziiert angesehen. Es muss aber betont werden, dass die Diagnose „diabetische Neuropathie" letztendlich immer eine Ausschlussdiagnose darstellt. Differentialdiagnostisch müssen nicht-diabetesassoziierte Polyneuropathieformen wie immun- und erregervermittelte entzündliche Polyneuropathien (z. B. Lyme-Borreliose, Lues), andere vaskulär bedingte Polyneuropathien, exotoxische und endotoxisch-metabolische Polyneuropathien ausgeschlossen werden. Insbesondere muss an toxische Ursachen wie einen Alkoholabusus, aber auch an Medikamente (Zytostatika – vor allem Vincristin, Cisplatin und Taxol –, Amiodarone und Metronidazol), Malignome und Paraproteine, Kollagenosen, perniziöse Anämie, Mangelernährung, Hypothyreose, Amyloidose, Aids, Guillain-Barré-Syndrom, Multiple Sklerose und an Rückenmarksschädigungen einschließlich Kaudasyndrom gedacht werden (Neundörfer 1992). Dyck konnte in der Rochester Diabetic Neuropathy Study bei 2% der Typ 1- und 5% der Typ 2-Diabetiker diabetesunabhängige neurologische Erkrankungen als Ursache der bestehenden klinischen Symptomatik nachweisen (Dyck et al. 1993).

Eine diabetische Neuropathie kann subklinisch, d. h. ohne Symptomatik verlaufen oder aber mit einem, je nach betroffener Nervenfaserpopulation, breiten Spektrum klinischer Zeichen. Die häufigste Form, die diffuse symmetrische diabetische Polyneuropathie (sensomotorische Neuropathie), äußert sich bei Schädigung der großkalibrigen, dickbemarkten Nervenfasern in Kribbeln, Prickeln, Ameisenlaufen, Pelzigkeitsgefühl, Muskelkrämpfen und Muskelschwäche, bei Schädigung der dünnkalibrigen, markarmen oder marklosen Fasern in unangenehmen Wärme- und Kälteparästhesien („brennende Füße") und Schmerzen.

Die diabetische Amyotrophie betrifft bevorzugt M. iliopsoas, M. quadriceps und die Muskeln der Adduktorengruppe und beginnt meist mit heftigen Schmerzen in den Oberschenkelstreckern, lumbal oder perineal, gefolgt von einer progredienten Parese. Bei dieser Erkrankungsform ist die differentialdiagnostische Abgrenzung zu radikulären Schmerzen z. B. bei einer Lumboischialgie wichtig. Der Spontanverlauf ist durch eine hohe Rückbildungstendenz gekennzeichnet.

Im Sinne einer Mononeuropathie können sämtliche peripheren Nerven akut betroffen sein, am häufigsten N. ulnaris, N. medianus, N. radialis und N. cutaneus femoris lateralis sowie N. peroneaus. Auch hier ist eine hohe spontane Rückbildungstendenz typisch.

Die thorakalen und rumpfbetonten Neuropathien (früher auch Radikulopathien genannt) führen zu schmerzhaften Dysästhesien und Hypästhesien im entsprechenden Dermatom, seltener auch zu Bauchmuskelparesen.

Erektile Dysfunktion, Harnentleerungsstörung, Obstipation, Durchfall, Erbrechen unverdauter Nahrungsreste mehrere Stunden nach der Nahrungsaufnahme sowie eine ausgeprägte Orthostaseneigung können Ausdruck einer klinisch manifesten autonomen Neuropathie sein (s. Übersicht). Ähnlich wie bei der sensomotorischen Neuropathie lässt sich auch bei der autonomen Neuropathie eine klinisch manifeste Erkrankung von einem subklinischen Stadium mit pathologischen Testergebnissen in den kardialen Reflextests bei asymptomatischen Patienten abgrenzen (Page u. Watkins 1978).

> **Symptomatik der autonomen Neuropathie.**
> (Nach Wiethölter u. Dichgans)
>
> - Pupillenstörung
>   Miosis
>   gestörte Pupillenreflexe
> - Kardiovaskuläre Störung
>   Orthostase
>   Ruhetachykardie
>   Herzfrequenzstarre
> - Thermoregulationsstörung
>   Anhidrosis peripher
>   Rubeosis palmarum et plantarum
> - Gastrointestinale Störungen
>   Atonie von Magen und Ösophagus
>   Atonie der Gallenblase
>   Atonie des Darmes
>   gustatorisches Schwitzen
> - Störungen des Urogenitalsystems
>   Blasenatonie
>   erektile Dysfunktion
>   retrograde Ejakulation
> - Fehlende Hypoglykämiewahrnehmung
> - Trophische Störungen
>   Ulkus
>   Hyperkeratose
>   Ödem

15.2.2
Klinischer Befund

Klinisch hinweisend auf eine periphere sensomotorische Neuropathie sind bei der Inspektion eine trockene und dünn-glänzende Haut, herabgesetzte Schweißsekretion sowie verminderte Beinbehaarung. Nicht selten finden sich bereits neuropathische Fußulzera bei asymptomatischen Patienten.

Die Muskeleigenreflexe, vor allem der Achillessehnenreflex, sind häufig schon im Frühstadium bzw. im subklinischen Stadium einer sensomotorischen Neuropathie mit Schädigung der dickkalibrigen, markreichen Fasern abgeschwächt oder aufgehoben.

Motorische Ausfälle mit Verminderung der groben Kraft (Zehen- und Hackengang) und Muskelatrophien können bei ausgeprägtem Befund hinzutreten.

Bei der Sensibilitätsprüfung lassen sich die unterschiedlichen Faserpopulationen mit Einzeltests überprüfen. Ausdruck einer Schädigung der dünnkalibrigen Fasern sind eine herabgesetzte Thermosensibilität sowie eine Erhöhung der Schmerzschwelle.

Herabgesetztes Vibrations- und Berührungsempfinden und eine Störung des Lagesinns sind Ausdruck einer Schädigung der dickkalibrigen Fasern. Zur vergleichenden Prüfung des Vibrationssinns hat sich die skalierte C 128 Hertz-Stimmgabel (Reydel-Seiffer-Stimmgabel) bewährt. Bei gestörtem Vibrationsempfinden ist das Risiko für das Auftreten eines neuropathischen Ulkus siebenfach erhöht (Young et al. 1994). Die einfache Testung des Berührungsempfindens mit dem Semmes-Weinstein-Monofilament ermöglicht eine Identifikation von Risikopatienten für die Entwicklung eines neuropathischen Ulkus (Kumar et al. 1991).

Die Wertung klinischer Symptome und Untersuchungsbefunde ist in starkem Maße untersucherabhängig und damit oft schwer reproduzierbar. Bei vielen Multizenterstudien wurden aufgrund dieser Mängel neurophysiologische Untersuchungsparameter als primäre Effizienzparameter herangezogen. Diese korrelieren jedoch nur in begrenztem Umfang mit der klinischen Symptomatik. Inzwischen wurden standardisierte Erhebungsbögen entwickelt, die eine dichotome Befunderhebung ermöglichen. Damit können klinische Symptomatik und klinischer Befund anhand von Scores bewertet werden, was eine hohe intra- und interindividuelle Reliabilität ermöglicht (Dyck 1988, 1991; Dyck et al. 1985, 1996; s. Kap. 16 und 20).

15.2.3
Histologische und neurophysiologische Untersuchungen

Eine histologische Abklärung, bevorzugt mittels Biopsie aus dem N. suralis, wird nur in seltenen Fällen zur Diagnosestellung einer sensomotorischen Neuropathie notwendig sein. Muskelbiopsien aus klinisch betroffenen Arealen dienen vor allem dem differentialdiagnostischen Ausschluss von Erkrankungen aus dem rheumatologischen Formenkreis, hereditären Neuropathieformen und Muskelerkrankungen.

Elektrophysiologische Untersuchungen mittels Nervenleitgeschwindigkeit (NLG) oder Elektromyographie (EMG) zeichnen sich durch eine hohe Reproduzierbarkeit der Ergebnisse aus und werden daher vor allem in Therapiestudien zum Wirksamkeitsnachweis eingesetzt. Dabei können Messungen der maximalen motorischen und sensiblen Nervenleitgeschwindigkeit herangezogen werden. Mit beiden Verfahren werden jedoch nur die schnell leitenden, dickbemarkten Fasern erfasst, während die kleinen markarmen bzw. marklosen der Beurteilung entgehen. Demyelinisierungsprozesse äußern sich in einer Abnahme der Nervenleitgeschwindigkeit. Eine quantitative Abschätzung der axonalen Degeneration ist dagegen nur in begrenztem Umfang anhand der Amplitudenabnahme des Aktionspotentials möglich. Im klinischen Alltag wird man die Verfahren daher bevorzugt zum differentialdiagnostischen Ausschluss anderer Neuropathieformen heranziehen.

Somatosensibel evozierte Potentiale (SEP) und motorisch evozierte Potentiale (MEP) ergänzen die diagnostische Palette u. a. durch die Möglichkeit, die proximalen Nervenabschnitte im Nervenwurzel- oder Plexusbereich untersuchen und beurteilen zu können.

Mit computerisierten quantitativen sensorischen Tests (QST) kann die vorhandene Sensibilitätsstörung durch Bestimmung von Schwellenwerten (Temperatur, Vibration) genau charakterisiert werden. Auch sie ermitteln reproduzierbare Untersuchungsergebnisse und sind daher für Verlaufsbeobachtungen geeignet.

In der Diagnostik der autonomen Neuropathie haben sich standardisierte altersnormierte kardiale Reflextests bewährt, die in den entsprechenden Geräten als Testbatterie vorhanden sind (z. B. Sigacard): Die Spontanvariabilität der Ruheherzfrequenz, das Vasalva-Manöver (40 mmHg für 15 s), die Frequenzvariation bei tiefer Ein- und Ausatmung (6 Atemzyklen in 2 min), der Ewing-Test, bei dem der Herzfrequenzanstieg beim Aufstehen (Intervall beim 15. Herzschlag vs. Intervall beim 30. Herzschlag) gemessen wird. Bei Verdacht auf eine autonome Neuropathie des Gastrointestinaltraktes können u. a. sonographische oder szintigraphische Untersuchungen zur Bestimmung der Magenentleerung verwandt werden. Bei Verdacht auf Blasenfunktionsstörung sind die Sphinkterelektromyographie und Uroflowmetrie und bei der erektilen Dysfunktion die nächtliche Messung der Tumeszenz bei der Diagnosestellung hilfreich. Der Umfang der diagnostischen Maßnahmen wird in der folgenden Übersicht dargestellt.

Untersuchung des autonomen Nervensystems

Nicht invasive Tests
1. Variabilität der Herzfrequenz (kardiale Reflextests)
   - Vasalva-Manöver
   - forcierte Atmung
   - Lagewechsel (Ewing-Test)
2. Blutdruckvariation
   - isometrische Muskelkontraktion (Handgrip-Test)
3. Test der Sudomotorik
   - Temperatur-induziertes Schwitzen
   - chemisch-induziertes Schwitzen
4. Pupillenreflextests
5. spezielle organbezogene, nicht invasive Tests
   - Tumeszenzmessung
   - sonographische Kontrolle der Magenentleerung
   - sonographische Kontrolle der Blasenentleerung

Invasive Tests
1. elektrophysiologische kardiale Untersuchung
2. Dünndarmpassagezeit (z. B. mittels Dünndarmuntersuchung nach Sellink)
3. Zystometrie

Untersuchung des sensomotorischen Nervensystems
1. quantitative sensomotorische Tests
   - Vibrationsempfinden
   - Temperaturempfinden
   - Schmerzempfinden
   - antidrome Vasodilatation
2. elektrophysiologische Untersuchungen
   - Nervenleitgeschwindigkeit
   - Elektromyographie
   - visuell evozierte Potentiale bzw. somatosensibel evozierte Potentiale (VEP, SEP)
3. Biopsie des N. suralis

15.3. Therapie

15.3.1 Experimentelle Therapie

Viele Substanzen wurden hinsichtlich eines möglichen positiven Einflusses auf den Verlauf der diabetischen Polyneuropathie getestet, viele davon an kleinen Fallzahlen und über einen kurzen Untersuchungszeitraum: ACTH-Analoga, Aldosereduktasehemmer, α-Liponsäure, Aminoguanidin, Aspirin, Azetyl-L-Carnitinsäure, Dipyridamol, essentielle Fettsäuren, γ-Linolensäure, Ganglioside, Guanethidin, myo-Inositol, Piroxicam, Prostaglandin E1-Analoga und Vitamine.

Unter den vielen experimentellen Therapieansätzen zur Behandlung der diabetischen Neuropathie erscheint derzeit die Behandlung mit Nervenwachstumsfaktoren (u. a. rekombinanter nerve growth factor) ein neues therapeutisches Konzept darzustellen. Anand et al. fanden erniedrigte Spiegel des NGF in der Haut von Patienten mit sensomotorischer und autonomer Neuropathie (Anand et al. 1996). Tierexperimentell wurde beim Streptozotozin-induzierten Diabetes gezeigt, dass der rhNGF in der Lage ist, eine Abnahme von Substanz P zu verhindern und neuropathische Veränderungen im Nerven zur Rückbildung zu bringen (Apfel et al. 1994). Ergänzend zu dieser Beobachtung wurde in einer anderen tierexperimentellen Arbeit gezeigt, dass die Normalisierung der Neuropeptide unter rhNGF jedoch nicht zu einer Verbesserung der Nervenleitgeschwindigkeit führt. Die Ergebnisse der laufenden klinischen Studien stehen noch aus (Diemel et al. 1995).

In in-vitro-Versuchen konnte auch unter IGF 1 ein schützender Effekt gegenüber der zytotoxischen Wirkung der Hyperglykämie beobachtet werden (Gandhi et al. 1995). Eine laufende klinische Studie mit IGF 1 zur Behandlung des Diabetes mellitus wurde jedoch aufgrund einer Progression vorhandener retinopathischer Veränderungen unter der Medikation abgebrochen.

15.3.2
Pathogenetisch orientierte Therapie
15.3.2.1
Normoglykämie

Die DCCT-Studie zeigte eindrucksvoll den Einfluss einer optimierten Stoffwechsellage auf die Prävention diabetischer Folgeerkrankungen (DCCT 1993). In den wenigen verfügbaren randomisierten prospektiven Studien zur Wirksamkeit einer Normoglykämie, in denen man die Ergebnisse der untersuchten Gruppe mit einer Kontrollgruppe verglich, wurden meist klinische Parameter, wie z. B. die individuelle Schmerzsymptomatik nicht berücksichtigt und lediglich Vibrationsschwellen oder Nervenleitgeschwindigkeiten gemessen (Amthor et al. 1994). Lediglich eine über einen Zeitraum von 7 Jahren an 102 Typ1-Diabetikern durchgeführte Studie berücksichtigte neben der Nervenleitgeschwindigkeit und der Kalt-/Warmschwelle auch die klinische Symptomatik der Patienten. Die vorliegenden Daten zeigen allenfalls eine Stabilisierung der sensomotorischen Neuropathie, aber keine eindeutige Verbesserung unter Normoglykämie.

Der Effekt der Pankreastransplantation, allein oder mit kombinierter Nierentransplantation, auf die Neuropathieentwicklung wurde in mehreren Arbeiten untersucht (Stratta et al. 1995; Troni et al. 1984; Kennedy et al. 1990; Solders et al. 1987). Alle Arbeiten ergaben gegenüber der Kontrollgruppe eine signifikante Verbesserung elektrophysiologischer Untersuchungsparameter. In 2 Arbeiten wurde auch eine Verbesserung der klinischen Symptomatik dokumentiert (Kennedy et al. 1990; Solders et al. 1987).

15.3.2.2
α-Liponsäure

Die α-Liponsäure erfreut sich vor allem in Deutschland großer Beliebtheit. Seit den frühen 70er Jahren gibt es einige Publikationen von nicht doppelblinden Studien mit wenigen Patienten und ohne objektive Messparameter, die den Benefit dieser Therapieform deswegen insgesamt wenig überzeugend darstellen. Zwischenzeitlich wird das Medikament in sehr viel höherer Dosierung eingesetzt. α-Liponsäure soll in seiner Wirkung als Antioxidans bzw. Redoxregulator die Bildung freier Radikale vermindern, die in der Pathogenese der Neuropathie diskutiert werden. Weiterhin wurden positive Effekte auf das Glutathion-System der Zelle beobachtet. In letzter Zeit wurde darüber hinaus eine Zunahme der Glukosesensitivität unter α-Liponsäure nachgewiesen (Jabob et al. 1996). 1993 verglichen Ziegler et al. in einer randomisierten Studie an 23 Patienten die Wirksamkeit einer 3-wöchigen Therapie mit 600 mg α-Liponsäure i.v., gefolgt von einer 12-wöchigen oralen Therapie mit der Wirksamkeit von 400 mg Vitamin B1 i.m., ebenfalls gefolgt von einer entsprechenden oralen Therapie. Unter α-Liponsäure konnte gegenüber Vitamin B1 eine Verbesserung der Schmerzsymptomatik (visuelle Analogskala) dokumentiert werden, eine Verbesserung quantitativer Nervenfunktionsparameter (motorische NLG: N. medianus, N. peroneus; sensible NLG: N. medianus, N. suralis und der Herzfrequenzvariabilität als Parameter der autonomen Funktion) wurde nicht erzielt. In jüngster Vergangenheit wurden nun 2 plazebo-kontrollierte Studien vorgelegt, die einen positiven Effekt nachweisen. In einer multizentrischen 3-wöchigen randomisierten Doppelblindstudie an 328 Typ 2-Diabetikern mit symptomatischer sensomotorischer Neuropathie untersuchten Ziegler et al. den Effekt einer intravenösen Therapie mit α-Liponsäure (1200, 600 und 100 mg /Tag) vs. Plazebo. Als Effektivitätsparameter wurden der Neuropathy-Symptom-Score, Neuropathy-Disability-Score und ein Score der klinischen Symptomatik (Schmerzen, Brennen, Parästhesien und Taubheitsgefühl) gewählt. Unter der Therapie mit 1200 g und 600 g i.v. ließen sich im Vergleich zur Plazebomedikation signifikant niedrigere Scores nach 5, 12 und 18 Tagen nachweisen (Ziegler et al.

1993, 1995, 1997). In einer multizentrischen randomisierten doppelblinden plazebo-kontrollierten Studie an 73 Patienten mit einer eingeschränkten Spontanvariabilität der Herzfrequenz als Hinweis für eine kardiale Autonomie ließ sich bei den die Studie beendenden 57 Patienten unter oraler Medikation mit 800 g α-Liponsäure über 4 Monate eine signifikante (p< 0,05) Verbesserung der Herzfrequenzvariation nachweisen. Insgesamt erscheint damit ein Therapieversuch mit hochdosierter α-Liponsäure bei der symptomatischen sensomotorischen Neuropathie gerechtfertigt. Aufgrund der Bioverfügbarkeit von 20 bei oraler Medikation sollte dabei initial die intravenöse Gabe bevorzugt werden. Eine präventive oder sekundär präventive Wirkung der Substanz auf den Verlauf der Erkrankung bzw. klinische Endpunkte (z. B. Auftreten eines neuropathischen Ulkus) ist z. Z. noch nicht durch Studien belegt.

15.3.3
Aldosereduktasehemmer

Eine wesentliche Hypothese in der Pathogenese der diabetesbedingten Folgeerkrankungen ist die Störung des Polyolstoffwechsels. Im ersten Schritt wird hierbei Glukose durch die Aldosereduktase zu Sorbitol reduziert. Sorbitol akkumuliert im peripheren Nerv, was – zumindest im Tierexperiment – zu einer Verringerung der Nervenleitgeschwindigkeit führt. Dieser negative Effekt kann tierexperimentell mit Aldosereduktasehemmern zumindest partiell verhindert werden. Ein positiver Effekt auf den gestörten Polyolstoffwechsel bei Diabetikern mit sensomotorischer Neuropathie durch die in einigen europäischen Ländern, USA und Japan im Handel befindlichen und eingesetzten Aldosereduktasehemmer wurde zwischenzeitlich in mehreren klinischen Studien überprüft (Giugliano et al. 1993; Judzewitsch et al. 1983; Sima et al. 1993). In einer großen japanischen Phase IV-Studie an über 5000 mit Epalrestat Behandelten wurde nach einer Nachbeobachtungsphase von maximal 12 Monaten bei 75% der Probanden eine geringe Verbesserung der klinischen Symptomatik gefunden, bei 36% eine Verbesserung der Nervenleitgeschwindigkeit des N. peroneus. Geringe Nebenwirkungen (vor allem ein leichter Anstieg der Transaminasen) fanden sich bei 2,5% der Patienten (Hotta et al. 1995). In Deutschland wurde der Aldosereduktasehemmer Sorbinil seinerzeit aufgrund von Nebenwirkungen aus dem Handel gezogen. Langzeitstudien mit anderen Substanzen werden derzeit multinational, auch in Deutschland, durchgeführt.

Nicolucci et al. führten eine Metaanalyse aller 14 zwischen 1981 und 1993 durchgeführten randomisierten Doppelblindstudien zur Behandlung mit Aldosereduktasehemmern durch. Endpunkt aller Studien war dabei die Messung der Nervenleitgeschwindigkeit (motorisch: N. medianus und N. peroneus; sensibel: N. medianus und N. suralis). Im Mittel konnte unter Verum bei Beschränkung der Auswertung auf Studien von 1-jähriger Dauer eine Verbesserung der NLG im N. peroneus von durchschnittlich 1,24 m/s, (95% Confidenz Intervall 0,32–2,15 m/s) nachgewiesen werden (Nicolucci et al. 1996).

15.3.4
Symptomatische Therapie

15.3.4.1
Symptomatische Therapie der sensomotorischen Neuropathie

Zur Behandlung der teilweise ausgeprägten Beschwerden ist eine adäquate symptomatische Therapie erforderlich. Diese ist jedoch unter Abwägung von Wirkungs- und Nebenwirkungsspektrum nicht einfach zu gestalten. Patienten mit neuropathischen Beschwerden sind oft depressiv. Diese Tatsache sollte in der Therapie berücksichtigt werden. Allgemein lassen sich protopathische Schmerzen von epikritischen Schmerzen unterscheiden. Bei epikritischen Schmerzen bestehen meist brennende Dysästhesien; die Sensibilitätsprüfung ergibt eine herabgesetzte epikritische Sensibilität. Die Therapie des neuropathischen Schmerzes sollte das vorliegende Muster (protopathischer vs. epikritischer oder muskulärer Schmerz) berücksichtigen. Entsprechende Algorithmen zur Stufentherapie liegen vor (Pfeifer et al. 1993).

Stufenplan der symptomatischen Therapie bei der diffusen sensomotorischen Neuropathie.
(Nach Vinik 1992)
1. Physikalische Maßnahmen
   - warme Bäder
   - Stützstrümpfe
   - Elektrostimulation
2. Analgetika
   - Aspirin
   - Paracetamol
   - nicht-steroidale Antirheumatika
3a. bei epikritischen Schmerzen
   - lokale Therapie mit Capsaicin
3b. bei protopathischen Schmerzen
   - Clonidin 100–500µg/Tag

> 4. Antidepressiva bzw. Anitkonvulsiva
>   - Amitriptylin 50–150 mg/Tag
>   - Carbamazepin 200–600 mg/Tag

15.3.4.2
Lokale Therapie

Capsaicin bewirkt eine Abnahme des Gehalts an Substanz P, Cholezystokinin, Somatostatin und VIP. Die lokale Applikation reduziert ferner die neuronale Überleitung in Typ C-Nervenfasern. Die topische Behandlung mit 0,075% Capsaicin führte in einer 8-wöchigen Doppelblindstudie an 22 Patienten bei der Hälfte der Untersuchten zu einer signifikanten Verbesserung der klinischen Symptomatik. Die initiale Verbesserung der Kaltschwelle wurde jedoch in einer Nachuntersuchung nach 32 Wochen nicht mehr bestätigt (Tandan et al. 1992a,b). In einer doppelblinden Multizenterstudie an 277 Patienten mit distal symmetrischer Neuropathie und Mononeuropathie fand sich unter Capsaicin eine signifikante Verbesserung der Schmerzen (69,5% vs. 53,4%) und der anderen untersuchten klinischen Parameter (Gehfähigkeit, Arbeitsfähigkeit, Freizeitaktivitäten und Schlafqualität) gegenüber Plazebo (Capsaicin Study Group 1992). Der hohe Plazeboeffekt dieser Studie unterstreicht einmal mehr die hohe Spontanvariabilität der Symptomatik bei der diabetischen Neuropathie, die die klinische Beurteilung eines Therapieerfolges erschwert.

Bei Mononeuropathien sind lokale Nervenblockaden hilfreich. Bei ausgeprägten therapieresistenten Schmerzen kann eine intravenöse Lidocaingabe (5 mg/kg über 30 min) hilfreich sein (Kastrup et al. 1987). Auch eine Akupunkturbehandlung kann gelegentlich bei sonst therapieresistenten Schmerzen therapeutische Optionen eröffnen (Ewins et al. 1995).

Mit direkt im Bereich des Rückenmarks implantierten, vom Patienten über ein Stimulationsgerät selbst zu aktivierenden Elektroden konnte bei 10 Patienten während der Studiendauer von 14 Monaten eine gute Analgesie erzielt werden (Tesfaye et al. 1996).

15.3.4.3
Analgetika und zentrale α-Rezeptorblocker

Verschiedene Analgetika wurden zur Schmerzbehandlung in der diabetischen Polyneuropathie mit unterschiedlichem Erfolg angewandt. Insgesamt scheinen die Mononeuropathien am besten auf eine analgetische Behandlung anzusprechen. Versuchsweise können Aspirin und andere nicht-steroidale Antirheumatika sowie Paracetamol gegeben werden. Höherpotente Analgetika sollten aufgrund ihrer potentiellen Suchtgefahr nur zeitlich begrenzt eingesetzt werden. Eine aufgrund vorliegender tierexperimenteller Daten viel versprechende Substanz zur Behandlung neuropathischer Schmerzen könnte Clonidin sein (Courteix et al. 1994). In einer plazebo-kontrollierten Crossover-Studie an 16 Patienten mit diabetischer sensomotorischer Neuropathie fand sich jedoch im Vergleich zu Plazebo unter Clonidin und Pentoxifyllin keine überzeugende Verbesserung der Schmerz-Scores (Cohen et al. 1991).

15.3.4.4
Antikonvulsiva und trizyklische Antidepressiva

Bei ausgeprägten Beschwerden kann nicht auf eine Gabe von Antikonvulsiva oder Antidepressiva verzichtet werden. Diese Medikamente sollten jedoch aufgrund ihres hohen Nebenwirkungspotentials nicht als firstline-Therapie verwandt werden. Carbamazepin erwies sich in einer Doppelblind-Crossover-Studie an 16 Patienten im Vergleich zu einer Kombination von Nortriptylin und Fluphenazin hinsichtlich der Schmerzbekämpfung als gleichwertig (Gomez-Perez et al. 1985, 1996). Bereits in älteren doppelblinden, plazebokontrollierten Studien hatte sich die Wirksamkeit der Substanz in der Therapie neuropathischer Beschwerden gezeigt (Rull et al. 1969; Wilton 1974). Die Therapie sollte mit 200 mg zur Nacht begonnen und bei Bedarf bis auf 600 mg/Tag gesteigert werden. Auch unter Amitriptylin (75–150 mg zur Nacht), allein oder in Kombination mit Phenothiazinen, ließ sich eine deutliche Verbesserung der klinischen Symptomatik nachweisen (Mitas et al. 1983). Allerdings ist gerade die Kombinationstherapie mit ausgeprägten Nebenwirkungen behaftet (trockener Mund, Sehstörungen, Dyskinesien). Zu beachten sind insbesondere die möglichen kardialen Nebenwirkungen von Antikonvulsiva sowie die möglichen negativen inotropen Effekte.

15.3.5
Symptomatische Therapie der autonomen Neuropathie

Die Therapie der symptomatischen autonomen Neuropathie ist schwierig und für Patient und Arzt enttäuschend. Oft müssen mehrere Medikamente probatorisch eingesetzt werden, bis eine Symptomverbesserung beobachtet werden kann. Vor allem die erfolgreiche Behandlung der diabetischen Enteropathie kann erhebliche Probleme bereiten. Die publizierten Therapieempfehlungen beruhen meist auf kasuistischen Beobachtungen oder aber Untersuchungen an kleinen Patientenzahlen.

In der Behandlung der diabetischen Gastroparese konnte mit Clonidin 0,3 mg/Tag über 2–12 Wochen bei 6 Patienten eine signifikante Verbesserung der Magenentleerungszeit und der klinischen Scores erreicht werden (Rosa-e-Silva et al. 1995). Demnach spielt möglicherweise eine Störung der adrenergen Innervation eine Rolle in der Pathogenese dieser Erkrankung.

Auch Metoclopramid (Dosisempfehlung: 10 mg bis zu 4-mal täglich) oder Domperidon (Dosisempfehlung: 10–40 mg täglich) können therapeutisch versucht werden. In therapieresistenten Fällen ist u. U. die Anlage einer jejunalen Ernährungssonde unvermeidbar. Medikamenteninteraktionen sind stets zu beachten.

Bei Verdacht auf eine diabetische Enteropathie sollte eine bakterielle Fehlbesiedlung mittels H_2-Atemtest ausgeschlossen werden. Lässt sich diese bestätigen, ist eine antibiotische Therapie, z. B. mit Metronidazol oral 750 mg 2-mal täglich, sinnvoll. Auch eine mögliche exokrine Pankreasinsuffizienz sowie eine chologene Diarrhoe sollten differentialdiagnostisch ausgeschlossen werden. Octreotid, ein langwirksames Somatostatin, scheint einen positiven Effekt auf die diabetische Enteropathie durch seine motilitätshemmende Wirkung auszuüben (Rathmann et al. 1993; Vinik et al. 1992).

Bei der Behandlung der orthostatischen Hypotension bleibt nur eine geringe therapeutische Breite zwischen ausreichendem Blutdruck im Stehen und fehlender Hypertension im Liegen. Neben einer supportiven Therapie durch Tragen von Stützstrümpfen und eine Erhöhung der täglichen Salzaufnahme ist vor allem eine medikamentöse Behandlung mit Fludrocortison, beginnend mit 0,1 mg/Tag bis maximal 0,5 mg empfehlenswert (Campbell et al. 1975). Weitere therapeutische Empfehlungen richten sich nach dem jeweiligen α- und β-adrenergen Rezeptorstatus. So kann z. B., je nach vorherrschendem geschädigten Rezeptortyp, eine Behandlung mit einem α-Antagonisten sinnvoll sein (Hoeldtke et al. 1986).

15.4
Probleme der Therapie

Symptomatik, Schweregrad und Verlauf einer diabetischen Neuropathie werden von der Lokalisation (Mono- vs. Polyneuropathie), der betroffenen Faserpopulation sowie von Zusatzerkrankungen (z. B. AVK) beeinflusst. Zudem kann eine Besserung der Schmerzsymptomatik sowohl Ausdruck einer Spontanremission aber auch eines weiter fortschreitenden Nervenschadens sein. Bei allen therapeutischen Bemühungen außerhalb kontrollierter Studien ist es daher schwierig, die Wirksamkeit einer Medikation gegenüber dem Spontanverlauf zu beurteilen.

Mit den derzeit zur Verfügung stehenden Substanzen ist eine pathogenetisch orientierte Therapie – wenn überhaupt – nur in geringem Umfang möglich. Langzeitstudien unter Berücksichtigung klinisch relevanter Endpunkte, wie z. B. der Häufigkeit neuropathischer Fußulzera, fehlen. Außerhalb von kontrollierten Studien ist derzeit nur bei der symptomatischen diabetischen Neuropathie die Indikation zu einer medikamentösen Behandlung gegeben.

15.5
Verlaufskontrollen

Die Mortalität von Diabetikern mit klinisch manifester autonomer Neuropathie ist hoch (Ewing et al. 1980, 1991; Navarro et al. 1990). Rathmann et al. fanden eine Acht-Jahres-Überlebensrate von 77% bei Diabetikern mit autonomer Neuropathie vs. 97% bei Diabetikern ohne Störung des autonomen Nervensystems (Rathmann et al. 1993). Ursachen dieser erhöhten Mortalität sind stumme Infarkte und maligne ventrikuläre Arrhythmien sowie Fehlregulierungen der Atmung mit respiratorischem Arrest, seltener Aspirationspneumonien im Rahmen einer Gastroparese (Ewing et al. 1991; Faerman et al. 1977; Rathmann et al. 1993). Weiterhin entwickeln Patienten mit sensomotorischer Neuropathie und autonomer Neuropathie häufiger neuropathische Ulzera.

Angesichts dieser Gefahren sind klinische Verlaufskontrollen notwendig. In regelmäßigen Abständen sollte daher nach einer arteriellen Verschlusskrankheit, einer Arteriosklerose der hirnversorgenden Arterien und vor allem nach einer asymptomatischen koronaren Herzkrankheit gesucht werden.

15.6
Aktuelle Problematik

Trotz einer nahezu unübersehbaren Menge an Untersuchungen und Publikationen zu Häufigkeit, Diagnostik und Therapie der diabetischen Neuropathie sind Pathogenese und Verlauf der Erkrankungen weiterhin noch nicht in allen Punkten bekannt, eine pathogenetisch orientierte Therapie noch nicht etabliert. So kann derzeit noch nicht identifiziert werden, welcher Patient ein hohes Neuropathierisiko hat und warum er es hat. Auch eine allgemein akzeptierte Klassifikation der einzelnen Neuropathieformen liegt nicht vor, was die Ergebnisse vieler Therapiestudien in Frage stellt. Weiterhin fehlen groß angelegte epidemiologische Untersuchungen zur Prävalenz der diabetischen Neuropathie und ihrem Spontanverlauf. So wurden in der DCCT-Studie die klinischen Symptome nur qualitativ, d.h. ohne Skalierung des Schweregrades, erfasst und lediglich die Veränderungen der Nervenleitgeschwindigkeit quantitativ berücksichtigt. Selbst in dieser großen Studie konnte daher der Effekt einer Stoffwechselnormalisierung auf den Verlauf der diabetischen Neuropathie nur unvollständig beurteilt werden.

In Therapiestudien werden klinische Symptome und Befunde oft nicht skaliert, was bei Multizenter-Studien zu einer großen inter- und intraindividuellen Variabilität und damit Unsicherheit bei der Interpretation von Ergebnissen führt. Standardisierte Scores, wie der von P. J. Dyck entwickelte und evaluierte Neuropathic Impairment Score Lower Limb (NIS-LL), können die untersucherabhängige Variabilität der erhobenen Ergebnisse minimieren und eine bessere Vergleichbarkeit gewährleisten (Dyck 1988, 1991; Dyck et al. 1985, 1993, 1996).

Die Amerikanische Diabetesgesellschaft hat in einem Consensus Statement Empfehlungen für einen einheitlichen Qualitätsstandard bei der Durchführung von Studien zur diabetischen Neuropathie veröffentlicht. Wesentlicher Inhalt ist die Empfehlung, bei Therapiestudien mindestens eine Messung aus folgenden Kategorien zu berücksichtigen: klinische Symptome, klinischer Befund, elektrophysiologische Untersuchungen, quantitative sensomotorische Tests sowie Tests zur autonomen Neuropathie. Die verwandten Testmethoden sollten dabei von den jeweiligen Untersuchern an einem eigenen nach Altersgruppen aufgeteilten Kontrollkollektiv standardisiert werden. Unter Berücksichtigung aller erhobenen Befunde gelingt es so, eine genaue Einteilung in Neuropathieschweregrade vorzunehmen und damit ein für klinische Studien geeignetes, ausreichend homogenes Patientenkollektiv zu definieren (Dyck 1988, 1991; Dyck et al.1985, 1993, 1996).

Es bleibt zu hoffen, dass unter Berücksichtigung dieser Empfehlungen bald aussagekräftige Daten zu Spontanverlauf und therapeutischer Beeinflussbarkeit der diabetischen Neuropathie zur Verfügung stehen. Neben einer möglichen Beeinflussung von klinischer Symptomatik und neurophysiologischen Messparametern sollten dabei vermehrt auch krankheitsrelevante Endpunkte wie z. B. das Neuauftreten neuropathischer Ulzera sowie Kosten-Nutzen-Überlegungen Berücksichtigung finden.

Weiterhin umstritten ist der richtige Zeitpunkt für den Beginn einer medikamentösen Therapie. So ist noch offen, ob z. B. klinisch asymptomatische Patienten mit abnormalen neurophysiologischen Messparametern von einer medikamentösen Therapie profitieren. Bis hier entsprechende Daten vorliegen, sollte diese Patientengruppe nicht behandelt werden. Gerade bei ihnen ist jedoch auf eine sorgfältige Nachkontrolle und intensive Schulung inklusive. Fußpflege zu achten.

Literatur

American Diabetes Association and American Academy of Neurology (1988) Consensus Statement. Report and recommendations of the San Antonio conference on diabetic neuropathy. Diabetes Care 11: 592–597

American Diabetes Association and American Academy of Neurology (1992) Proceedings of a consensus development conference on standarized measures in diabetic neuropathy. Diabetes Care 15: 1080–1083

Amthor KF, Dahl Jorgensen K, Berg TJ, Heier MS, Sandvik L, Aagenaes O, Hanssen KF (1994) The effect of 8 years of strict glycaemic control on peripheral nerve function in IDDM patients: the Oslo study. Diabetologica 37: 579–584

Anand P, Terenghi G, Warner G, Kopelmann P, Williams-Chesnut RE, Sinicropi DV (1996) The role of endogenous nerve growth factor in human diabetic neuropathy. Nat Med 2: 703–707

Apfel SC, Arezzo JC, Brownlee M, Federoff H, Kessler JA (1994) Nerve growth factor administration protects against experimental diabetic sensory neuropathy. Brain Res 634: 7–12

Benbow SJ, Chan AW, Bowher D, MacFarlane IA, Williams G (1994) A prospective study of painful symptoms, small-fiber function and peripheral vascular disease in chronic painful diabetic neuropathy. Diabetic Med 11: 17–21

Cameron NE, Colter MA (1995) Mechanism underlying impaired peripheral nerve perfusion and endoneurial oxygenation in experimental diabetes: potential treatment strategies. In: Hotta N, Greene DA, Ward JD, Sima AAF, Boulton AJM (eds) Diabetic neuropathy: new concepts and insights. . Elsevier Science, Amsterdam, pp 3–15

Campbell IW, Ewing DJ, Clarke BJ (1975) 9-Alpha-fluorohydrocortisone in the treatment of postural hypotension in diabetic autonomic neuropathy. Diabetes 24: 381–384

Capsaicin Study Group (1992) Effect of treatment with capsaicin on daily activities of patients with painful diabetic neuropathy. Diabetes Care 15: 159–165

Cohen KL, Lucibello FE, Chomiak M (1991) Lack of effect of clonidin and pentoxifylline in short-term therapy of diabetic peripheral neuropathy: Comment. Diabetes Care 14: 930

Courteix C, Bardin M, Chantelauze C, Lavarenne J, Eschalier A (1994) Study of the sensitivity of the diabetes-induced pain model in rats to a range of analgetics. Pain 57: 153–160

Diemel LT, Fernyhough P, Maeda K, Brewster WJ, Mohiuddin L, Tomlinson DR (1995) Nerve growth factor (NGF) treatment normalizes NGF and neuropeptides in sciatic nerve of streptozotocin – diabetic rats without affecting motor nerve conduction or nerve laser – Doppler flux. In: Hotta N, Greene DA, Ward JD, Sima AAF, Boulton AJM (eds) Diabetic neuropathy: new concepts and insights. Elsevier Science, Amsterdam, pp 169–175

Dyck PJ (1988) Detection, characterization, and staging of polyneuropathy: assessed in diabetics. Muscle Nerve 11: 21–32

Dyck PJ (1991) Evaluative procedures to detect, characterize, and assess the severity of diabetic neuropathy. Diabet Med 8: S48-S51

Dyck PJ, Karnes JL, Daube J, O'Brien P, Service FJ (1985) Clinical and neuropathological criteria for the diagnosis and staging of diabetic neuropathy. Brain 108: 861–880

Dyck PJ, Kratz KM, Karnes JL, Litchy WJ, Klein R, Pach JM, Wilson DM, O'Brien PC, Melton LJ 3rd, Service FJ (1993) The prevalence by stage severity of various types of diabetic neuropathy, retinopathy, and nephropathy in a population-based cohort: The Rochester diabetic neuropathy study. Neurology 43: 817–824

Dyck PJ, Melton J, Service J (1996) Epidemiology of diabetic polyneuropathy. Diab Stoffw 5: 81–84

Ewing DJ, Campbell D, Clarke BF (1980) The natural history of diabetic autonomic neuropathy. Q J Med 49: 95–100

Ewing DJ, Boand O, Neilson JMM, Cho CG, Clarke BF (1991) Autonomic neuropathy, QT interval lengthening and unexpected deaths in male diabetic patients. Diabetologia 34: 182–185

Ewins DL, Vileikyte L, Borg-Constanzi JB, Carrington A, Boulton AJM (1995) Acupuncture: a novel treatment for painful diabetic neuropathy. In: Hotta N, Greene DA, Ward JD, Sima AAF, Boulton AJM (eds) Diabetic neuropathy: new concepts and insights. Elsevier Science, Amsterdam, pp 405–413

Faerman I, Faccio E, Milei J, Nunez R, Jadzinsky M, Fox D, Rapaport M (1977) Autonomic neuropathy and painless myocardial infarction in diabetic patients. Histologic evidence of their relationship. Diabetes 2: 1147–1158

Gandhi D, Matthews CC, Feldman EL (1995) IGF-I rescues neurons from hyperglycemic, hyperosmotic injury. In: Hotta N, Greene DA, Ward JD, Sima AAF, Boulton AJM (eds) Diabetic neuropathy: new concepts and insights. Elsevier Science, Amsterdam, pp 183–189

Giugliano D, Marfella R, Quatraro A, De Rosa N, Salvatore T, Cozzolino D, Ceriello A, Torella A (1993) Tolrestat for mild diabetic neuropathy: a 52 week, randomized, plazebo-controlled trial. Ann Intern Med 118: 7–11

Gomez-Perez FJ, Rull JA, Rodriquez-Rivera JG, Gonzalez-Barranco, Lozano-Castaneda O (1985) Nortriptyline and fluphenazine in the symptomatic treatment of diabetic neuropathy: a double-blind cross-over study. Pain 23: 395–400

Gomez-Perez FJ, Choza R, Rios JM, Reza A, Huerta E, Aguilar CA, Rull JA (1996) Nortriptyline-fluphenazine vs. carbamazepine in the symptomatic treatment of diabetic neuropathy. Arch Med Res 27: 525–529

Gregory R, Tattersall RB, Allison SP (1994) Peripheral neuropathy as a presenting feature of type 2 diabetes: a case-controlled study. Diabet Med 11: 407–409

Hoeldtke RD, Cavanaugh ST, Hughes JD, Polansky M (1986) Treatment of orthostatic hypotension with dihydroergotamine and caffeine. Ann Intern Med 105: 168–173

Hotta N, Sakamoto N, Shigeta Y, Kikkawa R, Goto Y (1995) Clinical investigation of epalrestat, an aldose reductase inhibitor on diabetic neuropathy in a Japanese mulit-center study. In: Hotta N, Greene DA, Ward JD, Sima AAF, Boulton AJM (eds) Diabetic neuropathy: new concepts and insights. . Elsevier Science, Amsterdam, pp 79–85

Jabob S, Clancy DE, Schiemann AL, Jung WI, Henriksen EJ, Tritschler HJ, Augustin HJ, Dietze GJ (1996) Verbesserung der Gluceseverwertung bei Patienten mit Typ II – Diabetes mellitus unter alpha-Liponsäure. Diab Stoffw 5: 64–70

Judzewitsch RG, Jaspan JB, Polonsy KS, Weinberg CR, Halter JB, Halar E, Pfeifer MA, Vukadinovic C, Bernstein L, Schneider M, Liang KY, Gabbay KH, Rubenstein AH, Porte D (1983) Aldose reductase inhibition improves nerve conduction velocity in diabetic patients. N Engl J Med 308: 119–125

Kastrup J, Petersen P, Dejgard A, Angelo HR, Hilsted J (1987) Intravenous lidocaine infusion – a new treatment of chronic painful diabetic neuropathy. Pain 28: 69–75

Kennedy WR, Navarro X, Goetz FC, Sutherland DER, Najaria JS (1990) The effect of pancreas transplantation on diabetes neuropathy. New Engl J Med 322: 1031–1037

Kumar S, Fernando DJS, Veves A (1991) Semmes Weinstein monofilaments: a simple, effective and inexpensive screening device for identifying diabetic patients at risk of foot ulceration. Diabetes Res Clin Pract 13: 63–67

Mitas JA, Mosley CA, Drager AM (1983) Diabetic pain: control by amitriptyline and fluphenazine in renal insufficiency. South Med J 76: 462–463

Mühlhauser I, Sulzer M, Berger M (1992) Quality assessment of diabetes according to the recommendations of the St. Vincent Declaration: a population-based study in a rural area of Austria. Diabetologia 35: 429–435

Müller UA, Ross IS, Klinger H, Geisenheimer S, Chantelau EA (1993) Quality of centralized diabetes care: a population-based study in the German Democratic Republic 1989-1990. Acta Diabetol 30: 166–172

Navarro X, Kennedy WR, Loewenson RB, Sutherland DE (1990) Influence of pancreas transplantation on cardiorespiratory reflexes, nerve conduction and mortality in diabetes mellitus. Diabetes 39: 802–806

Neundörfer B (1992) Polyneuropathien. In: Pongratz DE (ed) Klinische Neurologie. Urban und Schwarzenberg, München 524–537

Nicolucci A, Carinci F, Cavaliere D, Scorpiglione N, Belfiglio M, Labbrozzi D, Mari E, Benedetti MM, Tognoni G, Liberati A (1996) A meta-analysis of trials on aldose reductase inhibitors in diabetic peripheral neuropathy. The Italian study group. Diabet Med 13: 1017–1026

Nicolucci A, Scorpiglione N, Belfiglio M, Carinci F, Cavaliere D, El-Shazly M, Labbrozzi D, Mari E, Massi-Benedetti M, Tognoni G (1997) Pattern of care of an Italian diabetic population. Diabet Med 14: 158–166

Page M, Watkins PJ (1978) Cardiorespiratory arrest and diabetic autonomic neuropathy. Lancet 1: 14–16

Pfeifer MA, Ross DR, Schrage JP, Gelber DA, Schumer MP, Crain GM, Markwell SJ, Jung S (1993) A high successful and novel model for treatment of chronic painful diabetic peripheral neuropathy. Diabetes Care 16: 1103–1015

Rathmann W, Ziegler D, Jahnke M, Haasert B, Gries FA (1993) Mortality in diabetic patients with cardiovascular autonomic neuropathy. Diabet Med 10: 820–824

Rull JA, Quibrera R, Gonzalez-Millan H, Lozano-Castaneda O (1969) Symptomatic treatment of peripheral diabetic neuropathy with carbamazepine (tegretol): double blind cross-over trial. Diabetologie 5: 215–218

Rosa-e-Silva L, Troncon LE, Oliveira RB, Iazigi N, Gallo L, Foss MC (1995) Treatment of gastroparesis with oral clonidine. Aliment Pharmacol Ther 9: 179–183

Sima AAF, Prashar A, Nathaniel V, Bril V, Werb MR, Greene DA (1993) Overt diabetic neuropathy: repair of axo-glial dysfunction and axonal atrophy by aldose reductase inhibition and its correlation to improvement in nerve conduction velocity. Diabet Med 10: 115–121

Solders G, Gunnarsson R, Persson A, Wilczek H, Tyden O, Groth CG (1987) Effects of combined pancreatic and renal transplantation on diabetic neuropathy: a two year follow-up study. Lancet II: 1232–1235

Stratta RJ, Taylor RJ, Larsen JL, Cushing K (1995) Pancreas transplantation. Int J Pancreatol 17: 1–13

Straub RH, Zietz B, Palitzsch KD, Schölmerich J (1996) Impact of disease duration on cardiovascular and pupillary autonomic nervous function in IDDM and NIDDM patients. Diabetes Care 19: 960–967

Tandan R, Lewis GA, Krusinski PB, Badger GB, Fries TJ (1992a) Topical capsaicin in painful diabetic neuropathy. Controlled study with long-term follow up. Diabetes Care 15: 8–14

Tandan R, Lewis GA, Badger GB, Fries TJ (1992b) Topical capsaicin in painful diabetic neuropathy. Effect on sensory function. Diabetes Care 15: 15–18

Tesfaye S, Watt J, Benbow SJ, Pang KA, Miles J, MacFarlane IA (1996) Electrical spinal-cord stimulation for painful diabetic peripheral neuropathy. Lancet 348: 1698–1701

The Diabetes Control and Complications Trial Research Group (1993) The effect of intensive treatment of diabetes on the development and progression of long-term complications in insulin-dependent diabetes mellitus. N Engl J Med 329: 977–987

Trautner C, Standl E, Haastet B, Giani G, Berger M (1997) Geschätzte Anzahl von Amputationen in Deutschland. Diab Stoffw 6: 199–202

Troni W, Carta O, Cantello R, Caselle MT, Rainero I (1984) Peripheral nerve function and metabolic control in diabetes mellitus. Ann Neurol 16: 178–183

Vinik AI, Tsai ST, Moattari AR, Cheung P, Eckhauser FE, Cho K (1986) Somatostatin analogue (SMS 201–995) in the management of gastroenteropancreatic tumors and diarrhea syndromes. Am J Med 81: 23–40

Vinik AI, Holland MT, Le Beau JM, Liuzzi FJ, Stansberry KB, Colen LB (1992) Diabetic neuropathies. Diabetes Care 15: 1926–1975

Ward J D, Tesfaye S (1997) Pathogenesis of diabetic neuropathie. In: Pickup J, Williams G (eds) Textbook of diabetes, 2nd edn, Vol 2. Blackwell Science, Oxford, pp 49.1–49.19

Watkins PJ (1992) Clinical observations and experiments in diabetic neuropathy. Diabetologia 35: 2–11

Wiethölter H, Dichgans J (1989) Klinik und Diagnostik der diabetischen Neuropathie. Akt Endokrinol Stoffw 10: 7–12

Wilton TD (1974) Tegretol in the treatment of diabetic neuropathy. S Afr Med J 27: 869–872

Young MJ, Breddy J, Veves A, Boulton AJM (1994) The prediction of neuropathic foot ulceration using vibration perception thresholds. Diabetes Care 17: 557–561

Ziegler D, Mayer P, Mühlen H, Gries FA (1993) Effekte einer Therapie mit Alphaliponsäure gegnüber Vitamin B1 bei der diabetischen Neuropathie. Diab Stoffw 2: 443–448

Ziegler D, Hanefeld M, Ruhnau KJ, Meißner HO, Lobisch M, Schütte K, Gries FA (1995) Treatment of symptomatic diabetic peripheral neuropathy with the anti-oxidant alpha-lipoic acid. A 3-week multicentre randomized controlled trial (Aladin Study). Diabetologia 38: 1425–1433

Ziegler D, Schatz H, Conrad F, Gries FA, Ulrich H, Reichel G (1997) Effects of treatment with the antioxidant alpha-lipoic acid on cardiac autonomic neuropathy in NIDDM patients. A 4-month randomized controlled multicenter trial (DEKAN Study) Diabetes Care 20: 369–373

16 Der diabetische Fuß

I. Brunner, B. O. Böhm, B. Born

Inhaltsverzeichnis

16.1 Epidemiologie und volkswirtschaftliche Bedeutung 232
16.2 Ätiologie und Pathogenese 232
16.2.1 Ätiologie und Pathogenese der diabetischen Polyneuropathie 232
16.2.2 Ätiologie und Pathogenese der Makroangiopathie 233
16.2.3 Mikroangiopathie 233
16.3 Klinik der Komplikationen und Folgeerscheinungen 234
16.3.1 Veränderungen des Fußgewölbes 234
16.3.2 Veränderungen der Haut 234
16.3.3 Diabetische Fußläsionen 234
16.4 Diagnostik 234
16.4.1 Inspektion und klinische Untersuchung 234
16.4.2 Angiologische Untersuchung 235
16.4.3 Röntgen-Diagnostik 235
16.4.4 Neurologische Untersuchung 236
16.4.5 Mikrobiologische Untersuchung 237
16.4.6 Klassifizierung der Fußläsion 237
16.5 Therapie des diabetischen Fußes 237
16.5.1 Optimierung der diabetischen Stoffwechsellage 237
16.5.2 Lokale Therapie der Fußläsionen 237
16.5.3 Therapie bei zusätzlich bestehender pAVK 239
16.5.4 Therapie der diabetischen Polyneuropathie 239
16.6 Prophylaxe 240
16.6.1 Routineuntersuchungen bei Patienten mit Diabetes mellitus 240
16.6.2 Prophylaxe bei bestehender diabetischer Polyneuropathie 240
16.6.3 Prophylaxe nach abgeheiltem Ulkus 240
16.7 Neurogene Arthropathie – Charcot-Neuroarthropathie 240
16.7.1 Informationen zum diabetischen Fuß – Interdisziplinäres Versorgungskonzept 241
Literatur 241

Übersicht

Der diabetische Fuß ist gekennzeichnet durch Vorliegen einer diabetischen Polyneuropathie mit oder ohne peripherer arterieller Verschlusskrankheit. Dies sind die Voraussetzungen, die aus kleinsten Läsionen fatale Folgen entstehen lassen, wenn keine adäquate Therapie erfolgt. Es kommt zu Infektionen, die sich über die Subcutis rasch in die Muskulatur ausbreiten und dann auf peritendinöses Gewebe, Sehnen und Knochen übergreifen. Bei Nicht- oder Falschbehandlung ist häufig eine Amputation die Folge. Es ist daher nicht verwunderlich, dass mehr als jeder zweite Patient, der eine nichttraumatische Amputation der unteren Extremität über sich ergehen lassen muss, ein Diabetiker ist.

16.1
Epidemiologie und volkswirtschaftliche Bedeutung

Diabetesassoziierte Folgeerkrankungen, zu denen der diabetische Fuß zu rechnen ist, können sich unabhängig vom Diabetestyp bei jedem Diabetiker entwickeln. Folgende Risikofaktoren wurden von Selby u. Zhang (1995) im Rahmen eines multiphasischen Gesundheits-Checks über 20 Jahre an mehr als 10.000 Patienten mit Diabetes mellitus mit und ohne Amputation ermittelt. Unabhängige Risikofaktoren waren die Qualität der Glukosestoffwechseleinstellung, die Dauer des Diabetes mellitus und der systolische Blutdruck. Auch war das Risiko erwartungsgemäß höher bei Patienten mit anderen Folgeerkrankungen wie Polyneuropathie, Retinopathie und Nephropathie sowie bei Patienten mit einem stattgehabten apoplektischen Insult. Hingegen waren abgelaufener Myokardinfarkt, Nikotinabusus und Hypercholesterinämie nicht mit einem erhöhten Risiko für eine Amputation verbunden (Lehto S 1996; Nelson RG 1988; Rith-Najarian et al. 1992).

Die Risikofaktoren des diabetischen Fußes und seiner Folgeprobleme werden im Folgenden aufgelistet.

> **Risikofaktoren des diabetischen Fußes und seiner Folgeprobleme.** (Nach Rith-Najarian et al. 1992; Veves et al. 1992; Young et al. 1994; Lehto et al. 1996; Nelson et al. 1988)
>
> - Diabetesdauer
> - Blutzuckerniveau
> - Vorhandensein von Retinopathie, Nephropathie, Neuropathie
> - herabgesetzte Schmerzempfindung
> - muskuläre Dysfunktion
> - verminderte Viskoelastizität des Fußes
> - Anamnese eines diabetischen Ulkus

Trautner et al. (1996) ermittelten in einer deutschen Stadt mit 160.000 Einwohnern 1990/91; dass von 106 nichttraumatischen Amputationen 77,4% an Diabetikern vorgenommen wurden. Die Kosten für das Gesundheitswesen sind immens. Nach Apelqvist et al. (1995) belaufen sich die Ausgaben in Schweden, ermittelt an 274 Patienten über einen Zeitraum von 3 Jahren, pro Patient auf 26.700 US-$ bei primär heilenden Ulzera und gleichzeitig bestehender Ischämie und steigen auf 43.100 bzw. 63.100 US-$ nach Minor- bzw. Majoramputation. Eingerechnet wurden die Kosten für stationäre und ambulante Behandlung sowie häusliche und soziale Versorgung. In Deutschland wird es sicher nicht „kostengünstiger" sein. Durch Einrichtung interdisziplinärer Fußambulanzen lassen sich die Anzahl der Amputationen insgesamt sowie die hohen Amputationen oberhalb des Sprunggelenks um 51% bzw. 78% reduzieren, wie Larsson et al. (1995) ermittelten.

16.2
Ätiologie und Pathogenese

16.2.1
Ätiologie und Pathogenese der diabetischen Polyneuropathie

Die diabetische Polyneuropathie betrifft die Axone und Markscheiden der Nerven in unterschiedlicher Ausprägung. Sie führt zur Verminderung der sensiblen, motorischen und autonomen Nervenleitung. Die sensible und die autonome diabetische Polyneuropathie sind symmetrisch, strumpfförmig, meist beginnend an den Füßen mit Ausbreitung nach proximal. Motorische Schädigungen sind meist asymmetrisch und betreffen einzelne Hirnnerven oder Nerven der Extremitäten.

Obwohl Letztere als Mononeuritiden bezeichnet werden, liegt keine Neuritis im Sinne von Entzündung vor.

Die Pathogenese der diabetischen Polyneuropathie ist bis heute nicht eindeutig geklärt, es liegt sicher ein multifaktorielles Geschehen zugrunde. Verschiedene Hypothesen werden im Folgenden diskutiert.

16.2.1.1
Sorbitol-Akkumulation

Bei Insulinmangel ist der Glukoseabbau über Hexokinase gehemmt. Es kommt zur Aktivierung des alternativen Stoffwechselwegs über Aldosereduktase. Dies führt intrazellulär zur Anhäufung von Sorbitol und Fruktose. Sorbitol verursacht durch Einlagerung im Linsenprotein des Auges die diabetische Katarakt und man vermutet einen ähnlichen Prozess im Nervengewebe. Therapieversuche mit Aldosereduktasehemmern blieben jedoch erfolglos.

16.2.1.2
myo-Inositol-Mangel

Die Neurone von diabetischen Ratten sind verarmt an myo-Inositol. Dies hat über den intrazellulären Abfall von Diacylglycerol eine verminderte ATPase-Aktivität zur Folge, was wiederum zur Senkung des Natrium-Gradienten der Neurone und damit zur Verlangsamung der Nervenleitgeschwindigkeit führt.

Die Gabe von Inosit verbesserte zwar bei den Versuchstieren die Nervenleitgeschwindigkeit, blieb jedoch beim Menschen erfolglos (Gregersen et al. 1978).

16.2.1.3
Nervenwachstumsfaktoren

Neuere Untersuchungen zeigen bei Insulinmangel/Hyperglykämie einen Mangel an Nervenwachstumsfaktoren NGF, NT3 und NT4. Ein Mangel an NGF erzeugt Hypoalgesie, ein Überschuss Hyperalgesie wie Anand et al.(1996) zeigen konnten. Bisher liegen erst einige kleine Studien zur Therapie der diabetischen Polyneuropathie vor, die unterschiedliche Ergebnisse brachten. Die klinischen Effekte von Nervenwachstumsfaktoren können zum jetzigen Zeitpunkt nicht abschließend beurteilt werden, da sich z. Z. größere klinische Prüfungen in der Durchführung befinden oder deren Ergebnisse noch nicht publiziert wurden.

16.2.1.4
Bedeutung des C-Peptids

Insulin entsteht aus Proinsulin nach Abspaltung des C-Peptids, von dem man lange Zeit annahm, es habe keine Bedeutung in der Therapie der Hyperglykämie. Alle auf dem Markt befindlichen Insuline sind daher frei von C-Peptid. Nach neueren Ergebnissen von Ido et al. (1997) ist die diabetische Polyneuropathie bei Typ 1-Diabetikern rückläufig, wenn man sie mit hohen Dosen an C-Peptid behandelt. Die Wirkungsweise ist unbekannt, unklar ist auch, weshalb Typ 2-Diabetiker mit zum Teil ausreichender Insulinsekretion und C-Peptid-Spiegeln ebenso häufig eine diabetische Polyneuropathie entwickeln wie Typ 1-Diabetiker.

16.2.1.5
Mikroangiopathie der vasa nervorum

Bei Insulinmangel/Hyperglykämie kommt es zur Glykierung verschiedener Strukturproteine, im Bereich der Gefäße kommt es zu Endothelläsionen mit Permeabilitätserhöhung und Verdickung der Basalmembranen. Die hierdurch hervorgerufenen hämodynamischen Veränderungen führen zu Ischämie und Hypoxie und spielen eine wesentliche Rolle bei der Entstehung der diabetischen Retinopathie und Nephropathie. Zusätzlich ist hier eine Beteiligung der Vasa nervorum bei der Entstehung der Polyneuropathie zu diskutieren.

16.2.2
Ätiologie und Pathogenese der Makroangiopathie

Die Makroangiopathie manifestiert sich als periphere arterielle Verschlusskrankheit und als Mediasklerose.

16.2.2.1
Periphere arterielle Verschlusskrankheit

Die periphere arterielle Verschlusskrankheit bei Diabetikern unterscheidet sich von der des Nicht-Diabetikers vor allem dadurch, dass bevorzugt die Unterschenkelarterien betroffen sind. Liegen weitere Risikofaktoren wie arterielle Hypertonie, Hyperlipidämie und Nikotinabusus vor, sind die Oberschenkel- und Beckenetage ebenfalls betroffen. Diabetiker haben im Vergleich zu Nicht-Diabetikern ein 2- bis 3fach erhöhtes Risiko, eine arterielle Verschlusskrankheit zu entwickeln. Diese Erkrankung kompliziert diabetische Fußläsionen erheblich. Während rein neuropathische Ulzera bei adäquater Versorgung recht gut abheilen, werden bei den sog. „gemischten" Läsionen Verlauf und Prognose entscheidend von der Möglichkeit einer Rekanalisierung oder Revaskularisierung geprägt.

16.2.2.2
Mediasklerose

Die Mediasklerose Typ Mönckeberg findet man beim Diabetiker etwa doppelt so häufig wie bei Nicht-Diabetikern. Sie ist gekennzeichnet durch eine Wandstarre der Arterien und verändert zwar die Hämodynamik, die Gesamtdurchblutung bzw. die Sauerstoffversorgung des Fußes ist jedoch nicht wesentlich beeinträchtigt.

16.2.3
Mikroangiopathie

Die Mikroangiopathie betrifft nicht nur wie erwähnt die Vasa nervorum, sondern auch die kleinen Gefäße im Fußbereich. Untersuchungen der kapillaren Blutflussgeschwindigkeit (CBV) mittels videophotometrischer Kapillaroskopie zur Erfassung der vorwiegend nutritiven Durchblutung haben gezeigt, dass bereits beim Diabetiker ohne Komplikationen nach einer Diabetesdauer von ca. 5 Jahren eine signifikante Einschränkung des CBV in Ruhe und des max. CBV, gemessen nach einer definierten Ischämiezeit, vorliegen. Die Werte unterscheiden sich nicht von denen eines Diabetikers nach 10- bis 25-jähriger Krankheitsdauer mit fortgeschrittenen Folgeerkrankungen und bereits eingetretenen Fußläsionen (Jömeskog et al. 1995). Es ist folglich unwahrscheinlich, dass ein postuliertes Stealphänomen eine wesentliche Rolle bei der Entwicklung diabetischer Fußläsionen darstellt. Das wird untermauert durch die gute Heilungsrate von rein neuropathischen Ulzera.

16.3 Klinik der Komplikationen und Folgeerscheinungen

16.3.1 Veränderungen des Fußgewölbes

Der Verlust der Tiefensensibilität führt zu Instabilität und Osteoarthropathie. Es kommt zu Veränderungen in der Fußgewölbestatik. Die hieraus resultierenden abnormen Druckbelastungen an unphysiologischen Stellen fördern das Entstehen von Fußläsionen. Kleine Traumata haben Stressfrakturen und Deformierungen zur Folge, schließlich kann es zum Zusammenbruch des Fußgewölbes kommen.

16.3.2 Veränderungen der Haut

Fehlbelastung führt zu Schwielenbildung an unphysiologischen Stellen, so an den lateralen Fußrändern, plantar im Vorfußbereich und plantar an den Zehen. Durch die sensible dPNP mit Verlust des Schmerz- und Temperaturempfindens fehlt die Warnung an den Patienten und der Fuß wird nicht oder nicht ausreichend geschont. Der durch die Schwielen verstärkte Druck führt zu kleinen subepidermalen Einblutungen, die sich bereits bei kleinsten Hautläsionen infizieren können. Leider werden solche Infektionen häufig zu spät bemerkt, da sie unter der Schwiele verborgen sind.

Kleinste Hautläsionen werden begünstigt durch den Ausfall der sympathischen Innervation („Der Diabetiker hat sich selbst sympathektomiert"). Die Haut ist trocken, schuppig, neigt zur Rhagadenbildung, vor allem in den Zehenzwischenräumen und an den Fersen. Hinzu kommt häufig eine Tinea pedis, die den Boden für bakterielle Sekundärinfektionen bildet (s. Kap. 20).

16.3.3 Diabetische Fußläsionen

Bei ca. 70% findet man eine rein neuropathisch bedingte Gangrän. Die diabetische Polyneuropathie ist die wichtigste Ursache dieser Fußläsionen, vor allem durch das verminderte Schmerzempfinden werden diese zu spät bemerkt und nicht adäquat behandelt wird. Selbst bei kleinsten Ulzera kommt es rasch zu Infektionen, die sich ungehindert z. B. unter Schwielen ausbreiten, zunächst in den Weichteilen und Sehnenscheiden, von dort übergreifend auf Sehnen und Knochen. Im Zehenbereich findet sich wenig subkutanes Fettgewebe, so dass Sehnen und Knochen rasch in Mitleidenschaft gezogen werden. Schon bei kleinen Läsionen kann man u. U. bereits den Knochen mit der Pinzette tasten. Häufig finden sich die Läsionen plantar im Vorfußbereich wie das klassische Malum perforans und lateral an den Fußrändern und im Bereich der Zehen.

Bei zusätzlicher pAVK, die in etwa 30% der Fälle vorliegt, wird die Heilung erheblich gestört.

Tabelle 16.1 umfasst die Einteilung der diabetischen Fußläsionen nach dem Schema von Harkless und Mitarbeiter zusammen (Lavery et al. 1996).

Tabelle 16.1. Einteilung der diabetischen Fußläsionen modifiziert nach Harkless und Mitarbeiter. (Lavery et al. 1996)

Grad	Beschreibung
1	Oberflächliche Läsion, die die gesamte Hautdicke betrifft, jedoch nicht das darunter liegende Gewebe
2	Tiefes Ulkus mit Beteiligung von Sehnen, Muskeln oder Gelenkkapsel ohne Abszess oder Osteomyelitis
3	Tiefes Ulkus mit Weichteilinfektion oder Abszedierung, oft mit Osteomyelitis
4	Nekrose der Zehen oder des Vorfußes mit oder ohne Abszedierung/Osteomyelitis/Weichteilinfektion (lokalisierte Gangrän)
5	Nekrose mit Ausdehnung auf den gesamten Fuß (ausgedehnte Gangrän)

16.4 Diagnostik

16.4.1 Inspektion und klinische Untersuchung

Bei der Inspektion achtet man auf Verfärbungen – ist der Fuß blass, rosig, gerötet oder livide? Finden sich Druckstellen, Hyperkeratosen, Rhagaden, Ulzera, Schwellung oder ein Ödem? Liegen Stellungsanomalien wie Krallenzehen oder ein Hallux valgus vor?

Die weitere klinische Untersuchung umfasst die Hauttemperatur, vor allem Temperaturdifferenzen beider Füße und einen kompletten Gefäßstatus, d. h. Palpation der A. femoralis, der A. poplitea, der A. tibialis posterior und A. dorsalis pedis sowie die Auskultation der Aorta und der A. femoralis nach Strömungsgeräuschen. Ist nur eine der Fußarterien sicher tastbar, liegt keine hämodynamisch relevante pAVK vor.

16.4.2
Angiologische Untersuchung
16.4.2.1
Nicht-invasive angiologische Untersuchung

Sind die Fußpulse tastbar, ist keine weitere Untersuchung erforderlich. Bei fehlenden Fußpulsen kann man sich zunächst mit der Ratschow-Lagerungsprobe orientieren, die Dopplersonographie der Fußarterien ist jedoch obligat. Man misst die Drucke über der A. tibialis posterior und der A. dorsalis pedis (Abb. 16.1) und dividiert den höheren der beiden Drucke durch den systolischen Blutdruck über der A. brachialis. Letzterer sollte zumindest bei der Erstvorstellung an beiden Armen gemessen werden, der höhere Wert wird zur Berechnung verwendet. Ein Quotient von < 0,5 zeigt eine schwere arterielle Verschlusskrankheit im Stadium der kritischen Ischämie, Quotienten von 0,5–0,8 eine mittelschwere, Quotienten von 0,8–1,0 weisen auf eine ausreichende Durchblutung hin; normal sind Quotienten von ≥ 1,0.

Liegt zusätzlich eine Mediasklerose Typ Mönckeberg vor, findet man falsch-hohe Dopplerdrucke mit Quotienten > 1,2 oder normale Quotienten, die eine hämodynamisch relevante pAVK verschleiern. Hier ist oft eine Duplex-Sonographie der Arterien hilfreich.

16.4.2.2
Invasive angiologische Untersuchung

Liegt eine Fußläsion vor und es findet sich dopplersonographisch der eindeutige Hinweis auf eine pAVK, so ist bei fehlenden Kontraindikationen die invasive Diagnostik in Form einer Feinnadel-i. a.-DSA unabdingbar. Mit einer Oszillographie kann man feststellen, ob es sich um einen Becken-, Ober- oder Unterschenkeltyp handelt, aber nur mit der Gefäßdarstellung kann die Entscheidung zur Rekanalisierung mittels perkutaner transluminaler Angioplastie (PTA, Ballondilatation) oder transluminaler Endarteriektomie (TEA) oder zur Revaskularisierung z. B. durch Venenbypass gestellt werden. Besteht eine schwere Niereninsuffizienz, die noch nicht zur Dialysepflicht geführt hat, verbietet sich die Kontrastmittelgabe. Bei entsprechender Vorbereitung (Hydrierung vor und nach KM-Gabe sowie forcierter Diurese nach KM-Gabe) ist sie jedoch in den meisten Fällen möglich. Alternativen bieten sich mit der CO_2-Angiographie und der MRT.

16.4.3
Röntgen-Diagnostik

Bei jedem Patienten mit einer Fußläsion wird routinemäßig eine konventionelle Übersichtsaufnahme des Fußes in 3 Ebenen durchgeführt. Hier erkennt man eine Mediasklerose und kann die Dopplerdruckquotienten richtig interpretieren. Außerdem können Veränderungen des Skeletts wie Ermüdungsfrakturen, Osteopenie, Osteolysen und Grenz-

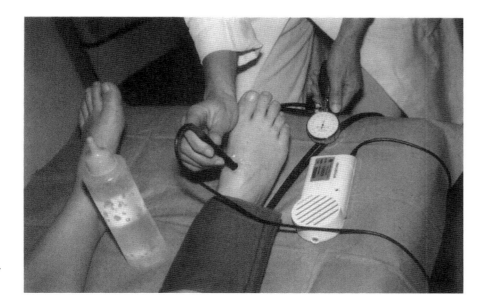

Abb. 16.1. Dopplersonografische Druckmessung über den Fußarterien

zonendefekte als Hinweis auf eine Osteomyelitis erkannt werden. Allerdings kann man eine Osteomyelitis mit dieser Methode nicht sicher verifizieren. Da bei jedem Verdacht auf Infektion antibiotisch behandelt wird, sind weitere Untersuchungen zum Nachweis der Osteomyelitis mittels Kernspintomographie, Indium-Leukozyten- oder Technetium-Knochenszintigraphie nur in Ausnahmefällen, z. B. im Rahmen von Studien, sinnvoll, wobei die Kernspintomographie in Sensitivität, Spezifität und Genauigkeit den anderen Methoden offenbar überlegen ist (Croll et al. 1996). Entgültig beweisen lässt sich eine Osteomyelitis nur durch die Knochenbiopsie.

16.4.4
Neurologische Untersuchung

Standard ist die Prüfung der Tiefensensibilität (Pallästhesie) mit der Stimmgabel nach Rydell-Seiffer (Abb. 16.2) über knöchernen Strukturen, an den Füßen über beiden Malleolen und dem Großzehengrundgelenk und anschließend an der Hand über dem Processus styloideus radii. Das Vibrationsempfinden wird in Achtel angegeben, sieben bis acht Achtel sind noch normal, weniger als zwei Achtel entsprechen einem fast aufgehobenen Vibrationsempfinden.

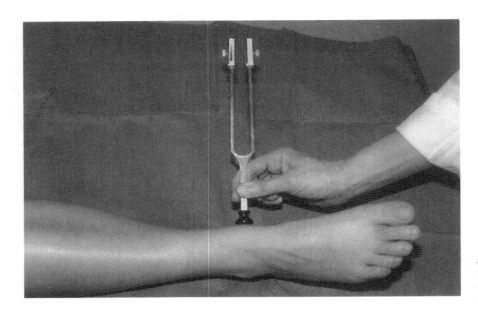

Abb. 16.2. Prüfung des Vibrationsempfindens mit der Stimmgabel nach Rydell-Seiffer

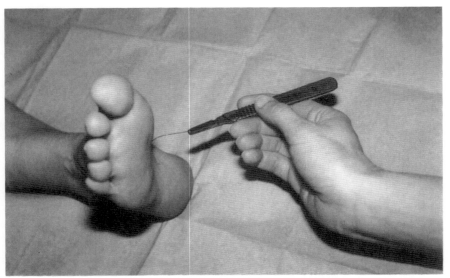

Abb. 16.3. Monofilament-Test mit dem Semmes-Weinstein-Filament

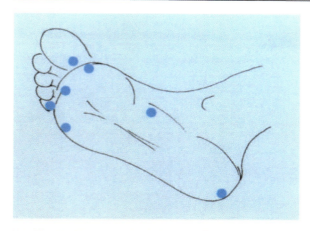

Abb. 16.4. Berührungspunkte beim Monofilament-Test

Im fortgeschrittenen Stadium fallen auch die Beineigenreflexe aus, wobei der Achillessehnenreflex zuerst betroffen ist.

Der Monofilament-Test mit dem Semmes-Weinstein-Filament (Abb. 16.3) prüft die Oberflächensensibilität. Er hat sich als Prädispositionsfaktor für das Amputationsrisiko als sensitiver erwiesen als der Stimmgabeltest und der Ausfall des Achillessehnenreflexes (McNeely et al. 1995). Bei Berührung mit einem definierten 10 g-Monofilament unter Ausübung von Druck bis zur leichten Biegung des Filaments an 5 unterschiedlichen Stellen plantar und lateral des Fußes müssen mindestens 3 Punkte sicher benannt werden (Abb. 16.4).

Die Spitz-Stumpf-Diskriminierung und das Kalt-Warm-Empfinden sind ebenfalls einfach durchführbare Tests zur Prüfung der Oberflächensensibilität.

16.4.5
Mikrobiologische Untersuchung

Alle Hautläsionen sollten sondiert werden, nach Entfernen der äußersten Schichten ist ein Wundabstrich erforderlich. Da alle tieferen Fußläsionen antibiotisch behandelt werden, hat man hierdurch eine Erregerbestimmung und kann nach Antibiogramm gezielt behandeln. Die frühe Gabe von Antibiotika ist erforderlich wegen des erhöhten Infektionsrisikos bei Diabetikern. Dies erklärt sich durch eine Dysfunktion der Phagozyten und eine verminderte Peroxidaseproduktion der Granulozyten (Gough et al. 1997).

16.4.6
Klassifizierung der Fußläsion

Findet sich eine Hautläsion z. B. auch im Bereich einer Schwiele, oder ein subkutanes Hämatom oder eine Rötung, z. B. im Bereich des Nagelfalzes, ist die Haut abzutragen, bevorzugt mit Pinzette, Hyperkeratosen auch mit Skalpell. Erst nach Débridement kann man das Ausmaß der Läsion genauer beurteilen.

Läsionen werden beschrieben nach Größe, Ausdehnung, Aussehen der Umgebung, sicht- oder tastbaren Strukturen. Die Einteilung nach Harkless und Mitarbeiter (Lavery et al. 1996) ist für die alltägliche Praxis nicht sonderlich hilfreich. Im Rahmen wissenschaftlicher Untersuchungen ist sie wohl unumgänglich, sie ist deshalb in Tabelle 16.1 aufgelistet.

16.5
Therapie des diabetischen Fußes
16.5.1
Optimierung der diabetischen Stoffwechsellage

Wie bei allen Folgeerkrankungen des Diabetes mellitus gilt auch für die Therapie des diabetischen Fußes die normnahe BZ-Einstellung als Grundvoraussetzung. Ziel ist ein HbA1c < 7,5%, um das Fortschreiten der Folgeprobleme weiter aufhalten zu können oder eingetretene Schäden in ihrer Ausprägung zu mildern. Bei Vorliegen einer diabetischen Gangrän sollten auch nichtinsulinpflichtige Diabetiker mit dem Ziel einer Absenkung des Grads der Hyperglykämie auf Insulin umgestellt werden. Dabei ist zu beachten, dass als Erfolg der Hyperglykämie die Granulozytenfunktion komprimittiert sein kann, so dass die Verbesserung des Blutzuckers vor geplanten operativen Eingriffen ein lohnendes Ziel darstellt. Systematische Studien, welche die Korrektur anderer Mangelerscheinungen der häufig beim Diabetiker anzutreffenden Zinkdefizienz untersucht haben, liegen nicht vor, können aber im Einzelfall in Ergänzung zur Verbesserung der diabetischen Stoffwechsellage eingesetzt werden (Mason et al. 1999a, b).

16.5.2
Lokale Therapie der Fußläsionen

Ist es zu einer Läsion gekommen, sollte die Therapieentscheidung interdisziplinär nach einem festen Schema erfolgen (Abb. 16.5).

Hyperkeratosen werden abgetragen, entweder nach einem maximal 5-minütigem Fußbad, das mit-

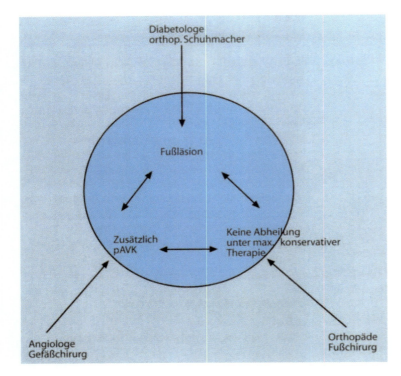

Abb. 16.5. Interdisziplinäres Therapiekonzept

tels Thermometer kontrolliert nur eine Temperatur von 37 °C haben sollte, vorsichtig mit Skalpell durch den Arzt oder mit Bimsstein durch den Patienten selbst. Nach jedem Fußbad muss der Fuß gut abgetrocknet werden, auch in den Zehenzwischenräumen. Oberflächliche Defekte können trocken behandelt oder mit fetthaltiger Gaze abgedeckt werden. Tägliche Verbandswechsel verstehen sich von selbst.

Die Behandlung orientiert sich am Ausmaß des Befundes und am Wundheilungsstadium. Voraussetzung für die Abheilung aller Läsionen ist die konsequente Entlastung des Fußes. Bei subdermalen, nicht infizierten Hämatomen unter Hyperkeratosen und rein oberflächlichen Defekten kann dies mit geeignetem Schuhwerk erreicht werden. Bereits hier ist die Zusammenarbeit mit einem orthopädischen Schuhmacher erforderlich, der eine spezielle Ausbildung über den diabetischen Fuß hat.

Bei allen tieferen Läsionen muss die Entlastung komplett sein, d. h. Vorfußentlastungsschuh, Unterarmgehstützen und Rollstuhl, ggf. strenge Bettruhe. Ist dies ambulant nicht möglich, muss der Patient stationär aufgenommen werden.

Tägliches Abtragen von Nekrosen und Fibrinbelägen – bei Patienten mit pAVK unter ausreichender Analgesie mit einem potenten Schmerzmittel – ist obligat. Tiefere Läsionen werden sondiert und gespült.

Liegt eine tiefe Gangrän, z. B. mit Taschenbildung vor, die auch mit Spülkatheter nicht erreicht wird, ist eine Inzision durch den Chirurgen, ggf. auch in Kurznarkose, erforderlich, wobei das genaue Vorgehen im Vorfeld in interdisziplinärer Runde besprochen werden muss.

Ist der Wundgrund sauber, werden Rivanol/Chinosol oder jodhaltige Lösungen und Salben nicht verwendet, da sie die Bildung von Granulationsgewebe hemmen. Zur Wundsäuberung eignen sich Streptokinase (z. B. Variidase) oder Desoxyribonuklease.

Die systemische Antibiose ist bei allen nicht oberflächlichen Defekten indiziert, ein Antibiogramm erleichtert die Auswahl der Antibiotika. Ambulant können Gyrasehemmer, Clindamycin wegen der guten Gewebegängigkeit oder ein orales Cephalosporin gegeben werden. Bei stationären Patienten sollte auf eine Antibiose i.v. in der Regel nicht verzichtet werden (Mason et al. 1999b).

Heilt ein Ulkus unter optimaler lokaler und langfristiger antibiotischer Therapie nicht ab und liegt keine schwere pAVK vor, muss von einer Osteomyelitis ausgegangen werden. In diesen Fällen ist eine Minor-Amputation bzw. Resektion erforderlich, die mit einem engagierten „Fußchirurgen" diskutiert werden sollte. Es ist darauf hinzuweisen, dass eine Osteomyelitis u. U. erst in einem Jahr abheilt.

In der Erprobungsphase befindet sich die supportive Therapie mit GCSF (granulocyte-colony stimulating factor) bei ausgedehnteren Infektionen. Bisher liegen Studien mit geringen Fallzahlen vor, so von Gough et al. (1997), die an 40 Patienten unter der Gabe von GCSF im Vergleich zu Plazebo eine signifikant kürzere Behandlungsdauer benötigten. Ob diese teure Therapie routinemäßig eingesetzt werden sollte, ist fraglich. Bei schlechter Abheilungstendenz ist sie als Ultima ratio sicher zu diskutieren.

Zusammenfassend gilt, dass jeder Patient mit diabetischer Gangrän vor einer Amputation in einer speziell eingerichteten Fußambulanz untersucht werden sollte, um sämtliche konservative Therapiemöglichkeiten auszuschöpfen. So können unnötige Amputationen vermieden werden.

Die folgenden Pflegemaßnahmen sind bei Risikopatienten durchzuführen:

- tägliche Inspektion der Füße
  Achten auf Risse, Druckstellen, Rötungen, Blasen, blutunterlaufene Stellen, Hornhautstellen
- tägliches Fußbad
  Wassertemperatur maximal 37 °C, Dauer maximal 5 min, anschließend Hautpflege mit fetthaltigen Cremes
- einmal wöchentlich Nagelpflege, Hornhautpflege
- Strümpfe/Socken
  täglicher Wechsel, gewebtes Material ohne Nähte
- Schuhe
  auf ausreichende Größe achten, regelmäßiger Wechsel der Schuhe, vor dem Tragen austasten des Schuhinneren

16.5.3
Therapie bei zusätzlich bestehender pAVK

Die Diagnostik bei Verdacht auf pAVK wurde bereits erwähnt. Bei Nachweis einer relevanten pAVK ist angiologischer Rat hinzuzuziehen.

Die konservative Behandlung beinhaltet einen Thrombozytenaggregationshemmer, z. B. Aspirin 300 mg oder Tiklyd 2×250 mg bei Aspirinunverträglichkeit. Gehtraining ist sinnvoll, jedoch nur bei fehlenden oder abgeheilten Läsionen.

Wie Pyörälä et al. (1997) zeigen konnten, profitieren Diabetiker mehr noch als Nicht-Diabetiker von der Gabe eines Lipidsenkers auch bei normalen Serumcholesterinwerten. Getestet wurde Simvastatin. Nachweislich wurde das Risiko für eine KHK gesenkt, die Ergebnisse sind u. E. auch bezüglich der peripheren arteriellen Verschlusskrankheit aussagefähig; Studien stehen allerdings noch aus.

Liegt eine Angiographie vor, sollte mit Angiologen und Gefäßchirurgen das weitere Vorgehen besprochen werden. Möglichkeiten sind die PTA bei kurzstreckigen und gut zugänglichen Stenosen, auch im Unterschenkelbereich, TEA und Bypass-Operationen, wobei die Ergebnisse im Unterschenkelbereich in großen Zentren auch bei Diabetikern erstaunlich gut sind (Mohan et al. 1996).

16.5.4
Therapie der diabetischen Polyneuropathie

Die DCCT-Studie hat bewiesen, dass sich gerade die dPNP unter einer guten Stoffwechselkontrolle häufig bessert. Die normnahe BZ-Einstellung ist bislang die einzige kausale Therapie dieser Folgeerkrankung. Umstrittene und z. T. erfolglose Therapien sind die Gabe von „neurotropen" Vitaminen (Vitamin B1, B6, B12 und Folsäure), wobei festzustellen ist, dass die dPNP keine Vitaminmangelerkrankung ist.

Auch α-Liponsäure kann eine Polyneuropathie nicht günstig beeinflussen. Zur enteralen und parenteralen Applikation fehlen positive Ergebnisse mit wichtigen klinischen Endpunkten (s. Kap. 15).

Wie in Kapitel 15 beschrieben sind Therapieversuche mit myo-Inosit und Aldosereduktasehemmern erfolglos geblieben.

In der Testphase befinden sich Nervenwachstumsfaktoren, über deren Wirksamkeit noch keine Aussage gemacht werden kann.

Bei neuralgiformen Schmerzen können zur symptomatischen Therapie Antikonvulsiva wie Carbamazepin, niederpotente Neuroleptika zur Dämpfung der Schmerzwahrnehmung, Thymoleptika wie Amitriptylin sowie Mexiletin eingesetzt werden. Zu beachten sind die kardialen Nebenwirkungen dieser Medikamente, z. T. sind die EKG-Kontrollen mit Bestimmung des QT-Intervalls notwendig.

Als Ultima ratio kann Capsaicin lokal angewandt werden, wobei es initial hierunter oft zu einer Zunahme der Schmerzen kommt.

16.6
Prophylaxe

16.6.1
Routineuntersuchungen bei Patienten mit Diabetes mellitus

Jeder Diabetiker ist in regelmäßigen Abständen vom Arzt zu untersuchen. Liegen keine diabetesassoziierten Folgeerkrankungen vor, sollten die Füße in jährlichen Abständen auf das Vorhandensein einer Polyneuropathie getestet und der Pulsstatus erhoben werden. Bei bestehender Polyneuropathie sind bei jedem Arztbesuch die Füße zu inspizieren und der Patient muss auf die geeignete Fußpflege hingewiesen werden (Mason et al. 1999a).

16.6.2
Prophylaxe bei bestehender diabetischer Polyneuropathie

Ist eine diabetische Polyneuropathie vorhanden, muss der Patient bezüglich Fußpflege geschult werden. Tägliche Inspektion der Füße, auch der Fußsohlen z. B. unter Zuhilfenahme eines Spiegels, sind notwendig, um Verletzungen rechtzeitig erkennen zu können. Nach dem täglichen Waschen der Füße sollten vor allem die Zehenzwischenräume gut abgetrocknet und die Füße eingecremt werden, da die in der Regel trockene Haut zu Rhagadenbildung neigt und dies Eintrittspforten für Erreger sind.

Liegt eine Tinea von Nägeln oder des Fußes vor, sollte sie behandelt werden.

Hyperkeratosen sind regelmäßig abzutragen, verwendet werden Bims oder andere nicht scharfe Schleifmittel.

Nagelpflege sollte nicht mit spitzen Scheren erfolgen, sondern mit Feilen, um Verletzungen zu vermeiden. Sind Patienten wegen Unbeweglichkeit oder eingeschränktem Visus nicht in der Lage, die Fußpflege selbst zu übernehmen, sollten die nächsten Angehörige in die Schulung einbezogen und angelernt werden. Kann die Versorgung durch Patient oder Angehörige nicht gewährleistet werden, empfiehlt sich eine medizinische Fußpflege durch eine speziell geschulte Kraft[a].

Laufen ohne oder mit offenen Schuhen ist wegen der potentiellen Verletzungsgefahr zu vermeiden. Sogenannte Gesundheitsschuhe mit hohen Korkrändern sind nicht geeignet.

---

[a] Auskünfte über speziell geschulte Fußpfleger erteilt der Zentralverband der Med. Fußpfleger e. V., Johannisstr. 12 in 58452 Witten, Tel. 02302-83781

Geeignetes Schuhwerk, z. B. Konfektionsschuhe mit diabetesadaptierten Einlagen, industriell gefertigte und speziell auf den diabetischen Fuß abgestimmte Schuhe oder orthopädische Schuhe nach Maß verhindern die Entstehung neuer Hyperkeratosen und Druckstellen. Kontrollen der Schuhe sind weiterhin in größeren Abständen erforderlich, denn jeder Schuh verändert sich im Laufe der Tragzeit.

Vom Patienten als „bequem" empfundenes Schuhwerk ist häufig ungeeignet, denn der neuropathische Fuß zwängt sich problemlos ohne Schmerzen in engste Schuhe.

16.6.3
Prophylaxe nach abgeheiltem Ulkus

Ist ein Ulkus weitestgehend abgeheilt, sollte der Patient orthopädische Schuhe tragen, die in regelmäßigen Abständen auf Passgenauigkeit überprüft und ggf. korrigiert werden müssen. Pedographische Druckmessungen haben sich bei diesen Überprüfungen bewährt und sollten bei Hochrisikopatienten regelmäßig eingesetzt werden (Veves et al. 1992).

16.7
Neurogene Arthropathie – Charcot-Neuroarthropathie

In strenger Assoziation zum Vorliegen einer diabetischen Neuropathie kann sich eine Charcot-Neuroarthropathie entwickeln. Diese Form der destruktiven Arthropathie wurde 1868 von Jean Marie Charcot beim Tabes dorsalis beschrieben. Es handelt sich um eine Veränderung, die bei Diabetikern mit längerer Diabetesdauer in bis zu 1% der Fälle vorkommen kann, bei Patienten, die bereits ein neuropathisches Ulkus erlitten haben in bis zu 15% der Fälle (Young 1999; Young et al.1994). Gleichwohl wird diese Erkrankung nur selten erkannt. Sie manifestiert sich meist nach einem als trivial einzustufenden Trauma mit einer deutlichen Schwellung des Fußes, Temperaturerhöhung, die differentialdiagnostisch auch an einen Infekt denken lässt, und Beschwerden im Bereich des unteren Sprunggelenks. Die deutlich verstärkte Remodellierung der Knochen des Fußskeletts, verbunden mit dem Fehlen einer entsprechenden Entlastung, kann zu einer massiven, sich in kurzer Zeit einstellenden Deformierung des Fußes führen. Der Einsatz von modernen Aminobisphosphonaten, die als Inhibitoren des verstärkten Knochenumbaus eingesetzt werden können, kann bezüglich der Effektivität noch nicht abschließend beurteilt werden. Im Einzelfall ist eine Anwendung indiziert. Gleichwohl ist dies neben der Entlastung des Gelenks eine der möglichen Therapieoptionen, um den deutlich verstärkten Umbau des Knochens inhibieren zu können. Die Risikofaktoren für den Charcot-Fuß werden im Folgenden dargestellt (Sammarco 1991; Selby et al. 1994).

> **Risikofaktoren für den Charcot-Fuß**
> - Diabetesdauer >15 Jahre
> - schwere periphere Neuropathie
> - autonome Neuropathie
> - vorbestehende Osteoporose
> - weitere diabetesassoziierte Folgeerkrankungen
> - Frauen mit Essstörungen
> - Zustand nach Organübertragung

16.7.1
Informationen zum diabetischen Fuß – Interdisziplinäres Versorgungskonzept

Zusammenfassend gilt, dass jeder Patient mit diabetischer Gangrän vor einer Amputation in einer speziell eingerichteten Fußambulanz untersucht werden sollte, um sämtliche konservativen Therapiemöglichkeiten auszuschöpfen. So können unnötige Amputationen vermieden werden.

Bereits bei bestehender dPNP ist die Zusammenarbeit mit einem orthopädischen Schuhmacher mit spezieller Ausbildung über den diabetischen Fuß erforderlich. Insgesamt hat sich eine interdisziplinäre Betreuung (s. Abb. 16.5) für die Hochrisikopatienten bewährt.

Literatur

Anand P, Terenghi G, Warner G, Kopelman P, Williams-Chestnut RE, Sinicropi DV (1996) The role of endogenous nerve growth factor in human diabetic neuropathy. Nat Med 2: 703–707

Apelqvist J, Ragnarson TG, Larsson J, Persson U (1995) Long-term costs for foot ulcers in diabetic patients in a multidisciplinary setting. Foot Ankle Int 16: 388–394

Croll SD, Nicholas GG, Osborne NIA, Wasser TE, Jones S (1996) Role of magnetic resonance imaging in the diagnosis of osteomyelitis in diabetic foot infections. J Vasc Surg 24: 266–270

Gough A, Clapperton M, Rolando N, Foster AVM, Philpott-Howard J, Edmonds ME (1997) Randomised placebo-controlled trial of granulocyte-colony stimulating factor in diabetic foot infection. Lancet 350: 855–859

Gregersen G, Børsting H, Theil P, Servo C (1978) Myoinositol and function of peripheral nerve in human diabetics. A controlled clinical trial. Acta Neurol Scand 58: 541–548

Jömeskog G, Brismar K, Fagrell B (1995) Skin capillary circulation severely impaired in toes of patients with IDDM, with and without late diabetic complication. Diabetologica 38: 474–480

Larsson J, Apelqvist J, Agardh CD, Stentstrom A (1995) Decreasing incidence of major amputation in diabetic patients: a consequence of a multidisciplinary foot care team approach. Diabet Med 12: 770–776

Lavery LA, Amstrong DG, Harkless LB (1996) Classification of diabetic foot wounds. J Foot Ankle Surg 35: 528–531

Lehto S, Rönnemaa T, Pyörälä K, Laakso M (1996) Risk factors predicting lower extremity amputations in patients with NIDDM. Diabetes Care 19: 607–612

Mason J, O'Keeffe C, McIntosh A, Hutchinson A, Booth A, Young RJ (1999a) A systematic review of foot ulcer in patients with Type 2 diabetes mellitus. I: prevention. Diabet Med 16: 801–812

Mason J, O'Keeffe C, McIntsoh A, Hutchinson A, Booth A, Young RJ (1999b) A systematic review of foot ulcer in patients with Type 2 diabetes mellitus. II: treatment. Diabet Med 16: 889–909

McNeely NJ, Boyko EJ, Ahroni JH, Stensel VL, Reiber GE, Smith DG, Pecoraro RF (1995) The independent contribution of diabetic neuropathy and vasculopathy in foot ulceration. How great are the risks? Diabetes Care 18: 216–219

Mohan CR, Hoballah JJ, Martinasevic M, Chalmers RT, Sharp WJ, Kresowik TF, Corson JD (1996) Revascularization of the ischemic diabetic foot using popliteal artery inflow. Int Angiol 15: 138–143

Nelson RG, Gohdes DM, Everhart JE, Hartner JA, Zwemer FL, Pettitt DJ, Knowler WC (1988) Lower-extremity amputations in NIDDM: 12 year follow-up study in Pima Indians. Diabetes Care 11: 8–16

Pyörälä K, Pedersen TR, Kjekshus J, et al., (1997) Cholesterol lowering with simvastatin improves prognosis of diabetic patients with coronary heart disease: a subgroup analysis of the Scandinavian simvastatin survival study (45). Diabetes Care 20: 614–620

Rith-Najarian SJ, Stolusky T, Gohdes DM (1992) Identifying diabetic patients at high risk for lower-extremity amputation in a primary health care setting. Diabetes Care 15: 1386–1389

Sammarco GJ (ed) (1991) Diabetic arthropathy. In: The foot in diabetes. Lea and Fabiger, Philadelphia, pp 152

Selby JV, Zhang D (1995) Risk factors for lower extremity amputation in persons with diabetes. Diabetes Care 18: 509–603

Selby JV, Young MJ, Boulton AJM (1994) Pamidronate in the treatment of diabetic Charcot neuropathy. Diabet Med 11: 28–31

Trautner C, Haastert B, Giani G, Berger M (1996) Incidence of lower limb amputations and diabetes. Diabetes Care 19: 1006–1009

Veves A, Murray HJ, Young MJ, Boulton AJM (1992) The risk of foot ulceration in diabetic patients with high foot pressure: a prospective study. Diabetologia 35: 660–663

Ido Y, Vindigni A, Chang K, Stramm L, Chance R, Heath WF, DiMarchi RD, DiCera E, Williamson JR (1997) Prevention of vascular and neural dysfunction in diabetic rats by C-peptide. Science 277: 563–566

Young MJ (1999) The management of neurogenic arthropathy: a tale of two Charcots. Diabetes Metab Res Rev 15: 59–64

Young MJ, Breddy JL, Veves A, Boulton AJM (1994) The prediction of diabetic neuropathic foot ulceration using vibration perception thresholds: a prospective study. Diabetes Care 17: 557–560

17 Adipositas

A. Schäffler, K.-D. Palitzsch

Inhaltsverzeichnis

17.1 Definition und Epidemiologie 244
17.2 Anatomie, Einteilung und Physiologie des Fettgewebes 246
17.2.1 Anatomie 246
17.2.2 Einteilung und Charakteristika von Adipozyten 247
17.3 Pathophysiologie der Adipositas 248
17.3.1 Regulationsphasen der Nahrungsaufnahme 248
17.3.2 Ebenen der Regulation von Nahrungsaufnahme und Energiehaushalt 250
17.3.3 Neuere Erkenntnisse der Adipositasforschung 251
17.4 Einteilung der Adipositasformen 253
17.4.1 Primäre Adipositas 253
17.4.2 Sekundäre Adipositas 254
17.5 Komplikationen der Adipositas 258
17.5.1 Arterieller Hypertonus 258
17.5.2 Pulmonaler Hypertonus 259
17.5.3 Hyper-/Dyslipoproteinämie 259
17.5.4 Insulinresistenz und Diabetes mellitus Typ 2 259
17.5.5 Hyperurikämie 260
17.5.6 Endokrines System 260
17.5.7 Weitere Begleit- und Folgeerkrankungen 260
17.5.8 Adipositas und Gravidität 261
17.6 Diagnose der Adipositas 261
17.6.1 Beispiel: Patient X 262
17.6.2 Methoden der Adipositasdiagnostik 262
17.7 Therapie der Adipositas 262
17.7.1 Reduktion und Modulation der Energieaufnahme 263
17.7.2 Steigerung der Energieausgabe 263
17.7.3 Änderung des Verhaltens 264
17.7.4 Medikamentöse Ansätze zur Therapie der Adipositas 264
17.7.5 Invasive bzw. chirurgische Maßnahmen 264
17.8 Ausblick 266
Literatur 266

Übersicht Unter Adipositas versteht man ein in Relation zur Körpergröße erhöhtes Körpergewicht.

Die früher verwendete Broca-Formel zur Berechnung des Normalgewichtes (Köpergröße in Zentimeter minus 100 = Normalgewicht in Kilogramm) sollte nicht mehr zur Anwendung kommen. Besonderer Bedeutung als Messgröße kommt heute dem sog. Körpermasseindex („body mass index" = BMI) zu, welcher sich nach folgender Formel berechnet:

BMI = Körpergewicht (kg) : Körpergröße zum Quadrat (m²)

17.1 Definition und Epidemiologie

Tabelle 17.1 zeigt die Definition des Grades der Adipositas in Anlehnung an die WHO-Definition. Eingesetzt wurde hier der Body Mass Index (BMI) als Beurteilungskriterium.

Adipositas entsteht als Folge von physischen (Ausmaß der körperlichen Betätigung), psychischen (z. B. Essstörungen, Gemütskrankheiten), sozialen (Familienverhältnisse, ungünstige Ernährungsgewohnheiten wie Überernährung und Fehlernährung) und genetischen Faktoren (Bouchard et al. 1993; Chagnon et al. 1997; Clement et al. 1995, 1996a,b; Krief u. Bazin 1991; Reed et al. 1996; Stunkard et al. 1986; 1990; Walston et al. 1995; Abb. 17.1 und 17.2). Der BMI (body mass index) adoptierter Kinder korreliert mit dem BMI ihrer biologischen Eltern, nicht aber unbedingt mit dem ihrer Adoptiveltern (Stunkard et al. 1986, 1990). Hieraus lässt sich auf das Vorhandensein genetischer Faktoren schließen. Aus Zwillingsuntersuchungen ergibt sich, dass Adipositas zu etwa 30% als Folge von Umweltbedingungen und zu etwa 70% als Folge von genetischen Faktoren entsteht. Hierbei handelt es sich sowohl um ein multifaktorielles als auch polygenes Geschehen (Bouchard et al. 1993).

Prinzipiell entsteht Adipositas als Folge eines Ungleichgewichts zwischen Energieaufnahme und Energieabgabe (Flier 1995), stellt also letztlich ein

Tabelle 17.1. Klassifikation (WHO) von Untergewicht, Normalgewicht und verschiedenen Graden der Adipositas nach höchster Lebenserwartung ohne Berücksichtigung des Alters

Klassifikation	BMI (Männer)	BMI (Frauen)
Untergewicht	<20	<19
Normalgewicht	20–25	19–24
Adipositas Grad I	25–30	24–30
Adipositas Grad II	30–40	30–40
Adipositas Grad III	>40	>40

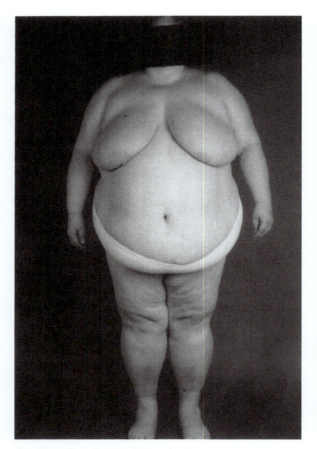

Abb. 17.1. Adipositas Grad III (nach WHO). Bei dieser Patientin bestanden außerdem ein arterieller Hypertonus sowie ein Diabetes mellitus Typ 2

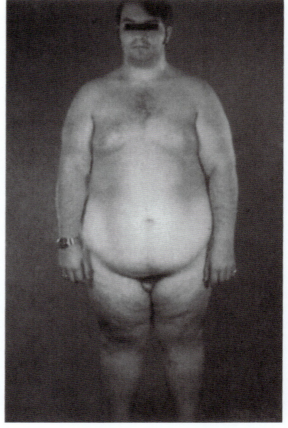

Abb. 17.2. Adipositas Grad II (nach WHO). Männliches (abdominelles) Fettverteilungsmuster

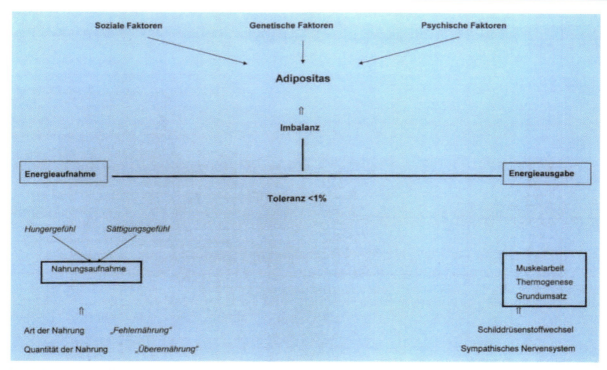

Abb. 17.3. Entstehung der Adipositas als Folge eines energetischen Ungleichgewichts

Bilanzproblem dar (Abb. 17.3). Die Energieaufnahme wird über die Nahrungsaufnahme (kalorischer Input), also über das Essverhalten und die damit verbundenen Mechanismen von Hunger- und Sättigungsgefühl beeinflusst. Die Energieausgabe erfolgt in Form von Muskelarbeit oder Produktion von Wärme (Thermogenese), zudem spielt das Niveau des (Ruhe-)Grundumsatzes, welcher vom Tonus des sympathischen Nervensystems sowie von der Schilddrüsenstoffwechsellage beeinflusst wird, eine wichtige Rolle. Der Regulation des Energiehaushalts liegt ein äußerst fein abgestelltes Regelsystem zugrunde, welches nur sehr geringe Imbalanzen toleriert. Eine vermehrte Energiezufuhr oder eine verringerte Energieausgabe in der Größenordnung von nur 1% würde innerhalb eines Jahres eine Gewichtszunahme von etwa 1 kg bedingen (= 30 kg Übergewicht in 30 Jahren). Andererseits ist die Fähigkeit der Energiespeicherung so effizient, dass ein gesunder normalgewichtiger Mensch bei totalem Nahrungsentzug ca. 2 Monate überleben kann.

Adipositas ist eine häufige Erkrankung mit steigender Tendenz (Deutsche Gesellschaft für Ernährung 1992; Gibbs 1996; Hauner 1996) nicht nur in den Industrienationen, sondern auch in Schwellenländern mit zunehmendem westlichen Einfluss (Friedmann 2000; Kopelman 2000). Derzeit erfüllen 59% aller US-Bürger (51,3% der Männer und 38,9% der Frauen) die Kriterien der Adipositas Grad I-III (Gibbs 1996). Somit gilt rein statistisch der normalgewichtige US-Bürger nicht mehr als „normal" -gewichtig. In der Bundesrepublik Deutschland sind in den alten Bundesländern 54,6% der Frauen und 39,7% der Männer übergewichtig; in den neuen Bundesländern sind es 48,1% der Männer und 37,2% der Frauen. Besorgniserregend ist hierbei insbesondere der steigende Prozentsatz massivst Adipöser bereits in jüngeren Lebensjahren (Palitzsch et al. 1996 unveröffentlicht). Berücksichtigt man die mit Adipositas im Zusammenhang stehenden Folgeerkrankungen wie arterielle Hypertonie, Diabetes mellitus Typ 2 bzw. Insulinresistenz, Dyslipoproteinämie, koronare Herzerkrankung (Lapidus 1984), zerebraler Insult, Cholezystolithiasis (Reid et al. 1971), thromboembolische Komplikationen, Tumorerkrankungen (Garfinkel 1985; Lews et al. 1979; Rimm et al. 1975) sowie Arthrosis deformans und die sich daraus ergebenden Kosten (Colditz 1992) im Gesundheitssystem (etwa 70 Mrd. US-Dollar im Jahre 1990 als Folge der medizinischen Behandlung sowie der Arbeitsausfälle), so ist dieser ansteigende Trend mehr als alarmierend.

17.2
Anatomie, Einteilung und Physiologie des Fettgewebes

17.2.1
Anatomie

Bezüglich der makroskopischen Anatomie unterscheidet man Fettgewebe unterschiedlicher Lokalisation:

a) abdominelles-viszerales-omentales Fettgewebe,
b) subkutanes-peripheres Fettgewebe,
c) retroperitoneales-perirenales Fettgewebe,
d) skapuläres Fettgewebe,
e) mammäres Fettgewebe,
f) Stütz-und Baufettgewebe (z. B. retroorbitales Fettgewebe, Corpus adiposum infrapatellare).

Die Fettgewebearten unterschiedlicher Lokalisation können sich in physiologischer und pathophysiologischer Hinsicht erheblich unterscheiden (Ricquier u. Cassard-Doulcier 1993; Ricquier et al. 1982; Löffler 1997). Insbesondere die omentale Adipositas weist einige Besonderheiten auf. Omentale Adipositas (Abb. 17.4) ist im Gegensatz zur peripher-subkutanen Adipositas mit einem erhöhtem Risiko für metabolische Begleiterkrankungen (Hyperlipidämie, arterielle Hypertonie, Insulinresistenz bzw. Diabetes mellitus Typ 2; thrombotische Erkrankungen, koronare Herzkrankung) verbunden (Nielsen u. Jensen 1997; Lapidus et al. 1984). Die omentale Adipositas ist somit häufig Teil des metabolischen Syndroms (früher: Syndrom X). Für das Hyper-Apo-B-Syndrom (familiäre Dyslipoproteinämie mit vermehrter hepatischer VLDL-Produktion, erhöhtem Plasma-LDL und verzögerter postprandialer Triglyzerid-Clearance) wurde gezeigt, dass omentale Adipozyten Triglyzeride weniger effektiv synthetisieren und schlechter auf das „acylation stimulating protein" (ASP), den potentesten Stimulator (Sniderman et al. 1991, Sniderman u. Cianflone 1994; Cianflone et al. 1989, 1994) des geschwindigkeitsbestimmenden Enzyms der Triglyzeridbiosynthese, der Diacylglycerol-acyltransferase, ansprechen (Cianflone et al. 1990). Zudem wird ausschließlich von omentalen Adipozyten-Vorläuferzellen die Isoform 1 der 11β-Hydroxysterioddehydrogenase gebildet, welche lokal im omentalen Fettgewebe aus Kortikosteron das aktive Kortisol bildet. Kortisol (und Insulin) selbst stimuliert dieses Enzym, so dass omentale Adipozyten einer konstanten Kortisol-Stimulation unterliegen. Diese Tatsache führte für die omentale Adipositas zu der Bezeichnung „Cushing's disease of the omentum" (Bujalska et al. 1997).

Im perirenalen Fettgewebe kann es im Rahmen eines Phäochromozytoms infolge der chronisch-sympathischen Stimulation zu einer Reaktivierung des thermogenetisch aktiven braunen Fettgewebes kommen (Ricquier et al. 1982). Das mammäre Fettgewebe zeichnet sich neben seiner Östrogensensitivität durch die Aktivität bestimmter Aromatasen aus. Die Bevorzugung bestimmter Fettgewebelokalisationen lässt vermuten, dass spezifische lokale Faktoren von Adipozyten gebildet werden; so ent-

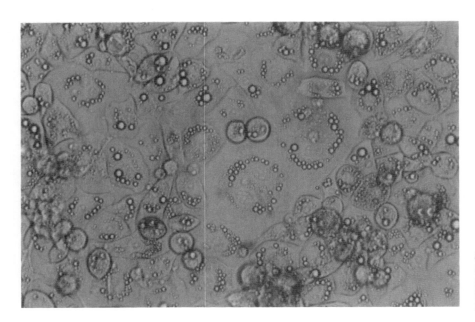

Abb. 17.4. Adipozyten mit perinucleolär angeordneten Lipidtröpfchen (differenzierte 3T3-L1-Präadipozyten der Maus)

wickelt sich beispielsweise nach der Transplantation von Bauchhaut eines adipösen Patienten an die Hand dort lokal ein „Fettbauch".

17.2.2 Einteilung und Charakteristika von Adipozyten

Der Baustein des Fettgewebes ist der Adipozyt (Ricquier u. Cassard-Doulcier 1993; Ricquier et al. 1982; Löffler 1997). Der Adipozyt des weißen Fettgewebes ist eine im Durchschnitt 80–100 μm messende, runde bis polyedrische, univakuoläre, triglyzeridspeichernde Zelle mit wenigen Mitochondrien. Durch die erhebliche Menge an gespeicherten Triglyzeriden erscheint der Kern abgeplattet und an den Rand der Zelle gedrückt, weshalb man deskriptiv auch von Siegelringzellen spricht. Bei der Adipozytenhypertrophie im Rahmen der Adipositas können diese Zellen bis zu 120 μm im Durchmesser groß werden. Der Adipozyt des braunen Fettgewebes misst ca. 30 μm im Durchmesser und weist als Besonderheit neben seines Glykogen- und Mitochondrienreichtums eine plurivakuoläre Struktur auf.

Der Adipozyt unterliegt einer Differenzierung vom Fibroblasten (Präadipozyt) zum reifen, triglyzeridspeichernden Adipozyten (s. Abb. 17.4). Die Differenzierung wird neben mehreren Induktoren wie Glukokortikoiden und Insulin im Wesentlichen über die 3 folgenden Transkriptionsfaktoren gesteuert: *CEBPα* (CCAAT-enhancer binding protein), *PPARγ₂* (peroxisome proliferator activated receptor) und *ADD-1/SREBP-1* (adipocyte determination and differentiation dependent factor-1/sterol regulatory element binding protein-1; Brun et al. 1996, 1997; Vidal-Puig et al. 1996; Tontonoz et al. 1994a,b; Schoonjans et al. 1997; Miller et al. 1996; Hwang et al. 1996; Flodby et al. 1996; Wang et al. 1995).

Klassischerweise werden 2 Arten von Adipozyten unterschieden: Der „braune" Adipozyt des braunen Fettgewebes (BAT = brown adipose tissue) und der „weiße" Adipozyt des weißen Fettgewebes (WAT = white adipose tissue). Im braunen Adipozyten erfolgt mittels des uncoupling protein (UCP) über eine Inhibition des Protonentransports an der inneren Mitochondrienmembran die Entkoppelung der oxidativen Phosphorylierung von der Zellatmung und somit die Produktion von Wärme anstatt von Energie in Form von ATP. Durch die Synthese von UCP kann der normalerweise einzig mögliche Weg der Protonen durch die innere Mitochondrienmembran über den Protonenkanal der ATP-Synthetase umgangen werden; durch diese „Entkoppelung" wird die entstehende Energie nicht in Form von ATP gespeichert, sondern in Form von Wärme freigesetzt. Daher spricht man auch vom thermogenetisch-aktivem Fettgewebe. Zur UCP-Synthese ist neben einer adrenergen (insbesondere $β_3$-adrenergen) Grundinnervation T3 notwendig, welches lokal im braunen Fettgewebe von der Typ-II-5'-Deiodinase (Typ II = hohe Affinität zu T4 und geringe Sensibilität gegenüber Propylthiouracil) gebildet wird. Lange Zeit wurde angenommen, dass das braune Fettgewebe nach der Säuglingsperiode einer irreversiblen Involution unterliegt. Die modernere CAT-Hypothese („convertible adipose tissue") besagt (Ricquier et al. 1982), dass bereits in utero 2 thermogenetisch aktive Fettgewebearten angelegt werden, nämlich BAT-Adipozyten und CAT-Adipozyten. CAT-Adipozyten tragen postpartal ebenso wie die BAT-Adipozyten zur Thermogenese bei und unterliegen dann qualitativen Veränderungen wie vermehrter Lipidspeicherung, Ersatz der UC-Mitochondrien in C-Mitochondrien sowie Reduktion der Vaskularisierung. Es wird derzeit erforscht, unter welchen Konstellationen es zu einer Reaktivierung von BAT-Adipozyten aus CAT-Adipozyten kommen kann, z. B. beim Phäochromozytom und anderen neuroendokrinen Tumoren, Alkoholismus, SID-Syndrom (sudden infant death syndrome) oder möglicherweise auch bei der Hyperthyreose. Tabelle 17.2 beschreibt die jeweiligen Charakeristika des BAT und WAT.

Der Adipozyt stellt nicht nur eine bloße triglyzeridspeichernde Zelle dar, sondern er produziert eine große Anzahl von Enzymen, Rezeptoren, Komplementfaktoren, Sekretproteinen und Mediatoren (Tabelle 17.3). Das gesamte Fettgewebe eines Men-

Tabelle 17.2. Charakteristika von braunen (BAT) und weißen Adipozyten (WAT)

Merkmale	BAT	WAT
Zelldurchmesser	30 μm	80–100–120 μm
Funktion	Thermogenese-Energieausgabe	Energiespeicherung
Verteilung	Restriktiv	Extensiv
Vaskularisierung	Extensiv	Spärlich
Innervation	Extensiv	Spärlich
Mitochondrien	Viele, betonte Cristae	Wenige, geringe Cristae
Lipidvakuolen	Multiloculär	Uniloculär
Fettsäuremetabolismus	Oxidation	Export
Kälteeinfluss	Ansprechen	Kein Ansprechen
UCP	Vorhanden (UCP-1)	Abwesend (UCP-2,-3?)
Typ-II-5'-Deiodinase	Vorhanden	Abwesend
Denervierung	Atrophie	Hypertrophie

Tabelle 17.3. Adipozyten-Produkte

Substanzklasse	Adipozyten-Produkt
Rezeptoren	α_1-, α_2-, β_1-, β_2-, β_3-adrenerge Rezeptoren Insulin-Rezeptor IGF1-Rezeptor ACTH-Rezeptor STH-Rezeptor PDGF-Rezeptor VLDL-Rezeptor Leptin-Rezeptor
Enzyme	Hormonsensitive Lipase Diacylglycerol-Acyltransferase Phosphoenolpyruvatcarboxykinase 11β-Hydroxy-Steroid-Dehydrogenase Glyzerinaldehyd-3-phosphat-Dehydrogenase PC-1 (Plasmazelldifferenzierungsantigen-1)
Zytokine	TNFα
Komplementfaktoren	C3 C3a C3adesArg (= ASP) Faktor D (= Adipsin) Faktor B C1-Inhibitor C1r Properdin
Renin-Angiotensin-Aldosteron-System	Angiotensinogen Renin-Binding-Protein Angiotensin-Rezeptor
Adipozytenspezifische Proteine	aP2 (adipocyte lipid binding protein) UCP-1 Leptin Acrp30 (= AdipoQ = APM-1 = GBP-28)
Transportproteine	Glut4 (= Glukosetransporter)

schen kann als „endokrine Drüse" angesehen werden, welche nicht nur rezeptiv, sondern vielmehr interaktiv mit den Regelkreisen von Nahrungsaufnahme, Energiehaushalt und Gewichtsregulation verschaltet ist.

Die Entwicklung der Adipositas kann sowohl mit Adipozytenhypertrophie als auch mit Adipozytenhyperplasie einhergehen. Bei steigendem BMI werden zunächst die subkutanen, dann die omentalen Adipozyten mit Triglyzeriden beladen. Mit zunehmendem BMI steigt der Lipidgehalt des einzelnen Adipozyten bis zu einer Grenze von ca. 1,1 µg Lipid/Zelle; bei Überschreiten dieser Grenze setzt die Adipozytenhyperplasie ein.

17.3 Pathophysiologie der Adipositas

17.3.1 Regulationsphasen der Nahrungsaufnahme

Die im Rahmen der Nahrungsaufnahme ablaufenden Regulationsmechanismen lassen sich formell in 3 Phasen (Schusdziarra 1984, 1985, 1986) unterteilen, die aber nicht getrennt voneinander existieren, sondern vielmehr ineinander übergreifen und sich letztlich überlagern: Man unterscheidet eine zephale, eine gastrale und eine intestinale Phase.

Faktoren wie Erwartung, Anblick, Geruch und Geschmack der Speisen induzieren die zephale Phase. Hierdurch werden ZNS-Strukturen aktiviert, welche ihre Impulse vorwiegend über den N. vagus zum Magen senden. Eine Vagotomie unterbricht die zephale Phase.

Die gastrale Phase beginnt mit der Anwesenheit der Speisen im Magen; sie ist geprägt durch Faktoren wie Magendehnung, chemische Stimuli gewisser Nahrungsbestandteile und pH-Veränderungen.

Mit dem Übertritt des Chymus in das Duodenum beginnt die intestinale Phase, welche ebenfalls durch Faktoren wie Dehnung der Darmwand und chemische Einflüsse bestimmter Nahrungsbestandteile charakterisiert ist.

Letztlich überlagern sich die 3 genannten Phasen; nur ganz zu Beginn der Nahrungsaufnahme ist ausschließlich die zephale Phase aktiviert.

17.3.1.1 Zephale Phase

Erste Hinweise auf die Beteiligung zentralnervöser Strukturen auf die Magensaftsekretion bei Hunden gehen auf die Arbeiten von Pavlov (1902, 1927) über die Ausbildung bedingter, konditionierter Reflexe zurück. Die mittels einer Ösophagusfistel bewerkstelligte Scheinfütterung bei Hunden induzierte über die optischen, olfaktorischen und gustatorischen Reize bzw. über einen neutralen akkustischen Reiz im Sinne eines bedingten Reflexes eine starke Zunahme der Magensaftproduktion, welche Pavlov über Ableitung aus einem hergestellten blinden Nebenmagen (unter Erhalt der vagalen Innervation und der Blutversorgung) via Magenfistel nachweisen konnte.

Für die zephale Phase spielen optische, olfaktorische und gustatorische Sinnesreize eine Rolle. Diese Informationen müssen zur integrierenden Verarbeitung an den Hypothalamus weitergeleitet werden.

Die von der Retina aufgenommenen Informationen fließen über den Tractus retinohypothalamicus

(Mason u. Lincoln 1976; Hendrickson et al. 1972; More 1973; Swanson u. Cowan 1975) dem Nucleus supraopticus und dem Nucleus arcuatus des Hypothalamus zu. Vom Nucleus supraopticus bestehen Verbindungen zum Nucleus ventromedialis und dorsomedialis hypothalami, außerdem zum Nucleus arcuatus und zum Nucleus dorsalis nervi vagi.

Der Informationsfluss von der Riechschleimhaut der Nase (regio olfactoria) erreicht über den Tractus olfactorius das limbische System, nämlich die Amygdala und den Hippokampus.

Das limbische System ist über die zentrale Struktur des Gyrus cinguli (enthält peptiderge Zellen) sowohl mit der Riechrinde als auch mit dem Hypothalamus verbunden.

Die Geschmacksreize erreichen via Chorda tympani, N. glossopharyngeus und N. vagus den Nucleus tractus solitarii (Kerr 1962; Astrom 1953; Rhoton et al. 1966; Torvik 1956). Von hier besteht aufsteigend eine direkte und über den Nucleus parabrachialis eine indirekte Verbindung zu den Hypothalamuskernen und auch zu den Amygdala des limbischen Systems.

Der angesprochene Nucleus tractus solitarii sendet auch direkte Verbindungen an den Nucleus paraventricularis, dorsomedialis und arcuatus des Hypothalamus (Norgren u. Leonhard 1973; Koh u. Ricardo 1978; Ricardo u. Koh 1978).

Viszerosensible Afferenzen aus dem Gastrointestinaltrakt fließen über afferente Vagus- und Splanchnikusfasern dem Nucleus tractus solitarii zu, von wo aus, wie oben ausgeführt, aufsteigende Verbindungen zum Hypothalamus ihren Ausgang nehmen.

Der Nucleus tractus solitarii hat eine zentrale Stellung inne, da in ihm Afferenzen umgeschaltet werden und absteigende Efferenzen zu den motorischen Kernen des N. facialis, des N. trigeminus, des N. hypoglossus und außerdem zu den Vaguskernen (Nucleus ambiguus und Nucleus dorsalis nervi vagi) existieren. Zudem gehen Efferenzen an die sympathischen Ursprungskerne in der Columna intermediolateralis des Rückenmarkes (Norgren 1978; Loewy u. Burton 1978).

Die Verbindung zwischen ZNS und Gastrointestinaltrakt erfolgt vor allem über den N. vagus. Als Endstrecke innerviert der N. vagus entweder direkt den Gastrointestinaltrakt oder er sendet Fasern zu den prävertebralen Plexus (Plexus coeliacus, Plexus mesentericus superior); in diese Plexus strahlen auch sympathische Bahnen der Nn. splanchnici ein.

17.3.1.2
Gastrale Phase

Die gastrale Phase beginnt mit dem Übertritt der aufgenommenen Nahrungssubstanzen in den Magen; die gastrale Phase ist unter physiologischen Bedingungen nicht isoliert aktiv, sondern von der zephalen Phase überlagert. Unter Versuchsbedingungen lassen sich mittels Einbringen von Nahrungssubstanzen in das Magenlumen über Sonden die gastral ausgelösten Effekte simulieren.

Die Funktionen des Magens umfassen neben einer Reservoirfunktion das Durchmischen und Zerkleinern der Nahrung, die dosierte Abgabe des Chymus in das Duodenum, die Sekretion von pepsin- und säurehaltigem Magensaft und damit die optimale Vorbereitung für die weitere Aufschlüsselung der Nahrungssubstanzen.

Mechanismen wie Magendehnung, Anwesenheit von Fetten, Kohlenhydraten und Proteinen im Magen sowie Veränderungen des intragastralen pH-Wertes infolge der Nahrungssubstanzen lösen eine Reihe von Effekten bezüglich der exokrinen und endokrinen Magenfunktionen aus. Während der gastralen Phase werden endokrine, parakrine und neurokrine Systeme parallel aktiviert.

Durch die zephale Phase ist der Magen auf die ankommenden Nahrungsbestandteile vorbereitet worden. In der gastralen Phase werden die an der Nahrungsverwertung beteiligten extragastralen Organe wie exokrines/endokrines Pankreas, Leber, Dünndarm, Gallenblase im Sinne einer feedforward-Funktion auf die zu erwartende Nahrung vorbereitet. So stimuliert Gastrin beispielsweise die Enzymsekretion des Pankreas und die Entleerung der Gallenblase (Valenzuela et al. 1976).

In der gastralen Phase erfolgt auch eine Rückmeldung zum ZNS. So wird für das Sättigungsgefühl unter anderem die Magendehnung während der gastralen Phase verantwortlich gemacht (Beck et al. 1993).

17.3.1.3
Intestinale Phase

Die intestinale Phase beginnt mit dem Übertritt des Chymus in das Duodenum.

Hierbei spielen die Aktivierung des intrinsischen Nervensystems und die Freisetzung gastrointestinaler Hormone, Neuropeptide und Gewebefaktoren eine Rolle.

Die intestinale Phase umfasst die Kontrolle der Motilität und somit die optimale Kontaktzeit der Nahrung mit der Mucosa. Auch auf die Aktivität von Gallenblase, exokrinem und endokrinem Pankreas nehmen die Steuerungsmechanismen der intestinalen Phase Einfluss.

Als Beispiel für eine Freisetzung gastrointestinaler Hormone werden Sekretin und CCK (Cholezystokinin) erwähnt.

Die Ansäuerung des Duodenums und die Einnahme einer gemischten Mahlzeit induzieren eine signifikante Anhebung der endokrinen Sekretinfreisetzung (Schaffalitzky de Muckadell u. Fahrenkrug 1978; Kim et al. 1979; Chey et al. 1978). Sekretin bewirkt bekannterweise die Sekretion eines wässrigen bicarbonatreichen Pankreassafts.

Säure, Fett und Aminosäuren stimulieren die CCK-Sekretion aus Duodenum und Jejunum (Go et al. 1974; Meyer 1974). CCK bewirkt die Freisetzung eines enzymreichen Pankreassafts und eine Zunahme der Gallenblasenkontraktionen.

Neben CCK und Sekretin ist eine Vielzahl weiterer in der Darmmucosa lokalisierter Hormone an den Regulationsmechanismen während der intestinalen Phase beteiligt, wie z. B. GIP, Motilin, Neurotensin, Somatostatin, Enteroglukagon, VIP (vasoaktives intestinales Polypeptid) und GLP I (glucagen-like peptide I; Schusdziarra 1985).

Auch von der intestinalen Phase gehen feedback-Mechanismen aus. So existieren z. B. Hinweise für intestinale Sättigungsmechanismen (Liebling et al. 1975). Eine als „Bulbogastronmechanismus" bezeichnete Reduktion der Magensäuresekretion durch Ansäuerung des Bulbus duodeni stellt eine weitere Form von Rückkoppelung dar (Andersson 1984; Andersson u. Uvnäs 1961). Auch wurde gezeigt, dass die Anwesenheit von Fett, Eiweiß und Kohlenhydraten im Dünndarm Einfluss auf die Geschwindigkeit der Magenentleerung nehmen (Miller et al. 1981).

17.3.2
Ebenen der Regulation von Nahrungsaufnahme und Energiehaushalt

An der Regulation von Nahrungsaufnahme, Energiehaushalt und Thermogenese sind 3 Ebenen beteiligt:

- *zentrale Ebene:* zerebrale Strukturen, insbesondere der Hypothalamus sowie die autonomen Kerngebiete als Ursprung des sympathischen und parasympathischen Nervensystems;
- *Vermittlungsebene:* Zirkulation (Hormone, Mediatoren) und Strukturen des sympathischen und parasympathischen Nervensystems (Neurotransmitter);
- *periphere Ebene:* Muskelzelle, weiße und braune Fettzelle, pankreatische β-Zelle.

17.3.2.1
Zentrale Ebene

Klinisch ist bekannt, dass pathologische Prozesse im Hypothalamusbereich mit Störungen des Essverhaltens wie Magersucht oder Fettsucht einhergehen.

Die Stimulation im lateralen Hypothalamus (LH) induziert eine anabole Stoffwechsellage und Steigerung der Nahrungsaufnahme (Frohman u. Bernardis 1971; Jong et al. 1977; Misher u. Brooks 1966; Powley 1977), die Stimulation des ventromedialen Hypothalamus (VMH) hingegen eine katabole Stoffwechsellage und eine Reduktion sowohl der Nahrungsaufnahme als auch der HCl-Produktion (Zukoski et al. 1963; Hoebel u. Teitlebaum 1962; Frohman u. Bernardis 1971; Jong et al. 1977; Misher u. Brooks 1966).

Diese Hinweise belegen eine zentrale Rolle des Hypothalamus für die mit der Nahrungsaufnahme verbundenen Vorgänge, wobei sich ventromedialer Hypothalamus (Katabolismus, Sättigungszentrum, Reduktion der Nahrungsaufnahme und der HCl-Produktion) und lateraler Hypothalamus (Anabolismus, Appetitzentrum, Steigerung der Nahrungsaufnahme und der HCl-Produktion) gegenüberstehen.

Der Hypothalamus präsentiert sich als vielseitig verschaltete Integrationszentrale, welche alle für die Nahrungsaufnahme und -verarbeitung wichtigen Informationen erhält und integriert. Dies stellt die Voraussetzung für die hypothalamische Modulation der überwiegend parasympathisch/sympathisch vermittelten Mechanismen der Nahrungsaufnahme dar. Ebenfalls integriert in diese Prozesse ist das limbische System. Viele der ursprüglich im Gastrointestinaltrakt nachgewiesenen Hormone und Neuropeptide zeigen jedoch auch im ZNS ihre Wirkung bezüglich der Regulation der Nahrungsaufnahme. Tabelle 17.4 gibt hierüber einen Überblick. Beim NPY (Neuropeptid Y) handelt es sich um den derzeit potentesten Stimulator der Nahrungsaufnahme (Malabu et al. 1994; Marks et al. 1993; Kalra et al. 1991; Lewis et al. 1993; Zarjevski et al. 1994; White et al. 1990; Bchini-Hooft van Huijsduijnen et al. 1993; Beck et al. 1993; Billington et al. 1991; Jhanwar-Uniyal u. Chua 1993; Dryden et al. 1995; Egawa et al. 1990; Gerald et al. 1996; Stephens et al. 1995). Glucagen-like peptide I (GLP I) scheint auf zentraler Ebene ein Gegenspieler des NPY zu sein.

Tabelle 17.4. Einfluss gastrointestinaler Hormone/Neuropeptide auf die Nahrungsaufnahme nach Gabe in das ZNS. (Nach Schusdziarra 1984)

Substanz	Wirkung
NPY	Nahrungsaufnahme ↑
β-Endorphine	Nahrungsaufnahme ↑
GABA	Nahrungsaufnahme ↑
MCH	Nahrungsaufnahme ↑
Leptin	Nahrungsaufnahme ↓
GLP1	Nahrungsaufnahme ↓
Bombesin	Nahrungsaufnahme ↓
Calcitonin	Nahrungsaufnahme ↓
CCK-8	Nahrungsaufnahme ↓
CGRP	Nahrungsaufnahme ↓
Neurotensin	Nahrungsaufnahme ↓
VIP	Nahrungsaufnahme ↓
Insulin	Nahrungsaufnahme ↓

NPY Neuropeptid Y; *GABA* γ-Aminobuttersäure; *MCH* Melanin-concentrating hormone; *GLP-1* Glucagen-like peptide I; *CCK* Cholezystokinin; *CGRP* calcitonin gene related peptide; *VIP* vasoaktives intestinales Polypeptid.

17.3.2.2
Vermittlungsebene

Signalmoleküle des Adipozyten (z. B. Leptin, TNFα) werden in die Zirkulation abgegeben und erreichen entweder als Hormon (Leptin) oder als Mediator (TNFα) ihre Zielgewebe (Murakami u. Shima 1995; Zhang et al. 1994; Madej et al. 1995; Lynn et al. 1996; Tartaglia et al. 1995; Hotamisligil et al. 1993; Hotamisligil u. Spiegelman 1994). Bezüglich des autonomen Nervensystems ist von Bedeutung, dass es nicht nur die klassischen adrenergen und cholinergen Neurotransmitter/Neuromodulatoren benützt, sondern vielmehr auch peptiderge Neurotransmitter wie z. B. endogene Opioide, NPY, VIP, Substanz P.

17.3.2.3
Periphere Ebene

Bezüglich Energiehaushalt und Regulation von Nahrungsaufnahme und Gewicht sind insbesondere die periphere quergestreifte Muskelzelle (Glukoseaufnahme, Fettsäureoxidation, Verbrauch von Energie), die braune Fettzelle (Fettsäureoxidation, Thermogenese) und die weiße Fettzelle (Lipogenese, Lipolyse, Glukoseaufnahme) von Bedeutung. Sowohl Muskelzelle als auch weißer Adipozyt können eine Insulinresistenz entwickeln. So hemmt TNFα an der Muskelzelle das Insulinrezeptorsignaling sowie die Translokation des Glukosetransporters an die Plasmamembran. Thermogenese des braunen Adipozyten und Lipolyse des weißen Adipozyten sind $β_3$-adrenerg vermittelt. Die Thermogenese wird ansonsten durch T3, Kälteexposition und Leptin stimuliert, durch NPY inhibiert.

Abbildung 17.5 gibt einen schematischen Überblick über die genannten Ebenen der Regulation.

17.3.3
Neuere Erkenntnisse der Adipositasforschung

Bereits seit mehreren Jahrzehnten gingen Forscher aufgrund der Ergebnisse von Parabiose-Experimenten (hierbei wird der Kreislauf zweier Versuchstiere chirurgisch kurzgeschlossen) davon aus, dass es einen vom Fettgewebe gebildeten Faktor geben müsse, welcher dem ZNS signalisiert, wie viele Energiespeicher in Form von Triglyzeriden vorhanden sind, um so die Nahrungsaufnahme und Thermogenese den jeweiligen Gegebenheiten anzupassen (Coleman 1973). Dieser Faktor würde also ähnlich wie ein Thermostat bei der Temperaturregulation von einem zentralen „Lipostaten" wahrgenommen werden („Lipostat"-Hypothese). Seit der Entdeckung des „obese-gens" (Murakami u. Shima 1995; Zhang et al. 1994; Madej et al. 1995) und seines adipozytenspezifischen Protein-Produkts, dem Leptin (griechisch: „leptos"=dünn), wurde diese Hypothese bestätigt und anhand zahlreicher Tiermodelle weiter untersucht (Weigle et al. 1995; Chehab et al. 1996; Considine et al. 1995; Halaas et al. 1995; Pelleymounter 1995).

Leptin stellt als Genprodukt des obese-gene auf Chromosom 7q32 ein 16 kDa schweres adipozytenspezifisches Protein aus 146 Aminosäuren dar. Der peripher messbare Leptinspiegel korreliert in über 90% der Fälle streng positiv mit dem BMI sowie mit der Körperfettmasse. Bei Frauen finden sich unabhängig vom Körpergewicht höhere Leptinspiegel als bei Männern. Gewichtsreduktion senkt prompt die Leptinspiegel. Die Leptinsekretion unterliegt einem Kortisol-ähnlichen zirkadianem Rhythmus (Sinha et al. 1996; Saladin et al. 1995) mit einem Maximum in den frühen Morgenstunden und einem Nadir mittags. Die Freisetzung erfolgt pulsatil mit 32 Pulsen (Dauer 32 min; Licinio et al. 1997). Insulin, Glukokortikoide, β-Agonisten und cAMP steigern die Leptinsekretion, Kälteexposition und freie Fettsäuren vermindern die Leptinsekretion. Zumindest bei einigen Adipositas-Tiermodellen unterscheidet man 2 Formen der Leptindefizienz, eine Form mit fehlender Leptinsekretion bei erhöhter Leptin-mRNA und eine zweite Form mit nicht nachweisbarer Leptin-mRNA.

Leptin wird von Adipozyten als Hormon in die Blutbahn sezerniert (Considine et al. 1996), bindet

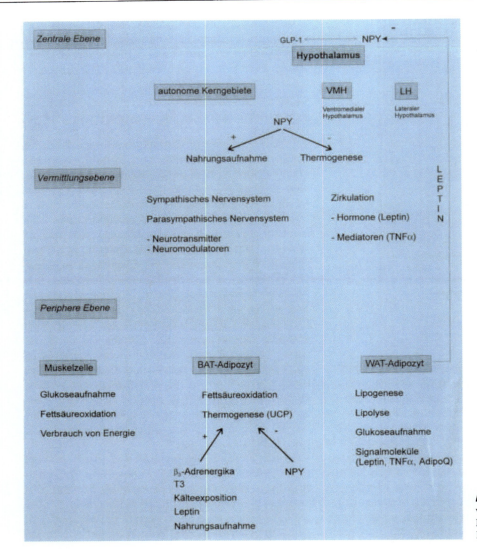

Abb. 17.5. An der Regulation von Nahrungsaufnahme und Energiehaushalt beteiligte Ebenen

an den Leptinrezeptor des Plexus choroideus (Lynn et al. 1996) und inhibiert zentral sowohl die Synthese von NPY im Nucleus arcuatus hypothalami als auch die Freisetzung von NPY im Nucleus paraventricularis hypothalami (Dryden et al. 1995; Stephens et al. 1995; Campfield et al. 1995; Schwartz et al. 1996). NPY hemmt die Thermogenese und stellt den potentesten derzeit bekannten Stimulator der Nahrungsaufnahme dar (Malabu et al. 1994; Kalra et al. 1991; Lewis et al. 1993; Zarjevski et al. 1994; Beck et al. 1993; Billington et al. 1991; Jhanwar-Uniyal u. Chua 1993; Dryden et al. 1995; Egawa et al. 1990; Gerald et al. 1996). Da Leptin die NPY-Wirkung inhibiert, kommt es infolge der Leptinwirkung (Gerald et al. 1996; Stephens et al. 1995) also zu einer Hemmung der Nahrungsaufnahme und zu einer Enthemmung der Thermogenese (Dysinhibition). Weshalb aber bleiben demzufolge adipöse hyperleptinämische Individuen dennoch adipös? Diese Frage ist derzeit Gegenstand intensiver Forschung, ließe sich doch evtl. Leptin therapeutisch einsetzen. Möglicherweise weisen hyperleptinämische adipöse Patienten einen Leptinrezeptordefekt (Maffei et al. 1995a,b) oder Postrezeptordefekt auf, wie dies bei einigen Tiermodellen gezeigt wurde. Diese in Tiermodellen nachgewiesenen Leptin-Rezeptor-Mutationen wurden jedoch beim Menschen bisher nicht gefunden (Considine et al. 1995). Möglicherweise bestehen Beziehungen zwischen Rezeptorpolymorphismen und der Adipositas (Chagnon et al. 2000). Bislang beschränken sich klinisch wirksame humane Mutationen im Leptin-Gen (Montague et al.

1997) und im Leptin-Rezeptor-Gen (Clement et al. 1998) weltweit auf 2 Fälle. Im Falle der Leptin-Gen Mutation handelt es sich um ein Deletion im Codon 133 (frame shift mutation), welche ein prämatures Stoppcodon bewirkt und bei 2 betroffenen Kindern einer konsanguinösen Familie zu schwerster Adipositas mit nicht nachweisbaren Leptinspiegeln führt (Montague et al. 1997). Im Falle einer beschriebenen Mutation im Leptinrezeptor-Gen liegt ein Verlust der transmembranären und intrazellulären Domäne des Rezeptors vor, wodurch infolge eines defekten Signallings bei Homozygotie eine frühkindliche Adipositas, ein Ausbleiben der Pubertätsentwicklung sowie eine hypophysäre Dysfunktion zum Tragen kommt (Clement et al. 1998).

Im Gegensatz zum Leptin wird der Leptinrezeptor (Klasse-I-Zytokin-Rezeptor) ubiquitär exprimiert, funktionell wirksam ist jedoch nur die hauptsächlich im Hypothalamus vorkommende lange Isoform (Ob-Rb). Die Rolle des Leptins scheint jedenfalls noch lange nicht umfassend geklärt zu sein, wahrscheinlich greift es noch in mehrere andere Regulationssysteme, wie z. B. das Fertilitätssystem (Chehab et al. 1996) und das blutbildende System (Gainsford et al. 1996) ein.

Da unter anderem über den β_3-adrenergen Rezeptor Lipolyse und Thermogenese vermittelt werden (Zagsma et al. 1990; Scarpace u. Matheny 1991; Kadowaki et al. 1995; Widen et al. 1995; Mauriege et al. 1996; Candelore et al. 1996; Arch et al. 1986; Champigny et al. 1991; Chaudhry et al. 1992; Collins et al. 1994; Connacher et al. 1988; Galitzky et al. 1993a,b; Granneman u. Lahners 1992; Hollenga u. Zaagsma 1989; Muzzin et al. 1991, 1992), erscheint dieser Rezeptor sowohl für die Genese der Adipositas als auch für evtl. therapeutische Anwendung (Entwicklung selektiver-peripherer Agonisten) von Bedeutung (Candelore et al. 1996; Arch et al. 1986; Connacher et al. 1988; Galitzky et al. 1993a). Obwohl Punktmutationen im Gen dieses Rezeptors bei verschiedenen Bevölkerungsgruppen nachgewiesen werden konnten, ergaben sich sowohl aus statistischen als auch aus pharmakologischen Untersuchungen keine Hinweise für eine Beteiligung solcher Mutationen an der Genese der Adipositas. Als Effektorprotein für die β_3-adrenerg vermittelte Thermogenese ist seit langem das eingangs erwähnte UCP (uncoupling protein) bekannt. Neuere Studien belegen (Gimeno et al. 1997; Vidal-Puig et al. 1997; Zhou et al. 1997; Fleury et al. 1997; Cassard-Doulcier et al. 1996; Opert et al. 1994; Clement et al. 1996; Kopecky et al. 1990), dass außer dem BAT-spezifischen UCP-1 noch andere Isoformen existieren wie das UCP-2 (ubiquitäre Expression) und das UCP-3 (Skelettmuskel). Diese Tatsache führt derzeit zu neuen Spekulationen über eine mögliche Rolle dieser Isoformen bei der Regulation des Energiehaushaltes. Beim APM-1 (adipose most abundant gene transcript-1), dem murinen Acrp30 (adipocyte complement related protein-30) handelt es sich um ein neu entdecktes adipozytenspezifisches Protein (Nakano et al. 1996; Hu et al. 1996; Scherer et al. 1995; Maeda et al. 1996) mit bislang unbekannter Funktion. Da es im Fettgewebe bei Adipositas unterdrückt und via Insulin stimulierbar ist, wird eine Rolle bei der Regulation von Nahrungsaufnahme, Energiehaushalt oder Thermogenese vermutet. Aufgrund seiner Homologien zu der Komplement-Komponente C1q wird auch eine immunregulatorische Funktion diskutiert.

17.4
Einteilung der Adipositasformen
17.4.1
Primäre Adipositas

Unter den primären Formen der Adipositas unterscheidet man die familiär gehäuft auftretende Adipositas von der isoliert auftretenden Adipositas.

17.4.1.1
Familiäre Adipositas

Unter familiärer Adipositas versteht man ein familiär gehäuftes Auftreten unterschiedlicher Schweregrade der Adipositas. Kennzeichnend ist, dass mehrere Verwandte insbesondere 1. Grades betroffen sind und dass sich die Adipositas bereits früh, oft schon im Kindesalter, manifestiert. Diese Form der Adipositas ist oft mit den Komponenten des metabolischen Syndroms wie arterieller Hypertonie, Hyperlipoproteinämie und Diabetes mellitus Typ 2 assoziiert. Als Ursache werden hier in erster Linie weitgehend unbekannte genetische Defekte vermutet.

17.4.1.2
Isolierte Adipositas

Die isolierte Adipositas ist im Gegensatz zur familiären Adipositas nicht zwangsläufig mit einem familiär gehäuften Auftreten gekoppelt. Der Manifestationszeitpunkt liegt hier später, nämlich in der Adoleszenz oder erst im Erwachsenenalter. Ursachen sind insbesondere Fehlverhalten wie quantitative und qualitative Fehlernährung. Da jedoch diese beiden Faktoren oft von sozialen Einflüssen wie z. B.

Vorbildfunktion von Familienmitgliedern getriggert werden, kann diese Form von Adipositas auch familiär gehäuft auftreten und so von der familiären Adipositas im engeren Sinne nicht unterschieden werden, obwohl die Pathogenese gänzlich verschieden sein kann.

17.4.2
Sekundäre Adipositas

Unter den sekundären Formen der Adipositas werden hypothalamische (hier wiederum primär-hypothalamische und sekundär-hypothalamische), endokrine, medikamenten-bedingte Ursachen sowie einige Sonderformen unterschieden.

17.4.2.1
Hypothalamisch bedingte Adipositas

Bei den hypothalamisch bedingten Adipositasformen werden primäre hypothalamische Störungen, die vor allem im Rahmen frühkindlicher kongenitaler Syndrome auftreten, von sekundär hypothalamischen Ursachen im Rahmen lokaler Krankheitsprozesse unterschieden. Hypothalamische Störungen können charakteristischerweise mit Hyperphagie, Thermodysregulation und signifikant höheren Insulinspiegeln assoziiert sein.

Primär hypothalamische Adipositas

Dystrophia adiposogenitalis (Fröhlich-Syndrom). Von dieser hypothalamischen Dysfunktion sind ausschließlich Knaben betroffen, welche mit weiblichem Fettverteilungsmuster, Minderwuchs und geistiger Retardierung imponieren. Es liegt ein hypogonadotroper Hypogonadismus vor. Zusätzliche Symptome umfassen Sehstörungen, Albinismus und Diabetes insipidus. Bei einem Teil der Syndrome wurden Hypophysentumore, Kraniopharyngeome, Chiasma-opticum-Gliome als ursächlich für die hypothalamische Störung nachgewiesen.

Prader-Labhart-Willi-Fanconi-Syndrom. Die Häufigkeit dieser hypothalamischen Funktionsstörung beträgt ca. 1/10000 bis 1/170000; das Verhältnis von männlichem zu weiblichem Geschlecht beträgt 3:2. In ca. 50% der Fälle finden sich Deletionen/Translokationen auf dem langen Arm des Chromosom 15. Die betroffenen Patienten besitzen nahezu kein Sättigungsgefühl, was zu ständig unkontrollierter Nahrungsaufnahme führt. Oft sterben diese Patienten in den ersten beiden Dekaden. Fakultative Symptome umfassen Skelett- und Gesichtsanomalien, Kryptor-

chismus, hypo-, normo-, hypergonadotroper Hypogonadismus, Epilepsie sowie Störungen der Thermoregulation. In etwa 30% liegt eine Glukoseintoleranz, in ca. 10% ein Diabetes mellitus vor.

Die beobachteten Symptome können umfassen:

Adipositas	aggressiv-psychotische Verhaltensweisen
Minderwuchs	
Diabetes mellitus	faziale Dysmorphien (Fischmund)
geistige Retardierung	
Strabismus convergens	Zahnschmelzhypoplasie
Thermodysregulation	Kryptorchismus
Epilepsie	Skelettanomalien (Akromikrie)
Muskelhypotonie	

Laurence-Moon-Bardet-Biedl-Syndrom. Die Häufigkeit dieser autosomal rezessiv vererbten dienzephalo-retinalen Degeneration beträgt ca. 1/600000; das Geschlechterverhältnis ist 1:1. Eine hypothalamische Entwicklungsstörung bzw. Dysfunktion wird vermutet. Die endokrinen hypothalamo-hypophysären Achsen sind normalerweise nicht gestört, wenngleich das Auftreten eines hypogonadotropen oder hypergonadotropen Hypogonadismus beobachtet wurde. Im engeren Sinn werden 2 Syndrome unterschieden, eine Retinitis pigmentosa findet sich in 95% der Fälle.

Laurence-Moon-Syndrom	Bardet-Biedl-Syndrom
Adipositas	Adipositas
Retinitis pigmentosa	Retinitis pigmentosa
geistige Retardierung	geistige Retardierung
Hypogonadismus	Obligate Poly-/Syndaktylie
Spastische Paresen	Glaukom, Katarakt, Astigmatismus, Nystagmus
Nierenmissbildungen	Fehlen neurologischer Symptomatik

Alström-Syndrom. Dieses sehr seltene Syndrom führt im Kleinkindesalter aufgrund einer retinalen Degeneration zu Blindheit, im Erwachsenenalter zu Katarakt und Innenohrtaubheit. Diabetes mellitus, Insulinresistenz, hypergonadotroper Hypogonadismus bei Knaben, Acanthosis nigricans (benigne, zur Insulinresistenz assoziierte Form), Hyperurikämie, Hyperostosis frontalis interna des Schädels und Skoliose sind weitere Krankheitsmanifestationen. Die Adipositas tritt bereits in der Kindheit auf. Digitale Skelettanomalien und geistige Retardierung fehlen bei diesem Syndrom.

Adipositas-Oligomenorrhoe-Parotis-Syndrom (AOP-Syndrom). Bei diesem seltenen Syndrom vermutet man eine idiopathisch oder traumatisch/postinfektiös/toxisch bedingte Störung der Regio infundibularis hypothalami.

Zu den beobachteten Symptomen zählen Adipositas, Oligomenorrhoe und rezidivierende abakterielle Parotisschwellung. Treten zudem intermittierende Hyperthermien als Folge einer hypothalamischen Störung der Temperaturregulation auf, spricht man auch vom AHOP-Syndrom.

Sekundär hypothalamische Ursachen

Aufgrund der bereits erwähnten, für Nahrungsaufnahme, Appetit- und Sättigungsverhalten wichtigen hypothalamischen Kerngebiete (Nucleus ventromedialis hypothalami, Nucleus lateralis hypothalami) sowie der hier lokalisierten Ursprungskerne des autonomen Nervensystems können prinzipiell alle sich in dieser Region manifestierenden Erkrankungen mit Störungen des Essverhaltens einhergehen, insbesondere traumatische Schädigungen und entzündliche/infiltrative Prozesse (Tabelle 17.5).

Tabelle 17.5. Erkrankungen mit Sekundärmanifestationen im Hypothalamusbereich

Entzündlich	Enzephalitis
Entzündlich-granulomatös	Sarkoidose Tuberkulose Eosinophiles Granulom Histiocytosis X Lues
Traumatisch	Schädel-Hirn-Trauma Penetrierende Schädelverletzungen
Neoplastisch	Primäre Gehirntumore Gehirnmetastasen Leukämien mit zerebralzerebraler Beteiligung
Toxisch	CO, Schwermetalle

17.4.2.2
Sekundäre endokrinologisch bedingte Adipositas

Morbus Cushing. Bei dieser Erkrankung findet sich im Idealfall die oft beschriebene Trias aus Stammfettsucht (Abb. 17.6), Stiernacken (Abb. 17.7) und Facies lunata. Charakteristisch sind die häufigen Striae rubrae (Abb. 17.8) im Gegensatz zu den bei allgemeiner Adipositas auftretenden Striae distensae als Folge der Überdehnung der Haut. CRF-Test

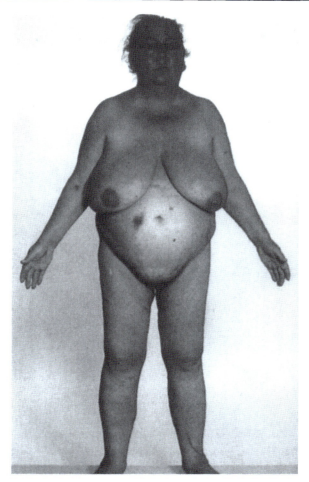

Abb. 17.6. „Stammfettsucht" bei M. Cushing

und Dexamethason-Hemm-Test sind bei allgemeinen Formen der Adipositas in der Regel unauffällig.

Insulinom. Viele Patienten mit einem Insulinom sind normalgewichtig, jedoch kann es infolge der bei Hyperinsulinismus auftretenden Hypoglykämien zu Heißhungerattacken mit chronisch vermehrter Kalorienaufnahme und somit zur Entwicklung von Adipositas kommen.

Nesidioblastose. Bei diesem sich im frühen Säuglingsalter manifestierenden Syndrom differenzieren sich sog. Nesidioblasten aus dem pankreatischen Gangepithel zu endokrinen pankreatischen A-(Glukagon), B-(Insulin) und D-(Somatostatin)-Zellen. Kritische Hypoglykämien, Somnolenz, Ataxie und mäßige Adipositas werden beobachtet.

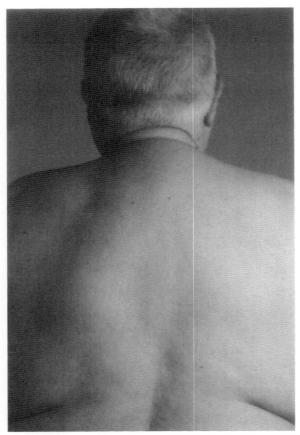

Abb. 17.7. „Stiernacken" bei M. Cushing

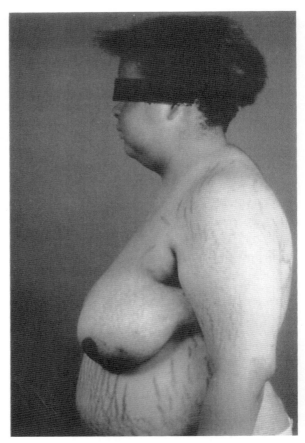

Abb. 17.8. Abdominelle Striae rubrae bei M. Cushing (im Rahmen eines ACTH-produzierendes Hypophysenadenoms

Wiedemann-Beckwith-Syndrom. Adipositas sowie Hypoglykämieneigung im Neugeborenenalter mit häufig nötigen Fütterungsepisoden (spontane Sistierung im weiteren Verlauf) begleiten eine Symptomatik aus Gigantismus, Viszeromegalie, Mikrozephalie, vergrößerter Zunge und Omphalozele. Später können sich Nebennierentumore oder Nephroblastome entwickeln.

Hypothyreose. Der verminderte Grundumsatz und die infolge der chronischen Müdigkeit geringe körperliche Betätigung bedingen eine geringere Energieausgabe und prädisponieren so für Adipositas. Die Thermogenese ist zum einen von der T3-Produktion und zum anderen von der Aktivität des sympathischen Nervensystems abhängig. Schilddrüsenhormone wirken β-permissiv auf die adrenergen Rezeptoren. Somit erklärt sich die bei der Hypothyreose verminderte Thermogenese. Jedoch ist Adipositas bei weitem kein obligates Symptom der Hypothyreose.

Hypogonadismus. Männer mit Hypogonadismus, gleich welcher Ursache, zeigen eine Tendenz zu Adipositas mit weiblichem Fettverteilungsmuster. Eine Adipositas kann bei überdurchschnittlicher Körperlänge mit relativer Betonung der Oberlänge beim Klinefelter-Syndrom (XXY) vorliegen. Adipositas findet sich ferner beim Kallmann-Syndrom (hypogonadotroper Hypogonadismus mit Anosmie aufgrund einer Bulbus-olfactorius-Aplasie) und beim Turner-Syndrom (XO). Beim Noonan-Syndrom können Männer und Frauen mit normalem Karyogramm betroffen sein, sie zeigen neben Hypogonadismus einen Turner-Phänotyp, Adipositas und Rechts-Herz-Anomalien (v. a. Pulmonalstenose).

Wachstumshormondefizienz. Durch eine Wachstumshormondefizienz im Erwachsenenalter kommt es zu einer Verschiebung der Körperproportionen im Sinne einer Verminderung der fettfreien Masse („lean body mass") zugunsten der Fettmasse, also zu einer relativen Verschiebung zwischen Muskelgewebe und Fettgewebe. Liegen gleichzeitig mehrere Symptome der Wachstumshormondefizienz wie chronische Müdigkeit, Leistungsknick, psychische Symptome, depressive Verstimmung oder Herzinsuffizienz vor und wird eine Wachstumshormonsubstitution vorgenommen, so kommt es zu einer Reduktion der Körperfettmasse mit vermehrtem Aufbau von Muskelmasse. Kinder mit Wachstumshormondefizienz können neben einer Gynäkomastie Adipositas entwickeln. Beim sog. Laron-Syndrom liegt eine Unfähigkeit vor, aktive hepatische Somatomedine zu bilden, was zu einer Wachstumshormonresistenz mit erhöhten peripheren Spiegeln an Wachstumshormon führt. Beim sog. Laron-Zwerg handelt es sich differentialdiagnostsich um einen genuinen Wachstumshormonrezeptor-Defekt. Die betroffenen Kinder werden selten größer als 130 cm und zeigen einen verzögerten Pubertätsverlauf.

Polyzystisches Ovarialsyndrom (PCO-Syndrom, Stein-Leventhal-Syndrom). Dieses Syndrom, welches in etwa zu 0,5–4% aller Sterilitäten vorliegt, umfasst als gynäkologische Symptome Oligo-/Amenorrhoe, Sterilität, polyzystische Ovarien mit Theka-interna-Hyperplasie, Hirsutismus, Akne und Hypoplasie des Brustgewebes. Zudem kann es zur Ausprägung von Adipositas und Insulinresistenz kommen. Die Pathogenese ist nicht im Detail bekannt. Partielle Insuffizienzen der 3β-Hydroxysteroid-Dehydrogenase, der Δ^{5-4}-Epimerase und der 17-Hydroxylase führen zu einer Anhäufung von 17α-OH-Pregnenolon, Dehydroepiandrosteron, Pregnenolon, Androstendion sowie auch Testosteron. Die vermehrte ovarielle Androgenproduktion hat eine hypothalamische Funktionsstörung mit vermehrter LH-Freisetzung und ovarieller Überstimulierung zur Folge.

17.4.2.3
Sonderformen

Besonderheiten von Adipositas im Kindesalter sowie seltene kindliche Syndrome

Die „einfache" Fettsucht außerhalb der oben erwähnten frühkindlichen Syndrome nimmt gewöhnlich zwischen dem 8. und 12. Lebensjahr ihren Anfang und imponiert dann klassischerweise als sog. Pubertätsfettsucht. Adipositas kann aber auch schon im 1. Lebensjahr oder im Vorschulalter beginnen. Bezüglich der Fettverteilung ist charakteristisch, dass diese bei jüngeren Kindern eher eine gleichmäßige Verteilung aufweist, während bei älteren Kindern bei Jungen die Prädilektionsstellen in Nacken, Brust und Bauch, bei Mädchen im Bereich von Hüfte/untere Extremität liegen. Bei Jungen kann Adipositas im Bereich des Thorax Pseudomammae vortäuschen, im Bereich des Unterbauches einen Mikrogenitalismus. Genua valga, Pes planus, Pes transverso-planus und sogar Epiphyseolysis capitis femoris können bereits im Kindesalter Folgen der Adipositas sein.

Im Folgenden werden einige seltene, sich im Kindesalter manifestierende, Syndrome beschrieben:

DIDMOAD-Syndrom. Diabetes insipidus, Diabetes mellitus, Optikusatrophie und Innenohrtaubheit („Deafness") sind fakultativ mit Adipositas, zerebellärer Ataxie, Friedreich-Ataxie, Polyneuritis, Retinitis pigmentosa, Ureter-Atonie und Hypogonadismus vergesellschaftet.

Carpenter-Syndrom. Hierbei handelt es sich um eine Kombination aus Adipositas, geistiger Retardierung, Acrozephalie, Poly-/Syndaktylie sowie Hypogonadismus bei Knaben.

Cohen-Syndrom. Dieses Syndrom zeigt eine hohe Variabilität. Beobachtet wurden Mikrozephalie, geistige Retardierung, Minderwuchs, Gesichtsanomlien (Verkürzung des Philtrums, Retrogenie), Stammfettsucht, Cubitus valgus, Muskel-Hypotonie und Epilepsie.

Morel-Syndrom. Neben Adipositas finden sich eine Hyperostosis frontalis interna des Schädels mit häufig auftretenden Kopfschmerzen sowie psychiatrische Störungen.

Morgagni-Syndrom. Es besteht eine Kombination aus Adipositas, Hyperostosis frontalis interna des Schädels und Virilismus.

Morgagni-Stewart-Morel-Syndrom. Dabei ist eine variable Kombination aus Morel-Syndrom und Morgagni-Syndrom vorhanden.

Weitere Sonderformen

Pickwick-Syndrom (Adipositas-Hypoventilationssyndrom). Dieses eindrucksvolle Krankheitsbild mit massiver Adipositas wurde nach einer Romanfigur von Charles Dickens („Pickwick Papers") benannt. Ursächlich ist hier eine umfangreiche Fettansammlung im Thorax- und Zwerchfellbereich, welche zu einer Störung der Atemmechanik führt. Dies bedingt eine alveoläre Hypoventilation mit Hypoxämie, Hyperkapnie und respiratorischer Azidose. Folgen sind neben einer Polyglobulie eine während des Tages auftretende „CO_2-Autonarkose". Langzeitfolgen umfassen pulmonale Hypertension, Cor pulmonale, Rechtsherzinsuffizienz sowie thromboembolische Komplikationen. Nachts kommt es bei diesen Patienten mit infauster Langzeitprognose zu mechanisch bedingten Obstruktionen der oberen Atemwege, welche z. T. im Zusammenspiel mit Hypoxie und Azidose lebensbedrohliche Arrhythmien auslösen können, was z. T. eine Tracheotomie erforderlich macht. Oft imponieren diese Patienten primär auch unter dem Bild des Schlaf-Apnoe-Syndroms. Therapeutisch vermag die Gabe von 20 mg Medroxyprogesteron die Ventilation zu steigern und die Polyglobulie sowie die Rechtsherzinsuffizienz zu verbessern. Auch Trizyklika und Theophyllin-Präparate vermögen in Einzelfällen eine Besserung zu erbringen. In verzweifelten Fällen wurde auch Naloxon eingesetzt.

Familiäre Lipodystrophie. Bei der familiären partialen Lipodystrophie handelt es sich um ein variables Krankheitsbild des weiblichen Geschlechts mit abnormen lokalen Fettgewebeverteilungen. So tritt beispielsweise eine Verminderung des subkutanen Fettgewebes im Bereich von Rumpf und oberer Extremität und gleichzeitig eine Vermehrung des subkutanen Fettgewebes im Bereich von Hüfte, Glutealregion und unterer Extremität auf. Beschrieben sind auch genau gegensätzliche Verteilungsmuster.

Bei der Lipodystrophia progressiva können zusätzlich Paraplegien auftreten.

Madelung-Fetthals/Symmetrische Benigne Lipomatose. Beim sog. Madelung-Fetthals liegt eine z. T. monströse, symmetrische Lipomatose im Bereich des Halses vor. Die Pathogenese ist unbekannt. Möglicherweise handelt es sich um eine lokale Reaktivierung von braunem Fettgewebe. Bei der symmetrischen benignen Lipomatose (Launois-Bensaude-Syndrom) findet sich eine Ansammlung von Lipomen im Hals-, Nacken-, Schultergürtelbereich. Dieses Syndrom kann mit chronischem Alkoholabusus assoziiert sein. Als ursächlich wird ein Defekt der katecholamin-induzierten Lipolyse angenommen.

Dercum's Disease (Adiposis dolorosa). Gewöhnlich sind adipöse postmenopausale Frauen von dieser progressiven Erkrankung betroffen. Im subkutanen Fettgewebe kommt es zur Bildung schmerzhafter „Fettgewebeplaques", bei welchen es sich histologisch um eine Kombination aus Fettzellnekrosen und Proliferation von Interstitialgewebe handelt.

Lipom, Lipomatosis, Liposarkom, Hibernom. Diese Begriffe haben im eigentlichen Sinne nichts mit Adipositas zu tun, sollen im Folgenden jedoch kurz definiert werden. Beim Lipom handelt es sich um einen häufig auftretenden, gutartigen mesenchymalen Tumor aus Fettgewebezellen, welcher uni- oder auch multiloculär vorkommt (am häufigsten subkutan, aber auch mediastinal, retroperitoneal) und palpatorisch mit einem Lymphom verwechselt werden kann. Treten multiple Lipome auf, spricht man von einer Lipomatosis. Das Liposarkom stellt einen hochmalignen, mesenchymalen Tumor dar. Beim Hibernom handelt es sich um einen Tumor des braunen Fettgewebes.

17.4.2.4 Medikamentenbedingte Adipositas

Östrogene, trizyklische Antidepressiva, Glukokortikoide, Valproinsäure, Phenothiazine, non-selektive β-Blocker und Sulfonylharnstoffderivate können bei chronischer Einnahme eine Adipositas auslösen.

17.5 Komplikationen der Adipositas

17.5.1 Arterieller Hypertonus

Die Adipositas ist häufig mit arterieller Hypertonie vergesellschaftet. Hierbei bedingen 10 kg Übergewicht einen Anstieg des systolischen Blutdrucks um ca. 3 mmHg und des diastolischen Blutdrucks um ca. 2 mmHg. Bei adipösen Hypertonikern wurde ein erhöhtes Blutvolumen nachgewiesen, Beweise für einen erhöhten Gefäßwiderstand bestehen derzeit nicht. Der kausalpathogenetische Zusammenhang zwischen Adipositas und arteriellem Hypertonus ist ungeklärt. Hinweise aus der Grundlagenforschung ergaben, dass der Adipozyt Komponenten des Renin-Angiotensin-Aldosteron-Systems wie Angiotensinogen, Renin-Binding-Protein und den Angiotensin-Rezeptor produziert. Dies könnte im Falle einer systemischen Wirkung durchaus Anteil an der Pathogenese der Hypertonie haben. Bei der Blutdruckmessung ist auf eine ausreichend breite Manschette zu achten, da sonst falsch-hohe Werte ermittelt werden.

17.5.2
Pulmonaler Hypertonus

Auf den pulmonalen Hypertonus wurde bereits bei der Schilderung des Pickwick-Syndroms eingegangen. Störungen der Atemmechanik, alveoläre Hypoventilation und chronische Hypoxie/Hyperkapnie können einen pulmonalen Hypertonus, ein Cor pulmonale sowie im Endstadium eine Rechtsherzinsuffizienz bedingen.

17.5.3
Hyper-/Dyslipoproteinämie

Bei Adipösen finden sich häufig erhöhte Werte für Gesamt-Cholesterin, LDL-Cholesterin, VLDL-Cholesterin, Triglyzeride, VLDL-Triglyzeride, freie Fettsäuren und erniedrigte Werte für HDL-Cholesterin. Der Apolipoprotein-B-Anteil des LDL kann erhöht sein. Im Rahmen der Adipositas liegt ein vermehrter intrazellulärer Triglyzeridgehalt des Adipozyten vor. Infolge einer gleichzeitig bestehenden Insulinresistenz liegt eine verminderte Lipolysehemmung vor, wodurch es zu einer gesteigerten Triglyzeridolyse mit vermehrtem Anfall von freien Fettsäuren im Serum kommt. Dies bedingt ein vermehrtes Angebot freier Fettsäuren an die Leber, welche mit einer vermehrten Extraktion von freien Fettsäuren aus dem Serum reagiert. Hierdurch wird in der Leber die VLDL-Synthese gesteigert. Allgemein scheinen freie Fettsäuren in der Pathophysiologie des metabolischen Syndroms sowie der Adipositas ein entscheidende Rolle zu spielen. Freie Fettsäuren stimulieren an der pankreatischen β-Zelle die Insulinfreisetzung, steigern intrahepatisch die VLDL-Synthese und Glykogensynthese, inhibieren den Glukosetransport in die Muskelzelle und binden an die eingangs erwähnten PPAR$_{\gamma 2}$, die ihrerseits mit dem Leptin-Gen-Promoter interagieren. Vor allem bei der omentalen Adipositas liegt eine Vermehrung freier Fettsäuren vor. Dies hat folgende Gründe:

- Omentale Adipozyten zeigen eine gute Ansprechbarkeit auf sympathische Reize (Sympathikusaktivierung vermittelt die Lipolyse) sowie eine geringere Ansprechbarkeit auf Insulin (Insulin hemmt die Lipolyse).
- Somit besteht im Omentum per netto eine vermehrte Tendenz zur Lipolyse.
- Zudem zeigen omentale Adipozyten eine geringere Ansprechbarkeit auf das Acylation Stimulating Protein (ASP), den potentesten Stimulator des geschwindigkeitsbestimmenden Enzyms der Triglyzeridbiosynthese, der Diacylglycerol-Acyl-Transferase (dieses Enzym koppelt den 3. Fettsäurerest an das „Glycerol-Rückgrat" eines Triglyzerids).

17.5.4
Insulinresistenz und Diabetes mellitus Typ 2

Nicht jeder Adipöse entwickelt einen Diabetes mellitus Typ 2; aber beinahe alle Patienten mit Diabetes mellitus Typ 2 sind adipös.

Außerdem zeigt beinahe jeder Adipöse eine Insulinresistenz, welche vom Schweregrad der Adipositas abhängt.

Die Insulinresistenz bei Adipositas besteht aus Hyperinsulinismus und verminderter Ansprechbarkeit der peripheren Gewebe (Muskel und Fett) auf Insulin. Gegenstand der Forschung ist es, herauszufinden, wie die Insulinresistenz zustande kommt. Nachgewiesen ist eine bei der Adipositas verminderte Anzahl von Insulinrezeptoren auf der Zelloberfläche. Weitere mögliche Mechanismen sind sezernierte Insulinantagonisten, welche mit dem Insulinrezeptor-Signaling interagieren. Hierbei kommt insbesondere dem TNFα und dem PC-1 (Plasmazelldifferenzierungsantigen-1) eine Bedeutung zu. TNFα wird in erheblicher Menge von Adipozyten produziert und inhibiert erwiesenermaßen nicht nur das Insulin-Rezeptor-Signaling, sondern auch die Translokation des Glukosetransporters Glut4 von intrazellulären Vesikeln hoher Dichte an die Plasmamembran. Das Ektoenzym PC-1 ist ein Inhibitor der Insulinrezeptor-Autophosphorylierung sowie der nachgeschalteten Phosphorylierung von IRS-1 (Insulinrezeptorsubstrat-1). Möglicherweise existieren noch andere bislang unbekannte Sekretprodukte des Adipozyten, welche in die Mechanismen der Entstehung der Insulinresistenz involviert sind.

17.5.5
Hyperurikämie

Die Hyperurikämie findet sich gehäuft beim metabolischen Sydrom bzw. bei adipösen Patienten. Besteht Übergewicht von ca. 50%, so ist die Inzidenz der Hyperurikämie etwa 7fach erhöht.

17.5.5.1
Metabolisches Syndrom (früher: Syndrom X)

Bestehen bei einem Patienten mehrere der oben erwähnten Symptome wie Adipositas, Hyper-/Dyslipoproteinämie, arterielle Hypertonie und Insulinresistenz bzw. Typ 1-Diabetes, so spricht man von einem metabolisches Syndrom. Dieses geht mit einem deutlich erhöhtem Risiko für Arteriosklerose und deren Folgeerkrankungen (zerebraler Insult, Myokardinfarkt, Thromboembolien) einher. Als zentraler pathologischer Faktor steht die Insulin-Resistenz im Mittelpunkt.

17.5.6
Endokrines System

17.5.6.1
Nebenniere

Häufig stellt sich in der klinischen Arbeit die Frage, ob bei einem adipösen Patienten ein M. Cushing bzw. ein Cushing-Syndrom zugrunde liegen könnte oder ob es sich um eine „gewöhnliche" Adipositas handelt. Bei Adipositas kann die 17-Hydroxysteroid-Ausscheidung im 24-h-Urin erhöht sein; jedoch sollte in der modernen Endokrinologie auf die Bestimmung dieses Parameters ohnehin verzichtet werden und vielmehr das freie Kortisol im 24-h-Urin bestimmt werden. Zusätzliche Verwirrung entsteht häufig dadurch, dass bei der Adipositas der Serum-Kortisol-Spiegel leicht erhöht sein kann (vermutlich infolge vermehrter Bildung von Kortisol im omentalen Fettgewebe). Jedoch fallen bei der „gewöhnlichen" Adipositas der CRF-Test und der Dexamethason-Hemm-Test in der Regel normal aus.

17.5.6.2
Androgene/Östrogene

Männer. Bei adipösen Männern liegt infolge einer Verminderung des SHBG (Sexualhormon-bindendes Globulin) ein vermindertes Gesamt-Testosteron vor. Nur bei massivster Adipositas findet sich mitunter auch eine Verminderung des freien Testosterons. Bisweilen finden sich auch erhöhte Werte von Östradiol und Östron (Kley et al. 1979).

Frauen. Bei adipösen Frauen wurden analog zum männlichen Geschlecht erniedrigte Werte für SHBG gefunden (Gibbs 1996). Adipöse Mädchen treten früher in die Menarche ein als normalgewichtige Mädchen. Adipöse Frauen treten früher in die Menopause ein als normalgewichtige Frauen. Postmenopausale Frauen zeigen erhöhte Werte für Östrogene.

Allgemein leiden adipöse Frauen im geschlechtsfähigen Alter häufiger an Zyklusanomalien (insbesondere verlängerte Zyklen, Zwischenblutungen) bis hin zu Sterilität. Bei diesen Frauen finden sich in der ersten Zyklushälfte geringere FSH-Anstiege, in der zweiten Zyklushälfte reduzierte Progesteron-Anstiege. Virilismus und Akne sind häufig Begleiterscheinungen bei adipösen Frauen und auf Testosteronspiegel zurückzuführen.

17.5.7
Weitere Begleit- und Folgeerkrankungen
17.5.7.1
Respirationssystem

Auf die Einschränkung der Atemmechanik wurde bereits im Rahmen des Pickwick-Syndroms eingegangen. Adipöse Patienten tragen bei Immobilisation ein erhöhtes Risiko für nosokomiale und ambulant erworbene Pneumonien.

17.5.7.2
Gastrointestinaltrakt

Gastrointestinale Begleiterkrankungen der Adipositas umfassen Cholezystolithiasis (vermehrte biliäre Cholesterinexkretion bei erhöhtem Cholesterin-Umsatz), Pankreatitis (bei synchroner Hypertriglyzeridämie), Leberzellverfettung (weniger als 50% der Hepatozyten verfettet), Fettleber (mehr als 50% der Hepatozyten verfettet), chronische Obstipation, Hämorrhoiden, Hiatus-Hernien.

17.5.7.3
Tumorerkrankungen

Adipöse Männer (relatives Risiko 1,3) und Frauen (relatives Risiko 1,55) haben ein erhöhtes Risiko für die Entwicklung eines Malignoms (Garfinkel 1985; Lews et al. 1979; Rimm et al. 1975; Reid et al. 1971). Hierbei ist unklar, ob die Adipositas an sich oder die damit verbundene fettreiche/ballaststoffarme Ernährung ausschlaggebend ist. Für die Genese östrogenabhängiger Tumore nach der Menopause ist von Bedeutung, dass postmenopausal die periphere Konversion von Androstendion im Fettgewebe erheblich zur Östrogensynthese beiträgt.

Bei adipösen Männern ist die Inzidenz des Kolonkarzinoms, des Rektumkarzinoms und des Prostatakarzinoms erhöht, bei adipösen Frauen die des Ovarialkarzinoms, des Mammakarzinoms, des Endometriumkarzinoms sowie des Gallengangskarzinoms. Die Pathogenese ist hierbei zum größten Teil ungeklärt.

17.5.7.4
Renales System

Massiv Adipöse besitzen ein erhöhtes Risiko für die Entstehung eines nephrotischen Syndroms. Durch den renalen Verlust von Antithrombin-III (AT-III) im Rahmen eines nephrotischen Syndroms ist die Konzentration von AT-III in der Nierenvene gegenüber der systemischen Konzentration vermindert; dies kann eine Nierenvenenthrombose bedingen. Im Rahmen einer häufigen Hyperurikämie besteht nicht selten eine Nephrolithiasis.

17.5.7.5
Gerinnungssystem

Varikosis, oberflächliche Thrombosen, tiefe Beinvenenthrombosen einschließlich der thromboembolischen Komplikationen treten bei Adipositas häufiger auf. Bei Adipositas besteht nicht nur ein AT-III-Mangel, im Rahmen einer begleitenden diabetischen Stoffwechsellage findet sich infolge der nonenzymatischen Glykosylierung vermehrt glykosyliertes AT-III, welches eine verminderte Aktivität aufweist. Auch erhöhte PAI-I Spiegel (omentaler Adipocyt als Syntheseort für PAI-I) spielen pathogenetisch eine Rolle.

17.5.7.6
Skelettsystem, Weichteilgewebe, Haut und lokale Komplikationen

Infolge der mechanischen Belastung besteht häufig eine Arthrosis deformans insbesondere der Hüft- und Kniegelenke. Erhöhter intraabdomineller Druck führt zu einer gehäuften Inzidenz von Nabelhernien und direkten, medialen Leistenhernien. Hirsutismus, Akne, Striae distensae (cave: Striae rubrae beim Cushing Syndrom) und die benigne Form der Acanthosis nigricans (ohne gastrointestinales Adenokarzinom) stellen Hauterscheinungen der Adipositas dar. Auf bisher nicht verstandene Weise ist die benigne Form der Acanthosis nigricans selten mit der bei weiblicher Adipositas auftretenden Insulinresistenz assoziiert. Hierbei finden sich des Weiteren oft Hirsutismus und Hyperandrogenämie. Daher sollte man weibliche adipöse, insulinresistente Patienten mit dieser Hautveränderung auf eine gonadale Dysfunktion bzw. auf das Vorhandensein eines PCO-Syndroms (Polyzystisches-Ovarialsyndrom) untersuchen. Infolge mechanischer Alteration und der Entstehung „feuchter Kammern" finden sich häufig submammäre Mykosen sowie Intertrigo im Bereich der Axillen und der Leisten. Adipöse weisen (insbesondere bei gleichzeitig bestehendem Diabetes mellitus Typ 2) oft Wundheilungsstörungen sowie Wundinfekte nach Operationen auf.

Bei der Meralgia paraesthetica liegt eine infolge der Adipositas mechanische Irritation des N. cutaneus femoris lateralis (Einklemmung unter dem Lig. inguinale) vor.

17.5.7.7
Psychische Folgen

Bedingt durch die eigene Unzufriedenheit mit den Körperproportionen und die damit verbundene soziale Diskriminierung leiden adipöse Patienten, insbesondere Frauen, nicht selten an reaktiven Depressionen sowie vermindertem Selbstwertgefühl.

17.5.8
Adipositas und Gravidität

Die meisten Komplikationen sowohl für die Mutter als auch für das Kind hängen mit dem oft gleichzeitig bestehenden Diabetes mellitus zusammen und werden daher dort besprochen. Schwieriger ist es, den alleinigen Risikofaktor Adipositas in der Gravidität abzuschätzen. Bei adipösen Schwangeren besteht bekanntermaßen ein erhöhtes Risiko für eine EPH-Gestose (EPH = edema, Proteinurie, Hypertonie). Der Geburtsvorgang an sich dauert bei Adipösen länger; häufig ist eine sectio caesarea nötig. Neugeborene adipöser Schwangerer zeigen ein erhöhtes Geburtsgewicht.

17.6
Diagnose der Adipositas

Die Diagnose der Adipositas dürfte kaum Schwierigkeiten bereiten. Durch Anamnese, klinische Untersuchung und Sonographie können große intraabdominelle Tumoren oder Aszites schnell ausgeschlossen werden.

Bei der Diagnose der Adipositas sollte der Typ des Fettverteilungsmusters angegeben werden. Zur Beschreibung des Ausmaßes der Adipositas wird im klinischen Gebrauch der BMI verwendet. Im Hinblick auf Sekundärmanifestationen ist es von Bedeutung, bei adipösen Patienten den „metabolischen Status" zu definieren.

17.6.1
Beispiel: Patient X

56-jähriger Patient, Adipositas Grad III n. WHO (BMI = 41,2). Omentales Fettverteilungsmuster (WHR = 1; 8).

Kombinierte Hyperlipoproteinämie: Triglyzeride 254 mg/dl, LDL-Cholesterin 201 mg/dl, HDL-Cholesterin 25 mg/dl, Lp(a) 55 mg/dl. Harnsäure 12 mg/dl. Nüchtern-Blut-Glucose-Konzentration: 140 mg/dl.

RR 180/110. Somit liegt bei Herrn X ein metabolisches Syndrom vor.

17.6.2
Methoden der Adipositasdiagnostik

17.6.2.1
Anthropometrische Verfahren

- Broca-Index,
- BMI („body mass index"),
- Waist Hip Ratio,
- Kaliper-Methode („Haut-Zirkel").

Auf die Methodik des Broca-Index sowie des BMI wurde bereits eingegangen.

Subkutane Fettmassen werden am besten mittels eines Hautzirkels quantifiziert. Da die subkutane Fettgewebsmasse zu 50% die Körperfettmasse widerspiegelt, ist somit eine Quantifizierung möglich. Mögliche Messpunkte liegen über dem Trizeps- oder Bizepsareal, am Unterrand der Scapula und an der Crista iliaca in Höhe der mittleren Axillarlinie links. Am häufigsten wird die Triceps-Hautfalte verwendet, die Angabe der gemessenen „skin fold thickness" erfolgt in mm:

> **Skin fold thickness: obere Normwerte:**
> 23 mm (Männer); 30 mm (Frauen)

Die Bestimmung der Waist-Hip-Ratio (Verhältnis Taille/Hüfte) differenziert zwischen zentraler und peripherer Adipositas. Der „Waist"-Umfang wird auf Höhe des Nabels gemessen, der Hüft-Umfang auf Höhe der Hüfte. Hieraus wird Waist/Hip-Quotient gebildet:

> **Waist-Hip-Ratio: Normwerte:**
> 0,75 (Männer); 0,6–0,9 (Frauen)

17.6.2.2
Elektrische Impedanzmessung

Die elektrische Impedanzmessung beruht auf der Bestimmung der elektrischen Leitfähigkeit (Muskel = guter Leiter, Fett = kein Leiter). Mittels Hand-Fuß-Elektroden erfolgt eine Widerstandsmessung.

17.6.2.3
Bildgebende Verfahren

- Computertomographie,
- MRT.

Die über L4 durchgeführte Computertomographie sowie die axiale Kernspintomographie kommen vor allem bei wissenschaftlichen Fragestellungen zur Anwendung.

17.6.2.4
Nuklearmedizinische Verfahren

Isotopenverdünnungsverfahren (z. B. ^{40}K-Methode) werden ebenfalls vor allem bei wissenschaftlichen Fragestellungen angewendet.

17.7
Therapie der Adipositas

Die Therapie der Adipositas ist langwierig, zeitaufwendig (für Arzt und Patient) und zeigt eine geringe Erfolgsrate (ca. 30%) bei hoher Rezidivrate.

Die *Behandlungsziele* umfassen:
- langsame und kontinuierliche, dafür jedoch dauerhafte Gewichtsabnahme;
- durch Gewichtsabnahme bedingte Reduktion der assoziierten metabolischen Folgeerkrankungen;
- Verbesserung von Lebenserwartung, Lebensqualität, Selbstwertgefühl sowie soziale Reintegration.

Indikationen:
- Primär-Prophylaxe von möglichen metabolischen Folgeerkrankungen;
- Sekundär-Prophylaxe bei bereits bestehenden metabolischen Folgeerkrankungen: Rückbildung bereits bestehender Sekundärerkrankungen (z. B. Hypertonus, Insulinresistenz) sowie Verhinderung des Auftretens von Komplikationen (z. B. Myokardinfarkt);
- Tertiär-Prophylaxe bei bereits eingetretenen Komplikationen: Eindämmung der Risikofaktoren und Begrenzung des Ausmaßes weiterer Komplikationen.

Die Strenge der Indikationsstellung nimmt von oben nach unten zu und sollte vor allem bei omentaler Adipositas berücksichtigt werden.

Therapieansatzpunkte lassen sich wie folgt formulieren:

Ansatzpunkte der Therapie	
Reduktion der Energieaufnahme	Reduktion der Nahrungsaufnahme (kalorischer Input)
Modulation der Energiezufuhr	Art der aufgenommenen Nahrung (Zusammensetzung)
Steigerung der Energieausgabe	Steigerung der Muskelarbeit (Sport) und der Thermogenese
Änderung des Verhaltens	Änderung des passiven Lebensstils in einen aktiven Lebensstil

17.7.1
Reduktion und Modulation der Energieaufnahme

Das optimale Verhältnis von Kohlenhydraten:Fett:Protein richtet sich beim gesunden Menschen nach der Faustregel 50:30:20 (Kohlenhydrate 45–55%, Fett 30–35%, Protein 10–20%). Unter einer Reduktionskost beträgt das Verhältnis 45–55% Kohlenhydrate, 30–35% Fett, 20% Protein. Auf die Zufuhr von Ballaststoffen in Form von Hülsenfrüchten, Obst und Vollkornprodukten sollte geachtet werden (10–30 g/Tag, ca. 15 g/1000 kcal). Auf hochraffinierte Kohlenhydrate, Alkohol (1 g Ethanol = 7 kcal = 30 kJ) und gesüßte Getränke sollte möglichst verzichtet werden.

Eine wirksame Reduktion der Energieaufnahme ist wirkungsvoll nur über eine Reduktion der Nahrungsaufnahme zu erreichen. Der tägliche Energiebedarf eines „normal" arbeitenden Menschen beträgt etwa 10500 kJ/Tag oder 2500 kcal/Tag (oder 125–150 kJ/kg/Tag bzw. 30–35 kcal/kg/Tag). Reduktionsdiäten gleich welcher Art sollten ohne ärztliche Aufsicht eine Grenze von 1200 kcal/Tag nicht unterschreiten, da ansonsten eine ausreichende Versorgung mit essentiellen Nahrungsbestandteilen (Vitamine, Spurenelemente) nicht mehr gewährleistet ist. Die Proteinversorgung darf 40–50 g/Tag, die Kohlenhydratversorgung 45 g/Tag und die Fettversorgung 7 g/Tag nicht unterschreiten. Bei einem Fettanteil von weniger als 30% der aufgenommenen Nahrung oder <7 g/Tag kommt es zu einem Mangel an essentiellen Fettsäuren wie Linol- und Linolensäure.

Für die Therapie der Adipositas Grad I gilt die konventionelle Reduktionsdiät (kalorienreduzierte Mischkost) als Methode der Wahl:

Energiezufuhr	1200–1500 kcal/Tag
Proteingehalt	20%
Fettgehalt	30%
Kohlenhydratgehalt	50%
NaCl-Zufuhr	<6 g/Tag
Ballaststoffe	10–30 g/Tag
Verzicht auf Alkohol/gesüßte Getränke	

Bei der nur unter besonderer Indikationsstellung zur Anwendung kommenden „VLED" (very low energy diet) mit einer täglichen Energiezufuhr von <1200 kcal muss neben einer engen ärztlichen Überwachung eine Supplementierung von Vitaminen, Spurenelementen, Mineralstoffen und Linolsäure (4,3 g/Tag) erfolgen. Bei den VLED unterscheidet man VLED-I (800–1200 kcal/Tag) und VLED-II (500–800 kcal/Tag). Bei den auch unter der Bezeichnung modifiziertes Fasten oder Formuladiät bekannten VLED-II-Diäten werden neben Vitaminen, Spurenelementen, Mineralstoffen und Linolsäure auch 7 g Fett, 45 g Kohlenhydrate und 50 g hochwertiges Protein bei einer Energiezufuhr von etwa 500 kcal/Tag supplementiert. Dadurch wird ein Gewichtsverlust von ca. 10 kg/4 Wochen erreicht. VLED-II-Diäten sollen nur bei hochgradiger Adipositas sowie bei Hochrisikopatienten zur Anwendung kommen, insbesondere dann, wenn vor operativen Elektiveingriffen eine schnelle Gewichtsabnahme die Inzidenz postoperativer Komplikationen vermindern soll. Diese Diäten dürfen nicht länger als 4–6 Wochen angewandt werden. Nulldiäten, „Mode-Diäten" sowie eine große Anzahl von „Außenseiterdiäten" sollten generell nicht zur Anwendung kommen.

Bei der Anwendung einer VLED müssen folgende Kontraindikationen beachtet werden: kardiale Arrhythmien, Hyperurikämie, Niereninsuffizienz, Porphyrie, Tumorerkrankungen, Schwangere, Kinder im Wachstumsalter, insulinpflichtige Diabetiker. Als Nebenwirkung gelten: Ketose, Anstieg der Harnsäure, gesteigerte Lithogenität der Galle, orthostatische Effekte, Elektrolytstörungen.

17.7.2
Steigerung der Energieausgabe

Eine Steigerung der Energieausgabe ist prinzipiell entweder über einen vermehrten Energieverbrauch in Form von Muskelarbeit oder in Form von Wärme (Thermogenese) möglich.

Eine regelmäßige körperliche Betätigung sowie Sport (in Form von Ausdauersportarten wie Radfahren, Schwimmen usw.) intensiviert die Gewichtsabnahme unter einer Diät.

Maßnahmen zur Steigerung der Energieausgabe in Form der Thermogenese-Induktion befinden sich im experimentellen Stadium, z. B. die Entwicklung spezifischer β_3-Agonisten, welche am Adipozyten die Lipolyse und Thermogenese induzieren sollen. Missbräuchlich wird eine Steigerung der Thermogenese über die Zufuhr von Schilddrüsenhormonen erwirkt.

17.7.3
Änderung des Verhaltens

Am aussichtsreichen ist die Therapie, wenn alle genannten Maßnahmen von einer grundlegenden Änderung eingeschliffener Verhaltensweisen sowie des Lebensstils begleitet werden. Vor Beginn der Therapie sollte eine genaue Erhebung der Lebensgewohnheiten und des Essverhaltens erfolgen. Die Führung eines Ernährungsprotokolls kann nicht nur das Interesse des Patienten erwecken, sondern dient auch der Schulung sowie dem kritischen Umgang mit Nahrungsmitteln. Allgemein gesprochen sollte eine Verschiebung der passiv orientierten Lebensweise zur aktiv orientierten Lebensweise erfolgen. Auch sollte auf eine Trennung der Mahlzeiten von bestimmten Situationen (z. B. Fernsehen) geachtet werden. Diese Maßnahmen können durch Aufklärung (Ernährungsberatung), Schulung (Patientenschulung), Erfahrungsaustausch (Selbsthilfegruppen), in Einzelfällen auch durch psychologische Betreuung oder Verhaltenstherapie unterstützt werden. Letztlich dienen diese Maßnahmen auch der sozialen Reintegration massiv adipöser Patienten, welche zu einer Steigerung des Selbstwertgefühls beiträgt und sich somit wiederum positiv auf die Therapie auswirkt.

17.7.4
Medikamentöse Ansätze zur Therapie der Adipositas

Man unterscheidet hierbei 3 Gruppen: Medikamente, welche missbräuchlich verabreicht werden (Schilddrüsenhormone, Laxantien, Diuretika), Medikamente, welche unter besonderer Indikationsstellung zugelassen sind und Medikamente, welche experimentell oder in Phase 3-Studien getestet werden.

Bezüglich des Wirkprofils unterscheidet man 6 Medikamentengruppen, über welche die Tabelle 17.6 Auskunft gibt.

17.7.5
Invasive bzw. chirurgische Maßnahmen

Die Beurteilung invasiver bzw. chirurgischer Maßnahmen (Husemann 1997) in der Adipositastherapie reicht von obsolet über „ethisch schwer vertretbar" bis hin zu „unter gewissen Bedingungen akzeptabel".

Für die Indikationsstellung müssen folgende Forderungen erfüllt sein:

- Adipositas Grad III von längerer Dauer (mehrere Jahre),
- gleichzeitig bestehendes metabolisches Risikoprofil,
- ausbleibender Erfolg mehrfach versuchter konservativer Therapieansätze („Therapieresistenz"),
- strenge und interdisziplinäre Indikationsstellung,
- Ausschluss psychiatrischer Erkrankungen sowie von Störungen, die hauptsächlich Essverhalten, Appetitverhalten und Krankheitseinsicht betreffen (z. B. Prader-Labhart-Willi-Fanconi-Syndrom).

Folgende operative Methoden wurden bzw. werden angewendet:

- intragastrale Ballonapplikation (obsolet),
- Jejunoileostomie (iatrogen erzeugtes Kurzdarmsyndrom, weitgehend obsolet),
- bileopankreatischer Bypass (Dünndarmverkürzung, weitgehend obsolet),
- vertikale Gastroplastik nach Mason,
- vertikale Gastroplastik nach Eckhout,
- Gastroplastik mit anpassbarem Silikonband (laparoskopisch, „gastric banding").

Aufgrund häufig auftretender subjektiver (Fremdkörpergefühl) und objektiver (Erbrechen, Ulkus, Perforation) Nebenwirkungen gilt heute die intragastrale Plazierung eines Ballons mittels Endoskopie zur Reduktion des freien Magenvolumens und zur Erzielung eines schneller auftretenden Sättigungsgefühls als obsolet. Die Erzeugung eines iatrogenen Kurzdarmsyndroms mittels Jejunoileostomie kann zwar zu einer erheblichen Gewichtsreduktion führen, diese wird jedoch mit häufigen und schweren Nebenwirkungen erkauft und sollte daher heute nicht mehr zur Anwendung kommen (Diarrhoen, Hypokaliämie, Hypoproteinämie, Cholezystolithiasis, Nephrolithiasis, Pankreatitis, Ileus). Auf die archaische Methode der Kieferverdrahtung sei aus historischen Gründen nur hingewiesen.

Tabelle 17.6. Medikamentenspektrum bei der Therapie der Adipositas unter Berücksichtigung experimenteller Therapie-Ansätze. (Daten ständig im Fluss).

Substanzklasse		Wirkung	Bemerkung
I	Serotoninergika	Erhöhung des zerebralen Serotoningehaltes	
	Fluoxetin	Serotonin-Re-Uptake-Inhibitor	Antidepressive Wirkung
	Sibutramin[a]	Steigerung der Serotonin-, Noradrenalinfreisetzung	
II	Zentrale Adrenergika	Stimulation zerebraler adrenerger Rezeptoren	Amphetaminderivate
	Phentermin	Appetitminderung	Suchtauslösend, euphorische Wirkung
	Diethylpropion		
III	Periphere Adrenergika	Thermogenetika und Antilipolytica	
	BRL 26830 A[b]	Atypischer β-Agonist	
	Bta-243[b]	β$_3$-Agonist	
	SKF 86; 466[b]	α$_2$-Adrenergikum	
	RP55462[b]	α$_2$-Adrenergikum	
	Ephedrin	hepatische Metabolisierung zu Noradrenalin	
	L-Dopa	Dopaminerge Wirkung	Nur in hoher Dosierung
IV	Gastrointestinale Peptide		
	CCK-4-Promotoren[b]	Erhöhung der Zahl appetitmindernder CCK-Rezeptoren	
	Butabindid[b]	Inhibition eines CCK-abbauenden Enzyms	
V	Insulinotropika	Verstärkung der Insulinwirkung	
	Insulinotropin[e]	Hemmt Magenentleerung, steigert Insulinsekretion	Synthetisches GLP I
	Thiazolidindione[e]	Reduktion der peripheren Insulinresistenz	Insulin-Sensitizer
VI	Enzyminhibitoren	Auslösung einer Fettmalabsorption	
	Orlistat[f]	Hemmung der pankreatischen Lipase	Diarrhoe, Steatorrhoe
	Tetrahydrolipostatin[f]	Hemmung der pankreatischen Lipase	Diarrhoe, Steatorrhoe
	Diethyl-Amino-Ethyl-Dextran[f] (DEAE-D)	Wirkung wie Cholestyramin	Diarrhoe, Steatorrhoe
VII	Nahrungsaufnahme	zerebrale NPY-erge Regelkreise	
	NPY-Blocker[d]	NPY-5-Rezeptor vermittelte Stimulation der Nahrungsaufnahme	
	Leptin[d]	Überwindung einer postulierten Leptinresistenz aufgrund eines Rezeptor-/Postrezeptordefektes	

[a] Zulassung eingereicht.
[b] In vorklinischer Erprobung.
[c] In einigen Ländern zugelassen.
[d] Phase-I-Studie.
[e] Phase-II-Studie.
[f] Phase-III-Studie.

Bei den als relativ sicher geltenden modernen Verfahren der Gastroplastiken wird mittels Klammernähten an der kleinen Magenkurvatur ein Pouch (20–30 ml) gebildet. Hierdurch entsteht ein enger Kanal zum distalen Restmagen, welcher entweder mittels eines Marlex-Bandes und Magenfensters (Verfahren nach Mason) oder mittels transgastraler Fixierung eines Marlex-Netzes (Verfahren nach Eckhout) vor Dilatation geschützt wird. Durch den nun als Reservoir funktionierenden limitierenden Pouch und den engen Kanal wird eine Reduktion der Nahrungsaufnahme und ein früheres Sättigungsgefühl erreicht. Zudem wird der Patient gezwungen, die Nahrung besser zu kauen. Wird zu viel Nahrung aufgenommen, kommt es zum Erbrechen. Im Idealfall stellt der Patient hierdurch sein Essverhalten völlig um. Sind jedoch fehlerhaftes Essverhalten, mangelndes Sättigungsgefühl und fehlende Krankheitseinsicht (vor allem im Rahmen psychischer Störungen) die primäre Ursache der Adipositas, so kann der Patient leicht über eine massive Aufnahmen von Kohlenhydraten, Süßigkeiten und vor allem gesüßten Getränken den Erfolg solcher operativen Methoden gefährden.

Bei der laparoskopisch durchführbaren Gastroplastik mit Silikonband wird mittels eines anpassbaren Silikonbandes ein Pouch unterhalb der Cardia gebildet. Über einen zirkulären füllbaren Ballon kann die Weite des entstandenen Magenkanales individuell angepasst werden.

Maßnahmen der plastischen Chirurgie umfassen:

- subkutane Liposuktion (Fettabsaugung) von Fettpolstern im Abdominal-, Gluteal-, Femoralbereich nach chemischer Verflüssigung,
- operative Resektion einer Fettschürze nach massiver Gewichtsabnahme (Dermolipektomie, Fettschürzenplastik),
- vermehrte Fettpolster im Hüft- und Glutealbereicht („Reithose") können mittels einer „Reithosenplastik" (operative Entfernung der Fettpolster unter kosmetisch günstiger Schnittführung) angegangen werden.

Nur bei einer Kombination von Basismaßnahmen wie Information, Schulung, sportliche Betätigung, aktiver Lebensstil, Verhaltenstherapie, medikamentöser und evtl. operativer Behandlung mit den genannten diätetischen Protokollen ist eine effektive Adipositastherapie möglich. Tabelle 17.7 zeigt eine Möglichkeit der modernen Stufentherapie der Adipositas.

Tabelle 17.7. Stufentherapie der Adipositas

BMI [kg/m²]	Therapie
20–25	Normalgewicht. Evtl. Basismaßnahmen (Information/Schulung, sportliche Betätigung, aktiver Lebensstil) zur Prophylaxe
25–30	Basismaßnahmen (Information/Schulung, sportliche Betätigung, aktiver Lebensstil) Verhaltenstherapie, Medikamente (wenn indiziert) Konventionelle Reduktionsdiät
30–40	Basismaßnahmen (Information/Schulung, sportliche Betätigung, aktiver Lebensstil) Verhaltenstherapie, Medikamente (wenn indiziert) VLED-I
35–40 mit Risikoprofil	Basismaßnahmen (Information/Schulung, sportliche Betätigung, aktiver Lebensstil) Verhaltenstherapie, Medikamente (wenn indiziert) VLED-I, VLED-II
>40	Basismaßnahmen (Information/Schulung, sportliche Betätigung, aktiver Lebensstil) Verhaltenstherapie, Medikamente (wenn indiziert) VLED-II in besonderen Fällen: operative Maßnahmen

17.8 Ausblick

Trotz der Vielzahl von Adipositasformen im Rahmen von sich frühkindlich manifestierenden, genetischen Erkrankungen und klinischen Syndromen ist der weitaus größte Anteil der Adipositasfälle auf familiär auftretende sowie isoliert im Rahmen von Überernährung und Fehlernährung auftretende Formen zurückzuführen. Dies soll jedoch in keiner Weise die Pathogenese der Adipositas simplifizieren oder auf ein reines Fehlverhalten des Patienten zurückführen. Es ist vielmehr die Frage, inwieweit genetische Prädisposition und umschriebene Gendefekte bzw. Mutationen in bestimmten Genen betreffend Thermoregulation, Nahrungsaufnahme, Appetit- und Sättigungsmechanismen das Verhalten des Patienten beeinflussen (Barsh et al. 2000).

Gegenstand intensiver Forschung ist es, neue Medikamente zu entwickeln, welche an den verschiedenen Ebenen der Nahrungsregulation einsetzen (zentrale Ebene bei der Steuerung von Appetit und Sättigung, braunes Fettgewebe als mögliches „drug-target" bei der Thermogenese) (Bray u. Tartaglia 2000).

Am Beispiel des Leptin ist zu erkennen, dass Fettgewebe nicht mehr als passives Speicherorgan anzusehen ist, sondern vielmehr als hochkomplexe endokrine Drüse, welche sowohl rezeptiv als auch interaktiv in die noch unvollständig verstandenen Regulationssysteme verschaltet ist. Hierbei kommt insbesondere neu entdeckten adipozytenspezifischen Signalmolekülen eine wichtige Rolle bei.

Obwohl in den letzten Jahren durch die Ergebnisse der Grundlagenforschung unser Verständnis für die pathophysiologischen Vorgänge bei der Regulation von Nahrungsaufnahme und Energiehaushalt enorm gewachsen ist, stellt die Adipositas klinisch ein immer noch weitgehend ungelöstes therapeutisches Problem dar, welches sich sowohl für den Arzt als auch für den Patienten äußerst frustran gestalten kann.

Literatur

Andersson S (1984) Bulbogastrone In: Chey WY, Brooks FP (eds) Endocrinology of the gut. Slack, Thorofare, pp 116–125

Andersson S, Uvnäs B (1961) Inhibition of postprandial gastric secretion in Pavlov pouches by instillation of hydrochloric acid into the duodenal bulb. Gastroenterology 41: 486–490

Arch JR, Brooks BJ, Thurlby PL, Wilson S (1986) Sympathetic and hormonal regulation of brown adipose tissue thermogenesis. Biochem Soc Trans 14: 230–233

Astrom KE (1953) On the central course of afferent fibres in the trigeminal, glossopharyngeal and vagal nerves and their nuclei in the mouse. APMIS 29 Suppl. 106: 209–320

Barsh GS, Farooqi IS, O'Rahilly S (2000) Genetics of bodyweight regulation. Nature 404: 644-651

Bchini-Hooft van Huijsduijnen OB, Rohner-Jeanrenaud F, Jeanrenaud B (1993) Hypothalamic neuropeptide Y messenger ribonucleic acid levels in pre-obese and genetically obese (fa/fa) rats; potential regulation thereof by corticotropin-releasing factor. J Neuroendocrinol 5: 381-386

Beck B, Burlet A, Bazin R, Nicolas JP, Burlet C (1993) Elevated neuropeptide Y in the arcuate nucleus of young obese Zukker rats may contribute to the development of their overeating. J Nutr 123: 1168-1172

Billington CJ, Briggs JE, Grace M, Levine AS (1991) Effects of intracerebroventricular injection of neuropeptide Y on energy metabolism. Am J Physiol 260: R321-327

Bouchard C et al. (1993) Genetics of obesity. Ann Rev Nutr 13: 337-354

Bray GA, Tartaglia LA (2000) Medical strategies in the treatment of obesity. Nature 404: 672-677

Brun RP, Kim JB, Hu E, Altiok S, Spiegelman BM (1996) Adipocyte differentiation: a transcriptional regulatory cascade. Curr Opin Cell Biol 8: 826-832

Brun RP, Kim JB, Hu E, Spiegelman BM (1997) Peroxisome proliferator-activated receptor gamma and the control of adipogenesis. Curr Opin Lipidol 8: 212-218

Bujalska I, Kumar S, Stewart PM (1997) Does central obesity reflect „Cushing's disease of the omentum"? Lancet 349: 1210-1213

Campfield LA, Smith FJ, Guisez Y, Devos R, Burn P (1995) Recombinant mouse OB protein: evidence for a peripheral signal linking adiposity and central neural networks. Science 269: 546-549

Candelore MR, Deng L, Tota LM, Kelly LJ, Cascieri MA, Strader CD (1996) Pharmacological characterization of a recently described human beta 3-adrenergic receptor mutant. Endocrinology 137: 2638-2641

Cassard-Doulcier AM, Bouillaud F, Chagnon M, et al., (1996) The Bcl I polymorphism of the human uncoupling protein (ucp) gene is due to a point mutation in the 5'-flanking region. Int J Obes Relat Metab Disord 20: 278-279

Chagnon YC, Perusse L, Bouchard C (1997) Familial aggregation of obesity, candidate genes and quantitative trait loci. Curr Opin Lipidol 8: 205-211

Chagnon YC, Wilmore JH, Borecki IB, Gagnon J, Perusse L, Chagnon M, Collier GR, Leon AS, Skinner JS, Rao DC, Bouchard C (2000) Associations between leptin receptor gene and adiposity in middle-aged Caucasian males from the HERITAGE family study. J Clin Endocrinol Metab 85: 29-34

Champigny O, Ricquier D, Blondel O, et al., (1991) Beta 3-adrenergic receptor stimulation restores message and expression of brown-fat mitochondrial uncoupling protein in adult dogs. Proc Natl Acad Sci USA 88: 10774-10777

Chaudhry A, Lahners KN, Granneman JG (1992) Perinatal changes in the coupling of beta 1- and beta 3-adrenergic receptors to brown fat adenylyl cyclase. J Pharmacol Exp Ther 261: 633-637

Chehab FF, Lim ME, Lu R (1996) Correction of the sterility defect in homozygous obese female mice by treatment with the human recombinant leptin. Nat Genet 12: 318-320

Chey WY, Lee YH, Hendricks JG (1978) Plasma secretin concentrations in fasting and postprandial state in man. Am J Dig Dis 23: 981-988

Cianflone K, Vu H, Walsh M, Baldo A, Sniderman A (1989) The metabolic response of acylation stimulating protein to an oral fat load. J Lipid Res 30: 1727-1733

Cianflone KM, Maslowska MH, Sniderman AD (1990) Impaired response of fibroblasts from patients with hyperapobetalipoproteinemia to acylation-stimulating protein. J Clin Invest 85: 722-730

Cianflone K, Roncari DA, Maslowska M, et al., (1994) Adipsin/acylation stimulating protein system in human adipocytes: regulation of triacylglycerol synthesis. Biochemistry 33: 9489-9495

Clement K, Vaisse C, Manning BS, et al., (1995) Genetic variation in the beta 3-adrenergic receptor and an increased capacity to gain weight in patients with morbid obesity. New Engl J Med 333: 352-354

Clement K, Ruiz J, Cassard-Doulcier AM, et al., (1996a) Additive effect of A → G (-3826) variant of the uncoupling protein gene and the Trp64Arg mutation of the beta 3-adrenergic receptor gene on weight gain in morbid obesity. Int J Obes Relat Metab Disord 20: 1062-1066

Clement K, Garner C, Hager J, et al., (1996b) Indication for linkage of the human OB gene region with extreme obesity. Diabetes 45: 687-690

Clement K, Vaisse C, Lahlou N, et al., (1998) A mutation in the human leptin receptor gene causes obesity and pituitary dysfunction. Nature 392: 398-401

Colditz GA (1992) Economic costs of obesity. Am J Clin Nutr 55: 503S-507S

Coleman DL (1973) Effects of parabiosis of obese with diabetes and normal mice. Diabetologia 9: 294-298

Collins S, Daniel KW, Rohlfs EM, et al., (1994) Impaired expression and functional activity of the beta 3- and beta 1-adrenergic receptor in adipose tissue of congenitally obese (C57BL/6J ob/ob) mice. Mol Endocrinol 8: 518-527

Connacher AA, Jung RT, Mitchell PE (1988) Weight loss in obese subjects on a restricted diet given BRL 26830A, a new atypical beta-adrenoceptor agonist. BMJ 296: 1217-1220

Considine RV, Considine EL, Williams CJ, et al., (1995) Evidence against either a premature stop codon or the absence of obese gene mRNA in human obesity. J Clin Invest 95: 2986-2988

Considine RV, Sinha MK, Heiman ML, et al., (1996) Serum immunoreactive-leptin concentrations in normal-weight and obese humans. New Engl J Med 334: 292-295

Dani C, Bertrand B, Bardon S, et al., (1989) Regulation of gene expression by insulin in adipose cells: opposite effects on adipsin and glycerophosphate dehydrogenase genes. Mol Cell Endocrinol 63: 199-208

Deutsche Gesellschaft für Ernährung (1992) (Hrsg)Ernährungsbericht 1992. Druckerei Henrich, Frankfurt/Main

Dryden S, Pickavance L, Frankish HM, Williams G (1995) Increased neuropeptide Y secretion in the hypothalamic paraventricular nucleus of obese (fa/fa) Zucker rats. Brain Res 690: 185-188

Egawa M, Yoshimatsu H, Bray GA (1990) Effect of corticotropin releasing hormone and neuropeptide Y on electrophysiological activity of sympathetic nerves to interscapular brown adipose tissue. Neuroscience 34: 771-775

Fleury C, Neverova M, Collins S, et al., (1997) Uncoupling protein-2: a novel gene linked to obesity and hyperinsulinemia. Nat Genet 15: 269-272

Flier JS (1995) the adipocyte: storage depot or node on the energy information superhighway. Cell 80: 15-18

Flodby P, Barlow C, Kylefjord H, Ahrlund-Richter L, Xanthopoulos KG (1996) Increased hepatic cell proliferation and lung abnormalities in mice deficient in CCAAT/enhancer binding protein alpha. J Biol Chem 271: 24753-24760

Friedmann JM (2000) Obesity in the new millenium. Nature 404: 632–634

Frohman LA, Bernardis LL (1971) Effects of hypothalamic stimulation on plasma glucose, insulin and glucagon levels. Am J Physiol 221: 1596–1603

Gainsford T, Willson TA, Metcalf D, et al., (1996) Leptin can induce proliferation, differentiation, and functional activation of hemopoietic cells. Proc Natl Acad Sci USA 93: 14564–14568

Galitzky J, Reverte M, Carpene C, Lafontan M, Berlan M (1993a) Beta3-adrenoceptors in dog adipose tissue: studies on their involvement in the lipomobilizing effect of catecholamines. J Pharmacol Exp Ther 266: 358–366

Galitzky J, Reverte M, Portillo M, et al.(1993b) Coexistence of beta1-, beta2-, and beta3-adrenoceptors in dog fat cells and their differential activation by catecholamines. Am J Physiol 264: E403–E412

Garfinkel L (1985) Overweight and cancer. Ann Intern Med 103: 1034

Gerald C, Walker MW, Criscione L, et al., (1996) A receptor subtype involved in neuropeptide-Y-induced food intake. Nature 382: 168–171

Gibbs WW (1996) Übergewicht: ein Zivilisationsproblem? Spektrum der Wissenschaft, pp 54–63

Gimeno RE, Dembski M, Weng X, Deng N, Shyjan AW, Gimeno CJ, Iris F, Ellis SJ, Woolf EA, Tartaglia LA (1997) Cloning and characterization of an uncoupling protein homologue. Diabetes 46: 900–906

Go VLW, Malagelada JR, DiMagno EP (1974) Cholecystokinin bioassay method in man and its application. In: Chey WY, Brooks FP (eds): Endocrinology of the gut. Slack, Thorofare, pp 253–258

Granneman JG, Lahners KN (1992) Differential adrenergic regulation of beta1- and beta3-adrenoceptor messenger ribonucleic acids in adipose tissues. Endocrinology 130: 109–114

Haffner SM, Stern MP, Miettinen H, Wei M, Gingerich RL (1996) Leptin concentrations in diabetic and nondiabetic Mexican-Americans. Diabetes 45: 822–824

Halaas JL, Gajiwala KS, Maffei M, et al., (1995) Weight-reducing effects of the plasma protein encoded by the obese gene. Science 269: 543–546

Hauner H (1996) Gesundheitsrisiken von Übergewicht und Gewichtszunahme. Dtsch Ärztebl 93: A-3405–3409

Hendrickson AE, Wagoner N, Cowan W (1972) An autoradiographic and electron microscope study of retinohypothalamic connections. Z Zellforsch 135: 1–26

Hoebel BG, Teitlebaum P (1962) Hypothalamic control of feeding and self-stimulation. Science 135: 375–377

Hollenga C, Zaagsma J (1989) Direct evidence for the atypical nature of functional beta-adrenoceptors in rat adipocytes. Br J Pharmacol 98: 1420–1424

Hotamisligil GS, Spiegelman BM (1994) Tumor necrosis factor alpha: a key component of the obesity-diabetes link. Diabetes 43: 1271–1278

Hotamisligil GS, Shargill NS, Spiegelman BM (1993) Adipose expression of tumor necrosis factor-alpha: direct role in obesity-linked insulin resistance. Science 259: 78–91

Hu E, Liang P, Spiegelman BM (1996) AdipoQ is a novel adipose-specific gene dysregulated in obesity. J Biocommun 271: 10697–10703

Huseman B (1997) Die chirurgische Therapie der extremen Adipositas. Dtsch Ärztebl 94: A-2132–2136

Hwang CS, Mandrup S, MacDougald OA, Geiman DE, Lane MD (1996) Transcriptional activation of the mouse obese (ob) gene by CCAAT/enhancer binding protein alpha. Proc Natl Acad Sci USA 93: 873–877

Jhanwar-Uniyal M, Chua SC Jr (1993) Critical effects of aging and nutritional state on hypothalamic neuropeptide Y and galanin gene expression in lean and genetically obese Zukker rats. Brain Res Mol Brain Res 19: 195–202

Jong ADE, Strubbe JH, Steffens AB (1977) Hypothalamic influence on insulin and glucagon release in the rat. Am J Physiol 233: E380–E388

Kadowaki H, Yasuda K, Iwamoto K, et al., (1995) A mutation in the beta 3-adrenergic receptor gene is associated with obesity and hyperinsulinemia in Japanese subjects. Biochem Biophys Res Commun 215: 555–560

Kalra SP, Dube MG, Sahu A, Phelps CP, Kalra PS (1991) Neuropeptide Y secretion increases in the paraventricular nucleus in association with increased appetite for food. Proc Natl Acad Sci USA 88: 10931–10935

Kerr FWL (1962) Facial, vagal and glossopharyngeal nerves in the cat. Afferent connections. Arch Neurol 6: 264–281

Kim MS, Lee KY, Chey WY (1979) Plasma secretin concentration in fasting and postprandial states in the dog. Am J Physiol 236: E539–544

Kley HK, Solbach HG, McKinnan JC, Kruskemper HL (1979) Testosterone decrease and oestrogen increase in male patients with obesity. Acta Endocrinol 91: 553–563

Koh ET, Ricardo JA (1978) Afferents and efferents of the parabrachial region in the rat: evidence for parallel ascending gustatory versus visceroceptive systems arising from the nucleus of the solitary tract. Anat Rec 190: 449–470

Kopecky J, Baudysova M, Zanotti F, et al., (1990) Synthesis of mitochondrial uncoupling protein in brown adipocytes differentiated in cell culture. J Biol Chem 265: 22204–22209

Kopelman PG (2000) Obesity as a medical problem. Nature 404: 635–643

Krief S, Bazin R (1991) Genetic obesity: Is the defect in the sympathetic nervous system? A review through developmental studies in the preobese zucker rat. Exp Biol Med 528–538

Lapidus L, Bengtsson C, Larsson B, Pennert K, Rybo E, Sjostrom L (1984) Distribution of adipose tissue and risk of cardiovascular disease and death: a 12 year follow-up of participants in the population study of women in Golthenburg, Sweden. BMJ 289: 1257

Lewis D, Shellard L, Koeslag DG, Boer DE, McCarthy HD, McKibbin PE, Russell JC, Williams G (1993) Intense physical exercise and food restriction cause similar increases in hypothalamic neuropeptide Y concentrations in rats. Am J Physiol 264: E279–284

Lew EA, Garfinkel L (1979) Variations in mortality by weight among 750000 men and women. J Chron Dis 32: 563–576

Licinio J, Mantzoros C, Negrao AB, et al., (1997) Human leptin levels are pulsatile and inversely related to pituitary-adrenal function. Nat Med 3: 575–579

Liebling DS, Eisner JD, Gibbs J, Smith GP (1975) Intestinal satiety in rats. J Comp Physiol Psychol 89: 955–965

Loewy AD, Burton H (1978) Nuclei of the solitary tract: efferent projection to the lower brain stem and spinal cord of the cat. J Comp Neurol 181: 421–450

Löffler G (1997) Pathophysiologie des Fettgewebes. Dtsch Ärztebl 94: A-2003–2006

Lynn RB, Cao GY, Considine RV, Hyde TM, Caro JF (1996) Autoradiographic localization of leptin binding in the choroid plexus of ob/ob and db/db mice. Biochem Biophys Res Commun 219: 884–889

Madej T, Boguski MS, Bryant SH (1995) Threading analysis

suggests that the obese gene product may be a helical cytokine. FEBS Lett 373: 13–18

Maeda K, Okubo K, Shimomura I, Funahashi T, Matsuzawa Y, Matsubara K (1996) cDNA cloning and expression of a novel adipose specific collagen-like factor, apM1. Biochem Biophys Res Commun 221: 296–289

Maffei M, Fei H, Lee GH, et al., (1995a) Increased expression in adipocytes of ob RNA in mice with lesions of the hypothalamus and with mutations at the db locus. Proc Natl Acad Sci USA 92: 6957–6960

Maffei M, Halaas J, Ravussin E, et al., (1995b) Leptin levels in human and rodent: measurement of plasma leptin and ob RNA in obese and weight-reduced subjects. Nat Med 1: 1155–1161

Malabu UH, Kilpatrick A, Ware M, Vernon RG, Williams G (1994) Increased neuropeptide Y concentrations in specific hypothalamic regions of lactating rats: possible relationship to hyperphagia and adaptive changes in energy balance. Peptides 15: 83–87

Marks JL, Waite K, Li M (1993) Effects of streptozotocin-induced diabetes mellitus and insulin treatment on neuropeptide Y mRNA in the rat hypothalamus. Diabetologia 36: 497–502

Mason CA, Lincoln DW (1976) Visualization of the retinohypothalamic projection in the rat by cobalt precipitation. Cell Tissue Res 168: 117–131

Meyer JH (1974) Release of secretin and cholecystokinin. In: Chey WY, Brooks FP (eds) Endocrinology of the gut. Slack, Thorofare, pp 241–252

Miller LJ, Malagelada JR, Taylor WF, Go VLW (1981) Intestinal control of human postprandial gastric function: the role of components of jejunoileal chyme in regulating gastric secretion and gastric emptying. Gastroenterology 80: 763–769

Miller SG, De Vos P, Guerre-Millo M, Wong K, Hermann T, Staels B, Briggs MR, Auwerx J (1996) The adipocyte specific transcription factor C/EBPa modulates human ob gene expresion. Proc Natl Acad Sci USA 93: 5507–5511

Misher A, Brooks FP (1966) Electrical stimulation of hypothalamus and gastric secretion in the albino rat. Am J Physiol 211: 403–405

Montague CT, Farooqi IS, Whitehead JP, Soos MA, Rau H, Wareham NJ, Sewter CP, Digby JE, Mohammed SN, Hurst JA, Cheetham CH, Earley AR, Barnett AH, Prins JB, O'Rahilly S (1997) Congenital leptin deficiency is associated with severe early-onset obesity in humans. Nature 387: 903–908

More RY (1973) Retinohypothalamic projection in mammals: a comparative study. Brain Res 49: 403–409

Murakami T, Shima K (1995) Cloning of rat obese cDNA and its expression in obese rats. Biochem Biophys Res Commun 209: 944–952

Muzzin P, Revelli JP, Kuhne F, et al., (1991) An adipose tissue-specific beta-adrenergic receptor. Molecular cloning and down-regulation in obesity. J Biol Chem 226: 24053–24058

Muzzin P, Revelli JP, Fraser CM, Giacobino JP (1992) Radioligand binding studies of the atypical beta 3-adrenergic receptor in rat brown adipose tissue using [3H]CGP 12177. FEBS Lett 298: 162–164

Nakano Y, Tobe T, Choi-Miura N-H, Mazda T, Tomita M (1996) Isolation and characterization of GBP28; a novel gelatin-binding protein purified from human plasma. J Biochem 120: 803–812

Nielsen S, Jensen M (1997) Obesity and cardiovascular disease: is body structure a factor? Curr Opin Lipidol 8: 200–204

Norgren R (1978) Projections from the nucleus of the solitary tract in the rat. Neuroscience 3: 207–218

Norgren R, Leonhard CM (1973) Ascending central gustatory pathways. J Comp Neurol 150: 217–238

Oppert JM, Vohl MC, Chagnon M, et al., (1994) DNA polymorphism in the uncoupling protein (UCP) gene and human body fat. Int J Obes Relat Metab Disord 18: 526–531

Palitzsch KD, et al., (1996) Obesity: an increasing but highly underestimated problem in Germany. Unpublished data. 1996; diabetomobil study group.

Pavlov IP (1902) The work of the digestive glands. Charles Griffin, London, pp 78–112

Pavlov IP (1927) Conditional reflexes. An investigation of the physiological activity of the cerebral cortex. Charles Griffin-London Oxford, pp 1–85

Pelleymounter MA (1995) Effects of the obese gene product on body weight regulation in ob/ob mice. Science 269: 540–546

Planche E, Joliff M, Bazin R (1988) Energy expenditure and adipose tissue development in 2- to 8-day-old Zucker rats. Int J Obes 12: 353–360

Powley TL (1977) The ventromedial hypothalamic syndrome, satiety and a cephalic phase hypothesis. Psychol Rev 84: 89–126

Reed DR, Ding Y, Xu W, Cather C, Green ED, Price RA (1996) Extreme obesity may be linked to markers flanking the human OB gene. Diabetes 45: 691–694

Reid JM, Fullmer SD, Pettigrew KD, et al., (1971) Nutrient intake of Pima Indian women: relationships to diabetes mellitus and gallbladder disease. Am J Clin Nutr 24: 1281–1289

Rhoton AL, O'Leavy JL, Ferguson JP (1966) The trigeminal, facial, vagal, and glossopharyngeal nerves in the monkey. Arch Neurol 14: 530–540

Ricardo J, Koh ET (1978) Anatomical evidence of direct projections from the nucleus of the solitary tract to the hypothalamus, amygdala and other forebrain structures in the rat. Brain Res 153: 1–26

Ricquier D, Nechad M, Mory G (1982) Ultrastructural and biochemical characterization of human brown adipose tissue in pheochromocytoma. J Clin Endocrinol Metab 54: 803–807

Ricquier D, Cassard-Doulcier A-M (1993) The biochemistry of white and brown adipocytes analysed from a selection of proteins. Eur J Biochem 218: 785–796

Rimm AA, Werner LH, Yserloo BV, Bernstein RA (1975) Relationship of obesity and disease in 73,532 weight-conscious women. Public Health Rep 90: 44–54

Saladin R, De Vos P, Guerre-Millo M, et al., (1995) Transient increase in obese gene expression after food intake or insulin administration. Nature 377: 527–529

Scarpace PJ, Matheny M (1991) Adenylate cyclase agonist properties of CGP-12177A in brown fat: evidence for atypical beta-adrenergic receptors. Am J Physiol 260: E226–E231

Schaffalitzky de Muckadell OB, Fahrenkrug J (1978) Secretion pattern of secretin in man: regulation by gastric acid. Gut 19: 812–818

Scherer PE, Williams S, Fogliano M, Baldini G, Lodish HF (1995) A novel serum protein similar to C1q, produced exclusively in adipocytes. J Biocommun 270: 26746–26749

Schoonjans K, Martin G, Staels B, Auwerx J (1997) Peroxisome proliferator-activated receptors, orphans with ligands and functions. Curr Opin Lipidol 8: 159–166

Schusdziarra V (1984) Verteilung und Funktion der gastrointestinalen Neuropeptide unter besonderer Berücksichtigung des exo- und endokrinen Magensekretion. In: Verhandlungen der Deutschen Gesellschaft für Innere Medizin. 90. Band. Bergmann, J. F. Verlag, München, pp 393–404

Schusdziarra V (1985) Gastrointestinale Hormone und Neuropeptide: ihre Rolle bei der Nahrungsaufnahme und Nahrungsverwertung. Kohlhammer, Stuttgart, Berlin, Köln, Mainz

Schusdziarra V (1986) Regulation der Nahrungsaufnahme durch Zentralnervensystem und Magen-Darm-Trakt. Leber Magen Darm 1: 28–50

Schwartz MW, Baskin DG, Bukowski TR, et al., (1996) Specificity of leptin action on elevated blood glucose levels and hypothalamic neuropeptide Y gene expression in ob/ob mice. Diabetes 45: 531–535

Sinha MK, Ohannesian JP, Heiman ML, et al., (1996) Nocturnal rise of leptin in lean, obese and non-insulin-dependent diabetes mellitus subjects. J Cl in Invest 97: 1344–1347

Sniderman AD, Cianflone KM (1994) The adipsin-ASP pathway and regulation of adipocyte function. Ann Med 26: 388–393

Sniderman AD, Cianflone KM, Eckel RH (1991) Levels of acylation stimulating protein in obese women before and after moderate weight loss. Int J Obes 15: 333–336

Stephens TW, Basinski M, Bristow PK, et al., (1995) The role of neuropeptide Y in the antiobesity action of the obese gene product. Nature 377: 530–532

Stunkard AJ, Sorensen TI, Hanis C, et al., (1986) An adoption study of human obesity. New Engl J Med 314: 193–198

Stunkard AJ Harris JR, Pedersen NL, McClearn GE (1990) The body-mass index of twins who have been reared apart. New Engl J Med 322: 1483–1487

Swanson LW, Cowan WM (1975) The afferent connections of the suprachiasmatic nucleus of the hypthalamus. J Comp Neurol 160: 1–12

Tartaglia LA, Dembski M, Weng X, et al., (1995) Identification and expression cloning of a leptin receptor, OB-R. Cell 83: 1263–1271

Tontonoz P, Hu E, Graves RA, Budavari AI, Spiegelman BM (1994a) mPPARγ2: tissue-specific regulator of an adipocyte enhancer. Genes Dev 8: 1224–1234

Tontonoz P, Hu E, Spiegelman BM (1994b) Stimulation of adipogenesis in fibroblasts by PPAR gamma 2, a lipid-activated transcription factor. Cell 79: 1147–1156

Torvik A (1956) Afferent connections of the sensory trigeminal nuclei, the nucleus of the solitary tract and adjacent structures. An experimental study in the rat. J Comp Neurol 106: 51–141

Valenzuela JE, Walsh JH, Isenberg JJ (1976) Effect of gastrin on pancreatic enzyme secretion and gallbladder emptying in man. Gastroenterology 71: 409–411

Vidal-Puig A, Jimenez-Linan M, Lowell BB, et al., (1996) Regulation of PPAR gamma gene expression by nutrition and obesity in rodents. J Clin Invest 97: 2553–2561

Vidal-Puig A, Solanes G, Grujic D, Flier JS, Lowell BB (1997) UCP3: an uncoupling protein homologue expressed preferentially and abundantly in skeletal muscle and brown adipose tissue. Biochem Biophys Res Commun 235: 79–82

Walston J, Silver K, Bogardus C, et al., (1995) Time of onset of non-insulin-dependent diabetes mellitus and genetic variation in the beta 3-adrenergic-receptor gene. N Engl J Med 333: 343–347

Wang ND, Finegold MJ, Bradley A, et al., (1995) Impaired energy homeostasis in C/EBP alpha knockout mice. Science 269: 1108–1112

Weigle DS, Bukowski TR, Foster DC, et al., (1995) Recombinant ob protein reduces feeding and body weight in the ob/ob mouse. J Clin Invest 96: 2065–2070

White JD, Olchovsky D, Kershaw M, Berelowitz M (1990) Increased hypothalamic content of preproneuropeptide-Y messenger ribonucleic acid in streptozotocin-diabetic rats. Endocrinology 126: 765–772

Widen E, Lehto M, Kanninen T, Walston J, Shuldiner AR, Groop LC (1995) Association of a polymorphism in the beta 3-adrenergic-receptor gene with features of the insulin resistance syndrome in Finns. N Engl J Med 333: 348–351

Zaagsma J, Nahorski SR (1990) Is the adipocyte beta-adrenoceptor a prototype for the recently cloned atypical „beta 3-adrenoceptor"? Trends Pharmacol Sci 11: 3–7

Zarjevski N, Cusin I, Vettor R, Rohner-Jeanrenaud F, Jeanrenaud B (1994) Intracerebroventricular administration of neuropeptide Y to normal rats has divergent effects on glucose utilization by adipose tissue and skeletal muscle. Diabetes 43: 764–769

Zhang Y, Proenca R, Maffei M, Barone M, Leopold L, Friedman JM (1994) Positional cloning of the mouse obese gene and its human homologue. Nature 372: 425–432

Zhou YT, Shimabukuro M, Koyama K, et al., (1997) Induction by leptin of uncoupling protein-2 and enzymes of fatty acid oxidation. Proc Natl Acad Sci USA 94: 6386–6390

Zukoski CF, Lee HM, Hume DM (1963) Effect of hypothalamic stimulation on gastric secretion and adrenal function in the dog. J Surg Res 3: 301–306

18 Lipidstoffwechsel und Diabetes

K. J. Lackner

Inhaltsverzeichnis

18.1 Einleitung 272
18.2 Lipoproteinstoffwechsel 272
18.2.1 Lipoproteine und Arteriosklerose 274
18.2.2 Lipoproteinstoffwechsel bei Diabetes mellitus 274
18.3 Pathophysiologie 275
18.3.1 Rolle von Insulin im Lipid- und Lipoproteinstoffwechsel 276
18.3.2 Insulinresistenz und Insulinmangel 277
18.4 Diagnostik der Fettstoffwechselstörung bei Diabetikern 278
18.4.1 Erstdiagnostik 278
18.4.2 Kontrolluntersuchungen 279
18.5 Therapie der Fettstoffwechselstörung bei Diabetikern 279
18.5.1 Ernährung und körperliche Aktivität 281
18.5.2 Optimierung der Blutzuckereinstellung 282
18.5.3 Medikamentöse Therapie 282
Literatur 284

Übersicht

Fettstoffwechselstörungen gehören wegen der engen Verzahnung von Glukose- und Lipidstoffwechseln nicht nur zu den häufigsten Begleiterkrankungen des Diabetes mellitus, sie stellen beim Typ 2-Diabetes oft auch die erste Manifestation der zunehmenden Insulinresistenz dar. Epidemiologische Studien belegen, dass die wichtigsten Risikofaktoren für die Arteriosklerose bei Diabetikern erhöhtes LDL-Cholesterin und vermindertes HDL-Cholesterin sind, gegenüber denen HbA1c als Maß der Blutzuckerkontrolle, die arterielle Hypertonie und das Rauchen in den Hintergrund treten können. Die frühzeitige Erkennung und gezielte Therapie von Fettstoffwechselstörungen ist deshalb von zentraler Bedeutung für die Langzeitprognose des Diabetikers.

18.1 Einleitung

Fettstoffwechselstörungen gehören zu den häufigsten Begleiterkrankungen des Diabetes mellitus. Ihre klinische Bedeutung wird durch epidemiologische Studien unterstrichen, die ein erhöhtes Arteriosklerosrisiko und damit eine beeinträchtigte Langzeitprognose des Diabetikers mit Hyper- bzw. Dyslipoproteinämien zeigen. Die Fettstoffwechselstörung hängt direkt mit der Störung der Insulinsekretion und der Insulinansprechbarkeit der Zielorgane zusammen. Einige kleinere Studien belegen auch, dass der Fettstoffwechsel durch Komplikationen des Diabetes wie z. B. die Nephropathie gestört wird und möglicherweise die Dyslipoproteinämie wiederum deren Progredienz fördert. Die Fettstoffwechselstörung kann der manifesten Glukoseintoleranz im Rahmen einer sich entwickelnden Insulinresistenz lange vorausgehen und damit u. U. die erste klinische Manifestation eines Typ 2-Diabetes sein.

Neben diesen Zusammenhängen ist auch zu beachten, dass primäre familiäre Fettstoffwechselstörungen wie die familiär kombinierte Hyperlipidämie mit einer verminderten Insulinansprechbarkeit einhergehen. Verwandte von Typ 2-Diabetikern sind oft insulinresistent und weisen Störungen des Lipidstoffwechsels auf (Bredie et al. 1997). Es spricht vieles dafür, dass noch unbekannte Gene die Insulinresistenz und die damit zusammenhängenden Stoffwechselstörungen hervorrufen können (Williams et al. 1992). Das von Reaven beschriebene Syndrom X bzw. metabolische Syndrom stellt also ein komplexes Zusammenspiel verschiedener genetischer und Umweltfaktoren dar (Reaven 1988).

Neben den rein metabolischen Störungen führt die nicht-enzymatische Glykierung von Apolipoproteinen zu einer gestörten Funktion von Lipoproteinpartikeln und trägt wahrscheinlich signifikant zum atherogenen Potential der Lipoproteine bei Diabetikern bei (Lopes-Virella u. Virella 1996).

In dem folgenden Kapitel sollen die verschiedenen Facetten der gegenseitigen Beeinflussung von Lipoprotein- und Glukosestoffwechsel beleuchtet und die daraus resultierenden klinischen Konsequenzen dargestellt werden.

18.2 Lipoproteinstoffwechsel

Lipoproteine stellen sphärische Komplexe aus Proteinen, den Apolipoproteinen und Lipiden dar. Im Kern der Partikel befinden sich wasserunlösliche Cholesterinester und Triglyzeride, die von einer Hülle aus Apolipoproteinen, Phospholipiden und freiem Cholesterin umgeben sind. Aufgrund ihrer Dichte werden die Lipoproteine in 5 Hauptklassen, die Chylomikronen, very low-density Lipoproteine (VLDL), intermediate-density Lipoproteine (IDL), low-density Lipoproteine (LDL) und high-density Lipoproteine (HDL) eingeteilt, die sich in ihrer Apolipoprotein- und Lipidzusammensetzung unterscheiden (Tabelle 18.1).

Zum besseren Verständnis kann der Lipoproteinstoffwechsel in 3 Bereiche gegliedert werden, die allerdings in engem Zusammenhang stehen:

- der exogene Transportweg im Dünndarm resorbierter Lipide;

Tabelle 18.1. Einteilung und Aufbau der Lipoproteinpartikel. Bei den Apolipoproteinen wurde auf die Angabe seltener Apolipoproteine verzichtet. Die jeweils für die Partikel charakteristischen Apolipoproteine sind hervorgehoben

Klasse	Dichte [g/ml]	Apolipoproteine	Lipidanteil [%]	Lipidverhältnis
Chylomikronen	<0,950	B_{48}, A_I, A_{IV}, C_I, C_{II}, C_{III}	>97	TG>>>PL>CE>C
VLDL	<1,006	B_{100}, C_I, C_{II}, C_{III}, E	90–95	TG>>PL>CE>C
IDL	1,006–1,019	B_{100}, C_I, C_{II}, C_{III}, E	85	CE>TG>PL>C
LDL	1,019–1,063	B_{100}	75	CE>>PL>C>TG
HDL_2	1,063–1,125	A_I, A_{II}, C_I, C_{II}, C_{III}, E	60	PL>CE>C~TG
HDL_3	1,125–1,210	A_I, A_{II}, C_I, C_{II}, C_{III}	45	PL>>CE>C~TG

TG Triglyzeride,
PL Phospholipide,
CE Cholesterinester,
C unverestertes Cholesterin.

- der endogene Transportweg hepatischer Lipide und
- der reverse Cholesterintransport von nicht-hepatischen Zellen zur Leber (Abb. 18.1).

Alle 3 Wege sind durch spezifische Lipoproteinfamilien und Apolipoproteine gekennzeichnet, die im Folgenden kurz beschrieben werden. Ausführliche Beschreibungen des Lipoproteinstoffwechsels finden sich in den entsprechenden Handbüchern (Schettler u. Habenicht 1994; Schwandt u. Richter 1995).

Im Dünndarm resorbierte Triglyzeride und Cholesterin werden an Chylomikronen gebunden über den Ductus thoracicus in die Blutbahn transportiert. Die Partikel sind extrem triglyzeridreich. Unter der Wirkung der im Fettgewebe und der Muskulatur exprimierten Lipoproteinlipase (LPL) werden die Triglyzeride zu Monoglyzeriden und freien Fettsäuren hydrolysiert und ins Gewebe aufgenommen. Die Partikel werden zu Chylomikron-Remnants, die in der Leber aufgenommen und abgebaut werden. Bei der Lipolyse der Partikel bleiben überschüssige Oberflächenkomponenten, sog. Surface-Remnants, vor allem Apo-A_I, Apo-A_{IV} und Apo-C-Lipoproteine übrig, die in die HDL-Fraktion übertreten. Unter normalen Umständen sind Chylomikronen im Nüchternplasma nicht nachzuweisen. Bei Störungen ihres Abbaus bzw. ihrer Clearance kommt es zu postprandialen Hypertriglyzeridämien.

Die Leber sezerniert Triglyzeride und Cholesterin an VLDL gebunden. Diese werden ebenfalls durch die LPL hydrolysiert. Dabei entstehen IDL, die dann ein Substrat für die hepatische Lipase (HL) darstellen und in LDL umgewandelt werden. Alternativ können IDL auch direkt in die Leber aufgenommen und abgebaut werden. Das Apo-B_{100} bleibt während dieses ganzen Prozesses als einziges Apolipoprotein konstitutiver Bestandteil des Partikels.

Die Hauptfunktion der HDL ist wahrscheinlich der Transport von Cholesterin zwischen Zellen und insbesondere zwischen nicht-hepatischen Zellen und der Leber. Insbesondere der Abtransport überschüssigen Cholesterins ist dabei von Bedeutung. Dieses Cholesterin wird im Blut durch die Lezithin-Cholesterin Azyltransferase (LCAT) verestert. Die durch Cholesterinaufnahme und Veresterung entstehenden größeren Partikel werden auch als HDL_2 bezeichnet. Die Cholesterinester können durch das Cholesterinester-Transferprotein (CETP) von HDL

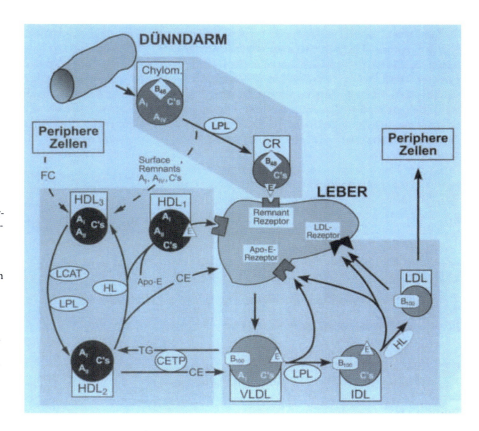

Abb. 18.1. Schematische Übersicht der 3 Bereiche des Lipoproteinstoffwechsels (grau unterlegt). Gestrichelte Linien: Symbolisierung komplexer Zwischenschritte beim Transfer der Surface-Remnants und des freien Cholesterins in die HDL-Fraktion. *CE* Cholesterinester; *CR* Chylomikron-Remnant; *FC* unverestertes Cholesterin; *HL* hepatische Lipase; *LCAT* Lezithin-Cholesterin-Acyltransferase; *LPL* Lipoprotein Lipase; *TG* Triglyzeride

auf triglyzeridreiche Partikel (VLDL oder Chylomikronen; Letzteres in Abb. 1 nicht dargestellt) im Austausch gegen Triglyzeride transferiert werden. Die dadurch mit Triglyzeriden angereicherten HDL-Partikel sind ein Substrat für die HL und können wieder in kleinere, dichtere HDL_3 umgewandelt werden. HDL können Cholesterin entweder selektiv ohne Aufnahme des ganzen Partikels an die Leber abgeben oder nach Aufnahme von Apo-E als ganzer Partikel, der als HDL_1 bezeichnet wird, rezeptorvermittelt in die Leber gelangen. Der Cholesterinestertransfer von HDL zu triglyzeridreichen Partikeln bestimmt wesentlich die Zusammensetzung der VLDL und kann signifikant zu einer Erhöhung des Anteils von Cholesterinestern in diesen Partikeln beitragen.

18.2.1
Lipoproteine und Arteriosklerose

In zahlreichen epidemiologischen Studien konnte die Korrelation des Cholesterinspiegels mit dem kardiovaskulären Risiko belegt werden. Umfangreiche tierexperimentelle Daten und insbesondere die Ergebnisse von Interventionsstudien beim Menschen legen eine kausale Beziehung zwischen dem LDL-Cholesterin und der Atherogenese nahe. Diese Studien belegen eindrücklich, dass eine Cholesterinsenkung bei Patienten ohne vorbestehende koronare Herzkrankheit das Risiko eines kardialen Ereignisses und die kardiovaskuläre Mortalität und bei Patienten mit vorbestehender koronarer Herzkrankheit auch die Gesamtmortalität signifikant senkt (Downs et al. 1998; National Cholesterol Education Program 1994; Sacks et al. 1998; Sheperd et al. 1995).

Weniger klar ist die Bedeutung von Triglyzeriden als unabhängigem Risikofaktor, während niedriges HDL-Cholesterin wahrscheinlich einen unabhängigen Risikofaktor darstellt. Allerdings sind interventionelle Strategien bisher wenig effektiv und meist nicht spezifisch für HDL, so dass eine klare Aussage zur Bedeutung für therapeutische Überlegungen noch aussteht.

18.2.2
Lipoproteinstoffwechsel bei Diabetes mellitus

Die typische Störung des Lipoproteinstoffwechsels beim Typ 2-Diabetes ist die Trias aus Hypertriglyzeridämie, niedrigem HDL-Cholesterin und kleinen, dichten LDL-Partikeln. Veränderungen im Fettstoffwechsel finden sich sowohl bei männlichen als auch weiblichen Diabetikern. Im Gegensatz dazu ist bei Patienten mit Typ 1-Diabetes bei guter Diabeteseinstellung meist keine Veränderung der Lipidwerte oder nur ein leicht erhöhtes LDL-Cholesterin zu beobachten. Insgesamt ist die Häufigkeit von Fettstoffwechselstörungen bei adäquat therapiertem Typ 1-Diabetes nicht größer als bei Nicht-Diabetikern. Die gelegentlich beobachtete Hypercholesterinämie steht möglicherweise im Zusammenhang mit der diabetischen Mikroalbuminurie, die in vielen epidemiologischen Untersuchungen unberücksichtigt blieb. Bei ausgeprägtem Insulinmangel, wie er gelegentlich zu Beginn des Typ 1-Diabetes oder bei ungenügend eingestellten Patienten auftritt, können allerdings Hypertriglyzeridämien bis hin zu schweren Chylomikronämien u. U. sogar mit Pankreatitis, eruptiven Xanthomen und Lipaemia retinalis auftreten. In Tabelle 18.2 sind diese Veränderungen des Lipidstoffwechsels schematisch zusammengefasst (Tabelle 18.2; Gibbons 1986; Taskinen 1992). Interessant ist dabei, dass in mehreren Studien bei Frauen mit Typ 2-Diabetes die Ausprägung der Fettstoffwechselstörung relativ stärker ist als bei Männern. Dies wird von einigen Autoren mit der Beobachtung in Zusammenhang gebracht, dass das kardiovaskuläre Risiko im Vergleich zu Nicht-Diabetikern bei diabetischen Frauen relativ stärker erhöht ist als bei diabetischen Männern.

Neben der Art der Fettstoffwechselstörung ist vor allem die Häufigkeit bestimmter Veränderungen wichtig. In der Framingham-Offspring-Studie wurden unter ca. 4.000 Individuen 174 Diabetiker identifiziert, von denen nur 9 als Typ 1-Diabetes eingestuft wurden (Siegel et al. 1996), so dass die Daten im Wesentlichen für den Typ 2-Diabetes gelten. Dia-

Tabelle 18.2. Veränderungen des Lipoproteinstoffwechsel bei Patienten mit Typ 1- und Typ 2-Diabetes

	Typ 1 M	Typ 1 F	Typ 2 M	Typ 2 F
Gesamt-Cholesterin	↔/↑[a]	↔/↑[a]	↔	↔
Triglyzeride	↔/↑↑[b]	↔/↑↑[b]	↑	↑
VLDL-Cholesterin	↑/↑↑[b]	↑/↑↑[b]	↑	↑
LDL-Cholesterin	↔/↑[a]	↔/↑[a]	↔	↑
HDL-Cholesterin	(↑)	(↑)	↓	↓
ApoA-I	↔	↔	↓	↓
ApoB	↑[a]	↑[a]	(↑)	↑

[a] Bei gleichzeitiger Mikroalbuminurie.
[b] Bei ausgeprägtem Insulinmangel.
M Männer.
F Frauen.

Tabelle 18.3. Häufigkeit von abnormen Lipidwerten in der Framingham-Offspring-Studie. (Siegel et al. 1996)

	Männer Kontr. [%]	Diab. [%]	Frauen Kontr. [%]	Diab. [%]
Gesamt-Cholesterin >240 mg/dl	22,8	18,3	22,7	41,1*
Triglyzeride >250 mg/dl	9,3	22,6*	3,0	29,3*
Triglyzeride >500 mg/dl	1,5	1,1	0,2	10,9*
LDL-Cholesterin >160 mg/dl	27,0	22,4	22,2	35,0
HDL-Cholesterin <35 mg/dl	20,3	43,9*	9,3	37,7*
TG >250 mg/dl und HDL-C <35 mg/dl	4,9	11,7*	1,0	23,4*
Gesamt-C/HDL-C >6	26,2	39,2	7,5	35,3*

*p<0,05

betische Frauen weisen zu knapp einem Viertel die Kombination aus Hypertriglyzeridämie und niedrigem HDL auf, Männer zu knapp 12%. Fast 40% aller Diabetiker haben einen ungünstigen Gesamt-Cholesterin/HDL-Cholesterin Quotienten von über 6 (Tabelle 18.3).

In zahlreichen Studien konnte gezeigt werden, dass die Kombination aus Hypertriglyzeridämie und niedrigem HDL mit einem stark erhöhten Arterioskleroserisiko einhergeht (Assmann u. Schulte 1992; Manninen et al. 1992). Dagegen ist die Bedeutung der reinen Hypertriglyzeridämie für das kardiovaskuläre Risiko noch offen. Es konnte auch gezeigt werden, dass kleine dichte LDL-Partikel, wie sie bei Patienten mit Typ 2-Diabetes gehäuft gefunden werden, das atherogene Risiko erhöhen (Slyper 1994) Die United Kingdom Prospective Diabetes Study (UPKDS) analysierte prospektiv die Bedeutung von Risikofaktoren bei Diabetikern und kommt zu dem Schluss, dass erhöhtes LDL-Cholesterin und vermindertes HDL-Cholesterin die entscheidenden Risikofaktoren der koronaren Herzkrankheit noch vor dem HbA1c, dem Blutdruck und dem Rauchen darstellen. Dagegen waren Triglyzeride, Insulinresistenz und Übergewicht bei bestehendem Diabetes in dieser Studie keine unabhängigen Risikofaktoren (Turner et al. 1998). Insoweit weicht sie von einer großen deutschen Studie ab, welche die Triglyzeride als einzigen Lipidrisikofaktor identifizierte, allerdings LDL-Cholesterin und HDL-Cholesterin nicht ausdrücklich untersuchte (Hanefeld et al. 1996).

Aufgrund der engen Assoziation von Insulinresistenz, Hypertriglyzeridämie und niedrigem HDL-Cholesterin ist es schwierig, den entscheidenden Risikofaktor ausschließlich epidemiologisch zu ermitteln. In diesem Zusammenhang ist von Bedeutung, dass in der Veterans Administration Cooperative Study on Glycemic Control and Complications in Type 2 Diabetes (VA-CSDM) unter aggressiver Insulintherapie bei Patienten mit Typ 2-Diabetes trotz signifikant besserer Einstellung der Blutglukose und Reduktion des HbA1c um 2 Prozentpunkte eine Zunahme des kardiovaskulären Risikos beobachtet wurde (Abraira et al. 1997).

Folgeerkrankungen des Diabetes wie die diabetische Nephropathie können den Lipoproteinstoffwechsel auch direkt beeinflussen. So haben Patienten mit Typ 1-Diabetes und Mikroalbuminurie einen erhöhten IDL-Spiegel sowie erhöhtes Cholesterin, Triglyzeride und Apo-B (Groop et al. 1996). Das Ausmaß der Albuminurie zeigte jedoch keine Korrelation zu den Lipidwerten. Diese Assoziation zur Mikroalbuminurie könnte erklären, warum in einigen Studien für Typ 1-Patienten normale oder sogar günstige Lipoproteinwerte beobachtet wurden, während in anderen erhöhte Cholesterinwerte beschrieben wurden.

Über diese Bedeutung der diabetes-typischen Lipidstoffwechselstörung hinaus erhöht eine Hypercholesterinämie das bereits 3- bis 4fach höhere kardiovaskuläre Risiko bei Diabetikern im gleichen Umfang wie bei Nicht-Diabetikern (Stamler et al. 1993).

18.3 Pathophysiologie

Prinzipiell können sämtliche primären Fettstoffwechselstörungen auch beim Diabetes auftreten. Ausführliche Abhandlungen ihrer Pathophysiologie finden sich in den entsprechenden Handbüchern (z. B. Schettler u. Habenicht 1994; Schwandt u. Richter 1995). Im Folgenden soll nur die Pathophysiologie der sekundären diabetischen Hyperlipidämie erläutert werden.

18.3.1
Rolle von Insulin im Lipid- und Lipoproteinstoffwechsel

Insulin hat verschiedene Effekte auf den Lipoproteinstoffwechsel, die in Abb. 18.2 zusammengefasst sind. Im Adipozyten kommt es unter der Wirkung von Insulin zu einer Hemmung der hormon-sensitiven Lipase (HSL), die intrazellulär Triglyzeride und Cholesterinester hydrolysiert. Da die HSL zentral für die Freisetzung von freien Fettsäuren (FFS) aus dem Fettgewebe ist, führt eine Verminderung ihrer Aktivität zu einer Verminderung der Freisetzung von FFS. Die Aktivität der HSL wird kurzfristig über einen Phosphorylierungs-Dephosphorylierungszyklus, an dem Proteinkinase A und bisher nicht näher definierte Phosphatasen beteiligt sind, kontrolliert. Langfristig kann die HSL auch über die Proteinneusynthese reguliert werden. Dieser Prozess ist aber für die Situation der Nahrungsaufnahme von geringerer Bedeutung. Die durch Insulin verminderte Freisetzung von FFS aus dem Fettgewebe führt kurzfristig zu einem verminderten Angebot von FFS an die Leber und andere Organe, was aber in der Postprandialphase durch Chylomikronen ausgeglichen wird.

In der Leber hemmt Insulin die VLDL-Sekretion. In-vitro-Untersuchungen zeigen, dass dabei vor allem die Apo-B-Produktion reduziert wird, während die Triglyzeridsynthese nicht abnimmt, so dass es zu einem Anstieg der Triglyzeride in der Leber kommt (Sparks u. Sparks 1996). Der Mechanismus dieser Insulinwirkung ist noch ungeklärt. Es wird vermutet, dass die Reduktion der Apo-B_{100}-Sekretion wahrscheinlich überwiegend auf eine verstärkte Degradation des neu synthetisierten Proteins zurückzuführen ist. Niedrige Insulinkonzentrationen stimulieren die Apo-B-Produktion und tragen damit zu einer gesteigerten Triglyzeridsekretion bei, was im Rahmen einer hepatischen Insulinresistenz die verstärkte Produktion von triglyzeridreichen Partikeln erklären könnte.

In vivo führt Insulin zu einer Reduktion der Sekretion triglyzeridreicher Partikel, vor allem der großen lipidreichen VLDL-Partikel, so dass die Sekretion der Triglyzeride stärker zurückgeht als die

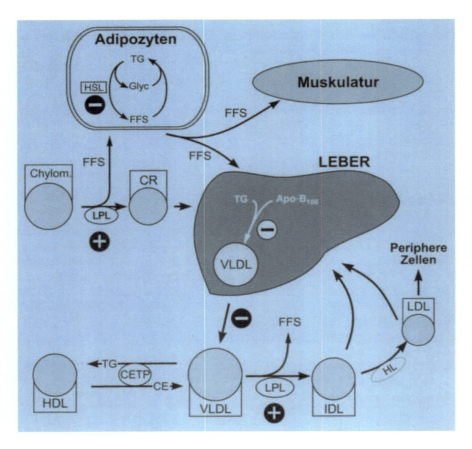

Abb. 18.2. Schematische Darstellung der Insulinwirkung auf Lipoprotein- und Lipidstoffwechsel. Insulin greift hauptsächlich an 3 Stellen in die Homöostase ein: Freisetzung von FFS aus Triglyzeriden im Adipozyten durch die hormonsensitive Lipase, Lipolyse triglyzeridreicher Partikel durch LPL und die Sekretion triglyzeridreicher Partikel durch die Leber. *CE* Cholesterinester; *CR* Chylomikron-Remnant; *HSL* hormonsensitive Lipase; *FFS* freie Fettsäuren; *LPL* Lipoprotein Lipase; *TG* Triglyzeride; + Stimulation durch Insulin; – Hemmung durch Insulin

von Apo-B$_{100}$ (Malmström et al. 1997a). Insgesamt zeigen die in-vivo- und in-vitro-Untersuchungen, dass Insulin schon in der frühen postprandialen Phase die Triglyzeridsekretion der Leber reduziert und damit der postprandialen Hypertriglyzeridämie entgegenwirkt.

Ein weiterer Insulineffekt ist die Stimulation der Lipoproteinlipase (LPL) im Fettgewebe und der Muskulatur (s. Abb. 18.2). Die unter Insulin erhöhte Aktivität der LPL führt zu einer beschleunigten Hydrolyse triglyzeridreicher Partikel und der Bereitstellung von FFS und Monoglyzeriden für Adipozyten und andere Gewebe. Dabei zeigt sich bei Diabetikern eine inverse Korrelation zwischen LPL-Aktivität und dem Ausmaß der Insulindefizienz bzw. Insulinresistenz (Taskinen 1987).

18.3.2
Insulinresistenz und Insulinmangel

Bei Insulinresistenz bzw. Insulinmangel kommt es zu einer verminderten Insulinwirkung am Adipozyten und der Leberzelle, so dass vermehrt FFS aus dem Fettgewebe freigesetzt werden. Dies geht mit einem erhöhten Spiegel freier Fettsäuren im Blut einher. Diese können u. a. in der Muskulatur aufgenommen werden und dort zu einer Verminderung der Glukoseutilisation führen (Storlien et al. 1991). Inwieweit dieser Mechanismus zur Perpetuierung der Insulinresistenz beiträgt, ist offen. Man kann jedoch davon ausgehen, dass mehr Insulin benötigt wird, um die gleiche Menge Glukose postprandial aus dem Blut zu entfernen und dass es adaptiv in einigen Geweben zu einer Insulinresistenz kommen könnte.

In den letzten Jahren konnte gezeigt werden, dass diese veränderte Stoffwechsellage des Adipozyten durch eine verminderte Aktivität eines Transkriptionsfaktors aus der Familie der peroxisome proliferator-activated Rezeptoren (PPAR), des PPAR$_\gamma$ erklärt werden kann (Kersten et al. 2000). PPAR$_\gamma$ fördert die Speicherung von Lipiden im Adipozyten und die Produktion von LPL. Über diesen Mechanismus steigert PPAR$_\gamma$ den Abbau triglyzeridreicher Lipoproteine.

Eine der wichtigsten Veränderungen in der Leber bei Patienten mit Typ 2-Diabetes ist die gestörte Hemmung der Sekretion von triglyzeridreichen Partikeln durch Insulin (Malmström et al. 1997b). In der Folge kommt es zu einer ungehemmten Sekretion triglyzeridreicher VLDL-Partikel, die dann wegen der verminderten Aktivierung der LPL nicht effektiv hydrolysiert werden können. Die unmittelbare Folge ist eine Hypertriglyzeridämie, bedingt durch Überproduktion und verzögerten Abbau von VLDL. Typisch ist deshalb auch eine postprandial ausgeprägtere und prolongierte Hypertriglyzeridämie bei Typ 2-Patienten.

Ein großer Teil der Veränderungen des hepatischen Lipidstoffwechsels wird ebenfalls durch ein Mitglied der PPAR-Familie, PPAR$_\alpha$ vermittelt (Kersten et al. 2000). Eine Verminderung der PPAR$_\alpha$-Aktivität geht mit einer erhöhten VLDL-Produktion einher.

Die Störung des Lipoproteinmusters ist aber in der Situation der Insulinresistenz viel komplexer als man zunächst erwarten würde. In der Regel beobachtet man neben der Hypertriglyzeridämie ein vermindertes HDL-Cholesterin. Außerdem findet sich überdurchschnittlich häufig ein als Typ B bezeichnetes Verteilungsmuster der LDL-Subfraktionen, das durch eine Vermehrung kleiner dichter LDL-Partikel gekennzeichnet ist. Beide Veränderungen des Lipoproteinmusters müssen aufgrund epidemiologischer Daten als hochgradig atherogen angesehen werden (Assmann u. Schulte 1992; Slyper 1994)

Aufgrund des hohen Spiegels triglyzeridreicher Partikel kommt es zu einem verstärkten Austausch von Cholesterin aus HDL-Partikeln auf VLDL-Partikel, der durch das CETP vermittelt wird. Im Gegenzug werden Triglyzeride von VLDL nach HDL transferiert. Die so entstehenden, relativ triglyzeridreichen HDL-Partikel stellen ein gutes Substrat für die hepatische Lipase (HL) dar. Die Triglyzeride werden durch die HL hydrolysiert, so dass die Lipidzusammensetzung der Partikel sich wieder dem normalen Verhältnis von Cholesterin zu Triglyzeriden annähert. Durch den kontinuierlichen Transfer von HDL-Cholesterin auf VLDL-Partikel kommt es zu einer Verminderung des Cholesterins in der HDL-Fraktion.

Die Entstehung kleiner dichter LDL-Partikel ist noch nicht vollständig verstanden. Es wird vermutet, dass im Rahmen der Hypertriglyzeridämie CETP auch Cholesterin von LDL auf VLDL-Partikel im Austausch für Triglyzeride transferieren kann. Dies würde dazu führen, dass die LDL-Partikel einen relativ hohen Anteil von Triglyzeriden hätten, die durch die HL hydrolysiert werden können. In der Folge würden kleinere, triglyzerid- und cholesterinarme Partikel entstehen, die bei konstantem Proteinanteil eine höhere Dichte aufwiesen. Eine weitere Voraussetzung für diesen Ablauf ist eine verzögerte Clearance dieser LDL-Partikel, die auch in der Tat beobachtet wird.

18.4
Diagnostik der Fettstoffwechselstörung bei Diabetikern

Die Diagnostik der Fettstoffwechselstörung bei Diabetikern folgt den gleichen Grundsätzen wie bei Nicht-Diabetikern. Man muss davon ausgehen, dass unter den Patienten mit Diabetes außer den für den Diabetes typischen Veränderungen des Lipoproteinstoffwechsels auch mit der gleichen Häufigkeit wie in der Gesamtpopulation primäre und sekundäre Fettstoffwechselstörungen vorliegen, die ebenfalls einer therapeutischen Intervention bedürfen.

18.4.1
Erstdiagnostik

Die Basisdiagnostik umfasst die Bestimmung von Cholesterin, Triglyzeriden und HDL-Cholesterin morgens nach 12- bis 14-stündiger Nahrungskarenz. Dabei ist auch zu beachten, dass im Rahmen akuter Erkrankungen wie z. B. eines Herzinfarkts die Lipidwerte über einen Zeitraum von einigen Wochen vermindert werden können und damit eine therapiebedürftige Hyperlipidämie übersehen wird. Bei Verdacht auf eine massive Hypertriglyzeridämie, z. B. im Rahmen einer dekompensierten diabetischen Stoffwechsellage, kann eine Bestimmung im Hinblick auf unmittelbare therapeutische Konsequenzen auch am nicht nüchternen Patienten erforderlich werden. Neben den genannten 3 Parametern können eine Anzahl weiterer Werte bestimmt werden, deren klinische Relevanz im Folgenden diskutiert wird.

18.4.1.1
Bestimmung von LDL-Cholesterin

Die LDL-Bestimmung ist von großer Bedeutung, weil in randomisierten kontrollierten Studien die Therapieziele in der Regel über das LDL-Cholesterin definiert wurden, so dass die Therapieempfehlungen z. B. des National Cholesterol Education Programs (National Cholesterol Education Program 1994) auf diesem Maß derzeit beruhen. Als Standardmethode wird die Quantifizierung nach Ultrazentrifugation bei einer Dichte von 1,006 g/ml angesehen. Dabei wird VLDL im Überstand von den Partikeln mit einer Dichte > 1,006 g/ml abgetrennt und VLDL-Cholesterin aus der Differenz von Gesamtcholesterin und Cholesterin im Unterstand berechnet. HDL-Cholesterin wird nach Fällung der Apo-B-haltigen Lipoproteine im Unterstand bestimmt. LDL-Cholesterin ergibt sich aus der Differenz von Cholesterin im Unterstand und dem HDL-Cholesterin (β-Quantifizierung). Zu bedenken ist, dass das so bestimmte LDL-Cholesterin auch Cholesterin aus IDL und Lipoprotein(a) beinhaltet.

Alternativ kann VLDL-Cholesterin auch über die Friedewald-Formel als ein Fünftel der Serumtriglyzeride (in mg/dl) errechnet werden. Nach Bestimmung von HDL-Cholesterin kann dann LDL-Cholesterin berechnet werden. Unter der Voraussetzung, dass die Gesamttriglyzeride < 400 mg/dl und keine Chylomikronen vorhanden sind (Nüchtern-Blutentnahme!) liegen ca. 90% der errechneten Werte weniger als 10% von dem durch Ultrazentrifugation bestimmten Wert entfernt (McNamara et al. 1990). Bei Diabetikern, die eine veränderte Komposition von triglyzeridreichen Partikeln aufweisen können, führt die Friedewald-Formel zu stärkeren Abweichungen, so dass nur ca. 50–70% der Werte weniger als 10% von dem mittels Ultrazentrifugation bestimmten Wert abweichen (Rubies-Prat et al. 1993).

Eine Reihe weiterer Methoden zur direkten LDL-Bestimmung werden in klinisch-chemischen Labors eingesetzt. Diese beruhen z. T. auf Fällung oder auf immunologischer Separation von Partikeln. Allerdings sind die Korrelation und systematische Abweichung der Methoden zur Ultrazentrifugation unterschiedlich. So weichen methodenabhängig zwischen 15% und 55% der Werte um mehr als 10% von der Ultrazentrifugation ab.

Sowohl die Richtlinien des NCEP als auch die der American Diabetes Association empfehlen die direkte LDL-Cholesterinbestimmung durch β-Quantifizierung. Eine Kosten-Nutzenanalyse dieses Vorgehens steht noch aus.

18.4.1.2
Bestimmung von Nicht-HDL-Cholesterin

Da auch die triglyzeridreichen Partikel u. U. zum kardiovaskulären Risiko beitragen können, diskutieren zahlreiche Autoren die Verwendung des Nicht-HDL-Cholesterins, das sich automatisch aus der Differenz des Gesamt- und HDL-Cholesterins ergibt (Haffner 1998; Havel u. Rapaport 1995). Auch wenn dieser Ansatz von Interesse ist, fehlen noch definitive epidemiologische Studien, welche die Brauchbarkeit dieses Parameters zur Risikobewertung und Therapieführung, insbesondere bei überwiegenden Hypertriglyzeridämien belegen würden. Die gleichen Überlegungen gelten für die Bestimmung von ApoB als Maß für die Zahl der Nicht-HDL-Partikel. Hier kommt zusätzlich noch die mangelnde Standardisierung der Analytik für Apo-B hinzu.

18.4.1.3
Bestimmung von Lipoprotein(a)

Die Bestimmung von Lipoprotein(a) hat keine unmittelbaren therapeutischen Konsequenzen, da der Serumspiegel dieses Lipoproteinpartikels therapeutisch kaum zu beeinflussen ist. Sie kann zur besseren Abschätzung des individuellen kardiovaskulären Risikos und damit der Festlegung der Therapieziele bei Patienten unter 50 Jahren durchgeführt werden (s. Abschn. 18.4). Bei älteren Patienten gibt es momentan keine Daten, die zweifelsfrei belegen würden, dass die Berücksichtigung des Lipoprotein(a) klinisch bedeutsam ist.

18.4.1.4
Weitere Diagnostik

Bei Verdacht auf eine seltene (ca. 1:5.000) familiäre Dysbetalipoproteinämie (Typ III-Hyperlipoproteinämie nach Fredrickson), sollte zur Sicherung der Diagnose eine Apolipoprotein E Phänotypisierung durchgeführt werden. Ein Quotient von VLDL-Cholesterin zu Triglyzeriden > 0,3 ist als Hinweis auf cholesterinreiche VLDL-Partikel und damit eine Typ III Hyperlipoproteinämie zu werten. Ein Apo-E2/2 Phänotyp bzw. Genotyp in Verbindung mit dem Nachweis von cholesterinreichen β-VLDL sichert die Diagnose.

Weitere Diagnostik ist im Allgemeinen aus klinisch-therapeutischer Sicht nicht erforderlich, auch wenn sie im Rahmen von Studien für die Beurteilung von neuen Therapiestrategien durchaus relevant sein kann. So bieten Bestimmungen von Apolipoproteinen (Apo-A_I, Apo-B, Apo-C_{II}, Apo-C_{III}) über die Basisdiagnostik hinaus derzeit keine weitergehenden Informationen, die für die individuelle Therapieentscheidung bedeutsam wären. Die Bestimmung der Lipoproteinlipase-Aktivität bei ausgeprägten Hypertriglyzeridämien ist ebenfalls nur den seltenen Einzelfällen vorbehalten, in denen eine familiäre Chylomikronämie vermutet wird.

Bei entsprechender Klinik sind andere sekundäre Ursachen einer Hyperlipidämie wie z. B. eine Hypothyreose, nephrotische Proteinurie oder Niereninsuffizienz, zu berücksichtigen und ggf. labordiagnostisch zu verifizieren.

18.4.2
Kontrolluntersuchungen

Der Umfang der Kontrolluntersuchungen richtet sich nach den Resultaten der Erstdiagnostik. Aufgrund der hohen kardiovaskulären Gefährdung von Diabetikern und der Möglichkeit einer Veränderung der Werte im Rahmen des Diabetes wird empfohlen, Cholesterin, Triglyzeride und HDL-Cholesterin auch bei zunächst normalen Werten einmal jährlich zu überprüfen (American Diabetes Association 1998).

Bei Störungen des Fettstoffwechsels richtet sich die Häufigkeit und der Umfang von Kontrollen nach der Therapiestrategie und dem Ausmaß der Störung. Generell ist bei Beginn einer diätetischen bzw. medikamentösen Therapie eine Kontrolle vor Ablauf eines Monats nicht sinnvoll. Andererseits sollte im Hinblick auf die Patientencompliance das Kontrollintervall auch nicht zu lang gewählt werden. Ist eine stabile Einstellung erreicht, sind Kontrollen in halbjährlichen bzw. jährlichen Abständen ausreichend. Dabei sollte jeweils Cholesterin, Triglyzeride und HDL-Cholesterin bestimmt werden. Bezüglich der Analyse des LDL-Cholesterin wird auf Absch. 18.3.1 verwiesen.

18.5
Therapie der Fettstoffwechselstörung bei Diabetikern

Prinzipiell gelten auch für die Therapie der Dyslipoproteinämie des Diabetikers die gleichen Überlegungen wie für den Nicht-Diabetiker. Die Therapie soll das Arterioskleroserisiko des Patienten vermindern. In einzelnen Fällen extremer Hypertriglyzeridämien mit Werten > 1.000 mg/dl ist das primäre Therapieziel die Reduktion der Triglyzeridwerte, um das Risiko einer Pankreatitis zu vermindern.

Die im Hinblick auf das kardiovaskuläre Risiko anzustrebenden Lipidwerte bei Diabetikern sind allerdings noch in der Diskussion (Tabelle 18.4). Dies hängt unter anderem damit zusammen, dass bisher keine großen prospektiven Interventionsstudien zur Klärung dieser Frage an Diabetikern abgeschlossen wurden, dass die Lipoproteinmuster und damit das Risikoprofil vor allem beim Typ 2-Diabetes anders verteilt sind als in der Bevölkerung, und dass das kardiovaskuläre Risiko von Diabetikern deutlich höher ist als von Nicht-Diabetikern. Eine Auswertung der 4S-Studie und der CARE-Studie legen nahe, dass die Risikoreduktion für Patienten mit koronarer Herzkrankheit und Diabetes durch eine konsequente Cholesterinsenkung mindestens genauso groß, wenn nicht größer ist als bei nicht-diabetischen Patienten (Pedersen et al. 1998; Pyörälä et al. 1997; Sacks et al. 1996). Insbesondere die Ergebnisse der CARE-Studie sind für die Behandlung von Diabetikern von Bedeutung, da in dieser Studie

Tabelle 18.4. Therapieziele und -strategien bei erwachsenen Diabetikern mit Hyperlipidämie

	American Diabetes Association Therapieziel			National Cholesterol Education Program Zielwert	Medikamentöse Therapie ab
	TG [mg/dl]	LDL-Chol [mg/dl]	HDL-C [mg/dl]	LDL-Chol [mg/dl]	LDL-Chol [mg/dl]
Ohne zusätzlichen Risikofaktor	<200	<130	≥45	<160	≥190
≥1 Zusätzliche Risikofaktoren	<200	<130	≥45	<130	≥160
Mit bestehender KHK	<200	<100	≥45	<100	≥130

Zusätzliche Risikofaktoren außer dem Diabetes mellitus im Sinne des NCEP sind:
(1) Alter über 45 Jahren bei Männern und über 55 Jahren bei Frauen;
(2) frühzeitige KHK in der Familienanamnese;
(3) aktuelles Rauchen;
(4) Hypertonie mit Werten von >140 mmHg systolisch und/oder >90 mmHg diastolisch;
(5) HDL-C <35 mg/dl.

die Ausgangscholesterinwerte unter 240 mg/dl und im Mittel bei 209 mg/dl lagen und damit dem entsprechen, was bei der Mehrzahl der diabetischen Patienten zu erwarten ist. Diese Daten zur Sekundärprävention werden durch die AFCAPS/TexCAPS Studie an Individuen ohne Anhalt für Gefäßerkrankungen ergänzt (Downs et al. 1998). Hier zeigte sich, dass bei normalem Cholesterin (Mittelwert 221 mg/dl) und HDL-Cholesterin unterhalb der 50. Perzentile durch Senkung des LDL-Cholesterins von im Mittel 150 mg/dl auf 115 mg/dl eine Reduktion koronarer Ereignisse um >30% erreicht werden konnte. Da die Mehrzahl der Typ 2-Diabetiker in diese Kategorie gehören, ist diese Studie von erheblicher Bedeutung, auch wenn die Anzahl der Diabetiker in der Studie klein war.

Die relative Bedeutung anderer Interventionen wie der Senkung der Triglyzeride, der Erhöhung des HDL-Cholesterins und der Verbesserung der Insulinresistenz ist noch nicht abschließend geklärt. Eine Untergruppenanalyse der Helsinki-Heart-Studie zur Primärprävention implizierte, dass die Triglyzeridsenkung und HDL-Erhöhung durch das Studienmedikament Gemfibrozil einen günstigen Effekt bei Diabetikern ergab (Manninen et al. 1992). Für die Einschätzung der Therapieziele ist auch von Bedeutung, dass Bezafibrat in einer angiographisch kontrollierten Studie an jungen Postinfarktpatienten die Progression der Koronararteriosklerose verzögern und die Zahl kardialer Ereignisse reduzieren konnte, obwohl nur VLDL-Cholesterin vermindert und HDL-Cholesterin erhöht wurde, während das LDL-Cholesterin unverändert blieb (Ericsson et al. 1996). Ähnliche Ergebnisse zeigte die LOCAT Studie mit Gemfibrozil (Frick et al. 1997). In der VAHIT-Studie (Sekundärprävention an Männern mit KHK und niedrigem HDL-C) konnte der günstige Effekt von Gemfibrozil auch am Subkollektiv von Typ 2-Diabetikern bezüglich kardio-vasculärer Ereignisse nachgewiesen werden (Bloomfield Rubins et al. 1999). Studien zu positiven Effekten bei alleiniger Hypertriglyzeridämie fehlen zur Zeit.

Therapieziele bei Hyperlipidämien wurden von verschiedenen Expertengremien formuliert. In der Primärprävention gehen die NCEP-Richtlinien (National Cholesterol Education Program 1994) von einem Zielwert für LDL-Cholesterin <160 mg/dl bei einem zusätzlichen Risikofaktor und <130 mg/dl bei 2 oder mehr zusätzlichen Risikofaktoren aus (s. Tabelle 18.4). Eine über die Diät hinausgehende medikamentöse Therapie wird unter anderem im Hinblick auf die Kosten-Nutzen-Relation erst empfohlen, wenn das LDL-Cholesterin >190 mg/dl bzw. >160 mg/dl bleibt. Bei Patienten mit koronarer Herzkrankheit wird ein LDL-Cholesterin <100 mg/dl empfohlen. Die Grenze für den Beginn einer medikamentösen Therapie wird mit 130 mg/dl angegeben. Insbesondere der Zielwert von 100 mg/dl für die Sekundärprävention ist mangels prospektiver Studiendaten noch in der Diskussion. Retrospektive Subgruppenanalysen der 4S- und CARE-Studie haben kontradikte Ergebnisse über den Nutzen einer Senkung des LDL-Cholesterins unter 100 mg/dl ergeben (American Diabetes Association 1998; Sacks et al. 1998). Eine eindeutige Klärung dieser Frage werden erst neu initiierte prospektive Studien ergeben, in denen LDL-Cholesterinwerte unter 100 mg/dl angestrebt werden.

Wegen des hohen kardiovaskulären Risikos von Diabetikern und der gegenüber Nicht-Diabetikern hohen Mortalität bei Infarkten sind die Empfehlungen der American Diabetes Association weitgehender als die des NCEP (s. Tabelle 18.4). Eine medikamentöse Therapie wird für alle Diabetiker mit LDL-Cholesterin > 130 mg/dl angestrebt. Bei Diabetikern mit koronarer Herzkrankheit wird als Zielwert ein LDL-Cholesterin < 100 mg/dl angegeben, der ggf. mit medikamentöser Therapie erreicht werden soll (American Diabetes Association 1998). Zielwerte für die Triglyzeride werden mit < 200 mg/dl und für HDL-Cholesterin mit > 45 mg/dl angegeben (American Diabetes Association 1998). Eine Kosten-Nutzen-Analyse der Cholesterinsenkung mit HMG-CoA-Reduktasehemmern bei Diabetikern wurde retrospektiv für die 4S-Studie durchgeführt. Die Kosten-Nutzen-Relation vergleicht sich gut mit der für Nicht-Diabetiker (Jonsson et al. 1999). Dies war zu erwarten, da die relative Risikosenkung durch Cholesterinsenkung bei Diabetikern derjenigen bei Nicht-Diabetikern entspricht. Wegen des ca. 3- bis 4fach höheren kardiovaskulären Risikos der Diabetiker ist die absolute Reduktion kardialer Ereignisse pro Patientenjahr entsprechend höher. Eindeutig werden diese Fragen einschließlich der Therapieziele nur nach Auswertung der momentan bereits laufenden bzw. geplanten Interventionsstudien bei Diabetikern zu beantworten sein.

Die Empfehlungen für Kinder und Jugendliche weichen von denen für Erwachsene deutlich ab. In dieser Altersgruppe werden vorwiegend Typ 1-Patienten sein, deren Lipidwerte sich bei optimaler Insulintherapie nicht von altersgleichen Kontrollen unterscheiden, so dass Dyslipoproteinämien in diesem Kollektiv meist primär sein dürften. Hier kommen die Empfehlungen des NCEP zur Anwendung (NCEP 1992). Wegen der generell niedrigeren Cholesterinwerte bei Kindern wird als Zielwert ein LDL-Cholesterin von 110 mg/dl angegeben. Man muss sich aber darüber klar sein, dass dieser Zielwert nicht durch entsprechende epidemiologische oder gar interventionelle Daten gestützt wird. Eine medikamentöse Therapie sollte nach diesen Richtlinien bei Kindern über 10 Jahren erwogen werden, wenn trotz optimaler Diät das LDL-Cholesterin > 190 mg/dl bleibt. Wenn eine positive Familienanamnese oder 2 weitere Risikofaktoren vorliegen, wird der Schwellenwert auf > 160 mg/dl reduziert. Wegen der fehlenden Toxizität gelten Ionenaustauscher als Medikamente der ersten Wahl. Das β-Sitosterin stellt möglicherweise eine Alternative dar (Lackner u. von Hodenberg 1994). Alle anderen Medikamente sollten bei pädiatrischen Patienten nur mit strenger Indikation wie z. B. einer familiären Hypercholesterinämie eingesetzt werden. Daten aus kontrollierten Studien liegen bei Kindern nicht vor. Auch die Sicherheit langfristiger Anwendung der Statine und Fibrate bei Kindern ist nicht ausreichend belegt, so dass eine Risiko-Nutzen-Abwägung derzeit nicht möglich ist.

> **Die Therapie der Hyperlipidämie beim Diabetiker basiert prinzipiell auf 3 Säulen:**
> - Ernährung und körperliche Aktivität,
> - Optimierung der Blutzuckereinstellung und
> - medikamentöse Lipidsenkung.

Das therapeutische Vorgehen wird im Folgenden dargestellt.

18.5.1
Ernährung und körperliche Aktivität

Der Effekt der Ernährung auf Cholesterin und Triglyzeride ist sehr unterschiedlich. LDL ist diätetisch nur schwer zu beeinflussen, während die triglyzeridreichen Partikel gut ansprechen. Generell kann man davon ausgehen, dass das LDL-Cholesterin diätetisch um maximal 20% gesenkt werden kann (Clarke et al. 1997). Außerhalb streng kontrollierter klinischer Protokolle ist die Cholesterinsenkung allerdings in der Regel deutlich geringer (Tang et al. 1998). Bessere Ergebnisse können u. U. durch eine Kombination aus lipidsenkender Diät und körperlichem Training erreicht werden (Stefanick et al. 1998). Dagegen können die meisten Hypertriglyzeridämien alleine diätetisch normalisiert werden. Eine alleinige medikamentöse Therapie der Hypertriglyzeridämie ist selten erfolgreich.

Die Prinzipien der lipidsenkenden Diät sind in weiten Teilen vergleichbar mit denen der Diabetesernährung. Bei Patienten mit Übergewicht ist eine Gewichtsreduktion anzustreben, die insbesondere zu einer Verbesserung des Triglyzeridstoffwechsels und der Insulinansprechbarkeit führt. Das bedeutet eine für einen begrenzten Zeitraum hypokalorische Diät. Zur Cholesterinsenkung ist die Reduktion des Lipidanteils in der Nahrung auf < 30% der Kalorien unbedingt anzustreben. Dabei sollen gesättigte Fettsäuren < 10% der Kalorien ausmachen. Der Anteil mehrfach ungesättigter Fettsäuren soll auf nicht mehr als 10% der Kalorien erhöht werden. Der Rest wird durch einfach ungesättigte Fettsäuren, vorwiegend Ölsäure, bereitgestellt. Dies führt zwangsläufig zu einer Erhöhung des Anteils von Kohlenhydraten auf ca. 50–60% der Kalorien, wenn Proteine maximal 15–20% betragen sollen. Bei Typ 2-Patienten mit vorwiegender Erhöhung der VLDL und Hypertriglyzeridämie kann kohlenhydratreiche Kost die Hypertriglyzeridämie aggravieren, hauptsächlich wegen einer verschlechterten Insulinansprechbarkeit und vermehrten Produktion hepatischer triglyzeridreicher Partikel (Chen et al. 1995). Für diese Patienten kann ein höherer Lipidanteil von etwa 35–40% in der Nahrung also sinnvoll sein. Die zusätzlichen Lipide sollten möglichst durch einfach ungesättigte Fettsäuren realisiert werden. Eine weitere Reduktion des Lipidanteils in der Nahrung ist deshalb in der Regel auch nur für Patienten mit erhöhtem LDL-Cholesterin zu erwägen. Bei Kindern ist eine extrem fettarme Diät auch unter ernährungsphysiologischen Gesichtspunkten problematisch. Auf eine Ballaststoffzufuhr > 35 g/Tag soll geachtet werden, da sie zur Cholesterinsenkung beiträgt. Die orale Cholesterinzufuhr soll auf < 200 mg/Tag reduziert werden.

Die generelle Verwendung von ω3-Fettsäuren in Form von Supplementen ist kostspielig und umstritten, da sie teilweise zu einer Erhöhung des LDL-Cholesterins und vor allem zu einer erheblichen Kalorienzufuhr beitragen. Bei einzelnen Patienten mit exzessiven Hypertriglyzeridämien kann sie jedoch sinnvoll sein. Ein systematischer Effekt der ω3-Fettsäuren auf die Insulinsekretion und Insulinreaktivität in vivo konnte am Menschen bisher nicht zweifelsfrei belegt werden.

Einige Patienten neigen bei Alkoholgenuss zur Ausbildung starker Hypertriglyzeridämien. Bei diesen kann eine absolute Alkoholkarenz die Hypertriglyzeridämie positiv beeinflussen.

Zu beachten ist, dass in Situationen extremer Hypertriglyzeridämie bzw. Hyperchylomikronämie eine kurzfristige völlige Fettkarenz erforderlich sein kann, um eine rasche Reduktion des Triglyzeridspiegels unter 1.000 mg/dl zu erreichen.

Körperliche Aktivität erhöht das HDL-Cholesterin, senkt LDL-Cholesterin und trägt langfristig zum Erfolg einer Gewichtsreduktion bei. Sie muss den Gegebenheiten des einzelnen Patienten angepasst werden. Dabei ist insbesondere das Vorliegen einer koronaren Herzerkrankung zu berücksichtigen, was jedoch keine Kontraindikation darstellt.

18.5.2
Optimierung der Blutzuckereinstellung

Zahlreiche Studien belegen, dass unter optimaler Blutzuckereinstellung bei Patienten mit Typ 1-Diabetes Fettstoffwechselstörungen nicht oder nur unwesentlich häufiger sind als bei Kontrollpersonen. Dies bedeutet, dass eine möglichst physiologische Substitution von Insulin bei diesen Patienten einen normalen Lipidstoffwechsel gewährleistet, der dann nur noch wie in der Gesamtpopulation von interindividuellen, wahrscheinlich genetisch determinierten Unterschieden geprägt ist.

Bei Patienten mit Typ 2-Diabetes ist diese Beziehung weniger eindeutig. Während die meisten Studien belegen, dass eine optimale Blutzuckereinstellung mit einer Reduktion der Triglyzeridwerte einhergeht, ist der Effekt auf den HDL-Spiegel nicht so klar. Interessant ist die Beobachtung, dass eine verbesserte Blutzuckereinstellung selbst bei unverändertem HDL-Cholesterin zu einem Anstieg des HDL_2; also zu einer Verbesserung des antiatherogenen Profils der HDL führt. Das LDL-Cholesterin wird durch die Blutzuckereinstellung meist nur geringfügig beeinflusst. Allerdings wird der Anteil von kleinen dichten LDL-Partikeln normalisiert (Caixas et al. 1997).

Die optimierte Blutzuckerkontrolle ist momentan die einzige Möglichkeit, die Glykierung von Apolipoproteinen zu vermeiden und dürfte dadurch zu einer Verminderung des kardiovaskulären Risikos beitragen.

Zusammenfassend ist eine optimale Blutzuckereinstellung für eine adäquate Therapie der Hyperlipidämie bei Diabetikern obligat. Man sollte aber insbesondere bei Diabetikern mit hohem LDL-Cholesterin nicht zuviel von einer intensivierten Therapie des Diabetes erwarten.

18.5.3
Medikamentöse Therapie

Führen diätetische Maßnahmen und eine Optimierung der Blutzuckereinstellung nicht dazu, dass die Lipidwerte des Patienten in den gewünschten Bereich kommen, ist eine medikamentöse Therapie zu erwägen. Dafür stehen die aus der Therapie primärer Lipidstoffwechselstörungen bekannten Substanzen zur Verfügung. Dabei sind die Statine als Medikamente der ersten Wahl bei vorwiegender Hypercholesterinämie und erhöhtem LDL zu betrachten, während die Fibrate bei vorwiegender Hypertriglyzeridämie in Frage kommen. Auf die Darstellung der Nikotinsäure und ihrer Derivate wurde verzichtet, da sie mit Ausnahme von Acipimox die Insulinansprechbarkeit vermindern und deshalb für diabetische Patienten ungeeignet sind. Für Acipimox liegen keine Daten aus kontrollierten Primär- oder Sekundärpräventionsstudien zur Arteriosklerose vor.

18.5.3.1
3-Hydroxy-3-Methylglutaryl-CoenzymA-(HMG-CoA)-Reduktasehemmer (Statine)

Statine sind heute als Medikamente der ersten Wahl zur Therapie einer Hypercholesterinämie, die durch eine Erhöhung des LDL-Cholesterins verursacht ist, anzusehen. Insgesamt stehen derzeit 6 HMG-CoA-Reduktasehemmer zur Verfügung. Dies sind in der Reihenfolge der Zulassung Lovastatin, Simvastatin, Pravastatin, Fluvastatin, Atorvastatin und Cerivastatin. Die Substanzen haben alle gemeinsam, dass sie in die Cholesterinbiosynthese auf der Stufe der HMG-CoA-Reduktase eingreifen und das Enzym kompetitiv hemmen. Ihr Effekt auf den Serumcholesterin- und LDL-Cholesterinspiegel ist dosisabhängig. Das LDL-Cholesterin kann um 40–60% gesenkt werden. Daneben kann es unter allen Statinen zu einer Erhöhung des HDL-Cholesterins von bis zu 10% kommen. Die Wirkung auf die Triglyzeride ist abhängig von den Ausgangswerten und bei normalen oder nur gering erhöhten Triglyzeridspiegeln, mit Ausnahme vielleicht des Atorvastatins, unbedeutsam. In klinischen Studien senkt Atorvastatin in maximaler Dosierung das LDL-Cholesterin am stärksten (ca. 50–60%) und zeigt auch den deutlichsten Effekt auf den Triglyzeridspiegel. Aufgrund des gleichen Wirkmechanismus aller 6 Substanzen ist es allerdings wahrscheinlich, dass die mit den empfohlenen Dosierungen erreichten maximalen Effekte nur deshalb unterschiedlich sind, weil keine äquipotenten Dosen gegeben werden und nicht weil grundsätzliche Wirksamkeitsunterschiede vorhanden sind. Dies gilt vermutlich auch für die Effekte auf den Triglyzeridspiegel. In zahlreichen Studien konnte gezeigt werden, dass die Effekte der Statine bei Diabetikern und Nicht-Diabetikern sich nicht signifikant unterscheiden. Eine Wirkung der Statine auf die Glukosetoleranz bei Diabetikern kann nicht erwartet werden.

Von größerer Bedeutung für die Auswahl der Substanzen ist möglicherweise ihre unterschiedliche Pharmakokinetik und Medikamenteninteraktion. Pravastatin wird durch einen aktiven Transportprozess in die Leberzelle aufgenommen und wird von nicht-hepatischen Zellen offenbar fast nicht aufgenommen. Dies könnte theoretisch im Hinblick auf das Nebenwirkungsprofil, insbesondere die Myopathie, von Bedeutung sein. Durch den hohen First-pass-Effekt aller Statine in der Leber ist die periphere Konzentration allerdings generell niedrig. In der Praxis wurden auch unter Pravastatin Myopathien beschrieben. Für Fluvastatin konnte gezeigt werden, dass die Interaktion mit Cyclosporin, die von Lovastatin und Simvastatin bekannt ist und zu einzelnen schweren Myopathien geführt hat, offenbar nicht auftritt. Dies hängt wahrscheinlich damit zusammen, dass Fluvastatin als einziges der bisher eingesetzten Statine nicht durch das Zytochrom P-450 (CYP) 3A4; das auch für den Metabolismus von Cyclosporin von zentraler Bedeutung ist, sondern durch CYP 2D9 verstoffwechselt wird. Auch Pravastatin, das offenbar nur minimal mit CYP 3A4 interagiert, wurde in mehreren Studien bei transplantierten Patienten eingesetzt, ohne dass klinisch relevante Medikamenteninteraktionen aufgetreten wären.

Aufgrund der relativ hohen hepatischen Elimination konnten alle bereits länger verfügbaren Statine in kleinen Studien auch bei niereninsuffizienten Patienten und Dialysepatienten unter entsprechender Dosisanpassung eingesetzt werden, was speziell für die Verwendung bei Patienten mit diabetischer Nephropathie relevant sein dürfte.

Das Nebenwirkungsprofil aller Substanzen ist ebenfalls vergleichbar. In randomisierten, doppelblinden, plazebo-kontrollierten Studien zeigten alle gegenüber der Kontrolle eine statistisch signifikant erhöhte Inzidenz von Transaminasenerhöhungen und Kreatinkinaseerhöhungen sowie Myopathien. Klinisch relevante Nebenwirkungen sind jedoch insgesamt sehr selten. Auch hier liegt die Vermutung nahe, dass die Nebenwirkungen in direktem Zusammenhang mit der Hemmung der HMG-CoA-Reduktase und damit der Verminderung von Mevalonat für die Synthese von Nichtcholesterinmolekülen stehen. Die ursprünglich im Tierversuch festgestellten Katarakte scheinen beim Menschen in den eingesetzten Dosierungen nicht aufzutreten. Bisher konnten keine Nebenwirkungen identifiziert werden, die nur bei einem Statin auftreten. In der Schwangerschaft dürfen Statine wegen ihrer potentiellen Teratogenität nicht eingesetzt werden.

Für die Auswahl eines Statins sollte nicht unbeachtet bleiben, dass Lovastatin, Simvastatin und Pravastatin jeweils über mehrere Jahre in großen randomisierten, doppelblinden, plazebo-kontrollierten Primär- bzw. Sekundärpräventionsstudien eingesetzt wurden, deren Endpunkte unter anderem die Gesamtmortalität und die Krebsmortalität enthielten. Bei Abnahme der kardiovaskulären Mortalität wurde in keiner Studie eine Exzess-Mortalität an anderer Stelle beobachtet. Dies ist unter anderem deshalb von Bedeutung, weil man davon ausgehen muss, dass die effektive Maximaldosis von Atorvastatin höher liegt als bei den anderen Statinen. Inwieweit die Ausnutzung dieser höheren biologischen Wirkung langfristig unproblematisch ist, ist nicht untersucht.

18.5.3.2
Fibrate

Die Fibrate werden seit langem in der Therapie der Hyperlipidämie eingesetzt. Sie senken in erster Linie den Triglyzeridspiegel durch eine Verminderung der VLDL-Sekretion und eine Aktivierung der Lipoproteinlipase. In Abhängigkeit von den Ausgangswerten kann die Senkung zwischen 30% und 70% betragen. Die Fibrate wären also aufgrund ihres Wirkmechanismus theoretisch die idealen Substanzen zur Therapie der Hypertriglyzeridämie bei Patienten mit Typ 2-Diabetes. So konnte auch gezeigt werden, dass Gemfibrozil die postprandiale Hypertriglyzeridämie bei Typ 2-Diabetes signifikant vermindern kann (Syvänne et al. 1993). In Abhängigkeit vom Triglyzeridwert haben die Fibrate unterschiedliche Effekte auf das LDL-Cholesterin. Bei Hypertriglyzeridämien und niedrigem LDL-Cholesterin kann das LDL-Cholesterin wegen der verbesserten Umwandlung von VLDL-Remnants zu LDL unter Fibraten ansteigen. Dagegen wird bei normalen Triglyzeriden das LDL-Cholesterin um bis zu 25% gesenkt. HDL-Cholesterin steigt unter Fibrattherapie signifikant an (ca. 10–15%). Dieser Effekt ist bei bestehender Hypertriglyzeridämie ausgeprägter und beträgt teilweise über 30%. Er beruht u. a. auf einer vermehrten HDL-Produktion im Rahmen der Lipolyse triglyzeridreicher Lipoproteine, aber offenbar auch auf einer Stimulation der Apo-A_I-Produktion. Zur Therapie stehen außer dem aufgrund unerwünschter Nebenwirkungen als obsolet zu betrachtenden Clofibrat Bezafibrat, Fenofibrat und Gemfibrozil zur Verfügung. Nur für Gemfibrozil liegen Daten zur Wirksamkeit in der Prävention kardiovaskulärer Erkrankungen und dem zu erwartenden Ausmaß unerwünschter Wirkungen aus einer großen Interventionsstudie, der Helsinki-Heart-Studie und positive Ergebnisse zur Sekundärprävention bei KHK vor (Bloomfield Rubins et al. 1999).

Die Wirkungen dieser Substanzen sind bei erheblichen interindividuellen Unterschieden vergleichbar. Dabei scheint Bezafibrat bei reinen Hypercholesterinämien die effizienteste Substanz zu sein, während Fenofibrat und Gemfibrozil bei Hypertriglyzeridämien potenter sein sollen (Gaw et al. 1994). Bei allen Fibraten steht die Induktion von Gallensteinen durch eine Veränderung der Gallenzusammensetzung im Raum, wenn auch die neueren Fibrate hier wahrscheinlich weniger kritisch zu sehen sind als Clofibrat.

Grundsätzlich wäre eine Kombination von Statinen und Fibraten zur Maximierung der Therapie sinnvoll. Aufgrund der dabei erhöhten Inzidenz von Nebenwirkungen, insbesondere von relevanten Myopathien und Hepatotoxizität, kann diese Kombination aber nicht allgemein empfohlen werden, auch wenn kleinere Studien immer wieder die Möglichkeit der Kombination unter engmaschiger klinischer Kontrolle belegen. Langzeiterfahrungen an großen Kollektiven in kontrollierten Studien existieren überhaupt nicht. Die Kombination sollte deshalb ausgesuchten Patienten mit schwer therapierbarer Hyperlipidämie und hohem kardiovaskulären Risiko vorbehalten bleiben. Diese Patienten sollten dann entsprechend engmaschig überwacht werden.

18.5.3.3
Ionenaustauscher

Die Ionenaustauscher Cholestyramin oder Colestipol kommen zur alleinigen Therapie der Hypercholesterinämie nur in Frage, wenn Kontraindikationen für die Statine vorliegen. In Kombination mit Statinen oder Fibraten können sie zur Intensivierung der Therapie bei reinen Hypercholesterinämien oder bei gemischten Hyperlipidämien eingesetzt werden. Bei erhöhten Triglyzeriden sollten sie keinesfalls allein eingesetzt werden, weil sie die VLDL-Produktion induzieren.

In erster Linie muss mit gastrointestinalen Nebenwirkungen wie Völlegefühl und Obstipation gerechnet werden. Daneben können Ionenaustauscher eine Reihe vor allem saurer Medikamente binden. Es ist deshalb generell empfehlenswert, andere Medikationen entweder 1 h vor oder 4 h nach Gabe eines Ionenaustauschers zu verabreichen.

Literatur

Abraira C, Colwell JA, Nuttall FQ, Sawin CT, Henderson W, Cornstock JP, Emanuele NV, Levin SR, Pacold I, Lee HS (1997) The veterans affairs cooperative study on glycemic control and complications in type II diabetes (VA-CSDM). Group cardiovascular events and correlates in the veterans affairs diabetes feasibility trial. Arch Intern Med 157: 181–188

American Diabetes Association (1998) Position statement: management of dyslipidemia in adults with diabetes. Diabetes Care 21: 179–182

Assmann G, Schulte H (1992) Relation of high-density lipoprotein cholesterol and triglycerides to incidence of atherosclerotic coronary artery disease (the PROCAM experience). Am J Cardiol 70: 733–737

Bloomfield Rubins HB, Robins SJ, Collins D, Fye CL, Anderson JW, Elam MB, Faas FH, Linares E, Schaefer EJ, Schectman G, Wilt TJ, Wittes J for the Veterans Affairs High-Density Lipoprotein Cholesterol Intervention Trial Study Group (1999) Gemfibrozil for the secondary prevention of coronary heart disease in men with low levels of high-density lipoprotein cholesterol. N Engl J Med 341: 410–418

Bredie SJH, Tack CJJ, Smits P, Stalenhoef AFH (1997) Nonobese patients with familial combined hyperlipidemia are insulin resistant compared with their nonaffected relatives. Arterioscler Thromb Vasc Biol 17: 1465–1471

Caixas A, Ordonez-Llanos J, de Leiva A, Payes A, Homs R, Perez A (1997) Optimization of glycemic control by insulin therapy decreases the proportion of small dense LDL particles in diabetic patients. Diabetes 46: 1207–1213

Chen YD, Coulston AM, Zhou MY, Hollenbeck CB, Reaven GM (1995) Why do low-fat high-carbohydrate diets accentuate postprandial lipemia in patients with NIDDM? Diabetes Care 18: 10–16

Clarke R, Frost C, Collins R, Appleby P, Peto R (1997) Dietary lipids and blood cholesterol: quantitative meta-analysis of metabolic ward studies. BMJ 314: 112–117

Downs JR, Clearfield M, Weis S, Whitney E, Shapiro DR, Beere PA, Langendorfer A, Stein EA, Kruyer W, Gotto AM Jr (1998) Primary prevention of acute coronary events with lovastatin in men and women with average cholesterol levels. Results of AFCAPS/TexCAPS. JAMA 279: 1615–1622

Ericsson CG, Hamsten A, Nilsson J, Grip L, Svane B, de-Faire U (1996) Angiographic assessment of effects of bezafibrate on progression of coronary artery disease in young male postinfarction patients. Lancet 347: 849–853

Frick MH, Syvanne M, Nieminen MS, Kauma H, Mahajalme S, Virtanen V, Kesaniemi YA, Pasternack A, Taskinen MR (1997) Prevention of the angiographic progression of coronary and vein-graft atherosclerosis by gemfibrozil after coronary bypass surgery in men with low levels of HDL cholesterol. Lopid coronary angiography trial (LOCAT) study group. Circulation 96: 2137–2143

Gaw A, Packard CJ, Shepherd J (1994) Fibrates. In: Schettler G, Habenicht AJR (eds) Principles and treatment of lipoprotein disorders. Handbook of experimental pharmacology, Vol 109. Springer, Berlin Heidelberg New York, pp 325–348

Gibbons GF (1986) Hyperlipidemia of diabetes. Clin Sci 71: 477–486

Groop P-H, Elliott T, Ekstrand A, Franssila-Kallunki A, Friedman R, Viberti GC, Taskinen MR (1996) Multiple lipoprotein abnormalities in type I diabetic patients with renal disease. Diabetes 45: 974–979

Haffner SM (1998) Management of dyslipidemia in adults with diabetes. Diabetes Care 21: 160–178

Hanefeld M, Fischer S, Julius U, Schulze J, Schwanebeck U, Schmechel H, Ziegelasch HJ, Lindner J (1996) Risk factors for myocardial infarction and death in newly detected NIDDM: the diabetes intervention study, 11-year follow-up. Diabetologia 39: 1577–1583

Havel RJ, Rapaport E (1995) Management of primary hyperlipidemia. N Engl J Med 332: 1491–1498

Jonssen B, Cook JR, Pedersen TR (1999) The cost-effectiveness of lipid lowering in patients with diabetes: results from the 4S trial. Diabetologia 42: 1293–1301

Kersten S, Desvergne B, Wahli W (2000) Roles of PPARs in health and disease. Nature 405: 421–424

Lackner KJ, von Hodenberg E (1994) Miscellaneous lipid lowering drugs. In: Schettler G, Habenicht AJR (eds) Principles and treatment of lipoprotein disorders. Handbook of experimental pharmacology, Vol 109. Springer, Berlin Heidelberg New York, pp 471–492

Lopes-Virella MF, Virella G (1996) Modified lipoproteins, cytokines and macrovascular disease in non-insulin-dependent diabetes mellitus. Ann Med 28: 347–354

Malmström R, Packard CJ, Watson TDG, Rannikko S, Caslake M, Bedford D, Stewart P, Yki-Järvinen H, Shepherd J, Taskinen M-R (1997a) Metabolic basis of hypotriglyceridemic effects of insulin in normal men. Arterioscler Thromb Vasc Biol 17: 1454–1464

Malmström R, Packard CJ, Caslake M, Bedford D, Stewart P, Yki-Järvinen H, Shepherd J, Taskinen M-R (1997b) Defective regulation of triglyceride metabolism by insulin in the liver in NIDDM. Diabetologia 40: 454–62

Manninen V, Tenkanen L, Koskinen P, Huttunen JK, Manttari M, Heinonen OP, Frick HM (1992) Joint effects of serum triglyceride and LDL cholesterol and HDL cholesterol concentrations on coronary heart disease risk in the Helsinki heart study: implications for treatment. Circulation 85: 37–45

McNamara JR, Cohn JS, Wilson PWF, Schaefer EJ (1990) Calculated values for low-density lipoprotein cholesterol in the assessment of lipid abnormalities and coronary disease risk. Clin Chem 36: 36–42

National Cholesterol Education Program (1994) Detection, evaluation, and treatment of high blood cholesterol in adults (adult treatment panel II). Circulation 89: 1329–1445

NCEP Expert Panel on Blood Cholesterol Levels in Children and Adolescents (1992) National Cholesterol Education Program (NCEP): Highlights of the report of the expert panel on blood cholesterol levels in children and adolescents. Pediatrics 89: 495–501

Pedersen TR, Olsson AG, Faergeman O, Kjekshus J, Wedel H, Berg K, Wilhelmsen L, Haghfelt T, Thorgeirsson G, Pyörälä K, Miettinen T, Christophersen B, Tobert JD, Musliner TA, Cook TJ (1998) Lipoprotein changes and reduction in the incidence of major coronary heart disease events in the Scandinavian simvastatin survival study (4S). Circulation 97: 1453–1460

Pyörälä K, Pedersen TR, Kjeksus J, Faergerman O, Olsson AG, Thorgeirsson G (1997) Cholesterol lowering with simvastatin improves prognosis of diabetic patients with coronary heart disease: a subgroup analysis of the Scandinavian simvastatin survival study (4S). Diabetes Care 20: 614–620

Reaven GM (1988) Banting lecture: role of insulin resistance in human disease. Diabetes 37: 1595–15607

Rubies-Prat J, Reverter JL, Senti M, Pedro-Botet J, Salinas I, Lucas A, Nogues X, Sanmarti A (1993) Calculated low-density lipoprotein cholesterol should not be used for management of lipoprotein abnormalities in patients with diabetes mellitus. Diabetes Care 16: 1081–1086

Sacks FM, Pfeffer MA, Moyé LA, Rouleau JL, Rutherford JD, Cole TG, Brown L, Warnica JW, Arnold JM, Wun CC, Davis BR, Braunwald E (1996) The effect of pravastatin on coronary events after myocardial infarction in patients with average cholesterol levels. Cholesterol and recurrent events trial investigators. N Engl J Med 335: 1001–1009

Sacks FM, Moyé LA, Davis BR, Cole TG, Rouleau JL, Nash DT, Pfeffer MA, Braunwald E (1998) Relationship between plasma LDL concentrations during treatment with pravastatin and recurrent coronary events in the cholesterol and recurrent events trial. Circulation 97: 1446–1452

Scandinavian Simvastatin Survival Study Group (1994) Randomised trial of cholesterol lowering in 4444 patients with coronary heart disease: the Scandinavian simvastatin survival study (4S). Lancet 344: 1383–1389

Schettler G, Habenicht AJR (eds) (1994) Principles and treatment of lipoprotein disorders. Handbook of experimental pharmacology, Vol 109. Springer, Berlin Heidelberg New York

Schwandt P, Richter WO (eds) (1995) Handbuch der Fettstoffwechselstörungen. Schattauer, Stuttgart New York

Shepherd J, Cobbe SM, Ford I, Isles CG, Lorimer AR, Macfarlane PW, McKillop JH, Packard CJ (1995) Prevention of coronary heart disease with pravastatin in men with hypercholesterolemia. N Engl J Med 333: 1301–1307

Siegel RD, Cupples A, Schaefer EJ, Wilson PWF (1996) Lipoproteins, apolipoproteins, and low-density lipoprotein size among diabetics in the Framingham Offspring Study. Metabolism 45: 1267–1272

Slyper AH (1994) Low-density lipoprotein density and atherosclerosis. Unraveling the connection. JAMA 272: 305–308

Sparks JD, Sparks CE (1994) Insulin regulation of triacylglycerol-rich lipoprotein secretion. Biochim Biophys Acta 1215: 9–32

Stamler J, Vaccaro O, Neaton JD, Wentworth D (1993) Diabetes, other risk factors, and 12-yr cardiovascular mortality for men screened in the multiple risk factor intervention trial. Diabetes Care 16: 434–444

Stefanick ML, Mackey S, Sheehan M, Ellsworth N, Haskell WL, Wood PD (1998) Effects of diet and exercise in men and postmenopausal women with low levels of HDL cholesterol and high levels of LDL cholesterol. N Engl J Med 339: 12–20

Storlien LH, Jenkins AB, Chisholm DJ, Pascoe WS, Khouri S, Kraegen EW (1991) Influence of dietary fat composition on development of insulin resistance in rats. Relationship to muscle triglyceride and omega-3 fatty acids in muscle phospholipid. Diabetes 40: 280–289

Syvänne M, Vuorinen-Markolla H, Hilden H, Taskinen MR (1993) Gemfibrozil reduces postprandial lipemia in non-insulin dependent diabetes mellitus. Arterioscler Thromb 13: 286–295

Tang JL, Armitage JM, Lancaster T, Silagy CA, Fowler GH, Neil HAW (1998) Systematic review of dietary intervention trials to lower blood total cholesterol in free-living subjects. BMJ 316: 1213–1219

Taskinen MR (1987) Lipoprotein lipase in diabetes. Diabetes Metab Rev 3: 551–570

Taskinen MR (1992) Quantitative and qualitative lipoprotein abnormalities in diabetes mellitus. Diabetes 41 Suppl 2: 12–17

Turner RC, Millns H, Neil HAW, Stratton IM, Manley SE, Matthews DR, Holman RR (1998) Risk factors for coronary artery disease in non-insulin dependent diabetes mellitus: United Kingdom prospective diabetes study (UKPDS: 23). BMJ 316: 823–828

Williams RR, Hopkins PN, Hunt SC, Schumacher MC, Elbein SC, Wilson DE, Stults BM, Wu LL, Hasstedt SJ, Lalouel JM (1992) Familial dyslipidemic hypertension and other multiple metabolic syndromes. Ann Med 24: 469–475

IV Der Diabetiker in besonderen Situationen

19 **Diabetes und Schwangerschaft**
   F. Stoz 289

20 **Kutane Symptome bei Diabetes mellitus und anderen Endokrinopathien**
   W.-H. Boehncke 301

21 **Diabetes mellitus und Zahnprobleme**
   M. Christgau 321

22 **Hypoglykämie**
   J. Brückel 335

23 **Diabetische Ketoazidose – akute hyperglykämische Komplikationen**
   P.-H. Althoff 351

24 **Die perioperative Betreuung des Diabetikers**
   E. Schifferdecker, P.-H. Althoff 381

25 **Psychosoziale Probleme**
   G. Petersen-Ostroga 387

19 Diabetes und Schwangerschaft

F. Stoz

Inhaltsverzeichnis

19.1 Typ 1-Diabetes und Schwangerschaft 290
19.1.1 Mütterliche Risiken 290
19.1.2 Kindliche Risiken 290
19.1.3 Präkonzeptionelle Betreuung 291
19.1.4 Stoffwechselkontrolle 291
19.1.5 Pränatale Risikoabschätzung 292
19.1.6 Betreuung in der gynäkologischen Praxis 293
19.1.7 Stationäre Aufnahme und Geburt 294
19.1.8 Postpartale Kontrazeption 295
19.2 Typ 2-Diabetes 295
19.3 Gestationsdiabetes 295
Literatur 298

Übersicht

Der Diabetes mellitus ist heute die häufigste Stoffwechselerkrankung in den Industrienationen. Bezüglich der Fortpflanzung bereitete zunächst der Typ 1-Diabetes die größten Schwierigkeiten. Vor der Insulin-Ära erlebten sehr viele erkrankte Frauen das fertile Alter nicht oder es kam zu keiner Schwangerschaft, weil im Rahmen der Grunderkrankung nur selten eine Ovulation eintrat. Bei den wenigen in der Literatur beschriebenen Schwangerschaften überlebten die Kinder die Geburt fast nie um mehr als Tage, wenn es nicht schon zum Absterben der Frucht im Mutterleib gekommen war. Auch von den Müttern ist bekannt, dass sie bei den Schwangerschaften und Geburten und postpartal schwere lebensbedrohliche Krisen durchliefen. Seit Einführung des Insulins ist die Fertilität der Typ 1-Diabetikerinnen stetig angestiegen und sie ist heute praktisch mit derjenigen von stoffwechselgesunden Frauen vergleichbar (Burkart 1992). Man rechnet mit einem Anteil von 0,4% Typ 1-Diabetikerinnen an allen Schwangeren.

Der Typ 2-Diabetes stellt trotz 10fach höherer Inzidenz als der Typ 1-Diabetes ein zahlenmäßig weniger großes Problem dar. Die meisten Patientinnen haben zum Zeitpunkt des Erkrankungsbeginns meist ihre Familienplanung abgeschlossen (Deutsches Ärzteblatt 1998). Ein in seiner Bedeutung vielfach unterschätztes Problem ist der Gestations-Diabetes, d.h. die erstmals in der Schwangerschaft erkannte Kohlenhydrat-Toleranzstörung. Da die Erkrankung bei den Schwangeren keine subjektiven Symptome hervorruft und nur durch Tests oder retrospektiv bei krankheitstypischen Komplikationen erkannt wird, schwanken die Angaben zur Inzidenz erheblich zwischen 3 und 6% (Dowse et al. 1991). Studien aus dem mittleren Osten belegen dort ein Eintreten bis zu 12% (Donhorst et al. 1992; Stoz et al. 1988).

Zusammenhänge zwischen dem Gestations-Diabetes und dem Jahre später sich einstellenden Typ 2-Diabetes sind erwiesen, während Ergebnisse von Tierversuchen sogar vermuten lassen, dass der durch die Hyperglykämie der Mutter bei unerkanntem oder schlecht eingestelltem Gestations-Diabetes verursachte fetale Hyperinsulinismus einen späteren Typ 2-Diabetes bei der Nachkommenschaft prädestiniert. Die Erfolge verschiedener Zentren zeigten in den letzten Jahren eindrucksvoll, dass unter Berücksichtigung neuester Erkenntnisse über die Pathophysiologie und die Therapie aller Formen des Diabetes mellitus und der modernen Überwachungsmethoden des Feten die perinatale Mortilität unter 2% zu reduzieren ist.

19.1
Typ 1-Diabetes und Schwangerschaft

Der insulinpflichtige Diabetes mellitus birgt Risiken sowohl für die Schwangere als auch für das Kind in sich (Tabelle 19.1).

19.1.1
Mütterliche Risiken

Mit dem Beginn der Schwangerschaft neigen die Patientinnen zunächst zu Hypoglykämien, da die Hormonkonstellation der frühen Schwangerschaft den Insulinverbrauch absinken lässt. Nach der 14.–16. Schwangerschaftswoche steigt der Insulinverbrauch jedoch stark an. Ursächlich dafür sind höhere Blutspiegel von Insulin-antagonistischen Hormonen (Thyroxin, Adrenalin, Kortisol, Östrogene), die Bildung von Insulinasen in der Plazenta und – vor allem – eine zunehmende periphere Insulinresistenz (Diamond et al. 1992). Das Vernachlässigen einer adäquaten Insulinanpassung oder auch individuelle Schwierigkeiten bei sehr strenger Einstellung können zu lebensbedrohlichen Hypoglykämien oder schweren ketotischen Komata führen (Berger u. Grimm 1998; Rosenn et al. 1995; Steel et al. 1994).

Schwangere haben generell ein höheres Risiko für Infektionen der ableitenden Harnwege. Die gefäßdilatierende Wirkung der Östrogene und Gestagene sowie der mechanische Druck des sich vergrößernden Uterus synergieren dabei ungünstig. Kommt noch eine Glukosurie hinzu, ist der beste Nährboden für die bakterielle aufsteigende Infektion geschaffen. Diabetikerinnen neigen mit 2- bis 3fach höherer Wahrscheinlichkeit zu einer Gestose, der schillernsten und gefürchtetsten Schwangerschaftserkrankung und zum Neuauftreten bzw. zur Verschlechterung bereits bestehender proliferativer Augenhintergrundveränderungen. Patientinnen mit fortgeschrittener Erkrankung sind davon häufiger betroffen. Sie leiden oft schon vorbestehend an Makro- und/oder Mikroangiopathien (Best u. Chakravarthy 1997; Funk 1997; Hopp et al. 1995; Hsu et al. 1996).

19.1.2
Kindliche Risiken

Die Rate kindlicher Fehlbildungen liegt bei mütterlichem Diabetes mellitus bei 5–10% (Eriksson 1996; Garner 1995; Reece u. Erikson 1996). Ein charakteristisches Fehlbildungsmuster existiert nicht. Die Hälfte der Anomalien betrifft mehrere Organe, gut ein Drittel verläuft letal (Kitzmiller et al. 1996; Stiete et al. 1995). Bei dem nicht ganz zurecht als pathognomonisch angesehenen „kaudalen Regressionssyndrom" wird eine 200- bis 250fache Risikoerhöhung beschrieben (Garner 1995). Typisch sind eine Hypoplasie im Bereich des Beckengürtels, der kaudalen Wirbelsäule und im Oberschenkelbereich, aber auch viszerale Fehlbildungen des unteren Abdomens. Schwere Herzfehler kommen 5mal häufiger vor als bei Kindern aus unbelasteten Schwangerschaften. Schwere und Dauer der Erkrankung sowie vor allem die perikonzeptionelle Stoffwechseleinstellung spielen dabei die Hauptrollen.

Über der Norm liegende mütterliche Blutglukosewerte passieren die Plazenta ungehindert und führen beim Feten zur Hyperplasie des Pankreas mit einem verhängnisvollen Hyperinsulinismus. Neben der daraus resultierenden Makrosomie der Kinder, die zu geburtshilflichen Problemen führt (Missverhältnis, Schulterdystokie, Erb-Duchenne-Lähmung), ziehen direkte und indirekte Wirkungen der Hyperglykämie und des Hyperinsulinismus die „diabetische Fetopathie" nach sich. Diese Neugeborenen fallen durch ihre Fettdepots, ihren schlaffen Tonus und die relative Unreife innerer Organe auf (Abb. 19.1). Dies führt zur Hyperbilirubinämie oder zum Atemnotsyndrom selbst in fortgeschrittenen Schwangerschaftswochen. Nach der Geburt persistiert die Insulinüberproduktion und führt so zu ausgeprägten Hypoglykämien (Pedersen 1977). Es werden aber auch Einflüsse anderer Wachstumsfaktoren wie IGF I, II als Auslöser der Makrosomie diskutiert (Fraser 1995; Roth et al. 1996). Schwangerschaft und Geburtsverlauf werden jedoch nicht allein von der Stoffwechseleinstellung beeinflusst. Selbst bei optimaler Kontrolle droht immer die Gefahr der Plazentainsuffizienz. Es konnte gezeigt werden, dass es in der Plazenta der durch Diabetes komplizierten Schwangerschaften zu Ausreifungsstörungen der Resorptionszotten kommt. Der maternofetale Stoff- und Gasaustausch wird dadurch

Tabelle 19.1. Schwangerschaft bei Diabetikerinnen: mütterliche und kindliche Risiken

Mütterliche Risiken	Kindliche Risiken
Stoffwechselentgleisungen	Fehlbildungen
Harnwegsinfektionen	Makrosomie/diab. Fetopathie
Retinopathie/Nephropathie	Plazentainsuffizienz
Gestose	Intrauteriner Fruchttod Wachstumsretardierung

19.1 Typ 1-Diabetes und Schwangerschaft

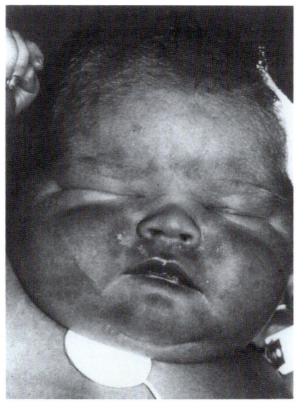

Abb. 19.1. Neugeborenes mit typischen Anzeichen der Fetopathie

unterschiedlich stark beeinträchtigt (Stoz et al. 1987, 1988b). Chronisch wirkt sich die Plazentainsuffizienz durch einen Wachstumsrückstand bis -stillstand aus; schließlich kann die Sauerstoffminderversorgung zu Schädigungen des Gehirns und zum intrauterinen Fruchttod führen. Akut ist das plötzliche intrauterine Absterben ohne Prodromi gefürchtet. Unter dem Geburtsstress können Herztonalterationen mit der Notwendigkeit zu sofortiger operativer Geburtsbeendigung auftreten. Die Plazentainsuffizienz lässt sich offensichtlich auch durch optimale Insulineinstellung der Schwangeren nur wenig beeinflussen (Stoz et al. 1988a,b).

19.1.3
Präkonzeptionelle Betreuung

Kontrolle, Lebensberatung und Betreuung der insulinpflichtigen Diabetikerin geschehen im Allgemeinen in den Allgemein- und hausärztlichen, den internistisch-diabetologischen und erfahrungsgemäß auch oft in den kinderärztlichen Praxen d. h. im interdisziplinären Kontext. Den Ärztinnen und Ärzten obliegt die wichtige präventive Aufgabe, durch intensive Beratung auf die Notwendigkeit einer geplanten Schwangerschaft in optimaler präkonzeptioneller Diabeteseinstellung hinzuweisen, aber auch positiv auf die guten Chancen eines glücklichen Ausgangs der Schwangerschaft aufmerksam zu machen, wenn alle entsprechenden Maßnahmen angeboten und genutzt werden.

Zunächst wird die Frage nach der Heredität angeschnitten werden. Mit einer Erblichkeit von 2% bei an Typ 1-Diabetes erkrankter Mutter, 3–4% bei väterlichem Diabetes und ca. 5% und mehr bei beiden erkrankten Eltern ist das Risiko des erwarteten Kindes zwar 5- bis 10fach höher, im Laufe des Lebens einen Typ 1-Diabetes zu bekommen als bei stoffwechselgesunden Eltern. Andererseits ist die Erblichkeit damit so gering und die Behandelbarkeit der Erkrankung heute so gut, dass man einer Patientin aus diesem Grunde nicht von der Erfüllung ihres Kinderwunsches abraten kann. Selbstverständlich ist der Diabetes mellitus der Mutter auch keine Indikation zur Abtreibung nach § 218 aus medizinischer Indikation. Eine solche Indikation kann jedoch in sehr seltenen Fällen bei fortgeschrittener diabetischer Nephropathie vorliegen. Hier sind die Gefahren für Leib und Leben der Mutter bei sehr geringen Chancen für den Erfolg der Schwangerschaft ernstlich gegen den Kinderwunsch abzuwägen und mit der Patientin zu besprechen (Eisenbarth u. Ziegler 1995).

Nach Eintritt der Schwangerschaft ist die Festlegung einer Strategie unumgänglich, bei der die Fachärztinnen und Fachärzte der Diabetologie, der Gynäkologie und der Ophthalmologie interdisziplinär zusammenarbeiten müssen. Für schwierige Fragestellungen im ambulanten Bereich sowie für die stationäre Behandlung während der Schwangerschaft und der Geburt sollte ein Perinatalzentrum mit in der speziellen Fragestellung erfahrener Geburtshilfe sowie angeschlossener neonatologischer Abteilung gewählt werden.

19.1.4
Stoffwechselkontrolle

Unabdingbar ist ein internistischer Status mit besonderer Berücksichtigung der Nierenleistung und des Blutdrucks. Die Kontrolle des Augenhintergrunds sollte dort erfolgen, wo auch eine eventuelle Laser-Behandlung durchgeführt werden kann.

> **Wichtig:** Benachrichtigung des Gynäkologen über pathologische Fundusbefunde!

Spätestens zu diesem Zeitpunkt muss die Patientin nicht nur in die Selbstkontrolle eingewiesen werden, sondern davon überzeugt werden, dass sie diese mindestens 6× pro Tag durchführen muss. Sie wird dies verstehen und motiviert sein, wenn ihr erklärt wird, dass nur möglichst normale Blutglukosewerte das Auftreten des kindlichen Hyperinsulinismus mit seinen negativen Folgen verhindern können und dass die Kontrolle der Blutglukose nur durch eine hohe Anzahl von Stichproben gewährleisten sein kann. Elektronische Sensoren mit einfacher Handhabung und möglichst großer Digitalanzeige gewährleisten am ehesten, dass die Patientin auch bei sich anbahnender Hypoglykämie das Gerät bedienen und die Zahlen ablesen kann. Wichtig ist es, die Patientin darauf hinzuweisen, dass „Hypos" sehr schnell eintreten können und auch von sehr differenzierten Schwangeren oft erst spät bemerkt werden (Rosenn et al. 1995; Steel et al. 1994).

Diabetikerinnen, die außerhalb der Schwangerschaft mit festen Normal-/ Basalinsulinmischungen eingestellt waren, müssen auf „freie" schnell- und langsamwirkende Insuline umgestellt werden. Diese intensivierte Insulin-Therapie ist in der Schwangerschaft oft nicht einfach und wird von Woche zu Woche schwieriger. Das Verhältnis von „Alt"- zu „Depot-Insulin" kann sich sogar von üblicherweise ca. $1/3$ zu $2/3$ umkehren, insgesamt kann es zur Verdoppelung der notwendigen Insulindosis kommen (Berger u. Grimm 1998). Oft wird man schnell- und langsamwirkende Insuline auch versetzt spritzen müssen, um z. B. Wirkungsüberlappungen präprandial auszuschließen. Eventuell ist eine zusätzliche Bolusinsulingabe vor der Mahlzeit notwendig. Bleiben diese Maßnahmen ohne genügenden Erfolg, hilft es manchmal, die Teilmengen der Haupt- und Zwischenmahlzeiten unterschiedlich aufzuteilen. Die Energiezufuhr sollte dabei nicht vermindert werden.

19.1.4.1
Spezialfall: Insulinpumpe

Der Einsatz der Insulinpumpe muss unter folgenden Gesichtspunkten erwogen werden: Ich betreue eine schwangere Diabetikerin, die hervorragend geschult und motiviert ist, der ich auf diese Weise mehr Flexibilität im Umgang mit ihrer Insulineinstellung gewähren kann. Auf keinen Fall geeignet sind schwer motivierbare Schwangere, die wenig Selbstdisziplin zeigen und deswegen schwierig einzustellen sind. In ihrer Hand wird die Pumpe zum gefährlichen Instrument. Die Insulinpumpe ist also nicht die Ultima ratio in fast aussichtslosen Fällen, sondern eine Erleichterung für differenzierte Patientinnen. Bei den modernen Geräten ist es möglich, im Tagesverlauf unterschiedliche Basalraten einzustellen. Die Boli können von der Patientin zu den individuell gewählten Essenszeiten abgerufen werden (s. Kap. 9).

19.1.4.2
Diät

Die Einhaltung von berechneter kcal-Diät bzw. BE bildet auch in der Schwangerschaft die Basis der kontrollierten Energiezufuhr. Eine Schwangere muss nicht „für Zwei essen". Der Kalorienbedarf steigt in der 2. Schwangerschaftshälfte nur gering um etwa 150–250 kcal täglich an. Die American Diabetes Association empfiehlt eine je nach Body Mass Index angepasste Kalorienzufuhr (American Diabetes Association 1995; Tabelle 19.2).

Eine höhere Nahrungszufuhr ist erst nötig, wenn die Patientin an Gewicht abnimmt und eine Azetonurie auftritt. Appetitlosigkeit und Erbrechen können in der frühen Schwangerschaft zu Hypoglykämien führen, wenn die Insulindosis nicht entsprechend reduziert wird. Insofern ist die Patientin auf diese Gefahren hinzuweisen. In diesem Zusammenhang ist zu erwähnen, dass in der Schwangerschaft von einer Umstellung von tierischem auf Humaninsulin eher abzuraten ist, da zeitliche Verschiebungen im Wirkungseintritt auftreten können, welche die Hypoglykämieneigung verstärken können. Ob die bei guter Einstellung zweiwöchige Kontrolle vom Internisten/Diabetologen oder von einem einschlägig erfahrenen Gynäkologen oder einer Gynäkologin oder alternierend vorgenommen soll, muss individuell entschieden werden.

Tabelle 19.2. Empohlene tägliche Kalorienzufuhr (Angaben gemäß Richtlinien der ADA)

Body Mass Index (BMI) vor der Schwangerschaft [kg/m²]	Energiezufuhr [BE]
<19	36–40
19–26	30
27–34	24
>34	12–18[a]

[a] Anpassung, falls Ketonurie auftritt.

19.1.5
Pränatale Risikoabschätzung

Allgemeine und geburtshilfliche Anamnese und Befunderhebung zu Beginn der Schwangerschaft sowie Schwere und Dauer der Grundkrankheit füh-

Tabelle 19.3. Gruppeneinteilung nach P. White (1994; ohne Gestationsdiabetes)

Gruppe	
A	Blutzuckerkontrolle mit alleinigen Ernährungsmaßnahmen (unabhängig von Diabetesdauer und Diabetesmanifestation)
B	Diabetesmanifestation > 20 Lebensjahr Diabetesdauer < 10 Lebensjahr
C	Diabetesmanifestation < 10 Lebensjahr Diabetesdauer 10–19 Lebensjahr
D	Diabetesmanifestation < 10 Lebensjahr Diabetesdauer > 20 Jahre + Retinopathie oder Hypertonie
R	Proliferative Retinopathie oder Glaskörperblutung
F	Nephropathie mit Makroproteinurie (> 0; 5 g/24 h)
H	Koronare Herzkrankheit

ren zum individuellen Procedere der Betreuung. Eiweiß im Urin und/oder ein präexistenter Hypertonus lassen auf eine Nephropathie schließen. In fortgeschrittenen Fällen kann es zu anhaltenden Verschlechterungen auch nach der Schwangerschaft kommen (Purdy et al. 1996). Diabetische Nierenerkrankungen prädestinieren zur Gestose. Diese variantenreiche schwere Schwangerschaftserkrankung manifestiert sich in Hypertonie, Gerinnungsstörungen, ZNS- und Leberbeteiligung sowie durch die uterine Minderdurchblutung in Plazentainsuffizienz mit Wachstumsretardierung und erhöhter perinataler Morbidität des Feten (Hemachandra et al. 1995; Kimmerle et al. 1995; Purdy et al. 1996; White 1974). P. White entwickelte in den 50er Jahren eine Klassifikation zur Abschätzung der mütterlichen und kindlichen Risiken (Tabelle 19.3).

Bei mütterlichen Organschäden diente diese Einteilung zur frühzeitigen Entbindung und damit zur Vermeidung deletärer Folgen für Mutter und Kind. Die heute besseren Überwachungsmethoden ließen die White-Stadien-Einteilung in den letzten Jahren in den Hintergrund treten. Wichtig ist jedoch die Erkenntnis, dass es die Angiopathien sind, aus denen die gefährlichsten Risiken für den Verlauf von Schwangerschaft und Geburt erwachsen.

Gefäßschäden lassen sich am eindrücklichsten am Augenhintergrund ablesen (Kohner u. Porta 1991). Eine regelmäßige ophthalmologische Kontrolle ist unabdingbar, um eine bestehende oder sich anbahnende proliferative Retinopathie entdecken und durch Laserkoagulation rechtzeitig behandeln zu können (Funk 1997; Hemachandra et al. 1995; Hill et al. 1997; Puza u. Malee 1996). Vom aktuellen Befund des Augenhintergrunds wird es schließlich abhängen, ob eine Frau während der Austreibungsphase der Geburt dem Pressdrang nachgeben darf, ob man diese besser durch Legen einer Epiduralanalgesie ausspart und die Geburt vaginal operativ beendet oder ob man der primären Schnittentbindung den Vorzug geben muss. Veränderungen des Augenhintergrunds müssen darüber hinaus auch Durchblutungsstörungen des Uterus befürchten lassen mit ihren negativen Auswirkungen auf die fetale Versorgung und man muss mit einer mehr oder minder ausgeprägten Plazentainsuffizienz rechnen (s. Kap. 14).

19.1.6
Betreuung in der gynäkologischen Praxis
19.1.6.1
Pränatale Diagnostik

Eine möglichst genaue Terminierung der Schwangerschaft, Ausschluss oder Nachweis von Fehlbildungen, Erkennen fetaler Auswirkungen ungenügender Stoffwechseleinstellung oder von Folgen einer Plazentainsuffizienz sind die Hauptaufgaben der pränatalen Diagnostik.

Sonographie

Die Sonographie ist ein wesentliches Instrument der fetalen Zustandsdiagnostik. Sie ist nach dem möglichst frühen biochemischen Schwangerschaftsnachweis schon in der 5.–6. Schwangerschaftswoche (SSW) einzusetzen, um die Stoffwechselsituation in der sensiblen Phase der Organogenese zu optimieren. Wie auch in der Schwangerschaft stoffwechselgesunder Frauen sollte insbesondere bei Diabetikerinnen in der 10.–12. SSW eine möglichst exakte Feststellung des Gestationsalters durch Messung der Scheitel-Steiss-Länge erfolgen. Die Variationsbreite der Messwerte scheint jedoch beim Typ 1-Diabetes etwas größer zu sein als beim Normalkollektiv (Eriksson 1996; Pedersen 1977; Reece et al. 1995). Das bezüglich fetaler Fehlbildungen ausgesprochene „high-risk-Kollektiv" stellt an den Untersucher hohe Anforderungen bei der sonographischen Diagnostik um die 20.–22. SSW. Da im allgemeinen Screening nur 10% der Fehlbildungen entdeckt werden, sollte diese Diagnostik nur an spezialisierten Zentren erfolgen (Albert et al. 1996; Gembruch u. Chaoui 1997). Diabetestypische fetale Komplikationen wie die Makrosomie oder des (Poly-)Hydramnion treten meist erst ab der 28. SSW. in Erscheinung. Da fetaler Hyperinsulinismus als Hauptursache eingeschätzt werden muss, werden in einigen Zentren Fruchtwasserinsulinmessungen mittels Amniozentese durchgeführt, um das Risiko einer Fetopathie abschätzen zu können (Kainer et al. 1997). Im III. Trimenon sind regelmäßige sonographische Kontrollen sowohl für das Erkennen der übertriebenen Größenzunahme durch suboptimale Blutglukosewerte der Mutter wie auch der plazentainsuffizienzbedingten Wachstumsretardierung des Feten angezeigt (Abramowicz et al. 1997).

Dopplersonographie

Der Wert hämodynamischer Messungen wird bei diabetischen Schwangerschaften kontrovers diskutiert. Einigkeit besteht darüber, dass dopplersonographische Untersuchungen der maternalen und fetalen arteriellen Gefäße bei Diabetikerinnen mit vorbestehenden Gefäßschäden, Gestose und bei Wachstumsretardierung des Feten sinnvoll sind. Allerdings schließen normale Blutflussmuster kindliche Gefahrensituation nicht aus (Barth et al. 1996; Bracero et al. 1986; Grunewald et al. 1996; Hütter et al. 1993; Johnstone et al. 1992; Salvesen et al. 1993).

Biochemische Serum-Tests

Neuralrohrdefekte und ZNS-Fehlbildungen treten bei mütterlichem Typ 1-Diabetes 10- bis 20fach häufiger auf als bei Schwangerschaften stoffwechselgesunder Frauen. Normalerweise ist bei diesen Erkrankungen das α-Fetoprotein im Serum erhöht. Bei Diabetikerinnen ist der Wert jedoch eher erniedrigt, so dass mit einem Umrechnungsfakor gerechnet werden müsste. Vergleichende Untersuchungen zeigen jedoch, dass die sorgfältige und spezialisierte Sonographie der Serumdiagnostik bei der Entdeckung spezifischer Fehlbildungen überlegen ist.

Bezüglich der Trisomie 21 und anderer Aneuploidien stellt der Typ 1-Diabetes kein erhöhtes Risiko dar. Diese Auswertung der serologischen Parameter bedarf auch hier einer gesonderten Umrechnung (z. B. „Triple-Test"; Greene u. Benacerraf 1991; Henriques et al. 1993; Kucera 1971).

Kardiotokographie

Während innerhalb der Pränataldiagnostik die Sonographie den Stellenwert der langfristigen Kontrolle hat (Entwicklung des Größenwachstums) und die Dopplersonographie eher einen mittelfristigen Parameter darstellt (Veränderung des maternalen und fetalen Blutflusses), kommt der Kardiotokographie die Aufgabe der aktuellen Zustandsdiagnostik und der kurzfristigen Prognose des kindlichen Befindens zu. Akute Einflüsse wechselnder Sauerstoffversorgung lassen sich anhand des Kardiotokogramms (CTG) am besten von allen Untersuchungsmethoden ablesen. Aus diesem Grund ist ein prädiktiver Wert über 48 h hinaus sehr vage. Regelmäßige kurzfristige CTG-Kontrollen sind deswegen bei Auftreten von Regelwidrigkeit angezeigt. In den letzten Wochen der Schwangerschaft, in denen die Risiken der Plazentainsuffizienz immer größer werden, sollten die CTG-Abstände von der 2-tägigen über die 1-tägige bis zur 2- bis 3-mal täglichen Überwachung verkürzt werden (Reiher u. Somville 1998).

19.1.7
Stationäre Aufnahme und Geburt

Schwierige Insulinkorrekturen, Stoffwechselentgleisungen, Nephropathie mit Hochdruck, Gestosesymptomatik oder Mangelentwicklung des Feten sollten zu großzügiger Hospitalisation führen. Im Hinblick auf den nur auf diese Weise zu erzielenden glücklichen Ausgang der Schwangerschaft lassen sich die meisten Diabetikerinnen dazu gut motivieren.

Um der Gefahr des intrauterinen Absterbens des Feten zu entgehen, wurde die Schwangerschaft entsprechend der White-Klassifizierung bis Anfang der 80er Jahre frühzeitig beendet. Dabei wurde die relative Unreife der Kinder und die hohe Sektiofrequenz in Kauf genommen. Die heutigen Überwachungsmethoden erlauben bei komplikationsfreiem Verlauf das Erreichen des eigentlichen Geburtstermins. Wegen der dann schlechter kalkulierbaren Gefahr der Plazentainsuffizienz wird ein anschließendes passives Zuwarten allgemein abgelehnt. Entsprechend dem geburtshilflichen Befund wird die Geburt mit Prostaglandinen oder Oxytocin eingeleitet, wenn nicht eine Schnittentbindung von vornherein erwogen werden muss. Von der Methode, die Gebärende nüchtern zu lassen und sie mit Glukose- und Insulin-Infusion zu behandeln, ist man weitgehend abgekommen. Die modernen Anästhesieverfahren, die eine Regionalanästhesie auch bei nur kurzer Entscheidungszeit für operative geburtshilfliche Maßnahmen erlauben (Schneider u. Alon 1996), haben die Nahrungsaufnahme auch während der Geburt risikoarm gemacht. Auch unter der Geburt sollte der Blutglukosespiegel der Diabetikerin gut kontrolliert werden, um postpartalen Hypoglykämien des Neugeborenen nicht Vorschub zu leisten. Anpassungsstörungen sind bei Kindern von Diabetikerinnen jedoch in keinem Fall auszuschließen, weswegen die Geburt in einer Klinik mit angeschlossener Neonatologie erfolgen sollte.

Stillen ist auch bei Diabetikerinnen erwünscht. Der Stoffwechsel wird dadurch nicht wesentlich beeinflusst. Da der Insulinbedarf nach der Geburt oft schlagartig sinkt, muss die Dosis u. U. drastisch reduziert und neu angepasst werden, bis sie nach dem Wochenbett meist wieder derjenigen vor der Schwangerschaft entspricht.

19.1.8
Postpartale Kontrazeption

Obwohl Diabetikerinnen wegen des Zusammenhangs der kindlichen Missbildungsrate mit der Stoffwechseleinstellung in Zeiten ohne Kinderwunsch und nicht optimaler Blutglukosewerte nicht schwanger werden sollten, betreiben sie seltener eine verlässliche Kontrazeption als stoffwechselgesunde Frauen. Eine diesbezügliche Aufklärung gehört zur Pflicht der behandelnden Ärztin oder des behandelnden Arztes. Auf die relative Unsicherheit der verschiedenen Barriere-Methoden muss hingewiesen werden. Der Expertenstreit zwischen Befürwortern von „Spirale" oder „Pille" kann dahingehend geschlichtet werden, dass gegen beide Methoden nichts eingewendet werden kann, wenn einige Kontraindikationen beachtet werden: Man wird der extrem schwer einzustellenden Frau mit Neigung zu stoffwechselbedingt häufigen Urogenital-Infektionen nicht zur Spirale raten, obwohl diese durch die Hormonunabhängigkeit ansonsten eine sehr gute Empfängnisverhütungsmethode für die Diabetikerin darstellt. Das sicherste Kontrazeptivum, die Ein- oder Mehrphasen-Pille mit niedrigem Östrogenanteil und moderner Gestagenkomponente, kann zu einem gelegentlichen, meist aber vorübergehenden höheren Insulinverbrauch führen, was zu keinem Schaden führt. Man wird jedoch Frauen mit bekannten Gefäßschäden, hohem Blutdruck oder Zustand nach Infarkten nicht dazu raten können. Die Sterilisation sollte auch bei der Diabetikerin unter den gleichen Kriterien erfolgen wie bei stoffwechselgesunden Frauen, nämlich bei wirklich sicher abgeschlossener Familienplanung (ACOG 1993; Burkart 1992; Chasan-Taber et al. 1996; Chi 1993).

19.2
Typ 2-Diabetes

Trotz der überwiegenden Häufigkeit unter den Glukosestoffwechselstörungen spielt der Typ 2-Diabetes im Zusammenhang mit der Reproduktion eine untergeordnete Rolle. Bedingt durch das Auftreten des sog. „Alters-Diabetes" eher in höheren Lebensabschnitten haben viele betroffene Frauen ihren Kinderwunsch erfüllt oder ausgeschlossen. Bei Eintreten der Schwangerschaft sind die Typ 2-Diabetikerinnen meist mit oralen Antidiabetika eingestellt. Aus mehreren Gründen ist die Umstellung auf Insulin erforderlich:

- In Tierversuchen hatte sich der Verdacht auf Teratogenität ergeben (die jedoch beim Menschen nicht nachgewiesen werden konnte).
- Sulfonylharnstoffe passieren die Plazenta und können zum Hyperinsulinismus des Feten führen.
- Orale Antidiabetika sind in der stoffwechselschwierigen Zeit der Schwangerschaft nicht genügend steuer- und anpassungsfähig.

Die Neueinstellung auf Insulin sollte unter stationären Bedingungen in der diabetologischen Abteilung erfolgen. Die Grunddiagnostik und die Schwangeren-Betreuung erfolgt prinzipiell nach den gleichen Kriterien wie bei insulinpflichtigem Typ 1-Diabetes (s. Kap. 9). Gefäßpathologien und ihre Folgen für Mutter und Kind benötigen eine besondere Beachtung. Während der Stillzeit muss die Typ 2-Diabetikerin weiterhin Insulin spritzen. Orale Antidiabetika werden über die Milch dem Kind zugeführt und sind deshalb kontraindiziert.

19.3
Gestationsdiabetes

Die Perinatalstatistiken zeigen, dass diese Form der Erkrankung vielfach nicht ernst genug genommen wird. Komplikationen, intrauteriner Fruchttod bei früheren Schwangerschaften, Makrosomie des Kindes und postpartale Störungen des Neugeborenen überwiegen gegenüber dem stoffwechselgesunden Normalkollektiv um ein Vielfaches (Perinatalerhebung BW 1999; Tabelle 19.4).

Durch verschiedene Faktoren kommt es im Verlauf der Schwangerschaft zu einem Mehrbedarf an Insulin. Die β-Zellen der gesunden Schwangeren können diesen Mehrbedarf bewerkstelligen, so dass es bei der Normoglykämie bleibt. Diese Kompensation ist bei einer stoffwechselgestörten Frau nicht möglich. Die erhöhten Glukosespiegel erreichen via Plazenta und Nabelschnur den Feten. Die Glukosemast führt zum Hyperinsulinismus des Feten mit starker Fetteinlagerung und Größenzunahme. Diese Makrosomie kann geburtshilfliche Probleme wie hohe operative Geburtsrate oder Schulterdystokie

Tabelle 19.4. Komplikationen bei Gestationsdiabetes (Vergleich mit Gesamtkollektiv in %)

Komplikationen	Kollektiv der Diabetikerinnen	Kollektiv der Stoffwechselgesunden
Vorausgegange Totgeburten	4	0,7
Komplikationen bei früheren Geburten	7,2	3,8
Interuteriner Fruchttod in dieser Schwangerschaft	0,9	0,3
Kinder über 4000 g	18,4	9,5
Sectio caesara	34,0	13,0
Postpartale Stoffwechselstörungen	27	0,4

mit Erb-Duchenne-Lähmung nach sich ziehen (Abb. 19.2). Schon intrauterin können direkte und indirekte Insulinwirkungen vor allem Herzhypertrophie und Herzmuskelnekrosen fördern und zum intrauterinen Fruchttod führen. Die ausgeprägte „diabetische Fetopathie" spiegelt sich auch in einer Organunreife von Leber und Lunge wieder. Postpartal sind Hypoglykämien beim Gestationsdiabetes fünfzigmal häufiger als beim Normalkollektiv. Sie bestehen oft über längere Zeit und sind manchmal sehr schwer zu beherrschen. Da die Zusammenhänge zwischen Kohlenhydrat-Toleranzstörung, Kindsgewicht, Fetopathie und geburtshilflichen Komplikationen bewiesen sind, müssen alle Möglichkeiten für die Diagnostik und Therapie der Erkrankung ausgeschöpft werden. Beim Gestationsdiabetes besteht im Gegensatz zum Typ 1-Diabetes kein absoluter, sondern ein relativer Insulinmangel. Er verursacht bei der betroffenen Schwangeren kein Krankheitsgefühl, so dass man nicht davon ausgehen kann, dass sie sich wegen irgendwelcher Symptome selbst meldet. Bis allerdings der Fetus mit messbaren Folgeerscheinungen reagiert, sind evtl. vermeidbare Abläufe in Gang gekommen.

Zur Entdeckung des Gestationsdiabetes muss folglich ein Suchtest verwendet werden, der die Insulinproduktion mit einer genügenden Glukosedosis hinreichend provoziert, um eine latente Insuffizienz des Inselorgans aufdecken zu können.

Als bester Zeitpunkt für diesen oralen Glukosetoleranztest muss die 24.–28. Schwangerschaftswoche gelten (Kjos u. Buchanan 1999). In dieser Zeit wird die Kapazität des Pankreas physiologischerweise schon stark beansprucht und es bleibt noch genügend Zeit für eine sinnvolle, dem Hyperinsulinismus des Feten entgegenwirkende Therapie. Schon lange kennt man Risikogruppen, die mehr als andere gefährdet sind, im Laufe der Schwangerschaft eine Stoffwechselstörung zu entwickeln. Vielgebärende, adipöse Frauen, erstgradig Verwandte eines Typ 2-Diabetikers, Schwangere über 30 Lebensjahren und solche mit Zustand nach missglückten Schwangerschaften gehören zu ihnen. Aus mehreren Gründen ist es jedoch nicht möglich, sich beim Screening auf diese Gruppe von Schwangeren zu beschränken. Die Tatsache, dass 25–33% der Erkrankten nicht in diese Risikogruppe fallen, eine geburtshilfliche Anamnese bei einer Erst-Gravida nicht zu erheben ist und es unethisch ist, eine Frau zuerst eine Komplikation erleiden zu lassen, um sie in den Genuss einer Vorsorgemaßnahme zu bringen, ließ die Fachgesellschaften für Diabetologie und Frauenheilkunde die Forderung nach einem generellen Screening stellen.

Auf der Suche nach dem geeigneten Testverfahren musste nach einem Kompromiss gesucht werden. Einfache Verfahren wie der Nüchternblutglukosewert oder der 1 h-postprandial-Wert nach einer nicht genormten Mahlzeit erwiesen sich als zu wenig aussage- bzw. reproduktionsfähig. Unter Abwä-

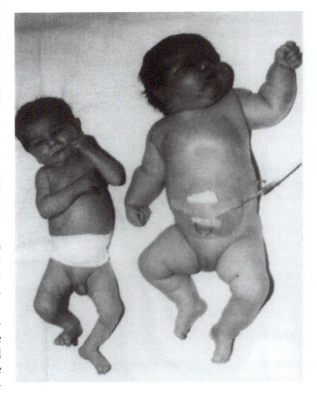

Abb. 19.2. Normal großes Kind und makrosomes Kind mit geburtsbedingter Erb-Duchenne-Lähmung

gen unterschiedlicher Spezifität und Sensitivität von starken Stoffwechselbelastungen (100 g Glukose) und leichten Provokationen (50 g-Test) und dem Aufwand von Untersuchungen und Kosten einigte man sich auf den „kleinsten gemeinsamen Nenner" (American Diabetes Association 1997; AG Diabetes und Schwangerschaft der DDG 1993; Bassaw et al. 1995; Berkus u. Langer 1995; Brustmann et al. 1995; Coustan 1994; Girard et al. 1997; Martin 1995; Sacks et al. 1987; Stoz et al. 1995; Van Tornhout 1994).

Als Empfehlung der Fachgesellschaften gilt derzeit das im Folgenden dargestellte Vorgehen.

Empfehlung der Fachgesellschaften zum Diabetesscreening

Jeder Schwangeren wird in der Praxis, unabhängig von Tageszeit und letzter Mahlzeit, ein 50 g-Glukosetrunk verabreicht. Bei der Blutentnahme nach 1 h gilt ein Wert von über 140 mg/dl als Verdacht auf Gestationsdiabetes.

In diesem Fall schließt sich der eigentliche orale Glukose-Toleranz-Test (oGTT) mit 75 g Glukose an. Blutabnahmen erfolgen nüchtern, nach 1 h und nach 2 h, die Grenzwerte liegen bei 90, 190, 160 mg/dl. Ein Gestationsdiabetes gilt als gesichert, wenn 2 oder 3 Werte pathologisch erhöht sind. Allerdings werden 190 mg/dl von vielen Experten als zu hoch angesehen. In der Diskussion steht derzeit 160 mg/dl als Höchstwert, um wirklich jede Schwangere mit gestörter KH-Toleranz sicher zu diagnostizieren.

Regeln nach erfolgter Diagnose eines Gestationsdiabetes

Nach erfolgter Diagnose eines Gestationsdiabetes gelten sämtliche Regeln der Kontrolle und Betreuung von Schwangeren mit manifestem Diabetes mellitus:

- gründliche Aufklärung und Schulung (insbesondere in der Selbstkontrolle)
- Diätberatung und Berechnung einer kcal-Diät
- regelmäßige Blutglukoseselbstkontrollen mit Dokumentation
- frühzeitige Vorstellung in der Entbindungsklinik
- intensives fetales Monitoring

Bei trotz sorgsam eingehaltener Diät, überhöhten Blutglukosewerten oder bei sonographischem Nachweis auf eine beginnende Makrosomie muss die stationäre Einstellung auf Insulin erfolgen (Toeller 1994; Stoz 1998).

Im Gegensatz zum Typ 1-Diabetes eignen sich HbA1c- und Fruktosamin-Werte nicht zur Kontrolle der Stoffwechseleinstellung. Bei der typischerweise bis zur Hälfte der Schwangerschaftsdauer bestehenden Normoglykämie ist mit einer pathologischen Erhöhung der Werte erst um die Geburt herum zu rechnen, was eine Reaktion unmöglich macht (Aziz et al. 1992; Huter et al. 1992).

In verschiedenen Zentren werden zwischen der 28. und 32. Schwangerschaftswoche Fruchtwasserpunktionen zur Bestimmung des Fruchtwasserinsulingehalts durchgeführt, um einen eventuellen Hyperinsulinismus des Feten rechtzeitig diagnostizieren zu können. Auch bei Normoglykämie der Mutter wird diese bei überhöhten Werten auf Insulin eingestellt (Jirkovska et al. 1997; Kainer et al. 1997; Schäfer et al. 1996). Bei guter Einstellung des Stoffwechsels und eutrophem Wachstum des Feten kann die ambulante Kontrolle bis zum errechneten Geburtstermin erfolgen. Allerdings ist auch in diesen Fällen eine Plazentainsuffizienz mit ihren Gefahren nicht auszuschließen (Naylor et al. 1996; Stoz et al. 1988a).

Da gerade beim Gestationsdiabetes vermehrt mit postpartaler Hypoglykämieneigung des Neugeborenen gerechnet werden muss, sollte die Geburt nur in einer Klinik mit neonatologischer Abteilung stattfinden.

Mit den Maßnahmen zur Erkennung eines Gestationsdiabetes wird nicht nur das Risiko des Kindes (Schulterdystokie, Fetopathie, intrauteriner Fruchttod) minimiert, sondern es ist auch ein Schritt in Richtung Krankheitsprävention getan. Unter der Vorstellung, dass die häufigste Stoffwechselstörung der Industrienationen, der Typ 2-Diabetes, nicht nur genetisch prädisponiert ist, sondern durch Überlastung schon des fetalen Pankreas bei unbehandeltem Gestationsdiabetes entsteht, wie in Tierversuchen nachgewiesen wurde, könnte die Erkrankung bei richtiger Therapie vermieden werden.

Gestationsdiabetikerinnen sind in hohem Maße gefährdet, im Laufe ihres weiteren Lebens einen Typ 2-Diabetes mit metabolischem Syndrom zu entwickeln. Das Wissen um dieses Risiko könnte Frauen helfen, durch entsprechende Lebensführung (Sport, Bewegung, Vermeidung von Übergewicht), die Erkrankung hinauszuzögern oder evtl. sogar zu verhindern (Damm et al. 1992; Gregory et al. 1993; Kjos 1994).

Literatur

Abramowicz JS, Robischon K, Cox C (1997) Incorporating sonographic cheek-to-cheek diameter, biparietal diameter and abdominal circumference improves weight estimation in the macrosomic fetus. Ultrasound Obstet Gynecol 9: 409

ACOG Technical Bulletin Number 164 (1993) The intrauterine device. Int J Gynecol Obstet 41: 189

Albert TJ, Landon MB, Wheller JJ, Samuels P, Cheng RF, Gabbe S (1996) Prenatal detection of fetal anomalies in pregnancies complicated by insulin-dependent diabetes mellitus. Am J Obstet Gynecol 174: 1424

American Diabetes Association (1995) Medical management of pregnancy complicated by diabetes. 2nd edn. Clinical education series

American Diabetes Association (1997) Report of the Expert Committee on the diagnosis and classification of diabetes mellitus. Diabetes Care 20: 1183

Arbeitsgemeinschaft Diabetes und Schwangerschaft der Deutschen Diabetes-Gesellschaft (1993) Diabetes und Schwangerschaft. Frauenarzt 1: 13

Aziz NL, Abdelwahab S, Moussa M, Georgy M (1992) Maternal fructosamine and glycosylated haemoglobin in the prediction of gestational glucose in-tolerance. Clin Exp Obstet Gynecol 19: 235

Barth WH, Genest DR, Riley LE, Frigoletto FD, Benacerraf BR, Greene MF (1996) Uterine arcuate artery Doppler and decidual microvascular pathology in pregnancies complicated by type I-diabetes mellitus. Ultrasound Obstet Gynecol 8: 98

Bassaw B, Atavllah I, Roopnarinesingh S, Sirjusingh A (1995) Diabetes in pregnancy. Int J Gynecol Obstet 50: 5

Berger W, Grimm JJ (1998) Betreuung schwangerer Diabetikerinnen aus internistischer Sicht. Der Gynäkologe 31: 31

Berkus MD, Langer O (1995) Glucose tolerance test periodicity: the effect of glucose loading. Obstet Gynecol 85: 423

Best RM, Chakravarthy U (1997) Diabetic retinopathy in pregnancy. Br J Ophthalomol 81: 249

Bracero L, Schulman H, Fleischer A, Farmakides G, Rochelson B (1986) Umbilical artery velocimetry in diabetes and pregnancy. Obstet Gynecol 68: 654

Brustmann LE, Gela BD, More M, Reilly KD, Langer O (1995) Variations in oral glucose tolerance tests: the 100- versus 75-g controversy. J Assoc Acad Minor Phys 6: 70

Burkart W (1992) Auswirkungen des Diabetes mellitus auf die reproduktive Funktion der Frau. Med Welt 43: 677

Chasan-Taber L, Willett WC, Masnon JE et al.(1996) Prospective study of oral contraception and hypertension among women in the United States. Circulation 94: 483

Chi I (1993) What have we learned from recent IUP studies: a researchers perspective. Contraception 48: 81

Coustan DR (1994) Screening and diagnosis of gestational diabetes. Semin Perinatol 18: 407

Damm P, Kühl C, Bertelsen A, et al., (1992) Predictive factors for the development of diabetes in women with previous gestational diabetes mellitus. Am J Obstet Gynecol 167: 607

Deutsches Ärzteblatt (1998) Verbesserte ambulante Versorgung von Diabetikern. Dtsch Ärztebl 95: 282

Diamond M P, Regee E A, Caprio S et al.(1992) Impairment of counterregulatory hormone responses to hypoglycemia in pregnant women with IDDM. Am J Obstet Gynecol 166: 70

Donhorst A, Paterson CM, Nicholls JS et al.(1992) High prevalence of gestational diabetes in women from ethnic minority groups. Diabetes Med 9: 820

Dowse G K, Zimmet PZ, King H (1991) Relationship between prevalence of impaired glucose tolerance and NIDDM in a population. Diabetes Care 14: 968

Eisenbarth GS, Ziegler AG (1995) Type 1 diabetes mellitus. Correlations. Raven Press, New York, pp 269

Eriksson US (1996) Embryo development in diabetic pregnancy. In: Donhorst A, Hadden DR (eds) Diabetes in pregnancy – an international approach to diagnosis and management.. Wiley & Sons, New York, pp 63

Fraser R (1995) Diabetic control in pregnancy and intrauterine growth of the fetus. Br J Obstet Gynecol 102: 275

Funk J (1997) Auge und Schwangerschaft. Ophthalmologe 94: 53

Garner P (1995) Type I-diabetes mellitus and pregnancy. Lancet 346: 157

Gembruch U, Chaoui R (1997) Möglichkeiten und Grenzen eines Screening-Programms – Praenatale Diagnostik fetaler Herzfehler durch Untersuchung von „High-risk-" und „Low-risk-Kollektiven". Gynäkologe 30: 191

Girard AC, Stoz F, Berger W (1997) Generelles Screening für Gestationsdiabetes? Eine retrospektive Analyse am Frauenspital Basel 1980-1993. Kongressband Schw Ges f Gyn und Gebh, Lugano, S. 53

Greene M F, Benacerraf BR (1991) Prenatal diagnosis in diabetic gravidas: utility of ultrasound maternal serum alpha-fetoprotein screening. Obstet Gynecol 77: 520

Gregory KD, Kjos SL, Peters RK (1993) Cost of noninsulin-dependent diabetes in women with a history of gestational diabetes: implications for prevention. Obstet Gynecol 81: 782

Grunewald C, Divon M, Lunell NO (1996) Doppler velocimetry in last trimester pregnancy complicated by insulin-dependent diabetes mellitus. Acta Obstet Gynecol Scand 75: 804

Hemachandra A, Ellis D, Lloyd CA, Orachard TJ (1995) The influence of pregnancy on IDDM complications. Diabetes Care 18: 950

Henriques CU, Damm P, Tabor A, Pederson JF, Molsted-Pedersen L (1993) Decreased alpha-fetoprotein in amniotic fluid and maternal serum in diabetic pregnancy. Obstet Gynecol 82: 960

Hill DJ, Flyvbjerg A, Arany E, Lauszus FF, Klebe JG (1997) Increased levels of serum fibroblast growth factor-2 in diabetic pregnant women with retinopathy. J Clin Endocrinol Metab 82: 1452

Hopp H, Vollert W, Ebert A, Weitzel H, Glockner E, Jahrig D (1995) Diabetische Retinopathie und Nephropathie. Komplikationen während Schwangerschaft und Geburt. Geburtshilfe Frauenheilk 55: 275

Hsu CD, Tan HY, Hong SF, Nickless NA, Copel JA (1996) Strategies for reducing the frequency of preeclampsia in pregnancies with insulin-dependent diabetes mellitus. Am J Perinatol 13: 265

Huter O, Drexel H, Brezinka C, Soelder E, Koelle D, Patsch JR (1992) Low sensitivity of serum fructosamine as a screening parameter for gestational diabetes mellitus. Gynecol Obstet Invest 34: 29

Hütter W, Grab D, Ehmann I, Stoz F, Wolf A (1993) Die Wertigkeit dopplersono-graphischer Untersuchungen bei insulinpflichtigen Diabetikerinnen. Z Geburtshilfe Perinat 197: 38

Jirkovska M, Bendl J, Maravcova M, Smidova J (1997) Die Zottenvaskularisation der diabetischen Plazenta in Beziehung zu dem klinischen Verlauf der Schwangerschaft. Diab Stoffw 6: 17

Johnstone FD, Steel JM, Haddad NG, Hoskins PR, Greer IA, Chambers S (1992) Doppler umbilical artery flow velocity waveforms in diabetic pregnancy. Br J Obstet Gynecol 99: 135

Kainer F, Weiss PAM, Hüttner U, Haas J, Reles M (1997) Levels of amniotic fluid insulin and profiles of maternal blood glucose in pregnant women with diabetes type-I. Early Human Dev 49: 97

Kimmerle R, Zass RP, Cupisti S et al.(1995) Pregnancies in women with diabetic nephropathy: long-term outcome for mother and child. Diabetologia 38: 227

Kitzmiller JL, Buchanan TA, Kjos S, Combs CA, Ratner RE (1996) Preconception care of diabetes, congenital malformations, and spontaneous abortions. Diabetes Care 19: 514

Kjos S (1994) Maternal implications of gestational diabetes. Semin Perinatol 5: 470

Kjos SL, Buchanan TA (1999) Gestational Diabetes Mellitus. NEJM, 23, vol 341: 1749

Kohner EM, Porta M (1991) Protocols for screening and treatment of diabetic retinopathy. Eur J Ophthalmol 1: 45

Kucera J (1971) Rate and type of congenitial anomalies among offspring of diabetic women. J Reprod Med 7: 61

Martin F (1995) The 75 g oral glucose tolerance in pregnancy. Diabetes Res Clin Pract 2: 147

Naylor CD, Sermer M, Chen E, et al., (1996) Cesarean delivery in relation to birth weight and gestational glucose tolerance: Pathophysiology or practice style? JAMA vol 275 (15): 1165

Pedersen JF (1977) The pregnant diabetic and her newborn. Williams & Wilkins, Baltimore, pp 211

Pedersen JF, Molsted-Pedersen L (1979) Early growth retardation in diabetic pregnancy. BMJ 1: 18

Perinatalerhebung in Baden-Württemberg (1999) Projektgeschäftsstelle QIK, Stuttgart

Purdy LP, Hantsch CE, Molitch ME, et al., (1996) Effect of pregnancy on renal function in patients with moderate-to severe diabetic renal insufficiency. Diabetes Care 19: 1067

Puza SW, Malee MP (1996) Utilisation of routine ophthalmologic examinations in pregnant diabetic patients. J Matern Fetal Med 5: 7

Reece EA, Erikson UJ (1996) The pathogenesis of diabetic-associated congenital mal-formations. Obstet Gynecol Clin North Am 3: 29

Reece EA, Friedmann AM, Copel J, Kleinmann CS (1995) Management of deviant fetal growth and congenital malformations. In: Reece EA, Coustan DR (eds) Diabetes mellitus in pregnancy. Churchill Livingstone, New York, pp 219

Reiher H, Somville T (1998) Betreuung der schwangeren Diabetikerin aus geburtshilflicher Sicht. Der Gynäkologe 31: 38

Rosenn BM, Miodovnik M, Holeberg G, et al., (1995) Hypoglycemia: The price of intensive insulin therapy for pregnant women with insulindependent diabetes mellitus. Obstet Gynecol 85: 417

Roth S, Abernathy MP, Lee WH, Pratt L, Denne S, Golichowski A, Pescowith OH (1996) Insulin-like growth factors I and II peptide and messenger RNA levels in macrosomic infants of diabetic pregnancies. J Soc Gynecol Invest 3: 78

Sacks DA, Abu-Fadil S, Karten GJ, Forsythe AB, Hackett JR (1987) Screening for gestational diabetes with the one-hour-50 g glucose test. Obstet Gynecol 70: 89

Salvesen DR, Higueras MT, Mansur CA, Freeman J, Brudenell JM, Nicolaides KH (1993) Placental and fetal Doppler velocimetry in pregnancies complicated by maternal diabetes mellitus. Am J Obstet Gynecol 168: 645

Schäfer U, Dopek J, Heinze T, Dudenhausen JW, Vetter K (1996) Glucose-Toleranz in der Schwangerschaft und FW-Insulin bei der Geburt. Geburtshilfe Frauenheilk 56: 414

Schneider MC, Alon E (1996) Die geburtshilfliche Epiduralanalgesie. Der Anästhesist 45: 393

Steel JM, Johnstone FD, Hume R, Mao JH (1994) Insulin requirements during pregnancy in women with type 1 diabetes. Obstet Gynecol 83: 253

Stiete S, Stiete H, Petschaelis A, Jährig D, Maack M (1995) Herzfehlbildungen bei Kindern diabetischer Mütter. Diab Stoffw 4: 115

Stoz F (1998) Diagnose und Therapie des Gestationsdiabetes – aktueller Stand. Gynäkologe 31: 7

Stoz F, Schuhmann RA, Schmid A (1987) Morphometric investigations of terminal villi of diabetic placentas in relation to the White classification of diabetes mellitus. J Perinat Med 15: 193

Stoz F, Schuhmann RA, Haas B (1988a) Morphohistometric investigations in placentas of gestational diabetes. J Perinat Med 16: 205

Stoz F, Schuhmann RA, Schultz R (1988b) Morphohistometric investigations of placentas of diabetic patients in correlation to the metabolic adjustment of the disease. J Perinat Med 16: 211

Stoz F, Paulus W, Flock F, Kreienberg R (1995) Diabetes-Screening bei Schwangeren mit unterschiedlichem Risiko. Z Geburtshilfe Neonatol 199: 138

Toeller M (1994) Ernährungstherapie – die beste Form der oralen Diabetesbehandlung. Dtsch Ärztebl 91: 3

Van Tornhout HE, Lotgering FK, Wallenburg HC (1994) Poor sensitivity of the 50 g one-hour glucose screening test for hyperglycemia. Eur J Obstet Gynecol Reprod Biol 53: 7

White P (1974) Diabetes mellitus in pregnancy. Clin Perinatol 1: 331

Wolf HG (1997) Neugeborene von Müttern mit Typ I-Diabetes. Ergebnisse aus der Rheinischen Perinatalerhebung (RPE) Nordrhein aus den Jahren 1988–1996 zur Perinatalen Mortalität, Frühgeburtlichkeit und Verteilung auf 119 geburtshilfliche Kliniken. Projektgeschäftsstelle Qualitätssicherung Geburtshilfe, Pädiatrie bei der Ärztekammer Nordrhein, Düsseldorf

20 Kutane Symptome bei Diabetes mellitus und anderen Endokrinopathien

W.-H. Boehncke

Inhaltsverzeichnis

20.1 Hormonelle Wirkungen auf die Haut 303
20.2 Diabetes mellitus 303
20.2.1 Kutane Effekte des Insulins 303
20.2.2 Hautveränderungen auf dem Boden metabolischer Dysregulation 304
20.2.3 Hautveränderungen auf dem Boden chronischer degenerativer Prozesse 304
20.2.4 Mit Diabetes mellitus assoziierte Dermatosen 307
20.2.5 Dermatologische Aspekte der Therapie 308
20.3 Glukagonom-Syndrom 308
20.4 Schilddrüse 308
20.4.1 Kutane Effekte der Schilddrüsenhormone 308
20.4.2 Hyperthyreose 309
20.4.3 Hypothyreose 310
20.4.4 Dermatologische Aspekte der Therapie 310
20.5 Nebenschilddrüse 310
20.5.1 Kutane Effekte des Parathormons 310
20.5.2 Hyperparathyreoidismus 310
20.5.3 Hypoparathyreoidismus 311
20.5.4 Dermatologische Aspekte der Therapie 311
20.6 ACTH und Glukokortikoide 311
20.6.1 Kutane Effekte von ACTH und Glukokortikoiden 311
20.6.2 Hyperkortizismus 311
20.6.3 Hypokortizismus 311
20.7 Sexualhormone 312
20.7.1 Kutane Effekte der Sexualhormone 312
20.7.2 Androgenüberschuss 313
20.7.3 Östrogenüberschuss 313
20.7.4 Androgenmangel 313
20.8 Hypophyse 314
20.8.1 Kutane Effekte hypophysärer Hormone 314
20.8.2 Akromegalie 314
20.8.3 Panhypopituitarismus 314
20.9 Leitsymptom „Flushing" 314
20.10 Karzinoid-Syndrom 315
20.11 Dermatosen in der Schwangerschaft 316
20.11.1 Physiologische Hautveränderungen während der Schwangerschaft 316
20.11.2 Einfluss einer Schwangerschaft auf vorbestehende Dermatosen 317
20.12 Vitamin- und Eisenmangel 317
20.12.1 Vitamin A-Mangel 317
20.12.2 Vitamin B-Mangel 318
20.12.3 Weitere Vitaminmangelzustände 318
20.12.4 Eisenstoffwechsel 318
Literatur 319

Übersicht

Für das Verständnis der klinischen Symptome von Endokrinopathien an der Haut ist es wichtig, sich vor Augen zu führen, dass Hormone ihre Wirkungen im Sinne der Modifikation physiologischer Abläufe entfalten (Freinkel 1993; Grando 1993). Folglich werden in der Regel eher quantitative Veränderungen beobachtet, die u. U. erst nach einem Vergleich mit Vorbefunden festgestellt werden können. Hyperpigmentierungen bei chronischer Nebenniereninsuffizienz beispielsweise stellen sich lediglich als Akzentuierung bereits vorhandener Pigmentierung dar.

Endokrinopathien sind ihrer Natur nach systemische Erkrankungen. Vorhandensein und Verteilung spezifischer Rezeptoren in der Haut determinieren nicht nur, ob es zu einer kutanen Mitreaktion kommt, sondern auch das Muster dieser Reaktion (Feingold u. Elias 1988; Freinkel 1993). So weisen z. B. sexuelle Zonen eine höhere Sensitivität gegenüber Androgeneinfluss auf als andere Regionen. Diese regionalen Unterschiede können noch durch weitere endogene und exogene Faktoren akzentuiert werden. Als Beispiel mag wieder die Hyperpigmentierung bei chronischer Nebenniereninsuffizienz (Morbus Addison) gelten, die in mechanisch belasteten Arealen besonders ausgeprägt ist.

20.1 Hormonelle Wirkungen auf die Haut

Hormone entfalten ihre Effekte unabhängig von ihrer Herkunft immer in gleicher Weise, so dass die Hautsymptome zwar oft auf das auslösende Hormon hinweisen, eine Diagnose jedoch nicht zulassen. Lediglich komplexere Veränderungen können dies ermöglichen. So ist eine Differenzierung zwischen iatrogen induziertem Hyperkortizismus und Cushing-Syndrom im Rahmen eines Nebennierenrindentumors kaum möglich. Eine Abgrenzung eines ACTH-unabhängigen Cushing-Syndroms und eines ACTH-abhängigen Cushing-Syndroms gelingt, da Letzteres neben den Symptomen des Hyperkortizismus auch eine ACTH/MSH-induzierte Hyperpigmentierung aufweisen kann.

Bei der Beurteilung kutaner Effekte bei Endokrinopathien muss schließlich berücksichtigt werden, dass nicht alle Symptome direkt hormonvermittelt sind. Dies gilt unter anderem für die Vitiligo bei polyglandulären Autoimmunsyndromen (Morbus Addison, Schilddrüsenautoimmunität, Diabetes mellitus Typ 1; Verrotti et al. 1995).

Nachfolgend werden zuerst die Hautsymptome des Diabetes mellitus beschrieben. Daran schließt sich eine knappe Darstellung wichtiger Endokrinopathien an, wobei nicht definierte Entitäten, sondern, wo immer möglich, die Konsequenzen quantitativer Abweichungen der jeweiligen Hormone die Einteilung dieses Kapitels bestimmen. Abschließend wird kurz auf Hautveränderungen bei Vitaminmangelzuständen sowie Eisenmangel eingegangen, da diese kombiniert mit Endokrinopathien gehäuft vorkommen. Auf dermatologische Therapieoptionen wird immer dort eingegangen, wo die Maßnahmen neben der erforderlichen endokrinologische Therapie von Nutzen sind und über rein pflegende Maßnahmen hinausgehen.

20.2 Diabetes mellitus

20.2.1 Kutane Effekte des Insulins

Diabetes mellitus stellt eine Stoffwechselstörung dar, die durch einen Mangel an Insulin oder dessen ungenügende Wirkung hervorgerufen wird. Die Folgen der chronischen Hyperglykämie sind eine Vielzahl von degenerativen Veränderungen. Sowohl die akuten als auch die chronischen Veränderungen verlaufen unter Mitbeteiligung des Hautorgans, so dass auch Hautsymptome nicht selten Hinweise geben können, die zur Erstdiagnose eines Diabetes mellitus führen.

Insulin beeinflusst Epidermis und Dermis, indem es die Glukosespeicherung kutaner Zellen reguliert. Physiologisches Wachstum und Differenzierung von Keratinozyten sind insulinabhängig. Insulinmangel führt in der Dermis zu einer Akkumulation säurelöslichen Kollagens und einem erhöhten Glykosilierungsgrad. Darüber hinaus bewirkt eine diabetische Stoffwechsellage in Abhängigkeit von der Glykämie eine Verzögerung der Wundheilung (Cochran et al. 1983).

Möglicherweise stellen die vaskulären Veränderungen den eigentlichen Kern des Krankheitsgeschehens von Diabetes mellitus dar. Insbesondere die diabetische Mikroangiopathie kann als Grundlage der diabetischen Dermopathie vermutet werden. Zusätzlich finden sich Veränderungen im dermalen Bindegewebe sowie der Innervation der Haut.

Tabelle 20.1. Hautsymptomatik bei Diabetes mellitus

Metabolisch bedingt	Infektionen: *Staph. aureus* Rezidivierende Follikulitis Furunkulose Karbunkel *Corynebacterium minutissimum* Erythrasma *Pseudomonas* Maligne Otitis externa *Candida albicans* Chronische orale Candidose Vulvovaginitis Follikulitis Balanitis Intertrigo Eruptive Xanthome
Chronisch degenerativ bedingt	Dermopathie Erytheme Rubeose Erysipelähnliches Erythem Blasenbildung Verdickte Haut Gelenksteife (Cheiropathie) Scleroedema adultorum Neuropathie Deformierter Fuß Malum perforans Brennende Füße Anhidrose
Assoziierte Dermatosen	Necrobiosis lipoidica Acanthosis nigricans Lipodystrohie Reaktive perforierende Kollagenose Vitiligo

Nachfolgend werden die Hautsymptome im Rahmen des Diabetes mellitus dargestellt, wobei pathogenetische Überlegungen bezüglich des Einflusses akuter Stoffwechselanomalien oder chronischer degenerativer Prozesse die Systematik bestimmen sollen. Dies kann keine strikte Trennung sein, zumal degenerative Veränderungen die Wirkung metabolischer Anomalien noch verstärken. Daran schließt sich eine Aufzählung derjenigen Dermatosen an, die eine Assoziation mit Diabetes mellitus aufweisen, ohne dass metabolische oder degenerative Einflüsse wirksam zu sein scheinen (Tabelle 20.1).

20.2.2
Hautveränderungen auf dem Boden metabolischer Dysregulation

Diabetes mellitus geht mit dem gehäuften Auftreten bakterieller und mykotischer Infektionen einher. Zu dieser erhöhten Infektanfälligkeit tragen zahlreiche Faktoren bei. Unter anderem ist die Rekrutierung von Leukozyten im Rahmen von Entzündungsreaktionen gestört, bedingt durch verringerte Chemotaxis in Kombination mit einer wegen der verdickten Endothelien erschwerten Transmigration. Die extravasalen Zellen sind funktionell weniger effektiv hinsichtlich ihrer Phagozytose-Aktivität und toxischer Effekte, was möglicherweise auch auf eine verringerte Diffusion von Nährstoffen in den entzündlichen Fokus zurückzuführen ist. Schließlich entstehen auf dem Boden einer verzögerten Wundheilung im Rahmen von Bagatelltraumata deutlich gehäuft gegenüber Stoffwechselgesunden potentielle Eintrittspforten für Erreger.

Unter den bakteriellen Infektionen stehen durch *Staphylococcus aureus* verursachte Pyodermien an erster Stelle. Diese zeigen außerdem tendenziell einen schwereren Verlauf. Das rezidivierende Auftreten staphylogener Follikulitiden, einer Furunkulose oder Karbunkel sollte an die Möglichkeit eines Diabetes mellitus denken lassen. Daneben findet sich überzufällig häufig ein durch *Corynebacterium minutissimum* verursachtes Erythrasma. Ein weiteres und aufgrund des schweren Verlaufs wichtiges Krankheitsbild ist die maligne Otitis externa durch invasive Pseudomonas-Keime mit einer hohen Mortalität.

Mykosen werden meistens durch den Hefepilz *Candida albicans* hervorgerufen. Bevorzugt sind Schleimhäute betroffen, so dass neben einer chronischen oralen Candidose insbesondere das Krankheitsbild der Vulvovaginitis von klinischer Bedeutung ist. Daneben kommen Candida-Follikulitis, -Balanitis und besonders bei adipösen Patienten mit Typ 2-Diabetes Candida-Intertrigo vor. Chronische und früh auftretende Candida-Infektionen sind zusätzlich ein Leitsymptom polyglandulärer Autoimmunsyndrome („autoimmune polyglandular syndromes", APS). Diese Syndrome werden in 3 Typen klassifiziert. Während Typ 1-Diabetes im Rahmen der APS II vorkommt, wird eine Candida-Infektion in Form einer mukokutanen Candidiasis lediglich bei der APS I beobachtet, die auch als „autoimmune polyendocrinopathy-candidiasis-ectodermal dystrophy" (APECED-Syndrom) bezeichnet wird (s. Kap. 3).

Neben einer Erhöhung des Blutzuckerspiegels findet sich bei Patienten mit Diabetes mellitus auch eine Störung des Fettstoffwechsels, insbesondere eine Erhöhung der Triglyzeride und des Cholesterols. Daher werden hier sekundäre Hyperlipidämien der Typen IIb–V nach Fredrickson beobachtet. Klinisch manifestieren sich diese in Form von Xanthomen, wobei eine Assoziation mit Diabetes mellitus insbesondere für die Form der eruptiven Xanthome beschrieben wird. Dabei handelt es sich um Stecknadelkopf-große oder etwas größere gelbliche Papeln mit einer rötlichen Basis. Sie treten überall auf, bevorzugt jedoch im Bereich des Gesäßes, der Schultern und der Extremitätenstreckseiten. Wie bei anderen Hyperlipidämien kommt es auch im Rahmen des Diabetes mellitus zur Ausbildung von Xanthelasmen, flachen gelblichen Plaques, insbesondere im Bereich der Oberlider.

20.2.3
Hautveränderungen auf dem Boden chronischer degenerativer Prozesse

Die diabetische Dermopathie stellt die am häufigsten im Rahmen eines Diabetes mellitus auftretende Hautsymptomatik dar. Sie ist jedoch nicht spezifisch für den Diabetes mellitus. Möglicherweise auf dem Boden der beschriebenen Mikroangiopathie und Neuropathie finden sich bei etwa 50% der Patienten ovale, blassrote, leicht schuppende Papeln, die sich innerhalb von ca. 12–18 Monaten zurückbilden und bräunliche atrophische Narben hinterlassen. Meist treten diese Papeln in größerer Zahl auf und können linear angeordnet sein. Prädilektionsstellen sind Schienbein, Oberschenkel und Unterarme (Oursler u. Goldblum 1991).

Auffallend ist weiterhin eine als diabetische Rubeose bezeichnete diffuse Rötung des Gesichts, gelegentlich auch der Hände und Füße. Grundlage dieser Symptomatik könnte ein verminderter Gefäßtonus sein. Füße und Unterschenkel älterer Diabetes-Patienten sind auch die bevorzugte Lokalisation des sog. erysipelähnlichen Erythems, einer scharf begrenzten Rötung ohne Begleitsymptomatik des Erysipels wie Hyperthermie, Fieber, Schüttelfrost, BSG-Erhöhung oder Leukozytose. Es besteht die Gefahr einer Nekrose in diesem Areal sowie einer Destruktion benachbarter ossärer Strukturen. Schließlich sind die Füße auch die Prädilektionsstelle für eine bei Diabetikern auch beobachtete spontane Blasenbildung, wahrscheinlich eine Folge verminderter Festigkeit der Basalmembranzone (Cantwell u. Martz 1967). Aufgrund der Spaltbildung oberhalb der Basallamina kommt es zur weitgehend narbenlosen Abheilung innerhalb weniger Wochen (Sabin 1974).

Etwa ein Drittel der diabetischen Patienten weist eine straffe, verdickte und wachsartige Haut im Bereich der Handrücken auf. Beim insulinabhängigen Diabetes kommt es darüber hinaus zu einer eingeschränkten Mobilität insbesondere der proximalen Interphalangealgelenke (diabetische Cheiropathie; Rosenbloom et al. 1981). Diese Veränderungen sind als Folge einer vermehrten Glykierung von Bindegewebe zu verstehen.

Neben einer infektionsassoziierten Form des Scleroedema adultorum kann inzwischen auch eine diabetesassoziierte Form als gesichert angesehen werden. Dabei kommt es zu einer schmerzlosen Verdickung und Verhärtung der Haut, die im Nackenbereich ihren Anfang nimmt und sich über den Gesichts-Hals-Bereich schließlich auch auf den oberen Stamm ausbreiten und u. U. sogar Abdomen und Arme involvieren kann (Abb. 20.1a,b). Eine Verdickung der dermalen Kollagenbündel sowie die Einlagerung von Glykosaminoglykanen sind das histologische Korrelat dieses Symptoms (Abb. 20.1c–f; Krakowski et al. 1973).

Die diabetische Neuropathie manifestiert sich meist als distale symmetrische Polyneuropathie unter Beteiligung sowohl motorischer als auch sensorischer Nerven. Resultat der motorischen Störung sind unter anderem nach dorsal subluxierte Zehen, Hammerzehen und Hohlfuß. Es besteht eine ausgeprägte Neigung zur Bildung indolenter Ulzera an Lokalisationen mit besonders hoher mechanischer Belastung, speziell an den Fußsohlen. Ein solches Malum perforans ist rund, wirkt wie ausgestanzt, und ist von kallösem Gewebe umgeben (s. Kap. 16; Rapini et al. 1989). Charakteristisch für die sensorischen Störungen ist das Symptom der „brennenden Füße". Dieses Brennen wird nachts als besonders intensiv empfunden. Sowohl motorische als auch sensorische Störungen sind an der Entstehung der bei Diabetes mellitus zu beobachtenden Nagelveränderungen beteiligt: Die gestörte Innervation der Fuß-

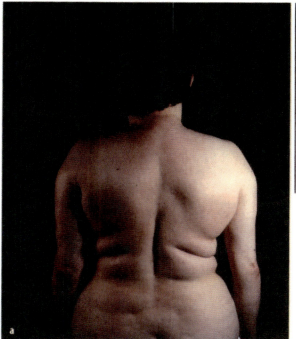

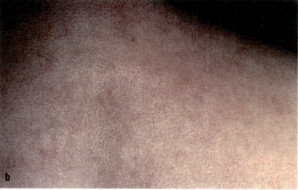

Abb. 20.1a, b. Verdickung und Verhärtung der Haut makroskopisch im Bereich des oberen Stamms bei Scleroedema adultorum

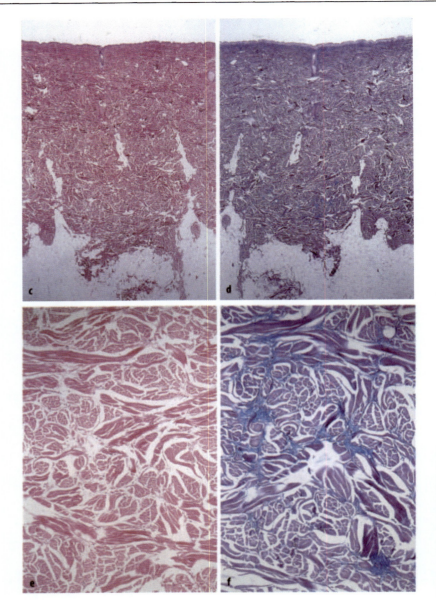

Abb. 20.1c–f. Histologische Hautschnitte eines Gesunden (**c, e**) und eines Diabetikers (**d, f**). Bei letzterem finden sich in den optisch leeren Räumen zwischen verdickten Kollagenbündeln im tiefen Korium Glykosaminglykane, die sich mittels Alzheim-Blau-Färbung darstellen lassen (die Fotos wurden freundlicherweise von Herrn Dr. M. Wolter, Universitätshautklinik Frankfurt, zur Verfügung gestellt)

muskulatur bedingt eine veränderte Fußstatik und führt zu chronischer Druckeinwirkung auf die Fußnägel, die aufgrund der sensorischen Störung nicht wahrgenommen wird; es resultiert eine deutliche Hypertrophie der Nagelplatte. Häufig kommt es zum Einwachsen speziell der Großzehennägel (Unguis incarnatus; Greene u. Scher 1987). Auch bei sachgerechter Therapie sind Rezidive häufig. Die bei gestörter Glukosetoleranz bereits gegebene Neigung zu Mikrotraumata mit nachfolgenden Infektionen begünstigt möglicherweise das Auftreten einwachsender Zehennägel. Bei rezidivierendem Unguis incarnatus sollte daher eine gestörte Glukosetoleranz oder ein bereits manifester Diabetes mellitus ausgeschlossen werden. Störungen des autonomen Nervensystems treten ebenfalls auf und manifestieren sich als Hypo- oder Anhidrosis, die auch generalisiert auftreten kann, sowie bei fortgeschrittenen Fällen verbunden mit Ödemen, Erythemen und Atrophie (Binkley et al. 1967).

20.2.4
Mit Diabetes mellitus assoziierte Dermatosen

Necrobiosis lipoidica ist eine Dermatose, die bei ca. 0,3% aller Diabetiker auftritt. Umgekehrt leiden etwa 50% der Patienten mit Necrobiosis lipoidica an Diabetes mellitus. Beginnend als scharf begrenzter rötlicher Knoten, nimmt die Hautveränderung an Größe zu und entwickelt sich zu einem ebenfalls scharf, aber unregelmäßig begrenzten Plaque, der mit zunehmender dermaler Atrophie in das Hautniveau einsinkt und sich zentral bräunlich-gelblich verfärbt. Durch die ebenfalls atrophische Epidermis werden Gefäße sichtbar (Boulton et al. 1988). Derartige Hautveränderungen können einzeln oder in Mehrzahl auftreten und finden sich typischerweise an den Unterschenkeln und anderen mechanisch belasteten Hautarealen (Abb. 20.2; Muller u. Winkelmann 1966).

Acanthosis nigricans manifestiert sich in Form einer papillomatösen epidermalen Hyperplasie in Verbindung mit einer ausgeprägten Hyperpigmentierung (Brown et al. 1966; Matsuoka et al. 1985). Betroffen sind insbesondere Halsansatz, Axillen, und die Inguinalregion (Abb. 20.3). Schwerere Verläufe finden sich häufig in Assoziation mit Malignomen (als Paraneoplasie bei Adenokarzinom des Magens, undifferenzierten Karzinomen, Lymphomen). Charakteristischerweise sind die Betroffenen nicht adipös. Darüber hinaus tritt die Acanthosis nigricans im Rahmen des Diabetes mellitus sowie einiger anderer Endokrinopathien auf, wie z. B. Akromegalie, Cushing-Syndrom bzw. als Folge einer Glukokorti-

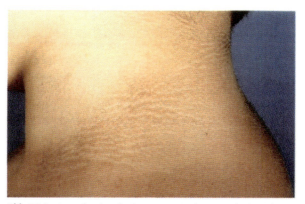

Abb. 20.3. Acanthosis nigricans am Halsansatz bei Diabetes mellitus

koidmedikation, der Gabe von Nikotinsäurederivaten oder Diethylstilpöstrol. Es werden 2 Typen unterschieden: Typ A ist charakterisiert durch eine verminderte Insulinrezeptorzahl, Typ B weist Antikörper gegen den Insulinrezeptor auf. Ferner postuliert man eine IGF-Rezeptor-vermittelte Keratinozytenstimulation durch überschüssiges Insulin im Rahmen einer durch Insulinresistenz induzierten Hyperinsulinämie.

Im Rahmen der Therapie eines Diabetes mellitus durch Insulininjektionen kann eine Insulin-Lipodystrophie am Ort der Injektion auftreten. Es bilden sich infolge einer Atrophie des subkutanen Fetts atrophische Plaques, die sich in der Regel nicht spontan zurückbilden. Bei Einsatz der modernen,

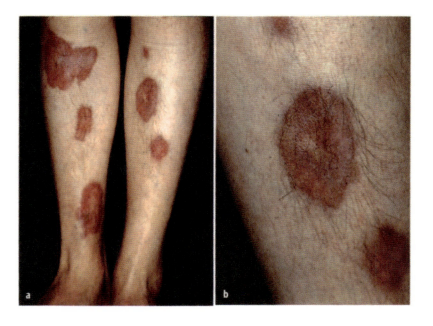

Abb. 20.2a,b. Necrobiosis lipoidica bei Diabetes mellitus. Mehrere Plaques an beiden Unterschenkeln (**a**) mit Atrophie und dadurch sichtbar werdender Gefäßzeichnung (**b**)

hoch gereinigten Insuline ist das Auftreten einer Lipodystrophie extrem selten. In der Regel findet sich bei nicht ausreichendem Wechsel der Insulininjektionsstellen eine deutliche Liphypertrophie, die die Resorptionsverhältnisse des injizierten Insulins deutlich verändern kann.

Die seltene reaktive perforierende Kollagenose erscheint unter dem Bild hyperkeratotischer, follikulär gebundener Papeln, bedingt durch die transepidermale Elimination dermalen Materials. Sie wird bei Patienten mit Diabetes mellitus und Niereninsuffizienz beobachtet, tritt aber auch bei Niereninsuffizienz allein auf (Lugo-Somolinos u. Sanchez 1992).

Schließlich ist die Inzidenz der Vitiligo als zusätzliches potentielles Autoimmunphänomen beim insulinabhängigen Diabetes erhöht (Dawber 1971).

20.2.5
Dermatologische Aspekte der Therapie

Dermatologische Therapiemaßnahmen zur Behandlung der Hautmanifestationen von Endokrinopathien sind naturgemäß nicht kausal und können daher lediglich entsprechende internistische Maßnahmen komplementieren. Die Art der zugrunde liegenden Endokrinopathie hat in der Regel keinen Einfluss auf die Auswahl des Therapeutikums. So unterscheidet sich beispielsweise die dermatologische Therapie einer Follikulitis bei einem Diabetiker nicht von derjenigen eines Nicht-Diabetikers.

Zur Therapie der meisten mit Diabetes mellitus assoziierten Infektionen genügen Lokalmaßnahmen: Follikulitiden werden mittels antiseptischer Cremes behandelt, für das Erythrasma und Candidosen stehen topische Breitspektrum-Antimykotika zur Verfügung. Ansonsten folgt eine ggf. erforderliche Antibiotika-Therapie nach den allgemein gültigen Richtlinien. Xanthelasmen stellen lediglich ein kosmetisches Problem dar; eine Therapie kann durch Abtragen z. B. mittels CO_2-Laser erfolgen. Anders als für die infektionsassoziierte Form des Scleroedema adultorum gibt es für die diabetes-assoziierte Form keine Therapieempfehlung (Cole et al. 1983; Fries et al. 1973).

Im Rahmen der diabetischen Neuropathie stellt das Malum perforans ein großes dermatologisches Problem dar. Die Behandlung ist symptomatisch und palliativ: Eine Superinfektion muss durch lokale antiseptische Maßnahmen verhindert und die Wundheilung gefördert werden. Insbesondere die häufige Abtragung von Kallus am Ulkusrand ist notwendig. Zur Vermeidung unnötiger mechanischer Belastungen an den gefährdeten oder bereits betroffenen Lokalisationen sollte eine Hohllagerung erfolgen, orthopädisches Schuhwerk ist sinnvoll. Die Komplikation einer Osteomyelitis darf nicht vergessen werden. Zur Therapie des Unguis incarnatus empfiehlt sich ein operatives Vorgehen im Sinne einer partiellen Nagelmatrixresektion nach Emmert (s. Kap. 16).

Auch die Therapie der Necrobiosis lipoidica ist unbefriedigend. Ihr Verlauf korreliert nicht mit der Einstellung des Blutglukosewerts. Bei Vorliegen von Aktivitätszeichen (Erythem) kann eine lokale Steroidtherapie, am besten unter Okklusion oder als intraläsionale Injektion, erfolgreich sein. Behandlungserfolge wurden vereinzelt auch mit Azetylsalizylsäure, Clofazimin und Nikotinamid berichtet (Handfield-Jones et al. 1988; Jelinek 1994; Karkavitsas et al. 1982; Mensing 1989; Muller u. Winkelmann 1966).

20.3
Glukagonom-Syndrom

Wie beim Diabetes mellitus findet sich auch bei Glukagon-sezernierenden Inselzell-Tumoren eine Hyperglykämie, die kutane Manifestation unterscheidet sich jedoch und wird als nekrolytisches migratorisches Erythem bezeichnet. Es kommt zu wandernden, randbetonten Erythemen, die eine Blasenbildung aufweisen und unter Hyperpigmentierung abheilen. Diese Hautveränderungen treten besonders abdominal sowie an Gesäß und Beinen auf.

20.4
Schilddrüse
20.4.1
Kutane Effekte der Schilddrüsenhormone

Thyroxin und Trijod-Thyronin beschleunigen den Zellmetabolismus, was sich in einer Erhöhung des Sauerstoffverbrauchs, der Mitoserate und Proteinsynthese niederschlägt (Hornstein 1984). Sie sind für die embryonale Entwicklung der Haut und die Aufrechterhaltung eines physiologischen Funktionszustands von großer Bedeutung, insbesondere für die Entwicklung der Hautanhangsgebilde, Initiation und Regulation des Haarwachstums sowie eine regelrechte Talgsekretion. Dermale Fibroblasten werden zur Bildung säurelöslichen Kollagens veranlasst, unlösliches Kollagen sowie die Akkumulation von Glykosaminoglykanen werden verringert, schließlich wird die Pigmentierung beeinflusst (Lang 1981a).

20.4.2
Hyperthyreose

Ein Überschuss an Schilddrüsenhormonen führt, unabhängig von der Ursache, zum klinischen Bild der Thyreotoxikose, die durch den Status eines massiven Hypermetabolismus gekennzeichnet ist (Tabelle 20.2; Lang 1981a).

Die Haut erscheint insgesamt warm, glatt und feucht. Die Wärme ist bedingt durch die periphere Vasodilatation, welche auch zu einer Flush-Symptomatik im Gesicht führt. Es finden sich Eryteme an Ellenbogen und Handflächen. Starkes Schwitzen wird beobachtet, besonders an Handtellern und Fußsohlen. An den Hautanhangsgebilden manifestiert sich eine Thyreotoxikose in Form einer diffusen Alopezie sowie den charakteristischen Plummer-Nägel: Dabei besteht eine Onycholyse mit nach oben gebogenem freien Nagelende. Darüber hinaus kann ein generalisierter Pruritus bestehen. Weitere fakultative Symptome sind chronische Urtikaria und Alopecia areata und diffuse Hyperpigmentierungen, speziell im Gesicht.

Bei etwa 5% der Patienten mit Morbus Basedow tritt ein prätibiales Myxödem (Abb. 20.4a) auf, meist vergesellschaftet mit infiltrativer Ophthalmopathie. Offenbar infolge einer Fibroblastenstimulation kommt es zur dermalen Ablagerung saurer Mukopolysaccharide (Abb. 20.4b,c), wodurch die Dermis massiv verdickt ist. Klinisch finden sich, initial besonders im anterolateralen Unterschenkelbereich, violette bis hautfarbene Knoten. Die Betonung der Haarfollikel bewirkt das Bild einer „Orangenhaut". Gleichartige Veränderungen bestehen auch im Rahmen einer primären Hypothyreose und einer Hashimoto-Thyreoiditis. Beim Morbus Basedow wird zusätzlich das gehäufte Auftreten einer Vitiligo beobachtet.

Tabelle 20.2. Hautsymptomatik bei pathologisch verändertem Schilddrüsen-Hormonspiegel

	Thyreotoxikose	Myxödem
Haut insgesamt	Warm Feucht Glatt	Kalt Xerotisch Follikuläre Hyperkeratosen
Pigmentierung	Unauffällig	Blass, gelblich
Myxödem	Prätibial	Diffus
Capillitium	Alopecia areata	Diffuse Alopezie
sonst. Charakteristika	Plummer-Nägel	Ausdruckslose Fazies

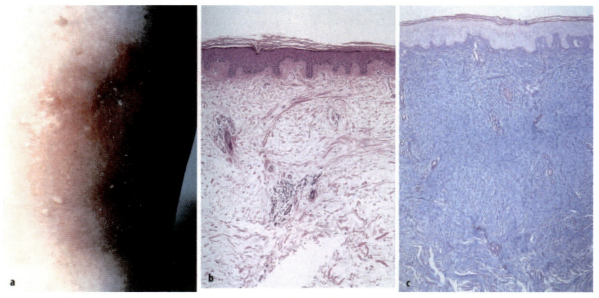

Abb. 20.4. Prätibiales Myxödem in typischer Lokalisation (**a**). Histologisch zeigt sich eine Rarifizierung des Kollagens (**b**; vgl. hierzu Abb. 20.1c!), ersetzt durch Ablagerungen saurer Mukopolysaccharide, die sich mittels Alzheim-Blau-Färbung darstellen lassen (**c**). Die Rarifizierung des Kollagens ist durch einen Vergleich mit Abb. 20.1c nachvollziehbar. (Die histologischen Fotos wurden freundlicherweise von Herrn Dr. M. Wolter, Universitätshautklinik Frankfurt, zur Verfügung gestellt)

20.4.3
Hypothyreose

Das klinische Bild eines Schilddrüsenhormonmangels wird nach dem hervorstechendsten Hautmerkmal als Myxödem bezeichnet und ist durch einen stark gedrosselten Metabolismus gekennzeichnet (s. Tabelle 20.2; Lynch et al. 1973). Diese Veränderung findet sich überzufällig häufig in Assoziation mit dem Diabetes mellitus Typ 1.

Dem Myxödem liegt eine dermale Akkumulation der Mukopolysaccharide Hyaluronsäure und Chondroitinsulfat zugrunde. Diese Ablagerungen sind in der Regel diffus ausgeprägt, sind aber akral besonders auffällig, und führen zu einer charakteristischen Fazies: Die Nase ist verbreitert, die Lippen verdickt, und die Zunge vergrößert. Im Zusammenhang mit dem leeren Gesichtsausdruck in Ruhe (Abb. 20.5) ergibt sich eine fast pathognomonische Fazies. Neben Mukopolysacchariden wird auch Karotin vermehrt abgelagert, im Gegensatz zu ersteren jedoch im Stratum corneum, so dass eine Gelbfärbung der Haut resultiert (Heymann 1992).

Im Gegensatz zur Thyreotoxikose ist die Haut beim Myxödem kalt, blass, und pergamentartig, die Epidermis dünn und hyperkeratotisch. Die langsam wachsenden Haare sind trocken und – wie auch die Nägel – spröde. Es kommt zu einer diffusen Alopezie und Verminderung der Körperbehaarung. Charakteristisch ist der Verlust des lateralen Drittels der Augenbrauen (Freinkel u. Freinkel 1972).

20.4.4
Dermatologische Aspekte der Therapie

Auch bei Hyper- und Hypothyreose trifft zu, dass die wesentliche Therapie in der Behandlung der endokrinen Grunderkrankungen besteht. Auch hier sind dermatologische Ansätze symptomatisch ausgerichtet. Eine Therapie des prätibialen Myxödems ist schwierig und kann mit lokalen Steroidapplikationen unter Okklusion oder als intraläsionale Injektion versucht werden. Hyaluronidase-Injektionen zum Abbau der Glykosaminoglykane wurden empfohlen, ebenso längerfristige Kompressionsbehandlung. Der systemische Einsatz von Cyclosporin A wird diskutiert.

20.5
Nebenschilddrüse

20.5.1
Kutane Effekte des Parathormons

Zwischen Parathormon und Serumkalzium besteht eine negative feed-back-Regulation. Zwar weisen Fibroblasten Rezeptoren für Parathormon auf, und auch in Keratinozyten wurde ein parathormonartiges Protein identifiziert. Dennoch scheinen eher die Kalzium- und Phosphat-Ionen selbst von großer Bedeutung für die Hautphysiologie zu sein.

20.5.2
Hyperparathyreoidismus

Die einzigen Hautsymptome im Rahmen eines Zuviel an Parathormon sind Pruritus und Kalzinosen. Diese treten allerdings meist bei Patienten mit chronischen Nierenerkrankungen auf, also im Rahmen eines sekundären Hyperparathyreoidismus (Lang 1981a).

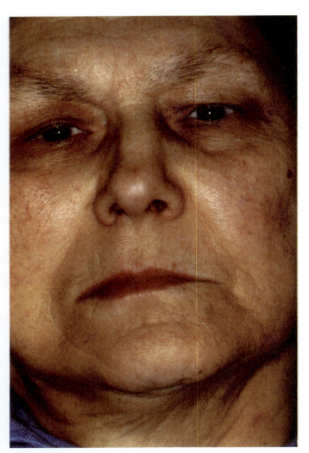

Abb. 20.5. Leerer Gesichtsausdruck und gelbliches Hautkolorit bei Hypothyreose

20.5.3
Hypoparathyreoidismus

Ungeachtet der Ursache für ein Defizit oder die mangelhafte Wirksamkeit des Parathormons ist die Haut trocken und hyperkeratotisch. Auffällig sind opaque Nägel mit Querrillen. Im Rahmen eines primären Hypoparathyreoidismus tritt zusätzlich häufig eine chronische mukokutane Candidose auf, wobei als Prädilektionsstellen die Nägel und die Mundschleimhaut bevorzugt befallen sind (s. Kap. 3, Hirano et al. 1975).

20.5.4
Dermatologische Aspekte der Therapie

Pruritus im Rahmen eines Hyperparathyreoidismus kann in Abhängigkeit der Stärke der Symptomatik mittels Antihistaminika, Sedativa, oder auch Psychopharmaka therapiert werden. Eine chronische mukokutane Candidose im Rahmen eines Hypoparathyreoidismus erfordert normalerweise eine systemische Therapie mit Ketoconazol oder Fluconazol (Bartholemew et al. 1987).

20.6
ACTH und Glukokortikoide

20.6.1
Kutane Effekte von ACTH und Glukokortikoiden

ACTH scheint über lipotrophe Effekte direkten Einfluss auf die Talgsekretion zu haben. Da ACTH aus einem Prähormon abgespalten wird, stehen vermehrt α-MSH und β-MSH zur Verfügung, die direkt einen stimulatorischen Einfluss auf die Melanogenese ausüben können.

Sowohl die natürlich vorkommenden Glukokortikoide als auch deren synthetische Analoga weisen eine Vielfalt kutaner Effekte auf. Spezifische Glukokortikoidrezeptoren wurden auf Fibroblasten und Keratinozyten nachgewiesen. Für die Glukokortikoid-Wirkungen an der Haut ist weiter von Bedeutung, dass hier nicht nur ein Abbau verschiedener Steroide erfolgt, sondern auch eine Umwandlung von Kortison in das an der Haut und in Bezug auf seine antiinflammatorischen Effekte sehr viel stärker wirksame Kortisol und umgekehrt.

Über direkte Effekte auf dermale Fibroblasten bewirken Glukokortikoide eine Reduktion des Bindegewebes. Darüber hinaus wird die Kollagenvernetzung gesteigert und die Kollagenaseaktivität verringert. Synthese und Akkumulation von Glukosaminoglykanen werden gedrosselt und deren Zusammensetzung verändert. Auf die Keratinozyten der Epidermis wirken Glukokortikoide antiproliferativ und zumindest in vitro beschleunigen sie deren Differenzierung. Einige experimentelle Ergebnisse machen eine physiologische Rolle bei der Regulation des Haarwachstums wahrscheinlich.

20.6.2
Hyperkortizismus

Viele der zahlreichen klinischen Symptome des Hyperkortizismus lassen sich aus den bereits erwähnten physiologischen Effekten ableiten. Dabei ist zu bedenken, dass die Effekte des Glukokortikoidüberschusses in der Regel von Wirkungen der dann ebenfalls erhöhten Mineralokortikoide und Androgene begleitet sind. Sofern eine vermehrte ACTH-Ausschüttung vorliegt – also beim M. Cushing, jedoch nicht beim Cushing-Syndrom – kann eine Hyperpigmentierung auftreten (Truhan u. Ahmet 1989).

Die Haut ist dünn, atrophisch, und leicht verletzlich (Abb. 20.6a). Aufgrund der deutlich verlangsamten Wundheilung sind Ulzerationen nicht selten. Bedingt durch die antiinflammatorischen und immunsuppressiven Effekte der Glukokortikoide ist die Gefahr sekundärer Infektionen groß. Aus diesem Grund findet sich überzufällig häufig ein Befall mit Dermatophyten oder Hefepilzen einer Pityriasis versicolor. Auch die Gefäße sind sehr fragil, so das sich, bevorzugt an abhängigen Lokalisationen, Petechien und Ekchymosen ausbilden. Atrophie und die oben genanten qualitativen Veränderungen des Bindegewebes manifestieren sich nicht zuletzt in Striae (Abb. 20.6b; Fine 1990).

Weitere Symptome eines Hyperkortizismus sind Hypertrichose, speziell im Gesicht, und Akne. Darüber hinaus kommt es zu einer Umverteilung des Körperfetts: Dieses schwindet im Bereich der Extremitäten, wohingegen sich die Depots im Abdominal-, Nacken- und Wangenbereich massiv vergrößern; es resultieren die klinischen Zeichen des „Stiernackens" und des „Vollmond-Gesichts" (Abb. 20.6c).

20.6.3
Hypokortizismus

Generell finden sich bei reduziertem Glukokortikoidspiegel kaum kutane Veränderungen. Lediglich ein Verlust der Körperbehaarung wird oft beobachtet und betrifft in erster Linie die Axillae. Liegt je-

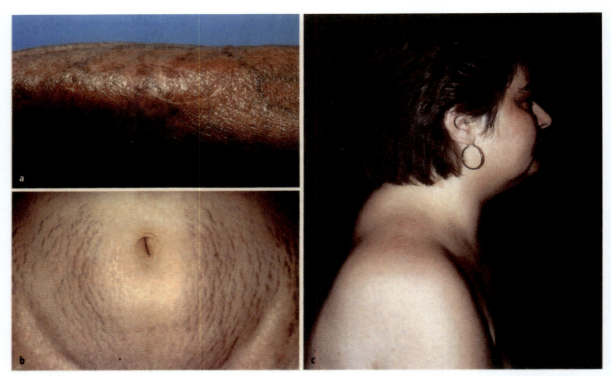

Abb. 20.6a–c. Kutane Symptome bei Hyperkortizismus. **a** Atrophische Haut mit Zigarettenpapier-artig gefältelter Epidermis, deutlich sichtbarer Gefäßzeichnung und multiplen Narben als Ausdruck der gesteigerten Verletzlichkeit, **b** Manifestation qualitativer Bindegewebeveränderungen in Form von Striae, **c** „Stiernacken" und „Vollmondgesicht" als Folge der Umverteilung des Körperfetts

doch eine vermehrte ACTH-Ausschüttung vor, so fällt die dann fast regelmäßig ausgebildete, generalisierte Hyperpigmentierung ins Auge. Dabei sind lichtexponierte und mechanisch besonders belastete Araele, z. B. intertriginöse Bereiche und die Streckseiten der großen Gelenke, dunkler pigmentiert (Abb. 20.7). Dasselbe gilt für Schleimhäute und Haare. In 15% der Fälle mit primärer Nebennierenrindeninsuffizienz wird eine Vitiligo beobachtet, die anderen klinischen Symptomen zeitlich vorausgehen kann (Nerup 1974).

20.7
Sexualhormone

20.7.1
Kutane Effekte der Sexualhormone

Im Blutplasma besteht ein Gleichgewicht zwischen Steroiden in freier Form und solchen, die an das Transportprotein gebunden sind. Es sind die freien Steroide, welche durch die Zellmembran in das Zytoplasma diffundieren, wo sie eine Bindung mit einem nukleären Faktor eingehen. Dieser induziert anschließend die Transkription steroidabhängiger Gene.

Für die Androgeneffekte an der Haut scheint deren intrazelluläre Konversion in Dihydrotestosteron wichtig zu sein. Die Herkunft der Androgene aus Nebennierenrinde oder Gonaden hingegen ist unwesentlich. Die Sensitivität verschiedener Hautregionen gegenüber Androgenen ist variabel und hängt wahrscheinlich von der Ausstattung mit Androgen-metabolisierenden Enzymen sowie der Verfügbarkeit steroidbindender nukleärer Faktoren ab. Besonders gut sprechen Talgdrüsen, apokrine Drüsen, Haarfollikel definierter anatomischer Regionen und sexuelle Zonen auf Androgene an. Zu den Androgeneffekten auf die Haut zählt eine Erhöhung der Mitoserate von Keratinozyten, verbunden mit einer Verdickung der Epidermis. Auch die Dermis ist verbreitert und weist einen höheren Kollagenanteil auf. Es kommt zu einer Vergrößerung der Talgdrüsen und verstärkter Talgproduktion, Beeinflussung des Haarwachstums und Hyperpigmentierung (Freinkel 1993; Pochi u. Strauss 1974).

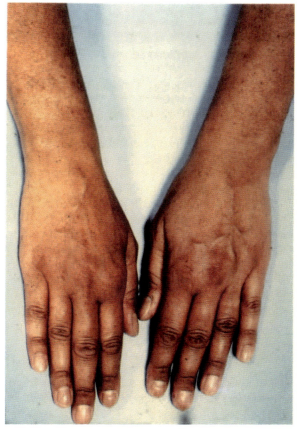

Abb. 20.7. Diffuse Hyperpigmentierung mit Betonung der Streckseiten der Fingergelenke als mechanisch besonders belasteten Arealen bei M. Addison

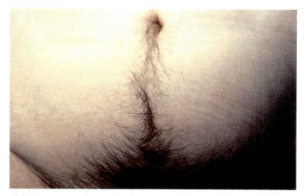

Abb. 20.8. Vermehrtes Wachstum von Terminalhaaren abdominal bei einer Patientin im Rahmen der Virilisierung bei Androgen-Überschuss

Wie Androgene führen auch Östrogene zu einer gesteigerten Aktivität der Keratinozyten und Verbreiterung der Epidermis sowie einer veränderten Kollagenzusammensetzung in der Dermis. Im Gegensatz zu Androgenen haben sie jedoch einen hemmenden Einfluss auf Wachstum und Aktivität von Talgdrüsen (Odell u. Swerdloff 1976).

20.7.2
Androgenüberschuss

Die Auswirkungen eines Androgenüberschusses hängen von Geschlecht und Alter des Betroffenen ab. Bei erwachsenen Frauen kommt es zur Virilisierung, bei Kindern zu Pubertas praecox (Shaw 1996).

Im Rahmen der Virilisierung entwickelt sich eine verdickte grobe Haut. Die Gesichtshaut ist großporig und ölig, evtl. manifestiert sich eine Akne vulgaris. Am Capillitium kommt es zu einer androgenetischen Alopezie, wohingegen die Körperbehaarung mit Betonung der Extremitäten sowie des Sternal- und Bartbereiches zunimmt. Dieses vermehrte Wachstum von Terminalhaaren in den androgenabhängigen Lokalisationen wird als Hirsutismus bezeichnet (Abb. 20.8; Kirschner 1984). Der Habitus ist durch entsprechende Verteilung von Körperfett und Muskulatur maskulin. Die Virilisierung zeigt sich auch genital. Bei weiblichen Feten wird der Phänotyp eines Pseudohermaphroditismus femininus induziert, bei Frauen kommt es zu einer Vergrößerung der Klitoris. Bei Jungen findet eine Penishypertrophie statt. Durch eine Kombination aus beschleunigtem Wachstum der langen Röhrenknochen und frühzeitigem Epiphysenschluss sind die Betroffenen als Kinder groß, als Erwachsene eher klein.

20.7.3
Östrogenüberschuss

Ein Überschuss an Östrogen führt bei Mädchen zu einer Pubertas praecox, bei Männern zu Gynäkomastie, gelegentlich aber auch Hodenatrophie mit nachfolgendem Hypogonadismus.

Im Zusammenhang mit der Anwendung oraler Kontrazeptiva kommt es zu Hautveränderungen, die denjenigen in einer Schwangerschaft entsprechen. Insbesondere vaginale Candidosen und Melasma sowie Haarausfall nach Absetzen des Hormonpräparates werden häufig beobachtet.

20.7.4
Androgenmangel

Im Gegensatz zum Mann, bei dem gonadales Testosteron das bei weitem wichtigste Androgen ist, haben bei der Frau auch die Nebennierenandrogene einen hohen Stellenwert. Eine gewisse klinische Relevanz unter den denkbaren Konstellationen eines Mangels an Sexualhormonen haben, wenn man von klimakterischen Beschwerden absieht, daher nur die Folgen einer Kastration beim Mann, die in Abhängigkeit vom Alter sehr unterschiedlich sind.

Tritt der Testosteronmangel präpubertär ein, so resultiert das Vollbild des Eunuchoidismus. Die Haut bleibt dünn, sehr feinporig, und blass (Pochi u. Strauss 1974). Der kindliche Haaransatz bleibt erhalten, Bartwuchs, Axillar- und Schambehaarung entwickeln sich nicht. Der Penis bleibt klein. Der Habitus ist von der Anreicherung des Körperfetts in der Pektoral- und Hüftregion sowie überproportional langen Extremitäten geprägt. Im Gegensatz zum Eunuchoidismus kommt es bei postpubertärer Hypoandrogenität lediglich zu rudimentären Veränderungen, unter anderem Rarifizierung der Axillar- und Schambehaarung sowie reduzierter Talgsekretion.

20.8 Hypophyse

20.8.1 Kutane Effekte hypophysärer Hormone

In der Regel manifestieren sich die Effekte hypophysärer Hormone nicht direkt an der Haut, sondern werden über die von ihnen regulierten Hormone vermittelt. Eine Ausnahme stellt das hinsichtlich seiner Wirkungen bereits beschriebene ACTH/MSH dar. Klinisch relevant ist auch Somatotropin, das seine Wirkung über Wachstumsfaktoren entfaltet, sog. Somatomedine. Diese konnten mittlerweile als insulinartige Wachstumsfaktoren (Insulin-like growth factors, IGFs) identifiziert werden. Sie vermitteln in der Dermis eine Hyperplasie durch Anreicherung von Glykosaminoglykanen, wodurch es auch zu einer Retention von Wasser kommt. Auch die Somatotropineffekte auf das Skelettsystem sind IGF-vermittelt. Nachfolgend werden 2 gut definierte und durch Anomalien auf der Ebene hypophysärer Hormone bedingte Krankheitsbilder bezüglich ihrer kutanen Symptomatik dargestellt: die Akromegalie und der Panhypopituitarismus.

20.8.2 Akromegalie

Der Akromegalie liegt ein Zuviel an Somatotropin zugrunde, meist verursacht durch ein eosinophiles Adenom der Hypophyse. Insgesamt scheint einfach „zu viel Haut" vorhanden zu sein: Sie ist dick und teigig. Im Gesicht fällt eine akzentuierte Fältelung auf. Es finden sich Prognathie, weite Zwischenräume zwischen den Zähnen, eine hervorspringende und verdickte Unterlippe, Makroglossie, ödematös verdickte Lider, durch Weichteilhypertrophie der Nasenflügel eine dreieckig geformte Nase, und grobporige, ölige Haut (Abb. 20.9a). Durch die akzentuierte Hautfältelung nasolabial sowie im Stirnbereich entsteht ein missmutiger Gesichtsausdruck (Holt u. Marks 1976). Die verlängerten Finger sind plump und verdickt (Abb. 20.9b).

Bei bis zu 30% der Patienten finden sich gestielte Fibrome als Ausdruck der Bindegewebehyperplasie. Weitere Symptome sind verstärktes Schwitzen, Hypogonadismus, Hirsutismus bei Frauen (Abb. 20.9c) sowie bei etwa der Hälfte aller Patienten eine generalisierte Hyperpigmentierung. Es besteht eine Assoziation mit Acanthosis nigricans (Wass et al. 1997).

20.8.3 Panhypopituitarismus

Im Vergleich zu Endokrinopathien, welche die Effektorhormone selbst betreffen, ist die klinische Symptomatik im Rahmen eines Panhypopituitarismus geringer ausgeprägt. Bedingt durch eine Karotinämie nimmt die Haut einen gelblichen Farbton an. Sie ist in Folge der niedrigeren MSH-Produktion sehr blass, ohne dass diese Blässe die Schleimhäute involviert. Aufgrund der Hypopigmentierung besteht eine erhöhte Lichtempfindlichkeit. Die Haut ist trocken, das Gesicht ausdruckslos. Darüber hinaus findet sich ein Verlust der Terminalbehaarung (Lang 1981b).

20.9 Leitsymptom „Flushing"

„Flushing" ist das kurzzeitige Auftreten einer diffusen, wegdrückbaren Rötung im Gesicht oder auch in anderen Lokalisationen (Oates 1986). Es stellt prinzipiell eine normale physiologische Reaktion dar, der eine Zunahme der Hautdurchblutung zugrunde liegt. Diese kann über eine direkte Wirkung von Vasodilatatoren verursacht sein oder über das vegetative Nervensystem vermittelt werden, wobei in diesem Fall wegen der Innervation ekkriner Schweißdrüsen die Rötung auch von Schwitzen begleitet ist („wet flush"; Oates 1986; Rappersberger et

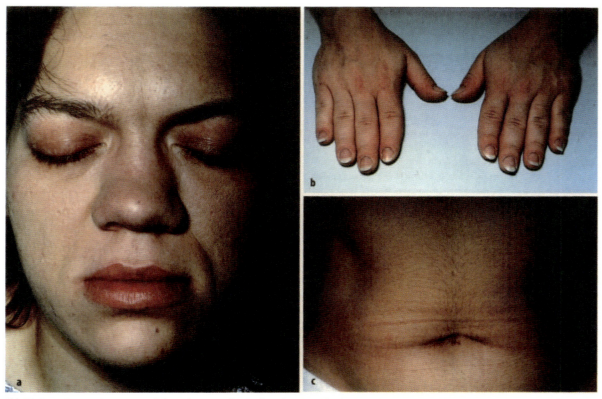

Abb. 20.9a–c. Kutane Symptomatik bei Akromegalie. **a** Charakteristische Fazies mit verdickter Unterlippe sowie durch Weichteilhypertrophie der Nasenflügel dreieckig geformter Nase; **b** die Finger sind verlängert, dabei aber plump und verdickt; **c** vermehrte Terminalbehaarung abdominal im Rahmen des Hirsutismus

al. 1987). Allmählich bildet sich begleitend eine Rosazea aus, deren klinische Kennzeichen ein persistierendes Erythem bzw. eine Zyanose sind (Wilkin u. Joesphs 1980); daneben finden sich Teleangiektasien, Papeln, Pusteln, und eine Bindegewebehypertrophie, die sich in Form eines Rhinophyms manifestieren kann (Wilkin 1989, 1981).

Unter den zahlreichen Auslösern einer Flush-Symptomatik finden sich emotionale Faktoren ebenso wie physikalische oder chemische Auslöser, Arznei- und Nahrungsmittel (Wilkin 1988). Aus endokrinologischer Sicht ist „Flushing" insbesondere dann bedeutungsvoll, wenn es auf entsprechende mediatorproduzierende Neoplasien hinweist. Dazu zählen insbesondere Karzinoide (s. Abschn. 20.10) und Mastozytose (Verbov u. Belchetz 1984). Unter den Pankreastumoren stehen diejenigen im Vordergrund, welche vasoaktive intestinale Polypeptide sezernieren (sog. VIPome). Einen besonderen Stellenwert aufgrund der Häufigkeit des Auftretens hat das menopausale oder klimakterische Flushing. Meist ist die Flush-Symptomatik begleitet von massivem Schwitzen, ein Hitzegefühl kann vorausgehen. Diese Beschwerden treten auch bei jüngeren Frauen auf, dann unmittelbar prämenstruell. Man vermutet die Ursache für diese Symptomatik auf der Ebene einer Dysregulation des zentralen Katecholaminsystems.

Die Therapie der „Flush"-Symptomatik ist vielfältig und richtet sich nach der Ursache. Wirksam bei Histaminflush im Rahmen einer Mastozytose sind Antihistaminika. Klimakterisches Flushing wird durch Östrogensubstitution positiv beeinflusst.

20.10 Karzinoid-Syndrom

Karzinoide führen über die von ihnen produzierten Mediatoren (Serotonin, Histamin und andere) zu Hautsymptomen (Mengel 1963; Smith u. Greaves 1974). Das Auftreten dieser Symptome ist viel seltener als das Vorkommen von Karzinoidtumoren und wird erst bei Überschreitung des Metabolisierungsvermögens der Leber für Serotonin beobachtet. Das Karzinoid-Syndrom kann also ein Hinweis auf Lebermetastasen, große Tumormasse oder extraabdominale Läsionen (pulmonale oder gonadale Lokalisationen) sein. Die klinische Symptomatik des Karzinoid-Syndroms hängt von der Art der synthetisierten Mediatoren ab, die wiederum durch die Provenienz des Karzinoids determiniert wird. Karzinoide des embryonalen Vorderdarms, also im Bereich von Bronchien, Magen oder Pankreas, sezernieren neben Serotonin auch Histamin, was die Assoziation dieser Tumoren mit peptischen Ulzera erklären könnte.

An der Haut findet sich eine Vielzahl klinischer Zeichen. Besonders augenfällig ist das „Flushing". Diese Symptomatik ist deutlicher bei Karzinoiden des Vorderdarms ausgeprägt als bei solchen des Mitteldarms; die Farbe ist lachsrosa bis rot, intensiver und länger anhaltend. Im Zusammenhang mit dem „Flushing" entwickelt sich eine Rosazea. Bedingt durch den Tryptophanmetabolismus des Tumors kommt es zu einem Nikotinsäure-Mangel und folglich zu Veränderungen im Sinne einer Pellagra. Hauttrockenheit und Schuppung werden beobachtet, daneben kommt es zu einer Glossitis und Perlèche. Zahlreiche weitere Hautsymptome sowie eine Assoziation mit Skleroderma-artigen Veränderungen, Pyoderma gangraenosum und Erythema anulare centrifugum wurden beschrieben.

Karzinoide des embryonalen Enddarms führen nicht zu einer Flush-Symptomatik bzw. zur Manifestation des Karzinoid-Syndroms (Weismann u. Graham 1992).

Die Flush-Symptomatik im Rahmen eines Karzinoidsyndroms kann mittels langwirksamer Somatostatin-Analoga (z. B. Octreotid) und mit Serotonin- und Prostaglandinantagonisten therapiert werden (Roberts et al. 1979).

Tabelle 20.3. Dermatosen in der Schwangerschaft

Physiologische Veränderungen	Pigmentierung
	  Hyperpigmentierungen
	  Chloasma gravidarium
	Gefäße
	  Palmarerythem
	  Naevi aranei
	  Eruptive Angiome
	  Beinödeme
	  Varikosis
	  Hämorrhoiden
	Haare
	  Hirsutismus
	  Telogenes Effluvium (post partum)
	Striae distensae

Einfluss auf bestehende Dermatosen	*Verbesserung (Auswahl)*
	Akne vulgaris
	Sarkoidose
	Psoriasis vulgaris (50%)
	
	Verschlechterung (Auswahl)
	Infektionen
	  (Candida, Herpes-Viren, ...)
	Autoimmunerkrankungen
	  (Dermatomyositis, Lupus erythematodes, ...)
	Stoffwechselerkrankungen
	  (Porphyria cutanea tarda, ...)
	Bindegewebeerkrankungen
	  (Ehlers-Danlos-Syndrom, ...)

Schwangerschaftsdermatosen etabliert	Herpes gestationis Pruritische urtikarielle Papeln und Plaques in der Schwangerschaft Rezidivierende Cholestase der Schwangerschaft Impetigo herpetiformis Umstritten (Auswahl) Prurigo gestationis Papulöse Dermatitis in der Schwangerschaft

20.11
Dermatosen in der Schwangerschaft

Die Schwangerschaft ist begleitet von tiefgreifenden und komplexen Veränderungen metabolischer, hormoneller und immunologischer Art. Hautsymptome in der Schwangerschaft können grob danach eingeteilt werden, ob sie physiologische Reaktionen auf diese Veränderungen darstellen, im Rahmen schwangerschaftsunabhängiger Dermatosen auftreten oder obligat mit dem Bestehen einer Schwangerschaft assoziiert sind. Nur diese letzte Gruppe kann mit Recht unter der Bezeichnung „Schwangerschaftsdermatosen" zusammengefasst werden (Tabelle 20.3; Winton 1989; Wong u. Ellis 1989).

20.11.1
Physiologische Hautveränderungen während der Schwangerschaft

Wahrscheinlich bedingt durch eine gesteigerte Östrogen-, Progesteron- und MSH-Produktion kommt es zu Hyperpigmentierungen. Diese sind hauttypabhängig und treten betont im Bereich der Mamillen und genital sowie in der Linea alba auf. Bei etwa der Hälfte aller Frauen bildet sich ein Chloasma gravidarium aus, eine maskenartige Hyperpigmentierung des Gesichts mit Betonung der konvexen Areale (Abb. 20.10). Auf dem Boden der phy-

20.12 Vitamin- und Eisenmangel

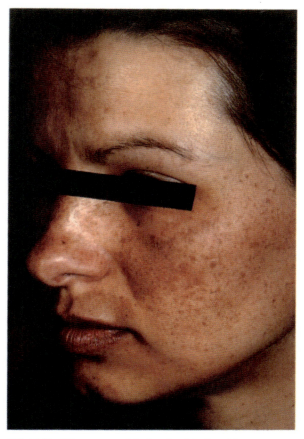

Abb. 20.10. Chloasma gravidarium im Stirnbereich

siologischen Hyperämie und Tendenz zur Gefäßproliferation entstehen Palmarerytheme und Naevi aranei sowie eruptive Angiome. Hirsutismus ist häufig. Ein telogenes Effluvium kann post partum auftreten. Bei der Mehrzahl der Schwangeren bilden sich Striae distensae. Initial rosa bis violett und gelegentlich leicht juckend, blassen diese atrophischen bandartigen Hautveränderungen postpartal ab. Prädilektionsstellen sind Abdomen, Hüften, Gesäß und Mammae. Bedingt durch den erhöhten intraabdominalen Druck entwickeln sich Beinödeme und eine Varikosis, gelegentlich auch Hämorrhoiden.

20.11.2 Einfluss einer Schwangerschaft auf vorbestehende Dermatosen

Für eine ganze Reihe von Dermatosen wurde eine Beeinflussung des klinischen Verlaufs durch eine Schwangerschaft beobachtet. Ein milderer Verlauf während der Schwangerschaft wurde z. B. bei Akne vulgaris und Sarkoidose sowie bei etwa der Hälfte der Patientinnen mit Psoriasis vulgaris festgestellt, wohingegen zahlreiche Dermatosen in dieser Zeit an Schwere zunehmen. Dazu zählen unter anderem Infektionen mit Hefepilzen oder Herpesviren, Autoimmunerkrankungen wie Kollagenosen, sowie Stoffwechsel- oder Bindegewebeerkrankungen (Holms u. Black 1983).

20.12 Vitamin- und Eisenmangel

Vitamine sind biologisch aktive organische Komponenten, deren Unverzichtbarkeit für das normale Funktionieren des Organismus sich aus ihrer Funktion als Co-Enzyme für verschiedene Enzymsysteme erklärt (Miller 1989). Vitaminmangelzustände sind in entwickelten Ländern selten. Mögliche Ursachen stellen einseitige Diät, Alkoholismus, fehlerhafte parenterale Ernährung sowie Beeinträchtigung von Absorption, Verwertung oder Synthese der Vitamine dar. Vitamin- und Eisenmangelzustände treten auch im Rahmen von Endokrinopathien gehäuft auf (Barthelemy et al. 1986; Black et al. 1992; Prendville u. Manfredi 1992).

20.12.1 Vitamin A-Mangel

Die wesentlichen biologisch relevanten Formen des Vitamin A sind Retinol, Retinal und Retinsäure. Wahrscheinlich über eine Destabilisierung lysosomaler Membranen hat Vitamin A einen Einfluss auf den Prozess der Verhornung. Häufigste Ursache für einen Vitamin A-Mangel in Deutschland ist eine milchfreie Ernährung von Kindern bei angeblich bestehenden Allergien. Leitsymptom und früheste klinische Manifestation eines Vitamin A-Mangels ist die Nachtblindheit. Am sichtbaren Integument macht sich der Mangel dieses Vitamins vor allem durch Trockenheit und gesteigerte Verhornung bemerkbar. Dies betrifft auch die Horn- und Bindehaut des Auges (Xerosis corneae bzw. Xerosis conjunctivae). Präpubertär findet sich eine trockene und leicht schuppende Haut mit verminderter Schweißdrüsenfunktion. Im Erwachsenenalter überwiegt die Hyperkeratose, die besonders im Bereich der Extremitäten follikulär ausgeprägt sein kann, so dass sich das Bild einer Keratosis follicularis bietet (Prendville u. Manfredi 1992).

20.12.2
Vitamin B-Mangel

Im Hinblick auf Hautveränderungen sind primär Defizite der Vitamine B_2, B_3 und B_6 relevant. Sie führen zu sehr ähnlichen Hauterscheinungen im Sinne eines orookulogenitalen Syndroms. Im Bereich der Mundwinkel besteht eine entzündliche Rötung, die mit Mazerationen einhergehen kann (Stomatitis angularis); die Lippen sind gerötet, trocken und spröde (Cheilosis), die Zunge ist gelegentlich hochrot mit verstrichenem Relief. An den irritierten Augen ist das Auftreten einer angulären Blepharitis typisch. Darüber hinaus treten feinlamellös schuppende, an seborrhoische Ekzemherde erinnernde Erytheme genital sowie am Capillitium und nasolabial auf.

Der Vitamin B_{12}-Mangel kann sich im Rahmen des Diabetes mellitus Typ 1 oder der polyglandulären Autoimmunsyndrome präsentieren. Charakteristisch ist die chronisch atrophische Gastritis Typ A sowie der Nachweis von Antikörpern gegen Parietalzellen bzw. Intrinsic-Factor. Ferner kann es im Rahmen einer verminderten Resorption als Folge einer glutensensitiven Enteropathie (einheimische Sprue), die ebenfalls in Assoziation mit dem Typ 1-Diabetes gehäuft auftritt, zu einem Vitamin B_{12}-Mangel, begleitet von einem Folsäuremangel, kommen. Aufgrund der veränderten Schleimhautverhältnisse findet sich bei der glutensensitiven Enteropathie häufiger auch ein Eisenmangel.

Bei Vitamin B_{12}-Mangel stehen die megalozytäre Anämie sowie die funikuläre Myelose im Vordergrund der Symptomatik. Typisch ist weiterhin die Müller-Hunter-Glossitis. Die Zunge zeigt eine spiegelnde Glätte und erinnert an ein Stück rohes Fleisch. Oft besteht Zungenbrennen, besonders beim Genuss von Gewürzen. Beim Herausstrecken der Zunge wird die Zunge schlagartig blass-anämisch (Arndt-Zeichen; McLaren 1993).

20.12.3
Weitere Vitaminmangelzustände

Hydroxylierungsprozesse im Rahmen der Kollagensynthese stellen einen Vitamin C-abhängigen Schritt dar. Ein Mangel an Vitamin C verursacht entsprechende Symptome unter dem Bild des Skorbut. Beim Erwachsenen werden Keratosen der Haarfollikel sowie eine verzögerte Wundheilung beobachtet. Außerdem manifestiert sich eine Parodontopathie sowie Gingivitis mit Rötung und Schwellung, schließlich auch Zahnausfall. Bei Kindern findet sich eine rötliche Verfärbung der Gingiva, die mit Schwellungen einhergeht. Darüber hinaus treten an der Haut petechiale Blutungen auf. Charakteristisch ist eine durch subperiostale Blutungen hervorgerufene Schmerzhaftigkeit der Beine.

Vitamin D spielt im Rahmen des Kalziumhaushalts und damit im Rahmen der Ossifikation bzw. Kalziummobilisierung eine zentrale Rolle. Ein Mangel manifestiert sich bei Kindern als Rachitis, bei Erwachsenen als Osteomalazie.

Die Funktion von Vitamin E ist diejenige eines wichtigen Antioxidanz. Spezifische Hautsymptome im Falle eines Vitamin E-Mangels sind nicht bekannt. Bei Frühgeborenen sind unter anderem das respiratorische Distress-Syndrom, retrolentale Fibroplasie und hämolytische Anämie auf Radikalschädigungen in Abwesenheit von Vitamin E zurück zu führen.

Vitamin H wird durch die Darmflora synthetisiert, Mangelzustände sind folglich praktisch nicht bekannt.

Die Synthese mehrerer Gerinnungsfaktoren ist Vitamin K-abhängig. Dieses Vitamin wirkt außerdem selbst direkt kapillarabdichtend. Folglich manifestiert sich ein Vitamin K-Mangel in Form von Blutungen; an der Haut werden Suggillationen und Ekchymosen beobachtet.

20.12.4
Eisenstoffwechsel

Im Rahmen der Erörterung von Hautsymptomen bei Endokrinopathien muss abschließend auf den Eisenstoffwechsel eingegangen werden, da sich hier unter dem Bild der Hämochromatose eine Störung desselben mit assoziierten endokrinen Symptomen und Störungen des Glukosestoffwechsels manifestiert. Bedingt durch eine Störung des Eisenresorptionsmechanismus und vermehrte Eisenablagerung im Gewebe kommt es initial zu einer rauchgrauen oder bronzefarbenen Hyperpigmentierung, besonders häufig an lichtexponierten Arealen. Später kommt es zu weiteren Symptomen auch endokrinologischer Natur, die neben dem auf eine Pankreasschädigung zurückzuführenden Diabetes mellitus auch Hypogonadismus, Gynäkomastie, Haarverlust, Libidoverlust, Impotenz und Hypothyreose umfassen.

Ein Eisenmangel führt neben allgemeinen Symptomen wie Leistungsminderung etc. auch zu Hautveränderungen, die jedoch meist nicht charakteristisch sind. Hierzu zählen Symptome im Mundbereich wie eine Entzündung der Mundwinkel (Stomatitis angularis) mit Rhagadenbildung (Perlèche), eine Atrophie der Zunge mit Zungenbrennen und Gingivitis. Die Nägel sind oft horizontal aufgespalten (Onychoschisis) oder konkav eingesunken (Koilonychie). Es kann eine diffuse Alopezie bestehen (Blankship 1971).

Literatur

Barthelemy H, Chouvet B, Cambazard F (1986) Skin and mucosal manifestations in vitamin deficiency. J Am Acad Dermatol 15: 1263-1274

Bartholemew GA, Rodu B, Bell DS (1987) Oral candidiasis in patients with diabetes mellitus. A thorough analysis. Diabetes Care 10: 607-612

Binkley GW, Giraldo B, Scoughton RB (1967) Diabetic dermopathy - a clinical study. Cutis 3: 955-958

Black MM, Gawkrodger DJ, Seymour CA, Weisman K (1992) Metabolic and nutritional disorders. In: Champion RH, Burton JL, Ebling FJG (eds) Textbook of dermatology. Blackwell Scientific Publications, Oxford, pp 2295-2381

Blankship MI (1971) Dysplastic hairs in iron deficiency anemia. Cutis 7: 467

Boulton AJM, Cutfield RG, Abougadem D, Angus E, Flynn HW Jr, Skyler JS, Penneys NS (1988) Necrobiosis lipoidica diabeticorum: a clinicopathologic study. J Am Acad Dermatol 18: 530-537

Brown J, Winkelmann RK, Randall RV (1966) Acanthosis nigricans and pituitary tumours. Report of eight cases. JAMA 198: 619-623

Cantwell AR, Martz W (1967) Idiopathic bullae in diabetes. Arch Dermatol 96: 42-44

Cochran RJ, Tucker SB, Wilkin JK (1983) Reactive perforating collagenosis of diabetes mellitus and renal failure. Cutis 31: 55-58

Cole GW, Headley J, Skowsky R (1983) Scleredema diabeticorum: a common and distinct cutaneous manifestation of diabetes mellitus. Diabetes Care 6: 189-192

Dawber RPR (1971) Vitiligo and diabetes mellitus (Brief). Br J Dermatol 84: 600

Feingold KR, Elias PM (1988) Endokrine-skin interactions. J Am Acad Dermatol 19: 1-20

Fine RM (1990) Side effects associated with systemic corticosteroids. Int J Dermatol 29: 331-332

Freinkel RK (1993) Cutaneous manifestations of endocrine diseases. In: Fitzpatrick TB, Eisen AZ, Wolff K, Freedberg IM, Austen KF (eds) Dermatology in general medicine. McGraw-Hill, New York, pp 2113-2131

Freinkel RK, Freinkel N (1972) Hair growth and alopecia in hypothyroidism. Arch Dermatol 106: 349

Fries JF, Lindgren JA, Bull JM (1973) Scleroderma-like lesions and the carcinoid syndrome. Arch Int Med 131: 550-553

Grando SA (1993) Physiology of endocrine skin interrelations. J Am Acad Dermatol 28: 981-992

Greene RA, Scher RK (1987) Nail changes associated with diabetes mellitus. J Am Acad Dermatol 16: 1015-1021

Handfield-Jones S, Jones S, Peachey R (1988) High dose nicotinamide in the treatment of necrobiosis lipoidica diabeticorum. Br J Dermatol 118: 693-696

Heymann WR (1992) Cutaneous manifestations of thyroid disease. J Am Acad Dermatol 26: 885-902

Hirano K, Ishibashi A, Yoshino Y (1975) Cutaneous manifestations in idiopathic hypoparathyroidism. Arch Dermatol 109: 242-244

Holms RS, Black MM (1983) The specific dermatoses of pregnancy. J Am Acad Dermatol 8: 405-412

Holt PJA, Marks R (1976) Epidermal architecture, growth, and metabolism in acromegaly. BMJ i: 496-497

Hornstein OP (1984) Schilddrüse, Nebenschilddrüse und Haut. Z Hautkr 59: 1125-1143

Jelinek JE (1994) Cutaneous manifestations of diabetes mellitus. Int J Dermatol 3: 605-617

Karkavitsas K, Miller JA, Dowd PM, Kirby JD (1982) Aspirin in the management of necrobiosis lipoidica. Acta Derm Venereol 62: 183

Kirschner MA (1984) Hirsutism and virilism in women. Spec Top Endocrinol Metab 6: 55-93

Krakowski A, Covo J, Berlin C (1973) Diabetic scleroedema. Dermatologica 146: 193-198

Lang PG (1981a) Thyroid disorders. In: Callen JP (eds) Cutaneous aspects of internal medicine. Year Book Medical Publishers, London, pp 437-450

Lang PG (1981b) Adrenal disorders. In: Callen JP (eds) Cutaneous aspects of internal medicine. Year Book Medical Publishers, London, pp 451-462

Lugo-Somolinos A, Sanchez JL (1992) Prevalence of dermatophytosis in patients with diabetes. J Am Acad Dermatol 26: 408-410

Lynch PJ, Maize JC, Sisson JC (1973) Pretibial myxedema and nonthyrotoxic thyroid disease. Arch Dermatol 107: 107-111

Matsuoka LY, Wortsman J, Gavin JR, Goldman J (1985) Spectrum of endocrine abnormalities associated with acanthosis nigricans. Am J Med 83: 719-725

McLaren DS (1993) Cutaneous changes in nutritional disorders. In: Fitzpatrick TB, Eisen AZ, Wolff K, Freedberg IM, Austen KF (eds) Dermatology in general medicine. McGraw-Hill, New York, pp 1815-1832

Mengel C (1963) Cutaneous manifestations of malignant carcinoid syndrome. Ann Int Med 58: 989-993

Mensing H (1989) Clofazimine, therapeutische Alternative bei Necrobiosis lipoidica diabeticorum und Granuloma anulare. Hautarzt 40: 99-103

Miller SJ (1989) Nutritional deficiency and the skin. J Am Acad Dermatol 21: 1-30

Muller SA, Winkelmann RK (1966) Necrobiosis lipoidica diabeticorum: a clinical and pathological investigation of 171 cases. Arch Dermatol 93: 272-281

Nerup J (1974) Addison's disease: clinical studies. A report of 108 cases. Acta Endocrinol 76: 127-141

Oates JA (1986) The carcinoid syndrome. N Engl J Med 315: 702-704

Odell WD, Swerdloff RS (1976) Male hypogonadism. West J Med 124: 446-475

Oursler JR, Goldblum OM (1991) Blistering eruption in a diabetic. Arch Dermatol 127: 247

Pochi PE, Strauss JS (1974) Endocrinological control of the development and activity of the human sebaceous gland. J Invest Dermatol 62: 191-201

Prendville JS, Manfredi LN (1992) Skin signs of nutritional disorders. Semin Dermatol 11: 88-97

Rapini RP, Hebert AA, Drucker CR (1989) Acquired perforating dermatosis. Arch Dermatol 125: 1074-1078

Rappersberger K, Wolff-Schreiner E, Konrad K, Wolff K (1987) Das Glukagonom-Syndrom. Hautarzt 38: 589-598

Roberts JL, Marney SR, Oates JA (1979) Blockage of the flush associated with metastatic gastricarcinoid by combined H1 and H2 receptor antagonists. Evidence for an important role of H2 receptors in human vasculature. New Engl J Med 300: 236–238

Rosenbloom AL, Silverstein JM, Lezotte DC, Richardson K, McCallum M (1981) Limited joint mobility in childhood diabetes mellitus indicates increased risk of microvascular disease. New Engl J Med 305: 191–194

Sabin JA (1974) Bacterial infections in diabetes mellitus. Br J Dermatol 91: 481–487

Smith AG, Greaves MW (1974) Blood prostaglandin activity associated with noradrenaline-provoked flush in the carcinoid syndrome. Br J Dermatol 90: 547–551

Truhan AP, Ahmed AR (1989) Corticosteroids: a review with emphasis on complications of prolonged systemic therapy. Ann Allergy 62: 375–390

Verbov J, Belchetz PE (1984) Cutaneous syndromes due to hormones produced by tumors. Semin Dermatol 3: 287–294

Verrotti A, Chiarelli F, Amerio PL, Morgese G (1995) Skin diseases in children with type 1 diabetes mellitus. J Eur Acad Dermatol Venereol 4: 41–43

Wass JAH, Thorner MD, Morris DV et al.(1997) Long-term treatment of acromegaly with bromocriptine. BMJ i: 875–878

Weismann K, Graham RM (1992) Systemic disease and the skin. In: Champion RH, Burton JL, Ebling FJG (eds) Textbook of dermatology. Blackwell Scientific Publications, Oxford, pp 2407–2453

Wilkin JK (1981) Oral thermal-induced flushing in erythematoteleangiectatic rosacea. J Invest Dermatol 76: 15–18

Wilkin JK (1988) Why is flushing limited to a mostly facial cutaneous distribution? J Am Acad Dermatol 19: 309–313

Wilkin JK (1989) Effect of nadolol on flushing reactions in rosacea. J Am Acad Dermatol 20: 202–205

Wilkin JK, Josephs JA (1980) Infrared photographic studies of rosacea. Arch Dermatol 116: 676–678

Winton GB (1989) Skin diseases aggravated by pregnancy. J Am Acad Dermatol 20: 1–13

Wong RC, Ellis CN (1989) Physiologic skin changes in pregnancy. Semin Dermatol 8 :7–11

21 Diabetes mellitus und Zahnprobleme

M. Christgau

Inhaltsverzeichnis

21.1 Diabetes mellitus und parodontale Erkrankungen (Gingivitis, Parodontitis marginalis) 322
21.1.1 Epidemiologie parodontaler Erkrankungen bei Patienten mit Diabetes mellitus 325
21.1.2 Einflussfaktoren des Diabetes mellitus auf die Pathogenese der Parodontitis 326
21.1.3 Therapie der Parodontalerkrankungen bei Diabetikern 327
21.1.4 Einfluss der Parodontaltherapie auf die metabolische Kontrolle der Diabeteserkrankung 328
21.2 Diabetes mellitus und Karies 328
21.2.1 Epidemiologie der Karies bei Diabetikern 329
21.2.2 Einflussfaktoren des Diabetes mellitus auf die Pathogenese der Karies 329
21.3 Diabetes mellitus und andere dentale Probleme 330
21.3.1 Therapie von Pulpaerkrankungen (endodontische Therapie) 330
21.3.2 Dentale intraossäre Implantate 330
21.3.3 Prothesenunverträglichkeit 330
21.4 Zusammenfassung 330
Literatur 331

Übersicht

Retino-, Neuro- und Nephropathien sowie kardiovaskuläre Erkrankungen sind als Komplikationen eines Diabetes mellitus anerkannt (Pickup u. Williams 1997; DCCT Research Group 1993). Eine der häufigsten Begleiterscheinungen des Diabetes mellitus, die marginale Parodontitis, ist jedoch wesentlich weniger bekannt (Katz et al. 1991), auch wenn sie bereits als die „sechste Komplikation des Diabetes mellitus" bezeichnet wurde (Löe 1993). Eine Reihe anderer oralpathologischer Veränderungen wie Xerostomie, Schleimhautbrennen (burning mouth), Geschmacksstörungen, Candida-Infektionen sowie ein Anstieg der Kariesprävalenz werden, insbesondere mit dem metabolisch schlecht eingestellten Diabetes mellitus in Verbindung gebracht (Rees u. Hallmon 1996; Gottsegen 1983).

Die Gesunderhaltung des natürlichen Gebisses sowie die Prophylaxe gegenüber oralen Infektionen hat für den Diabetespatienten im Hinblick auf eine ausgewogene Ernährung und metabolische Einstellung eine große Bedeutung. Ein erschwerter, möglicherweise mit Schmerzen verbundener Kauprozess infolge eines erkrankten, insuffizient therapierten Gebisses kann zu einer ungeeigneten, zu wenig ausgeglichenen Ernährung und Verdauungsproblemen führen (Katz et al. 1991). Es gibt Hinweise, dass unkontrollierte parodontale Infektionen die metabolische Einstellung der Diabeteserkrankung erschweren (Taylor u. Campbell 1972). Demgegenüber zeigten Untersuchungen in Finnland, dass das orale Gesundheitsbewusstsein von Diabetikern möglicherweise weniger ausgeprägt ist, was nicht zuletzt auf die durch den Diabetes mellitus verursachte erhöhte Behandlungsbelastung zurückgeführt werden muss (Pohjamo et al. 1995; Thorstensson et al. 1989a).

Von allen oralen Manifestationen des Diabetes mellitus wurde der Zusammenhang mit den entzündlichen, plaquebedingten parodontalen Erkrankungen am besten und umfangreichsten untersucht (AAP Position Paper 1996; Oliver u. Tervonen 1994; Salvi et al. 1997b, Yalda et al. 1994).

21.1
Diabetes mellitus und parodontale Erkrankungen (Gingivitis, Parodontitis marginalis)

Grundlegende Forschungsergebnisse in der Mikrobiologie und Immunologie der Parodontalerkrankungen sowie in der Pathophysiologie des Diabetes mellitus konnten gerade in den letzten Jahren die Wechselwirkungen beider Erkrankungen zunehmend besser erklären. Diabetes mellitus ist inzwischen allgemein als ein Risikofaktor der Parodontitis marginalis anerkannt (AAP Position Paper 1996; Offenbacher 1996).

Im Folgenden wird kurz, soweit für das Verständnis in diesem Zusammenhang erforderlich, auf die Ätiologie und Pathogenese parodontaler Erkrankungen eingegangen. Für eine ausführliche Darstellung muss auf entsprechende Übersichtsarbeiten (Salvi et al. 1997b, Offenbacher 1996) verwiesen werden. Parodontale Gewebe umgeben die Zahnwurzel und sorgen für die Verankerung des Zahns im Kieferknochen. Das Parodontium besteht aus der marginalen Gingiva, dem Wurzelzement, dem alveolären Knochen sowie dem parodontalen Ligament, dessen Bindegewebefasern im Knochen und im Wurzelzement inserieren (Abb. 21.1). Parodontalerkrankungen sind Entzündungen der parodontalen Gewebe, primär ausgelöst durch Bakterien der supra- und subgingivalen Plaque, z. B. infolge unzureichender Mundhygiene. Unter Plaque versteht man die fest auf den Zahnoberfächen haftenden, strukturierten bakteriellen Beläge. Das Critical-Path-Modell (Abb. 21.2) von Offenbacher (1996) zeigt die entscheidenden Knotenpunkte in der Pathogenese parodontaler Erkrankungen. Die Bakterien und ihre Produkte induzieren in den parodontalen Geweben eine Immunantwort. Die neutrophilen Granulozyten des Gingivagewebes bilden die wichtigste primäre Verteidigungslinie der Wirtsabwehr. Im Wesentlichen können in Abhängigkeit von der Pathogenität der Mikroflora sowie der wirtsei-

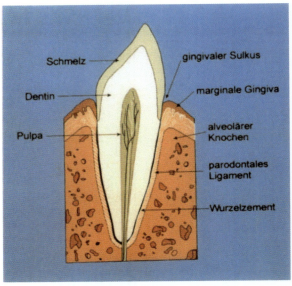

Abb. 21.1. Schematische Darstellung der Anatomie des Zahns und der parodontalen Gewebe

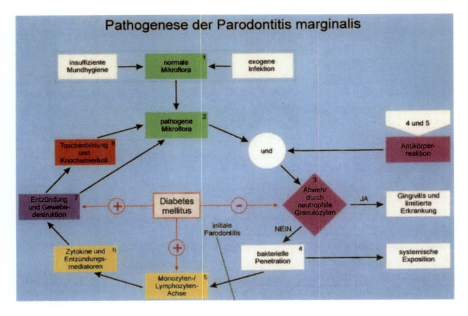

Abb. 21.2. Pathogenese parodontaler Erkrankungen: das Critical-Path-Modell von Offenbacher (1996) zeigt die wichtigsten Knotenpunkte bei der Entstehung der Gingivitis und Parodontitis marginalis sowie den möglichen Einfluss des Diabetes mellitus

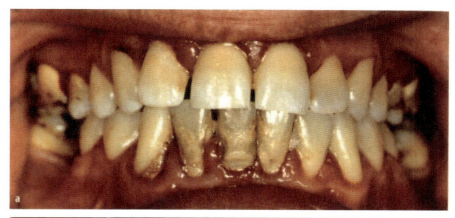
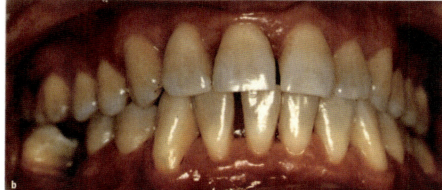
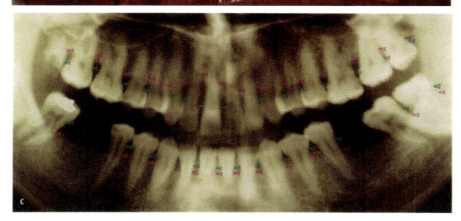

Abb. 21.3a–c. Fallbeispiel eines parodontal erkrankten Typ 1-Diabetikers. **a** Klinische Situation vor Therapiebeginn: Gingivitis und Parodontitis marginalis. Die Gingiva ist gerötet und geschwollen infolge massiver supragingivaler Plaque- und Zahnsteinansammlungen; **b** klinische Situation: 4 Monate nach Abschluss der nichtchirurgischen Parodontaltherapie, gute Mundhygiene mit weitgehend entzündungsfreien gingivalen Verhältnissen; **c** Röntgenbefund: z. T. weit fortgeschrittener Knochenabbau v. a. im Oberkieferfrontzahnbereich (*blaue Pfeile* zeigen die Höhe des physiologischen Knochenniveaus, *magentafarbene Pfeile* zeigen das vorhandene pathologische Knochenniveau)

genen Abwehrlage klinisch 2 chronische Erkrankungsformen unterschieden werden: die Gingivitis und die Parodontitis marginalis.

Die Gingivitis ist eine chronische, unspezifische Entzündung der marginalen Gingiva, verursacht durch supragingival akkumulierte bakterielle Plaque (s. Abb. 21.3a). Infolge eines sich einstellenden Gleichgewichts zwischen angreifenden Mikroorganismen und Wirtsabwehrmechanismen bleibt das Entzündungsgeschehen auf die marginale Gingiva beschränkt. Die Gingivitis kann jahrelang bestehen, ohne in eine Parodontitis überzugehen. Klinische Kennzeichen sind Rötung und Schwellung der Gingivagewebe sowie eine durch Sondierung des gingivalen Sulkus provozierbare Blutung (Tabelle 21.1). Die mechanische Plaqueentfernung (z. B. durch professionelle oder häusliche Zahnreinigung) führt in der Regel zu einer vollständigen Ausheilung. Die Prävalenz der Gingivitis beträgt in den Industrieländern ca. 40–60% (Papapanou 1996). Sie wird in

Tabelle 21.1. Kriterien für die klinische und röntgenologische Diagnose chronischer plaquebedingter entzündlicher Parodontalerkrankungen

Gingivitis	Parodontitis marginalis
Rötung	Gingivitis
Schwellung	Blutung auf Sondierung
Blutung auf Sondierung	Taschenbildung
	Knochenverlust
	Spätsymptome:
	erhöhte Zahnmobilität
	Zahnwanderung
	Zahnverlust

allen Alterstufen der Bevölkerung angetroffen, wobei die höchste Prävalenz bei Jugendlichen besteht.

Bei der Parodontitis marginalis dehnt sich das Entzündungsgeschehen auf alle Gewebeanteile des parodontalen Stützapparates aus. Kennzeichen ist eine progressive, irreversible Destruktion des bindegewebigen parodontalen Ligaments sowie des umgebenden Alveolarknochens (Abb. 21.3a,c). Ein Anstieg der mikrobiellen Virulenz bzw. eine Schwächung der wirtseigenen neutrophilen Abwehrschranke lässt das Gleichgewicht zwischen den Mikroorganismen und der Immunabwehr außer Kontrolle geraten (s. Abb. 21.2). Auslösend für die Entstehung einer Parodontitis sind subgingivale, gramnegative anaerobe und fakultativ anaerobe Bakterien. Die subgingivale Flora umfasst sehr viele verschiedene Bakterienarten, wobei nach heutigem Verständnis bei den meisten Erkrankungsformen insbesondere die Keime *Porphyromonas gingivalis*, *Bacteroides forsythus* und *Actinobacillus actinomycetemcomitans* eine wichtige Rolle spielen (Page et al. 1997). Wenngleich die Mikroorganismen für die Initiierung des Entzündungsprozesses unerlässlich sind, wird die eigentliche Destruktion der parodontalen Gewebe durch eine überschießende Immunreaktion verursacht. Sobald die Abwehrschranke der neutrophilen Granulozyten durchbrochen ist, kommt es zu einer Wechselwirkung von bakteriellen Substanzen (wie z. B. Lipopolysaccharide) mit mononukleären Zellen und Fibroblasten. Diese produzieren katabolisch wirkende Prostaglandine, Zytokine, Chemokine (z. B. IL-1β, PGE_2, TNFα und IL-6) sowie Matrixmetalloproteinasen, die maßgeblich an der Gewebedestruktion beteiligt sind. Klinisches Kennzeichen des parodontalen Attachmentverlusts ist eine progressive pathologische Vertiefung des physiologisch bestehenden gingivalen Sulkus (Tiefe 0,5–1,5 mm) zu einer parodontalen Tasche (Tiefe 3 mm und mehr). Im weit fortgeschrittenen Stadium führt dies zu einer erhöhten Zahnmobilität, zu Zahnwanderungen und letztendlich zum Zahnverlust (s. Tabelle 21.1). Die Erkrankung verläuft schubweise und tritt an einzelnen, mehreren oder allen Zähnen auf. Die Wirtsabwehr der parodontalen Gewebe wird entscheidend durch genetisch vorgegebene sowie durch umweltbedingte und erworbene Risikofaktoren (z. B. Diabetes, Rauchen) beeinflusst und modifiziert.

Die routinemäßige Diagnose der Parodontitis erfolgt anhand der klinischen Bestimmung des gingivalen Entzündungsgrades (Blutung auf Sondierung) und des parodontalen Attachmentverlusts (mit Hilfe einer skalierten Sonde) sowie anhand der röntgenologischen Bestimmung des entzündungsbedingten Knochenabbaus. Ergänzend stehen verschiedene mikrobiologische und immunologische Untersuchungsverfahren zur Verfügung. Je nach Aggressivität und Erkrankungsalter unterscheidet man im Wesentlichen die in der Regel langsam verlaufende chronische adulte Parodontitis von den meist aggressiv verlaufenden, z. T. bereits im jugendlichen Alter auftretenden früh einsetzenden Parodontitiden (Early Onset Periodontitis). Geht man von einer parodontalen Taschentiefe von mehr als 3 mm an mindestens einem Zahn aus, so leiden weltweit ca. 20–36% der erwachsenen Bevölkerung an einer behandlungsbedürftigen Parodontitis, wobei die Prävalenz mit steigendem Alter signifikant zunimmt. Ca. 5–15% der Bevölkerung weisen eine schwere Parodontitis (Taschentiefen ≥ 7 mm) mit Risiko zu Zahnverlust auf. Die Prävalenz der Early-Onset-Periodontitis-Formen wird mit weniger als 1% der jugendlichen Bevölkerung angegeben (Papapanou 1996).

Die Therapie der Parodontitis konzentriert sich auf eine in der Regel mechanische, in seltenen Fällen medikamentös unterstützte Elimination der Entzündungsursachen (supra- und subgingivale Plaque) sowie eine Taschenreduzierung mit Hilfe konservativer und chirurgischer Verfahren. Infolge der irreversiblen Vorschädigung des Parodontiums sowie der weiterhin vorhandenen Erkrankungsprädisposition erfordert die Rezidivprophylaxe eine lebenslange, engmaschig durchgeführte Nachkontrolle (Abstände 1–6 Monate). Unter der Voraussetzung einer erfolgreich durchgeführten Therapie, einer guten Compliance von Seiten des Patienten (Mundhygiene) sowie regelmäßig durchgeführter zahnärztlicher Kontrollen kann in den meisten Fällen eine weitere Progression der Parodontitis vermieden werden. Das ultimative Ziel der Parodontaltherapie ist der langfristige Erhalt eines funktionsfähigen Gebisses mit möglichst geringem Zahnverlust: Langzeitstudien über durchschnittlich 19 und 22 Jahre zeigten eine Erfolgswahrscheinlichkeit von 92% und mehr bei insgesamt 700 Patienten (Hirschfeld u. Wassermann 1978; McFall 1982).

21.1.1
Epidemiologie parodontaler Erkrankungen bei Patienten mit Diabetes mellitus

21.1.1.1
Gingivitis

Bei ähnlicher Mundhygiene weisen Diabetiker aller Altersstufen im Vergleich zu gleich alten, stoffwechselgesunden Patienten häufiger eine Gingivitis auf (Ben-Aryeh et al. 1993; Cohen et al. 1970; De Pommereau et al. 1992; Gislen et al. 1980; Hugoson et al. 1989; Pinson et al. 1995). Zwei Untersuchungen (Gislen et al. 1992; Ervasti et al. 1985) deuten darauf hin, dass der Ausprägungsgrad der Entzündung von der metabolischen Einstellung abhängt. Während metabolisch schlecht eingestellte Diabetiker im Vergleich zu Stoffwechselgesunden eine stärker ausgeprägte Gingivitis aufwiesen, konnte bei guter Einstellung keine erhöhte Inzidenz festgestellt werden. Bei Kindern mit neu diagnostiziertem insulinabhängigen Diabetes (Typ 1-Diabetes) konnte durch alleinige Insulintherapie die gingivale Entzündung innerhalb von 2 Wochen signifikant reduziert werden (Karjalainen u. Knuuttila 1996).

21.1.1.2
Parodontitis marginalis

Der Diabetes mellitus und die Parodontitis sind beides chronische Erkrankungen, deren Prävalenz mit steigendem Alter zunimmt, d. h. in einer zunehmend älter werdenden Bevölkerung müssen Ärzte und Zahnärzte mit dem vermehrten Auftreten beider Erkrankungen rechnen. Bisherige Untersuchungen zeigen einen klaren Zusammenhang zwischen Diabetes mellitus und der Inzidenz sowie dem Ausprägungsgrad von Parodontitiden, auch wenn einzelne Studien (Barnett et al. 1984; Hayden u. Buckley 1989) dies nicht bestätigen konnten. Zahlreiche epidemiologische Querschnittsstudien (Löe 1993; Yalda et al. 1994; Hugoson et al. 1989; Cianciola et al. 1982; Emrich et al. 1991; Oliver u. Tervonen 1993; Rylander et al. 1986; Thorstensson u. Hugoson 1993; Grossi et al. 1994; Shlossman et al. 1990) und einige Langzeitstudien (Cohen et al. 1970; Firatli 1997) zeigten, dass an Diabetes mellitus erkrankte Patienten gegenüber stoffwechselgesunden Patienten ein ungefähr 2- bis 3fach erhöhtes Risiko besitzen, an einer Parodontitis zu erkranken. Die erhöhte Erkrankungswahrscheinlichkeit korrelierte nicht mit einem erhöhten Plaque- oder Zahnsteinvorkommen (Hugoson et al. 1989; Rylander et al. 1986).

Aufgrund des gemeinsamen Symptoms der Hyperglykämie scheint der Diabetestyp trotz unterschiedlicher Pathogenese keine Rolle bei der Entstehung einer Parodontitis zu spielen (Löe 1993; Oliver u. Tervonen 1993). Über einen 5-jährigen Beobachtungszeitraum zeigten 44 jugendliche Patienten mit mäßig eingestelltem (HbA1c = 9,33 ± 3,98%) insulinabhängigem Diabetes mellitus signifikant größere parodontale Attachmentverluste als gleich alte stoffwechselgesunde Patienten (Firatli 1997). Untersuchungen bei Pima-Indianern, einer nordamerikanischen Bevölkerungsgruppe mit der höchsten bisher berichteten Prävalenz und Inzidenz des Typ 2-Diabetes mellitus, zeigten, dass der Diabetes das parodontale Erkrankungsrisiko um das ca. 3fache erhöht (Emrich et al. 1991; Shlossman et al. 1990).

Die Menge der verabreichten Insulindosis hat keinen Einfluss auf das parodontale Erkrankungsrisiko (Löe 1993; Rylander et al. 1986). Dagegen scheinen die folgenden Faktoren die parodontale Erkrankungswahrscheinlichkeit zu beeinflussen:

- metabolische Einstellung
- Dauer der Diabeteserkrankung
- Vorhandensein anderer Organkomplikationen
- Alter bei Erstdiagnose des Diabetes mellitus.

Metabolische Kontrolle der Diabeteserkrankung. Prävalenz, Aggressivität und Ausprägungsgrad der Parodontalerkrankung korrelieren sehr stark mit der langfristigen metabolischen Einstellung (Oliver u. Tervonen 1993; Safkan-Seppälä u. Ainamo 1992; Tervonen u. Oliver 1993). Über einen Beobachtungszeitraum von 2 Jahren wiesen z. B. schlecht eingestellte Typ 1-Diabetiker signifikant größere parodontale Attachmentverluste und alveolären Knochenabbau auf als langfristig gut eingestellte Patienten (Seppälä u. Ainamo 1994; Seppälä et al. 1993).

Dauer der Diabeteserkrankung. Das parodontale Erkrankungsrisiko scheint mit zunehmendem Bestehen der Diabeteserkrankung zu steigen (Hugoson et al. 1989; Thorstensson u. Hugoson 1993; Firatli 1997; Cerda et al. 1994). Hugoson et al. (1989) zeigten, dass Patienten, die bereits seit durchschnittlich 28,9 Jahren an Typ 1-Diabetes mellitus litten, mehr Knochenverlust aufwiesen als Patienten, die erst seit durchschnittlich 5,2 Jahren an einem Typ 1-Diabetes mellitus erkrankt waren. In einer anderen Untersuchung (Cerda et al. 1994) wiesen Patienten, die länger als 5 Jahre an Diabetes mellitus Typ 2 erkrankt waren, einen höheren Attachment- und Knochenverlust auf als Patienten, die seit weniger als 5 Jahren an einem Diabetes mellitus Typ 2 erkrankt waren. Dies deutet darauf hin, dass die frühzeitige Diagnose und Therapie des Diabetes mellitus eine wichtige Rolle bei der Vorbeugung gegenüber Parodontalerkrankungen spielen kann.

Vorhandensein anderer diabetesbedingter Organkomplikationen. Der Ausprägungsgrad parodontaler Erkrankungen scheint mit dem Schweregrad anderer Organkomplikationen zuzunehmen (Löe 1993; Rylander et al. 1986; Karjalainen et al. 1994; Thorstensson 1996, Tervonen u. Karjalainen 1997). Bei einer Gruppe von 26 Typ 1-Diabetikern (Alter 26–34 Jahre) wiesen Patienten mit schweren Organkomplikationen (v. a. Retinopathie) signifikant mehr parodontale Entzündungszeichen und Attachmentverluste auf als Patienten mit nur leichten oder keinen Organkomplikationen (Thorstensson 1996). Typ 2-Diabetiker mit Retinopathie zeigen ein 5fach erhöhtes parodontales Erkrankungsrisiko (Löe 1993; Shlossman et al. 1990).

Alter bei Erstdiagnose des Diabetes mellitus. Das Alter bei Erstdiagnose von Typ 1- oder Typ 2-Diabetes mellitus bestimmt entscheidend das parodontale Erkrankungsrisiko, d. h. bei frühem Diabetesbeginn und langer Erkrankungsdauer besteht ein größeres Risiko, in frühen Jahren an einer Parodontitis zu erkranken. Langfristig (25,6 ± 9,8 Jahre) erkrankte Typ 1-Diabetiker der Altersgruppe 40–49 Jahre wiesen signifikant mehr Attachment- und Knochenverluste auf als stoffwechselgesunde Patienten gleichen Alters. Dagegen wiesen Typ 1-Diabetiker der Altersgruppen 50–59 Jahre und 60–69 Jahre mit ähnlicher Diabeteserkrankungsdauer keine signifikanten Unterschiede im Vergleich zu Nichtdiabetikern auf (Thorstensson u. Hugoson 1993).

21.1.2
Einflussfaktoren des Diabetes mellitus auf die Pathogenese der Parodontitis

Wenngleich bisher die genauen Mechanismen der Wechselwirkungen erst unvollständig aufgeklärt sind, geht man heute davon aus, dass die diabetesbedingte Steigerung des parodontalen Erkrankungsrisikos insbesondere auf einer Störung der wirtseigenen Immunabwehr sowie des Bindegewebemetabolismus beruht (s. Abb. 21.2). Die bisher untersuchten pathogenetischen Mechanismen werden im Folgenden näher besprochen.

21.1.2.1
Veränderungen der subgingivalen Mikroflora

Die anormale Wirtsabwehr sowie der hyperglykämische Zustand lassen bei Diabetespatienten das begünstigte Wachstum einiger anspruchsvoller Mikroorganismen erwarten (Yalda et al. 1994). Wenngleich 2 frühere Studien bei Diabetikern sowohl eine Prädominanz von *Actinobacillus actinomycetemcomitans* und Capnocytophaga-Arten (Mashimo et al. 1983) als auch von *Prevotella intermedia*, *Porphyromonas gingivalis* und *Campylobacter rectus* (Zambon et al. 1988) feststellten, konnten die meisten Untersuchungen (Oliver u. Tervonen 1994; Yalda et al. 1994; Christgau et al. 1998; Sastrowijoto et al. 1989; Tervonen et al. 1994; Thorstensson et al. 1995; Sbordone et al. 1995) keine diabetesbedingten Veränderungen der parodontalen Mikroflora finden. Diabetestyp, Erkrankungsdauer sowie metabolische Einstellung zeigten keinen Einfluss auf die Zusammensetzung der subgingivalen Mikroflora (Sastrowijoto et al. 1989, 1990; Tervonen et al. 1994; Mandell et al. 1992).

21.1.2.2
Vaskuläre Veränderungen

Degenerative vaskuläre Veränderungen infolge einer langfristig bestehenden Hyperglykämie und der daraus resultierenden Akkumulation von nichtenzymatisch glykierten Proteinen und Lipiden werden für den ganzen Körper beschrieben (Schmidt et al. 1994; Frantzis et al. 1971). Es wird angenommen, dass die Verdickung der Basalmembranen in den Gefäßwänden eine Störung der Leukozytendiapedese, der Sauerstoffdiffusion sowie des Abtransports von Stoffwechselprodukten bewirkt und auf diese Weise die Immunabwehr parodontaler Gewebe reduziert (Frantzis et al. 1971). Als Folge des Sauerstoffmangels kommt es zur Lipidperoxidierung und Sekretion von proinflammatorischen Zytokinen wie TNFα und IL-1, die eine wichtige Rolle bei der parodontalen Gewebedestruktion spielen.

21.1.2.3
Funktionsstörung der neutrophilen Granulozyten

Die neutrophilen Granulozyten (PMN) gelten als die wichtigste primäre Verteidigungslinie der unspezifischen Wirtsabwehr in den parodontalen Geweben gegenüber den eindringenden Mikroorganismen. Funktionsstörungen der PMNs führen in der Regel zu einem erhöhten Risiko für progressive Parodontitiden (Dennison u. Van Dyke 1997). Sowohl in Tierversuchen als auch in klinischen Untersuchungen (Bagdade et al. 1972; Cutler et al. 1991; Kjersem et al. 1988; Marhoffer et al. 1992; Nielson u. Hindson 1989; Shah et al. 1997) wurden bei Diabetes mellitus Funktionsstörungen der neutrophilen Granulozyten wie Chemotaxis, Adhärenz, Phagozytose und bakterielles Killing festgestellt und für die reduzierte Körperabwehr gegenüber bakteriellen Infektionen verantwortlich gemacht. Manouchehr-Pour et al. (1981) zeigten, dass neutrophile Granulozyten von an einer schweren Parodontitis erkrankten Diabetespatienten schlechtere Chemotaxiseigenschaften aufwiesen als von Diabetespatienten mit milder Parodontalerkrankung oder stoffwechselgesunden Patienten mit milder oder schwerer Parodontitis. Cutler et al. (1991) zeigten bei einem an Parodontitis erkrankten Diabetespatienten eine Reduktion der neutrophilen Chemotaxis, Phagozytose und des bakteriellen Killings gegenüber 2 *Porphyromonas gingivalis*-Stämmen. Bagdade et al. (1972) beschrieben bei Diabetikern eine Reduktion der neutrophilen Phagozytoseeigenschaften, die jedoch durch geeignete metabolische Einstellung korrigiert werden konnte. Christgau et al. (1998) untersuchten die oxidative Burstreaktion der neutrophilen Granulozyten. Sie konnten bei an Parodontitis erkrankten, metabolisch gut eingestellten Diabetikern (HbA1c = 6,5%) im Vergleich zu stoffwechselgesunden Patienten keine Störungen der Granulozytenfunktion feststellen.

21.1.2.4
Störung des Bindegewebemetabolismus

Kollagen (v. a. Typ 1) ist der Hauptbestandteil der extrazellulären Matrix parodontaler Gewebe (Mariotti 1993). Der metabolisch schlecht eingestellte Diabetes führt zu einer deutlichen Abnahme der Kollagenproduktion und zu Störungen des Kollagenabbaus (Spanheimer et al. 1988; Ramamurthy u. Golub 1983). Die Insulintherapie scheint die Störung des Kollagenmetabolismus verhindern bzw. revidieren zu können (Umpierrez et al. 1989). Ramamurthy et al. (1973) führten die bei an Diabetes erkrankten Ratten beobachtete Reduktion der Knochendichte und das vermehrte Auftreten von Osteoporose auf eine gesteigerte Kollagenasetätigkeit und auf eine reduzierte Knochenbildung zurück. Eine nichtenzymatische Glykierung der Kollagenmoleküle infolge der Hyperglykämie führt infolge einer gesteigerten Kreuzvernetzung zu einer reduzierten Löslichkeit und Turnover-Rate des Kollagens (Buckingham u. Reiser 1990). Man geht heute davon aus, dass eine infolge der Hyperglykämie gestörte Kollagensynthese im Zusammenhang mit den Störungen der unspezifischen zellulären Immunabwehr die reduzierte Wundheilung und das gehäufte Auftreten fortgeschrittener Parodontitiden bei Diabetikern erklären (Yalda et al. 1994).

21.1.2.5
Steigerung der Entzündungsantwort

Bei Diabetespatienten wurde eine anormale monozytische Entzündungsantwort auf Endotoxine (v. a. Lipopolysaccaharide) gramnegativer Bakterien gefunden. Kennzeichen sind eine stark erhöhte Sekretion der Entzündungsmediatoren IL-1β, PGE_2 und TNFα (Salvi et al. 1997a,c). Bei Typ 1-Diabetikern wurde gegenüber stoffwechselgesunden Patienten in der gingivalen Sulkusflüssigkeit eine 4,6fache Steigerung der monozytären TNFα-Sekretion festgestellt, wobei bei ca. 40% der untersuchten Patienten die TNFα-Produktion sogar um das 62fache gesteigert war (Salvi et al. 1997a). Man geht davon aus, dass diese erhöhte Monozytenreaktion gegenüber Lipopolysacchariden von Genen in der HLA-DR3/4 und HLA-DQ-Region reguliert wird (Reinhardt et al. 1991; Todd 1990; Pickup u. Williams 1997). TNFα, IL-1β und PGE_2 spielen eine wesentliche Rolle bei der parodontalen Destruktion (s. Tabelle 21.1). Die erhöhte Sekretion bei Diabetespatienten ist eine weitere Erklärung für das erhöhte Parodontitisrisiko. Bisher konnte nicht nachgewiesen werden, dass die Steigerung der Entzündungsreaktion von der metabolischen Einstellung abhängt.

21.1.3
Therapie der Parodontalerkrankungen bei Diabetikern

Aus anderen Bereichen der Medizin ist bekannt, dass zumindest beim schlecht eingestellten Diabetiker mit einer reduzierten Wundheilung zu rechnen ist (Goodson u. Hunt 1979). Störungen der zellulären Immunabwehr und des Kollagenmetabolismus lassen auch bei der parodontalen Wundheilung Probleme erwarten.

Eine Reihe von Untersuchungen (Tervonen u. Karjalainen 1997; Christgau et al. 1998; Bay et al. 1974; Smith et al. 1996; Tervonen et al. 1991; Westfelt et al. 1996) deuten darauf hin, dass bei metabolisch gut eingestellten Diabetikern die parodontale Wundheilung nach erfolgreich durchgeführter Parodontaltherapie ähnlich gut ist wie bei stoffwechselgesunden Kontrollpatienten. Diabetiker und Nichtdiabetiker zeigten gleichermaßen sowohl nach nichtchirurgischer (Tervonen u. Karjalainen 1997; Christgau et al. 1998; Bay et al. 1974; Smith et al. 1996; Tervonen et al. 1991) als auch nach chirugischer (Westfelt et al. 1996) Therapie signifikante Verbesserungen des Parodontalzustandes. Westfelt et al. (1996) konnten den erreichten Zustand bei im Abstand von 3 Monaten regelmäßig durchgeführten Nachkontrollen über einen Zeitraum von 5 Jahren aufrechterhalten. Während gut eingestellte Diabetiker im Allgemeinen das gleiche Heilungsverhalten zeigen wie gesunde Patienten, gibt es Hinweise (Tervonen u. Karjalainen 1997), dass schlecht eingestellte (HbA1c $\geq$ 10%) Diabetiker mit multiplen anderen Organkomplikationen wesentlich rezidivgefährdeter sind als besser eingestellte Patienten ohne zusätzliche Komplikationen. Folglich sollte diese Untergruppe von Diabetespatienten engmaschiger zahnärztlich überwacht und nachbehandelt werden.

Eine gute Kommunikation von behandelndem Zahnarzt und Internist erscheint für die Gesamtbehandlung unerlässlich. Bei Patienten mit schlecht eingestelltem Diabetes mellitus sollte sich die Parodontalbehandlung zunächst auf die Therapie akuter oraler Probleme beschränken, bis der Allgemeinzustand des Patienten verbessert ist. Eine adäquate metabolische Einstellung kann akute parodontale Entzündungen bereits deutlich reduzieren (Gottsegen 1983; Ainamo et al. 1990). Bei guter Einstellung sind auch beim Diabetespatienten keine vermehrten postoperativen Heilungskomplikationen zu erwarten (Gottsegen 1983).

21.1.4
Einfluss der Parodontaltherapie auf die metabolische Kontrolle der Diabeteserkrankung

Obwohl es allgemein anerkannt ist, dass bei Diabetespatienten auftretende systemische Infektionen die erforderliche Insulinmenge erhöhen, gibt es bisher relativ wenige Studien, die den Einfluss parodontaler Infektionen auf die metabolische Einstellung untersuchten.

Eine über 2 Jahre an Typ 2-Diabetikern durchgeführte Longitudinalstudie (Taylor et al. 1996) zeigte, dass parodontal schwer erkrankte Patienten ein höheres Risiko für eine schlechte metabolische Einstellung besitzen, wenngleich der pathogenetische Zusammenhang bisher nicht geklärt ist. Es gibt Hinweise, dass TNFα und andere Zytokine, die bei der parodontalen Destruktion eine wichtige Rolle spielen, die Wirkungen des Insulins und damit die metabolische Einstellung stören (Flier 1993; Hotamisligil et al. 1993). Diabetesbehandelnde Ärzte sollten sich über dieses Risiko bewusst sein.

Die bisherigen Ergebnisse hinsichtlich der Auswirkung der Parodontaltherapie auf die Diabeteseinstellung sind widersprüchlich. Während mit alleiniger mechanischer Parodontalbehandlung trotz guter parodontaler Wundheilungsergebnisse keine Verbesserung der metabolischen Einstellung nachgewiesen werden konnte (Christgau et al. 1998; Smith et al. 1996; Aldridge et al. 1995) gibt es Hinweise, dass die zusätzliche systemische Verabreichung von Doxycyclin bei schlecht eingestellten Diabetikern eine Verbesserung des HbA1c-Werts bewirken kann (Miller et al. 1992; Grossi et al. 1997). Grossi et al. (1997) konnten bei einer Gruppe mit relativ schlecht eingestelltem Typ 2-Diabetes mellitus (HbA1c $\geq$ 10%) und stark ausgeprägter Parodontitis mit der Kombination von mechanischer Therapie und systemischer Doxycyclingabe innerhalb von 3 Monaten den initialen HbA1c-Wert um fast 10% des Ausgangswerts absenken. Dies deutet darauf hin, dass sowohl die effektive Behandlung als auch die anschließende Rezidivprophylaxe möglicherweise vorhandener Parodontalinfektionen Bestandteil der Gesamttherapie von Diabeteserkrankungen sein sollten.

21.2
Diabetes mellitus und Karies

Die Karies ist ein multifaktorieller pathologischer Prozess, der zu einer irreversiblen, lokalen Destruktion von Zahnhartgeweben (Schmelz, Dentin, Wurzelzement; s. Abb. 21.1; Abb. 21.4) führt. Sind ein empfänglicher Wirt (Zähne, Speichelmenge, Speicheleigenschaften), die bakterielle Plaque mit einer kariogenen Mikroflora (v. a. *Streptococcus mutans*, Lactobacillen, Actinomyceten) sowie ein kariogenes Substrat (v. a. kurzkettige Kohlenhydrate) über eine ausreichend lange Zeit einander ausgesetzt, so bilden die zuckerfermentierenden Bakterien Säuren, die eine Demineralisierung der Zahnhartgewebe bewirken. Entsprechend zielt die Kariesprävention auf eine Steigerung der Wirtsabwehr durch Fluoridierung der Zähne, eine Reduktion der Mikroorganismen durch Plaqueentfernung (z. B. regelmäßige häusliche Zahnreinigung) sowie eine nichtkariogene, möglichst zuckerfreie Ernährung ab (Newbrun 1989).

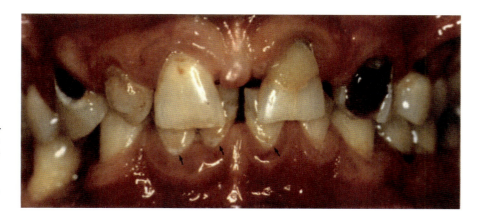

Abb. 21.4. Desolater Gebisszustand bei einem Typ 1-Diabetiker: ausgedehnte kariesbedingte Zahnhartsubstanzläsion (*braun*), insuffiziente Frontzahnfüllungen sowie marginale Plaqueakkumulation (*Pfeile*)

21.2.1
Epidemiologie der Karies bei Diabetikern

Bei Ratten mit induziertem Diabetes mellitus führte die Hyperglykämie zu einem Kariesanstieg (Borghelli et al. 1966). In den bisherigen epidemiologischen Studien wird der Einfluss der Diabeteserkrankung auf die Kariesprävalenz jedoch sehr kontrovers beurteilt (Galili et al. 1994). Zahlreiche Querschnittsuntersuchungen (Falk et al. 1989; Faulconbridge et al. 1981; Goteiner et al. 1986; Sarnat et al. 1985; Swanljung et al. 1992; Tenovuo et al. 1986; Pohjamo et al. 1991; Cherry-Peppers u. Ship 1993) konnten keine Unterschiede hinsichtlich des Kariesrisikos zwischen Diabetikern und stoffwechselgesunden Kontrollpatienten feststellen. Im Gegensatz hierzu gibt es Studien, die sowohl auf ein erhöhtes Kariesrisiko (Albrecht et al. 1988; Jones et al. 1992; Karjalainen et al. 1997; Sarnat et al. 1979) als auch auf ein reduziertes Kariesrisiko (Kirk u. Kinirons 1991; Leeper et al. 1985; Mattson u. Koch 1975; Tavares et al. 1991) bei Diabetikern im Vergleich zu Kontrollpatienten hindeuten.

Der Einfluss der metabolischen Einstellung auf das Kariesrisiko ist bisher relativ wenig erforscht. Während einige Studien (Sarnat et al. 1979; Bacic et al. 1989; Harrison u. Bowen 1987) keine Abhängigkeit von der metabolischen Einstellung feststellen konnten, wurde bei einer Querschnittsstudie (Karjalainen et al. 1997) sowie 2 Longitudinalstudien (Twetman et al. 1992; Wegner 1975) eine erhöhte Kariesinzidenz bei schlecht eingestellten Diabetikern gefunden. Bei einer Gruppe von an Typ 1-Diabetes mellitus erkrankten Kindern traten in den ersten 2 Jahren nach Diagnose der Diabeteserkrankung neue Kariesläsionen gehäuft bei Patienten mit hohen HbA1c-Werten auf. Die Kariesinzidenz war insbesondere im ersten Jahr deutlich erhöht (Twetman et al. 1992). Wegner (1975) konnte zeigen, dass die Kariesinzidenz mit Aufnahme der Diät und der Insulintherapie abnimmt.

Zahlreiche Untersuchungen konnten keinen Zusammenhang zwischen der Kariesprävalenz und der Dauer der Diabeteserkrankung feststellen (Faulconbridge et al. 1981; Bacic et al. 1989; Bernick et al. 1975). Dagegen fand Galea (1986) mehr Karies bei kurzzeitig (weniger als 5 Jahre) an Diabetes erkrankten Patienten als bei Langzeitdiabetikern. Das Auftreten der Diabeteserkrankung nach dem 7. Lebensjahr scheint das Kariesrisiko zu erhöhen (Tenovuo et al. 1986; Kirk u. Kinirons 1991; Mattson u. Koch 1975; Wegner 1971).

21.2.2
Einflussfaktoren des Diabetes mellitus auf die Pathogenese der Karies

Obwohl Diabetiker aufgrund ihrer Diät weniger kariogene Kohlenhydrate zu sich nehmen, können häufig erforderliche Zwischenmahlzeiten das Kariesrisiko erhöhen (Karjalainen et al. 1997). Als weitere Faktoren für ein erhöhtes Kariesrisiko bei Diabetikern werden eine reduzierte Speichelfließrate (Ben-Aryeh et al. 1988, 1993; Rees 1994; Karjalainen 1996; Banoczy et al. 1987; ; Thorstensson et al. 1989b) sowie ein erhöhter Glukosespiegel im Speichel (Faulconbridge et al. 1981; Karjalainen et al. 1996; Campbell 1965; Harrison u. Bowen 1987; Sharon et al. 1985) und in der gingivalen Sulkusflüssigkeit (Ficara et al. 1975) diskutiert. Weder Swanljung et al. (1992) noch Karlainen et al. (1997) konnten bei Diabetikern im Vergleich zu stoffwechselgesunden Patienten Veränderungen des Speichels (Fließrate, pH-Wert, Pufferkapazität) oder der Anzahl kariogener Mikroorganismen (*Streptococcus mutans*, Laktobazillen) feststellen. Diese Speichelparameter wurden weder durch die metabolische Einstellung noch durch die vorgefundene Kariesaktivität der Diabetespatienten signifikant beeinflusst (Karjalainen et al. 1997; Canepari et al. 1994). Demgegenüber fanden andere Untersuchungen, dass eine Abnahme des Speichelflusses und ein Anstieg der Glukosespiegels im Speichel insbesondere bei metabolisch schlecht eingestellten Diabetikern anzutreffen ist (Karjalainen et al. 1996; Harrision u. Bowen 1987; Reuterving et al. 1987). Wie bei stoffwechselgesunden Patienten spielen auch bei den Diabetikern optimale Mundhygiene, Fluoridierung der Zähne sowie regelmäßige zahnärztliche Kontrollen eine wichtige Rolle für die Kariesprophylaxe (Gottsegen 1983; Galili et al. 1994).

21.3
Diabetes mellitus und andere dentale Probleme

21.3.1
Therapie von Pulpaerkrankungen (endodontische Therapie)

Die endodontische Therapie beschäftigt sich mit der Behandlung entzündlicher Pulpaerkrankungen (Pulpitis) und deren Folgen (periapikale Knochenläsionen). Bisher steht zur Beurteilung spezieller diabetesbedingter endodontaler Probleme nur sehr wenig Information zur Verfügung. In den endodontischen Lehrbüchern wird bei Diabetikern eine verlangsamte knöcherne Ausheilung periapikaler Entzündungsläsionen beschrieben (Weine 1996). Falk et al. (1989) konnten bei einer Querschnittsuntersuchung in Schweden zwischen Diabetikern und stoffwechselgesunden Patienten keine Unterschiede hinsichtlich der Anzahl endodontisch behandelter Zähne mit periapikalen Veränderungen finden.

21.3.2
Dentale intraossäre Implantate

In der oralen Implantologie gilt der Diabetes mellitus als eine relative Kontraindikation (National Institutes of Health 1988; Eckert u. Laney 1989; Oikarinen et al. 1995). Jedoch wurde der Einfluss der Diabeteserkrankung auf das Komplikationsrisiko und die Erfolgswahrscheinlichkeit dentaler Implantate bisher zu wenig untersucht.

Aus experimentellen (Goodman u. Hori 1984) und klinischen (Krakauer et al. 1995) Untersuchungen ist bekannt, dass bei unkontrolliertem Diabetes die Knochen-Turnover-Rate deutlich reduziert ist. Während bei unkontrolliertem Diabetes mit einer reduzierten Einheilung dentaler Implantate und postoperativen Heilungskomplikationen zu rechnen ist, ist bei adäquater metabolischer Kontrolle im Allgemeinen eine ungestörte Heilung zu erwarten (Takeshita et al. 1997). Aus diesem Grund sollten alle Anstrengungen unternommen werden, für eine gute metabolische Einstellung der Diabeteserkrankung zu sorgen, bevor die implantologischen Operationen durchgeführt werden.

21.3.3
Prothesenunverträglichkeit

Verschiedene Faktoren können bei Diabetikern das Tragen von herausnehmbarem Zahnersatz erschweren: eine Xerostomie, eine gestörte Wundheilung bei Prothesendruckstellen sowie gehäuft vorkommende Candida-Infektionen. Eine zu geringe Speichelsekretion sowie eine durch eine vorausgegangene parodontale Destruktion bedingte Kieferkamm-Atrophie erschweren den Halt von Totalprothesen. Ferner kann eine infolge der diabetesbedingten Neuropathie reduzierte orale Schmerzempfindung das frühzeitige Erkennen von Prothesendruckstellen verhindern (Galili et al. 1994).

21.4
Zusammenfassung

Während nach heutiger Meinung im Zeitalter der Insulintherapie bei Diabetikern kein erhöhtes Kariesrisiko vorliegt (Yalda et al. 1994), muss, auch wenn noch viele Mechanismen nicht vollständig verstanden sind, der Diabetes mellitus als ein Risikofaktor für Parodontalerkrankungen angesehen werden. Die Parodontitis ist eine der Hauptursachen für Zahnverlust im Erwachsenenalter. Eine notwendige ausgeglichene Ernährung einerseits sowie mögliche Probleme bei umfangreichen prothetischen Versorgungen andererseits erfordern bei Diabetikern eine frühzeitige Diagnose und Therapie von Parodontalerkrankungen.

Diabetes mellitus und Parodontitis marginalis sind beides chronische Erkrankungen, deren frühzeitige Therapie langfristig auftretende, meist irreversible Komplikationen verhindern kann. Beides sind Erkrankungen, die zwar nicht ausgeheilt werden können, deren weitere Progression aber bei erfolgreich durchgeführter Therapie sowie anschließend lebensbegleitenden, engmaschig durchgeführten Kontrollen und ggf. notwendigen therapeutischen Interventionen weitgehend verhindert oder zumindest erheblich verlangsamt werden kann.

In einer immer älter werdenden Wohlstandsgesellschaft muss sowohl in den Arzt- als auch in den Zahnarztpraxen mit einer steigenden Zahl von Diabetes- und Parodontitispatienten gerechnet werden. Sowohl Ärzte als auch Zahnärzte sollten sich über die Zusammenhänge beider Erkrankungen und die Bedeutung ihrer Zusammenarbeit für eine erfolgreiche Gesamttherapie des Diabetespatienten bewusst sein. So wäre es wünschenswert, dass der den Diabetespatienten behandelnde Arzt das Konsil eines parodontologisch versierten Zahnarztes in sein Therapiekonzept miteinplant, insbesondere wenn weitere Risikofaktoren für die Parodontitis (Alter ≥ 45 Jahre, schlechte Mundhygiene, starkes Rauchen, Störungen der Immunabwehr) vorliegen. Umgekehrt kann auch der Zahnarzt entscheidend zur Erstdiagnose einer Diabeteserkrankung beitragen. Im Falle einer progressiv verlaufenden, therapieresistenten Parodontalerkrankung muss stets neben anderen systemisch bedingten Störungen des Immunsystems ein bisher nicht diagnostizierter Diabetes mellitus als Ursache in Betracht gezogen und der Patient für eingehende Untersuchungen zum Internisten überwiesen werden.

Literatur

AAP Position Paper (1996) Diabetes and periodontal diseases. J Periodontol 67: 166–176

Ainamo J, Lahtinen A, Uitto V-J (1990) Rapid periodontal destruction in adult humans with poorly controlled diabetes. A report of 2 cases. J Clin Periodoritol 17: 22–28

Albrecht M, Banoczy J, Tamas GJ (1988) Dental and oral symptoms of diabetes mellitus. Community Dent Oral Epidemiol 16: 378–380

Aldridge JP, Lester V, Watts TLP, Collins A, Viberti G, Wilson RF (1995) Single-blind studies of the effects of improved periodontal health on metabolic control in Type 1 diabetes mellitus. J Clin Periodontol 22: 271–275

Bacic M, Ciglar I; Granic M, Plancak D, Sutalo JL (1989) Dental status in a group of adult diabetic patients. Community Dent Oral Epidemiol 17: 313–316

Bagdade JD, Nielson KL, Bulger RJ (1972) Reversible abnormalities in phagocytic function in poorly controlled diabetic patients. Am J Med Sci 263: 451–456

Banoczy J, Albrecht M, Rigo O, Ember G, Ritlop B (1987) Salivary secretion rate, pH, lactobacilli and yeast counts in diabetic women. Acta Diabetol Lat 24: 223–228

Barnett ML, Baker RL, Yancey JM, MacMillan DR, Kotoyan M (1984) Absence of periodontitis in a population of insulin-dependent diabetes mellitus (IDDM) patients. J Periodontol 55: 402–405

Bay I, Ainamo J, Gad I (1974) The response of young diabetics to periodontal treatment. J Periodontol 45: 806–816

Ben-Aryeh H, Cohen M, Kanter Y, Szargel R, Laufer D (1988) Salivary composition in diabetic patients. J Diabetes Complications 2: 96–99

Ben-Aryeh H, Serouya R, Kanter Y, Szargel R, Laufer D (1993) Oral health and salivary composition in diabetic patients. J Diabetes Complications 7: 57–62

Bernick SM, Cohen DW, Baker L, Laster L (1975) Dental disease in children with diabetes mellitus. J Periodontol 46: 241–245

Borghelli RF, Devoto FCH, Foglia VG, Erausquin J (1966) Dental caries in diabetic and prediabetic rats. J Dent Res 45: 1005–1010

Buckingham B, Reiser KM (1990) Relationship between the content of lysyl oxidase-dependent cross-links in skin collagen, nonenzymatic glycosylation and long-term complications in type I diabetes mellitus. J Clin Invest 86: 1046–1054

Campbell MJA (1965) Glucose in the saliva of the non-diabetic and the diabetic patient. Arch Oral Biol 10: 197–205

Canepari P, Zerman N, Cavalleri G (1994) Lack of correlation between salivary Streptococcus mutans and lactobacilli counts and caries in IDDM children. Min Stomatol 43: 501–505

Cerda JG, Vazquez de la Torre C, Malacara JM, Nava LE (1994) Periodontal disease in non-insulin dependent diabetes mellitus (NIDDM). The effect of age and time since diagnosis. J Periodontol 65: 991–995

Cherry-Peppers G, Ship JA (1993) Oral health in patients with type II diabetes and impaired glucose tolerance. Diabetes Care 16: 638–641

Christgau M, Palitzsch K-D, Schmalz G, Kreiner U, Frenzel S (1998) Healing response to non-surgical periodontal therapy in patients with diabetes mellitus: clinical, microbiological, and immunologic results. J Clin Periodontol 25: 112–124

Cianciola LJ, Park BH, Bruck E, Mosovich L, Genco RJ (1982) Prevalence of periodontal disease in insulin-dependent diabetes mellitus (juvenile diabetes). J Am Dent Assoc 104: 653–660

Cohen DW, Friedman LA, Shapiro J, Kyle GC, Franklin S (1970) Diabetes mellitus and periodontal disease: two-year longitudinal observations. Part 1. J Periodontol 41: 709–712

Cutler CW, Eke P, Arnold RR, Van Dyke TE (1991) Defective neutrophil function in an insulin-dependent diabetes mellitus patient. A case report. J Periodontol 62: 394–401

DCCT Research Group (1993) The effect of intensive treatment of diabetes on the development and progression of long-term complications in insulin-dependent diabetes mellitus. N Engl J Med 329: 977–986

Dennison DK, Van Dyke TE (1997) The acute inflammatory response and the role of phagocytic cells in periodontal health and disease. Periodontology 2000 14: 54–78

De Pommereau V, Dargent-Pare C, Robert JJ, Brion M (1992) Periodontal status in insulin-dependent diabetic adolescents. J Clin Periodontol 19: 628–632

Eckert SE, Laney WR (1989) Patient evaluation and prosthodontic treatment planning for osseointegrated implants. Dent Clin North Am 33: 599–618

Emrich U, Shlossman M, Genco RJ (1991) Periodontal disease in non-insulin-dependent diabetes mellitus. J Periodontol 62: 123–130

Ervasti T, Knuuttila M, Pohjamo L, Haukipuro K (1985) Relation between control of diabetes and gingival bleeding. J Periodontol 56: 154–157

Falk H, Hugoson A, Thorstensson H (1989) Number of teeth, prevalence of caries and periapical lesions in insulin-dependent diabetics. Scand J Dent Res 97: 198–206

Faulconbridge AR, Bradshaw WCL, Jenkins PA, Baum JD (1981)

The dental status of a group of diabetic children. Br Den J 151: 253–255

Ficara AJ, Levin MP, Grower MF, Kramer GD (1975) A comparison of the glucose and protein content of gingival fluid from diabetics and nondiabetics. J Periodont Res 36: 219–224

Firatli E (1997) The relationship between clinical periodontal status and insulin-dependent diabetes mellitus. Results after 5 years. J Periodontol 68: 136–140

Flier JS (1993) An overview of insulin resistance. In: Moller DE (ed) Insulin resistance. Wiley & Sons, New York

Frantzis TG, Reeve CM, Brown AL (1971) The ultrastructure of capillary basement membrane in the attached gingiva of diabetic and non-diabetic patients with periodontal disease. J Periodontol 42: 406–411

Galea H (1986) The dental caries and periodontal disease experience of patients with early onset insulin dependent diabetes. IntDent J 36: 219–224

Galili D, Findler M, Garfunkel A (1994) Oral and dental complications associated with diabetes and their treatment. Compend Cont Educ Dent 15: 496–509

Gislen G, Nilsson KO, Matsson L (1980) Gingival inflammation in diabetic children related to degree of metabolic control. Acta Odontol Scand 38: 241–246

Goodman WG, Hori MT (1984) Diminished bone formation in experimental diabetes. Relationship to osteoid maturation and mineralization. Diabetes 33: 825–831

Goodson WHI, Hunt TK (1979) Wound healing and the diabetic patient. Surg Gynecol Obstet 149: 600–608

Goteiner D, Vogel R, Deasy M, Goteiner C (1986) Periodontal and caries experience in children with insulin-dependent diabetes mellitus. J Am Dent Assoc 113: 277–279

Gottsegen R (1983) Dental and oral aspects of diabetes mellitus. In: Ellenberg M, Rifkin H (eds) Diabetes mellitus – theory and practice, 3rd edn. Medical Examination Publishing, New Hyde Park, NY

Grossi SG, Zambon JJ, Ho AW, Koch G, Dunford RG, Machtei EE, Norderyd OM, Genco RJ (1994) Assessment of risk for periodontal disease. I. Risk indicators for attachment loss. J Periodontol 65: 260–267

Grossi SG, Skrepcinski FB, DeCaro T, Robertson DC, Ho AW, Dunford RG, Genco RJ (1997) Treatment of periodontal disease in diabetics reduces glycated hemoglobin. J Periodontol 68: 713–719

Harrison R, Bowen WH (1987a) Periodontal health, dental caries, and metabolic control in insulin-dependent diabetic children and adolescents. Pediatr Dent 9: 283–286

Harrison R, Bowen WH (1987b) Flow rate and organic constituents of whole saliva in insulin-dependent diabetic children and adolescents. Pediatr Dent 9: 287–291

Hayden P, Buckley LA (1989) Diabetes mellitus and periodontal disease in an Irish population. J Periodont Res 24: 298–302

Hirschfeld L, Wasserman B (1978) A long-term survey of tooth loss in 600 treated periodontal patients. J Periodontol 49: 225–237

Hotamisligil GS, Shargill NS, Spiegelman BM (1993) Adipose expression of tumor necrosis factor-α: direct role in obesity-linked insulin resistance. Science 259: 87–91

Hugoson A, Thorstensson H, Falk H, Kuylenstierna J (1989) Periodontal conditions in insulin-dependent diabetics. J Clin Periodontol 16: 215–223

Jones RB, McCallum RM, Kay EJ, McDonald P (1992) Oral health and oral health behaviour in a population of diabetic outpatient clinic attenders. Community Dent Oral Epidemiol 20: 204–207

Karjalainen K, Knuuttila M (1996) The onset of diabetes and poor metabolic control increases gingival bleeding in children and adolescents with insulin-dependent diabetes mellitus. J Clin Periodontol 23: 1060–1067

Karjalainen K, Knuuttila M, Von Dickhoff KJ (1994) Association of the severity of periodontal disease with organ complications in type 1 diabetic patients. J Periodontol 65: 1067–1072

Karjalainen KM, Knuuttila MLE, Käär M-L (1996) Salivary factors in children and adolescents with insulin-dependent diabetes mellitus. Pediatr Dent 18: 306–311

Karjalainen KM, Knuuttila MLE, Käär M-L (1997) Relationship between caries and level of metabolic balance in children and adolescents with insulin-dependent diabetes mellitus. Caries Res 31: 13–18

Katz PP, Wirthlin MIRJ, Szpunar SM, Seiby JV, Sepe SJ, Showstack JA (1991) Epidemiology and prevention of periodontal disease in individuals with diabetes. Diabetes Care 14: 375–385

Kirk JM, Kinirons MJ (1991) Dental health of young insulin dependent diabetic subjects in Northern Ireland. Community Dental Health 8: 335–341

Kjersem H, Hilsted J, Madsbad S, Waridall JH, Johansen KS, Borregaard N (1988) Polymorphonuclear leucocyte dysfunction during short term metabolic changes from normo-to hyperglycemia in type 1 (insulin dependent) diabetic patients. Infection 16: 215–220

Krakauer JC, McKenna J, Buderer NF, Rao DS, Whitehouse FW, Parfitt AM (1995) Bone loss and bone turnover in diabetes. Diabetes 44: 775–782

Leeper SH, Kalkwarf KL, Strom EA (1985) Oral status of 'controlled' adolescent type 1 diabetics. J Oral Med 40: 127–133

Löe H (1993) The sixth complication of diabetes mellitus Diabetes Care 16: 329–334

Mandell RL, Dirienzo J, Kent R, Joshipura K, Haber J (1992) Microbiology of healthy and diseased periodontal sites in poorly controlled insulin dependent diabetics. J Periodontol 63: 274–279

Manouchehr-Pour M, Spagnuolo PJ, Rodman HM, Bissada NF (1981) Comparison of neutrophil chemotactic response in diabetic patients with mild and severe periodontal disease. J Periodontol 52: 410–415

Marhoffer W, Stein M, Maeser E, Federlin K (1992) Impairment of polymorphonuclear leukocyte function and metabolic control of diabetes. Diabetes Care 15: 256–259

Mariotti A (1993) The extracellular matrix of the periodontium: dynamic and interactive tissues. Periodontology 2000 3: 39–63

Mashimo PA, Yamamoto Y, Slots J, Park BH, Genco RJ (1983) The periodontal microflora of juvenile diabetics. Culture, immunofluorescence, and serum antibody studies. J Periodontol 54: 420–430

Mattson L, Koch G (1975) Caries frequency in children with controlled diabetes. Scand J Dent Res 83: 327–332

McFall WTJ (1982) Tooth loss in 100 treated patients with periodontal disease. J Periodontol 53: 539–549

Miller LS, Manwell MA, Newbold D, Reding ME, Rasheed A, Blodgett J, Kornman KS (1992) The relationship between reduction in periodontal inflammation and diabetes. Control: a report of 9 cases. J Periodontol 63: 843–848

National Institutes of Health (1988) Consensus development conference statement: dental implants. J Am Dent Assoc 117: 509–513

Newbrun E (1989) Cariology, 3rd edn. Quintessenz Chicago

Nielson CP, Hindson DA (1989) Inhibition of polymorphonuclear leukocyte respiratory burst by elevated glucose concentrations in vitro. Diabetes 38: 1031–1035

Offenbacher S (1996) Periodontal diseases: pathogenesis. Ann Periodontol 1: 821-878
Oikarinen K, Raustia AM, Hartikainen M (1995) General and local contraindications for endosseal implants – an epidemiological panoramic radiograph study in 65-year-old subjects. Community Dent Oral Epidemiol 23: 114-118
Oliver RC, Tervonen T (1993) Periodontitis and tooth loss: comparing diabetics with the general population. J Am Dent Assoc 124: 71-75
Oliver RC, Tervonen T (1994) Diabetes – a risk factor for periodontitis in adults? J Periodontol 65: 530-538
Page RC, Offenbacher S, Schroeder HE, Seymour GJ, Kornman KS (1997) Advances in the pathogenesis of periodontitis: summary of developments, clinical implications and future directions. Periodontology 2000 14: 216-248
Papapanou PN (1996) Periodontal diseases: epidemiology. Ann Periodontol 1: 1-36
Pickup JC, Williams G (1997) Textbook of diabetes, 2nd edn.Blackwell Oxford Science
Pinson M, Hoffman WH, Garnick JJ, Litaker MS (1995) Periodontal disease and type 1 diabetes mellitus in children and adolescents. J Clin Periodontol 22: 118-123
Pohjamo L, Knuuttila M, Nurkkala H, Tervonen T, Haukipuro K (1991) Increment of caries in diabetic adults. A two-year longitudinal study. Community Dental Health 8: 343-348
Pohjamo L, Tervonen T, Knuuttila M, Nurkkala H (1995) Adult diabetic and nondiabetic subjects as users of dental services. A longitudinal study. Acta Odontol Scand 53: 112-114
Ramamurthy NS, Golub LM (1983) Diabetes increases collagenase activity in extracts of rat gingiva and skin. J Periodont Res 18: 23-30
Ramamurthy NS, Zebrowski EJ, Baker C, Golub LM (1973) Alloxan diabetes and reduced bone density. Res Commun Chem Pathol Pharmacol 5: 614-620
Rees TD (1994) The diabetic dental patient. Dent Clin North Am 38: 447-463
Rees TD, Hallmon WW (1996) Systemic modifiers: endocrine disorders. In: Wilson TG, Kornmann KS (eds) Fundamentals of periodontics. Quintessenz Chicago
Reinhardt RA, Maze CA, Seagren-Alley CD, Dubois LM (1991) HLA-D types associated with type 1 diabetes and periodontitis (abstract). J Dent Res (Special issue) 70: 1190
Reuterving CO, Reuterving G, Hägg E, Ericson T (1987) Salivary flow rate and salivary glucose concentration in patients with diabetes mellitus: influence of severity of diabetes. Diabetes Metab 13: 457-462
Rylander H, Ramberg P, Blohme G, Lindhe J (1986) Prevalence of periodontal disease in young diabetics. J Clin Periodontol 14: 38-43
Safkan-Seppälä B, Ainamo J (1992) Periodontal conditions in insulin-dependent diabetes mellitus. J Clin Periodontol 19: 24-29
Salvi GE, Collins JG, Yalda B, Arnold RR, Lang NP, Offenbacher S (1997a) Monocytic TNFα secretion patterns in IDDM patients with periodontal diseases. J Clin Periodontol 24: 8-16
Salvi GE, Lawrence HP, Offenbacher S, Beck JD (1997b) Influence of risk factors on the pathogenesis of periodontitis. Periodontology 2000 14: 173-201
Salvi GE, Yalda B, Collins JG, Jones BH, Smith FW, Arnold RR, Offenbacher S (1997c) Inflammatory mediator response as a potential risk marker for periodontal diseases in insulin-dependent diabetes mellitus patients. J Periodontol 68: 127-135
Sarnat H, Mimouni M, Amir E, Galatzer A, Flexer Z, Faiman G, Karp M, Laron Z (1979) Dental status of diabetic children in relation to diet and degree of diabetic control. Pediatr Adolesc Endocrinol 7: 347-351
Sarnat H, Eliaz R, Feiman G, Flexer Z, Karp M, Laron Z (1985) Carbohydrate consumption and oral status of diabetic and nondiabetic young adolescents. Clin Prev Dent 7: 20-23
Sastrowijoto SH, Hillemans P, Van Steenbergen TJM, Abraham-Inpijn L, De Graaff J (1989) Periodontal condition and microbiology of healthy and diseased periodontal pockets in type 1 diabetes mellitus patients. J Clin Periodontol 16: 316-322
Sastrowijoto SH, Van der Velden U, Van Steenbergen TJM, Hillemans P, Hart AAM, De Graaff J, Abraham-Inpijn L (1990) Improved metabolic control, clinical periodontal status and subgingival microbiology in insulin-dependent diabetes mellitus. J Clin Periodontol 17: 233-242
Sbordone L, Ramaglia L, Barone A, Ciaglia RN, Tenore A, Iacono VJ (1995) Periodontal status and selected cultivable anaerobic microflora of insulin-dependent juvenile diabetics. J Periodontol 66: 452-461
Schmidt AM, Hori H, Brett J, Yan SD, Wautier J-L, Stern D (1994) Cellular receptors for advanced glycation end products. Implication for induction of oxidant stress and cellular dysfunction in the pathogenesis of vascular lesions. Arterioscler Thromb Vasc Biol 14: 1521-1528
Seppälä B, Ainamo J (1994) A site-by-site follow-up study on the effect of controlled versus poorly controlled insulin-dependent diabetes mellitus. J Clin Periodontol 21: 161-165
Seppälä B, Seppälä M, Ainamo J (1993) A longitudinal study on insulin-dependent diabetes mellitus and periodontal disease. J Clin Periodontol 20: 161-165
Shah SV, Wallin JD, Eilen SD (1997) Chemiluminescence and superoxide anion production by leukocytes from diabetic patients. J Clin Endocrinol Metab 57: 402-409
Sharon A, Ben-Aryeh H, Itzhak B, Yoram K, Szargel R, Gutman D (1985) Salivary composition in diabetic patients. J Oral Med 40: 23-26
Shlossman M, Knowler WC, Pettitt DJ, Genco RJ (1990) Type 2 diabetes mellitus and periodontal disease. J Am Dent Assoc 121: 532-536
Smith GT, Greenbaum CJ, Johnson BD, Persson GR (1996) Short-term responses to periodontal therapy in insulin-dependent diabetic patients. J Periodontol 67: 794-802
Spanheimer RG, Umpierrez GE, Stumpf V (1988) Decreased collagen production in diabetic rats. Diabetes 37: 371-376
Sterky G, Kjellman O, Högberg O, Löfroth AL (1971) Dietary composition and dental disease in adolescent diabetics. Acta Paediatr Scand 60: 461-464
Swanljung O, Meurman JH, Torkko H, Sandholm L, Kaprio E, Mäenpää J (1992) Caries and saliva in 12-18-year-old diabetics and controls. Scand J Dent Res 100: 310-313
Takeshita F, Lyama S, Ayukawa Y, Kido MA, Murai K, Szetsugu T (1997) The effects of diabetes on the interface between hydroxyapatite implants and bone in rat tibia. J Periodontol 68: 180-185
Tavares M, Depaola P, Soparkar P, Joshipura K (1991) The prevalence of root caries in a diabetic population. J Dent Res 70: 979-983
Taylor C, Campbell MM (1972) Reattachment of gingival epithelium to the tooth. J Periodontol 43: 281-293
Taylor GW, Burt BA, Becker MP, Genco RJ, Shlossman M, Knowler WC, Pettitt DJ (1996) Severe periodontitis and risk for poor glycemic control in patients with non-insulin-dependent diabetes mellitus. J Periodontol 67: 1085-1093

Tenovuo J, Alanen P, Larjava H, Viikari J, Lehtonen O-P (1986) Oral health of patients with insulin-dependent diabetes mellitus. Scand J Dent Res 94: 338–346

Tervonen T, Oliver RC (1993) Long-term control of diabetes mellitus and periodontitis. J Clin Periodoritol 20: 431–435

Tervonen T, Karjalainen K (1997) Periodontal disease related to diabetic status. A pilot study of the response to periodontal therapy in type 1 diabetes. J Clin Periodontol 24: 505–510

Tervonen T, Knuuttila M, Pohjamo L, Nurkkala H (1991) Immediate response to non-surgical periodontal treatment in subjects with diabetes mellitus. J Clin Periodontol 18: 65–68

Tervonen T, Oliver RC, Wolff LF, Bereuter J, Anderson LA, Aeppli DM (1994) Prevalence of periodontal pathogens with varying metabolic control of diabetes mellitus. J Clin Periodontol 21: 375–379

Thorstensson H, Hugoson A (1993) Periodontal disease experience in adult long-duration insulin-dependent diabetics. J Clin Periodontol 20: 352–358

Thorstensson H, Falk H, Hugoson A, Kuyleristierna J (1989a) Dental care habits and knowledge of oral health in insulin-dependent diabetics. Scand J Dent Res 97: 207–215

Thorstensson H, Falk H, Hugoson A, Olsson JL (1989b) Some salivary factors in insulin-dependent diabetics. Acta Odontol Scand 47: 175–183

Thorstensson H, Dahlen G, Hugoson A (1995) Some suspected periodontopathogens and serum antibody response in adult long-duration insulin-dependent diabetics. J Clin Periodontol 22: 449–458

Thorstensson H, Kuyleristierna J, Hugoson A (1996) Medical status and complications in relation to periodontal disease experience in insulin-dependent diabetics. J Clin Periodontol 23: 194–202

Todd JA (1990) Genetic control of autoimmunity in type 1 diabetes. Immunol Today 11: 122–129

Twetman S, Nederfors T, Stahl B, Aronson S (1992) Two-year longitudinal observations of salivary status and dental caries in children with insulin-dependent diabetes mellitus. Pediatr Dent 14: 184–188

Umpierrez GE, Zlatev T, Spanheimer RG (1989) Correction of altered collagen metabolism in diabetic animals with insulin therapy. Matrix 9: 336–342

Wegner H (1971) Dental caries in young diabetics. Caries Res 5: 188–192

Wegner H (1975) Increment of caries in young diabetics. Caries Res 9: 91–96

Weine FS (1996) Endodontic therapy ‚5th edn. Mosby, St. Louis

Westfelt E, Rylander H, Blohme G, Jonasson P, Lindhe J (1996) The effect of periodontal therapy in diabetics. Results after 5 years. J Clin Periodontol 23: 92–100

Yalda B, Offenbacher S, Collins JG (1994) Diabetes as a modifier of periodontal disease expression. Periodontology 2000 6: 37–49

Zambon JJ, Reynolds H, Fisher JG, Shlossman M, Dunford R, Genco RJ (1988) Microbiological and immunological studies of adult periodontitis in patients with noninsulin-dependent diabetes mellitus. J Periodontol 59: 23–31

22 Hypoglykämie

J. Brückel

Inhaltsverzeichnis

22.1 Definition 336
22.1.1 Definitionsmöglichkeiten der Hypoglykämie 336
22.2 Epidemiologie 337
22.2.1 Diabetes mellitus Typ 1 337
22.2.2 Diabetes mellitus Typ 2 339
22.3 Physiologische Mechanismen der Glukose-Gegenregulation 340
22.3.1 Physiologie der Gegenregulation beim Stoffwechselgesunden 340
22.4 Hypoglykämiesymptome 343
22.5 Hypoglykämiefolgen 343
22.6 Hypoglykämieursachen 344
22.7 Verschobene Plasmaglukoseschwellen der Hypoglykämie-Gegenregulation und gestörte Hypoglykämiewahrnehmung 344
22.7.1 Niedrige Blutzuckersteuerung und Hypoglykämien 345
22.7.2 Erhöhte Glukosetransportraten ins Gehirn 345
22.7.3 Autonome Neuropathie 347
22.8 Verbesserung von Hypoglykämiewahrnehmung und Gegenregulationsfähigkeit 347
Literatur 348

Übersicht

Bei einer Hypoglykämie sinken Blut- bzw. Plasmaglukosespiegel ab und können – unabhängig von der Ursache – im Extremfall zu einer Minderversorgung des Gehirns mit Glukose führen. Das menschliche Gehirn ist weitestgehend auf Glukose als Energielieferant angewiesen, verfügt aber weder über Synthese- noch über Speichermöglichkeiten, so dass die Aufrechterhaltung ausreichender Glukosespiegel in der Zirkulation entscheidend ist.

Hypoglykämien sind eines der relevantesten und häufigsten klinischen Probleme in der Therapie des Diabetes mellitus, die dem Bemühen um eine möglichst optimale Normalisierung des Glykämieniveaus Grenzen setzen. Das Risiko von Hypoglykämien trägt zumindest in Bezug auf den Typ 1-Diabetes wesentlich dazu bei, dass durch die Behandlung mit Insulin die Entwicklung der spezifischen, mikrovaskulären Folgeproblematiken noch nicht vollständig verhindert werden kann. Fast alle hypoglykämischen Ereignisse bei einem Diabetes mellitus sind iatrogener Natur und Entstehen durch ein Missverhältnis zwischen Energieverbrauch, Energiezufuhr (insbesondere in Form von Kohlenhydraten) und der Wirkung von endogenem oder exogen zugeführtem Insulin. Auch wenn der größte Anteil derartiger Hypoglykämieepisoden lediglich störend oder kurzfristig unangenehm sein mag, so können schwere Hypoglykämien traumatische Ereignisse darstellen, die u. U. zu Folgemorbidität und letztlich sogar Folgemortalität führen können. In jedem Falle ist die Möglichkeit der Hypoglykämie eine reale Gefahr für einen erheblichen Anteil der Diabetiker mit entsprechenden Auswirkungen auf den Umgang mit der Therapie und die praktische Lebensführung.

22.1
Definition

Es gibt keine allgemein gültige, allen Aspekten Rechnung tragende und generell akzeptierte Definition der Hypoglykämie. Die klassische Definition der Hypoglykämie, die Whipple-Trias (Whipple 1944), wurde am Beispiel des endogenen Hyperinsulinismus erarbeitet:

1. Hypoglykämiesymptome in Verbindung mit
2. erniedrigter Plasmaglukose und
3. Glukosezufuhr, die zu einer Anhebung der Plasmaglukose über den hypoglykämischen Bereich führt, beseitigt diese Symptome.

Jeder einzelne dieser Punkte, einschließlich des Glukosespiegels, ist allerdings unspezifisch und in der Summe nur unter kontrollierten Bedingungen zu verifizieren. Die Symptomatik einer Hypoglykämie ist sehr variabel und von mehreren Faktoren abhängig, ebenso wie die Schwelle der Plasmaglukose, die deren Auftreten auslöst. So wird diese Schwelle nicht nur durch das vorbestehende Glykämieniveau beeinflusst, sondern auch durch begleitende Erkrankungen, die Funktion des sympathoadrenergen Systems und möglicherweise durch die Dynamik des Absinkens der Glukose. Darüber hinaus ergeben sich Unterschiede in Bezug auf das Geschlecht und das Alter. Eine häufig angewandte Möglichkeit, diesen Schwierigkeiten aus dem Wege zu gehen, ist eine teilweise willkürlich anmutende Definition der Hypoglykämie über einen Absolutwert als biochemisch fixes Kriterium. Neben Variablen durch die Art der Verarbeitung des Probenmaterials und der Analysemethode ergeben sich weitere Abweichungen in Abhängigkeit von der Art der gewonnenen Probe (Liu et al. 1992). So sind die Blutzuckerspiegel im venösen Blut durchschnittlich 10% niedriger als in arteriellem oder kapillärem Blut, dieser Gradient stellt aber keine Konstante dar. Aufgrund der niedrigeren intrazellulären, d.h. vor allem der intraerythrozytären Glukosekonzentrationen sind die Glukosespiegel im Vollblut konzentrations- und hämatokritabhängig 5–15% niedriger als in zellfreiem Material wie Serum oder Plasma.

22.1.1
Definitionsmöglichkeiten der Hypoglykämie

Verschiedene Ansätze der Hypoglykämie-Definition sind:

- Definition über einen Absolutwert der Glykämie
- Definition über die Symptomatik einer Hypoglykämie
- funktionelle Definition über physiologische Mechanismen
- Kombinationen – pragmatische Definitionsversuche

22.1.1.1
Definition über einen absoluten, unteren Grenzwert der Plasmaglukose

Eine statistische Definition von Normbereichsgrenzen ist ein gebräuchliches Verfahren für klinisch-chemische Parameter. Beim Stoffwechselgesunden sind die Plamaglukosespiegel nüchtern bzw. postabsorptiv mit 60–100 mg/dl (3,3–5,6 mmol/l) in einem engen Bereich konstant geregelt. Für definierte Bedingungen wie Nüchternheit können Daten in einem Normalkollektiv erhoben werden und z. B. Glukosespiegel unter der 5. Perzentile bzw. < 2 SD als hypoglykämisch definiert werden. Eine funktionelle Relevanz geht bei einem derartigen Vorgehen nicht in die Definition ein.

Eine Plasmaglukose von < 50 mg/dl (< 2,78 mmol/l) wird häufig als Absolutwert verwandt, da dieser Wert beim stoffwechselgesunden Erwachsenen selten unterschritten wird. Die Erfahrung mit prolongiertem Fasten am Beispiel des 72-h-Hungerversuchs zeigt aber, dass die Plasmaglukosekonzentrationen bei gesunden Männern unter diesen Bedingungen durchaus auf 45 mg/dl (2,5 mmol/l) abfallen können, und bei jungen Frauen wurde sogar ein Absinken auf Werte bis knapp unter 36 mg/dl (2,0 mmol/l) beobachtet (Merimee u. Tyson 1974; Ross 1992). Die Regulation im höheren Lebensalter erfolgt auf einem etwas angehobenen Niveau, und zumindest ab dem 60. Lebensalter sollten Plasmaglukosespiegel < 50 mg/dl (< 2,78 mol/l) als eindeutig pathologisch erniedrigt gelten. Auch im pädiatrischen Bereich sind besondere Aspekte zu beachten. Kleinkinder verfügen noch nicht in vollem Umfange über die Mechanismen zur dauerhaften Aufrechterhaltung der Plasmaglukosekonzentrationen bei längerem Fasten. Andererseits besteht noch die Möglichkeit, trotz der in Relation zum Körpergewicht höheren Hirnmasse, alternative Brennstoffe durch Fettoxidation und Ketonkörperproduktion zu nutzen. Bei Kindern wird in der Regel eine Plasmaglukosekonzentration von < 47 mg/dl (2,6 mmol/l) als cut-off für das Vorliegen einer Hypoglykämie verwandt (Koh et al. 1988). In Abhängigkeit vom Alter (ab Geburt bzw. Gestationsalter) ergeben sich hier allerdings Besonderheiten. In der Neonatalperiode werden auch bei voll entwickelten Kindern niedrigere Glukosespiegel beobachtet.

22.1.1.2
Definition über hypoglykämische Symptome

Eine symptomatische Definition der Hypoglykämie ist gebunden an das Vorhandensein klassischer adrenerger Symptome bzw. der Folgen einer hormonellen Gegenregulation oder zentralnervöser Fehlfunktionen auf dem Boden einer Neuroglukopenie. Aufgrund der Abhängigkeit vom allgemeinen Glykämieniveau und einer großen inter- wie intraindividuellen Varianz hat dieser Ansatz eine geringe praktische Bedeutung.

22.1.1.3
Funktionelle Definition unter Einbeziehung physiologischer Hypoglykämie-assoziierter Mechanismen

Eine funktionelle Definition ergibt sich durch den Bezug der Glykämie zu den Aktivierungsschwellen gegenregulatorischer Hormone, der Aktivierung sympathoadrenerger Mechanismen oder zum Auftreten kognitiver, zentralnervöser Fehlfunktionen (s. Abschn. 22.3.1). Diese Schwellen stellen messbare Veränderungen dar, sind aber für eine Hypoglykämiedefinition nur eingeschränkt verwertbar, da sie nicht notwendigerweise mit einer klinisch oder subjektiv apparenten Symptomatik einhergehen und eine erhebliche inter- und intraindividuelle Variabilität zeigen. Allerdings haben derartige Ansätze viel zum Verständnis der physiologischen Glykämieregulation und der Hypoglykämie-assoziierten Pathophysiologie beigetragen.

22.1.1.4
Pragmatische Definition der Hypoglykämie

Bei einer pragmatischen Definition der Hypoglykämie, die das Ziel verfolgt, klinisch relevante Hypoglykämieereignisse zu identifizieren bzw. Konsequenzen für die Therapie abzuleiten, wird sinnvollerweise eine Kombination von Anhaltspunkten verwandt. Der absolute Blutzuckermesswert ist hierbei ein wichtiges Kriterium, das aber keine unabdingbare Voraussetzung darstellen kann, da ein diagnostisch-niedriger Messwert nicht in jedem Falle eines retrospektiv eindeutig hypoglykämischen Ereignisses zur Verfügung steht. Im klinischen Kontext ist ein derartiges Vorgehen in aller Regel sinnvoller, als die zuvor aufgeführten Ansätze. Ein Beispiel einer derartig pragmatischen Definition wurde im Rahmen der DCCT-Studie (Diabetes Control and Complications Trial; DCCT Research Group 1987, 1993) eingesetzt.

Hypoglykämiedefinition in der DCCT (DCCT Research Group 1987, 1995)

Hypoglykämie
Ein Ereignis mit Krampfanfall, Bewusstlosigkeit, Verwirrtheit, irrationalem oder unkontrolliertem Verhalten oder anderen mit einer Hypoglykämie vereinbaren Symptomen (z. B. Schwitzen, Zittern, Heißhunger oder Sehstörungen) in Verbindung mit:

1. Blutzucker < 50 mg/dl (Selbstkontrolle oder Laborwert) oder
2. Besserung durch blutzuckeranhebende Maßnahmen oder
3. Auftreten kurz nach Hypoglykämieprodromi (z. B. Schwitzen, Zittern, Heißhunger oder Sehstörungen)

Schwere Hypoglykämie
Hypoglykämieereignis, bei dem der Patient Fremdhilfe benötigt mit zusätzlich dokumentiertem Blutzucker < 50 mg/dl und/oder Notwendigkeit der Behandlung durch Kohlenhydrate po., Glukagon sc., oder Glukose iv.

22.2
Epidemiologie

22.2.1
Diabetes mellitus Typ 1

Die exakte Frequenz milder hypoglykämischer Episoden ist in der Praxis schwer zu erfassen. Bei Definition über einem Absolutwert z. B. < 50 mg/dl (2,78 mmol/l) ist davon auszugehen, dass ein Großteil der (wenn nicht sogar alle) insulinbehandelten Typ 1-Diabetiker im Zeitraum eines Jahres eine derartige hypoglykämische Episode erleben. Allerdings sind nicht alle diese Episoden symptomatisch oder werden verifiziert. Asymptomatische biochemische Hypoglykämien werden oft nicht registriert oder nur zufällig anhand von Blutzuckerselbstkontrollen erkannt (Pramming et al. 1990) und treten vor allem nachts gehäuft auf.

Die Schätzungen über die Frequenz milder, symptomatischer Hypoglykämien bei Diabetes mellitus Typ 1 schwanken aufgrund unterschiedlicher Kollektive und Behandlungsregimes sowie der Art der Erfassung hypoglykämischer Ereignisse und deren uneinheitlicher Definition. Auch symptomatische Hypoglykämien sind retrospektiv nie vollständig zu erfassen, so dass deren Inzidenz auf diese Weise generell eher unterschätzt wird. In einer Untersuchung von 172 Typ 1-Diabetikern wurde von 58% zumindest eine symptomatische Hypoglykämie im Verlaufe eines Monats identifiziert, wobei 10% mehr als 10 solcher Episoden pro Monat hatten (Goldgewicht et al. 1983). Eine Untersuchung in Dänemark an über 400 Patienten ergab eine prospektive Frequenz von 1,6 Episoden milder Hypoglykämien pro Patient/Woche (Pramming et al. 1991). Innerhalb eines Jahres erleben mehr als 90% der Typ 1-Diabetiker eine symptomatische Hypoglykämie (Cryer u. Gerich 1985). Es ist davon auszugehen, dass auch bei Einschränkung der Hypoglykämiedefinition auf symptomatische Ereignisse nahezu alle insulinbehandelten Patienten mit Typ 1-Diabetes im Verlaufe ihrer Erkrankung betroffen werden und derartige Therapienebenwirkungen mit den derzeit zur Verfügung stehenden Möglichkeiten der Insulinsubstitution nicht vollständig zu vermeiden sind.

Anders sind schwere Hypoglykämien einzustufen, die eine problematische und u. U. sogar lebensbedrohliche Nebenwirkung der Insulintherapie darstellen. Auch wenn die Datenlage nicht komplett ist, so ist doch die Inzidenz schwerer, über die Notwendigkeit der Fremdhilfe definierter Hypoglykämieereignisse besser zu erfassen. Die Inzidenz schwerer Hypoglykämien in der Therapie des Typ 1-Diabetes ist erschreckend hoch. Von 1229 insulinbehandelten Patienten wurden 9% (0,16 pro Patient/Jahr) innerhalb eines Jahres wegen eines derartigen Ereignisses als Notfall in der Klinik gesehen (Potter et al. 1982). Die Beobachtung, dass eine intensivere Insulinbehandlung bei niedrigerem Risiko mikrovaskulärer Folgeerkrankungen mit einem höheren Risiko an Hypoglykämien verbunden ist, wurde bereits in kleiner dimensionierten Studien wie z. B. der Stockholm Diabetes Intervention Study gemacht (Reichard u. Pihl 1994; Reichard et al. 1993). In der DCCT wurden 1441 Patienten über einen Median von 6, 5 Jahren (im Durchschnitt 4,7 Jahre) verfolgt und dabei wurden insgesamt 3788 schwere Hypoglykämieereignisse registriert, von denen nahezu die Hälfte der Patienten der DCCT-Kohorte betroffen waren (DCCT Research Group 1987, 1993, 1995). Unabhängig von der Behandlungsgruppe waren 27% der schweren Hypoglykämien Ereignisse mit Bewusstseinsverlust oder Krampfanfällen. Schwere Hypoglykämien waren in der intensiviert behandelten Gruppe signifikant und um einen Faktor von ca. 3 häufiger als unter konventioneller Therapie. Die Inzidenz schwerer Hypoglykämien in der DCCT betrug in der Standardgruppe 0,187 bzw. 0,612 Ereignisse pro Patient/

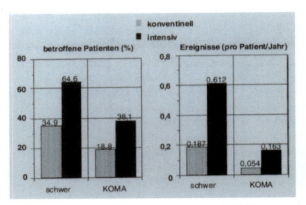

Abb. 22.1. Anteil der von einer schweren (Fremdhilfe – severe) oder mit Bewusstseinsverlust und/oder Krampfanfall (Koma) einhergehenden Hypoglykämie betroffenen Patienten im Verlauf der DCCT (*links*) bzw. die Inzidenz derartiger Ereignisse (*rechts*). Aufgeteilt nach Therapiegruppen (conventional n 730 bzw. intensive n 711; nach Daten DCCT Research Study Group 1995)

Jahr in der intensivierten Therapiegruppe. Die Inzidenz von schweren Ereignissen mit Krampfanfall und/oder Bewusstseinverlust war 0,054 bzw. 0,163 Ereignisse pro Patient/Jahr (Abb. 22.1).

In beiden Therapiegruppen traten >50% der schweren Hypoglykämien während des Schlafes auf. Bei schweren Hypoglykämien, die während einer Wachphase auftraten, wurden Hypoglykämiesymptome in etwas mehr als der Hälfte der Fälle zuvor nicht als solche erkannt, und in 30–40% der Ereignisse konnten die Patienten auch retrospektiv keine Warnsymptome identifizieren. Dies unterstreicht die praktische Relevanz einer mangelnden Hypoglykämiewahrnehmung. Schwere Hypoglykämien ereigneten sich also zu 70% während des Schlafes oder ohne offenkundige Vorzeichen (DCCT Research Group 1991; Jones et al. 1998).

Für Patienten in den ersten Jahren eines Typ 1-Diabetes und noch erhaltener Insulinrestsekretion muss die Aussage „Intensivierte Insulintherapie verursacht häufiger schwere Hypoglykämien" revidiert werden. Die Auswertung der DCCT-Patienten, die bei Aufnahme in die Studie erst seit 1–5 Jahren manifest erkrankt waren, hat gezeigt, dass durch die intensivierte Insulintherapie eine initial noch vorhandene Insulin-Restsekretion signifikant länger erhalten werden konnte. Die Aufrechterhaltung einer Restsekretion war neben einer besseren Stoffwechseleinstellung und weniger Folgeerkrankungen auch mit einer signifikanten Reduktion des Risikos schwerer Hypoglykämien um 65% verbunden (DCCT Research Group 1998).

Eine intensivierte Insulintherapie wird im Bestreben, mikrovaskuläre und neuropathische Komplikationen zu verhindern bzw. zu verzögern, zunehmend als Therapiestandard für den Typ 1-Diabetes betrachtet und offiziell empfohlen (American Diabetes Association 1993). Wie in der DCCT gezeigt wurde, bedeutet eine intensivierte Insulinbehandlung, die das Ziel erreicht, das mittlere Blutzuckerniveau deutlich abzusenken, leider aber auch eine erhebliche Zunahme schwerer Hypoglykämien, sowohl in ihrer absoluten Zahl als auch bezüglich des Anteils der davon betroffenen Patienten (DCCT Research Group 1993, 1991).

Die Flexibilität und individuell-situative Insulindosisanpassung auf der Basis häufiger Blutzuckerselbstkontrollen sind entscheidende Merkmale von modernen, intensivierten Insulintherapiemodalitäten (ICT – intensivierte, konventionelle Insulintherapie oder CSII – Insulinpumpentherapie), die bei sachgerechter Handhabung und adäquater Blutzuckerselbstkontrolle eher die Möglichkeit bieten, Hypoglykämien zu vermeiden als eine starr gehandhabte, konventionelle Insulintherapie, wenn beide Behandlungsformen auf der Ebene eines gleichen Glykämie-Gesamtniveaus verglichen werden. Voraussetzung für eine ICT oder CSII mit dem Ziel nahe-normoglykämischer Bluzuckersteuerung muss daher neben einer diabetologisch-kompetenten Betreuung eine effektive Schulung der Patienten sein, bei der Hypoglykämievermeidung, -erkennung und -behandlung intensiv eingeübt (ggf. in Form eines „Hypoglykämietrainings") und Risikopatienten identifiziert werden. Einen entsprechenden Qualitätszirkel stellt z. B. die Arbeitsgemeinschaft Strukturierte Diabetestherapie (ASD) in der Deutschen Diabetes Gesellschaft (DDG) dar.

Bei im Rahmen der klinischen Routine durchgeführten strukturierten ICT-Schulungen (23 Zentren, 1103 Typ 1-Diabetiker) und Evaluation nach einem Jahr konnte die Inzidenz schwerer Hypoglykämien (Definition: Fremdhilfe mit Glukose i.v. oder Glukagon s.c.) von 0,35 auf 0,16 pro Patient/Jahr gesenkt werden (Müller et al. 1999). Dies war verbunden mit der Senkung des relativen HbA1c von 1,64 auf 1,46. Hierdurch wird belegt, dass eine Verbesserung der Gesamtglykämie und eine Senkung der Hypoglykämieraten keinen Widerspruch darstellen müssen, wenn die Implementierung einer intensivierten Insulintherapie unter geeigneten Rahmenbedingungen im Sinne eines kontinuierlichen Qualitätsmanagements erfolgt.

22.2.2
Diabetes mellitus Typ 2

In der Behandlung des Typ 2-Diabetes ist das Auftreten von Hypoglykämien eine weitaus weniger als beim Typ 1-Diabetes im Vordergrund stehende Problematik. Die Informationen über die tatsächliche Häufigkeit hypoglykämischer Episoden bei Typ 2-Diabetikern unter Sulfonylharnstoff (SHS)- und vor allem unter Insulintherapie sind begrenzt. Patienten mit Typ 2-Diabetes führen in deutlich geringeren Maße Blutzuckerselbstkontrollen durch und leiden häufig an anderen Erkrankungen, die potentiell mit hypoglykämischen Episoden zu verwechselnde Symptome verursachen können. In Abhängigkeit vom Glykämieniveau kann die Schwelle der subjektiv als hypoglykämisch empfundenen Glukosespiegel deutlich nach oben verschoben sein. In einer Untersuchung wurde aber berichtet, dass immerhin bis zu 20% der Patienten mit Typ 2-Diabetes unter SHS-Therapie innerhalb eines Beobachtungszeitraumes von 6 Monaten eine symptomatische Hypoglykämie hatten (Jennings et al. 1989). Frühere Untersuchungen ergaben mit 19 symptomatischen Episoden pro 1000 Patientenjahren eine niedrigere Einschätzung (Clarke u. Campbell 1974). Die Inzidenz schwerer Hypoglykämien bei SHS-behandeltem Typ 2-Diabetes wurde auf 0,19–0,25 Ereignisse pro 1000 Patientenjahre eingeschätzt (Berger 1985; Campbell 1985).

Iatrogene Hypoglykämien sind unter Insulintherapie häufiger als unter einer oralen antidiabetischen Behandlung. Hypoglykämien sind bei Typ 2-Diabetikern unter Insulintherapie in der Praxis seltener als bei Patienten mit Diabetes mellitus Typ 1. Dies ist wahrscheinlich neben einer häufig geringeren Insulinsensitivität dadurch zu erklären, dass Normoglykämie seltener konsequent als Therapieziel verfolgt wird. Mit zunehmender endogener Insulindefizienz nimmt aber auch bei Typ 2-Diabetikern die Stoffwechselinstabilität und das Hypoglykämierisiko einer Insulintherapie zu. So wurde in einer retrospektiven Untersuchung von 104 insulinbehandelten Typ 2-Diabetikern in Schottland eine, gegenüber einem nach der Dauer der Insulinbehandlung vergleichbaren Kollektiv mit Typ 1-Diabetes, gleiche Frequenz schwerer Hypoglykämien beschrieben (Hepburn et al. 1993).

22.3
Physiologische Mechanismen der Glukose-Gegenregulation

Der Organismus verfügt über ein ganzes Spektrum von ineinandergreifenden Mechanismen zur Aufrechterhaltung bzw. Wiederherstellung ausreichender Plasmaglukosekonzentrationen. Diese Gegenregulation dient letztlich der Sicherstellung adäquater Glukosekonzentrationen für das ZNS und ist damit ein lebenswichtiger Mechanismus. Die Aufrechterhaltung einer physiologischen Glykämie ist beim Stoffwechselgesunden daher offenbar besonders effektiv durch blutzuckersteigernde Regulationsmechanismen in mehreren gestaffelten Verteidigungslinien abgesichert. Die Plasmaglukosekonzentrationen werden hiermit in einem engen Bereich konstant gehalten, auch wenn bei körperlicher Anstrengung der Glukoseverbrauch ansteigt oder in längeren Nüchternphasen eine exogene Substratzufuhr ausbleibt.

Glukose-Gegenregulationsmechanismen beim Stoffwechselgesunden sind:

- Suppression der Insulinfreisetzung
- Aktivierung gegenregulatorischer Hormone
    - Glukagon
    - Katecholamine
    - Wachstumshormon (HGH)
    - Kortisol
- Aktivierung des autonomen Nervensystems
- Glukose-Autoregulation

22.3.1
Physiologie der Gegenregulation beim Stoffwechselgesunden

Zur Prävention und Korrektur erniedrigter Plasmaglukosekonzentrationen wirken physiologischerweise die Suppression der endogenen Insulinsekretion und die Aktivierung eines gegenregulatorischen Systems zusammen. Beim Stoffwechselgesunden steht primär der Abfall der Insulinfreisetzung bzw. die Suppression der Plasmainsulinspiegel auf ein sehr niedriges Niveau im Vordergrund. Hierdurch wird zunächst die insulininduzierte Stimulation der Glukoseutilisation in den insulinabhängigen Geweben, d. h. vor allem der Skelettmuskulatur und dann die Suppression der hepatischen Glukoseproduktion aufgehoben (Cryer 1993). Bei einem weiteren Abfall der Plasmaglukose werden gegenregulatorische Mechanismen aktiviert. Hierbei erlangt die enge anatomische und physiologische Beziehung von insulinproduzierenden B-Zellen und glukagonproduzierenden A-Zellen innerhalb der Langerhans-Inseln besondere Bedeutung. Arterielles Blut strömt vom Zentrum der Inseln zur Peripherie, also über die B-Zellen zu den A-Zellen. In Reaktion auf einen niedrigen Glukosegehalt wird die Information im perfundierenden Blut für die A-Zelle demnach direkt durch den Abfall der Insulinspiegel ergänzt und die Glukagonfreisetzung zusätzlich stimuliert (Weir u. Bonner-Weir 1990). Glukagon stimuliert die hepatische Glukoseproduktion durch Aktivierung von Glykogenolyse und Glukoneogenese. Die reaktive Ausschüttung von Glukagon stellt unter physiologischen Bedingungen den relevantesten Verteidigungsmechanismus des Organismus gegen akute Hypoglykämien dar (Cryer 1993; Gerich 1988).

Ein ebenfalls sehr kurzfristig (innerhalb von Minuten) einsetzender Gegenregulationsmechanismus ist die Aktivierung des sympathischen Nervensystems mit vermehrter Katecholaminfreisetzung. Adrenalin steigert ebenfalls die hepatische Glukoseproduktion, hemmt aber auch die Glukoseaufnahme der Leber und in der Peripherie/Muskulatur und steigert dort die Freisetzung von Substraten (Proteolyse/Lipolyse) für die Glukoneogenese. Durch Stimulation adrenerger Rezeptoren wird die Insulinfreisetzung weiter inhibiert. Der erhöhte Sympathikotonus induziert Veränderungen der Hämodynamik – Herzfrequenz, Blutdruckamplitude und myokardiale Kontraktilität steigen an. Es kommt zur Umverteilung der lokalen Perfusion von Haut, Milz und Niere mit Abnahme von renalem Plasmafluss und glomerulärer Filtrationsrate, zugunsten von Leber, Muskulatur und insbesondere des Gehirns (Fisher u. Frier 1993). Analoge Effekte auf die Glykämie werden durch Noradrenalin-Freisetzung aus sympathischen postganglionären Neuronen und aus dem Nebennierenmark induziert (Clutter et al. 1988). Die Reaktion des autonomen Nervensystems mit Katecholaminausschüttung und direkter Stimulation der Schweißdrüsen führt zur Auslösung der meisten Hypoglykämiesymptome wie Schwitzen, Herzklopfen und Unruhe und ist für die Hypoglykämiewahrnehmung und damit für die Möglichkeit des Betroffenen, adäquate Gegenmaßnahmen zu ergreifen, von entscheidender Bedeutung.

Im Gegensatz zu Glukagon und Adrenalin setzen die plasmaglukosesteigernden Effekte einer hypothalamisch-hypophysären Stimulation von Kortisol und Wachstumshormon erst verzögert ein und erlangen daher v. a. bei protrahierten Hypoglykämien vorrangig durch Senkung der Glukoseutilisation praktische Relevanz.

Unabhängig von gegenregulatorischen Hormonen und sympathoadrenergen Mechanismen existiert auch noch eine Glukose-Autoregulation auf Leberebene, d. h. eine direkte, inverse Abhängigkeit der hepatischen Glukoseproduktion von den zirkulierenden Glukosekonzentrationen.

22.3.1.1
Aktivierungsschwellen und Hierarchie der Gegenregulation

Die Glykämieschwellen der gegenregulatorischen Hormonaktivierung folgen einer Hierarchie. Hierbei ist zu erkennen, dass die Schwellen der Aktivierung bei Stoffwechselgesunden in oder nur knapp unter physiologischen Blutzuckerregionen liegen und somit deutlich höher als die Schwellen der Induktion hypoglykämischer Symptome. Beim Stoffwechselgesunden dient dieses Gegenregulationssystem also zunächst eher der Prävention als der Korrektur von Hypoglykämien. Die Glykämieschwellen zur Aktivierung der gegenregulatorischen Hormone in Reaktion auf ein insulininduziertes Absinken der Plasmaglukosekonzentrationen wurden in Studien mit gestufter, hypoglykämischer Glukose-Clamp-Technik herausgearbeitet (Schwartz et al. 1987; Mitrakou et al. 1991, 1993; Fanelli et al. 1995; Jones et al. 1997; Abb. 22.2).

Initiale, v. a. durch die autonome Gegenregulation verursachte Hypoglykämiesymptome wie Schwitzen, Unruhe, Heißhunger, Tremor und Herzklopfen setzen ab etwa 54–60 mg/dl (3,0–3,3 mmol/l) ein, gefolgt von frühen Zeichen der Neuroglukopenie – 50–52 mg/dl (2,8–2,9 mmol/l; s. Abb. 22.2). Ab einem Abfall der Plasmaglukosekonzentrationen unter 46–52 mg/dl (2,6–2,9 mmol/l), d. h. deutlich unterhalb der physiologischen Aktivierungsschwellen der gegenregulatorischen Hormone, ergibt sich eine Limitierung des Glukosetransports ins Gehirn, die sich in kognitiver Dysfunktion manifestiert. Zwischen 42–50 mg/dl (2,3–2,8 mmol/l) treten Lethargie und langsame Eintrübung auf, ab ca. 35 mg/dl (1,9 mmol/l) lassen sich in der Regel EEG-Veränderungen nachweisen. Ab ca. 30 mg/dl (1,7 mmol/l)

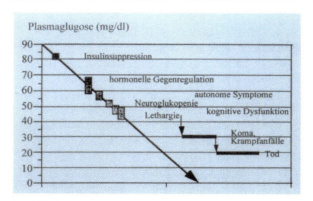

Abb. 22.3. Gegenregulation, Hypoglykämiesymptome und Klinik einer progredienten Hypoglykämie in Relation zu den Plasmaglukosekonzentrationen

ist der zerebrale Substratmangel so ausgeprägt, dass ein komatöser Zustand auftritt, ab ca. 20 mg/dl (1,1 mmol/l) verbunden mit zerebralen Krampfanfällen und kurz darauf mit dem Eintreten des Todes (Pramming et al. 1988). Die korrespondierenden Glukosewerte im Vollblut liegen jeweils etwas niedriger (Abb. 22.3).

22.3.1.2
Hypoglykämie-Gegenregulation bei Diabetes mellitus

Ein Diabetes mellitus ist durch inadäquat hohe Blutzuckerspiegel definiert, d. h. der Organismus ist nicht in der Lage, seine Glykämie in den engen physiologischen Bereichen zu regulieren. Durch Einsatz von blutzuckersenkenden Therapieprinzipien, insbesondere durch Pharmakotherapie mit Insulin, kann eine Blutzuckersenkung erreicht werden. Diese Therapieansätze werden aber u. a. dadurch limitiert, dass bei vielen der Patienten mit Diabetes mellitus auch Defekte auf der Gegenseite der Glykämieregulation, den hypoglykämie-protektiven Gegenregulationsmechanismen vorliegen. Vor allem Patienten mit Typ 1-Diabetes sind in besonderem Maße durch Hypoglykämien gefährdet. In der Sekretion und Wirkung von wichtigen gegenregulatorischen Hormonen können Defekte vorliegen und dazu bei-

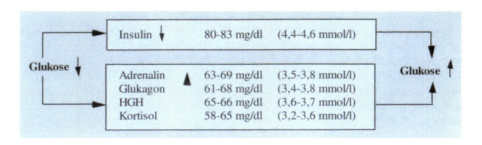

Abb. 22.2. Plasmaglukose-Aktivierungsschwellen der hormonellen Glukose-Gegenregulation. Physiologie der akuten Hypoglykämie des gesunden Erwachsenen. (Schwartz et al. 1987; Mitrakou et al. 1991, 1993; Fanelli et al. 1995; Jones et al. 1997)

tragen, dass die Betroffenen schlechter in der Lage sind, erniedrigte Plasmaglukosespiegel wieder in den euglykämischen Bereich anzuheben. Darüber hinaus können die Warnsymptome einer drohenden Hypoglykämie quantitativ und qualitativ verringert sein, d. h. eine abgeschwächte und/oder in tiefere Plasmaglukose-Konzentrationsbereiche verschobene oder gar weitgehend aufgehobene Hypoglykämiewahrnehmung. Dies bedeutet, dass gerade die Patienten (Typ 1-Diabetiker), die aufgrund der erforderlichen Insulintherapie am meisten auf eine intakte und effektive Gegenregulation angewiesen sind, am häufigsten Defekte in diesem vitalen Protektionsmechanismus haben. Möglicherweise ist die Hypoglykämiegefährdung von Patienten mit Typ 2-Diabetes durchschnittlich geringer, weil die Glukosegegenregulation meist weniger beeinträchtigt ist (Korzon-Burakowska et al. 1998).

Einen primären Faktor der physiologischen Hypoglykämieprävention stellt eine mit Absinken der Plasmaglukosekonzentrationen zunehmend komplette Suppression der Insulinfreisetzung dar. Dieser Mechanismus entfällt bei Patienten unter exogener Insulintherapie beziehungsweise kommt unter insulinotroper Medikation (Sulfonylharnstoffe) nicht ausreichend zum Tragen. Bei einer insulininduzierten, iatrogenen Hypoglykämie schwächt sich die Insulinwirkung also trotz eines bereits erniedrigten Glykämieniveaus nicht ab, sondern kann entsprechend der Pharmakokinetik/-dynamik des applizierten Wirkprinzips sogar noch weiter zunehmen. Demzufolge wird die Glukoseaufnahme der insulinabhängigen Gewebe weiter stimuliert und die hepatische Glukoseproduktion supprimiert. Unter hohen Insulinspiegeln wird die Glukagonfreisetzung nicht der Glykämie entsprechend stimuliert und die Effektivität der hormonellen Gegenregulation ist eingeschränkt.

Während die Glukagonsekretion bei Diabetesmanifestation noch normal ist, entwickelt sich bei Typ 1-Diabetes in der Folge während weniger Jahre eine zunehmend erhebliche, bis absolute Einschränkung der Glukagonantwort auf den hypoglykämischen Sekretionsreiz (Gerich et al. 1973; Bolli et al. 1983). Die Kausalfaktoren dieses Geschehens sind noch nicht ausreichend geklärt, aber es besteht eine Assoziation zur vollständigen endogenen Insulindefizienz durch B-Zelldestruktion. Die Fähigkeit zur Glukagonsynthese durch die A-Zellen bleibt hingegen erhalten, da die Glukagonantwort auf andere Stimuli wie Aminosäuren quantitativ fast ungestört ist. Der Störung in der engen Wechselwirkung zwischen den A- und B- Zellen innerhalb der Langerhans-Inseln scheint demnach die entscheidende Bedeutung zuzukommen. Die Fähigkeit, in Reaktion auf eine Hypoglykämie Glukagon freizusetzen, ist von erheblicher praktischer Bedeutung. Bei Glukagondefizienz gelingt die Wiederherstellung physiologischer Plasmaglukosespiegel nur verzögert und oft unvollständig. Patienten mit Typ 1-Diabetes, komplettem Insulin-/C-Peptid-Mangel und fehlender Glukagonantwort entwickeln unter Insulingabe häufiger progressive, schwere Hypoglykämien als Patienten mit noch nachweisbarer Restsekretion (Bolli et al. 1983 Fukuda et al. 1988).

Bei intakter Glukagonantwort auf Hypoglykämiereize spielt die Adrenalinfreisetzung noch eine praktisch untergeordnete Rolle. Fehlt hingegen Glukagon, wird die hypoglykämieinduzierte Katecholaminantwort zum wichtigsten protektiven Mechanismus. Offensichtlich kann eine intakte autonome Reaktion mit Adrenalinfreisetzung auf hypoglykämische Reize den Ausfall der Glukagonantwort bei vielen Patienten erstaunlich gut kompensieren. Besonders gefährdet sind die Patienten während des nächtlichen Schlafes. Während des Schlafes ist die Aktivität des sympathischen Nervensystems reduziert, und eine schwächere gegenregulatorische Antwort, insbesondere der Katecholamine auf Hypoglykämiereize, wurde bei Typ 1-Diabetikern und gesunden Kontrollen nachgewiesen (Jones et al. 1998). Es ist wichtig, die Relevanz dieser hauptsächlich über β_2-adrenerge Rezeptoren vermittelten Katecholaminwirkung hinsichtlich Verhinderung und Korrektur von Hypoglykämien, und damit die Abhängigkeit der betroffenen Patienten von diesem Mechanismus, zu erkennen. Wird bei Patienten mit Glukagondefizienz eine medikamentöse β-adrenerge Blockade durchgeführt, wird nicht nur die Wahrnehmung adrenerger Warnsymptome abgeschwächt, sondern die Wiederanhebung der Glukosespiegel durch die gegenregulatorischen Mechanismen erschwert oder sogar komplett verhindert (Popp et al. 1984; Hirsch et al. 1991). Eine Medikation mit β-Blockern bei Patienten mit Typ 1-Diabetes sollte daher nur unter kritischer Indikationsstellung erfolgen.

Leider entwickelt sich im Verlaufe eines Typ 1-Diabetes auch eine unzureichende, v. a. die Adrenalinausschüttung betreffende, sympathoadrenerge Reaktion auf Hypoglykämiereize (Bolli et al. 1983; Kleinbaum u. Shamoon 1983). Analog zu Glukagon ist die Adrenalinausschüttung auf andere Reize in der Regel noch quantitativ intakt, aber im Gegensatz zu der im Verlauf durch Hypoglykämie gar nicht mehr provozierbaren Glukagonsekretion zeigt die Adrenalinantwort eine Verschiebung hin zu niedrigeren Plasmaglukoseschwellen (Dagogo-Jack et al. 1993). Bei einem Typ 1-Diabetes mit längerer Krankheitsdauer besteht demnach sehr häufig eine hochgradig gestörte Hypoglykämiegegenregulation mit fehlender Glukagonantwort und einer in tiefere Glykämiebereiche verschobenen Schwelle für die hypoglykämieinduzierte Adrenalinausschüttung. Es wurde geschätzt, dass das Vorliegen dieser problematischen Konstellation unter Insulintherapie zu einer um das 25fache gesteigerten Frequenz schwerer Hypoglykämien führt (White et al. 1983).

22.4 Hypoglykämiesymptome

In den vorherigen Abschnitten wurden die durch Absinken der Plasmaglukosekonzentrationen in hypoglykämische Bereiche ausgelösten Reaktionen bzw. Gegenregulationsmechanismen beschrieben. Auf der Basis dieses kausalen Verständnisses der zugrundeliegenden physiologischen Mechanismen ist es heutzutage üblich, die Symptome einer Hypoglykämie entsprechend einzuordnen. Hierbei werden autonome Symptome, die durch die Reaktion des autonomen Nervensystems ausgelöst werden, unterschieden von Symptomen der Neuroglukopenie, die eine direkte Folge des zerebralen Substratmangels darstellen. Darüber hinaus können weitere Symptome auftreten, die nicht eindeutig zugeordnet werden können (Tabelle 22.1).

Das Spektrum möglicher hypoglykämie-induzierter Reaktionen und Symptome ist außerordentlich breit. Die in Tabelle 22.1 aufgeführten Symptome sind aber am häufigsten anzutreffen. In der Symptomatik einer insulininduzierten Hypoglykämie bestehen zwischen Typ 1- und Typ 2-Diabetes keine relevanten Unterschiede (Hepburn et al. 1993). Die Wahrnehmung von Hypoglykämiesymptomen ist allerdings subjektiv und deren Art, Muster und Abfolge im Verlauf eines progredienten Glykämieabfalles von individuellem Charakter. Dieser individuelle Charakter ist oft über einen langen Zeitraum konstant, kann sich aber beim Diabetiker im Zusammenhang mit der Therapie, Erkrankungsdauer, Glykämieniveau und durch das Auftreten von Hypoglykämien selbst dramatisch verändern. Es ist davon auszugehen, dass derartige Veränderungen in einem direkten Zusammenhang mit den gegenregulatorischen Mechanismen, d. h. insbesondere mit Veränderungen der Reagibilität des autonomen Nervensystems stehen. Beim Stoffwechselgesunden scheinen die autonomen Symptome im subjektiven Erleben einer Hypoglykämie im Vordergrund zu stehen (Towler et al. 1993). Bei Patienten unter Insulintherapie und insbesondere beim Typ 1-Diabetes spielen Zeichen der Neuroglukopenie hingegen ebenso häufig die Rolle des Hauptwarnsymptoms einer Hypoglykämie (Hepburn et al. 1992). Die subjektive Intensität eines individuellen Einzelsymptoms scheint gegenüber der Art des spezifischen Symptoms den dominierenden Faktor darzustellen.

Die Abfolge der Symptome im weiteren Verlauf einer progredient verlaufenden, lebensbedrohlichen Hypoglykämie wurde im Abschnitt Aktivierungsschwellen und Hierarchie der Gegenregulation beschrieben.

22.5 Hypoglykämiefolgen

Mit einem Überblick über mehr als 9300 insulinbehandelte Jahre von Patienten mit Typ 1-Diabetes, liefert die DCCT den bisher umfangreichsten Überblick über das Auftreten von Hypoglykämien (DCCT Research Group 1995). Hierbei wurde keine direkt Hypoglykämie-assoziierte Mortalität beobachtet, und eine anhaltend negative Beeinflussung neurokognitiver Funktionen durch Hypoglykämieereignisse konnte nicht nachgewiesen werden (DCCT Research Group 1996). Dennoch bleibt die Möglichkeit des potentiell letalen Verlaufs einer Hypoglykämie bzw. die Induktion von Ereignissen, die letztlich zu einem letalen Verlauf führen, Bestandteil einer Insulinbehandlung. Die eindeutige Diagnose einer Hypoglykämie ist post-mortem häufig nicht möglich, es wird aber geschätzt, dass 2–4%

Tabelle 22.1. Häufigste Hypoglykämiesymptome. (Nach Deary 1993; Deary et al. 1993b)

Kausaler Mechanismus	Symptom
Autonom	Schwitzen
	Herzklopfen
	Zittern
	Hunger
Neuroglukopenisch	Verwirrtheit
	Benommenheit
	Verhaltensauffälligkeiten
	Sprachstörungen
	Koordinationsstörungen
Unspezifisch	Übelkeit
	Kopfschmerzen

der Todesfälle insulinbehandelter Patienten Hypoglykämie-induziert sind (Deckert et al. 1978; Connell u. Louden 1983). Es bestehen Hinweise für die Annahme, dass eine sehr schwere Hypoglykämie bzw. wiederholte schwere Hypoglykämien doch bleibende hirnorganische Veränderungen und kognitive Funktionsstörungen hinterlassen können (Deary et al. 1993a, Gold et al. 1995). Kernspintomographisch wurden bei einigen Patienten zerebrale Veränderungen, insbesondere Anhaltspunkte für eine kortikale Atrophie festgestellt, und auch andere Hirnbereiche stellen offensichtlich bei schweren Hypoglykämien besonders vulnerable Areale dar (Perros et al. 1997; Fujioka et al. 1997). Im Rahmen von Hypoglykämien können auch Veränderungen der kardialen ventrikulären Repolarisation auftreten (Marques et al. 1997). Dies könnte die Ursache für rhythmogene Ereignisse und somit eine Erklärung für die immer wieder beschriebenen unklaren, plötzlichen Todesfälle („dead in bed") darstellen (Tattersall u. Gill 1991).

22.6
Hypoglykämieursachen

Hypoglykämische Ereignisse bei Diabetes mellitus sind in aller Regel iatrogener Natur und entstehen durch ein Überwiegen der Insulinwirkung (endogener oder exogener Insulinexzess) in Relation zu Faktoren, die die Plasmaglukose anheben. Ein relativer Insulinexzess entsteht, wenn die in der Zirkulation effektive Insulinwirkung höher ist als es der exogenen Kohlenhydratzufuhr, der endogenen Glukoseproduktion, der Glukoseutilisation oder der Insulinsensitivität situativ angemessen ist. Durch die bei einem Diabetes mellitus durchgeführte Pharmakotherapie kann sehr leicht ein derartiger Insulinüberschuss induziert werden. Bei Typ 2-Diabetes kann dies durch eine insulinotrope Medikation mit einem Sulfonylharnstoff geschehen und bei allen Formen eines Diabetes mellitus direkt durch exogene Insulinzufuhr. Auch wenn moderne Formen der Insulintherapie eingesetzt werden, die eine möglichst optimal adaptierte, funktionelle und kurzfristig regulierbare Insulinzufuhr verfolgen, wie die intensivierte, konventionelle Insulintherapie (ICT) oder eine Insulinpumpentherapie (CSII), ist derzeit eine Steuerung der Insulinzufuhr unter Vermeidung eines intermittierend auftretenden Insulinüberschusses noch nicht realisierbar. Dieser grundsätzliche Aspekt ist nicht nur eine Grenze für den behandelnden Arzt, sondern insbesondere für den insulinbehandelten und um eine möglichst nahenormale Blutzuckersteuerung bemühten Patienten ein permanentes, reales Risiko und eine immerwährende Quelle von Frustrationen.

Während leichtere und mit geringer Frequenz auftretende Hypoglykämieereignisse als therapeutisches Ärgernis betrachtet werden können, ist das Risiko bzw. das Auftreten schwerer Hypoglykämien therapeutisch limitierend. Bezüglich dieses Risikos, schwere Hypoglykämien zu erleiden, ergeben sich individuell erhebliche Unterschiede, und die Identifikation der hierfür ursächlichen Faktoren ist von praktischer Relevanz. Bei extremem Insulinüberschuss ist das Eintreten einer schweren Hypoglykämie unabhängig von anderen Faktoren unvermeidlich. Bei weniger ausgeprägtem Insulinüberschuss ist für die Entwicklung einer progredienten Hypoglykämie entscheidend, inwieweit die zuvor dargestellten physiologischen Gegenregulationsmechanismen intakt sind, d. h. der quantitativ gleiche relative Insulinüberschuss, der bei vielen Patienten nur zu leichten Hypoglykämieereignissen führt, kann bei einem Anderen eine schwer verlaufende, progrediente Hypoglykämie mit Bewusstseinsverlust induzieren.

Wie unterscheiden sich diese Patienten? Neben Defekten der Gegenregulationsmechanismen spielt hierbei eine fehlende bzw. quantitativ reduzierte Hypoglykämiewahrnehmung eine entscheidende Rolle. Die Aktivierung des autonomen Nervensystems mit Katecholaminausschüttung ist ein Gegenregulationsmechanismus von essentieller Bedeutung und für eine entsprechende autonome Symptomatik verantwortlich. Eine fehlende, abgeschwächte oder nur neuroglukopenische Hypoglykämie-Symptomatik interferiert mit der Möglichkeit des Patienten, rechtzeitig die geeigneten Gegenmaßnahmen zu ergreifen.

22.7
Verschobene Plasmaglukoseschwellen der Hypoglykämie-Gegenregulation und gestörte Hypoglykämiewahrnehmung

Die Aktivierungsschwellen der Hypoglykämie-Gegenregulation (s. Abb. 22.2) sind nicht statisch, sondern einer gewissen Dynamik unterworfen. Faktoren, die zu einer Abschwächung der autonomen Reaktion auf erniedrigte Plasmaglukosekonzentrationen bzw. zur Verlagerung der Aktivierungsschwellen in noch tiefere Glykämieregionen führen, beeinträchtigen nicht nur die Fähigkeit des Organismus zur Wiederanhebung der Plasmaglukosespiegel, sondern induzieren auch eine verringerte Hypoglykämiewahrnehmung.

Bei Absinken der Plasmaglukosespiegel auf 46–52 mg/dl (2,6–2,9 mmol/l) treten kognitive Funktionsstörungen auf. Während sich die Aktivierungsschwellen der Gegenregulation und der Auslösung von Hypoglykämiesymptomen in der Folge von Hypoglykämien nach unten verschieben, ist die Diskussion noch nicht abgeschlossen, inwieweit dies auch für die Schwellenwerte kognitiver Funktionsstörungen gilt. Die Datenlage ist diesbezüglich uneinheitlich, wahrscheinlich aufgrund unterschiedlicher methodischer Ansätze zur Messung zerebraler Funktionen unter Hypoglykämiebedingungen.

Kausalfaktoren verschobener Gegenregulations-Aktivierungsschwellen und eingeschränkter Hypoglykämieperzeption sind:

- Defekte der Gegenregulation (s. Abschn. 22.3.1)
- vorausgehende Hypoglykämien, niedrige BZ-Verläufe
- Adaptationsmechanismen
  - erhöhter Glukosetransport ins Gehirn und
  - veränderte zentrale Regulation
- β-Rezeptoren-Blockade (s. Abschn. 22.3.1)
- (autonome Neuropathie?)

22.7.1
Niedrige Blutzuckersteuerung und Hypoglykämien

Für die Höhe der Plasmaglukose-Schwellen zur Aktivierung der Gegenregulation ist die Glykämie selbst ein ganz entscheidender Faktor. Es ist eine bekannte Erfahrung aus der Betreuung von Typ 2-Diabetikern, dass chronisch hyperglykämische Patienten bereits auf eine rasche Absenkung der Blutzuckerspiegel in oberste Bereiche einer physiologischen Nüchternglykämie, d. h. 100 mg/dl (5,6 mmol/l), mit subjektiv unangenehmen Hypoglykämiesymptomen reagieren können. Bei schlecht eingestellten Typ 1-Diabetikern können Hypoglykämiesymptome bereits bei 80 mg/dl (4,4 mmol/l) auftreten, d. h. im Bereich physiologischer Blutzuckerspiegel und deutlich höher als bei Stoffwechselgesunden – vgl. Absch. 22.3.1 (Boyle et al. 1988; Jones et al. 1991).

Analog können niedrige Blutzuckerverläufe und Hypoglykämien zu einer Verschiebung der Gegenregulations- und Hypoglykämiewahrnehmungsschwellen in tiefere Glykämiebereiche führen. Eine Einschränkung der Gegenregulationsfähigkeit mit Zunahme der Häufigkeit von schweren Hypoglykämien und Einschränkung der Hypoglykämiewahrnehmung wurde bereits mehrfach als Nebenwirkung einer Insulinbehandlung, die das Ziel verfolgt, möglichst normoglykämische Blutzuckerziele zu erreichen, berichtet (Simonson et al. 1985; Amiel et al. 1987, 1988). Es wird heute davon ausgegangen, dass diese Phänomene direkt durch iatrogene, insulin-induzierte Hypoglykämien induziert werden. Dies gilt sowohl für chronische als auch für kurz zurückliegende Hypoglykämien. Eine Hypoglykämie per se reduziert sowohl die Aktivierung der Gegenregulation als auch die Symptomatik einer erneuten Hypoglykämie an den Folgetagen und erhöht somit das Risiko des Auftretens, sowie den möglichen Schweregrad einer solchen Hypoglykämie. So ist die Vorgeschichte einer schweren Hypoglykämie der aussagekräftigste Prädiktor für eine erneute schwere Hypoglykämie – relatives Risiko: 2,5 (DCCT Research Group 1991). Es bestehen Hinweise darauf, dass die gegenregulatorische Kortisolausschüttung eine entscheidende Rolle bei der Induktion einer eingeschränkten Gegenregulation bzw. Hypoglykämie-Symptomatik bei Folgehypoglykämien spielt (Davis et al. 1996, 1997b). Eine Verringerung der hormonell gegenregulatorischen Aktivität und des Auftretens klassischer Hypoglykämiesymptome in der Folge einer stattgehabten Hypoglykämie wurde sowohl bei Patienten mit Diabetes mellitus (Dagogo-Jack et al. 1993; Davies et al. 1992), als auch bei stoffwechselgesunden Kontrollpersonen (Heller u. Cryer 1991; Widom u. Simonson 1992; Boyle et al. 1994) nachgewiesen. Die entscheidende Rolle der Glykämie für das Auftreten dieser Phänomene wird durch das klinische Beispiel der Insulinompatienten belegt (s. Abschn. 22.6). Neben den erniedrigten Glukosespiegeln scheinen aber auch Insulin selbst und andere Hormone wie Glukokortikoide (Davis et al. 1997a; Chipkin et al. 1998) für die Reaktion des ZNS auf Hypoglykämien von Bedeutung. So wird das synaptische Reuptake-Protein für Noradrenalin im Gehirn (NET = norepinephrine transporter) durch Insulin reguliert (Figlewicz et al. 1996).

22.7.2
Erhöhte Glukosetransportraten ins Gehirn

Bei Auftreten erniedrigter Plasmaglukosekonzentrationen kommt ein weiterer Mechanismus zum Tragen, dem bei der Einschränkung der Hypoglykämiewahrnehmung eine möglicherweise entscheidende Bedeutung zukommt – eine reaktive Steigerung des Glukosetransports (und evtl. auch anderer Metabolite) durch die Blut-Hirn-Schranke (Boyle et al. 1994, 1995). An der Blut-Hirn-Schranke erfolgt der Glukosetransport durch den Glukosetransporter der Isoform GLUT1 und im mikrovaskulären Endothel des Gehirns wird das GLUT1-Gen selektiv exprimiert (Pardridge et al. 1990). In in-vitro-Experimenten konnte eine Induktion bzw. Verlängerung der Halbwertszeit der GLUT1-mRNA durch Inkubation bei niedrigen Glukosekonzentrationen gezeigt werden (Boado u. Pardrigde 1993). Diese Mechanismen stellen eine Adaptation der Glukoseaufnahme des Gehirns in der Folge von Hypoglykämien dar (Kumagai et al. 1995).

Bei gesunden Probanden konnte nach einem hypoglykämischen Clamp bei 52 mg/dl eine Schwellenverschiebung in niedrigere Glykämiebereiche sowohl für die hormonelle Gegenregulation als auch für autonome Symptome gezeigt werden, verbunden mit einer Verringerung der Hypoglykämie-induzierten Einschränkung der zerebralen Glukoseaufnahme (Boyle et al. 1994). Bei Patienten mit Typ 1-Diabetes und niedrigem HbA1c konnte unter experimenteller Hypoglykämie gegenüber Vergleichsgruppen mit höherem Glykämieniveau keine rückläufige Glukoseaufnahme (BCU – brain glucose uptake) ins Gehirn demonstriert werden, und anhand evozierter Potentiale wurde gezeigt, daß gegenüber den anderen Kollektiven Unterschiede in der Beeinflussung zerebraler Funktionen durch absinkende Plasmaglukosespiegel vorliegen (Jones et al. 1997; Boyle et al. 1995).

Ein niedriger Plasmaglukosespiegel induziert also offenkundig Anpassungsvorgänge, die es dem Gehirn ermöglichen, seine Substratzufuhr/Glukoseaufnahme und somit auch zerebraler Funktionen während einer erneuten Hypoglykämie in Verbindung mit einer verminderten Hypoglykämiewahrnehmung länger aufrecht zu erhalten. Die sich aus diesem Anpassungsmechanismus ergebende Gefahr ist, dass zunehmend häufiger (weil nicht registriert) Hypoglykämien auftreten können, die selbstperpetuierend zu einer weiteren Adaptation des BCU und der gegenregulatorischen Schwellen führen. Bei einem zunehmend schweren peripheren Substratmangel/Hypoglykämie werden die Kompensationsmechanismen des zerebralen Glukosetransports jedoch überschritten, mit der Konsequenz eines unmittelbaren Zusammenbruchs des Systems mit einem akuten schweren zerebralen Glukosedefizit.

Es gibt auch experimentelle Hinweise, dass unter chronischer Hypoglykämie nicht nur an der Blut-Hirn-Schranke, sondern auch intrazerebrale, neuronale Adaptationsvorgänge auftreten, die neben GLUT1 auch eine Induktion von GLUT3 betreffen (Uehara et al. 1997). Die potentielle Bedeutung eines derartigen Mechanismus für eine verspätete neuronale Signalübertragung bei Hypoglykämie ist noch unklar.

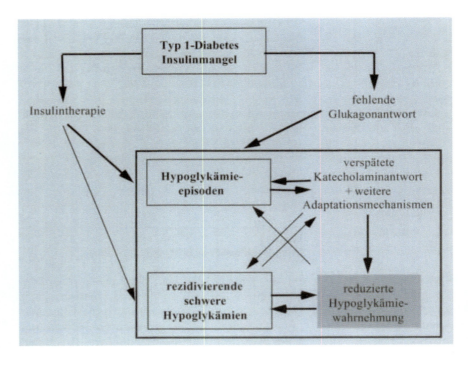

Abb. 22.4. Schematische Zusammenfassung potentieller Zusammenhänge eines Hypoglykämie-induzierten autonomen Versagens der Hypoglykämie-Schutzmechanismen bei Typ 1-Diabetes

22.7.3
Autonome Neuropathie

Eine fehlende bzw. weitgehend aufgehobene Wahrnehmung von Hypoglykämien wird vielfach als Manifestation einer autonomen Neuropathie bei länger bestehendem Diabetes mellitus betrachtet. Es existieren Daten, die einen derartigen Kausalzusammenhang als sehr wahrscheinlich erscheinen lassen (Frier 1993; Stephenson et al. 1996). Schwere Hypoglykämien mit fehlender Hypoglykämiewahrnehmung treten bei Patienten mit lange bestehendem Diabetes mellitus und autonomer Neuropathie häufiger auf, wobei aber autonome Neuropathie und fehlende Hypoglykämiewahrnehmung auch unabhängig voneinander auftreten bzw. koexistieren können. Ein klarer Kausalzusammenhang zwischen diesen beiden Problematiken ist nicht gesichert (Hepburn et al. 1990; Ryder et al. 1990). So konnte bei vielen Patienten mit fehlender Hypoglykämiewahrnehmung keine kardiale autonome Neuropathie nachgewiesen werden (Hepburn et al. 1990). Allerdings wird die pankreatische Glukagonausschüttung auf hypoglykämische Reize durch das autonome Nervensystem mitgesteuert (Havel et al. 1996) und ist nach Inselzell-Transplantation nicht normalisiert, wohingegen die reaktive Katecholaminsekretion und die Hypoglykämiewahrnehmung nach Pankreastransplantation durchaus gebessert sein kann (Kendall et al. 1997a,b; Abb. 22.4).

22.8
Verbesserung von Hypoglykämiewahrnehmung und Gegenregulationsfähigkeit

Anhand des sich abzeichnenden *Circulus vitiosus* aus defizienter Gegenregulation mit verschobenen Aktivierungsschwellen und sich selbst perpetuierenden Hypoglykämien bei verminderter Hypoglykämiewahrnehmung bei Patienten mit insulinbehandeltem Diabetes – insbesondere Typ 1 (Cryer 1992) – ergibt sich zwangsläufig die Frage nach therapeutischen Interventionsmöglichkeiten.

Auch Patienten mit einem Insulinom haben sehr häufig eine eingeschränkte Hypoglykämiewahrnehmung und tolerieren teilweise deutlich erniedrigte Plasmaglukosekonzentrationen ohne apparente klinische Symptomatik. Bei diesen Patienten konnte gezeigt werden, dass die fehlende Hypoglykämiewahrnehmung durch die operative Entfernung des Insulinoms und somit die Wiederherstellung eines normalen Glykämieniveaus reversibel ist (Tabelle 22.2; Mitrakou et al. 1993).

Tabelle 22.2. Plasmaglukoseschwellen für die Auslösung gegenregulatorischer hormoneller Reaktionen und das Auftreten von Symptomen bzw. Zeichen kognitiver Dysfunktion bei 6 Patienten mit Insulinomen vor und 6 Monate nach Operation. (Nach Mitrakou et al. 1993)

Variable	Insulinompatienten Vor OP	Nach OP
	Mittlere Plasmaglukoseschwelle [±SD; mg/dl]	
Hormon-Response		
Adrenalin	46±5* **	61±4
Noradrenalin	43±6* **	62±6
Glukagon	42±4* **	60±5
HGH	42±5* **	62±9
Kortisol	42±4* **	57±4
Autonome Symptome	45±5* **	58±5
Neuroglukopenische Symptome	50±9**	54±10
Kognitive Dysfunktion	39±2* **	49±4

*$p<0.02$ im Vergleich zu gesunden Kontrollen, **$p<0.05$ im Vergleich zu postoperativ

Aufgrund der zentralen Rolle der Hypoglykämien in der Entwicklung des Syndroms aus eingeschränkter und verspäteter Gegenregulation bei verminderter Hypoglykämiewahrnehmung ist es möglich, dass durch strikte Vermeidung von Hypoglykämien eine zumindest partielle Reversibilität dieses Syndroms erreicht werden kann. Dies konnte bei betroffenen Patienten mit Typ 1-Diabetes mittlerweile von mehreren Arbeitsgruppen gezeigt werden (Cranston et al. 1994; Dagogo-Jack et al. 1994; Lingenfelser et al. 1995; Fanelli et al. 1997). Durch strikte Vermeidung von Hypoglykämien über mehrere Wochen wurde eine partielle Rückverlagerung der Glykämieschwellen für gegenregulatorische Hormone und für autonome und neuroglukopenische Symptome sowie des Hypoglykämieempfindens in höhere Plasmaglukosebereiche erzielt (Abb. 22.5). Somit scheint es unabhängig von Diabetesdauer und initialer Stoffwechseleinstellung auch möglich, durch strikte Vermeidung von Hypoglykämien die normale Hierarchie der subjektiven Hypoglykämiewahrnehmung vor Eintreten einer hypoglykämie-induzierten kognitiven Dysfunktion wiederherzustellen. Eine vorhandene Einschränkung der Glukagonantwort auf hypoglykämische Sekretionsreize erscheint demgegenüber irreversibel (Cranston et al. 1994; Dagogo-Jack et al. 1994).

Die Wahrnehmung von Hypoglykämie-Symptomen kann durch Koffein verstärkt werden. In einer Untersuchung bei Patienten mit Typ 1-Diabetes wurde unter Koffein eine bessere Hypoglykämiewahr-

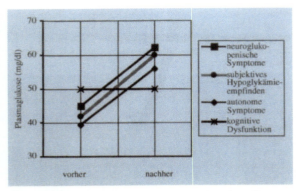

Abb. 22.5. Plasmaglukoseschwellen vor und nach strikter Hypoglykämievermeidung. (Nach Cranston et al. 1994).

nehmung in Verbindung mit früherer gegenregulatorischer Aktivität beobachtet (Kerr et al. 1993; Debrah et al. 1996). Neben möglichen direkten stimulatorischen Effekten im ZNS scheint eine Veränderung des zerebralen Blutflusses unter Koffein von besonderer Bedeutung, die wiederum die Verfügbarkeit von metabolischen Substraten wie Glukose beeinflusst.

Literatur

American Diabetes Association (1993) Position statement: implication of the diabetes control and complication trial. Clin Diabetes 11: 91–96

Amiel SA, Tamborlane WV, Simonson DC, Sherwin RS (1987) Defective glucose counterregulation after strict glycemic control of insulin-dependent diabetes mellitus. N Engl J Med 316: 1376–1383

Amiel SA, Sherwin RS, Simonson DC, Tamborlane WV (1988) Effect of intensive insulin therapy on glycemic thresholds for counterregulatory hormone release. Diabetes 37: 901–907

Berger W (1985) Incidence of severe side effects during therapy with sulphonylureas and biguanides. Horm Metab Res 15: 111–115

Boado RJ, Pardridge WM (1993) Glucose deprivation causes posttranscriptional enhancement of brain capillary endothelial glucose transporter gene expression via GLUT-1 mRNA stabilization. J Neurochem 60: 2290–2296

Bolli G, DeFeo P, Compagnucci P, Cartechini MG, Angeletti G, Santeusiano F, Brunetti P, Gerich JE (1983) Abnormal glucose counter-regulation in insulin-dependent diabetes mellitus: interaction of anti-insulin antibodies and impaired glucagon and epinephrine secretion. Diabetes 32: 134–141

Boyle PJ, Schwartz NS, Shah SD, Clutter WE, Cryer PE (1988) Plasma glucose concentrations at the onset of hypoglycemic symptoms in patients with poorly controlled diabetes and in non-diabetics. N Engl J Med 318: 1487–1492

Boyle PJ, Nagy RJ, O'Connor AM, Kempers SF, Yeo RA, Qualls C (1994) Adaptation in brain glucose uptake following recurrent hypoglycemia. Proc Natl Acad Sci USA 91: 9352–9356

Boyle PJ, Kempers SF, O'Connor AM, Nagy RJ (1995) Brain glucose uptake and unawareness of hypoglycemia in patients with insulin-dependent diabetes mellitus. N Engl J Med 333: 1726–1731

Campbell IW (1985) Metformin and the sulphonylureas: the comparative risk. Horm Metab Res 15: 105–111

Chipkin SR, van Bueren A, Bercel E, McCall AL (1998) Effects of dexamethasone in vivo and in vitro on glucose transport in brain microvasculature. Neurochem Res 23: 649–656

Clarke BF, Campbell IW (1974) Long-term comparative trial of glibenclamide and chlorpropamide in diet-failed maturity onset diabetes. Lancet i: 246–248

Clutter WE, Rizza RA, Gerich JE, Cryer PE (1988) Regulation of glucose metabolism by sympathochromaffin catecholamines. Diabetes Metab Rev 4: 1–15

Connell FA, Louden JM (1983) Diabetes mortality in persons under 45 years of age. Am J Public Health 73: 1174–1177

Cranston I, Lomas J, Maran A, Macdonald I, Amiel SA (1994) Restoration of hypoglycaemia awareness in patients with long-duration insulin-dependent diabetes. Lancet 344: 283–287

Cryer PE (1992) Iatrogenic hypoglycemia as a cause of hypoglycemia-associated autonomic failure in IDDM: A vicious circle. Diabetes 41: 255–260

Cryer PE (1993) Glucose counterregulation: the physiological mechanisms that prevent or correct hypoglycemia. In: Frier BM, Fisher BM (eds) Hypoglycaemia and diabetes: clinical and physiological aspects. Edward Arnold, London, pp 34–55

Cryer PE, Gerich JE (1985) Glucose counterregulation, hypoglycemia and intensive insulin therapy in diabetes mellitus. N Engl J Med 313: 232–241

Dagogo-Jack SE, Craft S, Cryer PE (1993) Hypoglycemia-associated autonomic failure in insulin dependent diabetes mellitus. J Clin Invest 91: 819–828

Dagogo-Jack S, Rattararsan C, Cryer PE (1994) Reversal of hypoglycemia unawareness, but not defective glucose counter-regulation in IDDM. Diabetes 43: 1426–1434

Davis MR, Mellman M, Shamoon H (1992) Further defects in counter-regulatory responses induced by recurrent hypoglycemia in type 1 diabetics. Diabetes 41: 1335–1340

Davis SN, Shavers C, Costa F, Mosqueda-Garcia R (1996) Role of cortisol in the pathogenesis of deficient counterregulation after antecedent hypoglycemia in normal humans. J Clin Invest 98: 680–691

Davis SN, Dunham B, Walmsley K, Shavers C, Neal D, Williams P, Cherrington AD (1997a) Brain of the conscious dog is sensitive to physiological changes in circulatig insulin. Am J Physiol 272: E567–575

Davis SN, Shavers C, Davis B, Costa F (1997b) Prevention of an increase in plasma cortisol during hypoglycemia preservers subsequent counterregulatory responses. J Clin Invest 100: 429–438

DCCT Research Group (1987) Diabetes control and complications trial (DCCT): results of feasibility study. Diabetes Care 10: 1–19

DCCT Research Group (1991) Epidemiology of severe hypoglycemia in the diabetes control and complication trial. Am J Med 90: 450–459

DCCT Research Group (1993) The effect of intensive treatment of diabetes on the development and progression of long-term complications in insulin-dependent diabetes mellitus. N Engl J Med 329: 977–986

DCCT Research Group (1995) Adverse events and their association with treatment regimens in the diabetes control and complications trial. Diabetes Care 18: 1415–1427

DCCT Research Group (1996) Effects of intensive diabetes therapy on neuropsychological function in adults in the diabetes control and complications trial. Ann Intern Med 124: 379–388

DCCT Research Group (1998) Effect of intensive therapy on residual β-cell function in patients with type 1 diabetes in the diabetes control and complications trial. Ann Intern Med 128: 517–523

Deary IJ (1993) Effects of hypoglycaemia on cognitive function. In: Frier BM, Fisher BM (eds) Hypoglycaemia and diabetes: clinical and physiological aspects. Edward Arnold, London, pp 80–92

Deary IJ, Crawford JR, Hepburn DA, Langan SJ, Blackmore LM, Frier BM (1993a) Severe hypoglycemia and intelligence in adult patients with insulin-treated diabetes. Diabetes 42: 341–344

Deary IJ, Hepburn DA, MacLeod KM, Frier BM (1993b) Partitioning the symptoms of hypoglycaemia using multi-sample confirmatory factor analysis. Diabetologia 36: 771–777

Debrah K, Sherwin RS, Murphy J, Kerr D (1996) Effect of caffeine on recognition of and physiological responses to hypoglycemia in insulin-dependent diabetes. Lancet 347: 19–24

Deckert T, Poulsen JE, Larsen M (1978) Prognosis of diabetics with diabetes before the age of thirty-one. 1. Survival, cause of deaths and complications. Diabetologia 14: 363–370

Fanelli C, Pampanelli S, Calderone S, Lepore M, Annibale B, Compagnucci P, Brunetti P, Bolli GB (1995) Effects of recent, short-term hyperglycemia on responses to hypoglycemia in humans. Relevance to the pathogenesis of hypoglycemia unawareness and hyperglycemia-induced insulin resistance. Diabetes 44: 513–519

Fanelli C, Pampanelli S, Lalli C, Del Sindaco P, Ciofetta M, Lepore M, Porcellati F, Bottini P, Di Vincenzo A, Brunetti P, Bolli GB (1997) Long-term intensive therapy of IDDM patients with clinically overt autonomic neuropathy: effects on hypoglycemia awareness and counterregulation. Diabetes 46: 1172–1181

Figlewicz DP, Brot MD, McCall AL, Szot P (1996) Differential gene regulation of CNS noradrenergic and dopaminergic neurons by diabetes. Brain Res 736: 54–60

Fisher BM, Frier BM (eds) (1993) Haemodynamic responses and functional changes in major organs. In: Hypoglycaemia and diabetes: clinical and physiological aspects. Edward Arnold, London, pp 144–155

Frier BM (1993) Hypoglycaemia unawareness. In: Frier BM, Fisher BM (eds) Hypoglycaemia and diabetes: clinical and physiological aspects. Edward Arnold, London, pp 284–301

Fujioka M, Okuchi K, Hiramatsu KI, Sakaki T, Sakaguchi S, Ishii Y (1997) Specific changes in human brain after hypoglycemic injury. Stroke 28: 584–587

Fukuda M, Tanaka A, Tahara Y, Ikegami H, Yamamoto Y, Kumahara Y, Shima K (1988) Correlation between minimal secretory capacity of pancreatic β-cells and stability of diabetic control. Diabetes 37: 81–88

Gerich JE (1988) Glucose counterregulation and its impact on diabetes mellitus. Diabetes 37: 1608–1617

Gerich J, Langlois M, Noacco C, Karam J, Forsham P (1973) Lack of glucagon response to hypoglycemia in diabetes: evidence for an intrinsic pancreatic alpha-cell defect. Science 182: 171–173

Gold AE, MacLeod KM, Deary IJ, Frier BM (1995) Hypoglycemia-induced cognitive dysfunction in diabetes mellitus: effect of hypoglycemia unawareness. Physiol Behav 58: 501–511

Goldgewicht C, Slama G, Papoz L, Tchobroutsky G (1983) Hypoglycaemic reactions in 172 type I (inulin-dependent) diabetic patients. Diabetologia 24: 95–99

Havel PJ, Mundinger TO, Taborsky Jr GJ (1996) Pancreatic sympathetic nerves contribute to increased glucagon secretion during severe hypoglycemia in dogs. Am J Physiol 270: E20–26

Heller S, Cryer PE (1991) Reduced neuroendocrine and symptomatic responses to subsequent hypoglcemia after one episode of hypoglycemia in non-diabetic humans. Diabetes 40: 223–226

Hepburn DA, Patrick AW, Eadington DW, Ewing DJ, Frier BM (1990) Unawareness of hypoglycaemia in insulin-treated diabetic patients: prevalence and relationship to autonomic neuropathy. Diabet Med 7: 711–717

Hepburn DA, Deary IJ, Frier BM (1992) Classification of symptoms of hypoglycaemia in insulin-treated diabetic patients using factor analysis: relationship to hypoglycaemia unawareness. Diabet Med 9: 70–75

Hepburn DA, McLeod KM, Pell ACH, Scougal IJ, Frier BM (1993) Frequency and symptoms of hypoglycaemia experienced by patients with type 2 diabetes treated with insulin. Diabetic Medicine 10: 231–237

Hirsch IB, Boyle PJ, Craft S, Cryer PE (1991) Higher glycemic thresholds for symptoms during β-adrenergic blockade in IDDM. Diabetes 40: 1177–1186

Jennings AM, Wilson RM, Ward JD (1989) Symptomatic hypoglycemia in NIDDM patients treated with oral hypoglycemic agents. Diabetes Care 12: 203–208

Jones TW, Boulware SD, Kraemer DT, Caprio S, Sherwin RS, Tamborlane WV (1991) Independent effects of youth and poor diabetes control on responses to hypoglycemia in children. Diabetes 40: 358–363

Jones TW, Borg WP, Borg MA, Boulware SD, McCarthy G, Silver D, Tamborlane WT, Sherwin RS (1997) Resistance to neuroglycopenia: an adaptive response during intensive insulin treatment of diabetes. J Clin Endocrinol Metab 82: 1713–1718

Jones TW, Porter P, Sherwin RS, Davis EA, O'Leary P, Frazer F, Byrne G, Stick S, Tamborlane WV (1998) Decreased epinephrine responses to hypoglycemia during sleep. N Engl J Med 338: 1657–1662

Kendall DM, Teuscher AU, Robertson RP (1997a) Defective glucagon secretion during sustained hypoglycemia following successful islet allo- and autotransplantation in humans. Diabetes 46: 23–27

Kendall DM, Rooney DP, Smets YFG, Salazar BL, Robertson RP (1997b) Pancreas transplantation restores epinephrine response and symptom recognition during hypoglycemia in patients with longstanding type I diabetes and autonomic neuropathy. Diabetes 46: 249–257

Kerr D, Sherwin RS, Pavalkis F, Fayad PB, Sikorski L, Rife F, Tamborlane WV, During MJ (1993) Effect of caffeine on the recognition of and responses to hypoglycemia in humans. Ann Intern Med 119: 799–804

Kleinbaum J, Shamoon H (1983) Impaired counterregulation of hypoglycemia in insulin-dependent diabetes mellitus. Diabetes 32: 493–498

Koh THHG, Eyre JA, Aynsley-Green A (1988) Neonatal hypoglycemia – the controversy regarding definition. Arch Dis Child 63: 1353–1358

Korzon-Burakowska A, Hopkins D, Matyka K, Lomas J, Pernet A, Macdonald I, Amiel S (1998) Effects of glycemic control on protective responses against hypoglycemia in type 2 diabetes. Diabetes Care 21: 283–290

Kumagai AK, Kang YS, Boado RJ, Pardridge WM (1995) Upregulation of blood-brain barrier GLUT1 glucose transporter protein in experimental chronic hypoglycemia. Diabetes 44: 1399-1404

Lingenfelser T, Buettner U, Martin J, Tobis M, Renn W, Kaschel R, Jakober B (1995) Improvement of impared counterregulatory hormone response and symptom perception by short-term avoidance of hypoglycemia in IDDM. Diabetes Care 18: 321-325

Liu D, Moberg E, Kollind M, Lin PE, Adamson U, Macdonald IA (1992) Arterial, arterialized venous, venous and capillary blood glucose measurements in normal man during hyperinsulinemic euglycemia and hypoglycemia. Diabetologia 35: 287-290

Marques JL, George E, Peacey SR, Harris ND, MacDonald IA, Cochrane T, Heller SR (1997) Altered ventricular repolarization during hypoglycaemia in patients with diabetes. Diabet Med 14: 648-654

Merimee TJ, Tyson JE (1974) Stabilization of plasma glucose during fasting. N Engl J Med 291: 1275-1278

Mitrakou A, Ryan C, Veneman T, Mokan M, Jenssen T, Kiss I, Durrant J, Creyer P, Gerich J (1991) Hierarchy of glycemic thresholds for counterregulatory hormone secretion, symptoms, and cerebral dysfunction. Am J Physiol 260: E67-E74

Mitrakou A, Fanelli C, Veneman T, Perriello G, Calderone S, Platanisiotis D, Rambotti A, Raptis S, Brunetti P, Cryer P, Gerich J, Bolli G (1993) Reversibility of unawareness of hypoglycemia in patients with insulinomas. N Engl J Med 329: 834-839

Müller UA, Femerling M, Reinauer KM, Risse A, Voss M, Jörgens V, Berger M, Mühlhauser I for the ASD (the Working Group on structured diabetes therapy of the German Diabetes Association) (1999) Intensified treatment and education of type 1 diabetes as clinical routine: a nationwide quality-circle experience in Germany. Diabetes Care 22: B29-B34

Pardridge WM, Boado RJ, Farrell CR (1990) Brain-type glucose transporter (GLUT-1) is selectively localized to the blood-brain barrier. Studies with quantitative western blotting and in situ hybridization. J Biol Chem 265: 18035-18040

Perros P, Deary IJ, Sellar RJ, Best JJ, Frier BM (1997) Brain abnormalities demonstrated by magnetic resonance imaging in adult IDDM patients with and without a history of recurrent severe hypoglycemia. Diabetes Care 20: 1013-1018

Popp DA, Tse TF, Shah SD, Clutter WE, Cryer PE (1984) Oral propranolol and metoprolol both impair glucose recovery from insulin induced hypoglycemia in insulin dependent diabetes mellitus. Diabetes Care 7: 243-247

Potter J, Clarke P, Gale EAM, Dave SH, Tattersall RB (1982) Insulin-induced hypoglycaemia in an accident and emergency department: the tip of an iceberg? BMJ 285: 1180-1182

Pramming S, Thorsteinsson B, Stigsby B, Binder C (1988) Glycaemic thresholds for changes in electroencephalograms during hypoglycaemia in patients with insulin dependent diabetes mellitus. BMJ 296: 665-667

Pramming S, Thorsteinsson B, Bendtson I, Binder C (1990) The relationship between symptomatic and biochemical hypoglycaemia in insulin-dependent diabetic patients. J Intern Med 228: 641-646

Pramming S, Thorsteinsson B, Bendtson I, Binder C (1991) Symptomatic hypoglycaemia in 411 Type 1 diabetic patients. Diabet Med 8: 217-222

Reichard P, Pihl M (1994) Mortality and treatment side-effects during long-term intensified conventional insulin treatment in the Stockholm Diabetes Intervention Study. Diabetes 43: 313-317

Reichard P, Nilsson BY, Rosenqvist U (1993) The effect of long-term intensified insulin treatment on the development of microvascular complications of diabetes mellitus. N Engl J Med 329: 304-309

Ross RJM (1992) Protocols for common endocrine tests. In: Grossmann A (ed) Clinical endocrinology. Blackwell Scientific Publishers, Oxford, pp 1015-1032

Ryder REJ, Owens DR, Hayes TM, Gathei M, Bloom SR (1990) Unawareness of hypoglycaemia and inadequate glucose counter-regulation: no causal relationship with diabetic neuropathy. BMJ 301: 783-787

Schwartz NS, Clutter WE, Shah SD, Cryer PE (1987) Glycemic thresholds for activation of glucose counterregulatory systems are higher than the threshold for symptoms. J Clin Invest 79: 777-781

Simonson DC, Tamborlane WV, DeFronzo RA, Sherwin RS (1985) Intensive insulin therapy reduces counterregulatory hormone responses to hypoglycemia in patients with type I diabetes. Ann Intern Med 103: 184-190

Stephenson JM, Kempler P, Cavallo-Perin P, Fuller JH (1996) Is autonomic neuropathy a risk factor for diabetes for severe hypoglycaemia? The EURODIAB IDDM complications study. Diabetologia 39: 1372-1376

Tattersall RB, Gill GV (1991) Unexplained deaths of type 1 diabetic patients. Diabet Med 8: 49-58

Towler DA, Havlin CE, Craft S, Cryer PE (1993) Mechanism of awareness of hypoglycemia: perception of neurogenic (predominantly cholinergic) rather than neuroglycopenic symptoms. Diabetes 42: 1791-1798

Uehara Y, Nipper V, McCall AL (1997) Chronic insulin hypoglycemia induces GLUT3 protein in rat brain neurons. Am J Physiol 272: E716-E719

Weir GC, Bonner-Weir S (1990) Islet of Langerhans: the puzzle of interislet interactions and their relevance to diabetes. J Clin Invest 85: 983-987

Whipple AO (1944) Hyperinsulinism in relation to pancreatic tumors. Surgery 16: 89-305

White NH, Skor DA, Cryer PE, Levandoski L, Bier DM, Santiago JV (1983) Indentification of type I diabetic patients at increased risk for hypoglycemia during intensive therapy. N Engl J Med 308: 485-491

Widom B, Simonson DC (1992) Intermittent hypoglycemia impairs glucose counter-regulation. Diabetes 41: 1597-1602

23 Diabetische Ketoazidose – akute hyperglykämische Komplikationen

P.-H. Althoff

Inhaltsverzeichnis

23.1 Diabetische Ketoazidose („Coma diabeticum") 353
23.1.1 Definitionen der „Komaformen" bei Diabetes mellitus 353
23.1.2 Pathogenese der diabetischen Ketoazidose 353
23.1.3 Epidemiologie 356
23.1.4 Ätiologie, pathogenetische Faktoren und Auslöser 356
23.1.5 Symptomatologie und klinisches Bild 356
23.1.6 Diagnose und Differentialdiagnose zu den akuten Komplikationen beim Diabetes mellitus 358
23.2 Therapie der diabetischen Ketoazidose und des nichtketoazidotischen, hyperglykämischen, hyperosmolaren Dehydratationssyndroms 359
23.2.1 Praktisches Vorgehen in der präklinischen Phase 359
23.2.2 Intensivmedizinische Behandlung 360
23.3 Nichtketoazidotisches, hyperglykämisches, hyperosmolares Dehydratationssyndrom („hyperosmolares Koma") 366
23.3.1 Epidemiologie 366
23.3.2 Pathogenese 366
23.3.3 Ätiologie und Verlauf 367
23.3.4 Klinik 368
23.3.5 Laborbefunde 369
23.3.6 Besonderheiten der Therapie 369
23.3.7 Letalität und Morbidität 369
23.3.8 Prävention der diabetischen Ketoazidose und des nichtketoazidotischen, hyperglykämischen, hyperosmolaren Dehydratationssyndroms 370
23.4 Laktatazidosen 370
23.4.1 Physiologie und Pathophysiologie 370
23.4.2 Definition und Klassifikation der primären und sekundären Hyperlaktatämien 371
23.4.3 Epidemiologie 372
23.4.4 Ätiologie und Pathogenese der Typ-B-Laktatazidose 372
23.4.5 Weitere Auslöser 373
23.4.6 Klinik 373
23.4.7 Diagnose 373
23.4.8 Therapie 374
23.4.9 Hämodialyse 375
23.4.10 Prognose und Prävention 376
23.5 Alkoholische Ketoazidose 376
23.5.1 Ätiologie und Pathogenese 376
23.5.2 Inzidenz, Epidemiologie und mögliche genetische Prädisposition 376
23.5.3 Klinik 377
23.5.4 Diagnose und Differentialdiagnose 377
23.5.5 Therapie 378
Literatur 378

Übersicht

Die diabetische Ketoazidose (DKA), das nicht ketoazidotische, hyperglykämische, hyperosmolare Dehydratationssyndrom (NKH = hyperosmolares Koma), die Laktatazidose sowie die alkoholische Ketoazidose sind die wichtigsten Komplikationen, die beim schwerkranken oder gar komatösen Diabetiker differentialdiagnostisch zu erwägen sind. Davon abzugrenzen ist der hypoglykämische Schock sowie andere Komaformen und deren Vorstadien. Eine Sonderstellung nehmen die Laktatazidose sowie die alkoholische Ketoazidose ein, die auch beim Nicht-Diabetiker vorkommen können.

Der Faktor Zeit ist für die Prognose dieser Krisen entscheidend. Notfallhinweise (Notfallausweis, Notfallarmband oder Anhänger, SOS-Kapsel) können die Abklärung erleichtern und lebensrettend sein, dies gilt besonders für die Hypoglykämie (s. Kap. 22).

23.1
Diabetische Ketoazidose („Coma diabeticum")

Auch heute noch wird der Begriff des „Coma diabeticum" häufig mit der schweren diabetischen Ketoazidose (DKA) gleichgesetzt.

Früher wurde, da nicht differenzierter diagnostizierbar, unter dem Begriff „Coma diabeticum" vieles zusammengefasst, was man heute als unterschiedliche Krankheitsbilder definieren kann (Bradley 1965). Differentialdiagnostische, anamnestische und klinische Hinweise sowie die typischen Laborkonstellationen sind in Tabelle 23.1 aufgelistet. Da sich jedoch das therapeutische Vorgehen bei diesen Zuständen überwiegend an der Klinik und rasch verfügbaren Laborparametern orientiert und die Grundprinzipien der Behandlung auch bei der diabetischen Ketoazidose sich nach heutigem Wissen gleichen, ist man bei wesentlichen Entscheidungen in der ersten Akutsituation nicht durch das Fehlen der letzten Sicherheit eingeengt.

23.1.1
Definitionen der „Komaformen" bei Diabetes mellitus

Das „Coma diabeticum" ist die schwerste Form einer diabetischen hyperglykämischen Stoffwechselentgleisung. Dabei unterscheiden wir heute grundsätzlich zwischen der diabetischen Ketoazidose (DKA; Ketonkörper >5 mmol/l; Standard-Bicarbonat <4–5 mmol/l; Blutzucker meist über 300 mg/dl; pH <7,3) und der nicht-ketoazidotischen, hyperglykämischen hyperosmolaren Krise (NKH; Ketonkörper <3 mmol/l; Plasmaosmolarität >350 mosmol/l; Blutzucker >600 mg/dl, ja bis zu 4000 mg/dl; Bicarbonat >18 mmol/l).

Es handelt sich um potentiell tödliche Erkrankungen, deren Letalität auch heute noch selbst in erfahrenen Zentren bei der diabetischen Ketoazidose (DKH) mit bis zu 5%, bei dem nicht ketoazidotischen, hyperglykämischen, hyperosmolaren Koma (NKA) mit 10–17% angegeben wird (Kitabchi u. Wall 1995). Bei dieser schweren Entgleisung des Intermediär-Stoffwechsels ist neben dem Kohlenhydrat- und Fettstoffwechsel der gesamte Wasser-, Elektrolyt- aber auch der Energiestoffwechsel betroffen, die Funktionen aller Organe sind gestört oder gefährdet.

Ein „Coma diabeticum" als schwerste Störung des Bewusstseins im Verlauf einer diabetischen Ketoazidose findet man heute nur bei ca. 10% der Patienten mit DKA. Die Bewusstseinsstörung ist kein Leitsymptom und auch kein Ausdruck des aktuellen Gefährdungsausmaßes, Letzteres wird besser an den aktuellen Stoffwechsel-Messgrößen (s. Abschn. 23.1.5) erkannt. In neuester Zeit wird neben dem Insulinmangel zusätzlich die Bedeutung der gegenregulatorischen, kontrainsulinären Hormone Glukagon, Kortisol, Wachstumshormon und der Katecholamine für die Pathogenese der diabetischen Ketoazidose und DKA wieder stärker diskutiert (Althoff u. Mehnert 1998).

23.1.2
Pathogenese der diabetischen Ketoazidose

Insulinmangel führt über eine Störung der Glukoseutilisation in der Peripherie und eine Steigerung der Glukoseproduktion durch verstärkte Glykogenolyse in der Leber und in der Muskulatur sowie durch eine Steigerung der Glukoneogenese, vor allem aus Eiweiß, zu einer massiven Hyperglykämie mit ausgeprägter osmotischer Diurese. Im Rahmen der Glukosurie kommt es zu massiven Wasser- und Elektrolytverlusten. Der extrazellulären Wasserverarmung folgen intrazelluläre Wasserverluste (Abb. 23.1. und 23.2).

Es resultiert eine hypertone Dehydratation. Daneben führt eine gesteigerte Lipolyse über den gesteigerten Abbau freier Fettsäuren zu einer Anhäufung von Ketonkörpern. Die Blutkonzentrationen der starken Säuren Azetoazetat und β-Hydroxybutyrat erreichen Spiegel bis zu 20 nmol mit der Folge einer schweren metabolischen Azidose, die der Körper über verstärkte CO_2-Abatmung in Form der Kussmaul-Atmung zu kompensieren versucht. Hypovolämiebedingt kommt es daneben auch zu einer zerebralen und peripheren Minderdurchblutung. Die resultierende Gewebehypoxie mit verstärkter Laktatbildung sowie Oligo-Anurie bei mangelnder Flüssigkeitsaufnahme mit verminderter bis sistierender Ausscheidung von Ketonkörpern verstärken weiter die metabolische Azidose.

Mit Hyperosmolarität, Dehydratation des Liquors, Dehydratation der Hirnzellen, Hypoxie und einer intrazellulären Kaliumverarmung – durch Membranstörungen –, kommt es zum Austritt des intrazellulären Kaliums und bei ausgeprägter osmotischer Diurese gehen mit den Ketonkörpern auch in hohem Maße Kalium und Natrium über die Niere verloren. Es kommt zur Eintrübung des Sensoriums, später zum Koma und letztlich zum Exitus (s. Abb. 23.1 und Abb. 23.2).

Tabelle 23.1. Hinweise zur Differentialdiagnose der akuten Komplikationen des Diabetes mellitus

Erkrankung	Hypoglykämie	Diabetische Ketoazidose „Ketoazidotisches Koma"	Hyperosmolares, hyperglykämisches Dehydratationssyndrom „Hyperosmolares Koma"	Laktatazidose	Alkoholische Ketoazidose
Lebensalter	Jedes	Jedes	Meist über 50 Jahre	Jedes	Jedes
Bevorzugt betroffene Patienten	Mit Sulfonylharnstoffen oder Insulin eingestellte Diabetiker	Bekannter Diabetes und Erstmanifestation (15%)	Häufiger Erstmanifestation (40%)	Diabetiker, insbesondere bei präexistenter Herz-, Kreislauf-, Leber- u. Nierenerkrankung	Alkoholiker, insbes. diabetische Alkoholiker
Beginn	Plötzlich	1–24 h	24 h–2 Wochen	1–24 h	24–48 h
In der Anamnese häufig	Instabile diabetische Stoffwechsellage (Brittle Typ); ausgelassene Mahlzeiten, starke körperliche Anstrengung	Infekte (56%) Phase mit Polyurie, Polydipsie, Erbrechen, Durchfälle, Gewichtsverlust	Inadäquate Flüssigkeitsaufnahme bei Polyurie, Gewichtsverlust	Herz-, Kreislauf-, Lungen-, Leber- u. Nierenerkrankung	Mangelhafte Aufnahme fester Nahrung, bei Erbrechen ca. 24–72 h nach großen Mengen von Alkohol
Vorausgegangene Medikation	Insulin oder orale Antidiabetika, Salicylate, Phenylbutazon	Insulinbedürftigkeit, Alkohol?	Steroide, Thiazide, Antimetaboliten, Hyperalimentation mit Kohlenhydratbelastung	Häufig Biguanide, insbes. Phenformin u. Buformin	Alkoholexzess
Prodromi, subjektiv	Zittrigkeit, Müdigkeit, Benommenheit, Gereiztheit, Heißhunger, Kopfschmerzen, Verwirrtheit	Polyurie, Polydipsie, Anorexie, Erbrechen, Muskelschwäche, Oberbauchbeschwerden (Pseudoperitonitis)	Polyurie, Polydipsie nur z.T., da gestörtes Durstempfinden, Übelkeit, Erbrechen	Übelkeit, Erbrechen, Anorexie, Schwäche, Oberbauchbeschwerden	Übelkeit, Erbrechen, Aussetzen der Alkoholaufnahme, deshalb kaum Alkohol im Blut
Prodromi, objektiv	Unruhe, Wesensveränderung usw. rasch wechselnde Gesichtsfarbe, Schwitzen, Tachykardie, Hyperreflexie, weite Pupillen	Exsikkose, Tachykardie, Hypotonie, Apathie	Polyurie, Polydipsie nur z.T., Exsikkose	z.T. weite, lichtstarre Pupillen	Somnolenz, Hepatomegalie, Exsikkose
Zusätzliche Leitsymptome beim Vollbild	Babinski-Reflex häufig positiv, Paresen, weite Pupillen, motorische Aphasie, Bewusstlosigkeit, Krampfneigung	Somnolenz, Hyporeflexie, pseudoperitonitische Beschwerden	Somnolenz, Hyporeflexie, Krampfneigung	Hyporeflexie, weite Pupillen	–
Atmung	Tachypnoe	Tief und schnell (Kussmaul)	Primär normal	Tiefe, schnelle Atmung (Kussmaul)	Tiefe, schnelle Atmung (Kussmaul)
Azetonfötor	Negativ	Positiv	Negativ	Negativ	Positiv

23.1 Diabetische Ketoazidose („Coma diabeticum")

Tabelle 23.1. (Fortsetzung)

Erkrankung	Hypoglykämie	Diabetische Ketoazidose „Ketoazidotisches Koma"	Hyperosmolares, hyperglykämisches Dehydratationssyndrom „Hyperosmolares Koma"	Laktatazidose	Alkoholische Ketoazidose
Dehydratation (nach ZVD, Hautturgor)	Nein	Mäßig bis ausgeprägt	Ausgeprägt	Normal bis mäßig	Mäßig
Puls	Tachykard, gut gefüllt	Tachykard, flach	Tachykard, flach	Tachykard, flach	Tachykard
RR	Normoton bis hyperton	Normoton bis hypoton	Normoton bis hypoton	Hypotonie bis Schock	Normoton bis hypoton
Diurese	Normal	Oligoanurisch	Oligoanurisch	Oligoanurisch	Oligurisch
Blutzucker	meist <45 mg/dl	400–800 mg/dl und mehr	600 bis >1000 mg/dl	Wechselnd hypoglykämisch bis leicht hyperglykämisch	Hypoglykämisch bis leicht hyperglykämisch
Glukosurie	+/Ø	++	++	+/Ø	Ø/(+)
Ketonurie	Ø–(+)	+++	Ø–(+)	Ø	+++
Tränenketontest (nach Berger)	Ø	+++	Ø	Ø	+
Plasmaketontest	Ø	+++	Ø	Ø(+)	+++
Blut-pH	>7,38	<7,35	7,35–7,45	<7,25	7,2–7,3
Plasma-HCO$_3$	Normal	<18 mmol/l (niedrig)	>18 mmol/l (normal)	<10 mmol/l (sehr niedrig)	<18 mmol/l (niedrig)
Plasma-pCO$_2$	Normal	<35 mmHg (stark erniedrigt)	<35–45 mmHg	<35 mmHg	<35 mmHg
Serum-Na	Normal	Normal bis erhöht	Erniedrigt bis normal bis erhöht	Normal bis erhöht	
Anionendefizit (Anion-Gap)	Normal	Gesteigert (meist >30 mmol/l)	Normal	Erhöht (>30 mmol/l)	Erhöht (>30 mmol/l)
Osmolarität i. Serum	Normal	Erhöht (z.T. über 330 mosmol/l)	Stark erhöht (>350 bis 450 mosmol/l)	Normal bis gering erhöht	Normal bis erhöht
Lactat	Initial normal bis leicht Erhöht	erhöht (bis 90 mg/dl)	Normal bis leicht erhöht (bis 20 mg/dl)	Stark erhöht (90 mg/dl und mehr)	Normal bis erhöht
L/P-Quotient (normal bis 10)	Normal	Normal bis erhöht (10–20)	Normal	20–80	

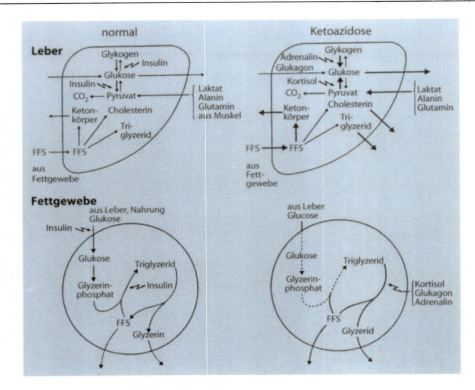

Abb. 23.1. Veränderungen des Stoffwechsels von Leber- und Fettgewebe bei der diabetischen Ketoazidose. *FFS* freie Fettsäuren. (Aus Hokkaday u. Alberti 1972)

23.1.3
Epidemiologie

Die Inzidenz der diabetischen Ketoazidose liegt nach aktuellen epidemiologischen Daten bei ca. 14 auf 100.000 Patientenjahre und ist damit in den vergangenen Jahrzehnten relativ konstant geblieben. Die mittlere Mortalitätsrate – es werden Mortalitätsraten von 1 bis 19% je nach Krankenhaus und Land angegeben – blieb dabei mit bis zu 5% relativ hoch (Kitabchi u. Wall 1995).

23.1.4
Ätiologie, pathogenetische Faktoren und Auslöser

Hier ist insbesondere die Bedeutung von Infektionen als Auslöser zu nennen. So findet man bei mehr als 50% der diabetischen Ketoazidosen Hinweise auf akute Infektionen. In letzter Zeit wird hier unter anderem die unbemerkte Unterbrechung der Insulinzufuhr bei Insulinpumpen-Patienten als Ursache erwähnt. Bei Verwenden von Insulinanaloga kann sich die Stoffwechselentgleisung im Vergleich zu Normalinsulin noch schneller ausbilden. Neben unzureichender Insulintherapie spielen Gefäßerkrankungen, Verletzungen, Operationen und Gravidität als Manifestationsfaktoren eine wesentliche Rolle.

Es muss betont werden, dass durch die intensive Schulung, z. B. „Verhalten bei akuten Ausnahmesituationen", die Quote schwerer Entgleisungen verringert werden kann. Unbeeinflusst davon bleibt jedoch die Quote (ca. 25–30%) der diabetischen Krisen im Rahmen der Erstmanifestation des Diabetes mellitus (Althoff u. Mehnert 1998).

23.1.5
Symptomatologie und klinisches Bild

Die eine krisenhafte Entgleisung annoncierenden Leitsymptome und Laborbefunde lassen sich bei der diabetischen Ketoazidose – wie bei nur wenigen

Tabelle 23.2. Klinische Symptome bei ketoazidotischen Patienten. (Nach Alberti u. Hockaday 1977)

Symptome	Häufigkeit [%]
Erbrechen	69
Durst	55
Polyurie	40
Schwäche	23
Gewichtsverlust[a]	20
Abdominalschmerzen	13
Sehstörungen	10
Beinkrämpfe	10

[a] Nur bei zuvor nicht bekanntem Diabetes.

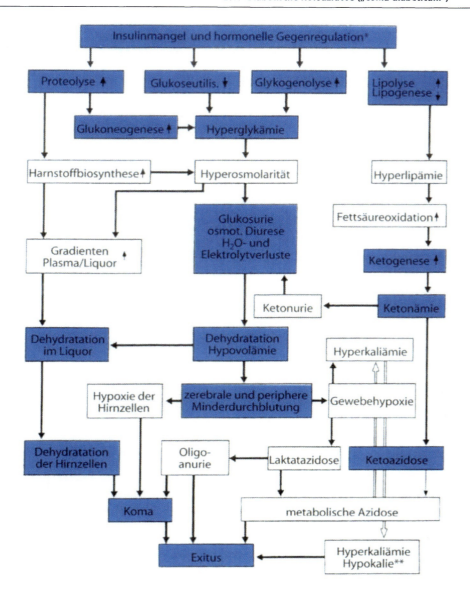

Abb. 23.2. Pathogenese der diabetischen Ketoazidose („Coma diabeticum"). (Aus Althoff u. Mehnert 1994)

* Glukagon, Kortisol, STH sowie Katecholamine
** Hypokalie = Gesamtkörperkalium erniedrigt

Krankheiten sonst – aus der oben dargestellten Pathophysiologie ableiten und erklären (Tabelle 23.2, und s. auch Tab. 23.1).

Die Leitsymptome bei der diabetischen Ketoazidose lassen sich wie folgt zusammenfassen:

Subjektive Symptome:
- Polydipsie,
- Polyurie,
- Inappetenz,
- Erbrechen,
- Muskelschwäche,
- Müdigkeit,
- unbestimmte Oberbauchbeschwerden.

Objektive Symptome:
- Exsikkose,
- Gewichtsverlust,
- ausgetrocknete Schleimhäute,
- Hypotonie,
- Tachykardie,
- Schwäche,

- Apathie,
- Schläfrigkeit,
- tiefe Atmung (Kussmaul-Atmung) und Azetongeruch der Atemluft (Fehlen bei hyperosmolarem, nichtketoazidotischem Dehydratationssyndrom).

So zeigen sich bei ca. 70% dieser Entgleisungen Erbrechen und bei einem hohen Prozentsatz unbestimmte Oberbauchbeschwerden und Abdominalschmerzen (ca. 13%).

Diese sog. Pseudoperitonitis diabetica tritt bevorzugt bei insulinbedürftigen Diabetikern vor dem 40. Lebensjahr auf. Sie geht im Allgemeinen mit einer schweren Azidose (Bicarbonat <10 mmol) einher und korreliert mit dem Azidosegrad und nicht mit dem Ausmaß der Hyperglykämie oder der Dehydratation (Alberti u. Hockaday 1977).

Bei älteren Patienten ohne stärkere Azidose (Bicarbonat >10 mmol/l) sollte man eher an ein wirklich „akutes Abdomen" denken. Die Suche nach einer Ursache in diesem Bereich erbringt dann bei mehr als einem Drittel dieser Patienten eine akute Erkrankung im Abdominalbereich als Auslöser für die diabetische Entgleisung.

In dieser Situation mit Erbrechen und unbestimmten Oberbauchbeschwerden wird von vielen Patienten häufig der entscheidende Fehler gemacht, indem ohne Rücksprache mit dem behandelnden Arzt wegen Appetitlosigkeit und fehlender oder geringer Nahrungsaufnahme die Insulinbehandlung abgesetzt wird.

Als objektive Prodromi findet man eine zunehmende Exsikkose, ausgetrocknete Schleimhäute u. U. mit Halsschmerzen und weiche Bulbi. Dabei Gewichtsverlust, Hypotonie, Tachykardie mit flachem Puls, Schwäche, Apathie und Schläfrigkeit. Nur ca. 10% der Patienten mit einer diabetischen Ketoazidose sind wirklich bewusstlos. Ein wesentliches Leitsymptom ist die tiefe Kussmaul-Azidoseatmung mit dem obstartigen Azetongeruch der Atemluft – beides fehlt natürlich beim „nicht-ketoazidotischen hyperglykämischen hyperosmolaren Koma" (NKH; s. Tabelle 23.1). Bei Letzterem besteht durch eine Insulinrestsekretion ein ausreichender antilipolytischer Effekt im Fettgewebe, der jedoch ungenügend ist, um die periphere Glukoseutilisation maximal zu stimulieren und die hepatische Glukoneogenese ausreichend zu hemmen.

Die genannten Prodromi leiten ohne Therapie dann zum Vollbild über.

Dabei zeigt der somnolente bis tief komatöse Patient – die Bewusstseinsstörung korreliert mehr mit der Hyperosmolarität und Exsikkose als mit der metabolischen Azidose – dann das Bild einer ausgeprägten Exsikkose mit weichen Bulbi, trockenen Schleimhäuten, schlaffer, roter, in Falten abhebbarer Haut bei fehlender Venenfüllung mit Hypotonie bei flachem, schnellem Puls. Häufig besteht eine volumenmangelbedingte, also prärenale Oligurie bis Anurie. Ebenso besteht ein herabgesetzter Muskeltonus bei schwachen bis fehlenden Reflexen.

23.1.6
Diagnose und Differentialdiagnose zu den akuten Komplikationen beim Diabetes mellitus

Eine Übersicht über differentialdiagnostische Hinweise bei akuten Komplikationen des Diabetes mellitus mit Bewusstseinsstörung gibt Tabelle 23.1.

Bei dem häufigeren, ketoazidotischen Koma fallen spätestens jetzt die tiefe Kussmaul-Atmung und ein ausgeprägter obstartiger Azetongeruch der Atemluft auf, was beim hyperosmolaren, nicht-ketoazidotischen Koma fehlt (s. Tabelle 23.1). Der Nachweis von Ketonkörpern im Urin mit Schnelltests ist wegen der Ketonkörperanreicherung im Urin kein Beweis für eine starke Blutketose. Besser wird die Blutketose durch den Tränenketontest oder durch den Plasma-Ketontest erfasst und gesichert. Die Durchführung beider Tests wird im Folgenden dargestellt.

> **Tränen-Ketontest (nach Berger; falls positiv, meist starke Ketonämie mit dekompensierter metabolischer Ketoazidose)**
>
> - Urinketonkörper-Teststreifen (z. B. Ketostix®);
> - Einlegen in den medialen unteren Konjunktivalsack;
> - Belassen, bis die ganze Reaktionszone angefeuchtet ist;
> - Ablesen nach 30 s.
> - Beurteilung:
>   - im Reizsekret mittelstarke bis starke Anzeige von Ketonkörpern (= violette Verfärbung) = erhebliche Blutketose (meist dekompensierte metabolische Azidose mit pH <7,3);
> - Ausnahme: seltene alkoholinduzierte Ketose – auch ohne Azidose.

**Plasma-Azetontest
(semiquantitativ; nach Bradley)**

- benötigt 2 ml Plasma oder Serum (Röhrchen Nr. 1);
- in 3 Reagenzgläsern (Nr. 2–4) je 0,5 ml Aqua dest. vorlegen;
- 0,5 ml unverdünntes Plasma aus Röhrchen Nr. 1 nach Nr. 2., dann mischen;
- 0,5 ml von Röhrchen Nr. 2 nach Nr. 3, dann mischen;
- 0,5 ml von Röhrchen Nr. 3 nach Nr. 4, dann mischen;
- jede Probe (1–4) mit Nitroprussidreaktion* (Ketostix- Streifen oder Acetest-Tabletten) prüfen;
- Beurteilung:
  - keine Farbreaktion = negativ;
  - schwach violett = positiv;
  - mittelstark violett = 2× positiv;
  - tiefviolett = 3× positiv.
- Reaktion bei manifester Ketoazidose:
  - im unverdünnten Plasma (Röhrchen Nr. 1): 3fach positiv;
  - im 1:2 verdünnten Plasma (Röhrchen Nr. 2): 2fach positiv.

*β-Hydroxybuttersäure wird nicht erfaßt, d.h., Mischformen von Ketose bei Laktatazidose können u. U. nicht erkannt werden. Hyperlipämie (Plasma milchig-trüb) führt zu unvollständiger Nitroprussidreaktion, d.h. u. U. falsch-negativen Ergebnissen.

Zu erwähnen ist dabei, dass der quantitativ wichtigste Ketonkörper, die β-Hydroxybuttersäure mit der Nitroprussidreaktion (Ketostix®, Acetest®-Tabl.) nicht erfasst wird. Wenn die Nitroprussid-Natrium-Reaktion im verdünnten Serum oder Plasma stark positiv ist, ist die Ketonämie ausgeprägt. In jedem Fall ist dringend stationäre intensivmedizinische Behandlung erforderlich!

23.2
Therapie der diabetischen Ketoazidose und des nichtketoazidotischen, hyperglykämischen, hyperosmolaren Dehydratationssyndroms

Prinzipien der Therapie einer akuten hyperglykämischen Krise mit oder ohne Ketoazidose sind:

- Stabilisierung der Kreislauffunktion mit Wiederherstellung der Gewebeperfusion durch Verbesserung des zirkulierenden Volumens, d. h.
- Ausgleich des Wasser- und Elektrolytdefizits, womit auch Glukose über das „Sicherheits-Ventil Niere" wieder ausgeschieden werden. Die Rehydratation führt direkt zur Absenkung des Blutzuckers;
- Behebung des akuten, relativen Insulinmangels und damit Stabilisierung des Energiehaushaltes;
- bei DKA Beseitigung der Ketoazidose durch Insulin-Hemmung der Lipolyse;
- auf zellulärer Ebene oder im Extremfall auch symptomatisch durch Bicarbonatapplikation;
- eine routinemäßige Pufferung durch Bicarbonatgaben ist nicht indiziert. Nur im Extremfall kann eine symptomatische Bicarbonatapplikation mit dem Ziel eines pH ~7,3 indiziert sein;
- Behandlung der Koma-auslösenden Primär- bzw. Begleiterkrankungen wie von Infektionen, insbesondere jedoch
- Vermeidung zusätzlicher therapiebedingter Komplikationen, wie z. B. Hypoglykämie, Hypokaliämie, Volumenüberlastung, ARDS oder Hirnödem;
- Intensivüberwachung, -behandlung und -pflege sind unumgänglich!

Die Grundmaßnahmen der Therapie – Substitution von Flüssigkeit, Insulingabe, Elektrolytausgleich, d. h. Kaliumsubstitution und evtl. Korrektur der Azidose mit Bicarbonat sowie in jüngster Zeit auch eine evtl. Substitution von Phosphat – sind unumstritten!

Im Gegensatz zur Situation beim hypoglykämischen Schock sollte man bei der diabetischen Ketoazidose – das gilt auch für das nichtketoazidotische hyperglykämische hyperosmolare Dehydratationssyndrom (NKH) – nicht versuchen, in wenigen Stunden das zu normalisieren, was sich zwar akut als Krise manifestiert, aber allmählich u. U. über Tage entwickelt hat.

23.2.1
Praktisches Vorgehen in der präklinischen Phase

Vor dem Transport in die Klinik ist in jedem Fall als wichtigste Maßnahme der Beginn der Rehydrierung mit physiologischer Kochsalzlösung (in der Regel 1 l 0,9%ige NaCl in der ersten Stunde) einzuleiten. Bei Wasserverlust von bis zu 100 ml/kg Körpergewicht ist die initiale Rehydratation mit Rückbildung der metabolischen Azidose ohne alkalisierende Maßnahmen allein durch Hemmung der weiteren Lipolyse auch entscheidend im Hinblick auf das Durchbrechen einer möglichen Insulin-Resistenz. Dabei sind natürlich bezüglich der Schnelligkeit der Infusion die üblichen klinischen Hinweise auf kardiale Kontraindikationen zu beachten.

Bei langer Transportdauer und weitgehend klarer Diagnose ist es angebracht, die Insulinbehandlung mit einer Einzel-Applikation intravenös von ca. 10–12 IE Normal-Insulin einzuleiten; nur in Ausnahmefällen kann die Applikation auch intramuskulär erfolgen. Die Subkutangabe ist bei Störung der Mikrozirkulation und damit unsicherer Insulinresorption kontraindiziert.

23.2.2
Intensivmedizinische Behandlung

Während man sich zur Klinik und Diagnose der hyperglykämischen krisenhaften Stoffwechselentgleisungen grundsätzlich auf bewährte Kriterien und Empfehlungen beziehen kann und auch die „Grundmaßnahmen der Therapie" durch die pathophysiologischen Erkenntnisse für beide Formen der Krise – DKA und NKH – Substitution von Flüssigkeit, Insulingabe sowie Kalium-Substitution und ggf. bei der diabetischen Ketoazidose Korrektur einer stärkeren Azidose (pH <7,2) mit Bicarbonat und in jüngster Zeit auch die Substitution mit Phosphat – ihre Gültigkeit besitzen, waren die Therapieempfehlungen bezüglich der Dosierung sowie der Applikationsformen und -wege der genannten Maßnahmen sehr uneinheitlich (Althoff u. Mehnert 1998; Berger u. Keller 1992; Fleckman 1993; Keller et al. 1975): Wie bei allen krisenhaften Erkrankungen hat hier ein rasches planmäßiges Einsetzen der allgemeinen intensivmedizinischen Maßnahmen wie auch der speziellen Therapie u. U. unter Bezugnahme auf die nachstehenden Checklisten zu erfolgen. Die Therapieverfahren werden wie folgt beschrieben.

Diagnostik- und Therapieschemata für diabetische Ketoazidose („Coma diabeticum") und nichtketoazidotisches, hyperglykämisches hyperosmolares Dehydratationssyndrom („hyperosmolares Koma")

Erstmaßnahmen in der Praxis
- Eigenanamnese, Fremdanamnese (Vorerkrankungen? Bisherige Therapie? Annoncierende Symptome? Mögliche Auslöser?);
- klinisch orientierende Untersuchung (Vitalfunktionen voll erhalten? Tachykardie? Hypotonie? Exsikkose? Tiefe Kussmaul-Atmung? Azetongeruch?) Glukosurie? (z.B. Glukotest, Clinistix; Diabur 5000);
- Hyperglykämie? (z.B. Hämoglucotest 20–800, Glucostix);
- Ketonurie? (z.B. Ketostix, Ketur-Test);
- Ketonämie? (Tränen-Ketontest mit Ketostix, evtl. auch Plasma-Ketontest mit Ketostix durchführen);
- falls keine Schnelltests durchführbar und als Ursache der Bewusstlosigkeit auch Hypoglykämie möglich, sofortige intravenöse Gabe von 40–50 ml 40–50%iger Glukose;
- vor Transport in die Klinik in jedem Fall Anlegen einer Infusion mit physiologischer Kochsalzlösung oder Plasmaexpander (ca. 1 l 0,9%ige NaCl in der 1. h, falls keine Überwässerungs- oder Herzinsuffizienzzeichen);
- rascher Transport in die Klinik – möglichst unter ärztlicher Begleitung;
- nur bei weitgehend sicherer Diagnose 12 IE Normal- (Alt-)-Insulin i.m. und Mitteilung darüber an die Klinik.

1 Diagnostik in der Klinik
1.1 Erstmaßnahmen
- Eigen- und Fremdanamnese, Kenntnisnahme von dokumentierten diagnostischen und therapeutischen Maßnahmen des einweisenden Arztes.

1.2 Initialdiagnostik
- Einsatz von Schnelldiagnostika zum Nachweis von Hyperglykämie, Ketonämie, Glukosurie und Azetonurie;
- weitere Initialdiagnostik mindestens: Blutzucker, Harnzucker, Harnazeton, Kalium, Natrium, Harnstoff, Blutbild, Hämatokrit, Blutgase;
- möglichst zusätzlich: Chlor, Kalzium, Phosphor, Laktat, β-Hydroxybutyrat, Magnesium, Ketonkörper im Serum, Osmolarität im Plasma, SGOT, SGPT, AP, γ-GT, Kreatinin, Harnsäure, Bilirubin, Albumin, Protein, Amylase, CPK, Gerinnungsstatus, Thrombozyten. Daneben mindestens 20 ml Vollblut für weitere Untersuchungen im Kühlschrank asservieren – idealerweise als Serum. Hämoglobin A1c.
- nachts: neben der „Mindestens-Diagnostik" Serum für spätere „Möglichst-Diagnostik" sicherstellen.

1.3 Fortlaufende Kontrollen
- Blutzucker anfangs halbstündlich (im Wechsel Laboruntersuchung und Blutzucker-Teststreifen mit Reflektionsphotometer) so lange, bis Ansprechen auf Insulin gesichert, dann stündlich;

23.2 Therapie der diabetischen Ketoazidose

- stündlich: Blutzucker, Kalium, Puls, RR, ZVD (oder Pulmonalarteriendruck), Urinausscheidung;
- 2-stündlich: Säure-Basen-Haushalt, Temperatur, Serum-Natrium.
- Die Frequenz der Untersuchungen wird sich mit zunehmender Stabilisierung des klinischen Gesamtbildes verringern, stündliche Blutzuckerkontrolle ist jedoch in jedem Fall zur Vermeidung einer Hypoglykämie indiziert.
- Beachte: Normale Blutgase sprechen nicht gegen eine Ketose, ein erniedrigtes pH ist nicht einer Ketose gleichzusetzen!

2 Spezifische Grundmaßnahmen
(Zufuhr unabhängig voneinander, keine Mischlösungen geben, damit gut steuerbar!)

2.1 Volumensubstitution
- initial: im Allgemeinen 1000 ml 0,9%ige NaCl-Lösung in der 1. Std. i.v.;
- dann Rehydrierung – Volumenzufuhr in den ersten 12 h. in Abhängigkeit vom Zentralvenendruck (ZVD) oder Pulmonalarteriendruck (PAD) nach folgender Tabelle:

ZVD [cm H$_2$O]	PAD [mm Hg]	Infusionsmenge [l/h]
<3	<10	1
3–8	10–18	0,5–1
8–12	18–24	0,5
>12	>24	0,25

- Gesamtmenge der Flüssigkeit in den ersten 12 h maximal 10% des Körpergewichtes;
- falls ungenügender Kreislaufeffekt nach 2–3 l Volumenzufuhr, d. h. Hypotonie und ZVD <+3, Applikation von Plasmaexpandern oder Plasma;
- beachte: mäßige Hypernatriämie ist erlaubt, bei Natrium >150 mmol/l Übergang auf 1/2-isotone NaCl-Lösung (cave: Xylit, Sorbit und Fructose in dieser Phase).

2.2 Insulingabe: nur Normal- (Alt-) Insulin – Humaninsulin, Applikationsform i.v. – nie subkutan! Die Angaben pro kg Körpergewicht gelten auch für Kinder.
Kontinuierliche intravenöse Insulinapplikation:
- dabei sofort Normal- (Alt-) Insulin-Bolus 5–10 IE (0,1 IE/kg Körpergewicht) i.v.;
- dann kontinuierliche intravenöse Applikation von 5–10 IE Normal- (Alt-) Insulin/h (0,1 IE/kg Körpergewicht/h) in 1%iger Hämaccel®- oder Albuminlösung über Perfusor;
- falls Blutzuckerabfall in den ersten 2 h weniger als 10%, 0,2 IE/kg Körpergewicht als Bolus i.v. und Kontrolle nach 1h;
- falls kein Effekt, Verdoppelung der kontinuierlichen Insulinzufuhr pro Stunde (Blutzuckerbestimmung und rechtzeitige Rückmeldung).

2.3 Kaliumsubstitution
- Initial: mit Beginn der kontinuierlichen Insulinzufuhr sofort 20 mmol Kaliumchlorid/h per infusionem.
- Spätestens nach 1 h und sofort bei Vorliegen des aktuellen Kaliumspiegels und pH-Wertes erfolgt die weitere Kaliumsubstitution in Abhängigkeit vom aktuellen Serumkaliumspiegel und aktuellen Blut-pH-Spiegel individuell unter Bezugnahme auf Körpergewicht und Nierenfunktion nach den Richtwerten folgender Tabelle:

Serumkalium [mmol/l]	pH >7,2 [mmol/h]	pH <7,2 [mmol/h]
6,0	0	0
5,0–5,9	10	20
4,0–4,9	10–20	20–30
3,0–3,9	20–30	30–40
2,0–2,9	30–40	40–60

Die Kaliumzufuhr ist laufend anhand der aktuellen Laborparameter neu festzulegen.
- Falls im EKG-Monitoring Hyperkaliämie-Zeichen, sofortiger Stopp der Kaliumzufuhr;
- bei starker Hypokaliämie unter 3,0 Stopp der kontinuierlichen Insulinzufuhr erwägen, bis Serumkalium wieder angehoben.
- Kalium idealerweise zwischen 4 und 5 mmol/l halten.

2.4 Bikarbonatgabe
- Indikation: nur bei diabetischer Ketoazidose mit pH-Werten unter 7,2;
- Vorschlag: falls pH <7,2 Bikarbonatmenge nach üblicher Formel (Bikarbonatmenge in mmol/l = BE×0,3×kg Körpergewicht) errechnen und ein Drittel davon über 1–2 h i.v. applizieren, Kontrolle der Blutgase und weitere Bikarbonatapplikation in gleicher Weise bis pH >7,25;
- beachte: bei ausgeprägter Schocksituation zusätzlich übliche Schocktherapie.

2.5 Phosphatsubstitution
- Nicht generell notwendig (allerdings spätestens wenn Serumphosphor <1,5 mg/dl, jedoch nur bei erhaltener Nierenfunktion);
- initial: 7–10 mmol/h Phosphatlösung (Phosphat-Fertiglösung: Natriumphosphat [Fa. Braun] KH_2PO_4 2,7%, K_2HPO_4 7% 1 ml = 1 mmol Na und 0,6 mmol Phosphat);
- beachte: Substitution maximal 70–90 mmol in den ersten 24 h. Bei Phosphatwerten > 4 mg/dl (1,3 mmol/l) Stopp der Substitution. Als Nebenwirkungen drohen Hypokalzämie mit Tetanie. Deshalb regelmäßige Kalzium- und Phosphatkontrollen!

3 Allgemeine intensivmedizinische Maßnahmen

3.1 Venenzugang - möglichst zentralvenös - herstellen, erste ZVD-Messung, Beginn der Rehydratation;
3.2 EKG-Monitor anlegen (Hypo- oder Hyperkaliämie-Zeichen?);
3.3 übliche Intensivüberwachungsmaßnahmen beginnen (Puls, RR, Temperatur, Atemfrequenz, Urinausscheidung mit 4- bis 6-stündlicher Bilanzierung);
3.4 bei schwerer anhaltender Hypotension (nach ZVD: Plasmaexpander oder Plasma);
3.5 O_2-Nasensonde: 2 l/min. (cave: bei offensichtlich schon bestehenden Lungenerkrankungen u. U. Atemdepression und Hyperkapnie!);
3.6 Blasenkatheter (Oligurie? – Bilanzierungshilfe);
3.7 Magenschlauch mit Dauerabsaugung (cave: Magenatonie, Aspirationsgefahr!);
3.8 Röntgen-Thoraxkontrolle (Lungenbefund? Herzgröße? Insuffizienzzeichen? Lage des Zentralvenenkatheters richtig?);
3.9 immer antibiotische Abdeckung, vorher Blut- und Urin-Kulturen sicherstellen;
3.10 Thromboseprophylaxe (Anti-Thrombose-Strümpfe, Heparinisierung erwägen, besonders bei hoher Osmolarität und älteren Patienten);
3.11 bei tiefem Koma Intubation erwägen – bester Aspirationsschutz bei Erbrechen und sofortige Möglichkeit zur Beatmung;
3.12 Lagerung, Dekubitusprophylaxe, Wärmeschutz;
3.13 spätestens alle 2 h Überprüfung des Therapieplanes. Werden alle Anordnungen durchgeführt? Liegen aktuelle Laborbefunde vor? Laufen die Infusionen? Welche Therapieänderungen stehen an? Wiederholte Kontrollen der allgemeinen klinischen Symptomatik: Bewusstseinslage? (Reagiert nicht! Reagiert auf Schmerz! Weckbar! Ansprechbar! Voll ansprechbar!) Klinische Exsikkoseparameter? (Zunge, Augen, Hautturgor, Venenfüllung)

Letzteres entfällt natürlich beim nichtketoazidotischen, hyperglykämischen, hyperosmolaren Koma.

Diese Maßnahmen verbessern die Prognose besonders durch Vermeidung von Komplikationen wie Hypokaliämien, Volumenüberlastung, Hirnödem und Hypoglykämie, wie sie bei den früheren aggressiveren, höher dosierten Insulintherapien bei gleichzeitiger Bikarbonatgabe häufig beobachtet wurden.

Im Hinblick auf Initialkomplikationen und die unter der Therapie drohenden Komplikationen ist der Patient in jedem Fall einer intensivmedizinischen Behandlung zuzuführen.

23.2.2.1 Rehydrierung mittels Volumen- und Elektrolyttherapie

Die Wiederherstellung einer adäquaten Zirkulation und Harnausscheidung ist die wichtigste Maßnahme bei diesen hyperosmolaren Patienten mit intravasalem Volumenmangel, Hypotonie, prärenaler Oligurie und Anurie und mit einem Anstieg harnpflichtiger Substanzen, da nachweislich der Eintritt eines Schockzustands bei diabetischen Krisen mit einer stark gesteigerten Letalität einhergeht.

Über die osmotische Beladung des Harns mit Glukose, Ketonkörpern und Elektrolyten kommt es bei den schweren diabetischen Stoffwechselentgleisungen zur Zwangsdiurese, zusätzlich u. U. zu gesteigerten gastrointestinalen sowie pulmonalen Wasserverlusten, was bis zu 100 ml pro kg bzw. 10–15% des Körpergewichts bedeuten kann.

In zahlreichen Studien konnte die Bedeutung einer frühen Rehydrierung vor Beginn der Insulinsubstitution belegt werden (Kitabchi u. Wall 1995; Lorber 1995).

Deshalb besteht die wohl wichtigste Sofortmaßnahme der Behandlung, mit der ja schon der einweisende Arzt beginnen sollte, in einem raschen, adäquaten Flüssigkeitsersatz, denn bereits damit kommt es durch Verdünnungseffekte zu einem Blutzucker- und Hyperosmolaritätsabfall, aber auch Wiederaufnahme der Glukosurie – es besteht ja häufig initial im Allgemeinen eine prärenale Oligo- bis Anurie. Darüber hinaus kommt es zu einer Verminderung der Glukoneogenese, Steigerung der peripheren Glukoseutilisation sowie, da die Volumen-Mangel-bedingte β-adrenerge Stimulation zurückgeht, auch der Lipolyse. Man hat u. a. auch einen Abfall der übrigen insulinantagonistischen Hormone, wie z. B. Glukagon, mit Zunahme der endogenen Insulinsensibilität bei insulinfreier Rehydration beobachten können. Bei 200 so behandelten Patienten lag die Letalität bei 0,5% (Kitabchi u. Wall 1995).

Die Volumenzufuhr beginnt im Allgemeinen mit 500–1000 ml einer physiologischen Kochsalzlösung in der ersten Stunde und jeweils 500 ml in den folgenden Stunden unter fortlaufender Kontrolle des zentralen Venendrucks (falls möglich, auch des Pulmonalarterien-Drucks!), um diesen extremen Volumen-Mangel auszugleichen. In den ersten 24 h sind wenigstens 5–7 l zu substituieren, der weitere Ausgleich erfolgt jedoch dann langsamer im Verlauf der nächsten 48 h.

Es darf nicht unerwähnt bleiben, dass unterschiedliche Auffassungen über die Art der zuzuführenden Flüssigkeit bestehen. Da bei der diabetischen Ketoazidose und noch verstärkter beim hyperosmolaren, nicht-ketoazidotischen Koma eine massive, hypertone Dehydratation besteht, lag es auf den ersten Blick in der Tat nahe, hypotone Lösungen zu geben. Dabei besteht jedoch die Gefahr eines Hirnödems durch einen zu raschen Abfall der Osmolarität mit Disäquilibrium wird durch die Verwendung von isotonen Kochsalzlösungen (0,9%ig) in der Initialphase der Komatherapie verhindert. 0,9%ige Natriumlösungen sind ab einem Natriumspiegel von 150–155 mmol/l nicht mehr indiziert. Zeigt sich unter Therapie eine anhaltende Hypernatriämie von mehr als 150 mmol/l, wird in der Regel im Verlauf der Therapie auf Halbelektrolytlösungen umgestellt. Hat sich die Blutglukose dem ersten Zielbereich von etwa 250 mg/dl genähert, erfolgt zusätzlich die Gabe von 5%iger Glukose. Besonders beim nichtketoazidotischen, hyperglykämischen, hyperosmolaren Koma (NKH), bei dem bereits initial eine Hypernatriämie bestehen kann, sind häufigere Elektrolytkontrollen indiziert. Gerade hier führt die initiale Gabe von physiologischer Kochsalz-Lösung zu einer sanfteren Senkung der Hyperosmolarität als hypotone Lösungen.

23.2.2.2
Insulin-Substitution und Insulin-Applikation

Die Insulingabe steht nicht an erster Stelle bei der Therapie der DKA! Die einzig richtige Form der Insulingabe in der DKA ist die Applikation als Normal-Insulin!

Das Hauptziel der Insulinverabreichung ist die Herabsetzung der hepatischen Glukoneogenese und die Hemmung der Lipolyse. In jedem Fall hat sich die Dosierung der kontinuierlichen Insulinapplikation am Verhalten des Blutzuckers zu orientieren. Die Kontrolle des Blutzuckers sollte mindestens stündlich erfolgen. Etabliert ist die intravenöse, sog. niedrig dosierte Insulintherapie mit einer Gabe von etwa 0,1 Einheiten Insulin pro kg Körpergewicht pro Stunde. Zu beachten ist dabei, dass Insulin in hohem Maße an die Oberflächen der Infusionsleitungen absorbiert wird. Es sind unterschiedlichste Strategien zur Absättigung dieser Bindungsstellen erprobt worden, wie der Einsatz von Albumin oder Trägerlösung wie Haemaccel® oder das alleinige Vorspülen des Infusionsbestecks mit insulinhaltigen Lösungen. Zu Beginn der Insulintherapie hat sich ein initialer i.v.-Bolus von ca. 5–10 Einheiten Normalinsulin bewährt (Kitabchi u. Wall 1995).

Mit niedrig-dosierter Insulin-Zufuhr von 2–10 IE/h werden Seruminsulinspiegel von 20–80 µE/ml und

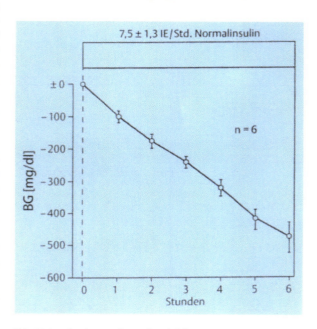

Abb. 23.3. Absoluter Blutzuckerabfall unter niedrigdosierter Insulinzufuhr bei krisenhafter hyperglykämischer Stoffwechselentgleisung des Diabetes mellitus. (Aus Althoff u. Mehnert 1994)

mehr aufgebaut, was maximale Hemmung der hepatischen Glukoneogenese, Stimulation der peripheren Glukoseaufnahme bei maximalem Glukosetransport bzw. – maximaler Glukoseutilisation sowie maximale Lipolyse-Hemmung bewirkt. Dabei besteht eine geringe Hypoglykämie- und Hypokaliämiegefahr. Mit diesen Dosierungen beträgt der mittlere absolute Blutzuckerabfall im Allgemeinen innerhalb der ersten 3 h durchschnittlich 250 mg/dl, d. h. der mittlere stündliche Blutzuckerabfall während des gesamten Beobachtungszeitraums liegt im Allgemeinen bei 60–100 mg/dl pro Stunde (Abb. 23.3). Der weitgehend lineare Abfall des Blutzuckers lässt eine Vorausschätzung des Blutzuckerverlaufs im Einzelfall zu. Das initiale Therapieziel bezüglich des Blutzuckers sollte in den ersten 12 h bei Werten zwischen 250–300 mg/dl liegen. Im weiteren Verlauf der Komabehandlung wird bei Erreichen von Blutzuckerwerten zwischen 300–250 mg/dl die Insulinzufuhr stark reduziert (z. B. 0,5–0,25 IE/h), keinesfalls aber sollte die Insulingabe total unterbrochen werden. Einerseits soll damit die Entwicklung eines Hirnödems, welches im Allgemeinen bei zu rasch induzierten niedrigen Blutzuckerwerten mit zu starkem osmotischem Shift von Flüssigkeit ins Gehirn, das besonders bei Kindern und auch Frauen beobachtet wird, vermieden werden. Andererseits ist die Weiterbehandlung mit einer niedrigen Insulindosis im Hinblick auf die ja noch nicht voll korrigierte Ketonämie, die noch 24–48 h weiterbestehen kann, wichtig. Denn während Blutglukose relativ rasch auf Werte um 250–300 mg/dl gesenkt werden kann, brauchen Bicarbonat- und pH-Wert etwa doppelt so lange, bis unter kontinuierlicher Insulininfusion der gewünschte Ausgleich (Bicarbonat > 15 mmol/l und pH-Wert > 7,3) erreicht wird (Abb. 23.4).

23.2.2.3
Kalium-Defizit in der diabetischen Ketoazidose und Kalium-Substitution

Mit Beginn der Insulinbehandlung wandert extrazelluläres Kalium zurück in die Zellen und die Kaliumkonzentration im Serum fällt – obwohl das Serum-Kalium initial u. U. trotz erniedrigtem Gesamtkörperkalium azidosebedingt stark erhöht sein kann – um so stärker ab, je mehr Insulin gegeben wird und je größer das intrazelluläre Kalium-Defizit initial war. Das absolute Kalium-Defizit wird in der DKA mit 400–1000 mmol (5–10 mmol/kg KG) angegeben. Ein verstärkter Wiedereinstrom von Kalium in die Zellen unter der Insulinsubstitution und dem dann demaskierten volumenbedingten sekundären Hyperaldosteronismus wird durch eine evtl. Natrium-Bicarbonatgabe noch unerwünscht verstärkt. Ziel der Kaliumsubstitution ist also, den Serumkaliumspiegel im Normbereich zu halten. Aus diesem Grunde wird auch sofort mit Beginn der Volumen- und Insulinapplikation mit einer Kalium-Zufuhr von wenigstens 10 mmol/h begonnen, die je nach Ausfall der Kalium-Bestimmung im Blut gesteigert wird (s. Abschn. 23.2.2). Die Kaliumgabe ist nicht indiziert, wenn der initiale Kaliumspiegel > 6 mmol/l beträgt. Stündliche Kaliumkontrollen sind indiziert, der erwartete Tiefpunkt der Kaliumspiegel liegt etwa 4–6 h nach Beginn der Insulintherapie.

23.2.2.4
Phosphat-Substitution bei Phosphatmangel

Die Phosphatverluste bei der diabetischen Ketoazidose liegen bei ca. 0,5–1 mmol/kg Körpergewicht (Kitabchi u. Wall 1995). Unter Insulintherapie tritt Phosphat wie Glukose und Kalium wieder in die

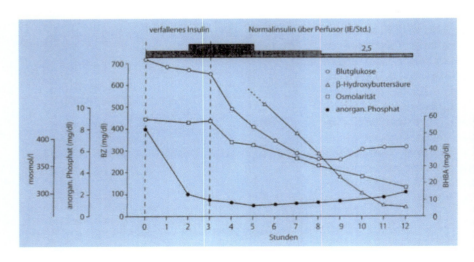

Abb. 23.4. Niedrigdosierte kontinuierliche Insulinbehandlung einer 14-jährigen Patientin mit schwerer diabetischer Ketoazidose (Erstmanifestation). Verhalten von Blutglukose (*BZ*), β-Hydroxybuttersäure (*BHBA*), Serumosmolarität und Serumsphosphatspiegel. (Aus Althoff u. Mehnert 1994)

Zelle ein, d. h., unter der Behandlung des DKA und NKH kommt es nach neueren Untersuchungen, die wir auch bestätigen konnten, zu einem starken Abfall des initial u. U. erhöhten Phosphatspiegels bis auf Werte unter 1 mg/dl (s. Abb. 23.4).

Hochgradiger Phosphatmangel kann zu Bewusstseinsstörungen führen. Daneben wird angenommen, dass eine hochgradige Hypophosphatämie im Myokard die ADP-Konzentration reduziert, was eine verminderte Kontraktilität des Herzmuskels, also einen negativ-inotropen Effekt, zur Folge haben soll. Parallel zur Hypophosphatämie wird eine Senkung des erythrozytären 2,3-Diphosphoglycerat-Spiegels (2,3-DPG) beobachtet und es kommt bei Phosphatmangel zu einer verzögerten Regeneration von 2,3-DPG. 2,3-DPG erleichtert aber bekanntlich die Sauerstoffabgabe vom Hämoglobin in der Peripherie. Bei stark vermindertem 2,3-DPG-Gehalt der Erythrozyten, wie bei Hypophosphatämien im Zusammenhang mit der „Koma"-Behandlung beobachtet, wird die dann eintretende Sauerstoff-Dissoziation von Hämoglobin in der Peripherie durch eine gleichzeitig erhöhte H-Ionen-Konzentration im Gefolge der Azidose aufgehoben (Bohr-Effekt), so dass die Sauerstoffabgabe in der Peripherie auch bei Ketoazidose ungestört ist. Ein Ausgleich der Azidose durch Bicarbonat führt jedoch dann wieder zu einer Verschiebung der links-verlagerten Dissoziationskurve nach rechts mit der Gefahr gestörter Sauerstoff-Abgabe und der Entwicklung einer Gewebehypoxie. Da man annimmt, dass die Konzentration von anorganischem Phosphat im Serum wahrscheinlich der limitierende Faktor für die Resynthese von 2,3-DPG nach dem Ausgleich der Azidose ist, erscheint die konsequente Phosphat-Substitution mit 5–10 mmol/h einer fertigen Phosphatlösung indiziert (Keller u. Berger 1980). Es darf nicht unerwähnt bleiben, dass andere Kliniker eher zurückhaltend bezüglich der Phosphatsubstitution sind und mit der Substitution (intravenös oder oral) erst beginnen, wenn Flüssigkeitsverluste, Hyperglykämie und Azidose korrigiert sind. Man begründet dies damit, dass aufgrund von Studien die Phosphatsubstitution den Verlauf der diabetischen Ketoazidose doch nicht entscheidend beeinflussen soll. Die Phosphattherapie kann jedoch, insbesondere bei einer Niereninsuffizienz, schwere Hypokalzämien und u. U. Tetanien und Krampfanfälle induzieren. Auch wenn der positive Einfluss einer Phosphatsubstitution auf die potentiellen Komplikationen der Hypophosphatämie wie Atemdepression, Schwäche der Atem- und Skelettmuskulatur sowie Herzmuskelschwäche in kontrollierten prospektiven Studien nicht belegt werden konnte, sollte u. U. spätestens bei Phosphatspiegeln < 1,5 mg/dl, jedoch nur bei erhaltener Nierenfunktion, Phosphat substituiert werden (Althoff u. Mehnert 1998; Kitabchi u. Wall 1995; s. Abschn. 23.2.2). Zur Prophylaxe von Hypokalzämien sollte dann den Infusionslösungen Kalzium zugesetzt werden.

An dieser Stelle muss erwähnt werden, dass auch eine adäquate Magnesiumzufuhr (der Magnesiumverlust beträgt bei einer diabetischen Stoffwechselentgleisung etwa 0,5 mmol/kg Körpergewicht) indiziert sein kann.

23.2.2.4
Azidose-Ausgleich durch Bicarbonat-Gabe

Bei der diabetischen Ketoazidose wird mit Einsatz der Volumen- (s. Abschn. 23.2.2), insbesondere aber der Insulinbehandlung, die bestehende Azidose auf zellulärer Ebene durch Hemmung der Lipolyse kausal behandelt. Das heißt, dass ein weiterer Anfall von organischen Säuren nicht stattfindet – vorausgesetzt, es besteht keine Schocksituation mit verstärktem Laktatanfall. Eine symptomatische Behandlung einer diabetischen Ketoazidose durch intravenöse Bicarbonatzufuhr ist deshalb nicht generell zu fordern. Zurückhaltung bezüglich einer generellen Bicarbonatbehandlung der Ketoazidose ist in den Risiken, die sie beinhaltet, begründet (Tabelle 23.3).

So kann die periphere Sauerstoffabgabe ins Gewebe verschlechtert werden. Daneben drohen Hypokaliämien durch verstärkten Wasserstoff-Ionen-Austritt aus der Zelle und verstärkten Kalium-Ionen-Einstrom in die Zelle. Auch droht ein Abfall des Liquor-pH-Werts, da das mit der Bicarbonat-Gabe entstehende CO_2 schnell in den Liquor diffundieren kann, während das Bicarbonat selbst nur langsam

Tabelle 23.3. Vor- und Nachteile der Bicarbonattherapie bei der diabetischen Ketoazidose

Behandlungsbedürftige Azidose-Komplikationen	Gefahren der Bicarbonattherapie
Negative Inotropie	Abfall des Liquor-pH-Wertes
Periphere Vasodilatation	Hypokaliämie
Hypotonie	Verschlechterung der Oxy-Hämoglobin-Dissoziation und verschlechterte O_2-Abgabe in den peripheren Geweben
ZNS-Depression	Natriumüberladung
Atemdepression	Volumenüberladung
Insulinresistenz	Reboundalkalose

den Liquor erreicht. Es kann zu einer sog. paradoxen Azidose des Liquors und damit zu einer sekundären Verschlechterung der Bewusstseinslage kommen. Wenn die Ketoazidose im Verlauf der Insulintherapie korrigiert wurde, kann sich nach Bicarbonat-Gabe eine sog. Spätalkalose entwickeln.

Andererseits wirkt eine stärkere Azidose negativ inotrop auf das Herz, senkt die Ansprechbarkeit der peripheren Gefäße auf Katecholamine und verursacht somit eine zunehmende Verschlechterung der Kreislaufsituation bis hin zum manifesten Schock, der nicht mehr zu durchbrechen ist. Die großzügige Applikation von Bicarbonat ist indiziert, wenn neben dem Diabetes mellitus weitere Erkrankungen, insbesondere des Kreislaufsystems, vorliegen. Aus diesen Gründen applizieren wir bei einem pH von weniger als 7,2 ein Drittel der nach der bekannten Formel berechneten Bicarbonatmenge über 1–2 h. Die weitere Azidosekorrektur mit Bicarbonat wird von erneuten Kontrollen des Säure-Basen-Haushalts abhängig gemacht.

Nach einem Anstieg des pH-Werts auf mehr als 7,25 ist im Allgemeinen keine weitere Bicarbonatgabe mehr notwendig. Kontrollen müssen jedoch stattfinden um zu belegen, dass die Rückbildung der metabolischen Azidose weitergeht.

23.2.2.5
Allgemein intensivmedizinische Behandlung

Neben diesen hier spezifisch begründeten Grundmaßnahmen sind die allgemeinen intensiv-medizinischen Maßnahmen anzusetzen (s. Abschn. 23.2.2). Die Checklisten-artig aufgeführten Maßnahmen sind individuell zu erwägen und ggf. einzusetzen.

In jedem Fall ist in der Initialphase alle 2 h der Therapieplan zu überprüfen: Werden alle Anordnungen korrekt durchgeführt? Liegen aktuelle Laborbefunde vor? Laufen die Infusionen? Welche Therapieänderungen sind im Individualfall zu erwägen? usw.

Dabei sind insbesondere die häufigsten Komplikationen der diabetischen Krisen wie Infektionen, Hirnödem und vaskuläre Thrombosen zu berücksichtigen.

Bei der Suche nach Infektionen als Auslöser bedenke man, dass Leukozytosen bis 25.000 ohne Linksverschiebung eher gegen eine Infektion sprechen. Leukozytenzahlen von mehr als 30.000 mit leichter Linksverschiebung sprechen für eine bakterielle Infektion. Primär hypotherme Patienten mit Infektion entwickeln erst nach dem Volumenausgleich Temperaturen.

Röntgenologisch sind Pneumonien und Pleuraergüsse z. T. erst nachweisbar, wenn der Patient besser hydriert ist. Dies bedeutet eher großzügigere Röntgen-Thorax-Verlaufskontrollen.

Nach bisher klinisch nicht aufgefallenen Infektionsherden wie Abszessen im Bereich der Brust, pararektal, im Bereich der Prostata oder der Zervix muss gesucht werden (Kitabchi u. Wall 1995).

23.3
Nichtketoazidotisches, hyperglykämisches, hyperosmolares Dehydratationssyndrom („hyperosmolares Koma")

Das nichtketoazidotische, hyperglykämische, hyperosmolare Dehydratationssyndrom (NKH = „hyperosmolares Koma") mit den Charakteristika einer exzessiven Hyperglykämie, d. h. Blutzuckerwerten von über 600 mg/dl = 33 mmol/l (in Ausnahmefällen weit über 1000 mg/dl), einer hypertonen Dehydratation mit extra- und intrazellulärer Hyperosmolarität (die Hyperosmolarität liegt im Allgemeinen bei über 350 mosmol/l), einer häufigen Bewusstseinstrübung ohne Ketoazidose ist eine pathogenetische Variante der klassischen diabetischen Ketoazidose und wurde erst 1957 als eigenes Krankheitsbild beschrieben. Mischbilder zwischen Ketoazidose und nicht ketoazidotischem hyperglykämischen Dehydratationssyndrom kommen jedoch vor (Podolsky 1978).

23.3.1
Epidemiologie

Bisher wurde das NKH als eher seltener als die DKA angesehen. In einer amerikanischen Studie wurde 1991 festgestellt, dass die Inzidenz der NKA bei 17,5 auf 100.000 Patientenjahre und damit höher lag, als die der DKA mit 14 auf 100.000 Patientenjahre (Lorber 1995).

Bei ca. 50% aller Patienten mit dekompensierter Stoffwechsellage besteht also eine NKH. Der Altersgipfel liegt bei ca. 57–67 Jahren und bei 30–60% der Betroffenen ist dies die klinische Erstmanifestation einer Diabetes mellitus. Jeder 5.–6. Patient kommt aus einem Altenheim. Bei bis zu 60% besteht eine Infektion. Der Pneumonieanteil liegt bei 40–60%, der Anteil der Harnwegsinfektionen bei 5–16%.

23.3.2
Pathogenese

Die derzeitigen Vorstellungen von der biochemischen Pathogenese gehen davon aus, dass bei der

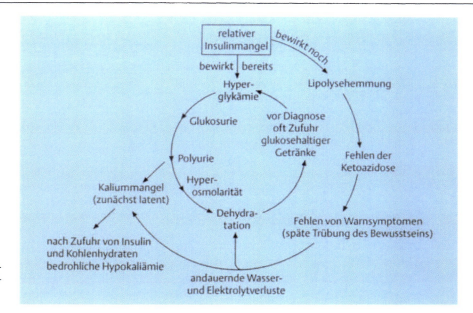

Abb. 23.5. Pathogenese des nicht-ketoazidotischen, hyperglykämischen, hyperosmolaren Dehydratationssyndroms (*NKH*, „hyperosmolares Koma"). (Aus Mehnert 1971)

NKH ein relativer und kein absoluter Insulinmangel besteht (Abb. 23.5). Bei den meisten Patienten sind messbare Insulinspiegel vorhanden; es wurden Insulinspiegel bis zu 80 µE/ml nachgewiesen. Diese Insulinkonzentrationen stehen jedoch im Missverhältnis zu den gleichzeitig gemessenen, stark erhöhten Glukosewerten im Serum. Das Fehlen einer bedeutsamen Hyperketonämie und Azidose erklärt man damit, dass die noch vorhandenen Insulinkonzentrationen ausreichen, die periphere Lipolyse und die hepatische Ketogenese zu hemmen, sowie die Lipogenese und die hepatische β-Oxidation der Fettsäuren zu steigern, nicht jedoch die Störung der Glukosehomöostase zu verhindern. Das heißt, der entscheidende Unterschied zum klassischen „Coma diabeticum" ist das Fehlen der Ketoazidose. Damit fehlen bei der klinischen Untersuchung natürlich auch Azetonurie, Azetonfötor und meist die für die diabetische Ketoazidose typische Kussmaul-Atmung. In den Fällen jedoch, wo es durch extreme Hypovolämie und Hyperosmolarität zu einer peripheren Gewebehypoxie durch Stase in der Endstrombahn mit anaerobem Stoffwechsel und damit zu einer beginnenden Laktatazidose kommt, wird auch bei nichtketoazidotischem Koma eine kompensatorische Azidoseatmung beobachtet, die nicht zur Annahme einer Ketoazidose führen darf. Die Ursache einer Azidose beim hyperosmolaren Koma kann also Folge einer sekundären Laktaterhöhung durch Minderperfusion mit Gewebehypoxämie und akutes Nierenversagen sein. Sie ist neben den Blutgasen auch durch das „anion gap", das Anionendefizit, die nicht-messbaren Elektrolyte, als Differenz zwischen der Summe aus Natrium und Kalium und der Summe aus Serumchlor plus Serumbikarbonatkonzentration in mmol/l zu erfassen. Das Anionendefizit liegt normalerweise bei unter 16 und ist bei deutlicher metabolischer Azidose auf mehr als das Doppelte erhöht.

23.3.3 Ätiologie und Verlauf

Zu den iatrogenen Ursachen, die eine NKA verursachen oder auslösen können, gehören neben parenteraler Ernährung auch Medikamente, die die Insulinsekretion oder -wirkung hemmen, wie z. B. Propranolol, Phenytoin, Kortikosteroide, oder Wasserverluste durch Thiazide oder Schleifendiuretika. Im Gegensatz zur diabetischen Ketoazidose (DKA) kommt es bei der NKH häufig zu einer langsameren Entwicklung der Volumenverluste und im Mittel bis zu 9 l Volumendefizit; das entspricht ca. 25% des Körperwassers. Nach einer Phase von Polyurie und Polydipsie, die sich langsam, manchmal auch über Wochen entwickeln kann, kommt es dann innerhalb von 2–5 Tagen zu einer akuten Verschlechterung. So lange der Patient in der Lage ist, ausreichende Flüssigkeitsmengen aufzunehmen, kann er sein extrazelluläres, auch intravasales Volumen relativ konstant halten und damit kreislaufstabil bleiben und andererseits Glukose über die Niere ausscheiden

(Stoffwechselgesunde können maximal bis zu 32 g Glukose/h ausscheiden). Diese renale Glukosurie ist beim NKH deutlich bis auf 24% der Normalleistung reduziert, wodurch die Hyperglykämie weiter verstärkt wird, auch wenn der Patient trinkt. Zu einer raschen Verschlechterung kommt es erst dann, wenn die im Gefolge der Polyurie auftretende Polydipsie zur Aufnahme größerer Mengen zuckerhaltiger Getränke führt oder Erbrechen auftritt, was die orale, dringend zur Kompensation der Volumenverluste über den Urin notwendige Flüssigkeitsaufnahme dann unmöglich macht. Besonders gefährliche Umstände bestehen für alte bettlägerige Patienten mit Bettgittern oder gar wegen Verwirrung fixierte Patienten.

Neben Diarrhoen und dem erwähnten Diuretikagebrauch kann auch ein gestörtes Durstempfinden bei älteren Patienten begünstigend wirken. Mit zunehmender Störung des Sensoriums und des Durstempfindens ist die notwendige Flüssigkeitsaufnahme reduziert. Mit raschem Anstieg der Plasmaglukosekonzentration und Osmolarität kann es dann innerhalb kurzer Zeit zu einer schweren krisenhaften Entgleisung kommen.

Die auslösenden Faktoren beim nichtketoazidotischen, hyperglykämischen, hyperosmolaren Dehydratationssyndrom („hyperosmolares Koma") werden im Folgenden zusammengefasst:

Diabetogen wirkende Pharmaka:
- Diphenylhydantoine,
- Glukokortikoide,
- Diazoxid,
- Saluretika (Thiazide),
- β-Rezeptorenblocker.

Begleiterkrankungen:
- Infektionen (Pneumonie, Harnwegsinfekte, Abszesse, Sepsis),
- vaskuläre Komplikationen (Infarkt, apoplektischer Insult),
- Pankreatitis,
- Gastroenteritis,
- gastrointestinale Blutungen,
- große Flüssigkeitsverluste (z. B. starkes Schwitzen, Verbrennungen usw.) und/oder mangelnde Flüssigkeitszufuhr (z. B. gestörtes Durstempfinden bei alten Menschen),
- Operationen.

Iatrogene Faktoren
- massive Zufuhr isotoner oder hypotoner Glukose,
- Aminosäurelösungen mit parenteraler Osmolaritätssteigerung.

23.3.4
Klinik

Mehr als 30% der meist älteren Patienten mit NKH kommen bewusstseinsgetrübt in die Klinik. Bei 40% der Patienten ist vorher keine diabetische Stoffwechsellage bekannt. Von den bekannten Diabetikern hat jeder Vierte seine Diabetesmedikation nicht eingehalten (Lorber 1995).

Auffallend ist klinisch neben allen Zeichen der schweren Exsikkose und dem Fehlen der tiefen Kussmaul-Azidoseatmung sowie des Azetonfötors die bei diesem Syndrom häufig auftretende neurologische Symptomatik. Bei rund 80% aller Patienten mit NKH wird eine Bewusstseinsstörung oder eine neurologische Herdsymptomatik beobachtet. Aphasien, homonyme Hemianopsien, Hemiparesen, einseitige Hyperreflexien, positiver Babinski-Reflex, Myoklonien, gesteigerter Muskeltonus, vestibuläre Dysfunktion, Nystagmus, Augenabweichungen ebenso wie lokale oder generalisierte Krampfanfälle kommen vor. Dies führt häufig zur Einweisung in neurologische oder neuropsychiatrische Kliniken, wenn keine Blutglukosebestimmung stattgefunden hat und dann ein akuter zerebrovaskulärer Prozess angenommen wird. Gelegentlich wird irritierenderweise bei normalem Liquorbefund das Auftreten einer Nackensteifigkeit beobachtet, die damit gleichfalls auf die Dehydratation zurückzuführen ist. Im Allgemeinen bilden sich alle diese fokalen Veränderungen nach Korrektur des Wasser- und Elektrolytstoffwechsels zurück. Wenn fokale oder diffuse zerebrale Dysfunktionen nach angemessener Behandlung bestehen bleiben, muss nach strukturellen Läsionen oder Infektionen gesucht werden (CT und evtl. Lumbalpunktion). Die NKH assoziierten Krämpfe sind gewöhnlich gegen eine antikonvulsive Therapie resistent und eines der typischen Medikamente wie Phenytoin verstärkt sogar die Grunderkrankung, da es die Insulinsekretion und -freisetzung hemmt. Wie zu erwarten benötigen die Patienten später dann häufig keine antiepileptische Therapie.

Die beschriebene zerebrale Symptomatik zeigt keine Korrelation zur Höhe des pH-Werts im Blut oder im Liquor. Es findet sich jedoch eine enge Korrelation zwischen dem Grad der zerebralen Dysfunktion und der bestehenden Hyperosmolarität. Häufig werden auch Erbrechen und Bauchschmerzen angegeben. Jeder zweite Patient zeigt mehr oder weniger ausgeprägte Zeichen einer relativen Darmatonie und eines drohenden Ileus sowie einer gastrischen Stase. Manchmal wird eine stark vergrößerte Fettleber mit Kapselspannung als Ursache der Oberbauchschmerzen angenommen. Primär entzündliche Oberbaucherkrankungen müssen natürlich dringend ausgeschlossen werden, da sie u. U. Auslöser dieser Stoffwechselkrise sein können. Die sekundären Oberbauchbeschwerden als Folge der Stoffwechselkrise selbst schwinden im Allgemeinen mit Normalisierung der Befunde. Auch die relative Darmatonie schwindet mit erfolgreicher Therapie.

23.3.5
Laborbefunde

Siehe hierzu auch Tabelle 23.1. Es kann bei der NKH auch eine leichte Ketose bestehen, allerdings nicht im gleichen Ausmaß wie bei der diabetischen Ketoazidose. Dies zeigt, wie schwer die Definition und auch eine klare Abgrenzung sind. Wie bereits dargestellt, können der aktuelle Blut-pH-Wert und auch das Standardbicarbonat nicht als entscheidende Methode zur Differenzierung angesehen werden, da erniedrigte pH-Werte auch Folge einer sich aus einem hyperosmolaren Koma entwickelnden Laktatazidose sein können. Auch die Tatsache, dass kompensierte metabolische Azidosen mit Verminderung des Standardbicarbonats in 50% der Fälle beschrieben wurden und dass ein hyperosmolares Koma in ein ketoazidotisches Koma und umgekehrt übergehen kann, erschwert die Abgrenzung. Eine leichte metabolische Azidose (pH >7,3) besteht immerhin bei ca. einem Drittel der Patienten mit einem entgleisten Diabetes mellitus. Es muss also mit Mischbildern gerechnet werden (Lorber 1995).

Die bei Patienten mit NKH gefundenen erhöhten Retentionswerte sind überwiegend renal und prärenal bedingt. Mit Rehydratation und der Therapie fallen sie ab. Die Kreatinin-Clearance ist jedoch z. T. noch nach Tagen nicht normalisiert. Besondere Konstellationen zeigt die NKH mit Erhöhung von Enzymen wie Transaminasen, LDH und CPK. Meist besteht eine Hypercholesterinämie und Hypertriglyzeridämie. Die erhöhten Triglyzeride können störende Einflüsse auf Laborparameter ausüben. So führt bei Einsatz von ionenselektiven Elektroden ein erhöhtes Triglyzerid zu einer sog. Pseudohyponatriämie, ferner zur falschen Erhöhung von Albumin, Gesamtprotein, Amylase, Bilirubin, Kalzium, SGOT, SGPT (Lorber 1995).

23.3.6
Besonderheiten der Therapie

Die Verluste in Form von hypotonem Wasser können bis zu einem Viertel des Körperwassers bzw. 100 ml pro kg Körpergewicht betragen. Der so häufig unter der Therapie zu beobachtende Trend zur Hypernatriämie ist nicht allein durch die exogene Natriumzufuhr zu erklären. Hier spielen Veränderungen des Renin-Angiotensin-Aldosteron-Systems mit sekundärem Hyperaldosteronismus eine Rolle (Althoff u. Mehnert 1998). Am sinnvollsten und praktischsten ist in jedem Fall in der Initialphase die Gabe von isotonen physiologischen Kochsalzlösungen zur raschen und anhaltenden Rehydrierung. Die Volumen-, Insulin-, Kalium- und Phosphatsubstitution sollte unter häufigen Kontrollen nach ähnlichen Empfehlungen wie bei der diabetischen Ketoazidose erfolgen (s. Abschn. 23.2.2). Auf keinen Fall sollte jedoch der Blutzucker innerhalb 24–48 h den Bereich von 250–300 mg/dl wesentlich unterschreiten. Die Osmolarität sollte möglichst nicht rascher als 10–15 mosmol/l innerhalb der ersten 4 h abgesenkt werden. Eine Blutzuckersenkung von 100 mg/dl entspricht einer Senkung der Osmolarität von 5 mosmol/l. Gerade durch die Insulingabe kann es zu erheblichen Flüssigkeitsverschiebungen aus dem Gefäßsystem in den Extravasalraum kommen, so dass damit eine Hypovolämie bis zum progressiven Schock mit der Gefahr thromboembolischer Komplikationen usw. gefördert werden kann. Daraus ergibt sich, dass eine Volumensubstitution an erster Stelle steht. Die Insulinsubstitution ist eine adjuvante Therapie und nicht die Primär-Therapie. Ferner zu beachten ist die Notwendigkeit einer Antikoakulation, zumindest als low-dose subkutane Heparingabe. Besser steuerbar bei Patienten mit höherem Risiko ist eine Voll-Heparinisierung.

23.3.7
Letalität und Morbidität

Bei der NKH bestand früher eine sehr hohe Letalität von bis zu 60%. In den letzten Jahren hat sich diese auf Mortalitätsraten von 10–17% reduziert. Hohe Osmolarität, hohe Natriumspiegel und hohes Lebensalter steigern die Mortalitätsrate (Lorber 1995). In dem hier vorgegebenen Rahmen ist es nicht möglich, auf alle Aspekte ausführlich einzugehen. Bezüglich der Differentialdiagnose der akuten hyperglykämischen Komplikationen des Diabetes mellitus wie auch der Diagnostik- und Therapieschemata bei der diabetischen Ketoazidose (DKA) und dem nichtketoazidotischen, hyperglykämischen, hyperosmolaren Dehydratationssyndrom (NKH) wird auf die zusammenfassende Tabelle 23.1 und Abschnitt 23.2.2 verwiesen.

23.3.8
Prävention der diabetischen Ketoazidose und des nichtketoazidotischen, hyperglykämischen, hyperosmolaren Dehydratationssyndroms

Während die Zahl der Erstmanifestations-„Komata" allenfalls durch große Screening-Maßnahmen breiter Bevölkerungsschichten, durch Öffentlichkeitsarbeit mit dem Ziel frühzeitiger Arztbesuche bei entsprechender Symptomatik (Durst und Hinfälligkeit) und durch frühzeitige Blutzuckerkontrollen sicher nur etwas reduziert werden kann, dürfte in der großen Gruppe der „vermeidbaren Therapiefehler" durch Arzt und Patient, die mit 21–38% angesetzt werden, die Schulung von Arzt und Patient Erfolg versprechen. Das heißt, z. B.: Trinken! Patienten mit ausreichender Flüssigkeitszufuhr bei drohender Entwicklung einer diabetischen Ketoazidose verhindern so nicht immer das Vollbild, zeigen jedoch in jedem Fall einen besseren Verlauf (Lorber 1995).

So konnte z. B. in einer Studie durch ein „Merkblatt zur Koma-Verhütung" die Zahl der Komata durch Patientenfehler um mehr als 50% gesenkt werden (Althoff u. Mehnert 1998).

Bedeutung und frühere Erkennung von Infektionen mit verminderter Flüssigkeitszufuhr trotz höherem Bedarf bei Fieber sollte in der Heimpflege und bei Betreuern bekannt sein, um rechtzeitig zu handeln. Durch Schulung für Ausnahmesituationen sollten auch ältere Patienten und/oder Familienangehörige die Entgleisung des Stoffwechsels durch Wissen um die spezifischen Symptome (Polyurie! Polydipsie! Blutzuckererhöhung?) und durch Selbstkontrolle erkennen und richtig reagieren. Zeichen von Blutzuckererhöhung und Dehydratation mit gestörter Bewusstseinslage, Hinweise auf osmotische Diurese, u. U. zunehmende Inkontinenz bei Polyurie und Nykturie sollte den Verdacht auf eine entgleisende Blutzuckerstoffwechsellage lenken. Andererseits sollte der Arzt Medikamente, von denen bekannt ist, dass sie den Blutzucker erhöhen, austauschen oder die Blutzuckerstoffwechseleinstellung muss verbessert werden.

Auch der Arzt in der Praxis sollte die Symptome sich anbahnender schwerer Entgleisungen richtig deuten und insbesondere einen Diabetiker mit Erbrechen frühzeitig einweisen. Nur durch die schnelle Bereitschaft der Klinikärzte, einen Diabetiker mit Erbrechen umgehend aufzunehmen, kann durch den dann frühzeitigen Therapiebeginn eine spätere Einweisung als schwerster Notfall vermieden werden. Für den Kliniker muss die intensivmedizinische Behandlung insbesondere in „einer sanften" Normalisierung der diabetischen Stoffwechselentgleisung mit möglichem Vermeiden und frühem Erkennen der typischen Komplikationen bestehen. Die Schemata zur Diagnose und Therapie, die immer wieder Checklisten-artig durchgegangen und der individuellen Situation des Patienten angepasst werden sollten, erleichtern das diagnostische und therapeutische Vorgehen (s. Tabelle 23.1 und Abschn. 23.2.2).

23.4
Laktatazidosen

Eine ausgeprägte Hyperlaktatämie als Ursache einer schweren metabolischen, dekompensierten Azidose wird zweifellos bei fast allen Finalzuständen kardiovaskulären Versagens wie auch anderen Ursachen, die zu einer schweren Gewebehypoxie sowohl bei Diabetikern als auch bei Nichtdiabetikern führen, beobachtet. Neben diesen Formen einer Laktatazidose bei relativer Gewebehypoxie können Laktatazidosen auch bei primär unauffälligen Herz-Kreislauf-Verhältnissen und ungestörter peripherer Sauerstoffversorgung entstehen.

Bei bewusstseinsgetrübten Diabetikern muss auch an die Möglichkeit einer Laktatazidose, insbesondere einer biguanidinduzierten Laktatazidose, gedacht werden. Hierbei es sich handelt um eine zwar seltene, jedoch lebensbedrohliche Stoffwechselstörung mit sehr ungünstiger, bei Verzögerung der Diagnose zunehmend sich verschlechternder Prognose.

23.4.1
Physiologie und Pathophysiologie

Die anaerobe Glykolyse ist der sauerstoffunabhängige Abbau von Glukose bis zur Brenztraubensäure (Pyruvat) und im Zustand des Sauerstoffmangels bis zur Milchsäure (Laktat). Dabei wird Laktat durch Reduktion von Pyruvat gebildet. Man spricht von einer „Sackgasse im Stoffwechsel", denn nur über die Rücksynthese zu Pyruvat kann Laktat wieder verstoffwechselt werden. Laktat ist somit physiologischerweise quasi ein Endprodukt des Glukosestoffwechsels zur sauerstoffunabhängigen Energiegewinnung. Allerdings entstehen hier nur 5% energiereicher Verbindungen, so dass im Zustand des Sauerstoffmangels mindestens 20-mal mehr Glukose verbraucht werden muss. Glukose kann in der Leber im Rahmen des „Cori-Zyklus" aus Laktat über Pyruvat resynthetisiert werden. Diese Oxidation von Laktat zu Pyruvat ist allerdings von der Verfügbarkeit von Nicotinamid-Adenin-Dinukleotid (NAD^+) abhängig. Im Zustand der Hypoxämie übernimmt das intermediär entstehende Pyruvat als Akzeptor den entstehenden Sauerstoff unter Laktatbildung. Ein wesentlicher Laktatanstieg findet also nur statt, wenn die Oxidation im Zitronensäurezyklus mit der anaeroben Glykolyse nicht mehr Schritt hält und Pyruvat in Laktat umgewandelt wird. Physiologischerweise ist die Reaktion von Pyruvat zu Laktat rasch reversibel. So nimmt man bei temporärer Hyperlaktatämie, z. B. bei schwerer körperlicher Belastung, eine Halbwertszeit von etwa 40 min an. Auch stärkere Hyperlaktatämien bis zum Zehnfachen der Norm sind innerhalb von 60–90 min weitgehend normalisiert. Der obengenannte Laktat-Pyruvat-Quotient liegt normalerweise bei 10 (Bereich 5–18), d. h., das Gleichgewicht der Reaktion ist zugunsten des Laktats verschoben. Ist allerdings die Laktatproduktion ohne Störung der Laktatverwertung gesteigert, kommt es zwangsläufig zu einem proportionalen Anstieg von Laktat und Pyruvat, der Laktat-Pyruvat-Quotient bleibt damit unverändert. Bei vermehrter NADH-Bildung, bei gesteigerter Glykolyse oder andererseits bei Hemmung der Umwandlung von NADH in NAD^+, die sehr häufig bei einer alkoholinduzierten Hemmung der Glukoneogenese auftritt, wird das Gleichgewicht zugunsten einer Hyperlaktatämie verschoben. Infolgedessen steigt der Laktat-Pyruvat-Quotient pathologisch an, man spricht von einer „Exzesslaktatbildung".

Am Metabolismus des Laktats beteiligte Organe: Physiologischerweise wird besonders in der Skelettmuskulatur, im Gehirn und in den Erythrozyten sowie in der Darmschleimhaut Laktat gebildet, während die Leber und die Nieren Laktat in hohem Maße metabolisieren. Normalerweise resynthetisiert die Leber Laktat glukoneogenetisch zu Glukose oder baut Laktat durch Oxidation zu CO_2 ab. In Situationen, in denen eine mangelnde Sauerstoffversorgung der Leber manifest wird, kommt es ab einem bestimmten Ausmaß der dekompensierten metabolischen Azidose ganz plötzlich dazu, dass die Leber vom „Laktatverwerter" zum „Laktatproduzenten" wird. Mit dem Moment eines solchen „Umkippens" kommt es zu einem abrupten überproportionalen Anstieg des Laktats („Exzesslaktat") und letztlich zur akuten Dekompensation des Säure-Basen-Haushalts.

23.4.2
Definition und Klassifikation der primären und sekundären Hyperlaktatämien

Hyperlaktatämien müssen nicht in jedem Fall die Ursache von Störungen im Säure-Basen-Haushalt sein und z. B. eine kompensierte Azidose verursachen. Sie können auch sekundär die Folge einer Störung sein. So kann es im Rahmen der kompensierenden Stoffwechselreaktion auf eine respiratorische Alkalose, z. B. nach Überbeatmung am Respirator, zu einer Laktatazidose kommen. Andererseits können die Blutgase nicht in jedem Fall Hinweis für das Vorliegen einer gestörten Sauerstoffversorgung sein und aus den extrazellulären Sauerstoffkonzentrationen kann nicht auf eine ausreichende Sauerstoffversorgung der Mitochondrien geschlossen werden. So können toxische Schädigungen der mitochondrialen Atmung, das heißt der aeroben Glykolyse, eine Laktatazidose induzieren, was für Biguanide weitgehend erwiesen ist (Alberti u. Nattras 1977; Althoff et al. 1978).

> **Definition:** Eine Laktatazidose liegt vor, wenn eine Anreicherung von Milchsäure (>72 mg/dl = 8 mmol/l Laktat im Serum) zu schwerer dekompensierter metabolischer Azidose führt (pH <7,25),

dies entspricht am ehesten den Vorstellungen des intensivmedizinisch orientierten Diabetologen. Schock und akutes Nierenversagen sind mögliche Folgen der Laktatazidose (Althoff u. Mehnert 1998).

Eindeutige Kriterien für die Festlegung des Übergangs einer Hyperlaktatämie in eine Laktatazidose gibt es nicht. Der Laktatspiegel allein ist kein Indikator, kommt es doch unter maximaler Muskelarbeit physiologischerweise zu Laktatanstiegen auf über 180 mg/dl (20 mmol/l). Als Definition wurden Laktatkonzentrationen von über 12 mg/dl (1,3 mmol/l) bis über 45 mg/dl (5,0 mmol/l) bzw. sogar über 72 mg/dl (8 mmol/l) bei dekompensierter metabolischer Azidose – pH-Wert unter 7,37 bis unter 7,2 – bei entsprechendem klinischem Bild angegeben.

Die verschiedenen Formen der Laktatazidosen wurden entsprechend der Einteilung von Cohen u. Woods (1980) klassifiziert:

> **Typ A: verminderte Sauerstoffzufuhr**
> - Schock (septischer Schock, kardiogener Schock, hypovolämer Schock)
> - schwere Hypoxämie oder Anämie,
> - Kohlenmonoxidvergiftung.
>
> **Typ B: kein Anhalt für inadäquate Sauerstoffzufuhr**
>
> *Typ B1: Laktatazidose assoziiert*
> - mit anderer Erkrankung,
> - Diabetes mellitus,
> - maligne Erkrankung,
> - Lebererkrankung,
> - Sepsis.
>
> *Typ B2: Laktatazidose durch*
> - Drogen oder Toxine,
> - Biguanide,
> - Äthanol oder Methanol,
> - Acetaminophen, Salicylaze, Zyanide, Nitroprussid B3,
> - kongenitale Defekte in der Glukoneogenese oder Pyruvat-Oxidation,
> - Mangel an Glukose-6-Phosphatase, Pyruvat-Carboxylase, Fruktose-1,6-Diphosphatase, Pyruvat-Dehydrogenase,
> - Störung der oxidativen Phosphorilierung.

Typ-A-Laktatazidosen: Verminderte Sauerstoffversorgung des Gewebes bei gestörter Gewebeperfusion infolge eines hypovolämischen, septischen oder kardiogenen Schocks oder schwerer Hypoxämie anderer Genese, z. B. CO-Intoxikation.

Typ-B-Laktatazidosen: Ohne primär gestörte Sauerstoffversorgung – soweit klinisch ersichtlich, aber die intrazellulären Verhältnisse sind dabei nicht erfassbar – ist die Laktatproduktion gesteigert oder die Laktatverwertung herabgesetzt.

23.4.3
Epidemiologie

Über die Häufigkeit der Laktatazidosen bei Diabetikern, insbesondere unter Biguanidbehandlung, können keine sicheren Angaben gemacht werden.

Bis kurz vor dem Verbot von Phenformin und Buformin wurde statistisch eine Laktatazidose auf 2000 Krankenhauspatienten beobachtet (Berger u. Amrein 1978). Die Gefahr einer Laktatazidose unter Metformin ist 10-mal niedriger als unter Phenformin (0,25–1/1000; Cohen u. Iles 1980).

23.4.4
Ätiologie und Pathogenese der Typ-B-Laktatazidose

Der kausale Zusammenhang zwischen Biguanidtherapie und Laktatazidose steht außer Zweifel und wird belegt durch:

- die auffällige Häufung von Laktatazidosen nach Einführung der Biguanidtherapie;
- Überdosis von Biguaniden in suizidaler Absicht führt zur Laktatazidose;
- Biguanide führen im Tierversuch zu
  - deutlichem Laktatanstieg;
  - zum Vollbild der Laktatazidose nach Fünfsechstel-Nephrektomie;
- erneute Gabe von Biguaniden nach erfolgreich behandelter Laktatazidose führt bei niereninsuffizienten Patienten zum Wiederanstieg der Serumlaktatkonzentration.

Die Pathogenese der Laktatazidose unter Biguanidmedikation ist nicht in allen Einzelheiten aufgeklärt. Biguanide führen zu einer Störung des aeroben Zellstoffwechsels, so dass zur Energiegewinnung vermehrt die anaerobe Glykolyse, verbunden mit dem vermehrten Laktatanfall, herangezogen werden muss. Da gleichzeitig die Glukoneogenese aus Laktat und die Oxidation von Laktat zu CO_2 gehemmt sind, kommt es unter dem Einfluss der Biguanide gehäuft zur Kumulation der Milchsäure. Ungünstigerweise hemmen die Biguanide auch die renale Ammoniogenese, einen wichtigen Regulationsmechanismus zur Elimination überschüssiger saurer Valenzen, und begünstigen so zusätzlich das Entstehen einer metabolischen Azidose. Absolute Biguanidüberdosierung (Althoff et al. 1978; Cohen u. Iles 1980; Stacpoole 1993) und Biguanidkumulation bei primärer Verträglichkeit (Althoff u. Mehnert 1998) können direkt über die beschriebenen Mechanismen zur Laktatazidose führen.

Auch andere Faktoren, wie z. B. respiratorische oder kardiale Insuffizienz, Schock oder Alkoholexzess, die direkt oder indirekt den aeroben Stoffwechsel behindern, können u. U. zur Dekompensation der auch unter normaler Biguanidmedikation labilen Stoffwechselverhältnisse führen und so die Laktatazidose auslösen. Hat sich eine dekompensierte, metabolische Azidose entwickelt, führt dies

23.4 Laktatazidosen

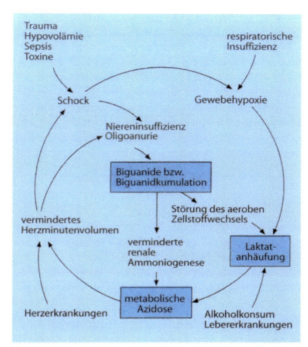

Abb. 23.6. Biguanidinduzierte Laktatazidose. Pathogenese sowie zusätzliche, die Entstehung begünstigende Faktoren. (Aus Althoff et al. 1978)

über ein vermindertes Herzminutenvolumen zur Einschränkung der Nierendurchblutung und damit zur Verminderung der glomerulären Filtrationsrate; diese wiederum führt zur Kumulation der vorwiegend renal eliminierten Biguanide und somit zur Verstärkung der Stoffwechselentgleisung. Die Stoffwechselentgleisung im Sinne einer zunehmenden Laktatazidose unterhält sich über diese Kausalkette selbst. Die metabolische Azidose führt zur Nierenfunktionseinschränkung, dies zur weiteren Biguanidkumulation, dies wiederum zur metabolischen Azidose, was das Krankheitsbild zunehmend verschlechtert und eine Hämodialysetherapie verlangt (Abb. 23.6).

Die positiven Effekte der Hämodialysetherapie lassen sich wie folgt zusammenfassen:

- beschleunigte Elimination der die Stoffwechselentgleisung verursachenden Biguanide;
- beschleunigte Elimination von Laktat;
- Entfernung von überschüssigem Natrium und Volumen bei der Pufferung mit hohen Dosen von $NaHCO_3$;
- zentrale Aufwärmung der in der Regel hypothermen Patienten.

23.4.5
Weitere Auslöser

Auslöser einer Typ-B-Laktatazidose unter Biguanidbehandlung können alle Faktoren sein, die auch ohne Biguanidmedikation eine Laktatazidoseentstehung begünstigen (vgl. Abschn. 23.4.2). Dazu gehören neben kardiovaskulären Störungen mit mangelnder Sauerstoffversorgung des Gewebes, alle Formen von Traumen, z. B. mit Blutungsschock, wie auch schwere Hypovolämie jeglicher Genese, darüber hinaus natürlich Sepsis, Toxine, respiratorische Insuffizienz, Alkoholkonsum, Leberparenchymerkrankungen sowie auch bestimmte Pharmaka und Röntgenkontrastmittel.

23.4.6
Klinik

Das klinische Bild der schweren Typ-B-Laktatazidose ist unspezifisch wie bei jeder schweren Azidose. Typische Zeichen im Prodromalstadium sind: Appetitlosigkeit, Übelkeit, Erbrechen, Oberbauchschmerzen, Muskelschmerzen, Muskelschwäche. Daneben können eine Adynamie mit Antriebsmangel, zunehmende Verwirrtheit, Desorientierung und auffallende Unruhe bestehen. Untertemperatur und Hinfälligkeit mit der Unmöglichkeit, sich zu erheben, leiten dann zum Vollbild über.

Definitionsgemäß ist primär der Blutdruck nicht erniedrigt, es besteht häufig bereits eine Tachykardie, aber keine ausgeprägte Exsikkose. In diesem Stadium ist der Patient häufig bewusstseinsgetrübt bis somnolent, jedoch selten komatös. Es besteht eine tiefe Kussmaul-Atmung mit meist fehlendem Azetongeruch. Der Patient ist häufig erst sekundär hypoton, selten normoton. Meist besteht Oligoanurie. Häufig fehlen die Eigenreflexe, manchmal sind die Pupillen – auch bei noch ansprechbaren Patienten – lichtstarr und entrundet (vgl. auch differentialdiagnostische Tabelle 23.1).

23.4.7
Diagnose

Blutgasanalyse. Die Blutgasanalyse ergibt eine schwerste dekompensierte metabolische Azidose. Bei 50% der Patienten zeigt sich bei der Aufnahme ein stark erniedrigter Blut-pH-Wert unter 7,0, ein stark, meist unter 15 mmol/l erniedrigter Plasmabicarbonat-Wert, sowie ein durch die Kussmaul-Atmung kompensatorisch stark erniedrigter PCO_2-Wert. Dabei ist zu beachten, dass bei der Laktatazidose der Grad der respiratorischen Kompensation sich nicht proportional zum Ausmaß der Azidose verhält. Die PCO$_2$-Werte sind stärker erniedrigt als bei Ketoazidosen gleichen Dekompensationsgrades, gemessen an den jeweiligen Bicarbonatwerten.

Blutzucker. Notfalluntersuchungen (vgl. Tabelle 23.1) zeigen einen normalen, evtl. leicht erhöhten, häufig jedoch auch erniedrigten Blutzucker. Eine ausgeprägte Ketonämie fehlt meist. Der Katheterurin ist bei oligoanurischen Patienten meist Azeton-negativ. Auch bei bisher nicht bekannter Ketoseneigung kann in dieser Situation – metabolische Azidose mit großer Atmung – eine Ketonämie stärkeren Ausmaßes übersehen werden. Denn die zum Nachweis einer Ketose verwendeten Nitroprussid-Natrium-Reagenzien im Schnelltest (z. B. Acetest®, Ketostix®, Ketur®-Test) reagieren nur mit Azetat und Azeton, nicht mit β-Hydroxybutyrat, welches gerade bei einer Kombination von Ketoazidose und Laktatazidose verstärkt auftreten kann (Althoff et al. 1978; Althoff u. Mehnert 1998).

Phosphor, Natrium und Harnstoff. Immer findet man eine starke Erhöhung des Serumphosphors – u. U. bis auf über 10 mg/dl –, das damit ein charakteristischer Indikator für die schwere, dekompensierte Azidose bei fehlender Nierenschädigung zu sein scheint. Nur 10% der Patienten mit Laktatazidosen haben normale Harnstoffwerte; die Harnstoffanstiege sind jedoch meist als sekundär zu deuten. Das Serumnatrium ist initial normal bis erhöht (Althoff et al. 1978).

Anionendefizit, Anionen-Gap (Anionenlücke). Die Berechnung der ungemessenen Elektrolyte:

(Serum-Natrium + Serum-Kalium) – (Bicarbonat + Chlorid in mmol/l).

als wichtigster, rasch verfügbarer Hinweis auf den Überschuss organischer Säuren als Ursache dieser schweren metabolischen Azidose, ist meist auf über 30 mmol/l erhöht (normal 8–16 mmol/l). Dabei spricht ein solcher Anstieg auf das 2- bis 3-fache der Norm nach Ausschluss einer Ketose, einer Urämie oder einer Vergiftung durch Salicylate, Methanol-Paraldehyd oder Äthylenglykol für das Vorliegen einer Laktatämie als Ursache der Azidose. Der Wert des Anionendefizits zur Erstdiagnose ist umstritten. Er bedeutet jedoch ein zusätzliches Kriterium im Spektrum der beschränkten diagnostischen Möglichkeiten.

Gesichert wird die Diagnose nur durch eine möglichst rasche Laktatbestimmung im Blut, die heutzutage mit den im Handel befindlichen neueren Testkombinationen auch in kürzester Zeit durchgeführt werden kann. Differentialdiagnostisch muss neben den schweren Komaformen beim Diabetes mellitus (vgl. Tabelle 23.1) nach schweren Begleiterkrankungen als Auslöser gefahndet werden. Mischazidosen wie bei der diabetischen Ketoazidose und der alkoholischen Ketoazidose kommen vor.

23.4.8
Therapie

Da durchschnittlich ein Tag bis zur Diagnose vergeht, die nächsten 24 h jedoch über erfolgreiche Behandlung oder Tod entscheiden (Luft et al. 1978), sollte ein klares therapeutisches Konzept vorliegen, welches natürlich individuell variiert werden muss.

Therapeutisches Vorgehen in der Klinik bei begründetem Verdacht auf Laktatazidose unter Biguanidmedikation

Sofortige symptomatische Therapie
- Sauerstoffgabe: 2–4 l/min;
- Natriumbikarbonat-Infusion: in der 1. h ein Drittel der nach Basendefizit errechneten Dosis, maximal 100 (-200) mmol, weitere Dosierung nach pH;
- bei Schocksymptomatik: Volumensubstitution und/oder vasopressorische Substanzen (Dopamin) unter fortlaufender Kontrolle von ZVD und Blutdruck;
- bei Hypoglykämie: Normoglykämie erzielen und erhalten durch kontinuierliche Zufuhr geringer Glukosemengen (etwa 3–5 g/h);
- Insulinzufuhr: bei insulinbedürftigen Diabetikern 0,5–1,0 I. E. Alt-Insulin/h in Haemaccel;
- bei Diabetikern unter Sulfonamidderivaten: Insulin fakultativ.

Kausale Maßnahmen (Entgiftung)
- forcierte Diurese soweit überhaupt durchführbar, sofort beginnen mit Volumen- und/oder Furosemidgaben (ZVD-Kontrolle);
- Hämodialysebehandlung
  - sofortige Indikationsstellung, auch ohne Vorliegen der Laktatbestimmung, wenn: schwerste dekompensierte metabolische Azidose (pH <7,0), Hypothermie, Azotämie und/oder Oligoanurie, Biguanide in der Anamnese;

– Ketoazidose als alleinige Ursache der Azidose ausgeschlossen;
– in Grenzsituationen Laktatbestimmung als weitere Entscheidungshilfe abwarten;
– Indikation für Hämodialyse, wenn Laktat im Serum > 90 mg/dl (10 mmol/l) und entsprechendes klinisches Bild;
– Entscheidung zur Hämodialyse vorerst zurückstellen, wenn Laktat im Serum < 90 mg/dl und gute Diurese; Überprüfung der Entscheidung nach Trend weiterer Laktatbestimmungen und Ansprechen auf symptomatische Therapie;
– Weiterführung der symptomatischen Therapie während der Hämodialyse; Infusion von Natriumbicarbonat, ca 30–50 mmol/h und mehr;
– Dauer der 1. Dialyse im allgemeinen > 6 h.

Additive Maßnahmen
- Intubation und apparative Beatmung: frühzeitig bei geringsten Zeichen von respiratorischer Insuffizienz (Rückgang der Atemfrequenz, O_2-Abfall, CO_2-Anstieg);
- kontinuierliche Magensaftabsaugung;
- bei Anämie: Korrektur – Ziel Hb > 12 g/dl;
- evtl. Antibiotikum.

Grundsätzlich sind bei der Therapie der Typ-B-Laktatazidosen 2 Prinzipien zu beachten: Einerseits wird man versuchen, eine kausale Therapie zu betreiben, um die kausalen Pharmaka – im vorliegenden Fall die Biguanide – zu entfernen. Zum anderen muss die metabolische Azidose, die ein stärkeres Ausmaß erreicht (pH < 7,25), sofort symptomatisch im Hinblick auf die akuten lebensbedrohlichen kardiovaskulären Effekte bekämpft werden, um die Progredienz zum irreversiblen Schock zu verhindern (Cohen u. Iles 1980).

Natriumbicarbonat und ergänzende Maßnahmen: Die Gefahren einer metabolischen Azidose sowie Vorteile und Gefahren einer symptomatischen Behandlung mit Natriumbicarbonat wurden im Abschnitt zur diabetischen Ketoazidose ausführlich dargestellt.

Allerdings ergibt sich jedoch im Gegensatz zur diabetischen Ketoazidose, bei der die Azidose primär kausal auf zellulärer Ebene durch Insulingabe behandelt wird, bei der Laktatazidose eine klare Indikation zum Einsatz von Natriumbicarbonat zur symptomatischen Behandlung. Natriumlaktat verbietet sich verständlicherweise, Thamlösungen sind auf eine erhaltene Nierenfunktion angewiesen, was bei den meisten Patienten nicht der Fall ist. Der Natriumbicarbonatbehandlung sind jedoch durch drohende Natrium- oder Volumenüberlastung Grenzen gesetzt. Daneben muss die typische Schockbehandlung und die Behebung etwaiger Atmungsstörungen erfolgen.

Bei der Therapie der biguanidinduzierten Laktatazidose hat sich in der Klinik das oben beschriebene therapeutische Vorgehen bewährt.

Grundsätzlich muss also zwischen sofortiger symptomatischer Therapie und den „kausalen Maßnahmen", also Elimination der Biguanide (Entgiftung) sowie weiteren „additiven Maßnahmen", die eine sinnvolle Ergänzung der Behandlung darstellen, zu unterscheiden.

Bei pH-Werten von etwa 7,2 wird die Therapie zunächst ausgesetzt, um eine Überkompensation mit der Gefahr der „metabolischen Reboundalkalose" zu vermeiden. Bei Schocksymptomatik wird man ebenfalls, trotz der bekannten Nachteile der Bicarbonatgabe, neben der Volumensubstitution bei fortlaufender Kontrolle des Zentralvenendrucks (ZVD) bzw. Drucks in der A. pulmonalis (PA-Druck) u. U. höhere Bicarbonatmengen einsetzen müssen und auf Katecholamine zurückgreifen.

Durch kombinierte Gabe von Glukose und Insulin wird die Laktatbildung aus Alanin, welches durch gesteigerte Proteolyse in der Muskulatur frei wird, unterbrochen und die Pyruvatdehydrogenase aktiviert (Cohen u. Iles 1980).

23.4.9
Hämodialyse

Nachdem in vitro die Dialysierbarkeit der Biguanide nachgewiesen werden konnte und bei nahezu allen Patienten die radioimmunologisch im Serum nachgewiesenen Biguanidspiegel stark erhöht waren, hat sich inzwischen die Hämodialyse als kausale Behandlungsmaßnahme bewährt (Althoff et al. 1978).

Als „additive Maßnahmen" sind frühzeitige Intubation und apparative Beatmung bei geringsten Zeichen einer respiratorischen Insuffizienz und ungenügenden PO_2-Werten (unter 70 mmHg trotz O_2-Gabe) einzusetzen. Neben den sonst üblichen begleitenden intensivmedizinischen Maßnahmen ist bereits bei mäßiger Anämie die Gabe von Blut indiziert. Dies gilt im Hinblick auf die gestörte Glykolyse, denn unter dem Einfluss von Biguaniden kommt es bei Anämie u. E. bereits bei noch bedeutend höheren – u. U. normalen – PO_2-Werten zu einer anaeroben Glykolyse mit weiterem Laktatanstieg.

23.4.10
Prognose und Prävention

Die manifest dekompensierte Laktatazidose hat eine sehr ungünstige Prognose. Die Angaben über die Letalität schwanken zwischen 40 und 100% (Althoff et al. 1978). Sie liegt, wenn sich ein Schock entwickelt hat, bei 80%. Deshalb sollte Metformin, das verbleibende Biguanid, immer unter Beachtung der bekannten Kontraindikationen für Biguanide eingesetzt werden.

23.5
Alkoholische Ketoazidose

Bei den differentialdiagnostischen Überlegungen am Bett eines Patienten mit tiefer „Kussmaul-Atmung", Ketoazidose und normalem oder relativ niedrigem Blutzucker von bis zu 300 mg/dl ist auch eine alkoholische Ketoazidose zu erwägen (Alberti u. Hockaday 1977; Althoff u. Mehnert 1998; Edwards u. Hoyt 1973; Fulop 1993; Jenkins et al. 1971).

Vermutlich wird dieses seltene Krankheitsbild häufig nicht als solches erkannt; die Dunkelziffer scheint sehr hoch zu sein, und damit sind Häufigkeit und Mortalität nicht bekannt. Wichtig ist jedoch, dass dieses Syndrom potentiell tödlich verlaufen kann.

23.5.1
Ätiologie und Pathogenese

Die alkoholische Ketoazidose tritt gerade bei den Alkoholikern auf, bei denen es nach einer Phase exzessiven Trinkens zu Übelkeit und Erbrechen mit Stop der Nahrungs- und Flüssigkeitsaufnahme und letztlich auch der Alkoholaufnahme kommt.

Alkohol hemmt neben der Gluconeogenese auch die hepatische Oxidation der freien Fettsäuren. Es kommt zu einem Aufstau der freien Fettsäuren, dem Substrat für die spätere Aktivierung der Ketogenese, wenn sekundär die alkoholbedingte Hemmung der Oxidation plötzlich durch Alkoholentzug entfällt (Althoff u. Mehnert 1998).

Andererseits wird ein weiterer Anfall von freien Fettsäuren aus der Lipolyse durch Azetat, welches aus dem Alkoholabbau stammt, gehemmt, was letztlich - solange Azetat aus dem Alkoholabbau anfällt - einen protektiven Mechanismus darstellt, um die Verfügbarkeit der ketogenen freien Fettsäuren zu limitieren. Unter Alkohol ist die Reaktion der pankreatischen B-Zelle auf Glukosereiz gehemmt und dementsprechend ist die Insulinausschüttung reduziert.

Wenn nun die Alkoholaufnahme reduziert oder ganz gestoppt wird, fehlt die oben genannte alkoholbedingte Hemmung der Fettsäureoxidation zu Ketonkörpern sowie die Hemmung der Lipolyse und es kommt die hormonelle Aktivierung der Lipolyse mit Mobilisation von freien Fettsäuren voll zum Tragen.

Bei Blutzuckerspiegeln zwischen Hypoglykämie und leicht erhöhten Blutzuckerspiegeln von bis zu 300 mg/dl (17 mmol/l) findet man zwar relativ niedrige Insulinspiegel, die aber auch durch Glukose als kaum stimulierbar beschrieben wurden (Fulop 1993). Neben der primär alkoholbedingten Hemmung der Insulinsekretion kommt es sekundär im Alkoholentzug durch die dann erhöhten Katecholaminspiegel zu einer weiter anhaltenden Hemmung der Insulinsekretion sowie zusätzlich auch zur katecholaminbedingten Steigerung der Lipolyse. Zusätzlich zeigt sich neben einer Wachstumshormonerhöhung eine adrenokortikotrope Aktivierung in Form erhöhter Kortisolspiegel. Hungerbedingt werden Glukagonspiegel erhöht sein. Dementsprechend sind die freien Fettsäuren dann meist stark erhöht und die Ketonkörper steigen stark an (Edwards u. Hoyt 1973; Fulop 1993; Jenkins et al. 1971; Abb. 23.7).

Das Verhältnis von β-Hydroxybutyrat zu Azetoazetat ist bei der alkoholischen Ketoazidose (mit Werten um 7.0) bedeutend höher als bei der diabetischen Ketoazidose. Da der Nitroprussid-Test (Acetest®) mehr auf Azetoazetat, kaum auf Azeton und überhaupt nicht auf β-Hydroxybutyrat anspricht, kann dies zu Fehldiagnosen führen. Der Laktatspiegel ist bei alkoholischer Ketoazidose selten auf mehr als 5 mmol/l erhöht.

23.5.2
Inzidenz, Epidemiologie und mögliche genetische Prädisposition

Die Frage nach der Häufigkeit dieses Syndroms ist wie die Frage nach einer genetischen Prädisposition ungeklärt. So glaubte man, dass die Veranlagung eines Alkoholikers zur Ketoazidose auf einer genetischen Prädisposition zu einer raschen Lipolyse beruhe. Typischerweise ist tatsächlich die Tendenz zu wiederholten - bis zu 5-mal pro Jahr - alkoholischen Ketoazidosen bei demselben Patienten beschrieben.

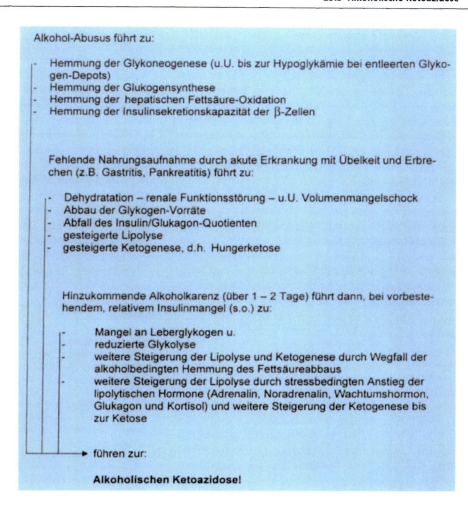

Abb. 23.7. Pathogenese der alkoholischen Ketoazidose als Abfolge gestörter Glukolyse kombiniert mit stark erhöhter Lipolyse in einem Zustand von krankheitsbedingtem Hunger und Alkoholkarenz

23.5.3
Klinik

Die Patienten – meist chronische Alkoholiker – haben im Allgemeinen einen längeren „Alkoholtrip" hinter sich. Wegen Übelkeit, gastritischen Beschwerden, Erbrechen oder anderen interkurrenten Erkrankungen mit Appetitlosigkeit wird die Nahrungs- und Flüssigkeitsaufnahme zunächst gestoppt, während der Alkoholkonsum fortgesetzt wird. Erst anhaltendes Erbrechen führt zu einem Sistieren der Alkoholaufnahme und dann erst zur Entwicklung der alkoholischen Ketoazidose. Unter Umständen kommt es später zu einem Alkoholentzugsdelir. Typischerweise wird der Patient – dehydriert durch Polyurie und Erbrechen, bewusstseinsgetrübt mit tiefer Kussmaul-Atmung – dann 12–48 h nach der letzten Alkoholaufnahme vorgestellt. Blutalkoholbestimmungen erbringen dementsprechend kaum erhöhte und daher nicht aussagefähige Werte. Bei deutlicher Hyperketonämie besteht eine schwere metabolische Azidose. Der Laktatspiegel ist selten wesentlich erhöht, der Blutzuckerspiegel meist normal oder nur leicht erhöht (unter 300 mg/dl).

23.5.4
Diagnose und Differentialdiagnose

Bei deutlicher Hyperketonämie mit Kussmaul-Atmung besteht eine schwere metabolische Azidose. Der Laktatspiegel ist selten wesentlich erhöht, der Blutzuckerspiegel meist normal oder nur leicht erhöht (unter 300 mg/dl = 17 mmol/l).

Wichtige Hinweise, die es ermöglichen, die alkoholische Ketoazidose als ein gesondertes Syndrom von der diabetischen Ketoazidose und anderen akuten Komplikationen beim Diabetes mellitus differentialdiagnostisch abzugrenzen, sind in

Tabelle 23.1 dargestellt. Im Urinteststreifen Ketodiabur 5000®: Glukose negativ, aber Ketonkörper positiv +++.

Bei dem Patienten ist meist kein insulinabhängiger, zur Ketose neigender Diabetes bekannt und nach dem Krisenereignis ist häufig kein exogenes Insulin mehr notwendig. Nach dem Ereignis besteht z. T. eine nur kurzfristige Glukosetoleranzstörung. Bei einem anderen Teil der Patienten kann jedoch anhaltend eine Störung der Glukosetoleranz nachgewiesen werden.

Häufig kann gerade bei dem Krankheitsbild der alkoholischen Ketoazidose die Diagnose erst gesichert werden, wenn der Patient bereits von der akuten Erkrankung genesen ist, wenn also alle anamnestischen und Laboratoriumsdaten zur Verfügung stehen und der Verlauf feststeht. Intoxikationen durch Methanol, Äthylenglykol, Salicylate und Isopropylalkohol müssen ausgeschlossen werden.

23.5.5
Therapie

Die Grundmaßnahmen zur Behandlung bei alkoholischer Ketoazidose mit Dehydratation bestehen aus der parenteralen Verabreichung von physiologischer Kochsalzlösung, Glukose, Kalium und bereits primär Thiamin. Die Verabreichung von Natriumbicarbonat ist selten notwendig, Insulinbedarf besteht sicherlich bei bekanntem oder möglichem Diabetes mellitus.

Glukose- und Insulingabe: Man nimmt an, dass die Steigerung der endogenen Insulinsekretion durch Glukosegabe oder auch die Verabreichung exogenen Insulins wesentlich zur Durchbrechung dieses Syndroms notwendig ist; es scheint jedoch, dass das Syndrom auf diese Therapie durch Volumen-, Elektrolyt- und Glukosegabe ohne zusätzliche Insulinapplikation schon eine rasche klinische Besserung zeigt.

Möglicherweise handelt es sich bei dem Glukoseeffekt neben der Stimulation der endogenen Insulinsekretion auch um eine Hemmung der Glukagonsekretion. Obwohl in einigen Fällen auch ohne Applikation von exogenem Insulin allein durch Glukose- und Elektrolytlösung effektiv therapiert wurde, sollte, da im individuellen Fall die Insulinsekretionsreserve auf Glukosereiz unbekannt ist, kontinuierlich und niedrig dosiert Insulin appliziert werden. Denn – abgesehen von hypoglykämischen Blutzuckerwerten und Hypokaliämie – bestehen keine Kontraindikationen gegen den Einsatz von exogenem Insulin. Die erhöhten freien Fettsäuren fallen während der erfolgreichen Therapie ab. Hypoglykämien und Hypokaliämien unter der Behandlung sind zu vermeiden.

Die Frage, ob der gestörte Säure-Basen-Haushalt, und damit der niedrige pH-Wert als symptomatische Maßnahme korrigiert werden sollte, ist noch offen. Im Allgemeinen normalisiert sich die Azidose, wenn die Hyperketonämie – durch Stopp der Ketogenese durch Insulin auf zellulärer Ebene – und parallel dazu der Volumenmangel korrigiert werden. Hier gilt jedoch letztlich das, was auch für die diabetische Ketoazidose gilt: Bei sehr niedrigen pH-Werten von unter 7,2 sollte trotz aller nachteiliger Effekte (s. Tabelle 23.3) auch eine zusätzliche Bicarbonattherapie zum Einsatz kommen. Bei einer generellen Zunahme des Alkoholismus ist auch häufiger mit diesem Krankheitsbild zu rechnen.

Literatur

Alberti KGMM, Hockaday TDR (1977) Diabetic koma: a reappraisal after five years. Clin Endocrinol Metab 6: 421–455

Alberti KGMM, Nattrass M (1977) Lactic acidosis. Lancet I: 25–29

Althoff PH, Mehnert H (1994) Akute Komplikationen (Hyperglykämie, Koma, Laktatazidose, alkoholische Ketoazidose). In: Mehnert H, Standl E, Usadel KH (eds) Diabetologie in Klinik und Praxis, 3. Auflage, Thieme Verlag, Stuttgart, pp 354–417

Althoff PH, Mehnert H (1998) Akute Komplikationen (Hyperglykämie, Koma, Laktatazidose, alkoholische Ketoazidose). In: Mehnert H, Standl E, Usadel KH (eds) Diabetologie in Klinik und Praxis, 4. Auflage, Thieme Verlag, Stuttgart, pp 289–333

Althoff PH, Fassbinder W, Neubauer M, Koch KM, Schöffling K (1978) Hämodialyse bei der Behandlung der biguanid-induzierten Lactacidose. Dtsch Med Wochenschr 103: 61–68

Berger W, Amrein R (1978) Laktatazidosen unter der Behandlung mit den drei Biguanid-Präparaten Phenformin, Buformin und Metformin – Resultate einer gesamtschweizerischen Umfrage 1977. Schweiz Rundsch Med (Praxis) 67: 661–667

Berger W, Keller U (1992) Treatment of diabetic ketoacidosis and non-ketotic hyperosmolar koma. Baillieres Clin Endocrinol Metab 6: 1–22

Bradley RF (1965) Treatment of diabetic ketoacidosis and koma. Med Clin North Am 49: 972

Cohen RD, Iles RA (1980) Lactic acidosis: diagnosis and treatment. Clin Endocrinol Metab 9: 513–541

Edwards WM, Hoyt R (1973) Alcoholic ketoacidosis. South Med J 66: 281–282

Fleckman AM (1993) Diabetic ketoacidosis. Endocrinol Metab Clin North Am 22: 181–207

Fulop M (1993) Alcoholic ketoacidosis. Endocrinol Metab Clin North Am 22: 209–219

Hockaday TDR, Alberti KGMM (1972) Diabetic coma. Saunders, Clin Endocrinol Metab 1: 751–788

Jenkins DW, Eckle RE, Craig JW (1971) Alcoholic ketoacidosis. JAMA 217: 177–183

Keller U, Berger W (1980) Prevention of hypophosphatemia by phosphate infusion during treatment of diabetic ketoacidosis and hyperosmolar koma. Diabetes 29: 87–95

Keller U, Berger W, Ritz R, Truog P (1975) Course and prognosis of 86 episodes of diabetic koma. A five year experience with a uniform schedule of treatment. Diabetologia 11: 93–100

Kitabchi AE, Wall BM (1995) Diabetic ketoacidosis. Med Clin North Am 79: 9–38

Lorber D (1995) Nonketotic hypertonicity in diabetes mellitus. Med Clin North Am 79: 39–52

Luft D, Schmülling RM, Eggstein M (1978) Lactic acidosis in biguanide-treated diabetics – A review of 330 cases. Diabetologia 14: 75–87

Mehnert H (1971) Biochemie und Klinik des Insulinmangels. Thieme, Stuttgart

Podolsky St (1978) Hyperosmolar nonketotic koma in the elderly diabetic. Med Clin North Am 62: 815–828

Stacpoole PW (1993) Lactic acidosis. Endocrinol Metab Clin North Am 22: 221–245

24 Die perioperative Betreuung des Diabetikers

E. Schifferdecker, P.-H. Althoff

Inhaltsverzeichnis

24.1 Stressreaktion durch operative Eingriffe 382
24.2 Präoperative Planung und Diagnostik 383
24.3 Perioperative Stoffwechselkontrolle 384
Literatur 386

Übersicht

Die verbesserten Therapiemöglichkeiten für Patienten mit Diabetes mellitus bringen es mit sich, dass die Lebenserwartung dieser Patienten ansteigt und damit auch ihr Anteil an zu operierenden Patienten. So hat sich z. B. die Zahl der Diabetiker, die kardiochirurgisch operiert wurden, am Hammersmith-Hospital in London von 1984 bis 1990 von 4,4 auf 12,9% gesteigert, so dass ihr Anteil an den operierten Patienten mehr als doppelt so hoch ist wie die Prävalenz von ca. 5% in der Gesamtbevölkerung (Milaskiewicz u. Hall 1992). Es steigt sowohl die Anzahl von operativen Eingriffen bei Diabetikern, die der Behandlung diabetesunabhängiger Erkrankungen dienen, als auch die Zahl von Operationen wegen diabetischer Folgeerkrankungen.

24.1 Stressreaktion durch operative Eingriffe

Auch bei Stoffwechselgesunden kommt es perioperativ und postoperativ zu einer mehr oder weniger ausgeprägten Stressreaktion, die durch eine vermehrte Ausschüttung von Adrenalin, Noradrenalin, ACTH, Kortison, Glukagon und Wachstumshormon charakterisiert ist. Hierdurch wird eine katabole Situation hergestellt, die sog. „Stresshormone" sind alle zumindest partiell zum Insulin antagonistisch. Glykolyse und Glukoneogenese werden stimuliert, die Lipolyse und Proteolyse gefördert, die Zirkulation reagiert mit einem Blutdruckanstieg. Der Nichtdiabetiker kann die insulinantagonistische Wirkung der Stresshormone durch eine entsprechende Mehrsekretion von Insulin ausgleichen; diese Möglichkeit fehlt beim Diabetiker mit seinem relativen oder absoluten Insulinmangel.

Dadurch besteht beim Diabetiker perioperativ immer das Risiko einer hyperglykämischen und ketoazidotischen Entgleisung, wenn die Zunahme der Insulinresistenz nicht durch Steigerung der Insulinzufuhr ausgeglichen wird. Andererseits besteht bei inadäquat hoher Insulinsubstitution auch das Risiko schwerer Hypoglykämien, deren Symptomatik perioperativ durch Sedierung, Narkose oder das Vorliegen anderer Komplikationen verschleiert werden kann. Eine normnahe Einstellung ist in der perioperativen Phase deshalb nicht sinnvoll und unter akutmedizinischen Gesichtspunkten auch nicht notwendig.

In älteren Untersuchungen wird die postoperative Letalität bei Diabetikern als bis zu viermal höher im Vergleich zu nichtdiabetischen Patienten angegeben. Die Höchstzahlen haben sich heute reduziert, bei entsprechend optimaler perioperativer Führung entspricht das Risiko des Diabetikers heute dem Durchschnittsrisiko. Die schon genannte Untersuchung aus dem Hammersmith-Hospital zeigt für die 80er Jahre, dass bei insgesamt risikoreichen kardiochirurgischen Eingriffen das Risiko bei Diabetikern etwa um 50% erhöht war.

Bei kardiochirurgischen Eingriffen unter Einsatz einer extrakorporalen Zirkulation ist der Insulinbedarf durch glukosehaltige Cardioplegielösungen, durch eine Steigerung der Insulinresistenz aufgrund der Hypothermie sowie durch die meist notwendige Therapie mit Katecholaminen besonders stark gesteigert.

Das operative Risiko bei Diabetikern wird wesentlich mitbeeinflusst durch die Folgeerkrankungen des Diabetes, die wiederum selbst Anlass zu chirurgischen Eingriffen sind. Einen Überblick gibt Tabelle 24.1.

Das Vorliegen einer autonomen diabetischen Neuropathie kann das perioperative Risiko auf vielfältige Weise mit ganz unterschiedlichen Ansatzpunkten steigern. Sie kann bezüglich des Kreislaufs durch eine Neigung zur orthostatischen Hypotension oder durch das Risiko von malignen Herzrhythmusstörungen mit kardiorespiratorischem Stillstand Probleme machen. Eine verzögerte Magen-Darm-Passage erhöht die Aspirationsgefahr und kann postoperativ das Ileusrisiko steigern, eine Koronarischämie kann durch mangelnde Schmerzsensibilität unbemerkt bleiben, bei Hypoglykämien kann sich die fehlende Gegenregulation katastrophal auswirken. Knüttgen et al. (1990) konnten nachweisen, dass bei Diabetikern mit autonomer Neuropathie intraoperativ ein signifikant ausgeprägterer Abfall des systolischen Blutdrucks auftrat als bei Diabetikern ohne Neuropathie und Nichtdiabetikern (Abb. 24.1).

Bei einer Einschränkung der Nierenfunktion im Rahmen der diabetischen Nephropathie muss die mögliche Störung der Exkretion perioperativ eingesetzter Pharmaka mit Kumulationsgefahr bedacht werden. Auch mit Imbalanzen im Wasser- und Elektrolythaushalt muss gerechnet werden.

Eine periphere sensible Neuropathie kann schwere Lagerungsschäden, z. B. Fersenulzerationen, verursachen.

Tabelle 24.1. Diabetesbedingte Folgeerkrankungen, die das Risiko chirurgischer Eingriffe erhöhen bzw. selbst zu chirurgischer Therapie veranlassen

Makro-/Mikroangiographie	
Gangrän	(Amputation)
Diabetischer Fuß	(Wundausschneidung, orthopädische Korrekturoperation)
Koronare Herzkrankheit	
Angina pectoris	(Koronare Bypass-Operation)
Zustand nach Herzinfarkt	(Aneurysmektomie)
Nephropathie	
Terminale Niereninsuffizienz	(Nierentransplantation, Anlage einer AV-Fistel, Parathyreoidektomie)
Retinopathie	
Blutung	(Vitrektomie)
Ablatio retinae	(verschiedene Operationen)
Diabetische Katarakt	(Linsenextraktion)
Autonome Neuropathie	
Magenatonie	(gastrale Drainage)
Impotenz	(Penisprothesenimplantation)

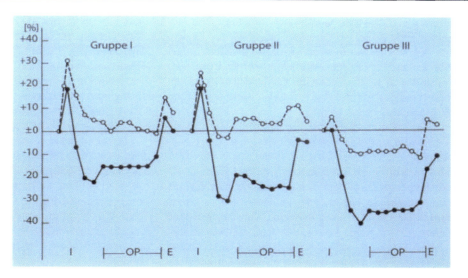

Abb. 24.1. Mittelwerte der Veränderungen von Pulsfrequenz und systolischem arteriellem Blutdruck bei Nichtdiabetikern (*Gruppe I*), bei Diabetikern ohne autonome Neuropathie (*Gruppe II*) und bei Diabetikern mit autonomer Neuropathie (*Gruppe III*); *I* Intubation, *OP* Operationsphase, *E* Extubation, - - - Änderung der Pulsfrequenz, — Änderung des systolischen Blutdrucks; nach Knüttgen et al. 1990)

24.2 Präoperative Planung und Diagnostik

Die Planung eines Eingriffs und die präoperativen Maßnahmen müssen auf den Einzelfall abgestimmt sein. Vor allen Dingen ist zu berücksichtigen, ob es sich um eine Notfalloperation, eine dringliche Operation oder eine Wahloperation handelt. Weiterhin müssen Risiko, Umfang und Dauer des Eingriffs sowie die Dauer einer postoperativ notwendigen parenteralen Ernährung berücksichtigt werden. Entscheidend wichtig ist auch die präoperative Stoffwechselsituation. Ein HbA1c unter 9% sollte gegeben sein (Desktop Guide to Type 1 Diabetes 1998).

Bei planbaren Operationen ist in der Regel genügend Zeit vorhanden, um den Stoffwechsel zu optimieren und den Gesamtzustand des Patienten zu überprüfen und ggf. zu verbessern. Vor dringlichen Operationen muss dagegen häufig ein schnell durchführbares Minimalprogramm genügen.

Häufig wird ein Diabetes neu entdeckt, wenn der Patient zu einer Operation stationär aufgenommen wird. Ein Wahleingriff sollte dann zunächst verschoben werden, bis eine ausreichende Stoffwechseleinstellung erreicht ist.

Die folgenden Maßnahmen der präoperativen Diagnostik sind heute vor planbaren Wahloperationen zu fordern:

- Labor: übliche Routine, HbA1c, ggf. Urinuntersuchung inkl. Kultur
- Gefäßstatus: Blutdruck, periphere Pulse, Auskultation der Arterien, ggf. Dopplerunterschungen
- Neurostatus
- augenärztliche Kontrolluntersuchung
- abdominelle Sonographie
- EKG: Ruhe-EKG, u. U. Belastungs-EKG, rechnergestütztes EKG zur Diagnose einer autonomen Neuropathie (beat-to-beat-variation)
- Röntgen-Thorax in 2 Ebenen

Bei akut notwendigen Notoperationen muss das folgende verkürzte Programm genügen. Das diagnostische Minimalprogramm besteht aus:

- Anamnese (evtl. Fremdanamnese, Hausarzt kontaktieren)
  Diabetes-Typ? Diabetes-Dauer? Bisherige Therapie?
  Einstellungsqualität (Diabetiker-Tagebuch, Selbstkontrollprotokolle)?
  Letzte Nahrungsaufnahme? Wann letzte Insulininjektion? Einnahme oraler Antibiotika? Anhaltendes Erbrechen? Folgeschäden des Diabetes?
- Klinik: RR, Puls, Gefäßstatus, Neurostatus, Funduskontrolle, Hydratationszustand (Hautturgor, Venenfüllung, Schleimhäute)
- Labor: Blutbild, Elektrolyte, Harnstoff, Kreatinin, Gesamteiweiß, Urinstatus (Proteinurie?), Blutzucker, Aceton im Urin, evtl. Blutgasanalyse, Blut zur HbA1-Bestimmung asservieren

Hier spielen die anamnestischen Angaben eine entscheidende Rolle, bei bewusstseinsgestörten Patienten ggf. fremdanamnestische Angaben durch Angehörige und Hausarzt. Weiterhin stehen klinischer Befund und Notfalllabor im Vordergrund, eine apparative Diagnostik kann nur gezielt und symptombezogen eingesetzt werden.

Die Zielvorgaben für die perioperative Stoffwechsellage ergeben sich zum einen aus der Notwendigkeit, Hypoglykämien sicher zu vermeiden, und zum anderen aus den unmittelbaren Folgen einer Hyperglykämie auf den postoperativen Verlauf. Experimentelle Daten belegen, dass erst ab einem Blutzucker von über 200 mg/dl die Zugfestigkeit heilender Wunden vermindert ist, ab Blutzuckerwerten über 250 mg/dl kommt es zu einer Hemmung der Phagozytenaktivität und der Leukozyten-Chemotaxis, was das Risiko von Infektionen vor allen Dingen im Wundbereich ansteigen lässt. Weiterhin kommt es ab diesen Blutzuckerwerten zu einem verstärkten Risiko ischämischer Läsionen an Myokard- und Hirngewebe.

Aus diesen Befunden lässt sich ableiten, dass Blutzuckerwerte unter 200 bis maximal 250 mg/dl perioperativ anzustreben sind, andererseits sollte der Blutzucker zur Vermeidung von Hypoglykämien nicht unter 120 mg/dl absinken. Eine Umfrage unter britischen Anästhesisten zeigt, dass eine Mehrheit von 80% Blutzuckerwerte intraoperativ zwischen 130 und 250 mg/dl bevorzugt (Dunnet et al. 1988).

Auch bei sonst normnah eingestellten Patienten sollte also der Blutzucker im Tagesprofil perioperativ etwas höher liegen.

Bei proliferativer Retinopathie muss eine drastische Blutzuckersenkung präoperativ vermieden werden, da sie die Gefahr retinaler Blutungen durch Blutdruckanstiege auch bei leichten Hypoglykämien beinhaltet. Vor Wahloperationen sollte vor allen Dingen bei starkem Übergewicht eine Gewichtsreduktion angestrebt werden.

Biguanide müssen mindestens 48 h vor dem Eingriff abgesetzt werden, da sonst das Risiko der Ausbildung einer Laktatazidose perioperativ zu groß ist.

Bei schlechter Diabeteseinstellung sollte rechtzeitig perioperativ eine Insulintherapie begonnen werden. Hier kann man den Patienten ggf. darauf hinweisen, dass die Insulinisierung evtl. nur in der perioperativen Phase erfolgen muss, da das weitverbreitete Vorurteil „einmal Insulin – immer Insulin" häufig zu einer ablehnenden Haltung gegenüber dem Insulin führt. Folge- und Begleiterkrankungen des Diabetes sollten ausreichend behandelt sein, vor allen Dingen muss der Blutdruck unter Kontrolle sein, auch die stabile Angina pectoris muss sicher konservativ kontrolliert sein.

Diabetiker sollten immer möglichst früh am Vormittag operiert werden, um am Operationstag möglichst rasch wieder die normale Stoffwechselführung etablieren zu können.

Die Anästhesie sollte immer so gewählt werden, dass das Ausmaß der Stressreaktion des Organismus mit den metabolischen Konsequenzen am geringsten ist. Der Anästhesist sollte über das Vorliegen einer autonomen Neuropathie informiert sein, da hierbei eine besonders engmaschige Kreislaufkontrolle notwendig ist, um die verstärkte Hypotonie- und Arrhythmieneigung abfangen zu können.

24.3
Perioperative Stoffwechselkontrolle

Bei der perioperativen Therapieführung ist zu berücksichtigen, um welchen Diabetestyp es sich handelt und ob es sich um einen leichten, mittelschweren oder schweren Eingriff handelt.

Die Mehrzahl der zu operierenden Diabetiker sind Typ 2-Diabetiker unter einer Therapie mit oralen Antidiabetika. Sie müssen nur bei großen Eingriffen mit der Notwendigkeit einer parenteralen Therapie über mehrere postoperative Tage vor dem Eingriff auf Insulin umgestellt werden. Bei kleinen Eingriffen (z. B. Schrittmacherimplantationen, kleinere Eingriffe an Händen und Füßen) und mittleren Eingriffen (Typ Hüftgelenksendoprothese) genügt eine engmaschige Stoffwechselkontrolle mit subkutanen kleinen Normalinsulingaben nach Bedarf. Das Vorgehen kann im Einzelnen wie folgt zusammengefasst werden:

Perioperatives Procedere

- Typ 2-Diabetes, Therapie mit oralen Antidiabetika
- Metformin 48 h vor Operation absetzen!

Kleine Operation

Keine SH am Op.-Tag
BZ < 200 mg/dl   Op., BZ alle 1–2 h
BZ > 250 mg/dl   s.c. Normalinsulin, 4–6 E

SH Sulfonylharnstoff

> **Mittlere Operation**
>
> keine SH am Op.-Tag
> Infusion mit 5% Glukose
> BZ stündlich   s.c. Normalinsulin nach BZ
> BZ > 250 mg/dl   4–6 E
> SH mit erster postoperativer Mahlzeit
>
> *SH* Sulfonylharnstoff
>
> **Große Operation**
>
> Umstellung auf Insulin präoperativ

Die oralen Antidiabetika können mit der ersten postoperativen Mahlzeit evtl. in reduzierter Dosis je nach Appetit wieder eingenommen werden. Dabei ist auch zu berücksichtigen, dass bestimmte Eingriffe zu einer raschen postoperativen Verbesserung der Stoffwechsellage führen können.

Typ 1-Diabetiker werden natürlich unabhängig von Schweregrad und Dauer der Operation auch perioperativ mit Insulin behandelt. Engmaschige Blutzuckerkontrollen sind notwendig, da Veränderungen des perioperativen Insulinbedarfs nicht sicher vorhersagbar sind. Am Vorabend der Operation ist auf jeden Fall die Messung eines Spätblutzuckerwertes gegen 22.00–23.00 Uhr notwendig. Am Operationstag selbst müssen – beginnend schon auf der Station vor dem Transport zum OP-Bereich – prä-, intra- und postoperativ 1- bis 2-stündliche Blutzuckerbestimmungen vorgenommen werden. Am Vorabend der Operation wird, wenn die normale Nahrungsaufnahme noch erlaubt ist, die individuell übliche Menge an Normalinsulin gespritzt. Die Dosis des abendlichen Verzögerungsinsulins, das ja bei Typ 1-Diabetikern in der Regel gegen 22.00 Uhr gespritzt wird, richtet sich nach der aktuellen Stoffwechsellage. Liegt der Blutzucker schon präoperativ im perioperativ anzustrebenden Zielbereich von 120–200 mg/dl, kann die übliche Dosis des Verzögerungsinsulins gespritzt werden. Ist der Patient in den Tagen vor der Operation eher normnah eingestellt gewesen, sollte man die Verzögerungsinsulindosis auf 50–75% der Standarddosis reduzieren, um etwas höhere Blutzuckerwerte zuzulassen.

Am Operationsmorgen sollte neben dem Blutzucker auch das Serumkalium gemessen werden. Bei sehr hohen Blutzuckerspiegeln von über 300 mg/dl sollte der Operationstermin möglichst um 1–2 Tage verschoben werden. Am Morgen des Operationstages wird eine Infusion mit 5- oder 10%iger Glukoselösung angelegt, ggf. als Halbelektrolyt- oder Drittellösung. Über 24 h sollten 3 l infundiert werden, das entspricht 12 BE bei 5%iger Lösung.

Bei schweren Operationen erfolgt die Insulinsubstitution prä- und intraoperativ kontinuierlich intravenös, wobei sich heute als Standard die Zufuhr mittels Perfusor durchgesetzt hat (1 Einheit Normalinsulin/ml in physiologischer Kochsalzlösung, ein Albuminzusatz ist nicht notwendig).

Zur Festlegung der Insulininfusionsrate in Abhängigkeit vom aktuell gemessenen Blutzucker wurden verschiedene Schemata angegeben, die teilweise auch den normalen individuellen Insulinbedarf berücksichtigen.

Richtwerte für den perioperativen intravenösen Insulinbedarf sind nach Alberti bei Infusion von 100 ml 10%iger Glukose/h:

- bei Adipositas   4–6 IE/h
- bei Glukokortikoidtherapie   5–8 IE/h
- bei schwerer Infektion, Sepsis 6–8 IE/h
- bei Operationen am Herzen   8–12 IE/h.

Man kann davon ausgehen, dass bei normalgewichtigen Typ 1-Diabetikern der perioperative Insulinbedarf bei einer Zufuhr von 100 ml 10%iger Glukose/h zwischen 2 und 3 Einheiten Insulin/h liegt und bei Gabe von 100 ml 5%iger Glukose/h zwischen 1 und 2 Einheiten/h. Eine weitere Faustregel empfiehlt, am Operationstag von einem um 50% höheren Insulinbedarf auszugehen.

Allgemein anerkannte Richtlinien liefert der Leitfaden der Europäischen Arbeitsgruppe zur Behandlung des Diabetes (European Diabetes Policy Group 1998).

> **Glukose-Insulin-Kalium-Infusionsregime (GIK) im Rahmen des perioperativen Managements des Typ 1-Diabetes (Desktop Guide)**
>
> - 500 ml 10% Glukose mit Normalinsulin (16 E) und KCl (10 mmol), 80 ml/h mit Infusomat (= 2,6 E Insulin/h, 8 g Glukose/h);
> - mehr Insulin (20 E = 3,2 E/h) bei Adipösen oder initial hohem BZ;
> - niedrigere Dosis (12 E = 1,9 E/h) bei sehr schlanken Patienten;
> - Anpassen der Dosis:
>   – 4 E, wenn BZ fällt bzw. normal/niedrig;
>   + 4 E, wenn BZ steigt oder hoch ist;
> - GIK-Infusion fortsetzen bis 30–60 min. nach erster Mahlzeit;

- höhere Glukosekonzentration, wenn Volumenzufuhr problematisch; täglich auf Verdünnungshyponatriämie untersuchen;
- postoperativ so schnell wie möglich zum üblichen Insulin-Therapie-Schema zurückkehren, sobald orale Nahrungsaufnahme wieder möglich ist.

Diese Richtlinien gehen allerdings von dem heute antiquiert erscheinenden Glukose-Insulin-Kalium-(GIK)-Infusionsregime nach Alberti u. Marshall (1988) aus, bei dem 500 ml 10%ige Glukose mit 16 Einheiten Normalinsulin und 10 mmol KCl versetzt werden und dann mit einer Geschwindigkeit von 80 ml/h infundiert werden. Hieraus ergeben sich relativ unpraktikable Zahlen für die Insulin- und Glukose-Infusionsrate/h (. Beim heute zu fordernden Perfusoreinsatz lassen sich diese Zahlen auf- bzw. abrunden.

Die intravenöse Insulinzufuhr sollte nie vollständig unterbrochen, sondern bei niedrigen Blutzuckerwerten allenfalls reduziert werden (außer bei bedrohlichen Hypoglykämien), da die Halbwertszeit des Insulin nur wenige Minuten beträgt und ohne basale Insulinzufuhr auch bei relativ niedrigen Blutzuckerspiegeln rasch eine Ketoazidose entstehen kann. Bei bedrohlich niedrigen Blutzuckerwerten kann man den Perfusor kurz stoppen, muss aber mit Stoppuhr arbeiten und nach 15 und 30 min erneut Blutzuckerkontrollen durchführen.

Postoperativ muss bei Notwendigkeit einer weiteren parenteralen Ernährung bedarfsgerecht die Zufuhr von Kohlenhydraten über 24 h gleichmäßig verteilt werden. Blutzuckerkontrollen sollten in dieser Phase mindestens alle 4 h erfolgen.

Kann auf die orale Nahrungsaufnahme umgestellt werden, sollte möglichst am Morgen vor dem Frühstück die kontinuierliche Insulininfusion abgesetzt werden, hierzu muss ein aktueller Blutzuckerwert vorliegen. Bereits etwa 15 min vor Absetzen des Perfusors wird die erste subkutane Insulindosis gespritzt, um einen entsprechenden Spritz-Ess-Abstand wieder einzuführen.

Folgende Richtlinien empfehlen sich für die Insulindosierung in dieser Phase:

1. Bei kalorienreduzierter Schleim- und Breikost nur zwei Drittel bis eine Hälfte der vorher benötigten Tagesdosis als Verzögerungsinsulin verteilt auf 2 Injektionen.
2. Zu den Mahlzeiten und als Korrekturdosis kleine Normalinsulingaben von etwa 4–6 Einheiten subkutan, nicht häufiger als alle 3–4 h.
3. In den folgenden Tagen tägliche Überprüfung der Insulindosierungen, Anpassung der Insulindosen an die Stoffwechsellage – dabei mit den mahlzeitenbezogenen Injektionen des Verzögerungs- bzw. Mischinsulins zu den Standardzeiten nicht auf das Ergebnis länger dauernder Blutzuckerbestimmungen im Labor warten, sondern bettseitige Blutzuckerkontrollen mit Teststreifen heranziehen. Wenn dies nicht möglich sein sollte, ist es besser, die gleiche Dosis wie am Vortag zu spritzen und später mit Normalinsulin nachzukorrigieren.

Bei leichten und mittleren Operationen ist das postoperative Vorgehen einfacher zu gestalten, bei der ersten postoperativen vollen Mahlzeit kann die übliche Insulintherapie wieder aufgenommen werden. Alle Patienten, die zu Hause den Blutzucker durch Selbstkontrolle und Dosisanpassung selbst steuern, sollten hierzu auch unter klinischen Bedingungen soweit möglich ermuntert werden.

Literatur

Alberti KGM, Marshall S M (1988) Diabetes and surgery. In: Alberti KGM, Krall LP (eds) The Diabetes Annual Vol 4. Elsevier Science, Amsterdam, pp 248–271

Althoff P-H, Usadel K, Mehnert H, (1999) Die akuten Komplikationen bei Diabetes mellitus. In: Mehnert H, Standl E, Usadel K (eds) Diabetologie in Klinik und Praxis, 4. Auflage. Georg Thieme, Stuttgart New York, pp 289–333

Berger M, Rave K (2000) Die perioperative Betreuung des Diabetikers. In: Berger M (ed) Diabetes mellitus. Urban & Fischer, München Jena Baltimore, pp 683–687

Brüssel T (1994) Anästhesie und Diabetes mellitus. Anaesthesist 43: 333–346

Dunnet JM, Holman RR, Turner RC, Sear JW (1988) Diabetes mellitus and anaesthesia. Anaesthesia 43: 538–542

European Diabetes Policy Group (1998) A Desktop Guide to Type 1 (Insulin-dependent) Diabetes Mellitus. International Diabetes Federation (Europe), Brussels

Hauner H, Gries FA (1992) Die perioperative Betreuung des Diabetikers. Internist 33: 387–394

Knüttgen D, Weidemann D, Doehn M (1990) Diabetic antonomic neuropathy: abnormal cardiovascular reactions under general anaesthesia. Klin Wochenschr 68: 1168–1172

Milaskiewicz RM, Hall GM (1992) Diabetes and anaesthesia: the past decade. Bri J Anaesth 68: 198–20

25 Psychosoziale Probleme

G. Petersen-Ostroga

Inhaltsverzeichnis

25.1 Einleitung 389
25.2 Krankheitsbewältigung 389
25.2.1 Kontrollüberzeugungen 389
25.2.2 Health Belief Modell 390
25.2.3 Diabetes und Stress 390
25.3 Die diabetische Persönlichkeit 390
25.4 Entwicklungsspezifische Belastungen 390
25.4.1 Entwicklungsstörungen 390
25.4.2 Belastungsbereiche bei Kleinkindern und Kindern im Vorschulalter 391
25.4.3 Schulkinder 6–12 Jahre 391
25.4.4 Jugendalter 12.–18. Lebensjahr 392
25.4.5 Erwachsenenalter 392
25.5 Anforderungen an eine altersgerechte Schulung 393
25.6 Spezielle Probleme 393
25.6.1 Sexuelle Störungen 393
25.6.2 Schwangerschaft 393
25.7 Psychische Erkrankungen 394
25.7.1 Essstörungen 394
25.7.2 Depression 395
25.7.3 Angststörungen 395
25.8 Therapie 395
25.8.1 Psychoanalyse und tiefenpsychologisch fundierte Therapieverfahren 395
25.8.2 Verhaltenstherapie und kognitive Verfahren 396
25.9 Problemfelder des Typ 2-Diabetes 396
25.9.1 Krankheitsbewältigung 396
25.9.2 Diät 396
25.9.3 Schulung 397
25.10 Risikogruppen 397
25.10.1 Patienten in belastenden Lebenssituationen 397
25.10.2 Familiäre Belastung durch psychische Erkrankungen 398
25.10.3 Ablösungsprobleme 398
25.10.4 Problematische soziale Verhältnisse 398
Literatur 398

Übersicht

Die medizinischen Anforderungen bei der Diabetestherapie sind klar umrissen, trotzdem stellt die Umsetzung des therapeutisch Notwendigen Arzt und Patient häufig vor Probleme, die durch Informationsvermittlung allein nicht zu lösen sind. So wirken Umweltfaktoren wie Familie, Schule/Arbeitsplatz; soziale Faktoren wie Familienstand, sozioökonomischer Status und soziale Unterstützung auf den Patienten ein, der die Therapiemaßnahmen, wie pünktliches Spritzen und Nahrungsaufnahme zum richtigen Zeitpunkt, regelmäßige Stoffwechselkontrollen und eine disziplinierte Lebensweise mit Bewegung und Diät einhalten sollte.

Das Complianceverhalten der Patienten weist intraindividuell und interindividuell große Schwankungen auf, da die Anforderungen im psychosozialen Bereich neben objektiven Parametern nicht unwesentlich von subjektiv erlebten Belastungen bestimmt werden. Letztlich können diese Belastungen zu schlechter Compliance und einer schlechten Einstellung der Blutzuckerwerte der Patienten führen. Somit sind Folgeerkrankungen, wenn auch indirekt, durch psychosoziale Probleme mitverursacht. Besonders hinsichtlich der Entwicklungsaufgaben besteht bei Patienten mit Typ 1-Diabetes über die Lebensspanne eine höhere Wahrscheinlichkeit, dass Krisen auftreten, die (vorübergehend) zu schlechterer Compliance führen. Bei den Typ 2-Diabetikern stellen lebensgeschichtlich gefestigte Einstellungen sowie altersbedingte Probleme bei der Umsetzung der therapeutischen Maßnahmen die größten Hindernisse dar.

25.1 Einleitung

Im Krankheitsverlauf stellt zunächst die Bewältigung der Diagnose die Weichen für die zukünftige Krankheitsverarbeitung. Für beide Erkrankungen gilt, dass der Umgang mit der Erkrankung auch durch die Familie mit den nächsten Angehörigen und das soziale Umfeld der Patienten beeinflusst wird. Weitere Einflussfaktoren sind reale Einschränkungen im beruflichen Bereich, Probleme bei der Partnerwahl und Gründung einer Familie. Im Idealfall führen diese psychosozialen Begleiterscheinungen zu vorübergehenden Krisen, die gut bewältigt werden. Zwischen den Polen „normale Anpassungsreaktion" und „psychische Erkrankung" lassen sich vereinfacht 3 Ausprägungen beschreiben:

- Die normale Reaktion auf Krisen, die mit passageren psychischen Symptomen einhergehen kann.
- Anpassungsstörungen als Zeichen vorhandener Probleme bei der Bewältigung, die länger anhalten und zu psychischen Symptomen führen, die eine Intervention erfordern.
- Psychische Symptome, die eine Komorbidität mit einer psychischen Störung darstellen und eine psychotherapeutische Behandlung erfordern.

Das therapeutische Angebot, das sich nach dem Schweregrad der Symptome richtet, reicht vom hausärztlichen Gespräch über Interventionen im Rahmen der psychosomatischen Grundversorgung bis zu einer Psychotherapie. Daneben sind Schulung und Sozialberatung wichtige Möglichkeiten für Patienten, ihre Probleme zu bewältigen.

25.2 Krankheitsbewältigung

Die Bewältigung chronischer Erkrankungen folgt nicht, wie früher angenommen, einem starren Schema, sondern stellt einen dynamischen Prozess dar. Für die Erkrankung an Diabetes gilt, ebenso wie für andere chronische Erkrankungen, dass beginnend mit der Diagnosestellung die Anforderungen in den verschiedenen Lebensabschnitten Anpassungsleistungen erfordern. Diese werden von überdauernden Mustern geprägt.

Für Patienten im Kindesalter sind die Bewältigungsstrategien der Mutter entscheidend für die Stoffwechseleinstellung. Mit zunehmender Eigenverantwortung schwindet dieser Einfluss und die eigenen Strategien gewinnen an Bedeutung. Als hilfreich für eine gute Stoffwechseleinstellung haben sich aktive, problemlösende Strategien erwiesen, während sich Rationalisierung im Sinne von Verharmlosung negativ auswirkte.

Kovacz et al. (1985) fanden zum Zeitpunkt der Diagnosestellung bei 36% einer Stichprobe mit 74 acht- bis dreizehnjährigen Typ 1-Diabetikern depressive Symptome mit Angst, Irritation, Dysphorie und dem Gefühl sozialer Ausgeschlossenheit als Reaktion auf die Diagnosemitteilung. Hinzu kamen negative Bewertung neutraler Ereignisse und Verkennung der Realität. Diese Symptome klangen in den ersten 7–9 Monaten ohne Behandlung wieder ab (Kovacz et al. 1985).

In Untersuchungen zur Prävalenz psychischer Symptome bei jugendlichen Diabetikern und Stoffwechselgesunden schwanken die Resultate zwischen 0% und 46% erhöhtem Risiko bei den Diabetikern (Blanz 1995).

Die Resultate der Untersuchungen zum Zusammenhang zwischen psychischen Symptomen und Güte der Stoffwechseleinstellung ergeben ein ähnlich heterogenes Bild. So werden positive Zusammenhänge zwischen schlechter Stoffwechseleinstellung und psychosozialen Anpassungsproblemen, depressiven Symptomen und Angstzuständen von Mazze et al. (1984) beschrieben, während Close et al. (1986) bei Patienten mit guter Stoffwechseleinstellung vermehrt depressive Symptome fanden.

Die Heterogenität der Ergebnisse ist zum einen auf die Auswahl der Messinstrumente zurückzuführen (Interview vs. Fragebögen, Diagnosekriterien vs. Beschwerdelisten), zum anderen auf die Auswahl der Stichproben, die sich hinsichtlich der Schichtzugehörigkeit der Probanden und der Altersgruppen unterschieden.

25.2.1 Kontrollüberzeugungen

Einen Ansatzpunkt für die Untersuchung von Bewältigungsformen bietet das Konzept der Kontrollüberzeugungen. Es unterscheidet internale Kontrollüberzeugungen mit einem hohen Stand an Eigenverantwortung („Ich kann mein Leben gestalten, die Geschehnisse beeinflussen.") und externale Kontrollüberzeugung mit einem niedrigen Level von Eigenverantwortung („Andere wissen besser, was für mich gut ist.") bis zum Fatalismus („Ich kann mein Leben nicht beeinflussen, es ist vom

Schicksal bestimmt."). Patienten mit einer hohen internalen Kontrollüberzeugung zeigten eine bessere Stoffwechseleinstellung als Patienten mit externaler Kontrollüberzeugung, die sich stärker an den Arzt banden und ihm auch jede Verantwortung übergaben.

25.2.2
Health-Belief-Modell

Die subjektive Einschätzung der Schwere der Erkrankung, der eigenen Handlungsmöglichkeiten, deren Wirksamkeit und der erwartete Nutzen bilden die Basis für die Motivation zur Selbstbehandlung. Eine realistische Einschätzung der Schwere der Erkrankung, verbunden mit der Überzeugung, durch Selbstbehandlung Folgeschäden vermeiden zu können, bildet die Basis für eine gute Stoffwechsellage, während die Leugnung und Verharmlosung eher mit einer schlechten Einstellung assoziiert sind (Shillitoe 1988).

25.2.3
Diabetes und Stress

Im Zusammenhang mit Tierversuchen zur Auswirkung von Stress auf die Glukosekonzentration im Blut wurden erhöhte Werte bei Stressbelastung gefunden. In zahlreichen Kasuistiken wurde dieser Zusammenhang auch bei Menschen beschrieben. In systematischen Untersuchungen konnte ein direkter Zusammenhang zwischen Stress und Blutglukosewerten jedoch nicht nachgewiesen werden. Erst das Zusammenwirken mehrerer Faktoren, wie Dauer der Stressbelastung, individuelle Bewältigungsstrategien und fehlende soziale Unterstützung kann zu einer schlechteren Stoffwechseleinstellung durch geringere Compliance führen (Halm u. Pfingsten 1993; Kemmer 1988).

25.3
Die diabetische Persönlichkeit

Der Versuch, im Rahmen persönlichkeitspsychologischer Forschung charakteristische Persönlichkeitseigenschaften zu finden, die Diabetiker von Gesunden unterscheiden, muss als gescheitert betrachtet werden. In Untersuchungen wurden Eigenschaften wie erhöhte Angstbereitschaft, Depression, Feindseligkeit, Aggressivität sowie Störungen im Selbst- und Körperkonzept gesucht, die Ergebnisse blieben jedoch widersprüchlich. Während in Interviews und projektiven Verfahren bei jugendlichen Diabetikern schlechtere soziale Anpassung, ein schwächeres Selbstkonzept sowie Angst und Depression gefunden wurden, konnten diese Ergebnisse bei Anwendung von standardisierten Persönlichkeitstests nicht repliziert werden (vgl. Fallström 1974; Steinhausen u. Börner 1978). Als einziges Unterscheidungsmerkmal zwischen Jugendlichen mit Typ 1-Diabetes und Gesunden fand Johnson (1980) ein höheres Maß an sozialer Unsicherheit im Umgang mit Gleichaltrigen bei den Diabetikern. Als Hauptursache für die Nichteinhaltung der Therapie bei Jugendlichen konzentrieren sich die Untersuchungen jetzt auf die Erscheinungsformen dieses Phänomens, was letztlich auch in die Konzeption von Schulungen Eingang gefunden hat. Insgesamt lässt sich ein Wandel von der in den 50er Jahren präferierten psychoanalytischen Sichtweise zu einer verhaltensmedizinisch orientierten Betrachtung feststellen.

25.4
Entwicklungsspezifische Belastungen
25.4.1
Entwicklungsstörungen

Ein Haupterkrankungsgipfel des Typ 1-Diabetes liegt um die Pubertätsphase. Störungen der Intelligenzentwicklung sowie allgemeine Beeinträchtigungen im kognitiven Bereich äußern sich durch Normabweichungen bei den schulischen Leistungen. Neben der Erkrankungsdauer hat der Zeitpunkt des Beginns Einfluss auf die Art der Beeinträchtigungen. Die Befunde zur Intelligenzentwicklung und zu kognitiven Fähigkeiten sind widersprüchlich, was zum einen an den Untersuchungsmethoden liegt, zum anderen an den untersuchten Altersgruppen. Je älter die Probanden sind, desto schwieriger sind Umwelteinflüsse zu kontrollieren. So fanden sich in der Mehrzahl der Untersuchungen keine klaren Hinweise auf intellektuelle Beeinträchtigungen, sondern nur geringe Unterschiede, die eine größere Vulnerabilität bei Patienten mit frühem Krankheitsbeginn vermuten lassen. Ryan et al. (1985) fanden in einer Stichprobe von 185 Adoleszenten bei einem Erkrankungsbeginn vor dem 5. Lebensjahr Intelligenzminderung, Gedächtnisstörungen des Kurzzeitgedächtnisses, geringeren Schulerfolg, Schwierigkeiten bei der Fähigkeit zum räumlichen Wahrnehmen sowie Hand-Auge-Koordinationsschwierigkeiten. Bei später Erkrankten und in der gesunden Kontrollgruppe wiesen nur 6%

der Probanden diese Störungen auf. In der Untersuchung zeigte sich, dass das Erkrankungsalter und die Dauer unterschiedliche Einflüsse auf die Testergebnisse hatten: Ein früher Erkrankungsbeginn beeinflusste die Arbeit der linken Hirnhemisphäre in Tests für verbale Begriffsbildung, Lesen und Rechtschreibung, Wortreihen bilden und schnelle Aktionen mit der dominanten Hand. Dagegen hatten die Probanden mit einer längeren Erkrankungsdauer, aber einem Erkrankungsbeginn nach dem 5. Lebensjahr bei Aufgaben mit starker Beteiligung der rechten Hemisphäre Probleme. Dies umfasste die Erfassung und Verarbeitung visueller Stimuli, visuelles Gedächtnis und schnelle Reaktionen mit der nicht dominanten Hand. Gegen diese Unterscheidung sprechen Befunde, bei denen ein Erkrankungsalter unter 4 Jahren mit visuellen Störungen, wie Gesichtsfeldeinschränkungen, verbunden war; jedoch fanden sich keine Hinweise auf Störungen der verbalen Funktionen. Die Untersuchungen zum schulischen Erfolg ergaben keine diabetesspezifischen Beeinträchtigungen. Lediglich die Häufigkeit und Dauer der stationären Aufenthalte sowie der sozioökonomische Status konnten als Einflussfaktor nachgewiesen werden (Shillitoe 1988).

25.4.2
Belastungsbereiche bei Kleinkindern und Kindern im Vorschulalter

Kinder dieser Altersgruppe empfinden die therapeutischen Maßnahmen als Strafe und suchen nach Ursachen. Schmerzhafte Injektionen und Blutzuckermessungen bringen sie mit aktuellem Verhalten in Verbindung. Für die Betreuungspersonen ist es schwierig, hypoglykämische Zustände von normalen Stimmungsschwankungen abzugrenzen. In der Regel sind es, trotz aller Fortschritte zur Selbsttherapie, die Mütter, die für die Durchführung der Therapie verantwortlich sind. Neben der Sorge um lebensbedrohliche Komplikationen stehen Schuldgefühle im Vordergrund, die Erkrankung durch Erziehungsfehler oder Vernachlässigung verursacht zu haben. Weiterhin fällt es vielen Müttern am Anfang schwer, ihren Kindern die Insulininjektionen zu verabreichen, die heftigen Reaktionen des Kindes verstärken die Schuldgefühle. Aus Sorge um Behandlungsfehler werden weitere Betreuungspersonen nicht angemessen in die Behandlung eingeweiht, so dass eine Überlastung, verbunden mit dem Verlust sozialer Kontakte, zu Symptomen führen kann, die eine psychologische Beratung erforderlich machen.

Durch das fehlende Krankheitsverständnis liegt die Verantwortung für die Einhaltung der Therapie bei der Mutter. Daher ist es notwendig, dass die Ängste bearbeitet werden und der Gefahr einer Überbehütung durch Ermutigung zur Selbständigkeit entgegengewirkt wird.

25.4.3
Schulkinder 6–12 Jahre

Die wichtigsten Entwicklungsaufgaben bestehen darin, sich leistungsbezogenen Aufgaben zu stellen und auch in sozialen Kontakten durch Kooperation und Wettbewerb eine positive Einstellung zur eigenen Person zu entwickeln. Freundschaften mit Gleichaltrigen sowie die Zugehörigkeit zu Cliquen bieten ebenfalls Möglichkeiten zur Selbstbestätigung. Die Erprobung von größerer Selbständigkeit wird häufig durch eine überprotektive Haltung der Eltern behindert. Ein Kind, dass sich nicht im Kontakt mit anderen messen kann und sozial angemessene Verhaltensweisen erlernt, wird in späteren Entwicklungsphasen größere Probleme haben, in sozialen Situationen die notwendige Selbstbehandlung durchzuführen.

Die Kinder entwickeln ihr Selbstbild über kontinuierliche Rückmeldungen von Erfolg und Misserfolg. Das Krankheitsverständnis in diesem Alter orientiert sich an sichtbaren Schäden, die heilbar sind. Im Rahmen dieses Konzeptes sind das Führen der Protokolle und die Behandlung auf Heilung ausgerichtet. Die Rückmeldung über schlechte Blutzuckerwerte wird von den Kindern als Misserfolg wahrgenommen und in das Selbstbild integriert.

Für die Schulung und Behandlung ist es wesentlich, dass das Kind für vorschriftsmäßiges Verhalten belohnt wird. Die alleinige Rückmeldung der Blutzuckerwerte kann bei schlechter Stoffwechsellage zur Entmutigung führen.

In diesem Alter ist es besonders wichtig, die soziale Kompetenz der Kinder im Zusammenhang mit der Einhaltung der Diät, der Stoffwechselkontrollen und Achtsamkeit für Hypoglykämien zu fördern. Dies führt langfristig zu einer besseren Compliance, da Unsicherheit in sozialen Situationen die Hauptursache für die Nichteinhaltung der Therapie ist.

Für Kinder unter 12 Jahren ist die Übertragung der Verantwortung für regelmäßige Injektionen mit einer schlechten Stoffwechseleinstellung verbunden. Bei einer flexiblen Handhabung der Eigenverantwortung wurden in diesem Alter keine erhöhten Blutglukosewerte festgestellt. Bei der Einhaltung der Diät zeigte sich, dass die Kinder weniger

Schwierigkeiten hatten, wenn diese von der ganzen Familie befolgt wurde. Weitere Einflussfaktoren sind der soziale Status und die familiäre Situation. Hier sind Kinder aus Familien der unteren sozialen Schichten und Kinder aus Scheidungsfamilien stärker belastet (Petermann 1991; Shillitoe 1988)

Im Zusammenhang mit einer schlechten Stoffwechseleinstellung können Verhaltensauffälligkeiten wie Aggression, depressive Verstimmungen, Konflikte in der Schule und im Elternhaus, sowie Lern- und Schulprobleme auftreten. Die Richtung des Zusammenhangs ist nicht zuverlässig bestimmbar, jedoch ist es wahrscheinlich, dass Konzentrationsstörungen und Stimmungsschwankungen im Zusammenhang mit Hypoglykämien auch als Folge einer schlechten Stoffwechseleinstellung auftreten.

Diskutiert wird der Einfluss von häufig auftretenden Hypo- und Hyperglykämien im Zusammenhang mit Störungen der Intelligenzentwicklung, wobei sich der Verdacht erhärtet, dass häufige und schwere Stoffwechselentgleisungen im Kindesalter zu Beeinträchtigungen führen (Petermann 1991; Shillitoe 1988).

25.4.4
Jugendalter 12.–18. Lebensjahr

Mit der jetzt entwickelten Fähigkeit, abstrakt zu denken, sind die Jugendlichen in der Lage zu verstehen, was es bedeutet an Diabetes erkrankt zu sein. Auch wenn der Beginn der Erkrankung weiter zurückliegt, beginnt erst jetzt die vollständige Bewältigung, die auch mit der Übernahme von Eigenverantwortung verbunden ist. Dies geschieht in einer Zeit, der emotionalen Instabilität, die durch die Identitätskrise und die Ablösung vom Elternhaus geprägt ist.

Wie Tabelle 25.1 zeigt, belastet die Erkrankung das Selbstbild und die sozialen Beziehungen. Im Vergleich zu Gesunden weisen schlecht eingestellte Diabetiker häufiger ein negatives Selbstbild auf, während gut eingestellte Diabetiker sich durch ein hohes Maß an sozialer Kompetenz und Selbstsicherheit auszeichneten (Petermann et al. 1987).

Bei dieser Altersgruppe kann es zu erheblichen Problemen mit der Compliance kommen. Der Kampf um Unabhängigkeit wird auch über die Stoffwechselkontrolle ausgetragen. Hier ist eine tolerante, von Verständnis geprägte Haltung erforderlich, auch wenn dadurch zeitweise eine unsichere Mitarbeit entsteht. Es ist wichtig, dass Adoleszente ihren Weg selbst suchen und finden, dabei haben Angehörige und Ärzte zunehmend Beratungsfunk-

Tabelle 25.1. Ausgewählte Ziele des Jugendalters und Störeinflüsse des Typ 1-Diabetes. (Aus Petermann 1991)

Einige Ziele des Jugendalters	Störeinflüsse des Typ 1-Diabetes
Körperliche und sexuelle Reifung	Verzögerungen; Verletzung der Intimsphäre durch häufige medizinische Untersuchungen
Entwicklung von Eigenständigkeit	Gefahr elterlicher „Überbesorgtheit"; Diabetes als Thema dominiert
Eingliederung in die Gruppe von Gleichaltrigen	Zeitlich streng geregelter Tagesablauf; Verbot typischer Teenagerkost
Selbstverständnis/ Bewusstsein	Unterzuckerung belegt das „Anderssein" des Jugendlichen
Selbst- und Körperbild	Auseinandersetzung mit dem defekten Körper

tion. Zusammengefasst markiert diese Entwicklungsstufe den Übergang zu einem selbstbestimmten Umgang mit der Erkrankung.

25.4.5
Erwachsenenalter

Durch gesetzliche Vorschriften im Rahmen der Unfallverhütungsvorschriften sind Typ 1-Diabetiker, unabhängig von der Stoffwechseleinstellung, von Tätigkeiten ausgeschlossen, die mit einer möglichen Selbst- oder Fremdgefährdung im Falle einer Hypoglykämie verbunden sind. Dazu gehören:

- Arbeiten mit Absturzgefahr (Dachdecker, Maurer, Schornsteinfeger),
- berufliche Personenbeförderung (Taxifahrer, Busfahrer, Pilot),
- verantwortliche Überwachungsfunktionen (Schrankenwärter, Wachdienste, Fluglotsen) und
- berufsmäßiger Waffengebrauch (Polizist, auch im Innendienst; Objekt- und Personenschutz).

Voraussetzungen für eine Tätigkeit im öffentlichen Dienst sind die Freiheit von Komplikationen sowie eine gute medizinische Einstellung. Neben diesen Einschränkungen sind Diabetiker auch mit den Vorurteilen der Arbeitgeber über hohe Fehlzeiten, geringere Leistungsfähigkeit und eingeschränkte Einsatzmöglichkeiten konfrontiert.

Insgesamt ist die Arbeitslosenrate bei Diabetikern gegenüber Stoffwechselgesunden für alle Altersgruppen um ein Vielfaches erhöht. Dies mag für schlecht eingestellte Diabetiker aufgrund der häufigeren Fehlzeiten plausibel erscheinen, für gut eingestellte Diabetiker gibt es für dieses Phänomen keine rationale Erklärung.

Die Berufswahl ist für Diabetiker wesentlich schwieriger als für Gesunde, daher ist eine frühzeitige Beratung unter Einbeziehung der individuellen Stoffwechseleinstellung und Befindlichkeit angezeigt (Finck 1995).

25.5
Anforderungen an eine altersgerechte Schulung

Die Vermittlung von Wissen allein reicht nicht aus, um dauerhafte Mitarbeit der Jugendlichen zu erreichen. Es wurden sogar negative Zusammenhänge zwischen dem Wissensstand und der berichteten Compliance gefunden (Shillitoe 1988). Die Umsetzung ist Schwankungen unterworfen, die vorhersehbar sind. So ist als übergreifende Strategie die Entwicklung eines gesunden Selbstbewusstseins im Umgang mit der Erkrankung anzustreben. Die immer wieder herausgestellte Bedeutung sozialer Kompetenz, verbunden mit der Entwicklung von altersgerechter Eigenverantwortung, gewährleistet eine dauerhafte Mitarbeit. Im Rahmen von Schulungen sollte neben der Vermittlung von Wissen, Techniken und Kompetenzen auch die Möglichkeit bestehen, sich über aktuelle Probleme auszutauschen. Dies wird durch offene Gesprächsgruppen ermöglicht. Im Rahmen des Ulmer-Modells zur Diabetikerschulung im Rahmen eines zweiwöchigen stationären Schulungsprogramms an der Universitätsklinik wurden z. B. psychotherapeutisch geleitete Gesprächsgruppen angeboten und Entspannungstechniken vermittelt; weiterhin bestand das Angebot zu weiterführenden Einzelgesprächen.

Der Einsatz neuer Medien wie Internet-Chat-Rooms ermöglicht, (anonym) Kontakt zu anderen Diabetikern und Fachleuten aufzunehmen und sich über Probleme auszutauschen. Gleichzeitig können unabhängig von Sprechstunden Informationen abgerufen werden. Spezielle Homepages mit interaktiven Comics bieten positive Anreize, sich mit spezifischen Fragen zu beschäftigen. (Diabetes.com, Diabetes-Forum.de)

25.6
Spezielle Probleme
25.6.1
Sexuelle Störungen

40% der männlichen Diabetiker klagen über Erektionsstörungen. Diese können durch neuropathische Veränderungen und/oder psychogene Faktoren verursacht sein. Eine differentialdiagnostische Abklärung ist unbedingt erforderlich (Lue 2000). Während sich neurogene Erektionsstörungen bei weiterhin vorhandener Libido fortschreitend entwickeln und keine nächtlichen Erektionen vorhanden sind, treten psychisch bedingte Störungen meist plötzlich auf und gehen mit einer schwach ausgeprägten Libido einher, ebenso sind nächtliche Erektionen vorhanden. Bei psychogenen Erektionsstörungen ist die Prognose für eine psychotherapeutische Behandlung (Sexualtherapie, Paarberatung) günstig, im Fall einer organischen Verursachung deutlich schlechter (Herrmann et al. 1995).

Eine medikamentöse Therapie mit Sildenafil (Viagra) stellt für beide Gruppen eine erfolgversprechende Alternative dar. Godstein et al. (1998) wiesen nach, dass unabhängig von der Ursache die Häufigkeit erfolgreicher sexueller Aktivitäten sowie die Dauer der Erektion durch die Einnahme von Viagra stark anstiegen. Gegenüber der Plazebowirkung, mit 0–5% erhöhter Frequenz und 0% Veränderungen bei der Dauer der Erektion steigert die Einnahme von Viagra dosisabhängig die Frequenz um bis zu 100% und die Dauer um bis zu 138%. Hierbei zeigte sich bei Patienten mit Erektionsstörungen, die sowohl psychogen als auch organisch bedingt waren, hinsichtlich der Frequenz eine geringere Erhöhung mit 57% gegenüber 22% mit Plazebo. Da die Einnahme nur im Zusammenhang mit geplanten sexuellen Aktivitäten erfolgt und die Wirkung auf das Vorhandensein sexueller Stimulation beschränkt ist, ist diese Therapieform gegenüber anderen medikamentösen und chirurgischen Interventionen überlegen. Kontraindikationen, wie Ko-Medikation mit Nitraten, instabile Angina sind zu beachten (Herrmann et al. 2000).

25.6.2
Schwangerschaft

Durch eine Schwangerschaft werden, auch bei guter Betreuung, Ängste aktiviert, die bei Frauen mit Typ 1-Diabetes zu der konstant bestehenden Belastung durch die Erkrankung hinzukommen. Irrationale Befürchtungen wie die Möglichkeit einer

Vererbung der Erkrankung und Ängste vor Komplikationen bei der Geburt, möglichen Missbildungen des Kindes und Gefahren für das eigene Leben, können zu gravierenden psychischen Symptomen führen. Am häufigsten werden Depressionen und Angst beschrieben, die ein behandlungsbedürftiges Ausmaß hatten.

Da das Risiko für Fehlbildungen stark abhängig von der Stoffwechseleinstellung in den ersten 3 Monaten nach der Konzeption ist, sollte bereits im Vorfeld der Schwangerschaft eine optimale Einstellung erreicht sein. Dies erfordert eine sorgfältige Planung der Schwangerschaft unter Berücksichtigung der Stoffwechselsituation. Die Abstimmung über den Zeitpunkt unter Berücksichtigung dieser Faktoren stellt sicher den Idealfall dar, der aber angesichts der z. T. abwendbaren Risiken anzustreben ist. Wünschenswert wäre es, wenn die Problematik mit den Patientinnen im ärztlichen Gespräch frühzeitig und wiederholt thematisiert würde, damit dies auch für die Patientin als normales und adäquates Complianceverhalten integriert werden kann.

25.7 Psychische Erkrankungen

25.7.1 Essstörungen

Ein spezielles Problem der Altersgruppe der 14–25-Jährigen stellt die Komorbidität mit einer Essstörung dar. Als erkrankungsbedingte Einflussfaktoren können die durch Hyperglykämien ausgelösten Heißhungerattacken betrachtet werden. Eine spezielle Form, den Effekt erhöhter Kalorienaufnahme zu kompensieren, stellt das „Insulinpurging" bei Patienten mit Bulimia nervosa dar. Hierbei versuchen die Patienten durch Weglassen der notwendigen Insulindosis ihre Essanfälle zu kompensieren. Dadurch erhöht sich die Wahrscheinlichkeit von Folgeerkrankungen, die bei diesen Patientinnen früher und mit höherem Schweregrad auftreten (Lautenbacher 1990; Abb. 25.1 und 25.2).

> **Diagnostische Kriterien für eine Anorexia nervosa**
> - Weigerung, das Minimum für Alter und Körpergröße des normalen Körpergewichts zu halten [BMI (W/H^2) <17,5 %].
> - Ausgeprägte Ängste vor einer Gewichtszunahme oder davor, dick zu werden, trotz bestehenden Untergewichts.
> - Störung in der Wahrnehmung der eigenen Figur und des Körpergewichts.
> - Bei postmenarchalen Frauen das Vorliegen einer Amenorrhö.
> - *Restriktiver Typus (F50.00):* Während der aktuellen Episode der Anorexia nervosa hat die Person keine regelmäßigen „Fressanfälle" gehabt oder Purging-Verhalten gezeigt.
> - *Binge eating/Purging-Typus (F50.01):* Während der aktuellen Episode der Anorexia nervosa hat die Person regelmäßig „Fressanfälle" gehabt und Purging-Gewohnheiten gezeigt.

> **Diagnostische Kriterien für Bulimia nervosa (F50.2, ICD 10)**
> - Wiederholte Episoden von „Fressattacken" Episode ist gekennzeichnet durch die folgenden Merkmale:
>   - Verzehr einer Nahrungsmenge in einem bestimmten Zeitraum, wobei diese Nahrungsmenge erheblich größer ist als die Menge, die die meisten Menschen in einem vergleichbaren Zeitraum und unter vergleichbaren Bedingungen essen würden.
>   - Das Gefühl, während der Episode die Kontrolle über das Essverhalten zu verlieren.
> - Wiederholte Anwendung von unangemessenen, einer Gewichtszunahme entgegensteuernden Maßnahmen, wie z.B. selbstinduziertes Erbrechen, Missbrauch von Laxanzien, Diuretika, Klistieren oder anderen Arzneimitteln, Fasten oder übermäßige körperliche Betätigung.
> - Die Fressattacken und das Kompensationsverhalten kommen 3 Monate lang im Durchschnitt mindestens 2mal pro Woche vor.
> - Figur und Körpergewicht haben einen übermäßigen Einfluss auf die Selbstbewertung.
> - Die Störung tritt nicht ausschließlich im Verlauf von Episoden einer Anorexia nervosa auf.
> - „Purging"-Typus: Die Person induziert während der aktuellen Episode der Bulimia nervosa regelmäßig Erbrechen oder missbraucht Laxanzien, Diuretika oder Klistiere.
> - Nicht-„Purging"-Typus: Die Person hat während der aktuellen Episode der Bulimia nervosa andere, unangemessene, einer Gewichtszunahme entgegensteuernde Maßnahmen gezeigt, wie beispielsweise Fasten oder übermäßige körperliche Betätigung, zeigte aber kein „Purging"-Verhalten.

Eine überzufällige Komorbidität mit Typ 1-Diabetes für Anorexia nervosa müsste bei 1% und für Bulimia nervosa bei 9% liegen. Zur Prävalenz von Essstörungen bei Patienten mit Diabetes mellitus liegen widersprüchliche Ergebnisse vor, die z. T. von einer 6fach erhöhten Prävalenz ausgehen. In einer eigenen Studie zur Prävalenz von Essstörungen und Diabetes mellitus fanden wir keine erhöhte Prävalenz für eine Komorbidität, jedoch traten Einzelsymptome wie Essanfälle, Manipulationen mit der Insulindosis und unregelmäßiges Essverhalten sowie Körperbildstörungen gehäuft auf. Bei Patienten mit Typ 2-Diabetes fanden sich gehäuft Essanfälle ohne Erbrechen, was den Verdacht erhärtet, dass durch restriktive Diät Durchbrüche mit Kontrollverlust auftreten können, die jedoch nicht die Diagnose einer Essstörung rechtfertigen. Insgesamt wiesen Diabetiker mit einer Essstörung hinsichtlich der soziokulturellen und Persönlichkeitsmerkmale größere Ähnlichkeiten mit stoffwechselgesunden Essgestörten auf, als mit Diabetikern ohne Essstörungen (Lautenbacher 1990).

25.7.2
Depression

Mit zunehmendem Alter steigt die Inzidenz für eine depressive Störung. Untersuchungen an Erwachsenen Typ 1- und Typ 2-Diabetikern zeigen eine bis zu 4fach erhöhte Prävalenz für Depressionen. Dies trifft besonders auf Patienten mit Folgeerkrankungen zu. Neben gesundheitlichen Einschränkungen stellen Schulbildung, Alter und Geschlecht wesentliche Einflussfaktoren dar. So liegt der Erkrankungsgipfel zwischen dem 30. und 44. Lebensjahr, wobei Frauen ein 3fach erhöhtes Risiko haben (Gavard 1993).

Diagnostische Merkmale einer Major-Depression sind gedrückte Stimmung, Interessensverlust, Freudlosigkeit bzw. affektive Verflachung, Antriebsminderung, erhöhte Ermüdbarkeit, Konzentrationsstörungen, Aktivitätseinschränkung und Libidoverlust. Auf der kognitiv-emotionalen Ebene bestehen Hoffnungslosigkeit, verstärktes Grübeln verbunden mit Schuldgefühlen und Gefühlen der Wertlosigkeit sowie Suizidgedanken. Charakteristisch sind weiterhin Früherwachen und ein morgendliches Stimmungstief. Einige Symptome können im Rahmen hypoglykämischer Zustände oder im Zusammenhang mit Folgeerkrankungen auftreten, jedoch sind die Symptome auf der kognitiv-emotionalen Ebene differentialdiagnostisch entscheidend.

25.7.3
Angststörungen

Die Symptome einer Panikattacke mit Zittern, Nervosität, Herzklopfen, Schwindel, Atemnot und Oberbauchbeschwerden können leicht als Hypoglykämie fehlinterpretiert werden. Bei einer Häufung dieser Symptome trotz guter Stoffwechseleinstellung in Verbindung mit sozialem Rückzug und der Notwendigkeit ständiger Begleitung durch Bezugspersonen sollte eine differentialdiagnostische Abklärung erfolgen. Ebenso kann eine als traumatisch erlebte Hypoglykämie zu ständiger Sorge vor einem erneuten Auftreten und damit zu einer erhöhten Angstbereitschaft führen, ohne dass dies durch die Stoffwechsellage gerechtfertigt ist. Dies begünstigt ebenfalls das Auftreten von Angststörungen. Die Angst vor Hypoglykämien, die häufig mit einer Unterdosierung des Insulins einhergeht und zu sozialem Rückzug führen kann, rechtfertigt allein noch nicht die Diagnose einer Angststörung.

25.8
Therapie

Ausgehend vom ärztlichen Gespräch, das auch der differentialdiagnostischen Abklärung dient, sind Interventionen im Rahmen der psychosomatischen Grundversorgung bei schwach ausgeprägten Symptomen angezeigt. Besonders bei Jugendlichen ist das Vertrauensverhältnis zwischen Arzt und Patient ein wichtiges Agens bei der Auseinandersetzung mit psychischen Problemen. Bei Patienten mit einer Komorbidität von psychischer Erkrankung und Diabetes mellitus ist die Hinzuziehung eines Psychotherapeuten erforderlich.

25.8.1
Psychoanalyse und tiefenpsychologisch fundierte Therapieverfahren

Für neurotische Störungen, die vom Patienten als diffus und relativ chronisch wahrgenommen werden und mit allgemeinen Beeinträchtigungen in zwischenmenschlichen Beziehungen sowie Stimmungsschwankungen einhergehen, ist eine Behandlung mit diesen Methoden indiziert. Sie eignen sich nicht, wenn die Probleme durch plötzliche Wechsel der Lebensumstände verursacht sind. Die Voraussetzungen auf Seiten der Patienten sind das Bedürfnis, mehr über sich zu erfahren und die Fähigkeit zur Reflexion. Die Indikation für eine analytische Psychotherapie ist sehr eng zu stellen, da die Gefahr besteht, dass auftretende Konflikte über die Krankheit ausgedrückt werden, indem die Selbstbehandlung vernachlässigt wird.

25.8.2
Verhaltenstherapie und kognitive Verfahren

Gerade bei der Behandlung von Patienten mit Diabetes mellitus wurden für spezifische Probleme verhaltenstherapeutische Strategien entwickelt, die auf fest umrissene Probleme fokussieren. So existieren therapeutische Programme zur verbesserten Hypoglykämiewahrnehmung, zur Sphinkter- und Blasenkontrolle, Stressbewältigung und Erhöhung der sozialen Kompetenz, die z. T. in die Schulungsprogramme Eingang gefunden haben. Darüber hinaus stellen die oben beschriebenen psychischen Erkrankungen eine Indikation für verhaltenstherapeutische Maßnahmen dar, da sowohl auf konkretes Verhalten eingegangen wird, als auch die zugrundeliegenden kognitv-emotionalen Muster bearbeitet werden. Besonders im Hinblick auf die Compliance ist ein direkter problemlösender Zugang erfolgversprechend (Petermann et al. 1987).

25.9
Problemfelder des Typ 2-Diabetes

Typ 2-Diabetes ist eine Erkrankung des Erwachsenenalters bzw. des höheren Lebensalters. Im Gegensatz zum Typ 1-Diabetes liegen die angenommenen Ursachen hier eher in der Lebensweise der Erkrankten. So ist die Mehrzahl der Patienten übergewichtig aufgrund von Überernährung und geringer körperlicher Aktivität. Trotz scheinbar einfacher Selbstbehandlung durch Einhaltung einer kohlenhydratreduzierten Diät und regelmäßiger Bewegung, weist diese Patientengruppe eine schlechte Compliance auf. Dadurch erhöht sich die Gefahr für Folgekomplikationen. Die Interventionen beschränken sich auf regelmäßige Blutzuckerkontrollen und im Zusammenhang mit schlechter Stoffwechsellage auf Zureden und Ermahnen. Anders als bei jugendlichen Typ 1-Diabetikern wird von erwachsenen, reifen Menschen mit Typ 2-Diabetes erwartet, dass sie in der Lage sind, aufgrund der Informationen über die Erkrankung und deren Spätfolgen ihr Leben umzustellen und den Therapieanforderungen zu genügen.

25.9.1
Krankheitsbewältigung

Zum Zeitpunkt der Diagnosestellung zeigen Typ 2-Diabetiker Symptome wie Depression, Angst und Verunsicherung. Während bei jungen insulinpflichtigen Diabetikern sofort ein intensives Betreuungsverhalten einsetzt, stehen die älteren Patienten mit ihrer Erkrankung häufig allein. Sie werden mit Diätvorschlägen versehen und bei Übergewicht mit der Auflage, das Gewicht zu reduzieren nach Hause geschickt. In ca. 70% der Fälle werden orale Antidiabetika verordnet, so dass bereits nach kurzer Zeit die Krankheitsverleugnung einsetzen kann. Hinzu kommt, dass die Erkrankung als Ereignis betrachtet wird, das „zum Altwerden" gehört. Die Tatsache, dass viele Patienten gar keine Schulung erhalten führt dazu, dass nur einzelne Behandlungselemente eingehalten werden. Im Sinne des Health-Belief-Modells sind zwar viele Patienten überzeugt, durch Diät, regelmäßige Bewegung sowie Gewichtsreduktion eine gute Stoffwechseleinstellung zu erreichen, jedoch erscheint ihnen das Einhalten dieser Maßnahmen als zu schwierig (Hermanns u. Kulzer 1992).

25.9.2
Diät

Die Einhaltung der Diät stellt das schwierigste Element der Selbstbehandlung dar. Für die Altersgruppe der über 60-Jährigen stellt das Essen einen zentralen Faktor der Lebensqualität dar. Dazu gehört, dass die Tagesstruktur ebenso wie soziale Kontakte durch Essen entscheidend geprägt werden. Hinzu kommt, dass sich Ernährungsgewohnheiten stark gefestigt haben und bei Ehepaaren eine gemeinsame Esskultur mit gemeinsamen Vorlieben existiert, die sich über Jahrzehnte stabilisiert hat. Vor allem bei Männern wird die Fähigkeit, große Portionen zu essen, mit Kraft und Gesundheit assoziiert (Hartmannsgruber 1992).

Kulzer (1992) hat 6 spezifische Bewältigungsformen für die Nichteinhaltung der Diät, verbunden mit schlechter Stoffwechsellage erhoben (Kulzer 1992):

- **Setzen von Grenzen**
  Die Patienten setzen sich individuelle Grenzen innerhalb derer sie sich die Nichteinhaltung der Diät „erlauben". Erst, wenn die Blutzuckerwerte eine bestimmte Höchstgrenze überschreiten, wird gefastet bzw. die Diät eingehalten, aller-

dings nur so lange, bis der Wert wieder im Normbereich liegt.

- **Schuldabweisung/Schuldzuweisung**
  Die Verantwortung für die Nichteinhaltung wird externen Ursachen zugeschrieben wie der sozialen Umgebung (Aufforderung mitzuessen), mangelnder Unterstützung durch den Arzt und die Familie.

- **Selbstbehandlung**
  Kurz vor Blutzuckerkontrollen erhöhen die Patienten die Tablettendosis, treiben intensiv Sport und fasten. Diese Maßnahmen halten nur kurz an, nach den Kontrollen werden die alten Verhaltensweisen wieder aufgenommen

- **Verharmlosen**
  Das Prinzip „Einmal ist keinmal" ist handlungsleitend. Da keine sofortige Bestrafung durch Symptome erfolgt, wird die dauerhafte Nichtbefolgung der Diät als Bagatelle dargestellt. Bezogen auf die Spätfolgen besteht die Annahme, dass diese Verstöße nicht relevant sind.

- **Rationalisieren**
  Für erhöhte Blutzuckerwerte werden defekte Messgeräte, vertauschte Blutproben, etc. verantwortlich gemacht. Weiterhin werden äußere Gründe wie Wetter, „etwas gegen Unterzucker tun" als Gründe für die Nichteinhaltung angeführt.

- **Resignierendes Abwägen**
  In unbefriedigenden Lebenssituationen wird das Essen und ggf. Alkoholgenuss als einziges verbleibendes Mittel, sich Genuss zu verschaffen gesehen. Die Anforderungen durch die Einhaltung der Diät werden als unverhältnismäßig hoch empfunden.

Aus dieser Aufzählung wird deutlich, dass die Einhaltung der Diät durch kognitive Verzerrungen der Realität unterminiert wird. Trotz vorhandenem Wissen reicht die Motivation nicht aus, die Diät einzuhalten. Verschärft wird die Problematik dadurch, dass viele Patienten im Verlauf der Erkrankung gar keine Schulung erhalten. Im Zusammenhang mit Stoffwechselkontrollen erleben die Patienten den Arzt als strafende Instanz. Anstelle von Einsicht wird nach Strategien zur Vermeidung von Strafe gesucht.

25.9.3 Schulung

Die Effektivität von Schulungen bei Typ 2-Diabetikern im höheren Lebensalter wird gering eingeschätzt, da positive Veränderungen der Compliance meist ausbleiben. Mit dem Konzept „Wissensvermittlung – Übung – Verhaltensänderung" sind ältere Menschen überfordert, da Lernen im Alter im Wesentlichen durch motivationale Faktoren bedingt ist. Praktische Erfahrungen haben mehr Relevanz als theoretisches Wissen. Hinzukommt, dass viele ältere Menschen durch Leistungsanforderungen stark verunsichert werden und Angst davor haben, Fehler zu machen. Zeitdruck verstärkt diese Unsicherheit (Hermanns u. Kulzer 1992). Schulungsprogramme, die diese Besonderheiten berücksichtigen, sind gekennzeichnet durch:

- kleine Lerneinheiten
- wenig Theorie, viel praktische Übungen
- Einbeziehung der Partner zur Sicherung der sozialen Unterstützung
- Visualisierung der Inhalte
- positive Verstärkung der Teilnehmer

In einer Evaluationsstudie zeigten Bott et al. (1992), dass die Berücksichtigung dieser Erfordernisse wesentlich zur Verbesserung der Compliance und der Stoffwechsellage beitrug. Dies betraf die Stoffwechseleinstellung, die Gewichtsreduktion, die Harnzuckerselbstkontrolle und die Zahl der Patienten, die orale Antidiabetika benötigten. Die Verbesserungen waren ein Jahr nach der Schulung stabil.

25.10 Risikogruppen

Da neben den bereits beschriebenen Entwicklungsphasen eine erhöhte Vulnerabilität für psychische Störungen besteht, gibt es Patientengruppen und situative Bedingungen, die besondere Aufmerksamkeit im Hinblick auf die Entwicklung einer psychischen Erkrankung erfordern. Diese werden im Folgenden besprochen.

25.10.1 Patienten in belastenden Lebenssituationen

Im Zusammenhang mit kritischen Lebensereignissen wie Tod eines Familienangehörigen, Scheidung, berufliche und finanzielle Probleme, andauernde Konflikte in der Partnerschaft etc. treten häufig psychische Symptome wie z. B. Depressivität und Angst auf, die meist passager sind. Bei längerer Dauer und/oder Zunahme der Intensität ist eine Psychotherapie erforderlich. Kognitv-verhaltenstherapeutische Methoden sind angezeigt, wenn es darum geht, angemessene Bewältigungs- oder Konfliktlösungsstrategien zu entwickeln. Tiefenpsychologische Verfahren sind dann geeignet, wenn Patienten sich wiederholt in neurotische Beziehungsmuster verstricken und nicht in der Lage sind, befriedigende Beziehungen einzugehen.

25.10.2
Familiäre Belastung durch psychische Erkrankungen

Über die hereditäre Übertragung psychischer Erkrankungen liegen keine eindeutig positiven Befunde vor. Jedoch sind familiäre Häufungen gerade bei Depressionen nicht selten. Daher ist bei Patienten mit psychisch kranken Familienangehörigen erhöhte Aufmerksamkeit geboten. Eine Abklärung der Kernsymptome sollte regelmäßig erfolgen, um frühzeitig eine Psychotherapie einzuleiten.

25.10.3
Ablösungsprobleme

Häufig werden Patienten mit Typ 1-Diabetes überbehütet, was dazu führen kann, dass sowohl die berufliche Entwicklung als auch altersgerechte Freizeitaktivitäten eingeschränkt sind. Die Trennung von den Eltern wird als gefährlich erlebt, die Patienten haben das Gefühl, dem Leben allein nicht gewachsen zu sein. Vor dem Hintergrund mangelhaft entwickelter Fähigkeiten, alltagspraktische Aufgaben zu lösen, wird die Selbständigkeit zugunsten der Sicherheit im Elternhaus vermieden. Diese Problematik sollte mit den Patienten unbedingt angesprochen werden. Häufig besteht eine ausgeprägte soziale Unsicherheit in Verbindung mit unzureichender sozialer Kompetenz, die eine begleitende verhaltenstherapeutische Behandlung erfordert.

25.10.4
Problematische soziale Verhältnisse

Kinder und junge Erwachsenen mit Typ 1-Diabetes, die in vernachlässigenden Familienverhältnissen leben oder durch Armut und unzureichende intellektuelle Fähigkeiten der Eltern keine Unterstützung erhalten, stellen ein besonderes Problem dar. Durch Vernachlässigung und unzureichende Versorgungsmöglichkeiten besteht die Gefahr, dass die notwendigen Behandlungsmaßnahmen unterbleiben. Weiterhin kann die durch die sozialen Umstände (z. B. bei alkoholabhängigen Eltern) eine regelmäßige Lebensweise häufig nicht gewährleistet werden. Bei diesen Patienten ist eine Zusammenarbeit mit dem Jugendamt und möglicherweise eine Betreuung der Familie erforderlich, um die Durchführung der Selbstbehandlung zu gewährleisten.

Zusammenfassend lässt sich feststellen, dass Patienten mit Diabetes mellitus nicht generell gefährdeter sind als Stoffwechselgesunde, jedoch sind die Auswirkungen psychischer Störungen auf die Compliance ein Faktor, der sich erschwerend auswirkt.

Literatur

Blanz B (1995) Psychische Störungen und Compliance beim juvenilen Diabetes Mellitus. Johann Ambrosius Barth, Heidelberg Leipzig

Bott U, Scholz V, Grüßer M, Kronsbein P, Jörgens V (1992) Evaluation eines strukturierten Schulungsprogramms für mit Insulin behandelte Typ-II-Diabetiker in der Arztpraxis. Verhaltensther Psychosoz Praxis 2: 195–208

Close H, Davies AG, Price DA, Goodyer IM (1986) Emotional difficulties in diabetes mellitus. Arch Dis Childh 61: 337–340

Fallström K (1974) On the personality structure in diabetes school children aged 7–15 years. Acta Paediatr Scand Suppl 251: 5–71

Finck H (1995) Diskriminierung des Typ I-Diabetikers. In: Petermann F (ed) Diabetes mellitus. Hogrefe-Verlag für Psychologie, Göttingen pp 31–48

Gavard JA, Lustmann JP, Clouse RE (1993) Prevalence of depression in adults with diabetes. Diabetes Care 16:1167–1178

Godstein I, Lue TF, Padma-Nathan H, Rosen C, Steers WD, Wicker PA(1998) Oral sildenafil in the treatment of erektile dysfunktion. New Engl J Med 338: 1397–1404

Halm W, Pfingsten U (1993) Alltagsstreß, Streßverarbeitung und Stoffwechseleinstellung von Insulinabhängigen erwachsenen Diabetikern. Psychother Psychosom Med Psychol 40: 299–306

Hartmannsgruber U (1992) Die Bedetuung subjektiver Krankheitstheorie für die Behandlung des Typ-II-Diabetes. Verhaltensther Psychosoz Praxis 2: 209–220

Hermanns N, Kulzer B (1992) Typ-II-Diabetes und Alter. Verhaltensther Psychosoz Praxis 2: 169–183

Herrmann JM, Beischer W, Probst-Geigges Ch (1995) Psychische Faktoren im Verlauf des juvenilen Diabetes mellitus. In: Uexküll Th von, Adler R, Hermann JM, Köhle K, Schonecke OW, Wesiack W (eds) Psychosomatische Medizin, 5. Aufl. Urban & Schwarzenberg, München, pp 909–926

Herrmann HC, Chang G, Klugherz BD, Mahoney PD (2000) Hemodynamic effects of sildenafil in men with severe coronary artery disease. N Engl J Med 342: 1622–1626

Johnson SB (1980) Psychosocial factors in juvenile diabetes: a review. J Behav Med 3: 95–116

Kemmer FW (1988) Einflüsse von Stresshormonen und psychischen Belastungen auf die diabetische Stoffwechsellage. Urban & Schwarzenberg, München

Kovacz M, Feinberg TL, Paulanskas S, Finkelstein R, Pollock M, Crouse-Novak M (1985) Initial Coping responses and psychosocial charakteristics of children with insulin dependent diabetes mellitus. J Pediat 106: 827–834

Kulzer B (1992) Schwierigkeiten und Bewältigungsformen bei der Therapie des Typ-II-Diabetes aus PatientInnensicht. Verhaltensther Psychosoz Praxis 2: 221–237

Lautenbacher S (1990) Anorexia und Bulimia Nervosa bei Diabetes Mellitus (Typ I): Epidemiologie, Symptomatik und Pathogenese. Eine Literaturübersicht. Verhaltensmod Verhaltensmed 11; Heft 3/4: 258–280

Lue TF (2000) Erectile dysfunction. N Engl J Med 342: 1802–1813

Mazze RS, Lucido D, Shamoon H (1984) Psychological and social correlates of glycemic control. Diabetes Care 7: 360–366

Petermann F (1991) Psychosoziale Faktoren des Diabetes im Kindes- und Jugendalters. In: Roth B, Borkenstein M (Hrsg) Psychosoziale Aspekte in der Betreuung von Kindern und Jugendlichen mit Diabetes. Karger, Basel

Petermann F, Noeker M, Bode U (1987) Psychologie chronischer Krankheiten im Kindes und Jugendalter. Psychologie Verlags Union, München Weinheim

Ryan C, Vega A, Drash A (1985) Cognitive deficits in adoleszents who developed diabetes in early life. Pediatrics 75: 921–927

Shillitoe RW (1988) Psychology and diabetes. Chapman and Hall, London

Steinhausen HC, Börner S (1978) Kinder und Jugendliche mit Diabetes. Verlag für Medizinische Psychologie, Göttingen

V Perspektiven

26 **Prädiktion des Diabetes mellitus Typ 1**
 B. O. Böhm 403

27 **Therapieoptionen der Transplantationsmedizin**
 D. Abendroth, R. Landgraf 409

28 **Neue Messverfahren der Blutglukose**
 A. Seibold 419

29 **Qualitätsmanagement in der Diabetologie**
 J. Brückel 427

26 Prädiktion des Diabetes mellitus Typ 1

B. O. Böhm

Inhaltsverzeichnis

26.1 Marker der Inselzellzerstörung 404
26.2 Diabetesvoraussage in Familien 404
26.3 Diabetesvoraussage – Populationen 404
26.4 Interventionsmöglichkeiten in der prä-diabetischen Phase 405
26.5 Anwendung der Prä-Typ 1-Diagnostik 406
Literatur 407

Übersicht Beim Diabetes mellitus Typ 1 handelt es sich um eine immunmediierte, chronisch verlaufende Zerstörung der insulinproduzierenden Zellen der pankreatischen Inseln (Eisenbarth 1986). Nach heute allgemein anerkannter Ansicht erfolgt die Zerstörung der insulinproduzierenden Zellen durch T-Lymphozyten, die im Rahmen eines chronischen Prozesses die β-Zellen zerstören, ohne dass eine Regeneration der Inselzellmasse diesen Verlust auszugleichen vermag (Atkinson u. Bowman 1996; Eisenbarth 1986; s. Kap. 2).

26.1
Marker der Inselzellzerstörung

Nach ihrer Erstbeschreibung in den 70er Jahren stellen Inselzellantikörper noch immer den besten Marker des an den Inselzellen ablaufenden zerstörerischen Prozesses dar (Bonifacio 1996). Nachdem zahlreiche Inselzellantigene, die unter anderem die Inselzellantikörperreaktivität am Gewebeschnitt ausmachen, definiert werden konnten, gelingt es heute besser als je zuvor, das Vorhandensein von Antikörpern und deren Quantität zu erfassen. Es handelt sich bei den spezifischen Inselzellantigenen um Insulin, Proinsulin, Glutamatsäure-decarboxylase (GAD) und eine Thyrosinphosphatase (IA2; Bonifacio 1996; Christie 1996; Palmer et al. 1983). Für alle diese Antigene sind inzwischen spezifische Testbestecke entwickelt worden, die eine sichere Quantifizierung der Antikörpertiter ermöglichen.

Mittels der Analyse von T-Zell-Antworten, die in den letzten Jahren methodisch immer weiter verfeinert werden konnte, steht in der Zwischenzeit ein Instrumentarium zur Verfügung, das mithelfen sollte, die direkt an der Zerstörung beteiligten T-Lymphozyten nachzuweisen. Das Problem der heutigen zur Verfügung stehenden T-Zell-Assays ist ihre geringe Standardisierbarkeit. Im Gegensatz zu Serumproben, die in der Antikörperdiagnostik benutzt werden, müssen die T-Zelltests in rascher zeitlicher Folge nach einer Blutabnahme durchgeführt werden. Somit ist eine retrospektive Analyse einzelner T-Zell-Aktivitäten aus früher asservierten Proben häufig nicht möglich.

26.2
Diabetesvoraussage in Familien

Eine Risikostratifizierung für die Voraussage eines Diabetes mellitus Typ 1 gelingt mit Hilfe spezifischer Antikörper-Assays (Bingley u. Gale 1996). Dies konnte erstmalig in der Barts-Windsor-Studie in England und in weiteren Familienuntersuchungen in Deutschland, Frankreich und den Vereinigten Staaten gezeigt werden (Bingley u. Gale 1996; Riley et al. 1990; WHO Study Group 1994). Es ist auf der Basis dieser Familienuntersuchungen davon auszugehen, dass erstgradig Verwandte, die Inselzellantikörper aufweisen, z. T. ein 50–80%iges Fünfjahresrisiko für die Entwicklung eines Typ 1-Diabetes mellitus haben. Das Risiko wird mitbestimmt durch die unmittelbare Titerhöhe der Inselzellantikörper sowie die HLA-Merkmale der Antikörper-positiven Personen. Liegt eine HLA-Identität zum bereits erkrankten Familienmitglied vor, erhöht sich das Risiko für das Auftreten eines Diabetes mellitus Typ 1 bei ICA-Positivität (Bingley u. Gale 1996; Eisenbarth 1986; Palmer 1993).

Neuere Untersuchungen zeigen (BABYDIAB-Studie), dass bereits in ersten Lebensjahren Antikörper gegen Inselzellgewebe bei erstgradig Verwandten von Typ 1-Diabetikern nachzuweisen sind (Schenker et al 1999; Ziegler et al. 1999). Somit ist davon auszugehen, dass der sich an den β-Zellen abspielende Autoimmunprozess selbst bei Manifestation des Diabetes mellitus im Kindesalter eine jahrelange (prä-diabetische) Vorphase haben kann.

26.3
Diabetesvoraussage – Populationen

Da nur eine Minderheit von neumanifestierten Typ 1-Diabetikern ein weiteres Familienmitglied mit einem Typ 1-Diabetes benennen kann, sind neue Strategien zur Erfassung von Inselzellantikörper-positiven Probanden auf Populationsebene entwickelt worden (Boehm u. Scherbaum 1994). Es konnte gezeigt werden, dass man mittels eines Antikörper-Screenings in Populationen Personen identifizieren kann, die später einen Diabetes mellitus Typ 1 entwickeln (Bingley u. Gale 1996; Boehm u. Scherbaum 1994; Böhm et al. 1991). Besonders bewährt hat sich hierbei die Bestimmung von Inselzellantikörpern bzw. die Kombination verschiedener Antikörpertests, um Sensitivität und Spezifität auf einem hohen Niveau zu entwickeln. Im Gegensatz zu den Untersuchungen in Typ 1-Diabetes Familien, für die das Risiko des Auftretens eines weiteren Diabetes

Tabelle 26.1. Kumulatives Risiko eines Diabetes mellitus Typ 1 nach Inselzellantikörper (ICA)-Titerstufen. Daten der Barts-Windsor-Familienstudie. (Nach Green u. Gale 1993)

ICA-Titerstufen	Risiko (%) in zeitlicher Abhängigkeit zum Antikörpernachweis (Jahre)				
	1	3	5	7	9
ICA >4 JDF U[a]	2,5	10	22	31	41
ICA >20 JDF U[a]	5	20	37	53	73
ICA >80 JDF U[a]	12	37	50	83	100

[a] JDF U: Juvenile Diabetes Foundation-Einheiten beschreiben in arbiträren Einheiten das Vorhandensein der Inselzellantikörper mittels des klassischen indirekten Immunfluoreszenztests an unfixiertem humanem Pankreasgewebe; je höher die Zahlen, desto höher der Antikörpertiter.

Tabelle 26.2. Auswahl randomisierter Studien zur Immunsuppression nach Manifestation des Typ 1-Diabetes

Studie/Publikation	Design	Patientenzahlen	Follow-up	Ergebnis
French CSA Lancet 1986; ii:119	DP, PC	122	9 Monate	CSA erhöhte Remissionsraten
Canadian-European CSA Diabetes 1990; 39:204	DP, PC	188	1 Jahr	CSA erhöht Remissionsraten, β-Zellsekretion verbessert
Australian AZT Diabetes 1989; 38:779	DP, PC	49	1 Jahr	Verbesserung der β-Zellsekretion in den ersten 3 Monaten, kein Einfluss auf Remissionsraten

AZT Azathioprin; *CSA* Cyclosporin A; *DP* doppelt-blind, *PC* plazebo-kontrolliert.

mellitus mit etwa 3–6% anzusetzen ist, ist der Faktor in den Populationen abhängig von der Gesamtinzidenz bzw. Prävalenz mit dem Faktor 10- bis -20fach niedriger anzusetzen (Green et al. 1992). Für die Praxis ergibt sich hieraus die Konsequenz, dass ein Populationsscreening als diagnostisches Angebot auch in Hochrisikokollektiven außerhalb klinisch-experimenteller Anwendungen z. Z. keine Bedeutung hat. Im Gegensatz dazu kann eine Antikörperbestimmung in Familien, in denen bereits ein Diabetes mellitus Typ 1 vorliegt, Bestandteil eines diagnostischen Procederes sein. Bei Antikörperpositivität ergibt sich dann zwingend eine engmaschigere metabolische Kontrolle (Tabelle 26.1; WHO Study Group 1994).

26.4 Interventionsmöglichkeiten in der prädiabetischen Phase

Bei Manifestation des Diabetes mellitus Typ 1 ist das endokrine Pankreas erheblich geschädigt, so dass nach Krankheitsmanifestation eine Regeneration und klinisch eine deutliche Verbesserung des Blutzuckerniveaus mit Insulinfreiheit nur mit geringer Wahrscheinlichkeit zu erwarten ist (Palmer 1993; WHO Study Group 1994). Auch wenn sich durch den Einsatz von Immunsuppressiva, insbesondere den Einsatz von Cyclosporin, eine signifikante Verbesserung der β-Zell-Kapazitäten hat nachweisen lassen, konzentrieren sich die aktuellen Präventionsstudien vornehmlich auf Probanden mit subklinischen Krankheitsmerkmalen eines Typ 1-Diabetes mellitus (Assan et al. 1985; Dupre et al. 1988; Feutren u. Mihatsch 1992; McCulloch 1996; Stiller et al. 1984; The Canadian-European Randomized Control Trial Goup 1988). Die Selektion erfolgt anhand genetischer Risikomerkmale, die typisch für das Auftreten eines Typ 1-Diabetes mellitus sowie den Nachweis von diabetesassoziierten Antikörpern sind.

Das Vitamin B-Präparat Nicotinamid hat in einer deutschen Nicotinamid-Interventionsstudie (DENIS-Studie) keinen Erfolg gezeigt, wobei ein jüngeres Probandenkollektiv untersucht wurde (Lampeter 1998). In der European-Nicotinamide-Diabetes-Intervention Trial (ENDIT-Studie) wird das Konzept der Anwendung von Nicotinamid bei Erwachsenen untersucht (Reimers et al. 1994; Silverstein u. Rosenbloom 2000). Möglicherweise ist aufgrund der anderen Kinetik des immunologischen Prozesses im Erwachsenenalter auch ein gegenüber Kindern abweichendes klinisches Resultat in der ENDIT-Studie zu erwarten. Der prophylaktische Einsatz von Insulin wird in mehreren multizentrischen Studien überprüft, wobei die größte Studie die Diabetes Prevention Trial Type 1 (DPT-1) in den Vereinigten Staaten darstellt (DPT-1 Study Group 1995; Silverstein u. Rosenbloom 2000).

Andere Ansätze benutzen die nasale Verabreichung von Insulin oder orale Verabreichung des Antigens, um eine Toleranz zu erzeugen bzw. Intervention und Prävention nach Geburt durch eine mög-

Tabelle 26.3. Laufende große randomisierte Studien zur Immunmodulation in der prädiabetischen Phase bei erstgradig Verwandten von Typ 1-Diabetikern

Studie	Design	Probandenzahl	Methodik
ENDIT	DP, PC	553	Nikotinamid vs. Plazebo
DPT-1 Diabetes 1999,48:a295	DP, PC	~830	parentales Insulin, orales Insulin vs. Plazebo

ENDIT European Nicotinamide Diabetes Intervention Trial, *DPT-1* Diabetes Prevention Trial Type 1, *DP* dopple-blind, *PC* plazebo-kontrolliert.

lichst lange Stillzeit sowie die Vermeidung von Kuhmilchprodukten. Orales Insulin zeigte keine β-Zellfunktionsverbesserung nach Diabetesmanifestation (Chaillous et al. 2000; Gale 2000).

Aktuell können keine Empfehlungen für den Einsatz entsprechender Strategien bei Patienten oder deren Familienangehörigen außerhalb klinischer Prüfungen gegeben werden (WHO Study Group 1994; Tabellen 26.2 und 26.3).

26.5
Anwendung der Prä-Typ 1-Diagnostik

Auch wenn keine Primärpräventionsstrategien etabliert sind, ist es inzwischen klar geworden, dass die frühzeitige Erkennung eines hyperglykämischen Zustands und der rasche Einsatz von Insulin im Rahmen einer intensivierten Insulinbehandlung auf lange Sicht einen protektiven Effekt für die β-Zell-Restsekretionskapazität hat. Bei dem großen Kollektiv des Diabetes Control and Complication Trial

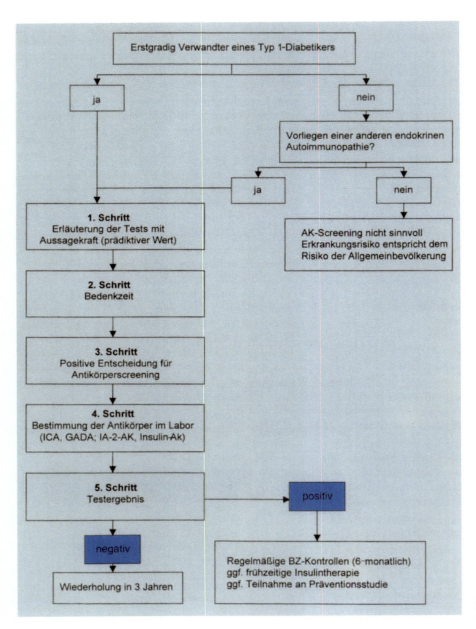

Abb. 26.1. Diagnostik eines Diabetes mellitus Prä-Typ 1

(DCCT) erbrachte eine Nachauswertung den eindeutigen Hinweis, dass die intensivierte Insulintherapie der konventionellen Insulintherapie auch in Bezug auf die Erhaltung einer β-Zell-Reserve überlegen ist (Julius et al. 1999; Silverstein u. Rosenbloom 2000). Neben dem Erhalt einer signifikant besseren β-Zell-Sekretionskapazität über mehr als 5 Jahre, gab es für die Betroffenen auch einen eindeutigen klinischen Profit mit einer geringeren Zahl von Stoffwechselentgleisungen, insbesondere hypoglykämischen Ereignissen. Mit der Anwendung von Präventionsstrategien sowie der Diagnostik eines Prä-Typ 1-Diabetes haben sich zahlreiche Fachgesellschaften beschäftigt. Als allgemeine Empfehlung, die in Abb. 26.1 zusammengefasst ist, gilt heute eine Screening-Untersuchung bei erstgradig Verwandten von Typ 1-Diabetikern durchzuführen sowie bei Hochrisikoprobanden mit anderen endokrinen Autoimmunopathien. Nach entsprechender Aufklärung sollte die Antikörperbestimmung mittels standardisierter Testverfahren nur in Laboratorien durchgeführt werden, die sich im Rahmen internationaler Austauschprogramme inzwischen auch unter der Mithilfe der WHO bemüht haben (Mire-Sluis et al. 1999; WHO Study Group 1994).

Literatur

Assan R, Feutren G, Debray-Sachs M, Quiniou-Debrie MC, Laborie C, Thomas G, Chatenoud F, Bach JF (1985) Metabolic and immunological effects of cyclosporine in recently diagnosed type 1 diabetes mellitus. Lancet i: 67–71

Atkinson MA, Bowman MA (1996) T-cell markers. In: Palmer JP (ed) Prediction, prevention and genetic counseling in IDDM. Wiley & Sons, Chichester, pp 109–128

Bingley PJ, Gale EAM (1996) Current status and future prospects for prediction of IDDM. In: Palmer JP (ed) Prediction, prevention and genetic counseling in IDDM. . Wiley & Sons, Chichester, pp 227–253

Boehm BO, Scherbaum WA (1994) Immune markers in population surveys and family studies. In: Dorman J (ed) Standardization of epidemiologic studies of host susceptibility. Plenum Press, New York, pp 125–133

Boehm BO, Manfras B, Seißler J, Schöffling K, Glück M, Holzberger G, Seidl S, Kühnl P, Trucco M, Scherbaum WA (1991) Epidemiology and immunogenetic background of islet cell antibody-positive nondiabetic schoolchildren. Diabetes 40: 1435–1439

Bonifacio E (1996) Humoral immune markers: islet cell antibodies. In: Palmer JP (ed) Prediction, prevention and genetic counseling in IDDM. Wiley & Sons, Chichester, pp 43–61

Chaillous L, Lefevre H, Thivolet C, Boitard C, Lahlou N, Atlan-Gepner C, Bouhanick B, Mogenet A, Nicolino M, Carel J-C, Lecomte P, Marechaud R, Bourgneres P, Charbonnel B, Sai P for the Diabete Insuline Orale group (2000) Oral insulin administration and residual β-cell function in recent-onset type 1 diabetes: a multicentre randomised controlled trial. Lancet 356: 545–549

Christie MR (1996) Humoral immune markers: antibodies to glutamic acid decarboxylase. In: Palmer JP (ed) Prediction, prevention and genetic counseling in IDDM. Wiley & Sons, Chichester, pp 77–96

DPT-1 Study Group (1995) The diabetes prevention trial-type 1 (DPT-1): implementation of screening and staging of relatives. Transplant Proc 27: 3377–3382

Dupre J, Stiller CR, Gent M, Donner A, von Graffenried B, Murphy G, Heinrichs D Jenner MR, Keown PA, Laupacis A (1988) Effects of immunosuppression with cyclosporine in insulindependent diabetes mellitus of recent onset: the Canadian open study at 44 months. Transplant Proc 20: 184–192

Eisenbarth GS (1986) Type 1 diabetes mellitus: a chronic autoimmune disease. N Engl J Med 314: 1360–1368

Feutren G, Mihatsch M (1992) Risk factors for cyclosporine-induced nephropathy in patients with autoimmune diseases. N Engl J Med 326: 1654–1660

Gale EAM (2000) Oral tolerance and autoimmune diabetes – will hope triumph over experience? Lancet 356: 526–527

Green A, Gale E (1993) The aetiology and pathogenesis of IDDM – an epidemiological perspective. In: Williams R, Papoz L, Fuller J (eds) Diabetes in Europe. John Libbey, London

Green A, Gale AEM, Patterson CC (1992) Incidence of childhood onset insulin-dependent diabetes mellitus: the EURODIAB ACE study. Lancet 339: 905–909

Julius MC, Schatz DA, Silverstein JH (1999) The prevention of type I diabetes mellitus. Pediatr Ann 28: 585–588

Lampeter EF, Klinghammer A, Scherbaum WA, Heinze E, Haastert B, Giani G, Kolb H (1998) The Deutsche nicotinamide intervention study: an attempt to prevent type 1 diabetes: DENIS Group. Diabetes 47: 980–989

McCulloch DK (1996) Metabolic assessment in the pre-clinical period of type 1 IDDM. In: Palmer JP (ed) Prediction, prevention and genetic counseling in IDDM. Wiley & Sons, Chichester, pp 129–144

Mire-Sluis AR, Gaines Das R, Lernmark A (1999) The development of a World Health Organisation international standard for islet cell antibodies: the aims and design of an international collaborative study. Diabetes Metab Res Rev 15: 72–77

Palmer JP, Asplin CM, Clemons P, Lyen K, Tatpati O, Raghu PK, Paquette TL (1983) Insulin antibodies in insulin dependent diabetes before insulin treatment. Science 222: 1337–1339

Palmer JP (1993) Predicting IDDM – 1991. Diabetes Rev 1: 104–115

Reimers JI, Andersen HU, Pociot F (1994) Nicotinamide and prevention of insulin-dependent diabetes mellitus. Rationale, effects, toxicology and clinical experiences – ENDIT Group Ugeskr Laeger 24: 461–465

Riley WJ, Maclaren NK, Krischer J, Spillar RP, Silverstein JH, Schatz DA, Schwartz S, Malone J, Shah S, Vadheim C (1990) A prospective study of the development of diabetes in relatives of patients with insulin-dependent diabetes. N Engl J Med 327: 302–307

Schenker M, Hummel M, Ferber K, Walter M, Keller E, Albert ED, Janka HU, Kastendiek C, Sorger M, Louwen F, Ziegler AG (1999) Early expression and high prevalence of islet autoantibodies for DR3/4 heterozygous and DR4/4 homozygous offspring of parents with Type I diabetes: the German BABYDIAB study. Diabetologia 42: 671–677

Silverstein JH, Rosenbloom AL (2000) New developments in type 1 (insulin-dependent) diabetes. Clin Pediatr 39: 257–266

Stiller CR, Dupre J, Gent M, Jenner MR, Keown P, Laupacis A, Martell R, Rodger NW, Graffenried B von, Wolfe BMJ (1984) Effects of cyclosporine immunosuppression in insulin-dependent diabetes mellitus of recent onset. Science 223: 1362–1367

The Canadian-European Randomized Control Trial Group (1988) cyclosporin-induced remission of IDDM after early intervention. Diabetes 37: 1574–1582

WHO Study Group (1994) Prevention of diabetes mellitus. WHO Technical Report Series 844, Geneva

Ziegler AG, Hummel M, Schenker M, Bonifacio E (1999) Autoantibody appearance and risk for development of childhood diabetes in offspring of parents with type 1 diabetes: the 2-year analysis of the German BABYDIAB study. Diabetes 48: 460–468

27 Therapieoptionen der Transplantationsmedizin

D. Abendroth, R. Landgraf

Inhaltsverzeichnis

27.1 Allgemeine Vorbedingungen, Indikation und Kontraindikation zur Pankreastransplantation   410
27.2 Inselzelltransplantation   410
27.3 Pankreasorgantransplantation   411
27.4 Indikation, Kontraindikation, Empfängerselektion   411
27.4.1 Indikation   411
27.4.2 Kontraindikation   412
27.5 Operation   412
27.5.1 Spezielle Operationstechnik   412
27.5.2 Allgemeine Operationstechnik   412
27.6 Postoperative Behandlung   413
27.6.1 Immunsuppression   413
27.6.2 Abstoßungsdiagnostik   414
27.6.3 Komplikationen   414
27.7 Ergebnisse (Beeinflussung der diabetischen Folgekomplikationen)   414
27.7.1 Stoffwechsel   415
27.7.2 Diabetische Folgeerkrankungen   415
27.8 Zusammenfassung   416
Literatur   417

Übersicht

Bereits 1891, 30 Jahre vor der Entdeckung des Insulins, wurde von dem englischen Chirurgen Williams die Transplantation von Teilen eines Schafspankreas in die Subkutis eines komatösen Typ 1-Diabetikers durchgeführt (Williams 1894). Die erste erfolgreiche klinische Pankreastransplantation wurde durch Kelly und Lillehey 1966 durchgeführt. Es handelte sich hierbei um eine segmentale Pankreastransplantation in die Fossa iliaca. Das exokrine System wurde durch Ligatur des Pankreasganges blockiert. 1973 empfahlen Gliedman und Mitarbeiter den Harntrakt zur Drainage des Pankreassafts und Merkel berichtete über eine End-zu-Seit-Anastomose des Pankreasganges mit dem Ureter (Gliedman et al. 1973). Mitte der 70er Jahre führte die Stockholmer Transplantationsgruppe um Groth eine größere Serie von sog. darmdrainierten Pankreastransplantationen durch. 1978 empfahl Dubernard (Lyon) die Pankreasgangokklusion mittels eines Polymers (Dubernard et al. 1978). In dieser Technik wurde von Land 1979 auch in Deutschland die erste Bauchspeicheldrüsentransplantation durchgeführt. Bereits 1982 empfahlen Cook und Sollinger aus Madison eine Verbindung zur Harnblase und die erste klinische Transplantation wurde im Sinne einer Anastomose des Pankreasganges mit der Blasenmukosa durchgeführt (Sollinger et al. 1985). Sehr rasch entwickelte sich diese Technik in dem Sinne, dass das gesamte Pankreas mit einem Anteil des Duodenums im Sinne eines „Knopfes", später mit einer gesamten Duodenaltransplantation und einer Seit-zu-Seit-Anastomose zwischen Duodenalsegment und Blase durchgeführt wurde. In den letzten Jahren unter dem Einfluss besserer Immunsuppression und größerer klinischer Erfahrung erlangte die Technik der Ableitung des exokrinen Anteils der Bauchspeicheldrüse in den Darm einen neuen Stellenwert. Sie wurde zum Standardvorgehen in den größeren Zentren.

27.1
Allgemeine Vorbedingungen, Indikation und Kontraindikation zur Pankreastransplantation

Die Rolle der Hyperglykämie in der Pathogenese der diabetischen Folgeschäden konnte in zahlreichen Tiermodellen und epidemiologischen Studien nachgewiesen werden. Diese beinhalten die diabetische Retinopathie, Nephropathie und Neuropathie. Darüber hinaus ist diese Erkrankung mit einem erhöhten Arterioskleroserisiko, einem gestörten Fettstoffwechsel und ausgeprägten kardiovaskulären Veränderungen vergesellschaftet. Die Ursache für die Entwicklung dieser Folgeschäden scheint eine zunehmende Schädigung der Blutgefäße durch eine unzureichende Kontrolle des Glukosestoffwechsels zu sein.

In einer ausgedehnten prospektiven, randomisierten, klinischen, multizentrischen Studie (Diabetes Control and Complications Trial Studie 1993) konnte gezeigt werden, dass durch eine intensivierte exogene Insulintherapie der Beginn und das Fortschreiten diabetischer Folgeschäden effektiv verzögert werden konnte. Dennoch sind auch hier Einschränkungen zu machen: Neben der Belastung durch häufige Blutzuckerkontrollen kam es in dieser Studie zu einem unverhältnismäßig hohen Hypoglykämierisiko. Eine völlige Normalisierung des Glukosestoffwechsels durch exogene Insulinzufuhr kann jedoch trotz Einsatz aller Therapieoptionen nur dann erreicht werden, wenn die Höhe der Insulinzufuhr über einen kontinuierlich messenden Glukosesensor gesteuert werden würde.

Obwohl eine ganze Reihe von Trainings- und Behandlungsmöglichkeiten speziell für die jungen motivierten insulinabhängigen Typ 1-Diabetiker bestehen, sind derzeit alle therapeutischen Modalitäten nicht in der Lage, den Stoffwechsel von Diabetikern für Jahre oder gar Jahrzehnte zu normalisieren. Zusätzlich stellt die moderne Therapie des Typ 1-Diabetes eine sehr arbeitsintensive und problembeladene Situation für den Patienten dar. Selbst wenn Patienten und Ärzte ihr Bestes geben, wird dies nur selten mit einem optimalen Stoffwechselstatus ohne Auftreten von schweren Komplikationen belohnt. Aus diesen Gründen wurde ein großer Forschungsaufwand betrieben, Patienten mit einer selbstkontrollierten endogenen Quelle von Insulin und den anderen Inselzellhormonen zu versorgen, um die Lebensqualität dieser Patienten zu verbessern und um die sekundären diabetischen Komplikationen zu verhindern, mindestens aber zu stabilisieren.

27.2
Inselzelltransplantation

Die amerikanische Diabetes-Gesellschaft unterstreicht in ihrem Statement die gegenüber einer alleinigen Nierentransplantation größeren Risiken der kombinierten Pankreas-/Nierentransplantation wie chirurgische Komplikationen, Verstärkung gastrointestinaler Motilitätsstörungen, häufigere Nierenabstoßungskrisen und längere Hospitalisation, häufigere ambulante oder stationäre Wiedereinweisung. Sie betont die entscheidenden Vorteile der Pankreasinsel(zell-)transplantation mit der Einschränkung, dass sich dieses Verfahren gegenwärtig noch im klinisch-experimentellen Stadium befindet. Weiterhin hat sich die Inseltransplantation daran zu messen, ob durch sie eine Stoffwechselnormalisierung und Insulinunabhängigkeit erreicht werden kann, günstige Effekte auf diabetische Sekundärkomplikationen zu erwarten sind, sich die Lebensqualität des Patienten verbessert und seine Lebenserwartung verlängert. Durch eine bahnbrechende Weiterentwicklung der Kollagenasemethode zu einem automatisierten kontinuierlichen Digestions-Filtrations-Verfahren durch die Arbeitsgruppe in St. Louis (Ricordi et al. 1988) lassen sich heutzutage auch aus humanem Pankreas ausreichend Inselzellen isolieren. So konnte erstmals 1990 eine gut dokumentierte Insulinunabhängigkeit bei einem Diabetiker erzielt werden. Dies war jedoch nur von kurzer Dauer. Insgesamt zeigt sich in der Regel ein geringgradiger C-Peptid-Anstieg, welcher jedoch z. T. eine Stabilisierung der Stoffwechsellage mitbewirkt. Die während der ersten 3 Monate auffallend hohen Funktionsverlustraten sind sicherlich als Hinweis auf ein noch ungelöstes Problem der Inseltransplantation, nämlich das Fehlen eines frühen Markers der Inselabstoßung, zu bewerten. Es konnte besonders durch die Giessener Gruppe inzwischen gezeigt werden, dass heterotop transplantierte Langerhans-Inseln endokrin aktiv bleiben können und sich damit im Einzelfall längerfristig eine Insulinunabhängigkeit erreichen lässt. Dennoch bleiben die Erfolge in diesem Bereich auf einzelne wenige ausgesuchte Patienten beschränkt (Hering et al. 1997). Alle Berichte über Verbesserung und Progressionshemmung von diabetischen Folgekomplikationen, Verbesserung der Lebensqualität und vor allem der Endpunkt Lebenserwartung des Patienten sind derzeit nur im Rahmen von funktionierenden Pankreasorgantransplantationen, nicht jedoch im Rahmen der Inselzelltransplantation aufgezeigt worden. Das attraktive Konzept der Inseltransplantation mit den Möglichkeiten der in-vitro-Änderung von Immunogenität, Antigenität und Immuntoleranzinduktion sind momentan noch Gegenstand intensiver Forschung. Neue Verfahren zur Immunsuppression mit Vermeiden von Glukokortikoiden und Erhöhung der transplantierten Inselzellmenge scheinen die klinischen Ergebnisse der humanen Inselzelltransplantation deutlich zu verbessern (Shapiro AMJ et al. 2000). Eine Überprüfung dieser positiven Ergebnisse erfolgt jetzt im Rahmen multizentrischer Untersuchungen.

27.3
Pankreasorgantransplantation

Die erfolgreiche Pankreastransplantation stellt gegenwärtig das einzige Therapieverfahren dar, welches mit hoher Wahrscheinlichkeit eine meist jahrelange insulinunabhängige Normoglykämie ermöglicht. Trotz immunsuppressiver Therapie, inklusive diabetogener Glukokortikoide, kommt es zu einer vollständigen Normalisierung der Glukosetoleranz ohne diätetische Restriktionen. Die Verbesserung der operativen Techniken, der Immunsuppression sowie der prä- und postoperativen Betreuung der Patienten hat in den letzten Jahren zu einer erstaunlichen Verbesserung der Ergebnisse geführt, so dass in den Zentren mit größerer Erfahrung Jahresüberlebensraten der Bauchspeicheldrüse von > 90% und Überlebensraten der Patienten von 97–100% berichtet werden können. Insgesamt wurden so weltweit über 10 000 Patienten transplantiert (IPTR Newsletter 1997).

Durch die Renaissance der exokrinen Darmableitung konnte die Hospitalisierungsfrequenz deutlich gesenkt werden.

27.4
Indikation, Kontraindikation, Empfängerselektion
27.4.1
Indikation

Um eine optimale Voraussetzung einer Prävention diabetischer Folgeschäden zu gewährleisten, sollte theoretisch die Transplantation vor Ausbildung ausgeprägter diabetischer Komplikationen angestrebt werden. Es existiert jedoch derzeit kein Parameter, der die Entstehung von diabetogenen Folgeschäden und die mögliche Progression bei insulinpflichtigen Diabetikern vorhersagt. Es muss in diesen Fällen deshalb das Risiko einer dauernden Immunsuppression

mit erhöhtem Infektrisiko und der möglichen Induktion von Malignomen gegenüber dem Risiko von metabolischen Entgleisungen und der Entwicklung von Spätschäden abgewogen werden (Land 1990).

Die Indikation zur Pankreastransplantation erfolgt bei Typ 1-Diabetikern mit bereits manifesten Komplikationen einschließlich einer bereits eingetretenen Niereninsuffizienz. Hier wird die Pankreastransplantation gleichzeitig mit einer Nierentransplantation durchgeführt (simultane Transplantation von Niere und Pankreas von einem Spender auf einen Empfänger). Diese Form der Pankreastransplantation wird weltweit am häufigsten durchgeführt (Tabelle 27.1).

Bei Typ 1-Diabetikern mit manifesten Spätkomplikationen bei noch nicht eingetretener terminaler Niereninsuffizienz kann eine isolierte Pankreastransplantation erwogen werden. Als Indikationen kommen echte Brittle-Diabetiker, Patienten mit schwerer autonomer Dysfunktion, ausgeprägten Störungen der Hypoglykämiewahrnehmung und die seltenen Fälle einer subkutanen Insulinresistenz in Frage. Die singuläre Pankreastransplantation bei nicht urämischen Typ 1-Diabetikern hat in den letzten Jahren deutliche Fortschritte gezeigt. Die früher noch als klinischer Behandlungsversuch gewertete Operation gelangt mittlerweile in die Rolle einer Alternativoption. Bei einer Kreatinin-Clearance unter 70 ml/min sollte hier die Einschränkung der Nierenfunktion aufgrund der zu wählenden Immunsup-

Tabelle 27.1. Indikationen und Kontraindikationen zur Pankreastransplantation

	Stadium der Erkrankung	Transplantationsform
Indikationen	Terminale Niereninsuffizienz	Niere und Pankreas oder Pankreas nach Niere Pankreas allein
	Beginnende Nephropathie Schwere Retinopathie? Instabiler Diabetes Schwere Neuropathie (Sekundärer Diabetes)	
Kontraindikationen	Patienten jünger 18 Jahre, älter 55 Jahre Schwere Makroangiopathie (koronar, zerebral) Aktive Infektion Psychische Erkrankung Karzinom (< 5 Jahre nach Remission) Drogen- oder Alkoholabusus Compliance-Probleme	

primierung – Cyclosporin (Sandimmun) oder Tacrolimus (Prograf) – abgeklärt werden.

Nach erfolgreicher Nierentransplantation ist die Indikation zur isolierten Pankreastransplantation prinzipiell gegeben. Bemerkenswert wäre hier die Rolle eines sog. „second-party"-Transplantats und der eingeschränkten Möglichkeit der Abstoßungsdiagnostik für das Pankreastransplantat bei anderen HLA-Voraussetzungen (Kasiske 1988; Landgraf 1989).

Zur Vorbereitung und Beurteilung des Patienten vor der Transplantation gehören die Abklärung folgender Parameter:

1. klinische und laborchemische Untersuchung;
2. gastrointestinale Untersuchung (Sonographie, Endoskopie des oberen GI);
3. urologische Untersuchung;
4. Beurteilung der diabetischen Nephropathie (Proteinurie, Bakteriurie, Kreatinin-Clearance);
5. Grad der Retinopathie (funktionelle und morphologische Untersuchung);
6. Grad der peripheren und autonomen Neuropathie (Anamnese, RR-Intervalle, sensorische und motorische Nervenleitgeschwindigkeit);
7. Grad der Makroangiopathie (Blutdruck, Doppler-Sonographie, Arteriogramme der großen Gefäße und Koronarangiographie).

27.4.2
Kontraindikation

Die mögliche gehäufte peri- und postoperative Komplikation im höheren Lebensalter und bei jüngeren Diabetikern mit schweren zerebralen und/oder kardiovaskulären Komplikationen stellen eine relative Kontraindikation dar. Weitere Kontraindikationen gleichen denen der anderer Organe z. B. Compliance, Drogenkonsum, Tumorleiden.

27.5
Operation

27.5.1
Spezielle Operationstechnik

Das Transplantat wird zunächst in zahlreichen präparatorischen Schritten für die Transplantation vorbereitet. Hierzu zählt bei der kombinierten Entnahme von Pankreas und Leber die Rekonstruktion der arteriellen Blutversorgung des Pankreas, da hier meist nur noch die A. lienalis, nicht jedoch der Truncus coeliacus vorhanden sind. Weiterhin wird die Durchblutung im Bereich des Pankreaskopfes durch die fehlende A. hepatica communis und eine durchtrennte A. gastroduodenalis behindert, so dass nunmehr entweder eine Verbindung zwischen der A. lienalis und der A. mesenterica (Interponat) oder eine mitentnommene Iliacagabel im Sinne eines Y-Interponates zwischen der A. lienalis und der A. mesenterica superior hergestellt werden muss.

27.5.2
Allgemeine Operationstechnik

Aufgrund der hohen autodigestiven Potenz der Bauchspeicheldrüse und der damit verbundenen Komplikationen erfolgt die Transplantation eines Pankreasorgans (Pankreassegment) unter unterschiedlicher Handhabung des exokrinen Systems:

1. Okklusion des exokrinen Gangsystems mittels Prolamin (alkoholische Aminosäurelösung) oder Neopren. Durch die Okklusion wird die Sekretion des exokrinen Anteils der Drüse blockiert, dieser Gewebeanteil atrophiert und fibrosiert innerhalb kurzer Zeit. Diese Transplantationsform gleicht der eines vaskularisierten Inselzell-Transplantats (Abendroth et al. 1989; Dubernard u. Sutherland 1989).
2. Erhaltung des exokrinen Gewebes unter Ableitung in die Harnblase des Empfängers durch Mitnahme des Duodenums (Spender) und Ausführung einer Seit-zu-Seit-Anastomose zwischen Spender-Duodenum und Empfänger-Harnblase (Sollinger et al. 1990).
3. Erhaltung des exokrinen Drüsenanteils unter Ableitung in den Dünndarm (Bolinder et al. 1991), ebenfalls unter Mitnahme des Spenderduodenums und Ausführung einer Seit-zu-Seit-Anastomose zwischen Spender-Duodenum und Empfänger-Ileum.

Eine weitere Modifikation der beiden letztgenannten Techniken besteht in der Anastomose der Pankreas(Milz)-Vene in die Pfortader (Erhaltung des „first-pass"-Effekts).

Durchgesetzt hat sich in den letzten 3 Jahren die unter Punkt 3 beschriebene Transplantationsform. Das unter 1 beschriebene Okklusionsverfahren ist zwar für den Patienten sicher und operativ weniger aufwendig, jedoch mit Komplikationen wie Fistelbildung und einer möglichen Beeinträchtigung der Inselzellfunktion durch Störung der Mikrozirkulation belastet (Abb. 27.1).

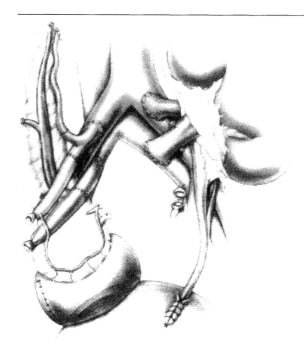

Abb. 27.1. Pankreas- und Nierentransplantation mit Blasendrainage (Duodenozystostomie)

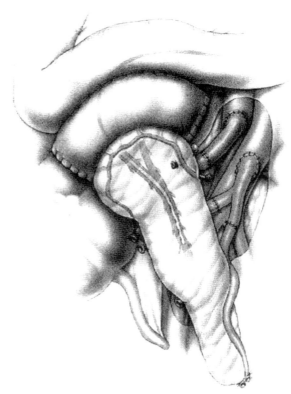

Abb. 27.2. Pankreastransplantation mit Drainage in den Darm mittels Duodeno-Ileostomie

Ein weiteres wichtiges Problem stellt die Thrombosierung der Transplantatvene (V. lienalis) dar. Das Pankreasorgan ist im Gegensatz zur Niere ein Organ mit einem niedrigen Blutfluss. Thrombosefördernde Faktoren können die Kompression der Vene bei akuter Abstoßungsreaktion, die Induktion eines Pankreasödems nach Gangokklusion sowie Aktivierung des Kinin-Kallikrein-Systems durch mechanische und hypoxische Prozesse bei der Explantation und Transplantation des Organs sein. Unter diesen Bedingungen kann es rasch zu einer kompletten Thrombosierung der Transplantatvene kommen, was immer einen Transplantatverlust bedeutet (ca. 4–11% der Fälle).

Das physiologischere Verfahren stellt die Pankreastransplantation mit einer Drainageoperation in den Darm dar. Diese Ableitungsverfahren bedeuten jedoch für den Patienten stets einen größeren Eingriff mit einem höheren postoperativen Risiko. Aufgrund der sehr guten Ergebnisse im Rahmen der Ableitungstechniken des Pankreassafts in die Harnblase oder in den Dünndarm wird diese Technik derzeit weltweit favorisiert. Begünstigt wurde diese Entscheidung durch die Entwicklung neuer immunsuppressiver Medikamente, welche die Abstoßungshäufigkeit im Rahmen der Bauchspeicheldrüsentransplantation wesentlich gesenkt haben. Die Abstoßungsdiagnostik konnte bei der Blasendrainage durch die mit dem Urin abgeleitete Amylase und Lipase mehr oder weniger befriedigend ausgeführt werden. Echte frühzeitige Abstoßungsparameter fehlen jedoch derzeit (Abb. 27.2).

27.6 Postoperative Behandlung
27.6.1 Immunsuppression

Die spezielle Nachbehandlung nach Pankreastransplantation besteht wie bei anderen Organen und Transplantationsformen in der Verabreichung von immunsuppressiv wirksamen Medikamenten. Es existieren zahlreiche unterschiedliche Protokolle; charakteristisch für die Pankreastransplantation ist ein immunsuppressives Protokoll mit einem hohen immunsuppressiven Index. Dies trifft nicht nur für die Induktionsphase, sondern auch für die Erhaltungsphase der immunsuppressiven Therapie im Langzeitverlauf zu. Üblicherweise wird mit einer 4fachen Induktionstherapie begonnen, wobei die Verabreichung von speziellen Antikörperseren nur noch intraoperativ und meist nur 4 Tage nach Transplantation erfolgt.

In den letzten Jahren sind neuere Immunsuppressiva wie Mycophenolsäure (CellCept) und Tacrolimus (Prograf) mit in die Therapie einbezogen worden. Der signifikante Vorteil gegenüber einer Therapie auf Basis des Cyclosporins scheint hier in der Reduktion der Abstoßungen zu liegen. Diese Reduktion erreichte ca. 40% bei der Nierentransplantation. Weiterhin wird CellCept wie auch Prograf in der sog. Rescue-Therapie eingesetzt. Neben der Kombination von Cyclosporin und Mycophenolsäure erscheint die Kombination Tacrolimus und Mycophenolsäure ebenfalls möglich (Shapiro et al.1993; MMF-Study Group 1995).

27.6.2
Abstoßungsdiagnostik

Weitere Besonderheiten ergeben sich aus der Transplantation der Bauchspeicheldrüse und der Drainage des Pankreassafts durch die Harnblase. Einerseits kann im 24-h-Urin ein Aliquot untersucht werden, um hier die Amylase- und/oder Lipasekonzentration bzw. -Exkretion zu bestimmen. Bei einem Abfall von mehr als 50% kann man von einer Abstoßung ausgehen. Zusätzliche Möglichkeiten eines Transplantatmonitorings ergeben sich durch die Duplex-Sonographie und die Bestimmung des Widerstandindex mit dieser Untersuchungsmethode, sowie die Kernspintomographie und die selektive Angiographie des Transplantats (Abendroth et al. 1991).

Interessanterweise findet dabei die isolierte Abstoßung einer Bauchspeicheldrüse sehr selten statt, während die alleinige Abstoßung der Niere häufiger ist. Somit kann die Niere durchaus als Leitorgan für die immunologische Reaktion des Patienten gesehen werden. Dies wird auch in der Transplantation mit Darmableitung ausgenutzt.

Die allgemeine Nachbehandlung besteht in einer parenteralen Infusionstherapie bis maximal 3 Tage unter Berücksichtigung einer exakten Kontrolle des Kohlenhydratstoffwechsels. Im Übrigen (insbesondere bei Simultantransplantation) entspricht sie dem postoperativen Konzept wie es nach Nierentransplantation auch bei Typ 1-Diabetikern angewandt wird (Abendroth et al. 1988, 1991).

27.6.3
Komplikationen

An chirurgischen Komplikationen können Pankreatitis, Anastomoseninsuffizienz, Transplantatthrombose, Blutung, Abszess, hämorrhagische Zystiden und rezidivierende Harnwegsinfekte auftreten. Weiterhin sind lokale Infektionen und Wundkomplikationen zu nennen, welche bei Diabetikern häufiger auftreten und immer als bedrohlich zu betrachten sind (Dubernard u. Sutherland 1989).

Eine Gefäßthrombose – zumeist venöser Natur – ist bei einem Organ mit nur geringer Durchblutung und der Neigung zum Ödem zu erwarten. Sie ist eine gefürchtete Komplikation und die Häufigkeit beträgt annähernd 10%. Ähnlich häufig ist nur noch die Pfortaderthrombose nach Lebertransplantation bei Kindern.

Die Infektion ist meist mit einem Anastomosenleck bzw. einem großen Hämatom verbunden. Die häufigsten intraabdominellen septischen Komplikationen treten in den ersten 2–3 Wochen nach Transplantation auf. Die einzige Möglichkeit, eine solche Infektion zu beherrschen, besteht in der sofortigen Entfernung des infizierten Transplantats, wenn nicht in ausgesuchten Fällen eine offene Wundbehandlung mit Etappenlavage zur Anwendung kommen kann. Neben einer intestinalen Ostruktion kann auch eine Perforation auftreten, weiterhin werden septische Arrosionen der Gefäße beobachtet. Kommt es zur Ausbildung einer Pankreatitis, so hilft hier oft die additive Behandlung mit einem Somatostatin-Analogon zur Verminderung der exokrinen Sekretion. Zu beachten ist hier die Interferenz mit der Absorption von Cyclosporin und Tacrolimus.

Auch nach längerer Zeit muss noch an eine Infektion der arteriellen Anastomose und letztlich dann auch an ein mykotisches Aneurysma gedacht werden. Kommt es hier zu einer Infektion mit einer nachfolgenden Arrosionsblutung, hilft nur die Umstechung der Iliacalarterie. Gegebenenfalls muss ein extraanatomischer Bypass angelegt werden.

Eine große Anzahl von Komplikationen kann jedoch durch sorgfältige Indikationsstellung beim Empfänger und durch eine sorgfältige Organentnahme und Transplantation vermieden werden.

27.7
Ergebnisse (Beeinflussung der diabetischen Folgekomplikationen)

Die besten Überlebensraten werden derzeit bei der simultan durchgeführten Nieren- und Pankreastransplantation erzielt. Die Einjahres- und Fünfjahres-Transplantat-Überlebensraten liegen für die Bauchspeicheldrüse zwischen 80 und 90% bzw. zwischen 60 und 70%. Die entsprechenden Patientenüberlebensraten liegen bei weit über 90%. Die Ergebnisse nach erfolgreicher Pankreastransplantation werden jedoch weniger durch die Überlebensrate als vielmehr anhand der erzielten Beeinflussung des diabetischen Stoffwechsels sowie des diabetischen Folgesyndroms beurteilt (Bolinder et al. 1991; Landgraf 1996; Landgraf et al. 1989).

27.7.1
Stoffwechsel

Die erfolgreiche Pankreastransplantation führt nicht nur zu einer Diätfreiheit und zu einem Sistieren der exogenen Insulinzufuhr, sondern auch zu einer langfristigen physiologischen Kohlenhydratregulation mit Normalisierung der Blutzuckertagesprofile und der glykierten Proteine (HbA1c und Fruktosamin). Sogar nach oraler oder intravenöser Glukosebelastung kommt es bei 60–80% der Pankreastransplantatempfänger zu einer normalen Glukoseelimination.

Nach Pankreastransplantation kommt es jedoch zu einigen Besonderheiten des Glukosemetabolismus und der Insulinfreisetzung. Obgleich die Pulsatilität der Insulinsekretion und der Inkretin-Effekt insulinotroper Peptide wie GLP-I (Glucagen-like peptide I) und GIP (gastric inhibitory polypeptide) im Transplantat präserviert ist, ist die basale Insulinfreisetzung häufig erhöht. Diese basale Hyperinsulinämie ist hauptsächlich durch die Drainage der Inselhormone in die Hauptzirkulation und nicht in die Portalvene bedingt. Daneben wird häufig eine Insulinresistenz beobachtet. Diese metabolische Störung ist vorwiegend durch das immunsuppressive Protokoll (Glukokortikoide) verursacht.

Die Pankreastransplantation führt bei Patienten mit schweren Hypoglykämiewahrnehmungsstörungen und einem extrem instabilen Glukosestoffwechsel wegen einer Störung der hormonalen Gegenregulation (insbesondere Verminderung von Glukagon und Katecholaminfreisetzung bei langjährigem Typ 1-Diabetes) zu einer signifikanten Verbesserung der Glukoseregulation nach Hypoglykämien. Ca. 10% der Patienten klagen jedoch über milde bis mäßige reaktive Hypoglykämien nach kohlenhydratreicher Nahrung, insbesondere in Kombination mit dem Genuss von Kaffee, Tee und/oder Alkohol (Landgraf 1996, Landgraf et al. 1989, 1991).

Die folgenden Faktoren können eine beeinträchtigende Wirkung auf den Intermediärstoffwechsel nach einer Pankreastransplantation ausüben:

> **Ursachen der endokrinen Transplantatinsuffizienz**
> - subnormale β-Zellmasse;
> - venöse Insulindrainage (nicht portalvenös);
> - Denervierung des Transplantats;
> - Schädigung durch Ischämie, Infektion, Fibrose, Abstoßung, Rekurrierung des Autoimmunprozesses;
> - Beeinträchtigung der Insulinsekretion/-wirkung durch Cyclosporin, Tacrolimus, Steroide, Antihypertensiva, Diuretika;
> - eingeschränkte Transplantat-Nierenfunktion.

27.7.2
Diabetische Folgeerkrankungen

Die Zahl der prospektiv untersuchten Pankreastransplantatempfänger hat in den letzten Jahren deutlich zugenommen, so dass jetzt klare Aussagen über den Vorteil einer Pankreastransplantation selbst bei Patienten mit schweren diabetischen Folgeerkrankungen gemacht werden können. Leider sind häufig Daten aus den verschiedenen Zentren schwierig zu vergleichen, da das Studiendesign und die Vergleichbarkeit der Patienten schwierig oder unmöglich ist. Weiterhin war es bis heute nicht möglich, randomisierte kontrollierte Studien multizentrisch durchzuführen.

Die Tabelle 27.2 zeigt den Einfluss der Pankreastransplantation auf diabetisch-spezifische sekundäre Komplikationen. Bezüglich detaillierter Analysen verweisen wir auf die veröffentlichten Reviews (Abendroth u. Landgraf 1996; Landgraf 1996). Eine sorgfältige Analyse der vorhandenen Daten hat gezeigt, dass sogar in weit fortgeschrittenen Stadien des Diabetes die Glukosenormalisierung zu einer Reihe von vaskulären und neurologischen Verbesserungen führt und viele Aspekte der Lebensquali-

Tabelle 27.2. Einfluss der Pankreastransplantation auf die diabetesspezifischen Komplikationen und auf die Lebensqualität

Prävention	Verbesserung	Stabilisierung
Nephropathie in transplantierter Niere	Polyneuropathie	Retinopathie
	Autonome Neuropathie	Autonome Neuropathie
	Periphere Mikrozirkulation	
Progression der diabet. Nephropathie	Lebensqualität	

tät günstig beeinflusst werden (Gaber et al. 1994; Landgraf et al. 1991a; Zehrer u. Gross 1994). Die tägliche Immunsuppression wurde weniger störend empfunden als der tägliche Umgang mit dem Diabetes. Das hohe Maß an Rehabilitation unterstützt die Bestrebungen einer frühzeitigen Transplantation (Landgraf 1996; Landgraf et al. 1989, 1991a,b).

Die prospektiven Studien haben ebenfalls gezeigt, dass man mindestens 2–3 Jahre nach erfolgreicher Pankreastransplantation warten muss, bevor Verbesserungen der spezifischen Komplikationen nachweisbar sind. Es kommt jedoch schon wesentlich früher zu einer Stabilisierung diabetesbedingter Folgeerkrankungen.

Für die Neuropathie kann derzeit zusammenfassend geschlossen werden, dass die Nervenregeneration nach Normalisierung des Glukosestoffwechsels wesentlich langsamer verläuft als die Verbesserung der Nervendysfunktion, wie sie nach Elimination der Urämie durch die Nierentransplantation beobachtet werden kann. Es kann als bewiesen gelten, dass die Langzeitnormoglykämie zur strukturellen Verbesserung im nervalen Bereich führt, wie es auch von früheren Untersuchungen berichtet werden konnte. Die Besonderheit liegt hier darin, dass sensorische Fasern langsamer auf die verbesserte diabetische Stoffwechsellage reagieren. Dies steht in Übereinstimmung mit früheren Studien, welche zeigen konnten, dass intensivierte Insulinbehandlung keine Verbesserung der suralen Nervenleitgeschwindigkeit ergab im Gegensatz zu dem Ergebnis der Oslo-Studie (Amthor et al. 1994; Kennedy et al. 1990; Navarro et al. 1990).

Bedauerlicherweise gibt es bislang keine eindeutigen Daten über die wichtigen klinischen Endpunkte der Makroangiopathie (Inzidenz von Schlaganfall, Herzinfarkt, periphere arterielle Verschlusserkrankung mit Gangrän und Amputation) nach erfolgreicher Pankreastransplantation. Es konnte gezeigt werden, dass das vaskuläre Risikoprofil, gemessen an dem Grad der Dyslipidämie, der Blutviskosität, des Fibrinogenspiegels und des Blutdrucks und natürlich des Glukosestoffwechsels nach Pankreastransplantation deutlich reduziert werden konnte (Ernst u. Resch 1993; La Rocca et al. 1998; Rao u. Andersen 1987).

Neuere Studien zeigen sogar einen lebensverlängernden Effekt der Simultantransplantation auf (Navarro et al. 1990). Diese Zahlen gewinnen zusätzliche Bedeutung, wenn man davon ausgeht, dass ca. 24% der in den Jahren 1985–1987 neu in die Dialyseprogramme eingetretenen Patienten Diabetiker waren. Von diesen Patienten an der Hämodialyse verstarben in einem Beobachtungszeitraum von nur 45 Monaten ca. 47% (Typ 1-Diabetiker 43%, Typ 2-Diabetiker 50%) mehrheitlich (bis zu 72%) an einer kardiovaskulären Erkrankung (Koch u. Halloran 1992).

27.8 Zusammenfassung

Obgleich sich die Inselzelltransplantation als eine höchst attraktive Alternative zur Pankreastransplantation darstellt, sind die Erfolgsraten derzeit weit unter 10%, so dass diese Methode bisher als eine experimentelle Therapieoption angesehen werden muss, die z. Z. nur in sorgfältig durchgeführten klinischen Studien erfolgen sollte. Ihr Vorteil liegt in der geringeren Invasivität und der leichten (theoretischen) Wiederholbarkeit. Der Nachteil der Methode ist in einer bis dato sehr geringen Funktionsaufnahme des Transplantats wie auch in dem sehr aufwendigen präparativen Verfahren zu sehen. Bis andere Methoden zur Prävention des Diabetes und seiner Folgeschäden existieren, ist die Pankreastransplantation eine höchst effektive (und derzeit einzigartige) therapeutische Option für eine zunehmende Zahl von insulinpflichtigen Diabetikern. Ihre Nachteile liegen in einem hohen immunsuppressivem Index, häufigerem Krankenhausaufenthalt (derzeit abnehmend) und dem geringgradig erhöhtem Operationsrisiko. Frühmarker einer Abstoßung für die Inselzellen würden auch die Organtransplantation verbessern.

Neben der Verbesserung der Lebensqualität, Verminderung der täglichen Aufgaben und Bürden einer adäquaten Insulinsubstitution bei insulinabhängigen Diabetikern, langfristiger Normalisierung des Glukosestoffwechsels, Verminderung des vaskulären Risikos und Verbesserung diabetischer Folgeschäden hat sich gezeigt, dass die Simultantransplantation von Niere und Pankreas auch einen lebensverlängernden Effekt besitzt. Es sollte deshalb gefordert werden, dass jeder Diabetiker, der für eine Nierentransplantation vorgesehen ist, so lange für eine Doppeltransplantation von Niere und Pankreas in Betracht kommt, so lange keine klaren Kontraindikationen bestehen. In zunehmendem Maße sollte auch an eine Indikationsausweitung auf junge insulinpflichtige Typ 2-Diabetiker gedacht werden.

Das zukünftige Ziel wird es sein, die Pankreastransplantation in einem sehr frühen Stadium der Diabeteserkrankung durchzuführen. Die Patienten und ihre diabetische Erkrankung könnten damit im Stadium der Reversibilität erfasst werden, um sie so besser und möglichst im Sinne der Kurabilität zu beeinflussen.

Literatur

Abendroth D, Landgraf R (1996) Entwicklung von Sekundärkomplikationen des Diabetes nach erfolgreicher Pankreastransplantation. Chir Gastroenterol 12 [Suppl1]: 76–83

Abendroth D, Landgraf R, Illner WD, Lenhart FP, Land W (1988) Intra-and postoperative management. In: Groth C G (ed) Pancreatic transplantation. Saunders, Philadelphia London, pp 209–218

Abendroth D, Landgraf R, Illner WD, Land W (1989) Modification of duct-occlusion technique in segmental pancreas transplantation. Diabetes 38 [Suppl 1]: 234

Abendroth D, Landgraf R, Illner WD, Land W (1991) Abstoßungsdiagnostik und Management nach Transplantation von gangokkludierten Pankreasallotransplantaten. Z Tx Med 3: 90–95

Amthor KF, Dahl-Jorgensen K, Berg TJ, Skard Heier M, Sandvik L, Aagenaes O, Hanssen KF (1994) The effect of 8 years strict glycaemic control on peripheral nerve function in IDDM patients: the Oslo study. Diabetologia 37: 579–584

Bolinder J, Tydén G, Tibell A, Groth CG, Östman J (1991) Long-term metabolic control after pancreas transplantation with enteric exocrine diversion. Diabetologia 34 [Suppl 1]: 76–80

Dubernard JM, Sutherland DER (eds) (1989) International Handbook of Pancreas Transplantation. Kluwer, Dordrecht Boston London

Dubernard JM, Traeger J, La Rocca E, et al., (1978) New method of preparation of a segmental pancreatic graft for transplantation. Trials in dogs and man. Surgery 84: 634–639

Ernst E, Resch KL (1993) Fibrinogen as a cardiovascular risk factor: a metaanalysis and review of the literature. Ann Int Med 118: 956–963

European Mycophenolate Mofetil Cooperative Study Group (1995) Placebo-controlled study of mycophenolate mofetil combined with cyclosporine and corticosteroids for prevention of acute rejection. Lancet 345: 1321–1325

Gaber AO, Hathaway DK, Abell T, Cardoso S, Hartwig MS, EL Gebely S (1994) Improved autonomic and gastric function in pancreas-kidney vs kidney-alone transplantation contributes to quality of life. Transplant Proc 26: 515–516

Gliedman ML, Gold M, Whittaker J, et al., (1973) Pancreatic duct to ureter anastomosis for exocrine drainage in pancreatic transplantation. Am J Surg 125: 245–252

Hering BJ, Schultz AO, Geier O, Bretzel RG, Federlin K (1997) International islet transplant registry, Fresenius, Germany

International Pancreas Transplant Registry (1997) Newsletter, vol 09, No1, April 30. Dept. of Surgery, Minneapolis, University of Minnesota

Kasiske BL (1988) Risk factors for accelerated atherosclerosis in renal transplant recipients. Am J Med 84: 985–92

Kennedy WR, Navarro X, Goetz FC, Sutherland DER, Najarian JS (1990) Effects of pancreatic transplantation on diabetic neuropathy. N Engl J Med 322: 1031–1037

Koch KM, Halloran PF (1992) Dialysis and transplantation. Curr Opin Nephrol Hypertens 1: 193–196

Land W (1990) Indikation zur Pankreastransplantation In: Diskussionsforum: Indikation zur Pankreastransplantation. Langenbecks Arch Chir 375: 186

Landgraf R (1996) Impact of pancreas transplantation on diabetic secondary complications and quality of life. Diabetologia 39: 1415

Landgraf R, Nusser J, Müller W, Landgraf-Leurs MMC, Thurau S, Ulbig M, Kampik A, Lachenmayr B, Hillebrand G, Schleibner S, Illner WD, Abendroth D, Land W (1989) Fate of late complications in type I diabetic patients after successful pancreas and kidney transplantation. Diabetes 38 [Suppl 1]: 33–37

Landgraf R, Abendroth D, Land W, Bolinder J (eds) (1991a) Secondary complications and quality of life after successful pancreatic transplantation in type I (insulin-dependent) diabetes mellitus. Diabetologia 34 [Suppl 1]: 1–195

Landgraf R, Nusser J, Riepl RL, Fiedler F, Illner W -D, Abendroth D, Land W (1991b) Metabolic and hormonal studies of type 1 (insulin-dependent) diabetic patients after successful pancreas and kidney transplantation, Diabetologia 34 [Suppl 1]: 61

La Rocca E, Gobbi C, Ciurlino D, et al., (1998) Improvement of glucose/insulin metabolism reduces hypertension in insulin-dependent diabetes mellitus. Transplantation 15: 390–393

Navarro X, Kennedy WR, Loewenson RB, Sutherland DER (1990) Influence of pancreas transplantation on cardio-respiratory reflexes, nerve conduction and mortality in diabetes mellitus. Diabetes 39: 802–806

Rao KV, Andersen RC (1987) The impact of diabetes on vascular complications following cadaver renal transplantation. Transplantation 43: 193–197

Ricordi C, Lacy PE, Edward EH, Olack BJ, Scharp DW (1988) Automated method for isolation of human pancreatic islets. Diabetes 37: 413–420

Shapiro AMJ, Lakey JRT, Ryan EA, Korbutt GS, Toth E, Warnock GL, Kneteman NM, Rajotte RV (2000) Islet transplantation in seven patients with type 1 diabetes mellitus using a glucocorticoid-free immunosuppressive regimen. N Engl J Med 343: 230–238

Shapiro R, Jordan M, Scantlebury V, et al., (1993) Randomized trial of FK 506/prednisone vs FK 506/azathioprine/prednisone after renal transplantation: a preliminary report. Transplant Proc 25: 669–672

Sollinger HW, Kalayoglu M, Hoffman RM, et al., (1985) Results of segmental and pancreatico-splenic transplantation with pancreatico-cystostomy. Transpl Proc 17: 360–362

Sollinger HW, Pirsch JD, Alessandro AM, Kalayoglu M, Belzer FO (1990) Advantages of bladder drainage in pancreas transplantation: a personal view. Clin Transplant 4: 32–36

The Diabetes Control and Complications Trial Research Group (1993) The effect of intensive treatment of diabetes on the development and progression of longterm complications in insulin-dependent diabetes mellitus. N Engl J Med 329: 977–986

Williams W (1894) Notes on diabetes treated with extract and by graft of sheep's pancreas. BMJ 8: 1303

Zehrer CL, Gross CR (1994) Comparison of quality of life between pancreas/kidney and kidney transplant recipients. 1-year follow-up. Transplant Proc 26:508

28 Neue Messverfahren der Blutglukose

A. Seibold

Inhaltsverzeichnis

28.1 „Alte" Messverfahren der Blutglukose   421
28.1.1 Glukose-Oxidase   421
28.1.2 Glukose-Dehydrogenase   421
28.1.3 Hexokinase (unspezifisch)   421
28.2 Neue Messverfahren   421
28.2.1 Nichtinvasive Messverfahren   421
28.2.2 Invasive Messverfahren   422
28.2.3 Probengewinnung   423
28.3 Fazit   424
Literatur   424

Übersicht

Blutzuckermessungen werden im Kontext Diabetes mellitus in der Primärdiagnostik und zur Steuerung der Therapie benötigt. Regelmäßige Blutzuckerkontrollen gehören obligat zu jeder Diabetestherapie, wobei die Anzahl der erforderlichen Messungen vom Diabetestyp und der gewählten Therapieform abhängig ist. Grundsätzlich gilt, dass mindestens so häufig Blutzuckermessungen durchgeführt werden sollen, wie Insulin appliziert wird. Für Patienten mit einem Diabetes mellitus Typ 1, die eine intensivierte konventionelle Therapie durchführen, bedeutet das mindestens 4 Messungen pro Tag. Patienten, die über den zeitlichen Verlauf der von ihnen selbst durchgeführten Maßnahmen wie Insulininjektion, Kohlenhydratzufuhr, körperliche Aktivität etc. gut informiert sind, können relativ kurz nach der Maßnahme, d. h. ca. 2–3 h später, mit einer Blutzuckermessung die Richtigkeit der zuvor durchgeführten Maßnahmen prüfen und ggf. erneut eingreifen.

Dieser Empfehlung zu regelmäßigen, mehrfach täglich durchzuführenden Blutzuckermessungen steht die Compliance, oder besser die „Resistance", des Patienten entgegen. Häufige Begründungen für seltene Blutzuckermessungen sind das häufige Stechen zur Probengewinnung, die aufwendige Technik, der Zeitaufwand sowie der Umfang der mitzuführenden Utensilien. In den vergangenen Jahren konnten einige Fortschritte erzielt werden. Insbesondere die direkte amperometrische Messung des Stromflusses als Ergebnis der Glukose-Oxidase-Reaktion (s. Abschn. 28.2.2) ohne den Umweg einer reflektometrisch zu quantifizierenden Farbreaktion führte zu einer deutlichen Verringerung des erforderlichen Probevolumens und einer Verkleinerung der Messgeräte. Kritiker dieser „farblosen" Verfahren bemängeln jedoch die fehlende Möglichkeit zur visuellen Verifizierung der Messergebnisse.

Trotz dieser Fortschritte besteht ein Bedarf, die Methoden und Geräte zur Blutzuckerselbstkontrolle in Hinblick auf folgende Qualitäten zu verbessern:

- Messaufwand/Invasivität
- Handhabung
- Größe/Mobilität
- Messdauer

- Präzision/Genauigkeit
- Kosten
- Datenspeicher/-transfer/-analyse

Die Idealvorstellung eines jeden Diabetikers ist, dass er „ohne Messung" immer den aktuellen Blutzucker von einem Sensor ablesen kann. Dieser könnte dann in einem weiteren Schritt zur Bildung eines closed-loop-Systems genutzt werden.

28.1 „Alte" Messverfahren der Blutglukose

Im Folgenden sind die Reaktionsgleichungen der heute verfügbaren enzymatischen Bestimmungsmethoden aufgeführt. Insbesondere die Glukose-Oxidase-Reaktion wird bei den heute verfügbaren Messgeräten genutzt.

28.1.1 Glukose-Oxidase

I. $\text{Glukose} + H_2O + O_2 \xrightarrow{\text{Glukose-Oxidase}} \text{Gluconolacton} + H_2O_2$

II. $H_2O_2 + \text{Farbstoff}_{red} \xrightarrow{\text{Peroxidase}} 2\,H_2O + \text{Farbstoff}_{ox}$

28.1.2 Glukose-Dehydrogenase

I. $\alpha\text{D-Glukose} \xrightarrow{\text{Mutarotase}} \beta\text{D-Glukose}$

II. $\beta\text{D-Glukose} + NAD \xrightarrow{\text{Glukose-Dehydrogenase}} \text{Glukonolacton} + NADH_2$

28.1.3 Hexokinase (unspezifisch)

I. $\text{Glukose} + ATP \xrightarrow{\text{Hexokinase}} \text{Glukose-6-Phosphat} + ADP$

II. $\text{Glukose-6-Phosphat} + NADP \xrightarrow{\text{Glukose-6-Phosphat-Dehydrogenase}} \text{6-Phosphogluconolacton} + NADPH_2$

Durch Verbesserungen der Glukose-Oxidase-Reaktion konnten deutliche Fortschritte bezüglich der Größe der Messgeräte, der Messdauer und der Handhabung erreicht werden. Unförmige Messgeräte mit Streifen, auf die erst große Mengen Blut aufgetragen und dann wieder abgetupft oder gar abgespült werden müssen, gehören der Vergangenheit an. Die Messgenauigkeit hat sich allerdings nicht grundlegend gebessert, liegt aber in einem Bereich, der für die Therapieentscheidung ausreichend ist. Die Geräte zur Selbstkontrolle sind allerdings keinesfalls für diagnostische Zwecke einsetzbar!

28.2 Neue Messverfahren

Die neuen Messverfahren werden in 2 Gruppen eingeteilt. Diese werden im Folgenden besprochen.

28.2.1 Nichtinvasive Messverfahren

Dies sind Messverfahren, die aus einer gewissen Entfernung physikalische Eigenschaften der Glukose detektieren sollen und somit prinzipiell nicht invasiv sein müssen (Tabelle 28.1).

28.2.1.1 NIR-Spektroskopie

Die Bezeichnung NIR-Spektroskopie steht für „near-infrared light" und bedeutet, dass eine Lichtquelle mit einer Wellenlänge des Infrarotbereichs in der Nähe des sichtbaren Lichts benutzt wird. Glukose, aber auch andere Moleküle, absorbieren Infrarotstrahlung. Spektroskopisch wird die absorbierte Energiemenge ermittelt. Es handelt sich aber um kein für die Glukose spezifisches Phänomen. Weniger als 0,1% der Absorption sind durch Glukose bedingt. Veränderungen der anderen absorbierenden Substanzen führen ebenfalls zu einer Veränderung des Messsignals. Daher sind häufige Rekalibrationen notwendig (Chung et al. 1996; Kajiwara et al. 1993; Klonoff 1997; Robinson et al. 1992).

Tabelle 28.1. Nichtinvasive Messverfahren

Methode	Messprinzip
NIR-Spektroskopie	Spektroskopische Ermittlung der absorbierten Energiemenge bei Nutzung eines externen Strahlers im kurzwelligen Infrarotbereich
FIR-Spektroskopie	Spektroskopische Ermittlung der absorbierten Energiemenge im langwelligen Infrarotbereich, wobei die natürliche Wärmeabstrahlung als endogene Strahlungsquelle genutzt wird
Impedanzmessung	Messung der Phasenverschiebung und der Amplitudendämpfung bei Durchstrahlung mit elektromagnetischer Strahlung
Optische Drehung	Ermittlung des Rotationswinkels bei Durchstrahlung mit polarisiertem Licht. Der Rotationswinkel korreliert mit der Glukosekonzentration

28.2.1.2
FIR-Spektroskopie

Die bei diesem Verfahren genutzte Strahlung ist auch aus dem Infrarotbereich, jedoch aus dem langwelligen, weit vom sichtbaren Licht entfernten Bereich („far-infrared radiation"). Hierzu wird keine externe Strahlungsquelle benötigt. Es wird die Absorption der natürlichen Wärmeabstrahlung des Körpers gemessen. In diesem Messbereich gibt es eine spezifische Glukosebande bei 9400 nm. Die erwartete Energieabstrahlung kann nach dem Planck-Strahlungsgesetz errechnet werden. Die FIR-Spektroskopie hat 2 Probleme: Erstens ist das Signal sehr schwach und zweitens benötigt der bisher in einem Prototyp eingesetzte Infrarotdetektor eine Kühlung mit flüssigem Stickstoff (Back et al. 1984; Klonoff 1997).

28.2.1.3
Impedanzmessung

Impedanz ist der Gesamtwiderstand (reeller und Scheinwiderstand), den ein Körper (Medium) einer elektromagnetischen Strahlung entgegensetzt. Wird eine elektromagnetische Strahlung durch eine Lösung, z. B. eine Glukoselösung geschickt, so ist die Dämpfung der Amplitude und die Phasenverschiebung proportional der Konzentration in der Lösung. Im Blut ist Glukose das nichtionische Molekül, das in der höchsten molaren Konzentration vorliegt. Problem beim Einsatz dieses Verfahrens ist wieder die Beeinflussung des Messsignals durch andere Faktoren wie Elektrolytkonzentration, Fingerdicke (bei Messung am Finger), und Körpertemperatur (Klonoff 1997; Nelson et al. 1992).

28.2.1.4
Optische Drehung von polarisiertem Licht

Glukose ist optisch aktiv, d. h. polarisiertes Licht wird durch Glukose gedreht. Der Glukosegehalt des Probevolumens korreliert mit dem Rotationswinkel. Dieses Verfahren wird industriell zur Messung von Glukosekonzentrationen in Lebensmitteln eingesetzt. Bei der in-vivo-Messung ist jedoch wieder die Signalstärke das Hauptproblem. Der Rotationswinkel bei einem 1 cm dicken Hautkompartiment beträgt < 0,00004° je 1 mg/dl Glukose (Cote et al. 1992; Gough et al. 1982; Muller 1987).

28.2.2
Invasive Messverfahren

Hierbei handelt es sich um Verfahren, die einen direkten Substratkontakt mit der Glukose benötigen, die die Glukose anhand ihrer chemischen Eigenschaften detektieren und damit invasiv sind (Tabelle 28.2).

Tabelle 28.2. Invasive Messverfahren

Methode	Messprinzip
Amperometrie	Messung des Elekronentransfers unter der Glukose-Oxidase-Reaktion
ISFET	Ermittlung der pH-Änderung unter der Glukose-Oxidase-Reaktion
Bioaffinität	Kompetetive Bindung von Glukose bzw. eines fluoreszierenden Dextrans an Concanavalin A. Ermittlung des verdrängten Dextrans durch Messung der emittierten Fluoreszenz
Glukosesensitives Polymer	Messung der pH-Änderung bei der Bindung von Glukose an ein metallkomplexierendes Polymer

28.2.2.1
Amperometrie

Bei amperometrischen Sensoren ist Glukose-Oxidase auf den Enzymelektroden immobilisiert. Es wird dann amperometrisch entweder der O_2-Verbrauch durch eine Platinkathode oder die H_2O_2-Produktion mit einer Platinanode gemessen. Bei den amperometrischen Sensoren der ersten Generation ist der entstehende Strom der Glukosekonzentration proportional (Giulbualt u. Lubrano 1973). Insbesondere bei in-vivo-Messungen ergibt sich jedoch das Problem der zu geringen Sauerstoffspannung, d. h. das Signal ist eher Ausdruck der Sauerstoffspannung als der Glukosekonzentration. Dies gilt insbesondere bei subkutaner Messung. Es gibt bislang 2 Möglichkeiten, dieses Problem zu lösen. Die erste Möglichzeit ist, den Sensor mit einer hydrophoben Membran zu überziehen, die für Sauerstoff durchlässiger ist als für Glukose. Dadurch kann das Sauerstoff-Glukose-Verhältnis verbessert werden (Updike et al. 1982). Bei den Sensoren der zweiten Generation ist ein alternativer Elektronen-Akzeptor koimmobilisiert. Ferrocene mit seinem Kation Ferricinium ist ein solcher Redoxpartner. Glukose-Oxidase transferiert somit Elektonen von Glukose auf Ferricinium (Cass et al. 1984; Claremont et al. 1986; Pickup et al. 1989). Amperometrische Sensoren der dritten Generation basieren auf einem direktem Elektronentransfer zwischen dem Enzym und der speziell preparierten Elektrode (Kulys et al. 1993; Pickup JC 1987).

28.2.2.2
ISFET

Die Glukosemessung erfolgt durch Bestimmung der pH-Änderung unter einer Glukose-Oxidase-Reaktion mittels einer Messeinheit, die als ISFET (ionsensitive field-effect transistor) bezeichnet wird. Diese benötigt für eine Messung 5 µl. Somit können bislang 7 Messungen pro Stunde durchgeführt werden. Bislang gibt es zur Glukosemessung mit ISFET nur Daten im Rahmen von oGTTs über 3 h an 8 gesunden Testpersonen sowie über eine Beobachtungsdauer von 7 h an 12 Kaninchen. Es ist bekannt, dass des Sensorsignal des ISFET durch Proteinadsorption innerhalb von 7 Tagen auf 70% zurückgehen kann (Bergveld 1970; Ito et al. 1995).

28.2.2.3
Bioaffinitätsglukosesensor

An der inneren Oberfläche einer glukosepermeablen, hohlen Dialysefaser ist ein Glukose bindendes Lektin, Concanavalin A befestigt. Hochmolekulares, fluoreszierendes Dextran, welches sich in der Dialysefaser befindet, bindet in Kompetition zu Glukose an Concavalin A. Ansteigende Glukosekonzentrationen führen zu einer Verdrängung des Dextrans, das dann durch ultraviolette Strahlung angeregt werden kann. Die anregende Strahlung wird ebenso wie die emittierte Fluoreszenz fiberoptisch geleitet (Schultz u. Mansouri 1988).

28.2.2.4
Glukosesensitives Polymer

Ein metallkomplexierendes Polymer bindet im alkalischen pH Glukose und setzt proportional Protonen frei. Das Polymer hat einen „Messbereich" von 0–25 mM, besitzt wohl eine gute Spezifität und ist preiswert in der Herstellung (Chen et al. 1997; Tabelle 28.2).

28.2.3
Probengewinnung

28.2.3.1
Nadelsensoren

Bei Nadelsensoren wird üblicherweise ein amperometrisches Verfahren in einer dreilagigen Anordnung realisiert: Elektrode, meist eine Platinelektrode, Glukoseoxidase und eine semipermeablen Membran. Grundsätzliches Problem bei dieser Anordnung ist die kurze Standzeit der Nadelsensoren aufgrund des Glukose-Oxidase-Verbrauchs. Hier verfolgen verschiedene Arbeitsgruppen Optimierungen durch Anwendung verschiedener Membranen. Die längste Standzeit mit 25 Tagen wird derzeit wohl durch eine Kombination einer inneren Nafion-Membran mit einer äußeren Zellulose-Azetat-Membran berichtet, mit gleichzeitig guter Antwortzeit von 30 s und geringen Interferenzen durch andere Substanzen (Chen u. Karube 1992; Chen et al. 1992).

28.2.3.2
Mikrodialyse

Die Funktionsweise der meisten invasiven Sensoren wie des oben erläuterten Nadelsensors beruhen darauf, dass die zu messende Substanz in direktem physikalischem Kontakt verbraucht oder umgewandelt wird. Hierdurch kann sich das Problem ergeben, dass die zu messende Substanz in der Umgebung des Sensors verbraucht wird und somit das Messergebnis falsch-niedrig ist. Es muss also gewährleistet sein, dass das Gewebe den Substratverbrauch durch die Messung ausreichend schnell kompensieren kann. Weiterhin ergeben sich bei den invasiven Sensoren Probleme durch lokale Entzündung und Infektion, was durch sich dadurch ändernde Stoffwechselvorgänge und Perfusionsverhältnisse ebenfalls zu veränderten Messergebnissen führen kann. Hier wird von einigen Arbeitsgruppen die subkutane Mikrodialyse als alternatives Verfahren zur Probengewinnung benutzt. Es wird ein lineares Verhältnis der Konzentration im Dialysat zu der im Blut angenommen, so dass die Konzentration im Blut errechnet wird. Inzwischen ist bekannt, dass diese direkte Umrechnung nur im Gleichgewichtszustand unproblematisch ist. Bei stärkeren Blutzuckeränderungen kommt es zu zeitlichen Dissoziation von bis zu 20 min zwischen Blut- und Subkutankonzentration (Bolinder et al. 1989, 1992; De Boer et al. 1994; Meyerhoff et al. 1994).

28.2.3.3
Reverse Iontophorese

Durch Anlegen einer Spannung kommt es zu einer Ionenwanderung an die Hautoberfäche, was in der Folge zu einer Wasser- und somit auch zu einer Glukosewanderung an die Oberfläche führt. Die Glukosekonzentration in dieser Flüssigkeit soll proportional der Serumglukose sein. Probleme dieser Methode sind der Zeitaufwand, denn eine Messung dauert ca. 20 min. Eine schnelle Dynamik z. B. beim Auftreten einer akuten Hypoglykämie kann mit diesem Verfahren nicht beobachtet werden. Zum zweiten beträgt die Glukosekonzentration in der so gewonnenen Flüssigkeit nur ca. 1/1000 der Blutglukose. Somit ist ein sehr genaues Verfahren zur Bestimmung der Glukosekonzentration in dieser Flüssigkeit erforderlich. Der Einfluss einer neuropathisch veränderten Haut bei Diabetikern ist bislang ebenso unbekannt wie der verstärkte Flüssigkeitsstrom beim Schwitzen. Außerdem gibt es keine Erfahrung über mögliche Folgen des langzeitigen Einsatzes dieses Verfahren auf die Integrität der Haut (Rao et al. 1993; Schultz u. Mansouri 1988; Tamada et al. 1995).

28.2.3.4
Suction effusion fluid collection technique

Diese Technik beruht darauf, dass durch einen konstanten Unterdruck von 400 mmHg interstitielle Flüssigkeit transkutan abgesaugt wird. Die Probenmenge beträgt dabei im Mittel 35,7 µl/h/cm². Die Glukosemessung erfolgt durch einen ISFET (ion-sensitive field-effect transistor; Ito et al. 1994; Kayashima et al. 1991).

28.2.3.5
Wick technique

Diese Methode beruht darauf, dass Baumwollfäden subkutan eingebracht werden. Über Kapillarkräfte wird interstitielle Flüssigkeit an die Körperoberfläche gefördert. Dieses Verfahren ist nur zu wissenschaftlichen Zwecken und zur Kalibrierung anderer Sensoren geeignet. Auch hier zeigt sich, dass die ermittelten Konzentrationen für Elektrolyte und Glukose nur im steady-state und bei langsamer Änderung mit den Serumkonzentrationen korrelieren, bei schnellen Änderungen zeigt sich eine deutliche Verzögerung (Fischer et al. 1989).

28.3
Fazit

Es sind sehr interessante Methoden zur Messung der Glukose entwickelt worden. Allen ist gemeinsam, dass sie durch die komplexe Zusammensetzung der Körperflüssigkeiten, in denen Glukose gemessen werden kann, von Störsignalen überlagert sind. Dies gilt insbesondere für nicht-invasive Verfahren. Diese sind nicht spezifisch für Glukose. Die ständige Änderung vieler interferierender Faktoren führt zu Problemen der Kalibration. Die invasiven Verfahren, insbesondere die enzymatischen, sind zwar spezifisch, haben jedoch andere Probleme. Hier sind neben der Gefahr der lokalen Entzündung mit nachfolgend lokaler Änderung der Stoffwechselvorgänge, das Problem der zeitlichen Verzögerung bei subkutaner Probengewinnung sowie die für den Langzeiteinsatz noch deutlich zu kurze Standzeit der Systeme zu nennen. Aus diesen Gründen gibt es bislang noch kein Gerät für die Routineversorgung von Patienten. Nach den aktuellen Aktivitäten ist jedoch damit zu rechnen, dass als erstes ein System, das amperometrisch die subkutane Glukosekonzentration ermittelt, verfügbar sein wird.

Literatur

Back DM, Michalska DF, Polavarapu PL (1984) Fourier transform infrared spectroscopy as apowerful tool for the study of carbohydrates in aqueous solutions. Appl Spectroscopy 38: 173–180

Bergveld P (1970) Development of an ion-sensitive solid-state device for neurophysiological measurements. IEEE Trans Biomed Eng 17: 70–71

Bolinder J, Hagstrom E, Ungerstedt U, Arner P (1989) Microdialysis of subcutaneous adipose tissue in vivo for continuous glucose monitoring in man. Scand J Clin Lab Invest 49: 465–474

Bolinder J, Ungerstedt U, Arner P (1992) Microdialysis measurement of the absolute glucose concentration in subcutaneous adipose tissue allowing glucose monitoring in diabetic patients. Diabetologia 35: 1177–1180

Cass AE, Davis G, Francis GD, Hill HA, Aston WJ, Higgins IJ, Plotkin EV, Scott LD, Turner AP (1984) Ferrocene-mediated enzyme electrode for amperometric determination of glucose. Anal Chem 56: 667–671

Chen CY, Karube I (1992) Biosensors and flow injection analysis. Curr Opin Biotechnol 3: 31–39

Chen CY, Tamiya E, Ishihara K, Kosugi Y, Su YC, Nakabayashi N, Karube I (1992) A biocompatible needle-type glucose sensor based on platinum-electroplated carbon electrode. Appl Biochem Biotechnol 36: 211–226

Chen G, Guan Z, Chen CT, Fu L, Sundaresan V, Arnold FH (1997) A glucose-sensing polymer. Nat Biotechnol 15: 354–357

Chung H, Arnold MA, Rhiel M, Murhammer DW (1996) Simultaneous measurements of glucose, glutamine, ammonia, lactate, and glutamate in aqueous solutions by near-infrared spectroscopy. Appl Spectroscopy 50: 270–276

Claremont DJ, Sambrook IE, Penton C, Pickup JC (1986) Subcutaneous implantation of a ferrocene-mediated glucose sensor in pigs. Diabetologia 29: 817–821

Cote GL, Fox MD, Northrop RB (1992) Noninvasive optical polarimetric glucose sensing using a true phase measurement technique. IEEE Trans Biomed Eng 39: 752–756

De Boer J, Korf J, Plijter Groendijk H (1994) In vivo monitoring of lactate and glucose with microdialysis and enzyme reactors in intensive care medicine. Int J Artif Organs 17: 163–170

Fischer U, Ertle R, Rebrin K, Freyse EJ (1989) Wick technique: reference method for implanted glucose sensors. Artif Organs 13: 453–457

Gough DA (1982) The composition and optical rotary dispersion of bovine aqueous humor. Diabetes Care 5: 266–270

Guilbault GG, Lubrano GJ (1973) An enzyme electrode for the amperometric determination of glucose. Anal Chim Acta 64: 439–455

Ito N, Kayashima S, Kimura J, Kuriyama T, Arai T, Kikuchi M, Nagata N (1994) Development of a transcutaneous blood-constituent monitoring method using a suction effusion fluid collection technique and an ion-sensitive field-effect transistor glucose sensor. Med Biol Eng Comput 32: 242-246

Ito N, Saito A, Kayashima S, Kimura J, Kuriyama T, Nagata N, Arai T, Kikuchi M (1995) Transcutaneous blood glucose monitoring system based on an ISFET glucose sensor and studies on diabetic patients. Front Med Biol Eng 6: 269-280

Kajiwara K, Uemura T, Kishikawa H, Nishida K, Hashiguchi Y, Uehara M, Sakakida M, Ichinose K, Shichiri M (1993) Noninvasive measurement of blood glucose concentrations by analysing Fourier transform infra-red absorbance spectra through oral mucosa. Med Biol Eng Comput Suppl 31: S17-22

Kayashima S, Arai T, Kikuchi M, Sato N, Nagata N, Takatani O, Ito N, Kimura J, Kuriyama T, Kaneyoshi A (1991) New noninvasive transcutaneous approach to blood glucose monitoring: successful glucose monitoring on human 75 g oGTT with novel sampling chamber. IEEE Trans Biomed Eng 38: 752-757

Klonoff DC (1997) Noninvasive blood glucose monitoring. Diabetes Care 20: 433-437

Kulys J, Buch-Rasmussen T, Bechgaard K, Marcinkeviciene J, Christensen JB, Hansen HE (1993) Kinetics of glucose oxidase catalyzed electron transfer mediated by sulfur and selenium compounds. FEBS Lett 329: 205-209

Meyerhoff C, Mennel FJ, Bischof F, Sternberg F, Pfeiffer EF (1994) Combination of microdialysis and glucose sensor for continous on line measurement of the subcutaneous glucose concentration: theory and practical application. Horm Metab Res 26: 538-543

Muller A (1987) Anwendung eines polarimetrischen Verfahrens zur quantitativen Bestimmung der Blutglucose. Deutsches Patent: 2-52

Nelson SO, Lawrence KC, Kraszewski AW (1992) Sensing moisture content of pecans by RF impedance and microwave resonator measurements. Trans ASAE 35: 617-623

Pickup JC, Shaw GW, Claremont DJ (1987) Implantable glucose sensors: choosing the appropriate sensing strategy. Biosensors 3: 335-346

Pickup JC, Shaw GW, Claremont DJ (1989) In vivo molecular sensing in diabetes mellitus: an implantable glucose sensor with direct electron transfer. Diabetologia 32: 213-217

Rao G, Glikfeld P, Guy RH (1993) Reverse iontophoresis: development of a noninvasive approach for glucose monitoring. Pharm Res 10: 1751-1755

Robinson MR, Eaton RP, Haaland DM, Koepp GW, Thomas EV, Stallard BR, Robinson PL (1992) Noninvasive glucose monitoring in diabetic patients: a preliminary evaluation. Clin Chem 38: 1618-1622

Schultz JS, Mansouri S (1988) Optical fiber affinity sensors. Methods Enzymol 137: 349-366

Tamada JA, Bohannon NJ, Potts RO (1995) Measurement of glucose in diabetic subjects using noninvasive transdermal extraction [see comments]. Nat Med 1: 1198-1201

Updike SJ, Shults M, Ekman B (1982) Implanting the glucose enzyme electrode: problems, progress, and alternative solutions. Diabetes Care 5: 207-212

29 Qualitätsmanagement in der Diabetologie

J. Brückel

Übersicht Der Begriff der Qualität ist nach DIN ISO 8402 definiert als die Gesamtheit von Eigenschaften und Merkmalen eines Produkts oder einer Dienstleistung, die sich auf deren Eignung zur Erfüllung festgelegter oder vorausgesetzter Erfordernisse beziehen. Qualitätsmanagement ist demnach die Festlegung und Verwirklichung einer Qualitätspolitik bzw. als Gesamtheit qualitätsbezogener Tätigkeiten und Zielsetzungen zu verstehen (Deutsche Gesellschaft für Qualität 1993). Es hat sich mittlerweile auch im medizinischen Bereich eingebürgert, verschiedene Qualitätskategorien zu unterscheiden: Struktur-, Prozess- und Ergebnisqualität (Donabedian 1980). So sind im Kontext der ärztlichen Versorgung des Diabetes mellitus unter dem Begriff der Strukturqualität neben Ausbildung/Qualifikation strukturelle Voraussetzungen wie z. B. räumliche, technische, finanzielle und personelle Ausstattung zu verstehen (Hillenbrand 1995). Der Begriff Prozessqualität beschreibt allgemein die Qualität der leistungserbringenden Tätigkeiten bzw. der Abläufe in der Patientenversorgung. Die Prozessqualität umschreibt somit im Wesentlichen die Behandlungsqualität und das Ausmaß, in dem Standards und Richt- bzw. Leitlinien der Fachgesellschaften umgesetzt werden (Deutsche Diabetes-Gesellschaft 1999). Die Ergebnisqualität beschreibt die Veränderungen des gegenwärtigen oder künftigen Gesundheitszustands eines Patienten, die durch die medizinische Versorgung verursacht sind („outcome").

Qualitätssicherung ist Bestandteil der ärztlichen Berufsordnung. Auch von Seiten des Gesetzgebers bestehen diesbezüglich Vorgaben (Sozialgesetzbuch-SGB V). Die Beteiligung an Qualitätssicherungsmaßnahmen ist hiermit eine klare Verpflichtung und demnach haben sich die Maßnahmen zur Qualitätssicherung auf die Qualität der Behandlung, der Versorgungsabläufe und der Behandlungsergebnisse zu erstrecken und sind darüber hinaus so zu gestalten, dass vergleichende Prüfungen ermöglicht werden. Insbesondere bezüglich dieses letzten Punktes ist die praktische Betreuung von Patienten mit Diabetes mellitus auf den unterschiedlichen Versorgungsebenen, ebenso wie auf vielen anderen Gebieten, in aller Regel noch weit davon entfernt, diese Vorgaben zu erfüllen.

St.-Vincent-Deklaration („die Vision")

Unter der Schirmherrschaft der Weltgesundheitsorganisation (WHO) wurde 1989 in Zusammenarbeit mit der Internationalen Diabetesföderation (IDF) die Erklärung von St. Vincent erarbeitet und verabschiedet (WHO 1990). In dieser Deklaration von St. Vincent, erstellt unter Mitarbeit von Diabetologen, Patientenorganisationen und Vertretern der Gesundheitsministerien aus ganz Europa, wurden Ziele zur Verbesserung des Umgangs mit dem Gesundheitsproblem Diabetes in den europäischen Staaten formuliert. Zum Abschluss der Tagung von St. Vincent verpflichteten sich alle Teilnehmer, nach Rückkehr in ihre Heimatländer energisch und entschieden für die Umsetzung dieser Empfehlungen einzutreten.

Neben den allgemeinen Zielen die Prävention, Früherkennung und Behandlung des Diabetes mellitus zu verbessern und Bedingungen zu schaffen, die dazu geeignet sind, die Krankheitslast zu reduzieren, wurden Ziele für die Verbesserung der Versorgungssituation von Diabetikern benannt. Binnen 5 Jahren sollten vorhandene Behandlungszentren ausgebaut, neue qualifizierte Einrichtungen etabliert, Schulungen von Patienten, Angehörigen und Diabetesteams durchgeführt und eine bessere Integration der Diabetiker in der Gesellschaft erreicht werden. Ganz konkret wurden Zielvorgaben für die Verminderung kostenaufweniger „Folgeschäden" formuliert:

St.-Vincent-Fünf-Jahres-Ziele	
Verminderung von diabetesbedingten Erblindungen	um > 1/3
Verminderung von diabetesbedingtem Auftreten terminaler Verminderung von Niereninsuffizienz	um > 1/3
Verminderung von diabetesbedingten Amputationen	um > 1/2
Verminderung von kardiovaskulärer Morbidität und Mortalität bei Diabetikern	Erheblich
Schwangerschaftsverlauf bei Diabetikerinnen	Normalisierung

Insbesondere die Umsetzung dieser Zielvorgaben bezüglich der oben genannten harten Endpunkte muss als nicht realisiert bezeichnet werden. Als Beispiel seien hier die diabetesbedingten Erblindungen aufgeführt. In einer Untersuchung in Deutschland (anhand der Daten von Blindengeld-Empfängern) ließ sich in den Jahren von 1990–1997 keine klare und substantielle Veränderung der Inzidenz diabetesbedingter Erblindungen erkennen (Trautner et al. 1999). Dies kann nicht überraschen, da die Voraussetzung für eine substantielle Verbesserung, die Etablierung eines den St.-Vincent-Vorgaben entsprechenden nationalen Gesamtkonzepts zur deutlichen Verbesserung der Versorgungsqualität, nicht umgesetzt bzw. finanziert werden konnte. In der Folge der St.-Vincent-Konferenz wurden zwar einige Modellvorhaben begonnen und zum Teil auch von öffentlicher Seite finanziert (Trautner et al. 1995), in der Summe handelt es sich aber vorwiegend um Einzelaktivitäten, die nicht immer untereinander koordiniert sind.

So ist eine der Voraussetzungen für die Umsetzung der o. g. Fünfjahresziele, d. h. die Verbesserung einer konkreten Ergebnisqualität (z. B. Amputations- oder Erblindungsinzidenz), eine möglichst flächendeckene (inter-)nationale Erfassung des Ist-Zustandes, um die Verminderung diabetesbedingter Folgeerkrankungen überhaupt belegen zu können. Diese Basisdaten stehen in Deutschland wie in den meisten anderen europäischen Staaten noch nicht zur Verfügung.

Von der Arbeitsgruppe zur Implementierung der St.-Vincent-Deklaration in Europa wurde daher ein DiabCare „Basic-Information-Sheet" (DCBIS) erarbeitet (Krans et al. 1992). Neben dem nationalen DiabCare-Büro haben sich verschiedene Initiativen entwickelt, um auf der Basis dieses oder eines weiterentwickelten Datensatzes Informationen zu sammeln (z. B. FQSD-Forum Qualitätssicherung in der Diabetologie).

In diesem Kontext können nicht alle und auch nicht exemplarisch einzelne Ansätze/Modelle zur Verbesserung der Diabetesversorgung und deren teilweise politisch geführte Diskussion dargestellt werden. Erwähnt werden soll nur ein einfacher und daher möglicherweise doch erfolgreich implementierbarer Ansatz zur Qualitätsverbesserung – die Dokumentation eines knappen, aber relevanten Datensatzes auf Patientenebene mit der Verpflichtung zur Fortführung der Dokumentaion durch die Behandler – der Gesundheitspass-Diabetes DDG (GPD). Es wird ein möglichst flächendeckener Einsatz angestrebt und der Ausschuss Dokumentation, Qualitätssicherung und Informationstechnologie der DDG fördert seinen Einsatz durch die Verankerung der Ausgabe und Dokumentation mit dem GPD in regionalen Diabetesvereinbarungen.

Es wurde allerdings geschätzt, dass 1998 nur jeder 8. erwachsene Diabetiker in Deutschland über ein Exemplar des Gesundheitspass-Diabetes verfügte (Landgraf 1999).

Wie in anderen auch nichtmedizinischen Bereichen nimmt das Thema der Qualität (Qualitätssicherung, Qualitätskontrolle, Qualitätsmanagement,...) in der Diskussion um die Versorgung diabetischer Patienten eine zunehmend dominierendere Dimension an. Es ist selbstverständlich, dass in der Patientenversorgung jederzeit in Relation zum Machbaren ein Optimum anzustreben ist. Aber auch vor dem Hintergrund wirtschaftlicher Aspekte ist das Einfordern einer guten Qualität ein Muss, um die begrenzten Resourcen sinnvoll einzusetzen. Andererseits sind es gerade die begrenzten Resourcen, die dazu führen, dass Qualitätsaspekte einer hohen Gefährdung ausgesetzt sind, von Vertretern unterschiedlicher Interessen im Gesundheitssystem instrumentalisiert zu werden. Politische Aspekte einer Qualitätsdiskussion sollten also nicht außer acht gelassen werden. Zur Einordnung von Beiträgen zu diesem Thema bzw. von Diabetesvereinbarungen ist es immer zu empfehlen, neben den Sachinhalten auch die Positionierung der Protagonisten und deren Interessenslage zu beachten.

Basis einer effektiven Patientenbetreuung ist die Information über und das Vorgehen nach der aktuell besten verfügbaren Evidenz. Hieraus ergibt sich die Verpflichtung zur Qualifikation und beständig weiteren Fortbildung unter kritischer Würdigung des Informationen zukommenden Evidenzgrades (Agency for Health Care Policy and Research 1999; Bundesärztekammer und Kassenärztliche Bundesvereinigung 1997; Cook et al. 1997). Empfehlungen, die auf großen randomisierten und kontrollierten Studien beruhen, sind gut begründet, ihre Umsetzung kann aber nicht unabhängig von strukturellen und individuellen Gegebenheiten sein.

Es ist die Aufgabe der Diabetologie, Struktur- und Prozessqualität zu erfassen und zu verbessern, da hiermit letztlich eine positive Beeinflussung des outcome erreicht werden kann. Demgegenüber birgt das Einfordern vordergründiger Ergebnisqualitäten (z. B. HbA1c-Fetischismus) für die betroffenen Patienten u. U. mehr Risiken als Nutzen. Die erreichbaren Ergebnisqualitäten sind zu einem erheblichen Teil durch die Struktur des Patientenkollektivs determiniert. Es muss verhindert werden, dass Diabetiker mit Folgeerkrankungen und andere Problempatienten, weil sie teurer und statistisch ungünstig sind, vor dem Hintergrund der Qualitätsdiskussion zu unerwünschten Patienten werden.

Literatur

Agency for Health Care Policy and Research (1999) zit. nach Scherbaum WA und Lauterbach K: Einführung zur Präsentation der Diskussionsentwürfe der Diabetes-Leitlinien DDG, Diab Soffw 8 [Suppl 3]: 7–8

Bundesärztekammer und Kassenärztliche Bundesvereinigung (1997) Beurteilungskriterien für Leitlinien in der medizinischen Versorgung. Dtsch Ärztebl 94: B-1754–1755

Cook DJ, Mulrow C, Haynes RB (1997) Systematic reviews: synthesis of best evidence for clinical decisions. Ann Intern Med 126: 376–380

Deutsche Diabetes-Gesellschaft (1999) Deutsche Evidenz-basierte Diabetes-Leitlinien. DDG-Diskussionsentwurf. Diab Stoffw 8 [Suppl 3]:1–79

Deutsche Gesellschaft für Qualität (1993) Begriffe zum Qualitätsmanagement, 5. Auflage. Beuth, Berlin

Donabedian A (1980) Methods for deriving criteria for assessing the quality of medical care. Med Care Rev 37: 653–698

Hillenbrand H (1995) Qualität und Qualitätsmessung. In: Hillenbrand H, Schmidbauer H, Standl E, Willms B (eds) Qualitätsmanagement in der Diabetologie. Kirchheim, Mainz, pp 18–30

Krans HMJ, Porta M, Keen H (1992) Diabetes Care and Research in Europe: the St. Vincent Declaration Action Programme – Implementation Programme. WHO Europe and IDF Europe; EUR/ICP/CLR 55/3: 1–66

Landgraf R (1999) Ausschuß DQI – Jahresbericht 1998. Diabetol Info 21(2): 123–125

Trautner C, Icks A, Giani G (1995) Modellvorhaben zur Verbesserung der Versorgung bei Diabetes mellitus. Bestandsaufnahme und Sekundäranalyse. Kirchheim, Mainz

Trautner C, Haastert B, Ennenbach N, Willich E (1999) Incidence of diabetes-related blindness in Germany 1990–1997. Diabetologia 42 [Suppl 1]: A11

WHO (1990) Diabetes care and research in Europe. The Saint Vincent Declaration. WHO, ICP/CLR 034 (1989) bzw. Diabet Med 7: 360–370

Anhang

A **Endokrine, Ernährungs- und Stoffwechselkrankheiten in Auswahl** 432

B **Auswahl wichtiger Adressen**
   B.1 Postanschrift-Adressen 435
   B.2 Internet-Adressen 436

A
Endokrine, Ernährungs- und Stoffwechselkrankheiten in Auswahl
ICD-10

Diabetes mellitus (E10-E14)

Soll bei Arzneimittelinduktion die Substanz angegeben werden, ist eine zusätzliche Schlüsselnummer zu benutzen.

E10.- Insulinabhängiger Diabetes mellitus
  Inkl.: Diabetes mellitus:
    - juveniler Typ
    - labil (brittle)
    - mit Ketoseneigung
    - Typ I
  Exkl.: Diabetes mellitus
    - beim Neugeborenen (P70.2)
    - in Verbindung mit Fehl- oder Mangelernährung (E12.-)
    - während der Schwangerschaft, der Geburt oder des Wochenbettes (O24.-)
    Gestörte Glukosetoleranz (R73.0)
    Glukosurie:
    - renal (E74.8)
    - o.n.A. (R81)
    - Postoperative Hypoinsulinämie (E89.1)

E10.0 Mit Koma
  Diabetisches Koma:
  - hyperosmolar
  - hypoglykämisch
  - mit oder ohne Ketoazidose
  Hyperglykämisches Koma o.n.A.

E10.1 Mit Ketoazidose
  Diabetisch:
  - Azidose ohne Angabe eines Komas
  - Ketoazidose ohne Angabe eines Komas

E10.2+ Mit Nierenkomplikationen
  Diabetische Nephropathie (N08.3*)
  Intrakapilläre Glomerulonephrose (N08.3*)
  Kimmelstiel-Wilson-Syndrom (N08.3*)

E10.3+ Mit Augenkomplikationen
  Diabetisch:
  - Katarakt (H28*)
  - Retinopathie (H36*)

E10.4+ Mit neurologischen Komplikationen
  Diabetisch:
  - Amytrophie (G73.0*)
  - autonome Neuropathie (G99.0*)
  - Mononeuropathie (G59.0*)
  - Polyneuropathie (G63.2*)
  - autonome Polynuropathie (G99.0*)

E10.5 Mit peripheren vaskulären Komplikationen
  Diabetisch:
  - Gangrän
  - periphere Angiopathie (I79.2*)
  Ulkus

E10.6 Mit sonstigen näher bezeichneten Komplikationen
  Diabetische Arthropathie (M14.2*)
  Neuropathische diabetische Arthropathie (M14.6*)

E10.7 Mit multiplen Komplikationen

E10.8 Mit nicht näher bezeichneten Komplikationen

E10.9 Ohne Komplikationen

E11.- Nicht insulinabhängiger Diabetes mellitus
  Inkl.: Diabetes (mellitus) (ohne Adipositas) (mit Adipositas)
    - Alters-
    - Erwachsenen
    - ohne Ketoseneigung
    - stabil
    - Typ II
    Nicht insulinabhängiger Diabetes beim Jugendlichen
  Exkl.: Diabetes mellitus
    - beim Neugeborenen (P70.2)
    - in Verbindung mit Fehl- oder Mangelernährung (E12.-)
    - während der Schwangerschaft, der Geburt oder des Wochenbettes (O24.-)
    Gestörte Glukosetoleranz (R73.0)
    Glukosurie:
    - renal (E74.8)
    - o.n.A. (R81)
    Postoperative Hypoinsulinämie (E89.1)

E11.0 Mit Koma
  Diabetisches Koma:
  - hyperosmolar
  - hypoglykämisch
  - mit oder ohne Ketoazidose
  Hyperglykämisches Koma o.n.A.

E11.1 Mit Ketoazidose
  Diabetisch:
  - Azidose ohne Angabe eines Komas
  - Ketoazidose ohne Angabe eines Komas

E11.2+ Mit Nierenkomplikationen
  Diabetische Nephropathie (N08.3*)
  Intrakapilläre Glomerulonephrose (N08.3*)
  Kimmelstiel-Wilson-Syndrom (N08.3*)

E11.3+ Mit Augenkomplikationen
  Diabetisch:
  - Katarakt (H28*)
  - Retinopathie (H36*)

E11.4+ Mit neurologischen Komplikationen
  Diabetisch:
  - Amyotrophie
  - autonome Neuropathie
  - Mononeuropathie
  - Polyneuropathie
  - autonome Polyneuropathie

E11.5 Mit peripheren vaskulären Komplikationen
  Diabetisch:
  - Gangrän
  - periphere Angiopathie (I79.2*)
  - Ulkus

E11.6   Mit sonstigen näher bezeichneten Komplikationen
        Diabetische Arthropathie (M14.2*)
        Neuropathische diabetische Arthropathie (M14.6*)

E11.7   Mit multiplen Komplikationen

E11.8   Mit nicht näher bezeichneten Komplikationen

E11.9   Ohne Komplikationen

E12.-   Diabetes mellitus in Verbindung mit Fehl- oder
        Mangelernährung
        Inkl.: Diabetes mellitus in Verbindung mit Fehl-
               oder Mangelernährung:
               – insulinabhängig
               – nicht insulinabhängig
        Exkl.: Diabetes mellitus beim Neugeborenen (P70.2)
               Diabetes mellitus während der Schwanger-
               schaft, der Geburt oder des Wochenbettes
               (O24.-)
               Gestörte Glukosetoleranz (R73.0)
               – renal (E74.8)
               – o.n.A. (R81)
               Postoperative Hypoinsulinämie (E89.1)

E12.0   Mit Koma
        Diabetisches Koma:
        – hyperosmolar
        – hypoglykämisch
        – mit oder ohne Ketoazidose
        Hyperglykämisches Koma o.n.A.

E12.1   Mit Ketoazidose
        Diabetisch:
        – Azidose ohne Angabe eines Komas
        – Ketoazidose ohne Angabe eines Komas

E12.2 + Mit Nierenkomplikationen
        Diabetische Nephropathie (N08.3*)
        Intrakapilläre Glomerulonephrose (N08.3*)
        Kimmelstiel-Wilson-Syndrom (N08.3*)

E12.3 + Mit Augenkomplikationen
        Diabetisch:
        – Katarakt (H28*)
        – Retinopathie (H36*)

E12.4 + Mit neurologischen Komplikationen
        Diabetisch:
        – Amyotrophie
        – autonome Neuropathie
        – Mononeuropathie
        – Polyneuropathie
        – autonome Polyneuropathie

E12.5   Mit peripheren vaskulären Komplikationen
        Diabetisch:
        – Gangrän
        – periphere Angiopathie (I79.2*)
        – Ulkus

E12.6   Mit sonstigen näher bezeichneten Komplikationen
        Diabetische Arthropathie (M14.2*)
        Neuropathische diabetische Arthropathie (M14.6*)

E12.7   Mit multiplen Komplikationen

E12.8   Mit nicht näher bezeichneten Komplikationen

E12.9   Ohne Komplikationen

E13   Sonstiger näher bezeichneter Diabetes mellitus
        Exkl.: Diabetes mellitus:
               – beim Neugeborenen (P70.2)
               – in Verbindung mit Fehl- oder Mangelernäh-
                 rung (E12.-)
               – insulinabhängig (E10.-)
               – nicht insulinabhängig (E11.-)
               – während der Schwangerschaft, der Geburt
                 oder des Wochenbettes (O24.-)
               Gestörte Glukosetoleranz (R73.0)
               Glukosurie:
               – renal (E74.8)
               – o.n.A. (R81)
               Postoperative Hypoinsulinämie (E89.1)

E13.0   Mit Koma
        Diabetisches Koma:
        – hyperosmolar
        – hypoglykämisch
        – mit oder ohne Ketoazidose
        Hyperglykämisches Koma o.n.A.

E13.1   Mit Ketoazidose
        Diabetisch:
        – Azidose ohne Angabe eines Komas
        – Ketoazidose ohne Angabe eines Komas

E13.2 + Mit Nierenkomplikationen
        Diabetische Nephropathie (N08.3*)
        Intrakapilläre Glomerulonephrose (N08.3*)
        Kimmelstiel-Wilson-Syndrom (N08.3*)

E13.3 + Mit Augenkomplikationen
        Diabetisch:
        – Katarakt (H28*)
        – Retinopathie (H36*)

E13.4 + Mit neurologischen Komplikationen
        Diabetisch:
        – Amyotrophie
        – autonome Neuropathie
        – Mononeuropathie
        – Polyneuropathie
        – autonome Polyneuropathie

E13.5   Mit peripheren vaskulären Komplikationen
        Diabetisch:
        – Gangrän
        – periphere Angiopathie (I79.2*)
        – Ulkus

E13.6   Mit sonstigen näher bezeichneten Komplikationen
        Diabetische Arthropathie (M14.2*)
        Neuropathische diabetische Arthropathie (M14.6*)

E13.7   Mit multiplen Komplikationen

E13.8   Mit nicht näher bezeichneten Komplikationen

E13.9   Ohne Komplikationen

E14.-   Nicht näher bezeichneter Diabetes mellitus
        Inkl.: Diabetes mellitus o.n.A.
        Exkl.: Diabetes mellitus:
               – beim Neugeborenen ((P70.2)
               – in Verbindung mit Fehl- oder Mangelernäh-
                 rung (E12.-)
               – insulinabhängig (E10.-)
               – nicht insulinabhängig (E11.-)

– während der Schwangerschaft, der Geburt oder des Wochenbettes (O24.-)
Gestörte Glukosetoleranz (R73.0)
Glukosurie:
- renal (E74.8)
- o.n.A. (R81)
Postoperative Hypoinsulinämie (E89.1)

E14.0 Mit Koma
Diabetisches Koma:
- hyperosmolar
- hypoglykämisch
- mit oder ohne Ketoazidose
Hyperglykämisches Koma o.n.A.

E14.1 Mit Ketoazidose
Diabetisch:
- Azidose ohne Angabe eines Komas
- Ketoazidose ohne Angabe eines Komas

E14.2+ Mit Nierenkomplikationen
Diabetische Nephropathie (N08.3*)
Intrakapilläre Glomerulonephrose (N08.3*)
Kimmelstiel-Wilson-Syndrom (N08.3*)

E14.3+ Mit Augenkomplikationen
Diabetisch:
- Katarakt (H28*)
- Retinopathie (H36*)

E14.4+ Mit neurologischen Komplikationen
Diabetisch:
- Amyotrophie
- autonome Neuropathie
- Mononeuropathie
- Polyneuropathie
- autonome Polyneuropathie

E14.5 Mit peripheren vaskulären Komplikationen
Diabetisch:
- Gangrän
- periphere Angiopathie (I79.2*)
- Ulkus

E14.6 Mit sonstigen näher bezeichneten Komplikationen
Diabetische Arthropathie (M14.2*)
Neuropathische diabetische Arthropathie (M14.6*)

E14.7 Mit multiplen Komplikationen

E14.8 Mit nicht näher bezeichneten Komplikationen

E14.9 Ohne Komplikationen

B Auswahl wichtiger Adressen
B.1 Postanschrift-Adressen

Arbeitsgemeinschaft für Kinder mit Diabetes mellitus
Prof. Dr. med. Wieland Kiess
Direktor der Universitäts-Kinderklinik
Oststr. 21–25, 04317 Leipzig
Tel. 0341/97-26000, Fax 0341/97-26009

Berufsverband Deutscher Diabetologen (BDD)
Dr. med. Martin Anders
Prenzlauer Allee 146, 10409 Berlin
Tel. 030/4440841

Bund diabetischer Kinder und Jugendlicher e. V.
Hahnbrunner Str. 46, 67659 Kaiserslautern
Tel. 0631/76488, Fax 0631/97222

Deutsche Diabetes-Gesellschaft
Geschäftsführer: Gerd-Peter Buyken
Bürkle-de-la-Camp-Platz 1, 44789 Bochum
Tel. 0234/930956, Fax 0234/930957

Deutsche Diabetes-Stiftung
Geschäftsstelle
Unsöldstr. 5, 80538 München
Tel. 089/21096119, Fax 089/21096120

Deutsche Diabetes-Union e. V.
Geschäftsstelle DDU
Präsident: Prof. Dr. Hellmut Mehnert
Drosselweg 16, 82152 Krailing
Tel. 089/8571249, Fax 089/8576488

Deutscher Diabetiker Bund e. V.
Vorsitzender: Dr. oec. Klaus Fehrmann
Danziger Weg 1, 58511 Lüdenscheid
Ehrich-Ohser-Str. 23, 08525 Plauen
Tel. 02351/989153, Fax 02351/989150

Deutsches Diabetes-Museum
Michael Schimschar
Am Klaubusch 18, 29543 Bad Bevensen
Tel. 05357/1585

Diabetes-Akademie Bad Mergentheim e. V.
Ursula Zeller
Theodor-Klotzbücher-Str. 12
97961 Bad Mergentheim
Tel. 07931/8015, Fax 07931/7750

Deutsches Diabetes-Forschungsinstitut an der Heinrich-Heine-Universität Düsseldorf (DDFI)
Auf'm Hennekamp 65, 40225 Düsseldorf

European Association for the Study of Diabetes (EASD)
Merowingerstr. 29, 40223 Düsseldorf
Tel. 0211/316738, Fax 0211/3190987

Hilfe für Diabetiker – weltweit e. V.
Vorsitzender: Prof. Dr. P. Kronsbein
Höherhofstr. 39, 40629 Düsseldorf

Initiativgruppe Früherkennung diabetischer Augenerkrankungen
Prof. Dr. med. Peter Kroll
Robert-Koch-Str. 4, 35037 Marburg
Tel. 06421/286275, Fax 06421/285678

Insuliner
Anneliese Kuhn-Prinz
Narzissenweg 17, 57548 Kirchen-Freusburg
Tel. 02741/930040, Fax 02741/930041

International Diabetes Federation (IDF)
1 Rue Defacqz, B-1050 Brussels, Belgium
Fax 0032-2-5385114

International Diabetic Athletes Association (IDAA)
Ulrike Thurm
Landwehrstr. 58, 80336 München
Tel. 089/531543, Fax 089/531543

Stiftung Inseltransplantation
Projensdorferstr. 374, 24106 Kiel
Tel. 0431/6092220, Tel. 0172/6100609
Fax 0431/6092472

Tochterstiftung der DDS: „Das zuckerkranke Kind"
Prof. Dr. med. E. Heinze
Universitäts-Kinderklinik, 89070 Ulm
Tel. 0731/5027715, Fax 0731/5026714

Verband der Diabetesberater/-innen in Deutschland e. V.
Geschäftsstelle
Krahkampweg 108, 40223 Düsseldorf
Tel. 0211/1566217

B.2
Internet-Adressen

Bibliotheken, Buchkataloge, Richtlinien
Deutsche Bibliotheken — http://www.hbz.nrw.de/hbz/germlst.html
DMDI — http://www.dimdi.de
Medline — http://www.igm.nlm.nih.gov
National Library of Medicine — http://www.ncbi.nlm.nih.gov/PubMed
Richtlinien Diabetes — http://show.cee.hw.ac.uk/sign/home.htm

Medizinische Verbände und Organisationen
AG der Wiss. Med. Fachgs. — http://www.uni.duesseldorf.de/WWW/AWMF/
American Diabetes Association — http://www.diabetes.org
American Dietetic Association (ADA) — http://www.eatright.org
American Medical Association — http://www.ama-assn.org
Association of American Medical Colleges — http://www.aamc.org
Bedeutung Gesundheitspass Diabetes — http://www-bmti.tu-ilmenau.de.diabetes/DiabGuide/diabetes1.htm
Bundesfachverband der Arzneimittelhersteller — http://www.MEDI-NETZ.com/bah1.htm
Canadian Medical Association — http://www.cma.ca/cpgs/category.htm
Centers for Disease Control and Prevention (CDC) — http://www.cdc.gov/diabetes
Cochrane Metabolic and Endocrine Disorders Group — http://www.cochrane.de/deutsch/
Compliance Netzwerk Ärzte / HFI e.V. — http://cnhfi.de
Deutsche Diabetes-Gesellschaft — http://www.deutsche.diabetes-gesellschaft.de
Deutsches Diabetes Forum — http://www.diabetes-forum.de
Diab-Care-Q-Net-Projekt — http://www.diabcare.de
Diabetes-Journal — http://www.diabetes-journal.de
European Association for the Study of Diabetes (EASD) — http://www.easd.org.de
Insuliner (Selbsthilfegruppe insulinpflichtiger Diabetiker) — http://www.diabetes-forum.de/insuliner/index.htm
International Diabetes Federation — http://www.idf.org
Juvenile Diabetes Foundation International (JDF) — http://www.jdfcure.org
National Diabetes Education Program (NDEP) — http://ndep.nih.gov
National Institute of Diabetes, Digestive and Kidney Diseases (NIDDK) of the National Institutes of Health (NIH) — http://www.nidk.nih.gov
Qualitätsmanagement-Projekt PROSIT — http://www.prosit.de
Rundum-Information „Diabetischer Fuß" — http://www.diabetesresource.com
Schweizerische Diabetesgesellschaft — http://www.diabete.ch
Schweizerische Gesellschaft für Endokrinologie und Diabetologie — http://www.sgedssed.ch
Universitätsspital Zürich (Abteilung Endokrinologie/Diabetologie) — http://www.dim.unizh.ch/endokrin
Verknüpfung von Internetseiten zum Thema Diabetes — http://www.diabetes-webring.de
World Health Organisation (WHO) — http://who.ch

Pharmafirmen und Medizintechnik
Aventis — http://www.aventis.com
Bayer Vital — http://www.pharma.bayervital.de
Disetronic — http://www.disetronic.com
Hoffmann-La Roche — http://www.roche.com
Lilly — http://www.lilly.com
Medisense — http://www.medisense.com
Novartis — http://www.pharma.de.novartis.com
Novo Nordisk — http://www.novo-nordisk.de

Sachverzeichnis

ABBOS-Peptid 17
Abtreibung, Indikation 291
Acanthosis nigricans 94, 307
Acarbose 124
ACE-Hemmer 195, 198
– Angiotensin-Konversions-Enzym 198
– beginnende Nephropathie 199
– CAPPP (Captopril Prevention Project) 199
– Captopril 198
– Einsatz bei normotensiven Diabetikern 199
– etablierte Nephropathie 199
– Kreatininanstieg 198
– Mikroalbuminurie 199
Acipimox 282
ACTH 311
Actinobacillus actinomycetemcomitans 324, 326
Actinomyceten 328
Adherence 64
Adipositas
– Body Mass Index (BMI) 244, 262
– Definition 244
– dolorosa 258
– Epidemiologie 244
– Klassifikation nach WHO 244
– Komplikationen 258
– omentale 246
– Therapie 262
– – Formuladiät 263
– – invasive bzw. chirurgische Maßnahmen
– – medikamentöse Ansätze 264
– – VLED (s. a. very low energy diet) 263
Adipositasdiagnostik 262
– anthropometrische Verfahren 262
– bildgebende Verfahren 262
– elektrische Impedanzmessung 262
– nuklearmedizinische Verfahren 262
Adipositasformen
– primäre 253
– – familiäre 253
– – isolierte 253
– sekundäre 254
– – Adipositas-Oligomenorrhoe-Parotis-Syndrom (AOP-Syndrom) 255
– – Alström-Syndrom 254
– – Dystrophia adiposogenitalis (Fröhlich-Syndrom) 254
– – Hypogonadismus 256
– – hypothalamisch bedingte 254
– – Hypothyreose 256
– – Insulinom 255
– – Laurence-Moon-Bardet-Biedl-Syndrom 254

– – Morbus Cushing 255
– – Nesidioblastose 255
– – Polyzystisches Ovarialsyndrom (PCO-Syndrom, Stein-Leventhal-Syndrom) 257
– – Prader-Labhart-Willi-Fanconi-Syndrom 254
– – Sonderformen 257
– – Wachstumshormondefizienz 257
– – Wiedemann-Beckwith-Syndrom 256
Adipositas-Oligomenorrhoe-Parotis-Syndrom (AOP-Syndrom) 255
Adipozyten 37, 247
– braune 247
– weiße 247
Adipozyten-Produkte 248
AFCAPS/TexCAPS-Studie 280
AGE 178, 181, 209
AGE-Produkte 221
Akne vulgaris 313
Akromegalie 26, 314
Akupunkturbehandlung 226
akute Stoffwechselentgleisung 159
Albuminurie 192
Aldosereduktasehemmer 225
Aldose-Reduktase-Inhibitoren 215
Aldosteronantagonisten 27
Alopezie, androgenetische 313
α-1-Blocker 196
α-Gukosidase-Inhibitoren 124, 162
α-Liponsäure 224
α-MSH 311
α-Rezeptorblocker, zentrale 226
Alström-Syndrom 254
Aminosäuren, Glykierung 181
Amitriptylin 226
Amperometrie 422
Amputationen 159
Amylin 40
Amyotrophie, diabetische 221
Anämie, perniziöse, beim Kind und Adoleszenten 96
Analgetika 226
Androgeneffekte 312
Androgenmangel 313
Androgenüberschuss 313
Angiotensin-II-Antagonisten 200
Angiotensin-Konversions-Enzym 198
Angststörungen 395
Anionendefizit 374
Anionen-Gap 374
Anionenlücke 374
Anorexia nervosa 394

Sachverzeichnis

Antidepressiva, trizyklische 226
Antidiabetika, orale
- insulinotrope 124
- - Benzoesäurederivate - Repaglinid 132
- - - prandialer Insulinstimulator 133
- - Sulfonylharnstoffe, Grundstruktur 134
- - - Sulfonylharnstoffrezeptor 135
- - - Glibenclamid 138
- - - Gliclazid 139
- - - Glimepirid 135, 137, 138
- - - - extrapankreatische Mechanismen 136
- - - - extrapankreatische Effekte 137
- - - Glipizid 139
- - - Gliquidon 139
- - - Glisoxepid 139
- - - Glurenorm 137
- - - ionische Bindung 137
- - - nichtionische Bindung 137
- - - Tolbutamid 137, 139
- - - zweite Generation 137
- nicht-insulinotrope 124
- - Acarbose 124
- - - Nebenwirkungen 126
- - Biguanide 127
- - - Metformin 127
- - - Mechanismen der Blutzuckersenkung 128
- - - Pharmakokinetik 128
- - - Nebenwirkungen 129
- - - Laktatazidose 129, 130
- - Thiazolidindione 130
- - - Peroxisomen-Proliferator-Aktivierte-Rezeptoren (PPAR) 130
- - - Lebertoxizität 132
- - - Troglitazon 132
Antihypertensiva/antihypertensive Therapie, Nebenwirkungen 202
Antikonvulsiva 226
Antikonzeption, beim Adoleszenten 89
Antioxidanzien 215
Apo-B 278
Apo-B_{100} 273
Apolipoproteine, nicht-enzymatische Glykierung 272
APS-I-Syndrom 29
APS-II-Syndrom 29
Argonlaser 216
Arrhythmien, ventrikuläre 227
arterielle Hypertonie 192, 211
- Kombinationstherapie 200
Arteriosklerose, Lipoproteine 274
ATP-abhängige K^+-Kanäle 143
- myokardial 143
- peripher 143
Augenmuskelparesen 213
Autoantigene 19, 20
Autoantikörper 15, 19, 20
Autoimmunerkrankung, organspezifische 26, 28
Autoimmunreaktion 15
Autoimmunsyndrom, polyendokrines 21
Autoimmunsyndrom, polyglanduläres 29
autonomes Nervensystem, Störung 227
Azetylsalizylsäure 215
Azidose, parodoxe 366

BABYDIAB-Studie 404

Bacteroides forsythus 324
bakterizide Substanzen 118
Barts-Windsor-Studie 404
BB-Ratte 15
Bedtime-Basalinsulininjektion 145
Benzoesäurederivate - Repaglinid 132
Benztraubensäure (s. a. Pyruvat) 370
Berardinelli-Seip-Syndrom 95
Berechnungseinheit (s. a. BE) 54
BE (s. a. Berechnungseinheit) 54
β-Blocker 195
- β1-selektive 196
β-Granula 40
β-MSH 311
β-Zellmasse, verminderte 45
β-Zell-Zerstörung, autoimmune 14
β-zelluläres Sekret, qualitative Veränderung 44
β-zelluläre Sekretionsanomalie 32
Biguanide 162, 384
Bioaffinitätsglukosesensor 423
Blasenbildung, spontane 305
Blepharitis 318
Blutdruckmessung, standardisierte 192
Blutgasanalyse 373
Blutzuckermessverfahren, invasive 422, 423
Blutzucker(selbst)kontrollen 111
Body Mass Index (BMI) 59, 243, 244, 262
Broca-Index 262
Broteinheit 54
Bulimia nervosa 394

Campylobacter rectus 326
Candida
- albicans 304
- Intertrigo 304
CAPPP (s. a. Captopril Prevention Project) 199
Capsaicin 226
Captopril 198
Captopril Prevention Project (s. a. CAPPP) 199
Carbamazepin 226
Carboxypeptidase-H 21
CARE-Studie (Cholesterol and Recurrent Events Trial) 279
Carpenter-Syndrom 257
$CD8^+$ T-Lymphozyten 18
$CD4^+$ Helfer-T-Lymphozyten 18
CCK (s. a. Cholezystokinin) 250
CETP 277
Charcot-Neuroathropathie 240
Cheilosis 318
Cheiropathie, diabetische 305
Chirurgie, vitroretinale 216
Chloasma gravidarium 317
Cholesterinester-Transferprotein (CETP) 273
Cholesterinwerte, bei Kindern 281
Cholestyramin 284
Cholezystokinin (s. a. CCK) 250
Chondroitinsulfat 310
Chylomikronen 272
Ciminofistel 186
Clonidin 200
Cohen-Syndrom 257
Colestipol 284
Coma diabeticum 353
Compliance-Begriff 64

Sachverzeichnis

computerisierte quantitative sensorische Tests (QST) 223
Corynebacterium minutissmum 304
Cori-Zyklus 371
Cotton-wool-Herde 212
C-Peptid 233
Cyclosporin 405, 411, 414

Dawn-Phänomen 26, 113
- beim Kind 91
- in der Pubertät 89
DCCT (Diabetes Control and Complications Trial) 214, 337
Dehydratationssyndrom, hyperosmolares 370
Dehydratationssyndrom (NKH = hyperosmolares Koma), ketoazidotisches, hyperglykämisches, hyperosmolares 351
DENIS-Studie 405
Depression 395
Dercum's Disease (s. a. Adipositas dolorosa) 258
Dermatosen, Schwangerschaft 316
Dermopathie, diabetische 304
Deutsche Diabetes Gesellschaft (DDG) 201
Deutsche Liga zur Bekämpfung des hohen Blutdrucks 201
DiabCare „Basic-Information-Sheet" (DCBIS) 428
DiabCare-Büro 428
Diabetes mellitus
- Kind und Adoleszent
- - Antikonzeption 89
- - Dawn-Phänomen 89, 91
- - Ernährung 82
- - - Faserballaststoffe 85
- - - Fett 84
- - - glykämischer Index 84
- - - Kohlenhydrate 84
- - - Süßstoffe als Zuckerersatzstoffe 85
- - - Zuckeraustauschstoffe 85
- - Glukosetoleranztest 82
- - Hashimoto-Thyreoiditis 96
- - Hypoglykämie 90
- - - Hypoglycaemia factitia 90
- - - Neuroglukopenie 90
- - - Schweregrade 90
- - - unbemerkte („unawareness") 90
- - Insulinbehandlung 85
- - Insulinödeme 93
- - intensivierte konventionelle Insulintherapie (ICT) 87
- - i. v. Glukosetoleranztest (s. a. ivGTT) 89
- - Hirnödem 86
- - Insulinbedarf 88
- - Insulinbehandlung 85
- - Insulinödeme 93
- - Ketoazidose 86
- - - Flüssigkeitssubstitution 86
- - - Kalium 86
- - - Kaliumdefizit 86
- - - Phosphatsubstitution 86
- - Korrekturbedarf 87
- - Limited Joint Mobility (LIM = Steifheit der Gelenke) 93
- - Mahlzeitenanteil 87
- - MODY (Maturity Onset Diabetes of the Young) 93
- - MODY 1 93
- - MODY 2 94
- - MODY 3 94
- - Morbus Addison 96
- - Neuropathie 91
- - Operationen 87
- - partielle Remissionsphase (REM) 87, 88
- - perniziöse Anämie 96
- - Pubertät 89
- - Remission 88
- - Somogyi-Effekt 91
- - Sport 88
- - Zöliakie 96
- Klassifikation nach ADA Expert Committee 5
- Klinik 4
- Neugeborene 94
- Typ 1 4, 6
- Typ 2 4, 6
- Typ MIDD (maternally inherited diabetes and deafness) 95
Diabetesformen, andere 6
Diabetesinzidenz 15
Diabeteskost 52
Diabetesschulung, biopsychosoziale 71
Diabetes-Suszeptibilität 15
Diabetesvoraussage 404
Diabetikerschulungen 63
diabetische Cheiropathie 305
diabetische Dermopathie 304
diabetische Enteropathie 227
diabetische Fetopathie 290, 296
diabetische Ketoazidose (s. a. Ketoazidose) 351
diabetischer Fuß
- Ätiologie 232
- angiologische Untersuchung 235
- - invasive 235
- - nicht-invasive 235
- Diagnostik 234
- Epidemiologie 232
- Fußläsionen, diabetische 234
- neurologische Untersuchung 236
- Pathogenese 232
- Prophylaxe
- - bei bestehender diabetischer Polyneuropathie 240
- - nach abgeheiltem Ulkus 240
- Risikofaktoren 232
- Röntgendiagnostik 235
- Therapie 237
- - bei zusätzlich bestehender pAVK 239
- - bei diabetischer Polyneuropathie 239
- Veränderungen der Haut 234
Diacylglycerol 177
Diacylglyzerin 209
Diät, Schwangerschaft 292
Dialyseverfahren 186
DIDMOAD-Syndrom 95, 257
Dihydralazin 200
Dihydropyridine 197
Dihydrotestosteron 312
Diuretika 195
- Thiaziddiuretika 195
Domperidon 227
Dopplersonographie, Schwangerschaft 294
DQw8 15
DQw7 15
DR2-DQB1*0602 16
Drainageoperation 413
Dystrophia adiposogenitalis (Fröhlich-Syndrom) 254

Early Treatment Diabetic Retinopathy (ETDRS) Research Study Group 212
Einstellungs-(Selbst-)Kontrolle 7
Eisen- und Erythropoietinsubstitution 185
Eiweiß 59
Eiweißzufuhr 59
Ekchymosen 311
Elektromyographie (EMG) 222
ENDIT-Studie 405
endodontische Therapie 330
Endopeptidasen 40
Energiehaushalt, Regulation
– periphere Ebene 250, 251
– Vermittlungsebene 250, 251
– zentrale Ebene 250
Energiezufuhr, bedarfsgerechte 52
Enteropathie, diabetische 227
Entwicklungsstörungen 390
Erb-Duchenne-Lähmung 296
Erblichkeit 291
erektile Dysfunktion 221
Ernährung
– bei Kindern und Jugendlichen 82
– bei Fettstoffwechselstörung 281
– – Faserballaststoffe 84
– – Fett 84
– – Kohlenhydrate 84
– – Süßstoffe als Zuckerersatzstoffe 85
– – Zuckeraustauschstoffe 84
– hypokalorische 52
– hyperkalorische 52
– isokalorische 52
Ernährungsform, mediterrane 58
Ernährungsplan 53
Erysipel 305
Erythema anulare centrifugum 316
Erythem, nekrolytisches migratorisches 308
Essstörungen 394
Euclid-Studie (EURODIAB controlled trial of linsinopril in insulin-dependent diabetes) 199
EURODIAB-Studie 208
Ewing-Test 223
Exsikkose 358
Exsudate, harte 212
Exszesslaktatbildung 371

Faktoren, auslösende 15
Faserballaststoffe (Diabetes mellitus beim Kind und Adoleszenten) 85
Feinnadel-i. a.-DSA 235
Fett (Diabetes mellitus beim Kind und Adoleszenten) 84
Fettgewebe
– Anatomie 246
– Einteilung 246
– Physiologie 246
Fettsäuren
– freie 38
– gesättigte 58
– ungesättigte 58
Fettstoffwechselstörung
– Erstdiagnostik 278
– Kontrolluntersuchung 279
– Therapie 279
– – medikamentös 282

Fibrate 282, 284
FIR-Spektroskopie 422
Fludrocortison 227
Fluoreszeinangiographie 212
Fluphenazin 226
Flushing (Leitsymptom) 314
Follikulitis 308
Formuladiät 263
Fruchtwasserinsulingehalt 297
Fruktosamine (s. a. Serumproteine) 115
Fußgewölbe
– Instabilität 234
– Osteoarthropathie 234
– Veränderungen 234

GAD (s. a. Glutamatsäure-decarboxylase) 19, 20, 404
GAD65 6
GAD-Autoantikörper 20
Gastritis, chronisch atrophische Typ A 318
Gastroparese 227
Geburt 294
Genetik, Typ 2-Diabetes mellitus 32
genetischer Defekt, singulärer, Typ 2-Diabetes mellitus 32
Gesamt-Cholesterin/HDL-Cholesterin-Quotient 275
Gestationsdiabetes 7, 295, 296
– Empfehlungen der Fachgesellschaften zum Screening 297
– Regeln nach erfolgter Diagnose 297
Gesundheitspass-Diabetes DDG 428
Gingivitis 318, 322, 323, 325
GIP (gastric inhibitory peptide) 415
Glaskörper, diabetischer 210
Glibenclamid 138
Gliclazid 139
Glimepirid 136, 137, 138
Glipizid 139
Gliquidon 139
Glisoxepid 139
Glossitis 315
GLP1 (s. a. glucagon-like peptide 1) 250, 415
Glucagon-like peptide 1 (s. a. GLP1) 250, 415
Glukagonom-Syndrom 308
Glukagon-Stimulationstest 9
Glukosebelastung, intravenöse (s. a. ivGTT) 9
Glukose-Dehydrogenase 421
Glukose-Gegenregulation 340
Glukosemessung 7
Glukose-Oxidase 421
Glukoseproduktion, hepatische 36
Glukosetoleranzstörungen, im Alter 155
Glukosetoleranztest
– bei Kindern und Jugendlichen 82
– oraler (oGTT) 8
– – in der Schwangerschaft 9
Glukosetransporter (GLUT) 21
Glukosetransporter-Kanäle 177
Glukosidase 125
Glurenorm 137
GLUT1 177, 346
GLUT2 41, 46
GLUT3 346
GLUT4 46
GLUT-4-Translokation 33
Glutamatsäure-decarboxylase (s. a. GAD) 20, 404
glykämischer Index 53

Sachverzeichnis

glykiertes Hämoglobin (s. a. HbA1c) 8, 115
Glykierung Aminosäuren 180
Glykogenolyse 36
Gruppendiskussion 77
Gruppenschulung 63

Hämochromatose 318
Hämodialyse 375
Hämodialysetherapie 373
HANE-Studie (Hydrochlorothiazide, Atenolot, Nitrepindine, Enalapril-Studie) 202
Hashimoto-Thyreoditis 309
– beim Kind und Adoleszenten 96
Hautveränderungen 304
– Acanthosis nigricans, Typ A und Typ B 307
– diabetische Dermopathie 304
– diabetische Rubeose 304
– Erysipel 305
– Insulin-Lipodystrophie 307
– Liphypertrophie 308
– Malum perforans 305
– Necrobiosis lipoidica 307
– Scleroedema adultorum 305
– spontane Blasenbildung 305
– Unguis incarnatus 306
– Vitiligo 308
HbA1c (s. a. glykiertes Hämoglobin) 8, 115
HDL_2 272
HDL_3 272
HDL-Partikel, relativ triglyzeridreich 277
Health-Belief-Modell 390
Hexokinase 177, 421
Hexokinase IV 41
Hilbernom 258
Hirnödem 86
HLA-Klasse II-Merkmale 15
HLA-System 15
HOPE-Studie (Heart Outcomes Prevention Evaluation Study) 199
Hormone 211
HOT-Studie (Hypertension Optimal Treatment-Studie) 194
Hyaluronsäure 310
Hyperaldosteronismus, primärer 27
Hyperalimentation 52
Hyperglykämie, chronische 26
hyperglykämische Stoffwechselentgleisung 159
Hyperinsulinismus
– endogener 336
– kindlicher 292
Hyperkortizismus 27, 311
Hyperlipoproteinämie 211
Hyperosmolares Koma 366, 368
Hyperparathyreoidismus 310
– sekundärer, Niereninsuffizienz 185
Hyperthyreose 27, 309
Hypertonie
– arterielle 192, 211
– Schweregradeinteilung 193
– Therapieziele 193
– – Morbidität und Mortalität 193
Hypertrichose 311
Hypertriglyzeridämie 274
Hypoglykämie
– Definition 336, 337

– Epidemiologie 337
– insulininduzierte 118
– Kind und Adoleszenz 90
– Symptome 337
– schwere 338
– Schweregrade 90
– Ursachen 344
– Wahrnehmung, gestörte 344
Hypoglykämiewahrnehmung, gestörte 344
Hypogonadismus 256
Hypokaliämie 27
Hypokortizismus 27, 311
Hypoparathyreoidismus 311
Hypothyreose 27, 256, 310
Hypoxie 209

IA2 404
IA-2-Autoantikörper 20
ICT (intensivierte konventionelle Insulintherapie) 110
– beim Kind und Adoleszenten 87
– im Vergleich zur CT 112
IDL 272
IDDM1 (insulin-dependent diabetes mellitus) 16
IDDM2 16
IGF1 (Insulin-like Growth Faktor1) 26
IGF1, freies 26
IGF1-Spiegel 217
– vitreal 212
Immunantwortgene 17
Immunfluoreszenz-Methode 22
Immunpräventionsstudien 20
Immunsuppression 413
Immunsuppressiva 405
Impedanzmessung 422
Index, glykämischer 53
Indikationen, Insulintherapie 164
Infarkte, stumme 227
Informationsvermittlung, soziale 64
Injektionsort 109
Inselzellantikörper, zytoplasmatische 20
– Prävalenz 21
Inselzelltransplantation 216, 410
Inselzellzerstörung 404
Insulin, kutane Effekte 303
Insulinanpassung bei ICT 112
Insulin-Autoantikörper 21
Insulinbedarf, perioperativer 385
Insulinbehandlung, beim Kind und Adoleszenten 85
Insulinbiosynthese 40
Insulininfusion, intraperitoneale (CIPII) 114
Insulin-Insensitivität 32
– periphere 33
Insulin-Lipodystrophie 307
Insulinödem, beim Kind und Adoleszenten 93
Insulinom 255
Insulinpumpe, Schwangerschaft 292
Insulinpurging 394
Insulinresistenz 32, 382
– Typ A 94
– Typ B 95
Insulinpumpentherapie (CSII) 113
– Indikationen 113
– Kontraindikationen 114
– Verhalten bei Stoffwechselentgleisung 114

– Voraussetzungen 114
Insulinresistenz, Typ A 46
Insulinrezeptor 21
Insulinsekretion 40
Insulinsignaltransduktionskaskade, Mutationen 46
Insulintherapie
– Indikationen 164
– Kombinationstherapie 164
– Monotherapie 164
– Typ 2-Diabetiker 144
– Ziele 115
Insulinvorläufer 40
Insulinwirkung, auf Lipoprotein und Lipidstoffwechsel 276
Insulitis 18
intensivierte konventionelle Insulintherapie (ICT) 110
– beim Kind und Adoleszenten 87
Ionenaustauscher 284
ionsensitive field-effect transistor 423
Iontophorese, reverse 423
IRMA (intraretinale mikrovaskuläre Anomalien) 212
IRS-1 33, 46
IRS-2 33
„ischemic preconditioning" 142
ivGTT (s. a. i. v. Glukosetoleranztest, Glukosebelastung, intravenöse) 9, 89

JDF (s. a. Juvenile Diabetes Federation) 20
Joint National Committee on Detection, Evaluation and Treatment of High Blood Pressure (JNC) 193
Juvenile Diabetes Federation (s. a. JDF) 20

Kaliper-Methode („Haut-Zirkel") 262
Kalium 86
Kaliumdefizit beim Kind und Adoleszenten 86
Kalt-Warm-Empfinden 237
Kalziumantagonisten 196
– Dihydropyridine 197
– Kombinationstherapie 197
kardiale Reflextests 223
Kardiotokographie, Schwangerschaft 294
Karies 328
Karzinoide 315
Karzinoid-Syndrom 315
64 kD-Antigen 20
Ketoazidose, Kind und Adoleszenz 86
Ketoazidose, diabetische (DKA) 351
– Ätiologie 356
– alkoholische 351
– auslösende Faktoren 368
– Epidemiologie 356
– Pathogenese 353
– Rehydrierung 362
– Symptomatologie 356
– Therapie 359
– – Bicarbonat-Gabe 365
– – Rehydrierung 363
Ketonkörper 116
Klinefelter-Syndrom 256
Knochenläsionen, periapikale 330
körperliche Aktivität, bei Fettstoffwechselstörung 281
Kohlenhydrate
– Diabetes mellitus beim Kind und Adoleszenten 84
– komplexe 52
– kurzkettige 328

kohlenhydratreiche Lebensmittel 53
Koilonychie 319
Koma, hyperosmolares 366, 368
Kombinationstherapie mit Insulin 164
Kontrazeption, postpartale 295
Kontrollüberzeugungen 389
Krankheitsbewältigung 389, 396
Kreatininanstieg 198
Kussmaul-Azidose-Atmung 358
Kutane Effekte des Insulins 303

Lactobacillen 328
LADA (s. a. lateonset autoimmune diabetes of the adult) 6, 144
LADA-Patienten 124
Laktat (s. a. Milchsäure) 370
Laktatazidosen 370
– biguanidindizierte 370
– Typ A 372
– Typ B 372
lateonset autoimmune diabetes of the adult (s. a. LADA) 6
Launois-Bensaude-Syndrom 258
LDL 272
LDL-Cholesterin 278
Laron-Syndrom 257
Laserkoagulation 216
Lasertherapie 216
Laurence-Moon-Bardet-Biedl-Syndrom 254
Lebensmittel, kohlenhydratreich 53
Leprechaunismus 46, 95
Leptin 251
Lezithin-Cholesterin-Azyltransferase (LCAT) 273
Licht, polarisiertes 422
limited joint mobility (LJM = Steifheit der Gelenke), beim Kind und Adoleszenten 93
Lipaemia retinalis 274
Lipase
– hepatische (HL) 273
– hormon-sensitive Lipase 276
Lipatrophien 118
Liphypertrophie 308
Lipodystrophia progressiva 258
Lipodystrophie
– familiäre 258
– partielle 95
Lipohypertrophien 119
Lipolyse 39
Lipom 258
Lipomatose, symmetrische benigne 258
Lipomatosis 258
Lipoprotein(a) 279
Lipoproteine
– atherogenes Potential 272
– Arteriosklerose 274
Lipoproteinstoffwechsel 272
Liposarkom 258
„Lipostat"-Hypothese 251
Lipotoxizitätstheorie 44
„lipozentrisches Krankheitsmodell" 37
LOCAT-Studie 280

Madelung-Fetthals 258
makrovaskuläre Erkrankungen 158
Makulaödem 212, 216

Malum perforans 305
Mastozytose 315
maturity onset diabetes of the young (s.a. MODY) 44
Mauriac-Syndrom 26
Mediasklerose, Typ Mönckeberg 233
mediterrane Ernährungsform 58
Mesangiumzellen 174
metabolic stimulus response coupling 41, 46
- Mutationen 46
metabolisches Syndrom (Syndrom X) 260
Metformin 127
- Mechanismen der Blutzuckersenkung 128
- Pharmakokinetik 128
- Nebenwirkungen 129
- Laktatazidose 129, 130
Methyldopa 200
Metoclopramid 227
MIDD (Maternally inherited diabetes and deafness) 95
Miglitol 127
Mikroalbuminurie, diabetische 274
Mikroangiopathie 233
Mikrodialyse 423
Mikroflora, subgingivale 326
mikrovaskuläre Erkrankungen 158
Milchsäure (s. a. Lakat) 370
Mimiky, molekulares 17
MODY (s. a. maturity onset diabetes of the young) 44
MODY (Typ 2 maturity onset diabetes of the young) 93
Monofilament-Test 237
Mononeuropathie 221
Monotherapie mit Insulin 164
Morbus Addison 27
- beim Kind und Adoleszenten 96
Morbus Cushing 255
Morel-Syndrom 257
Morgagni-Syndrom 257
Morgagni-Stewart-Morgel-Syndrom 257
Motorisch evozierte Potentiale (MEP) 223
Müller-Hunter-Glossitis 318
Mukopolysaccharide 310
Mutationen 46
Mycophenolsäure 414
Myelose, funikuläre 318
Myokardinfarkt 142
Myxödem 309

Nadelsensoren 423
Nahrungsaufnahme
- Regulation 250
- - periphere Ebene 250, 251
- - Vermittlungsebene 250, 251
- - zentrale Ebene 250
- Regulationsphasen 248
- - zephale Phase 248
- - gastrale Phase 249
- - intestinale Phase 249
NCEP-Richtlinien (National Cholesterol Education Programm 1994) 280
Nebennierenmark 28
Necrobiosis lipoidica 307
Nephropathie, diabetische 211
- Differentialdiagnose 175
- Epidemiologie 172
- klinischer Verlauf 172

- Morphologie 173
- Stadieneinteilung 173
- Therapie 183
Nervenblockaden 226
Nervenleitgeschwindigkeit (NLG) 222
Nervensystem, autonomes, Störung 227
Nervenwachstumsfaktoren 233
Nesidioblastose 255
Neugeborenendiabetes 94
neurologische Erkrankungen 142
neurologische Untersuchung 236
Neuropathic Impairment Score Lower Limb (NIS-LL) 228
Neuropathie, autonome 347
Neuropathie, diabetische
- Epidemiologie 220
- histologische Untersuchungen 222
- Kind und Adoleszenz 91
- NGF (Nervenwachstumsfaktoren) 221, 233
- Pathogenese 220
- Qualitätsstandard 228
- Schmerzen
- - epikritische 225
- - protopathische 225
- Therapie
- - experimentelle 223
- - lokale 226
- - pathogenetisch orientierte 224
- - symptomatische 225, 226
- toxische Ursachen 221
Neuropeptid Y (NPY) 250
Nicht-HDL-Cholesterin 278
Nicotinamid-Interventionsstudie 405
Niedrig-T3-Syndrom 26
Niereninsuffizienz, terminale 185
NIR-Spektroskopie 421
NOD-Maus 15
Nondipper 192
Noonan-Syndrom 256
Normalgewicht, Klassifikation nach WHO 244
Normoglykämie 224
NVD 212
NVE 212

Östrogenüberschuss 313
oGTT (s. Glukosetoleranztest, oraler) 8, 157
- bei Kindern und Jugendlichen 82
- in der Schwangerschaft 9
Onycholyse 309
Onychoschisis 319
Operationen, Kind und Adoleszenz 87
Osteoarthropathie 234

Panhypopituitarismus 314
Pankreasorgantransplantation 411
Pankreastransplantation 411
- Ergebnisse 414
- Indikation 410
- isolierte 412
- Kontraindikation 410
- Operationstechnik 412
Pankreaszelltransplantation 216
Parathormon 310
Parodontitis 322
- marginalis 324, 325

Sachverzeichnis

Parodontolerkrankungen, Therapie 327
Parodontopathie 318
Parodontosis 321
parodoxe Azidose 366
Patientenmotivierung 74
Pellagra 316
perioperative Stoffwechselkontrolle 384
perioperativer intravenöser Insulinbedarf 385
periphere arterielle Verschlusskrankheit 233
Perlèche 316, 319
peroxisome proliferator activated receptors (s. a. PPAR) 38, 130
Peroxisomen-Proliferator-Aktivierte-Rezeptoren (s. a. PPAR) 38, 130
Petechien 311
Pfortader 412
Phäochromozytom 28
Phosphatbinder 185
Phosphatsubstitution beim Kind und Adoleszenten 86
Pickwick-Syndrom (Adipositas-Hypoventilationssyndrom) 258
PI3-Kinase 33
Pityriasis versicolor 311
Plaque 322
Plummer-Nägel 309
polarisiertes Licht 422
Polydipsie 368
Polyneuropathie, endotoxisch-metabolische 221
Polyolzyklus 209
Polypeptide, vasoaktive intestinale (s. a. VIPome) 315
Polyurie 368
Polyzystisches Ovarialsyndrom (PCO-Syndrom, Stein-Leventhal-Syndrom) 257
Porphyromonas gingivalis 324, 326
PPAR (s. a. peroxisome proliferator activated receptors) 38, 130
PPARα 277
PPARγ 277
Prader-Labhart-Willi-Fanconi-Syndrom 254
Präadipozyt 267
Prädiktion/Prävention, Typ 1-Diabetes 21
Prä-Typ1-Diabetes 14
Prädisposition, immungenetische 15
pränatale Diagnostik 293
Prä-Typ 1-Diagnostik 406
Primärdiagnostik 7
Proinsulin 404
Protamin 118
Proteinkinase C 177, 209
Prozessqualität 427
Pseudoperitonitis diabetica 358
Psychoanalyse, tiefenpsychologisch fundierte Therapieverfahren 395
Pubertät 89
– Dawn-Phänomen 89
Pubertas praecox 313
Pulpitis 330
Pyoderma gangraenosum 316
Pyruvat (s. a. Benztraubensäure) 370

Qualitätsmanagement 427
Qualitätspolitik 427

Rabson-Mendenhall-Syndrom 46, 95

Ratschow-Lagerungsprobe 235
Reboundalkalose, metabolische 375
Reisen 119
– Ostreisen 119
– Westreisen 119
Rekanalisierung 235
Remissionsphase, partielle, beim Kind und Adoleszenten 87
Repaglinid 132
Rehydrierung 362
Reverse Iontophorese 423
Retinopathie, diabetische 201
– diabetischer Glaskörper 210
– Epidemiologie 208
– Gefäßpermeabilität 209
– Hyperperfusion 209
– nicht proliferative diabetische Retinopathie 209
– Pathogenese 208
– proliferative Phase 210
– primäre Prävention 214
– Risikofaktoren 211
– sekundäre Intervention 214
– Verlaufskontrollen 217
– Visusbeeinträchtigung 208
– Vorsorgeuntersuchungen 215
Revaskularisierung 235
Röteln-Infektion, kongenitale 17
Rosazea 314, 315
Rubeosis iridis 216
Rydell-Seiffer 236

Schulung 397
Schulung, altersgerechte 393
Schulungspersonal 77
Schulungsprogramm
– patientenzentriert 74
– 10 Regeln 74
– 10-Regel-System 75
Schulterdystokie 296
Schwangerschaft 201, 289, 393
– Abtreibung, Indikation 291
– Dermatosen 316
– diabetische Fetopathie 290
– Diät 292
– Dopplersonographie 294
– Gestationsdiabetes 295, 296
– – Empfehlungen der Fachgesellschaften zum Screening 297
– – Regeln nach erfolgter Diagnose 297
– Insulinpumpe 292
– Kariotokographie 294
– kindliche Risiken 290
– mütterliche Risiken 290
– oGTT 9
– postpartale Kontrazeption 295
– pränatale Diagnostik 293
– Risikogruppen 296
– Suchtest 9, 296
– White-Stadien-Einteilung 293
Schwangerschaftsdermatosen 316
Scleredema adultorum 305
Screening-Untersuchungen 7
Sekretin 250
Sekretionsdynamik 45
Serumproteine (s. a. Fruktosamine) 115

Sexuelle Störungen 393
SH2-Domäne 33
Sicherheitsyhyperglykämie 118
Signaltransduktionskaskade, glukose-vermittelte, (-zelluläre 41
somatosensibel evozierte Potentiale (SSEP) 223
Somatostatin 26
Somatostatin-Analoga 26
Somogyi-Effekt, Kind und Adoleszenz 91
Sorbitolzyklus 209
Sozio-ökonomischer Aspekt 158
Spätalkalose 366
Speichelfließrate 329
Sphinkterelektromyographie 223
Spitz-Stumpf-Diskriminierung 237
Split-Proinsulin 40
St.-Vincent-Deklaration 428
Staphylococcus aureus 304
Statine 282, 283
- Nebenwirkungsprofil 283
STH (s. a. Wachstumshormon) 26
STH-Suppressionstest 26
Stimulationsgerät 226
Stoffwechselentgleisung
- akute 159
- hyperglykämische 159
Stomatitis angularis 318
Streptococcus mutans 328
Stress 390
Stresshormone 382
Stressreaktion 382
4S-Studie 279
Substanz P 251
Suction effusion fluid collection technique 424
Süßstoffe 57
Süßungsmittel 57
Sulfonylharnstoffe 134, 163
- extrapankreatische Effekte 137
- extrapankreatische Mechanismen 136
- Glibenclamid 138
- Gliclazid 139
- Glimepirid 135, 137, 138
- Glipizid 139
- Gliquidon 139
- Glisoxepid 139
- Glurenorm 137
- Grundstruktur 134
- ionische Bindung 137
- "ischemic preconditioning" 142
- Kontraindikationen 142
- - Myokardinfarkt 142
- - neurologische Erkrankungen 142
- low-dose-Glukoseinfusion 142
- Nebenwirkungen 141
- nichtionische Bindung 137
- progredientes B-Zell-Versagen 140
- Rezidiv-Hypoglykämien 142
- Sulfonylharnstoffrezeptor 135
- Tolbutamid 137, 139
- waist-to-hip-ration 141
- zweite Generation 137

Tacrolimus 411, 414
Task Force on Blood Pressure Controlle in Children 201

Teleangiektasien 315
TH1-Immunantwort 18
TH2-Immunantwort 18
TH1/TH2-Hypothese 18
Thiaziddiuretika 195
Thiazolidindione 130
- Peroxisomen-Proliferator-Aktivierte-Rezeptoren (PPAR) 130
- Probleme an der Leber 132
- Troglitazon 132
Tiefensensibilität (Pallästhesie) 236
T-Lymphozyten 18
- $CD8^+$-Lymphozyten 18
- $CD4^+$-Lymphozyten 18
- zytotoxische 15
TNFα 39, 251
Tolbutamid 137, 139
Triglyzeride 274
Troglitazon 132
Tumeszenz 223
Turner-Syndrom 256
Typ 1-Diabetes
- Prädiktion 21
- Prävention 21
Typ 2-Diabetes mellitus 31
- Genetik 32
- Insulintherapie 144
- - bedtime-Basalinsulininjektion 145
- Poly- und Heterogenie 45
- Primärprävention 157
- singulärer genetischer Defekt 32
- Symptomatik 157
- Vererbung 45

Übergewicht 38, 59
UCP (s. a. uncoupling protein) 247
UKPDS (United Kingdom Prospective Diabetes Study) 215
uncoupling protein (s. a. UCP) 247
Unguis incarnatus 306
Untergewicht, Klassifikation nach WHO 244
Uringlukose 7, 116
Uroflowmetrie 223

Vasalva-Manöver 223
Verhaltenstherapie 396
Veterans Administration Cooperative Study on Glycemic Control and Complications in Type 2-Diabetes (VA-CSDM) 275
VIPome 315
Viren
- Coxsackie B4 17
- EBV-Virus 17
- Mumps 17
- Retroviren 17
- Rubella 17
- Zytomegalie-Virus 17
Virilisierung 313
Visusbeeinträchtigung 208
Vitamin-A-Mangel 317
Vitamin C 318
Vitamin E 318
Vitamin K 318
Vitiligo 308
Vitrektomie 216

vitroretinale Chirurgie 216
VLDL 272
VLDL-Cholesterin 278
VLED (s. a. very low energy diet) 263
VLED-II-Diäten 263
VNTR-Locus (variable number of tandem repeats am 5' Ende des Insulingens) 16
Vollkornprodukte 52

Wachstumshormon (s. a. STH) 26
Wachstumshormondefizienz 256
Waist Hip Ratio 141, 262
Weltgesundheits-Organisation (WHO) 192
Wick technique 424
Wiedemann-Beckwith-Syndrom 256
Whipple-Trias 336
White-Stadien-Einteilung, Schwangerschaft 293
WHO-Klassifikation, Untergewicht, Normalgewicht, Adipositas 244

Winkelblockglaukom 216
Wolfram-Syndrom 95
Wollcott-Rallison-Syndrom 94
Wollknäuelspiel 77

Xanthelasmen 308
Xanthome, eruptive 274
Xerosis conjunctivae 317
Xerosis corneae 317
Xerostomie 321

Zielblutdruck 194
Zirkadianer Rhythmus 251
Zuckeralkohole 57
– Diabetes mellitus beim Kind und Adoleszenten 85
Zytokine 15
– proinflammatorische 18

Printed in Poland
by Amazon Fulfillment
Poland Sp. z o.o., Wrocław

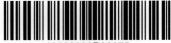